Dr DABOUT

PETIT DICTIONNAIRE

DE

MÉDECINE

Termes médicaux - Expressions techniques

PRÉFACE PAR LE Dr GUSTAVE ROUSSY

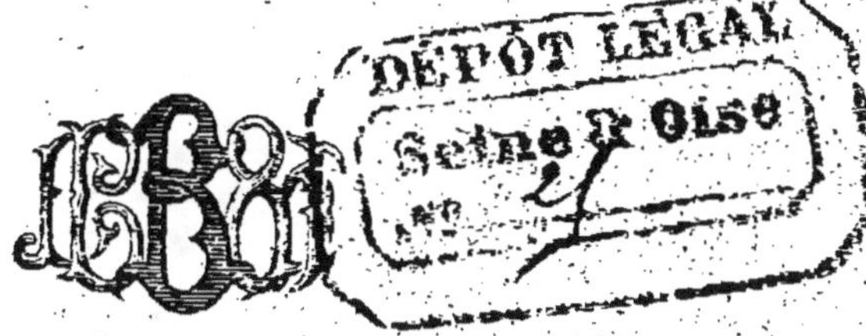

PARIS

LIBRAIRIE J.-B. BAILLIÈRE ET FILS

1924

PETIT
DICTIONNAIRE
DE
MÉDECINE

EXPRESSIONS TECHNIQUES - TERMES MÉDICAUX

PETIT

DICTIONNAIRE

DE

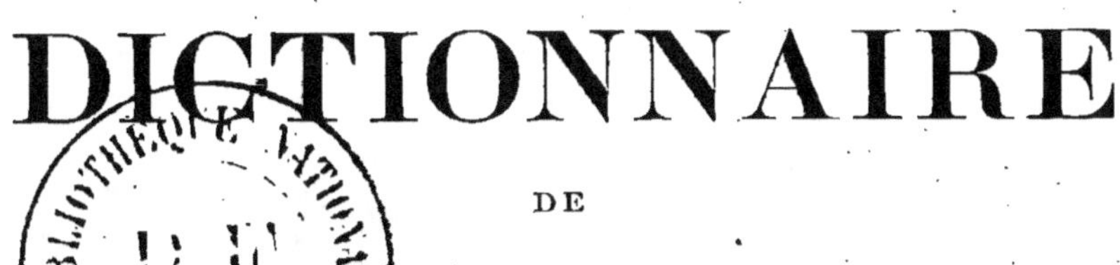

MÉDECINE

EXPRESSIONS TECHNIQUES – TERMES MÉDICAUX

PAR

LE Docteur E. DABOUT

Médecin légiste de l'Université de Paris

PRÉFACE

PAR LE Docteur Gustave ROUSSY

Professeur agrégé à la Faculté de Médecine de Paris
Médecin de l'Hospice Brousse

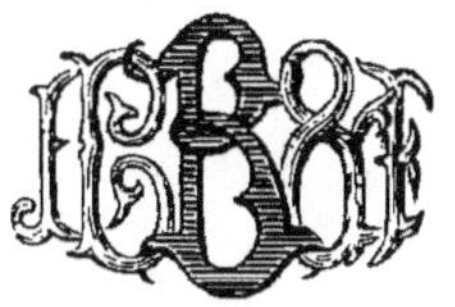

PARIS

LIBRAIRIE J.-B. BAILLIÈRE ET FILS

19, Rue Hautefeuille, 19

—

1924

PRÉFACE

C'est pour moi une très agréable mission que celle de présenter au public le Petit Dictionnaire de Médecine *du* Docteur Dabout.

Les liens de vieille camaraderie qui nous unissent remontent à nos premières années de médecine, alors qu'ensemble, à l'Hôtel-Dieu, nous faisions « sous colle d'externat ». Mais les hasards de la carrière médicale nous ont entraîné l'un et l'autre dans des directions trop différentes pour nous donner souvent l'occasion de flâner côte à côte sur la même route, en feuilletant quelques pages du livre de notre jeunesse médicale. Aussi ai-je saisi avec joie l'heureuse circonstance qui m'était offerte de resserrer une vieille amitié en répondant à l'appel de mon ami Dabout.

J'essayerai ici de dégager l'idée directrice qui l'a incité à entreprendre ce travail de patience et de longue haleine, et qui mieux est, de le mener à bonne fin.

La science médicale est continuellement en progrès ; et ces progrès, en même temps qu'ils apportent des faits nouveaux, nécessitent pour les exprimer des termes nouveaux qui constamment viennent accroître le vocabulaire médical. On sait combien le domaine de la Médecine s'est enrichi dans ces dernières années, grâce aux découvertes de la chimie, de la physique, de la chimiephysique, de la biologie générale; en même temps que des maladies nouvelles ou des types morbides encore mal définis prenaient peu à peu droit de cité dans le cadre nosographique. Et ceci est si vrai que tout lecteur d'un article de Journal ou de Revue médicale se trouve souvent en présence de termes dont il ignore la signification ou désire en préciser le sens exact. De même qu'un polyglotte averti, parcourant un article écrit en langue étrangère, peut avoir besoin de consulter un dic-

tionnaire, tout médecin instruit, spécialiste ou non, homme de science ou praticien, aimera à vérifier l'étymologie d'un de ces mots que créée journellement notre glossaire médical. En se reportant au Petit Dictionnaire de Médecine, il trouvera facilement et sans perte de temps le renseignement désiré.

La profusion des néologismes que voit naître chaque jour notre langue médicale, néologismes plus ou moins bien construits, ne rend pas aisée la tâche de celui qui entreprend de faire un dictionnaire. Il faut expliquer le sens exact des termes, en peu de mots, pour ne pas donner à l'ouvrage trop d'extension, mais il faut être suffisamment clair pour être compris de tous. Afin de répondre à ce double but, le Docteur Dabout a usé largement de l'explication étymologique, faisant ainsi preuve d'helléniste ou de latiniste averti. Il s'est efforcé d'autre part de donner le plus d'ampleur possible aux termes nouveaux constamment employés, et que l'on retrouve si nombreux, par exemple en psycho-neurologie, en radiologie, en médecine légale.

Ainsi conçu, le Petit Dictionnaire de Médecine qui paraît aujourd'hui, ne s'adresse pas seulement aux Médecins, mais encore aux Etudiants qui seront curieux de lire et de comprendre les articles qui passent dans nos journaux de médecine, avant d'avoir terminé eux-mêmes le cycle régulier de leurs études. Il a été écrit dans le but de faciliter le travail de tous ceux qui désirent s'instruire.

Pendant plus de dix ans l'auteur s'est astreint, au cours de ses lectures, de noter avec soin les mots qui devraient figurer dans son lexique; tel qu'il est aujourd'hui, le dictionnaire comporte plus de 12.000 mots.

Nul doute que le public fera à ce nouveau Dictionnaire de Médecine l'accueil qu'il mérite et que le Docteur Dabout aura à cœur, dans les éditions qui suivront, de le maintenir au courant des progrès de la Médecine moderne.

GUSTAVE ROUSSY.

ABRÉVIATIONS

Adj.: Adjectif.
All.: Allemand.
Angl.: Anglais.

Celt.: Celtique.
Chir.: Chirurgie.

Esp.: Espagnol.
Ex.: Exemple.

F.: Substantif féminin.

Ital.: Italien.

M.: Substantif masculin.
Méd. gén.: Médecine générale.
Méd. lég.: Médecine légale.
Méd. ment.: Médecine mentale.

Neur.: Neurologie.

Obst.: Obstétrique.
Opht.: Ophtalmologie.
Otol.: Otologie.

Pathol.: Pathologie.
Path. ment. : Pathologie mentale.
Pharm.: Pharmacologie.
Physiol.: Physiologie.
Priv.: Privatif.
Psych.: Psychiâtrie.

Radio : Radiographie.

Subst.: Substantif.
Syn.: Synonyme.

V.: Verbe.
Vétér.: Art vétérinaire.

PETIT DICTIONNAIRE
DE MÉDECINE

Lexique des termes médicaux et des expressions médicales

A

Abasie, *f.* (ἀ priv.; βάσις, marche). Trouble de la coordination des mouvements de la marche normale avec intégrité de la force musculaire des membres inférieurs.

Abattement, *m.* (italien : *abbattimento,* abattement). Syn. : *Adynamie.* Diminution de l'intégrité des forces vitales.

Abbott, chirurgien contemporain. Voir : *Méthode d'Abbott.*

Abcédé, *adj.* (*abscedere,* éloigner). Qui se termine par un abcès.

Abcès, *m.* (*abscessus,* d'*abscedere,* éloigner). Collection de pus.

Abcès chaud, *m.* Collection de pus, dont la cause ne relève pas de la tuberculose, se caractérisant par les quatre signes cardinaux de l'inflammation : chaleur, rougeur, tumeur, douleur.

Abcès de fixation, *m.* Abcès que l'on crée et que l'on fixe artificiellement en une région choisie délibérément (la cuisse en général), en injectant sous la peau un liquide irritant, de l'essence de térébenthine, par exemple. Cette thérapeutique s'emploie au cours des infections graves (fièvre typhoïde) et des maladies mentales.

Abcès froid, *m.* Abcès d'origine tuberculeuse se localisant secondairement sur les ganglions lymphatiques.

Abcès métastatiques. Appellation impropre, donnée aux abcès secondaires au cours d'une infection générale (pyohémie, septicémie).

Abcès par congestion, *m.* Abcès froid se développant à distance d'un foyer tuberculeux et évoluant pour son propre compte. Le point de départ est presque toujours d'origine osseuse. — Ex. : Abcès par congestion du mal de Pott.

Abcès pharyngien, rétro ou **latéro-pharyngien,** *m.* Voir Syn. : *Phlegmon rétro* ou *latéro-pharyngien.*

Abcès tubéreux, *m.* Ne s'observe qu'à l'aisselle. Siège dans les glandes sébacées, accolées aux follicules pileux; c'est un véritable furoncle.

Abcès urineux, *m.* Abcès

résultant de la rupture de l'urètre qui permet ainsi le passage de l'urine dans le tissu périurétral et par suite l'infection aiguë, circonscrite des tissus voisins de l'urètre.

Abcès vermineux, *m.* (*abcessus*, abcès; *vermis*, ver). Abcès ayant pour origine des vers ou des larves. — *Ex. :* Abcès vermineux dû à l'ascaris lombricoïde, qui, après perforation de l'intestin et du péritoine, arrive jusqu'à la peau.

Abdominal, *adj.* (*abdo*, je cache; *omentum*, coiffe, épiploon). Qui a rapport à l'abdomen. — *Ex. :* Ceinture abdominale.

Abduction, *f.* (*ab*, hors de; *ducere*, conduire). Mouvement qui éloigne un membre ou un segment de membre, de l'axe médian du corps.

Abépithymia, *f.* (α, priv.; ἐπιθυμια, appétit). Voir Syn. : Anépithymie.

Aberration, *f.* (*ab-errare*, s'écarter). Trouble d'une fonction organique ou d'une fonction psychique. — *Ex. :* Aberration mentale.

Abiogénèse, *f.* (ᾰ, priv.; βίος, vie; γενναω, j'engendre). Génération spontanée.

Ablactation, *f.* (*ablactatio*, sevrage). Arrêt volontaire de la lactation chez la mère.

Ablation, *f.* (*ablatum*, supin de *auferre*, enlever). Action d'enlever chirurgicalement partie ou totalité d'un organe.

Ablépharie, *f.* (ᾰ, priv.; βλέφαρον, paupière). Voir Syn. : *Ablépharon*.

Ablépharon, *m.* (ᾰ, priv.; βλέφαρον, paupière). Syn. : *Ablépharie*. Absence de paupières d'origine congénitale.

Ablepsie, *f.* (ᾰ, priv.; βλέπειν, voir). Absence complète de la vision : cécité.

Abluant, *adj.* (*ab*, hors de; *luo*, je purifie). Qui a la propriété de dissoudre, d'emporter les impuretés des viscères. — *Ex. :* Médicament abluant.

Abnormité, *f.* (*ab*, hors de; *norma*, règle). Syn. : *Anomalie*.

Abortif, *adj.* (*aborior*, naître avant le temps). *a)* Qui naît avant le temps de son apparition normale; qui ne parvient pas à son développement normal. — *Ex. :* Forme abortive de la scarlatine. — *b)* Qui provoque l'accouchement avant terme. — *Ex. :* Médicament abortif.

Aboulie, *f.* (ἀ, priv.; βουλή, volonté). Impuissance à faire agir sa volonté pour prendre une décision ou accomplir un acte désiré et reconnu nécessaire par le sujet. S'observe dans la neurasthénie, la mélancolie, la débilité mentale.

Abrachie, *f.* (ᾰ, priv.; βραχίων, bras). Anomalie congénitale caractérisée par l'absence des bras.

Abrachiocéphalie, *f.* (ᾰ, priv; βραχίων, bras; κεφαλή, tête). Absence congénitale des bras et de la tête.

Abrasion, *f.* (*abradere*, ratisser, racler). Excision des bords déchiquetés d'une plaie pour la rendre nette et si possible linéaire.

Abruption, *f.* (*ab*, hors de; *rumpere*, rompre). Fracture transversale dont les fragments osseux sont rugueux.

Abscission, *f.* (*abscidere*, retrancher). Syn. : *Excision*. Action de retrancher des parties molles d'un tissu organique. — *Ex. :* Abscission aponévrotique.

Absence, *f.* (*ab*, hors; *esse*,

être). Arrêt très court des fonctions intellectuelles, avec perte de la mémoire correspondant à la période d'arrêt. Peut être suivi ou non d'hébétude. S'observe au cours du surmenage intellectuel, dans l'épilepsie.

Absinthisme, *f.* (*absinthium*, absinthe). Intoxication aiguë déterminée par l'ingestion d'absinthe, caractérisée par des troubles moteurs et psychiques délirants.

Absorption, *f.* (*absorbeo*, avaler entièrement). Acte par lequel une substance extérieure à l'organisme pénètre physiologiquement dans cet organisme. — *Ex. :* Absorption intestinale, pulmonaire, cutanée.

Abstème, *adj.* (*ab*, priv.; *temetum*, vin pur). Qui s'abstient de vin pur.

Abstinence, *f.* (*abstinere*, se priver de). Fait de ne pas prendre de nourriture. S'observe chez certains aliénés, plus particulièrement chez les mystiques.

Acampsie, *f.* (ἄ, priv.; καμπτω, fléchir). Impossibilité de plier une articulation.

Acanthopelvis, *m.* (ἄκανθα, épine; *pelvis*, bassin). Bassin pathologique porteur de crêtes osseuses plus ou moins épineuses, causes de dystocie.

Acanthosis Nigricans, *m.* (ἄκανθα, épine; *nigrico*, je suis noirâtre). Dermatose rare caractérisée par un état verruqueux de la peau avec coloration grise ou noirâtre. Se localise de préférence à la nuque et à la région ano-génitale; toutes les muqueuses peuvent être envahies. Cette affection coexiste presque toujours avec un cancer abdominal.

Acapnée, *f.* (ἀκαπνός, sans fumée). Voir SYN. : *Acapnie.*

Acapnie, *f.* (ἀκαπνός, sans fumée). SYN. : *Acapnée.* Etat morbide caractérisé par la diminution ou la privation de l'anhydride carbonique (CO^2) dans le sang. C'est une explication du mal des montagnes, et du shock nerveux. Voir : *Théorie de Henderson.*

Acardie, *f.* (ἄ, priv.; καρδία, cœur). Absence congénitale du cœur.

Acare, *m.* (α, priv.; κειρω, je coupe). *Acarus scabiei.* Arachnide de l'ordre des acares déterminant la gale.

Acariose, *f.* (*acarus scabiei*, acare). Voir SYN. : *Gale.* Maladie cutanée provoquée par les acares.

Acarophobie, *f.* (*acarus*, acare; φοβος, crainte). Crainte obsédante de contracter la gale ou toute maladie parasitaire du même ordre.

Acatalepsie, *f.* (ἄ, priv.; καταλαμβανω, je saisis). Arrêt de la fonction intellectuelle de la conception. A été aussi employé avec le sens de scepticisme, doute.

Acatapose (ἄ, priv.; καταποσις, déglutition). Impossibilité de déglutir.

Acathésie (ἄ, priv.; καθιστημι, je me tiens debout). Voir SYN. : *Acathisie.*

Acathisie (ἄ, priv.; καθιστημι, je me tiens debout). SYN. : *Acathésie.* Impossibilité de rester assis : se manifeste par l'impossibilité de s'immobiliser sur une chaise; se traduit par des sauts, des bonds, des contorsions; se rencontre dans l'hystérie, la neurasthénie, les maladies mentales avec obsession.

Accès, *m.* (*ad*, vers; *cedere*, approcher). Toute perturbation de l'organisme d'ordre pathologique survenant brusquement et cessant rapidement. — *Ex. :* Accès de fièvre.

Accès palustre (*accedere*, s'approcher de). Période aiguë pendant laquelle le paludisme se traduit par des symptômes réactionnels violents, en particulier par de la fièvre. La durée de la période varie suivant la nature même de l'infection et la forme de l'accès de la fièvre (tierce, quarte). Il se compose : 1° d'un frisson prolongé (une heure) avec vomissements, nausées, pouls petit ; 2° de bouffées de chaleur (hyperthermie) avec pouls ample, délire (deux heures); 3° d'une période de sueurs abondantes, pendant laquelle le pouls s'amollit, la fièvre s'abaisse et le malade s'endort — l'accès est terminé.

Accident (*ad cadere*, arriver). Fait pathologique surajouté, survenant dans le cours normal d'une maladie ou d'un traitement. — *Ex. :* Accident cardiaque, accident sérique.

Accident du travail. Accident survenu au cours du travail d'une façon imprévue, fortuite, non répétée, auquel est applicable la loi du 9 avril 1898, amenant un trouble passager ou permanent de l'organisme.

Accident primitif. Ce terme s'emploie pour désigner le chancre qui est la première manifestation extérieure de la syphilis.

Accident secondaire. S'observe dans la 2ᵉ période de la syphilis, qui dure de 2 à 3 ans, sous forme de roséole, de syphilides cutanées et de plaques muqueuses avec adénopathies, de lésions de l'œil (iritis), de phénomènes géné-

raux avec localisations viscérales et articulaires.

Accident tertiaire. S'observe dans la 3ᵉ période de la syphilis, entre la 2ᵉ et la 5ᵉ année après l'infection. Les accidents vont en diminuant plus la syphilis avance en âge (10, 15, 20 ans). Ils se localisent aux viscères et avec le plus de gravité au système nerveux (cerveau, moelle), au tissu osseux, aux téguments sous forme de gommes, d'ulcérations.

Acclimatement, *m.* (κλίμα, ατος, climat). Ensemble des modifications que subit l'organisme pour s'adapter à un climat nouveau.

Accommodation, *f.* (*accomodare*, ajuster à, adapter à). — *Opht. :* Propriété que possède l'œil de s'adapter, de s'accommoder à différentes distances pour lui permettre de voir nettement les objets les plus rapprochés et les plus éloignés. — *Obst. :* Déplacement du fœtus dans l'utérus gravide à la fin de la grossesse, de façon que ses parties les plus volumineuses (fesses et membres inférieurs) soient placées dans le fond de la matrice.

Accouchement, *m.* (*accumbere*, se coucher). Acte qui consiste à faire sortir de l'utérus, par les voies naturelles, un enfant à terme ou un fœtus proche du terme.

Accouchement prématuré, *m.* Accouchement avant le terme normal de la grossesse.

Accouchement provoqué, *m.* Accouchement fait artificiellement à partir de 7 mois 1/2 de la grossesse, que l'on interrompt en raison de maladies ou de défauts de conformation du bassin de la mère.

Acedia, *f.* (ἀκηδία, nonchalance). Mélancolie engendrée par la solitude, les jeûnes, la règle sévère imposée autrefois aux moines dans les couvents.

Acéphalie, *f.* (ἄ, priv.; κεφαλή, tête). Monstruosité fœtale dans laquelle l'embryon ne possède pas de tête.

Acéphalocyste, *m.* (ἄ, priv.; κεφαλή, tête; κυστις, vessie). Vésicule transparente d'hydatide ne contenant pas de cysticerque : sa grosseur varie d'un pois à celle d'une tête de fœtus.

Acéphalocyste rameux, *m.* Voir Syn. : *Môle hydatiforme*.

Acéphalopodie (ἄ, priv.; κεφαλή, tête; πούς, pied). Absence congénitale de tête et de pieds.

Acervule, *m.* (*acervulus*, petit morceau). Concrétion de carbonate et de phosphate de chaux que l'on trouve dans le plexus choroïde et dans la glande pinéale.

Acescence, *f.* (*acescere*, s'aigrir). Etat d'aigrissement déterminé par des sécrétions anormales du tube digestif, de la peau, des organes génitaux.

Acétabule, *m.* (*acetabulum*, petit vase). Nom donné autrefois aux dépressions articulaires recevant un autre os. Elles sont dénommées actuellement cavités cotyloïdes.

Acétification, *f.* (*acetum*, vinaigre; *facere*, faire). Transformation d'une substance en acide acétique.

Acéto-butyrique, *adj.* Syn.: *Propionique*. Acide qui se forme par la décomposition de matières organiques; se trouve dans les sécrétions de la sueur, par exemple.

Acéto-gélification, *f.* Phé- nomène chimique, propre à l'albumine acéto-soluble.

Acétone, *m.* (Diméthylcétone = $CH^3 — CO — CH^3$). Pour sa recherche dans l'urine. Voir : *Réaction de Legal; Réaction de l'iodoforme; Réaction de Rothera*.

Acétonémie, *f.* (*acetum*, vinaigre; αἱμα, sang). Syn. : *Diacétémie*, Présence d'acétone (corps volatil) dans le sang. S'observe chez les diabétiques, dont l'haleine et l'urine ont l'odeur de l'acétone (rappelant celle de la pomme de reinette), du chloroforme.

Acétonurie, *f.* (*acetum*, vinaigre; οὖρον, urine. Syn. : *Diacéturie*. Présence d'acétone dans l'urine. S'observe chez les diabétiques.

Achélie, *f.* (ἄ, priv.; χεῖλος, lèvre). Absence congénitale de lèvres.

Achillodynie, *f.* (Ἀχίλλειος, d'Achille (tendon); ὀδύνη, douleur). Inflammation douloureuse de la bourse séreuse située entre la face antérieure du tendon d'Achille et la face postérieure du calcanéum.

Achirie, *f.* (ἄ, priv. : χείρ, main). Monstruosité caractérisée par l'absence de mains.

Achlorhydrie, *f.* (ἀ, priv. : χλωρός, vert; ὕδωρ, eau). Maladie de l'estomac caractérisée par l'abolition de la sécrétion d'acide chlorhydrique. S'observe le plus souvent dans le cancer gastrique.

Achlys, *f.* (ἀχλύς, brouillard). Brouillard qui s'étend sur la vue.

Acholie, *f.* (ἀ, priv.; χολή, bile). Arrêt de la sécrétion biliaire.

Acholie pigmentaire, *f.* Sécrétion d'une bile incolore par l'absence de pigments biliaires.

Acholurie, *f.* (ἄ, priv.; χολή, bile; οὖρον, urine). Absence d'élimination des pigments biliaires dans l'urine.

Acholurique, *adj.* (ἄ, priv.; χολή, bile; οὖρον, urine). Qui ne contient pas de bile dans l'urine. — *Ex.* : Ictère acholurique.

Achondroplasie, *f.* (ἀχονδρος, sans cartilage; πλάσις, formation). Maladie due à un arrêt de développement par calcification des cartilages de conjugaison des os longs. Le sujet atteint a une tête trop grosse (macrocéphalie) par rapport au tronc et aux membres, et des membres trop courts (micromélie) par rapport au tronc. L'achondroplasique est l'analogue du basset dans la race canine.

Achoppement syllabique, *m.* (ακοπτειν, heurter). Difficulté de liaison des syllabes d'un mot par répétition d'une syllabe ou oubli de l'une d'elles dans ce mot. Voir SYN. : *Dysarthrie.*

Achores, *m.* (ἀγωρ, gomme, ulcère. SYN. : *Croûtes de lait.* Terme tombé en désuétude. Servait à désigner les éruptions d'origine impétigineuse ou favique qui couvraient la face et la tête des nourrissons.

Achorion, *m.* (ἄ, priv.; χοριον, membrane). Champignon voisin du genre oïdium, déterminant des variétés de teignes : teigne faveuse, scrofuleuse.

Achorion schœnleinii, *m.* Champignon parasite des animaux et de l'homme, déterminant le favus, éminemment contagieux.

Achoriste, *adj.* (ἄ, priv.; χωριζειν, séparer). Se dit d'un symptôme inséparable d'une maladie.

Achromasie, (ἄ, priv.; χρῶμα, couleur). Décoloration des téguments, caractéristique de l'état cachectique.

Achromatocyte, *m.* (ἄ, priv.; χρῶμα, couleur; κύτος, cellule). Globule rouge ne possédant plus sa matière colorante.

Achromatopsie, *f.* (ἄ, priv.; χρῶμα, couleur; ὄψις, vue). État morbide caractérisé par l'impossibilité de reconnaître les couleurs.

Achromie (ἄ, priv.; χρῶμα, couleur). Décoloration ou absence de coloration d'un tissu ou d'un organe. Le plus souvent désigne la décoloration congénitale de la peau et des poils, due à l'absence de pigment cutané ou de matière colorante des poils.

Achroocytose de Kummel, *f.* Voir SYN. : *Maladie de Mikulicz.*

Achylie, *f.* (ἄ, priv.; χυλός, suc). SYN. : *Achylose.* Absence de sécrétion du chyle.

Achylose, *f.* (ἄ, priv.; χυλός, suc). Voir SYN. : *Achylie.*

Achymose (ἄ, priv.; χυμός, humeur). Absence de sécrétion du chyme.

Acidaminolytique, *adj.* Qui peut se contenter d'un acide aminé comme seul aliment organique. — *Ex.* : Microbe acidaminolytique de la flore intestinale, cause d'entérite et d'auto-intoxication.

Acide acétylacétique (H^2O + CH^3 — CO — CH^2 — $COOH$). Sa recherche dans l'urine. Voir : *Réaction de Gerhardt; Réaction d'Arnold.*

Acide carbonique (CO^2 anhydride carbonique.) Voir : *Asphyxie par l'acide carbonique.*

Acido-résistant, *adj.* Voir : *Bacille acido-résistant.*

Acidose, *f.* (ἄκις, ακιδος, pointe). État d'un organisme qui contient en excès des substances acides et qui est incapable de les oxyder. Elle se manifeste par l'apparition dans les urines des corps acétoniques anormaux (acide β oxybutyrique) et de corps acétoniques normaux en excès (acide acétylacétique, acétone). S'observe dans le diabète.

Acidostéophytique, *adj.* (ἄκις, pointe; ὀστέον, os; φυειν, croître). Qui a les caractères d'un ostéophyte en forme de pointe.

Acinèse, *f.* (ἄ, priv.; κινεω, mouvoir). Syn. : *Paralysie*. Impossibilité de se mouvoir.

Acinésie, *f.* (ἄ, priv.; κινεω, mouvoir). Intervalle qui sépare la systole de la diastole à chaque révolution cardiaque.

Aciniforme, *adj.* (*acinus*, raisin; *forma*, forme). Qui a la forme d'un grain de raisin. — *Ex. :* Tunique aciniforme qui désigne l'uvée.

Acmastique, *adj.* (ἀκμή, efflorescence, force). Qui augmente de force et décroît de même. Maladie acmastique. Terme tombé en désuétude.

Acmé, *f.* (ἀκμή, efflorescence). Voir Syn.: *Acné*.

Acmé, *f.* (ἀκμή, ce qui surpasse). Maximum d'une courbe fébrile, d'une fièvre, d'une maladie. — *Ex.:* Acmé de la température.

Acné, *f.* (ἀκμή, efflorescence). Mot incorrect, on devrait dire acmé. Syn.: *Bouton*. Lésion folliculaire d'origine séborrhéique, ayant comme première étape le comédon.

Acné cornée. Voir Syn. : *Milium*.

Acné érythémateuse. Voir Syn. : *Couperose*.

Acné furonculeuse. Se localise au cou chez les hommes d'âge mûr, gras, à peau séborrhéique. Se reproduit à intervalles irréguliers pendant des années.

Acné hypertrophique. S'observe généralement au nez. Le tégument est rouge ou violet, bosselé, coupé de plis profonds, ponctué de trous d'orifices glandulaires avec kystes glandulaires exagérant la déformation, l'hypertrophie du nez, comme dans le *rhinophyma*.

Acné juvénile. Affection de la peau, se développant au moment de la puberté, localisée de préférence au front et au cou chez les garçons, aux tempes chez les filles. Elle présente un polymorphisme allant du bouton au phlegmon en passant par la pustule : Acné boutonneuse, pustuleuse, phlegmoneuse.

Acné kéloïdienne. Acné dont les follicules, après infection et suppuration, s'affaissent en une cicatrice plane, mais au fur et à mesure le bourrelet kéloïdien se reforme au-dessus d'elle. Siège à la nuque, à la limite des cheveux, chez les hommes gras.

Acné miliaire. Voir Syn. : *Milium.*

Acné monomorphe. Acné dont tous les éléments sont semblables entre eux. — *Ex.:* Acné furonculeuse.

Acné nécrotique. Syn. : *Acné varioliforme ; Impetigo rodens.* La lésion du début est une pustule ou une papule qui s'ombilique, sèche. La croûte, en tombant, laisse une cicatrice indélébile, semblable à celle de la variole.

Acné polymorphe. Maladie de la peau, folliculaire, boutonneuse, où le follicule prend une forme différente suivant son degré d'infection (bouton, pustule, petit abcès circonscrit). — *Ex. :* Acné juvénile polymorphe.

Acné punctata (ἀκμή, efflorescence ; *punctatus, ta, tum,* ponctué). SYN. : *Comédon.* Variété d'acné caractérisée par l'accumulation, dans la glande, de matière sébacée, faisant souvent une légère saillie à l'orifice externe, qui se présente sous l'aspect d'un point noir.

Acné rosacée. Voir SYN. : *Couperose.*

Acné sébacée concrète. Voir SYN. : *Kératome sénile.*

Acné varioliforme. Voir SYN. : *Molluscum contagiosum.*

Acné vermoulante. SYN. : *Atrophie vermiculée des joues.* Affection localisée sur les joues dont la peau est rugueuse, rouge, parsemée de petites dépressions plus ou moins rondes, comme des trous de vers, d'amas cornés, due à une malformation progressive des follicules du derme. Elle débute en général dans l'adolescence, avant la puberté.

Acnitis, *f.* (ἀκμή, efflorescence). Tuberculide papulo-nécrotique siégeant aux extrémités (main, poignet, pied), au visage (oreilles), et respectant les muqueuses, dont les éléments siègent sous le derme. Débute en général par la face.

Acognosie, *f.* (ἄκος, remède ; γνῶσις, connaissance). Connaissance de la thérapeutique.

Acologie, *f.* (ἄκος, remède ; λόγος, étude). Etude des remèdes : Matière médicale.

Acomie, *f.* (ἀ, priv.; κόμη, chevelure). Calvitie. Terme tombé en désuétude.

Acorée (ἀ, priv.; κόρη, pupille). Voir SYN. : *Acorie.*

Acorie, *f.* (α, priv.; κόρη, pupille). Absence congénitale ou accidentelle de l'iris.

Acorie, *f.* (ακορία, insatiabilité). Faim dévorante.

Acoumétrie, *f.* (ἀκουειν, entendre ; μέτρον, mesure). Mesure de l'acuité auditive, de la distance à laquelle est perçu un son dans des conditions données.

Acouophonie, *f.* (ἀκούειν, entendre ; φωνή, voix). SYN. : *Acuophonie.* Emploi combiné de l'auscultation et du retentissement vocal.

Acousmatagnosie,*f.*(ἀκουσμα, audition ; ἀ, priv.; γνωσις, connaissance). Perte de reconnaissance des sons.

Acousmate, *f.* (ἀκουσμα, audition). Hallucination de l'ouïe.

Acrasie, *f.* (ἀ, priv.; κρᾶσις, modération). Trouble de la régularité des fonctions organiques.

Acratie, *f.* (ἀ, priv.; κράτος, force). Absence de force.

Acrinie, *f.* (ἀ, priv.; κρινειν, séparer). Diminution ou abolition des sécrétions.

Acroasphyxie, *f.* (ἄκρος, extrémité ; ἀ, priv.; σφύξις, pulsation). Asphyxie des extrémités. Voir SYN. : *Acrocyanose. Gangrène symétrique des extrémités.*

Acrobystite, *f.* (ἀκροβυστία, prépuce). SYN. : *Acroposthite.* Inflammation du prépuce.

Acrobystiolithe, *f.* (ἀκροβυστία, prépuce ; λίθος, pierre). Concrétion calcaire qui se développe sous le prépuce.

Acrocéphalie, *f.* (ἄκρος, extrémité ; κεφαλή, tête). SYN. : *Thypsocéphalie, Oxycéphalie, Pyrgocéphalie, Tête en pain de sucre.* Malformation du crâne en pointe déterminée par l'ossification prématurée des sutures sagittale et coronale. S'observe souvent dans l'idiotie.

Acrochordon, *m.* (ἄκρος, extrémité; χορδή, corde). Petite tumeur verruqueuse des paupières, dure et rigide comme une corde.

Acro-contracture, *f.* (ἄκρος, extrémité; *contractura*, resserrement). Rigidité involontaire d'une extrémité (pied, main), d'ordre réflexe ou plutôt d'origine sympathique. Elle s'accompagne le plus souvent de troubles trophiques et circulatoires et de douleur.

Acrocyanose, *f.* (ἄκρος, extrémité; κύανος, bleu). Cyanose des extrémités. S'observe aux membres dont la circulation sanguine est défectueuse, chez les cardiaques, les paralytiques, les atrophiques.

Acrodermite continue (ἄκρος, extrémité; δέρμα, peau). SYN.: *Phlycténose récidivante des extrémités.* Dermatite débutant aux doigts par une tourniole, qui récidive sans cesse, formant des bulles suppurées qui restent localisées aux extrémités. Certains auteurs rapprochent cette affection des formes localisées de la dermatite herpétiforme de Duhring.

Acrodynie, *f.* (ἄκρος, extrémité; ὀδύνη, douleur). Douleur des extrémités. S'observe dans les maladies à circulation ralentie (diabète, gangrène) et dans l'ergotisme.

Acromégalie, *f.* (ἄκρος, extrémité; μέγας, grand). SYN.: *Maladie de Pierre Marie.* Augmentation anormale du volume de la tête, des mains et des pieds, due à un trouble par excès de la fonction de croissance qui ne s'arrête pas à son stade normal, sous l'influence de l'hypertrophie de la glande pituitaire.

Acromélalgie, *f.* (ἄκρος, extrémité; μέλος, membre; ἄλγος, douleur). Douleur localisée aux extrémités des membres: aux doigts, aux orteils.

Acromicrie, *f.* (ἄκρος, extrémité; μικρός, petit). Diminution du volume normal des extrémités... S'observe dans l'hypopituitarisme.

Acromphale, *m.* (ἄκρος, extrémité; ὀμφαλός, nombril). Partie du cordon ombilical qui reste fixée au fœtus après l'accouchement.

Acro-myotonie, *f.* (ἄκρος, extrémité; μῦς, muscle; τόνος, tension). SYN.: *Acro-contracture.* Tension involontaire des muscles des extrémités.

Acroneurose, *f.* (ἄκρος, extrémité; νεῦρον, nerf). Affection nerveuse des extrémités.

Acroparalysie, *f.* (ἄκρος, extrémité; παραλύω. je relâche). Paralysie d'une extrémité. — *Ex.:* Pied bot varus paralytique résultant de paralysie du sciatique poplité externe.

Acroparesthésie, *f.* (ἄκρος, extrémité; παρα, qui marque quelque chose d'incomplet; αἴσθησις, sensibilité). Sensation d'engourdissement, de fourmillements dans les extrémités, par crises paroxystiques, accompagnés de troubles vaso-moteurs localisés notamment aux mains et apparaissant généralement la nuit. S'observe dans les névroses et les lésions irritatives des racines postérieures; rentre dans les lésions d'ordre trophonévrotique.

Acropathie, *f.* (ἄκρος, extrémité; πάθος, maladie). Toute maladie ayant pour siège les extrémités.

Acrophobie, *f.* (ἄκρος, extrémité ; φόβος, crainte). Peur obsédante des sommets, de l'altitude.

Acroposthite, *f.* (ἄκρος, extrémité ; πόσθη, prépuce). Inflammation du prépuce.

Acrotériasme, *m.* (ἄκρος extrémité ; τηριαζω, mutiler). Amputation d'un membre.

Acrotériose, *f.* (ακρώτηριον, extrémité). *a)* Maladie des extrémités ; *b)* Absence congénitale des extrémités des membres.

Acrothymion *m.* (ἄκρος, extrémité, élévation ; θύμιον, verrue). Voir Syn. : *Papillome.*

Acrotrophodynie paresthésique, *f.* (ἄκρος, extrémité ; τροφή, nourriture ; ὀδυνη, douleur). Trouble trophique et douloureux des extrémités. Cette affection a été constatée chez les soldats séjournant longtemps dans les tranchées ; elle a été appelée aussi « mal des tranchées ». Elle est due à l'immobilité, à la compression des chaussures et au défaut de nettoyage des pieds.

Acrotrophonévrose, *f.* (ἄκρος, extrémité ; τροφή, nourriture ; νεῦρον, nerf). Troubles trophiques et circulatoires des extrémités, d'origine nerveuse.

Acruorie (ἀ, priv ; *cruor*, partie solide du sang). Anémie caractérisée par la diminution des globules sanguins.

Actinomycète, *m.* (ἀκτίς, rayon ; μύκης, champignon). Champignon occasionnant l'actinomycose.

Actinomycose, *f.* (ἀκτίς, ίνος, rayon ; μύκης, champignon). Syn.: *Maladie de Rivalta.* Maladie commune à l'homme et aux animaux, due à la présence d'un champignon parasite l'*Actinomyces*, du genre streptothrix, se présentant dans les lésions sous forme de grains ovoïdes jaunes, visibles à l'œil nu. Son siège est variable suivant le point d'inoculation (face, cou, thorax, abdomen).

Actinoscopie (ἀκτίς. rayon ; σκοπεῖν, examiner). Méthode consistant à employer la lumière pour étudier par transparence les organes. Elle s'emploie par exemple dans le diagnostic de l'hydrocèle.

Actinostreptothrix, *m.* (ακτις, rayon ; στρεπτος, tortillé ; θριξ, cheveu). Variété de champignon parasite de la famille des Phycomycètes.

Actinothérapie (ἀκτίς, ακτινος, rayon ; θεράπευω, je soigne). Emploi thérapeutique des agents physiques émettant des émanations sous forme de rayons : radium, rayons de Röntgen, rayons infra-rouges, infra-violets, etc.

Activité, *f.* (*agere*, agir). Faculté d'agir. L'activité peut présenter des troubles que l'on peut décrire en trois groupes : troubles de l'activité générale (excitation et dépression, mimique modifiée) ; troubles du langage (dyslogie, dysphasie, dyslalie) ; troubles des actes dans leur mécanisme (apsychie, agnosie, aboulie, akinésie, apraxie), dans leurs formes : délires, hallucinations, impulsions.

Acuité, *f.* (*acutus*, aigu). *a)* Caractère aigu d'une maladie arrivée à son maximum ; *b)* Par rapport aux sens ; degré d'intensité fonctionnelle de l'organe. — *Ex.:* Acuité visuelle, acuité auditive.

Acuophonie, *f.* (ἀκούειν, entendre ; φωνή, voix. Voir Syn.: *Acouophonie.*

Acuminé, *adj.* (*acumen,*

pointe). Pointu, allongé, terminé en pointe.

Acupressure, *f.* (*acus*, aiguille ; *premere*, étreindre fortement). Pression avec une aiguille. Ancien procédé d'hémostase employé par Simpson, d'Edimbourg, en 1859, consistant à comprimer une artère au moyen d'aiguilles que l'on passe de la peau dans les tissus en les fixant devant le vaisseau contre un corps résistant (un os, par exemple).

Acupuncture, *f.* (*acus*, aiguille ; *punctura*, piqûre). Ponction avec une aiguille.

Acuténacle, *m.* (*acus*, aiguille; *tenaculum*, instrument pour tenir). Porte-aiguille.

Acyanoblepsie, *f.* (ά, priv.; χυανός, bleu ; βλέψις, vue). Impossibilité de distinguer la couleur bleue.

Acyclie, *f.* (ά, priv.; χυχλον, cercle). Arrêt de la circulation sanguine.

Acyésie, *f.* (ά, priv.; χῦειν, concevoir). Syn.: *Stérilité*. Impossibilité de concevoir.

Acystie, *f.* (ά. priv.; χύστις, vessie). Monstruosité fœtale qui ne présente pas de vessie.

Acystinervie, *f.* (ά, priv. ; χύστις. vessie; νεῦρον, nerf). Paralysie de la vessie.

Adamantin (ἀδάμας, diamant). *a)* Qui a l'éclat du diamant ; *b)* Qui a rapport à l'épithélium dentaire. — *Ex.:* Kyste adamantin.

Adamantinome, *m.* (ἀδάμας, diamant). Toute tumeur d'origine dentaire.

Adamantoblaste, *m.* (ἀδάμας. diamant : βλαστός, germe). Cellule destinée à former l'émail dentaire.

Adams-Stokes, médecins anglais de la première moitié du xixe siècle. Voir : *Maladie d'Adams-Stokes*.

Adaptation, *f.* (*adaptare*, ajuster une chose à une autre). Voir Syn. : *Accommodation*.

Adarticulation, *f.* (αρθρον, articulation). Voir Syn.: *Diarthrose*.

Addison, médecin anglais de la première moitié du xixe siècle. Voir : *Maladie bronzée d'Addison*.

Addisonisme, *m.* Syndrome atténué de la maladie d'Addison.

Adduction, *f.* (*ad*, vers ; *ducere*, conduire). Mouvement qui porte un membre ou un segment de membre vers l'axe médian du corps.

Adémonie, *f.* (ἀδημονια, abattement). Accablement. S'emploie surtout pour désigner l'accablement, la fatigue intellectuelle.

Adénalgie, *f.* (αδήν. *glande* ; ἄλγος, douleur). Douleur au niveau d'une glande.

Adénectomie, *f.* (ἀδήν, glande ; ἐκτομή, excision). Ablation d'une glande.

Adénectopie, *f.* (ἀδην, glande ; ex. hors de ; τοπος, lieu). Siège anormal d'une glande. — *Ex.:* Adénectopie testiculaire.

Adenemphraxie, *f.* (ἀδην, glande ; ἔμφραξις, obstruction). Arrêt par obstruction, de l'excrétion d'une glande.

Adénie, *f.* (ἀδην, glande). Inflammation généralisée du système ganglionnaire. Voir : *Lymphadénie*.

Adénite, (ἀδήν. glande). Inflammation aiguë ou chronique d'un ganglion lymphatique, suivie ou non de suppuration.

Adénite chronique, *f.* Inflammation chronique des ganglions, causée et entretenue par une infection de voisinage, d'origine non spécifique. — *Ex. :* Adénite sous-maxillaire consécutive à une infection dentaire. Adénite inguinale consécutive à une plaie du pied.

Adénite tuberculeuse. Syn.:*Adénite bacillaire.* Voir : *Ecrouelles, scrofule.* Inflammation chronique d'un ou de plusieurs ganglions, due au bacille de Koch. Elle peut être primitive, ou secondaire. Dans ce dernier cas, le bacille de Koch se développe dans un ganglion déjà infecté par un agent non spécifique.

Adénite vénérienne. Syn.: *Bubon.* Inflammation d'un ou de plusieurs ganglions par l'agent spécifique de la syphilis, le *Spirochète pallida* de Schaudinn.

Adénite sudoripare, *f.* Terme impropre ; sert à dénommer l'inflammation des glandes sudoripares nombreuses dans la région de l'aisselle.

Adénobronchisme, *m.* (ἀδήν, glande : βρόγχος, bronche. Inflammation ganglionnaire péribronchique qui s'observe dans la 2e et 3e enfance, caractérisée par de la toux sèche par petites secousses intermittentes, tantôt la nuit, tantôt au réveil, rappelant la toux de la coqueluche sans la reprise.

Adénochondrome, *m.* (ἀδήν, glande ; χόνδρος, cartilage). Tumeur d'origine cartilagineuse se développant près d'une glande.

Adénofibrome, *m.* (ἀδήν, glande ; *fibra,* fibre). Tumeur bénigne due à la transformation fibreuse du tissu conjonctif d'une glande.

Adénoïde, *adj.* (ἀδήν, glande ; εἶδος, forme). Qui appartient aux glandes lymphatiques. — *Ex.: Tissu adénoïde.*

Adénoïdien, *adj.* (ἀδήν, glande ; εἶδος, forme). Qui a les caractères de l'adénoïdisme. — *Ex.:* Facies adénoïdien. Voir ce mot.

Adénoïdisme, *m.* (ἀδήν, glande ; εἶδος, forme). Trouble fonctionnel de l'organisme lié à une prolifération du tissu adénoïdien et à une altération fonctionnelle de l'hypophyse. Il est caractérisé au point de vue somatique par un facies adénoïdien, du féminilisme généralement accusé aux organes génitaux mâles moins volumineux, un bassin large chez les garçons, et au point de vue psychique par une diminution plus ou moins marquée de la mémoire, de la somnolence, de l'insomnie, une diminution de l'attention et un certain déficit intellectuel. Ces symptômes somatiques et psychiques ne sont pas forcément associés, ils peuvent se rencontrer isolément.

Adénoïte, *f.* (ἀδήν, glande ; εἶδος, ressemblance). Inflammation aiguë du tissu adénoïde de l'amygdale de Luscha.

Adéno-lipomatose, *f.* (ἀδήν, glande ; λίπος, graisse). Maladie caractérisée par la présence de lipomes plus ou moins bien circonscrits, symétriques, à localisations spéciales (cou, aisselle, aine). La cause en est encore obscure. Suivant les auteurs, elle serait due à une dystrophie glandulaire, à la trophonévrose, à une lésion médullaire.

Adénologadite, *f.* (ἀδήν, glande : λογάδες, blanc de l'œil). Inflammation des glandes de Meibomius (paupières), de Graefe et Sonnemayer (conjonctive), survenant chez les nouveau-nés.

Adénologie, *f.* (ἀδήν, glande ; λόγος, étude). Étude des glandes.

Adénolymphatocèle, *f.* (ἀδήν, glande ; *lympha*, lymphe ; κήλη, tumeur). Voir SYN. : *Adéno-lymphocèle.*

Adéno - lymphocèle, *f.* (ἀδήν, glande ; *lympha*, lymphe ; κήλη, tumeur). SYN. : *Adénolymphatocèle.* Tumeur des glandes lymphatiques due à une hypertrophie glandulaire avec dilatation des canaux lymphatiques.

Adénolymphite, *f.* (ἀδήν, glande ; *lympha*, lymphe). Inflammation aiguë des ganglions et des vaisseaux lymphatiques.

Adénomalacie, *f.* (ἀδήν, glande ; μαλαγια, ramollissement). Ramollissement d'une glande.

Adénome, *m.* (ἀδήν, glande ; *ome*, terminaison qui sert à caractériser les tumeurs). Tumeur bénigne formée par les éléments glandulaires qui prolifèrent abondamment tout en gardant leur structure normale.

Adénome de l'ombilic, *m.* Voir SYN. : *Omphalome.*

Adénomyxome, *m.* (ἀδήν, glande ; μυζα, mucus). Tumeur glandulaire caractérisée par une hyperplasie du tissu de la glande et du tissu conjonctif qui subit une transformation gélatineuse.

Adénopathie, *f.* (ἀδήν, glande ; πάθος, maladie). SYN. : *Adénite, Bubon.* Toute affection localisée sur une glande.

Adénopathie trachéobronchique, *f.* Inflammation des ganglions du médiastin, situés en avant de la trachée et des bronches (ganglions prétrachéobronchiques) ou entre la trachée et les bronches (ganglions intertrachéobronchiques). Elle peut être aiguë, au cours des affections non tuberculeuses des bronches et du poumon (bronchite, broncho-pneumonie, pneumonie, bronchite de la coqueluche et de la rougeole), ou chronique, au cours de la tuberculose pulmonaire.

Adéno-phlegmon, *m.* (ἀδήν, glande ; φλέγω, je brûle). Infection d'un ganglion lymphatique, propagée à la zone conjonctive périganglionnaire, se terminant par la suppuration.

Adénophtalmie, *f.* (ἀδήν, glande ; ὀφθαλμὸς, œil). Inflammation des glandes de Meibomius.

Adénosarcome, *m.* (ἀδήν, glande ; σαρξ, chair). Tumeur glandulaire caractérisée par une hyperplasie du tissu de la glande et du tissu conjonctif qui subit la transformation sarcomateuse.

Adénosclérose, *f.* (ἀδήν, glande ; σκλερος, dur). Induration d'une glande.

Adénotomie, *f.* (ἀδήν, glande ; τομη, incision). Incision d'un ganglion.

Adénotrope, *adj.* (ἀδήν, glande ; τρεπω, je tourne). Qui a de l'affinité par les glandes. — *Ex.* : Tuberculose adénotrope.

Adéphagie, *f.* (ἀδήν, beaucoup ; φαγω, je mange). Acte de manger beaucoup et voracement.

Adhérence, *f.* (*adhærere*, s'attacher à). Membrane d'origine inflammatoire, qui réunit soit deux feuillets d'un même organe, soit deux organes contigus qui normalement sont séparés et mobiles. Elle peut provoquer l'obstruction de ces organes ou des phénomènes de compression. — *Ex.* : Adhérences intestinales.

Adhésif, *adj.* (*adhærere*,

s'attacher). Voir Syn. : *Agglutinatif.*

Adiadococinésie, *f.* (ἄ, priv.; διαδοχός, successif; κινημα, mouvement). Impossibilité de pouvoir arrêter un mouvement volontaire et de l'orienter dans un sens différent.

· Adiaphorèse, *f.* (ἀ, priv.; διαφόρησις, transpiration). Arrêt de la transpiration.

Adiapneustie, *f.* (ἄ, priv.; διαπνεω, je transpire). Arrêt de la transpiration.

Adipeux, *adj.* (*adeps,* graisse). Qui est formé de graisse. — *Ex.* : Tissu adipeux.

Adipocire, *f.* (*adeps,* graisse; *cira, cire*). Syn. : *Gras de cadavre.* Transformation des tissus cadavériques en corps gras par saponification, lorsqu'ils sont immergés longtemps ou enfouis dans une terre humide.

Adipogénie, *f.* (*adeps,* graisse; γενναω, j'engendre). Formation du tissu adipeux dans les organes.

Adipolytique, *adj.* (*adeps,* graisse; λυσις, dissolution). Qui détruit les graisses. — *Ex.* : Fonction adipolytique du foie.

Adipopexique, *adj.* (ἀδεξ, graisse; πηξις, fixation). Qui fixe la graisse. — *Ex.* : Fonction adipopexique du foie.

Adipose, *f.* (ἀδεξ, graisse). Infiltration graisseuse diffuse du tissu cellulaire sous-cutané avec production de lipomes plus ou moins circonscrits.

Adipose douloureuse, *f.* Syn. : *Maladie de Dercum. Lipomatose symétrique douloureuse.* Adipose avec lipomes, accompagnée de douleurs, d'asthénie et quelquefois de troubles mentaux. S'observe

surtout chez la femme au moment de la ménopause; son étiologie est mal connue. Affection dystrophique due à des troubles du système nerveux ou glandulaire à sécrétion interne.

Adipsie, *f.* (ἄ. priv.; δίψα, soif). Abolition du besoin de boire. S'observe chez certains aliénés.

Adminicule, *m.* (*adminiculum,* aide). Qui aide l'effet thérapeutique d'un médicament.

Adrénalisme, *m.* (*adrenaline,* médicament extrait des capsules surrénales). Intoxication aiguë due à l'ingestion prolongée et excessive d'une solution d'adrénaline. Elle occasionne une congestion intense des viscères abdominaux et surtout de l'intestin.

Adsorption, *f.* (*adsorbere,* boire). Phénomène physique qui consiste dans la fixation d'une substance, primitivement en liberté dans un milieu liquide par exemple, sur la surface d'une autre substance, due non à une combinaison des deux substances, mais à une simple adhésion moléculaire. Cette propriété de certains corps connus est employée pour traiter certains cas d'empoisonnements. — *Ex.* : Le peroxyde de fer hydraté est le meilleur antidote de l'arsenic.

Adventice, *adj.* (*ad,* vers; *venire,* venir). Qui est surajouté, qui n'appartient pas à l'organe lui-même. — *Ex.* : Membrane adventice.

Adynamico-ataxique, *adj.* (α. priv.; δύναμις, force; ἀ, priv.; ταξις. ordre). Voir Syn. : *Ataxo-adynamique,* généralement plus employé.

Adynamie, *f.* (ἀδυναμία. de : ἀ, priv.; δύναμις, force). Affai-

plissement de la force phy-
lique. Ce terme s'applique
ussi à l'affaiblissement psy-
hique. Voir : *Prostration*.

Ædœïte, *f.* (αἰδοῖα, parties
génitales). Inflammation des
parties génitales.

Ædœopsophie, *f.* (αἰδοῖα,
parties génitales ; ψόφος, bruit).
Bruit produit par l'expulsion
l'air introduit dans le vagin
à la suite du coït ou d'une
injection.

Ædœoscopie, *f.* (αἰδοῖα,
parties génitales ; σκόπειν,
voir). Examen des organes
génitaux.

Ægagropile, *f.* (αἴξ, chèvre ;
γρίος. sauvage ; πῖλος, balle de
laine). Concrétion qui se
trouve dans les voies digestives des chèvres et des autres
ruminants, formée des poils
que l'animal avale en se lé-
chant et qui se réunissent en
boule par les mouvements
péristaltiques de l'estomac.

Ægis, *f.* (αἰγίς, peau de
chèvre). Tache blanche sur la
cornée.

Acrhémoctonie, *f.* (ἀήρ,
air ; αἷμα, sang ; κτόνος. action
de tuer). Mort à la suite d'introduction d'air dans le sang
par les veines, au cours d'une
opération ou d'une blessure
sur le cou ou l'aisselle.

Aéré, *adj.* (*acr, aeris*, air).
Qui contient des bulles d'air.
— *Ex.* : Crachat aéré.

Acrémie, *f.* (ἀήρ. air ; αἷμα,
sang). SYN. : *Maladie des scaphandriers, des plongeurs,
des caissons.* Dégagement
brusque de l'air contenu dans
le sang au moment de la décompression de l'organisme
d'un ouvrier travaillant dans
l'air comprimé. Il s'ensuit de
l'hématomyélie avec phénomènes paraplégiques, dou-
leurs musculaires, vertige de

Menière, otites aiguës traumatiques.

Aérobie, *adj.* (ἀήρ, air ;
βίος, _vie). Qui vit dans l'air
et qui, par suite, a besoin de
l'oxygène de l'air pour vivre.
— *Ex.* : Microbe aérobie.

Aérocèle, *f.* (ἀήρ, air ; κήλη,
tumeur). Toute tumeur ou cavité contenant de l'air. —
Ex. : Aérocèle traumatique du
cerveau, aérocèle de la trachée.

Aérodermectasie, *f.* (ἀήρ,
air ; δέρμα, peau ; ἔκτασις, dilatation). Distension de la peau
par les gaz.

Aérophagie, *f.* (ἀήρ, air ;
φαγω, je mange). Déglutition
d'air atmosphérique, observée
chez les hystériques (tiqueurs)
et les dyspeptiques névropathes. L'air est rendu généralement par éructations (éruc-
tomanie), il peut passer dans
l'intestin et être expulsé par
l'anus.

Aérophagique, *adj.* Qui a
rapport à l'aérophagie. —
Ex. : Tic aérophagique : habitude névropathique de déglutir de l'air.

Aérophobie, *f.* (ἀήρ, air ;
φόβος. peur). Crainte obsédante de l'air et des courants
d'air ; obsession liée à la peur
de contracter une maladie par
refroidissement.

Aéropiésisme (ἀήρ, air ;
πίεσις, pression). Maladie déterminée par les différences
de pression atmosphérique sur
l'organisme soit par l'air comprimé, soit par l'air raréfié.
— *Ex.* : Aéropiésisme des scaphandriers.

Aéropiésothérapie. *f.* (ἀήρ,
air ; πίεσις, pression ; θεραπεύω,
je soigne). Méthode thérapeutique basée sur l'emploi de
l'air soit à l'état comprimé,
soit à l'état raréfié.

Aéropiésothermothérapie

(ἀήρ, air ; πίεσις, pression ; θερμός, chaud ; θεραπεύω, je soigne). Traitement par l'air chaud sous pression.

Aérothérapie, *f.* (ἀήρ, air ; θεραπεύω, je soigne). Méthode de traitement consistant à soigner les malades au grand air (air de la mer, des montagnes) et en général dans un établissement spécial. Le type de cette méthode thérapeutique est réalisé par le sanatorium.

Aérothermothérapie, *f.* (ἀήρ, air ; θερμός, chaleur ; θεραπεύω, je soigne). Méthode de traitement basée sur l'emploi de l'air chaud, par bain de lumière par exemple.

Aérotropisme, *m.* (ἀήρ, air ; τρέπω, je tourne). Pouvoir que possède le protoplasme de réagir en présence de l'oxygène.

Aesthésiogène, *adj.* (αἴσθησις, sensibilité ; γεννάω, j'engendre). Qui exalte la sensibilité. — *Ex.:* Douleur asthésiogène.

Aesthésiomètre, *m.* (αἴσθησις, sensibilité ; μετρον, mesure). Compas mensurateur de la sensibilité de la peau au toucher.

Affection, *f.* (*affectio*, disposition du corps ou de l'âme). SYN. : *Maladie.* Processus morbide, envisagé dans ses manifestations actuelles, en ne tenant pas compte de sa cause primordiale (Roger).

Affectivité, *f.* (*afficere*, émouvoir). *Psych.* État de l'esprit qui englobe tout ce qui a rapport aux affections. Les troubles de l'affectivité dans les états mentaux peuvent être ramenés à deux groupes : troubles généraux de l'affectivité (affections, sentiments morbides, passions, émotions) et les obses-sions (obsessions proprement dites ou idéatives et phobies) (Régis).

Afférent, *adj.* (*ad*, vers ; *fero*, porter). Qui apporte, qui conduit de la périphérie vers le centre d'un organe. — *Ex.:* Vaisseau afférent.

Affronter (*ad*, vers ; *frons*, front, mettre de front). *Chir.:* Rapprocher les bords d'une plaie, de façon à mettre au contact et au même niveau la muqueuse ou la peau afin que la cicatrice soit linéaire et esthétique.

Affusion, *f.* (*affundere*, verser). Moyen de thérapeutique consistant à verser, en arrosant sans pression, de l'eau froide ou chaude sur une région du corps ou sur le corps tout entier, dans un but de réaction locale ou générale.

Agalactie, *f.* ἀ. priv.; γάλα lait). SYN. : *Agalaxie.* Absence de sécrétion du lait.

Age critique, *m.* (*actas* âge). Voir SYN. : *Ménopause*

Agénésie, *f.* ἀ. priv.. γεννάω. j'engendre). 1° Incapacité d'engendrer, impuissance. — *Ex.:* Agénésie de l'eunuque ;

2° Absence ou arrêt de développement. — *Ex. :* Agénésie des faisceaux pyramidaux (maladie de Little).

Agénésie pilaire, *f.* ἀ priv.; γεννάω, j'engendre: *pilus,* poil). Arrêt plus ou moins complet du développement du système pileux pré ou post pubérien (Jacquet).

Agénosome, *m.* (ἀ, priv. γεννάω, j'engendre ; σῶμα corps). Malformation congénitale caractérisée par une éventration, avec absence ou atrophie des organes génitaux.

Agent pathogène, *m* (*agens,* participe présent de

re, agir ; παθος, maladie ; ιω, j'engendre). Tout ce agit comme cause capable ngendrer la maladie : nts physiques, chimiques, caniques, biologiques.

Agérasie, *f*. (ἄ, priv. ; γῆρας, illesse). Vieillesse exempte nfirmités inhérentes à l'âge.

Ageustie, *f*. (ἄ, priv. ; γεῦσις, ιι). Voir SYN. : *Agueusie*.

Agglutinatif, *adj*. (*aggluti- e*, coller à). SYN. : *Agglu- nt*. Médicament susceptible dhérer fortement à la peau aradrap, diachylon, taffe- , collodion).

Agglutination, *f*. (*aggluti- e*, coller). Accolement de crobes de même espèce nd on les met dans le sé- n sanguin d'un individu at- nt de la maladie qu'ils oc- sionnent. — *Ex.* : Aggluti- ion des bacilles d'Eberth. ir : *Séro-diagnostic*. (Le me phénomène se produit ir les globules rouges du g de certaines espèces ani- les quand on les met en ntact avec le sérum du sang me autre espèce animale.)

Agglutinine, *f*. (*aggluti- re*, coller). Substance se pprochant des diastases. le existe dans le sang des imaux vaccinés contre un crobe et a la propriété de ovoquer l'agglutination des crobes de la même espèce, and on les met en présence i sérum sanguin de ces ani- aux.

Agitante, *adj*. Voir : *Para- sie agitante*.

Agitation, *f*. (*agitare*, re- uer d'une façon désordon- e). Etat anormal de l'orga- sme dont les membres, la te et parfois le tronc sont umés de mouvements dé- rdonnés sous l'influence

d'une intoxication (alcoolis- me), d'une maladie infectieuse (fièvre typhoïde) ou d'un état mental pathologique (manie).

Aglobulie, *f*. (ἄ, priv. ; *glo- bulus*, globule). Diminution de la quantité d'hématies dans le sang.

Aglycémique, *adj*. (α, priv. ; γλυκος, doux ; αἷμα, sang). Etat du sang ne contenant pas la proportion de sucre normal.

Aglossie, *f*. (ἀ, priv. ; γλῶσσα, langue). Malformation congé- nitale caractérisée par l'inexis- tence de la langue.

Agmatologie, *f*. (ἄγμα, frac- ture ; λόγος, leçon). Partie de la médecine traitant des frac- tures.

Agnathe, *m*. (ἄ, priv ; γνάθος, mâchoire). Monstruosité sans mâchoire.

Agneusie, *f*. (ἄ, priv. ; γεῦσις, goût). Terme impropre em- ployé pour agueusie.

Agnoscie, *f*. (, priv. ; ἄγιγνώσ- κω, connaître). Voir SYN. plus employé : *Agnosie*.

Agnosie (αγνωσια, de ἄγνοέω, ne pas reconnaître). SYN. : *Agnoscie*. Trouble mental de l'activité psychique associa- tive ne permettant pas l'iden- tification secondaire, la re- connaissance intellectuelle des éléments du monde extérieur, alors que leur perception sen- sorielle existe. Trouble de la perception, de la reconnais- sance et de l'identification des objets dont le sujet se rend nettement compte. — *Ex.* : Le malade prend une fourchette pour un cigare, boit dans un urinal, ne sait plus mettre les manches d'un veston. — *Agnosie auditive* : Surdité psy- chique ; *Agnosie visuelle* : Cécité psychique ; *Agnosie gustative* : Agueusie différen- tielle ; *Agnosie olfactive* :

Anosmie différentielle ; *Agnosie tactile* : Astéréognosie (Regis).

Agomphiase, *f*. (α, priv. ; γομφωσις, lien). SYN.: *Agomphose*. Vacillement des dents dans leurs alvéoles. S'observe chez certains rhumatisants, chez les diabétiques.

Agonie, *f*. (ἀγών, combat). Période ultime précédant la mort dans laquelle l'individu vivant réagit encore contre la maladie dont il est atteint, alors que les fonctions circulatoires ont faibli, que le cerveau mal irrigué et le cœur défaillant laissent l'individu inerte et sans connaissance.

Agoraphobie, *f*. (ἀγορα, place publique ; φόβος, crainte). Crainte obsédante de traverser un espace libre (place publique, rue), de se trouver au contact de la foule.

Agrammatisme, *f*. (ἄ, priv.; γράμμα, lettre). Prononciation défectueuse dans laquelle une ou plusieurs lettres sont omises dans un mot. S'observe fréquemment chez les enfants.

Agraphie, *f*. (ἄ, priv.; γραφειν, écrire). Perte de la coordination des mouvements par lesquels l'idée s'extériorise sous forme d'écriture. Le sujet ne présente aucune paralysie des doigts ou de la main; il peut dessiner ou copier un dessin ou des imprimés, mais il ne peut exprimer ses idées par l'écriture.

Agriothymie, *f*. (ἀγριος, agité ; θυμος, cœur au figuré). Folie furieuse.

Agrypnie, *f*. (ἄ, priv.; ὑπνος, sommeil) Insomnie. Terme employé surtout en médecine mentale.

Agrypnode, *adj*. (ἄγρυπνος, éveillé). Qui empêche de dormir. Voir SYN. : *Coma vigil*. — *Ex.* : Coma agryphodé.

Agueusie, *f*. (ἄ, priv.; γεῦσ, goût). SYN.: *Ageustie*, Abol tion de la sensibilité gustativ

Aichmophobie, *f*. (ἀχμ pointe ; φόβος, crainte). Peu de toucher des objets pointu

Aï crépitant, *m*. (*aï*, onoma topée créée par l'exclamatio de douleur). Inflammation a guë des gaines synoviales ter dineuses du poignet, en part culier des extenseurs, cara térisée par une crépitatio analogue à celle de l'amido que l'on écrase, résultant d dépolissement momentané de gaines par suite de synovi sèche. Elle s'accompagne d rougeur et de chaleur du po gnet, mais cède en quelque jours de traitement.

Aigreur, *f*. (*accr, acris*, ac de). Eructation acide, symp tomatique de dyspepsie.

Aïnhum, *m*. Maladie de pays chauds, spéciale à l race noire, caractérisée pa un trouble dystrophique de orteils dont le tissu osseux su bit une dégénérescence grais seuse et se résorbe. L'orteil qui a pris l'apparence d'un cerise, ne tient plus que pa un pédicule scléreux et s'a gite dans tous les sens à l marche.

Aire, *f*. (*arca*, surface plan où l'on bat le grain). Surfac limitée et plane. — *Ex.:* Des quamation en aires, desqua mation en placards.

Airigne, *f*. (αἱρῶ, je lève) Voir SYN.: *Erigne*.

Akidopéirastique, *adj*. (ἀκι pointe ; πειρασθειν, explorer Instrument akidopéirastique instrument pointu employ dans les explorations de tu meur, de cavités, etc.; le pro cédé de la ponction explora trice est un procédé akido péirastique.

Akinesia algera. Affectio

marche progressive caractérisée par des douleurs avec tachycardie, sueurs profuses, à l'occasion de mouvements, sans substratum pathologique connu capable d'expliquer ces douleurs. S'observe chez des névropathes.

Akinésie, *f.* (ἄ, priv.; κινεμα, mouvement). Terme générique servant à désigner les troubles moteurs (paralysie, parésie, ataxie, tremblement), ne permettant plus les mouvements nécessaires à l'exécution de l'acte par suite d'atrophies musculaires.

Aknémie, *f.* (ἄ, priv.; κνημη, jambe). Absence de jambe.

Akyanoblepsie, *f.* (ἄ, priv.; κυανος, bleu ; βλέπω, regarder). Trouble de la perception des couleurs ne permettant pas de reconnaître la couleur bleue.

Alaire, *adj.* (*alaris,* aile). Qui ressemble à une aile.

Alaise. Voir SYN.: *Alèze.*

Alalie, *f.* (ἄ, priv.; λαλεῖν, parler). SYN.: *Anarthrie.* Impossibilité de s'exprimer, due aux troubles mécaniques de l'élocution ou parole articulée.

Albinisme, *m.* (*albus,* blanc). SYN.: *Leucopathie.* Anomalie congénitale caractérisée par l'absence de pigment. S'observe au niveau de la peau, de l'iris et de la choroïde.

Albinos (*albus,* blanc). Homme ou femme présentant les manifestations de l'albinisme.

Albuginé, *adj.* (*albugo,* tache blanche). Qui est complètement blanc. — *Ex.:* Tunique albuginée de l'œil, du testicule.

Albugo, *m.* (*albus,* blanc). Tache blanche, opaque, qui se produit entre les lames de la cornée par suite d'un dépôt de lymphe plastique, à la suite de kératite.

Albumine acéto-soluble, *f.* (*albus,* blanc). Variété d'albumine qui possède la propriété de ne pas coaguler à la chaleur si on a fait précéder le chauffage de l'urine d'addition de quelques gouttes d'acide acétique, et dont le coagulum produit par la chaleur se dissout par l'addition d'acide acétique. Cette acéto-solubilité tiendrait à la faible teneur des urines en chlorure.

Albumine des tissus, *f.* Se trouve dans l'urine sous forme de pseudo-mucines ou nucléo-albumines et hémoglobine. Les mucines et pseudo-mucines précipitent à froid par l'acide acétique et ne précipitent pas par l'ébullition.

Albumineux, *adj.* (*albumen,* blanc d'œuf). Qui contient de l'albumine. — *Ex.:* Urine albumineuse.

Albuminimètre, *m.* (*albumen,* albumine ; μετρον, mesure). Appareil destiné à doser la quantité d'albumine contenue dans l'urine.

Albuminoïde, *adj.* (*albumen,* albumine ; εἶδος, forme). Qui ressemble à l'albumine.

Albumino-réaction, *f.* Recherche de l'albumine dans les crachats. La réaction est toujours positive chez les tuberculeux ; elle s'observe aussi dans la pneumonie, la broncho-pneumonie, les congestions pulmonaires actives ou passives des cardiaques, dans l'œdème pulmonaire des brightiques.

Albuminose, *f.* Présence d'albumine dans le liquide céphalo-rachidien. S'observe par exemple chez le paralytique général.

Albuminurie, *f.* (*albumen,* albumine ; οὐρεῖν, uriner). Présence dans l'urine des albumines du sérum sanguin (sérine et globuline).

Albuminurie cyclique. Syn. : *Maladie de Pavy*. Albuminurie apparaissant par intermittences, par cycles, chez les adolescents, à une heure fixe dans la journée. Elle s'accompagne généralement d'oxalurie et de phosphaturie.

Albuminurie de fatigue. Irrégulière, intermittente. S'observe généralement chez les adolescents à l'occasion d'exercices soutenus.

Albuminurie du nouveau-né et du fœtus. Serait due à une formation incomplète des glomérules ou à une stase veineuse avec desquamation épithéliale de tubes contournés ; cesse vers le dixième jour après la naissance.

Albuminurie orthostatique. Albuminurie n'apparaissant que pendant la station debout, disparaissant quand le malade est couché.

Albumodiagnose, *f.* Recherche de l'albumine dans le liquide céphalo-rachidien dans un but de diagnostic, dans la paralysie générale par exemple.

Albumoptysie, *f.* (*albumen*, blanc d'œuf ; πτύσις, crachement). Emission de crachats contenant de l'albumine.

Albumose, *f.* Voir Syn.: *Propeptone*. Substance ne se coagulant pas à la chaleur, se coagulant à froid par l'acide nitrique, provenant de la digestion incomplète des matières albuminoïdes.

Albumosurie, *f.* (*albus*, blanc ; οὖρον, urine). Syn. : *Propeptonurie*. Emission d'urine contenant des albumoses.

Alcalinimétrie, *f.* (arabe : *al kali*, soude ; μετρον, me-

sure). Dosage de la quantité de matière alcaline contenue dans un liquide de sécrétion organique.

Alcalinophagie, *f.* Ingestion habituelle et exagérée de sels alcalins et plus particulièrement de bicarbonate de soude.

Alcaloïde, *m.* (arabe : *al kali*, la soude ; εἶδος, forme). Corps azoté à fonction basique possédant jusqu'à un certain point les propriétés de l'ammoniaque et des amines, donnant avec les acides des sels cristallisables. Les tissus animaux engendrent des produits analogues : ce sont les ptomaïnes et les leucomaïnes (Richaud). L'emploi des alcaloïdes donne lieu à des empoisonnements accidentels et criminels.

Alcaptone, *m.* L'acide homogentisique, caractéristique de l'alcaptone, semble provenir de la phénylalanine et de la tyrosine. Chez l'homme normal, ce corps est aussitôt transformé ; chez l'alcaptonurique, il reste inattaqué et s'élimine par les urines.

Alcaptonurie, *f.* οὖρον, urine). Emission d'urine contenant de l'alcaptone. Elle s'accompagne de douleurs lombaires.

Alcool absolu, *m.* (arabe : *al cohol*, ce qui est subtil). Alcool à 95°, employé en bactériologie, en chirurgie, en pharmacie.

Alcoolisation des nerfs, *f.* Méthode consistant à injecter de l'alcool à 80° (en général 1 cc.) dans le traitement de certaines névrites rebelles des nerfs sensitifs, en particulier du nerf trijumeau, du nerf sous-occipital.

Alcoolisme aigu, *m.* Syn. : *Ivresse*. Intoxication aiguë de

'organisme due à l'absorption
xagérée de liquides à base
l'alcool (vin, eaux-de-vie, liqueurs, spiritueux). A l'influence de l'alcool proprement
dit s'ajoute celle des essences
absinthisme).

Alcoolisme chronique, *m.*
SYN. : *Ethylisme*. Intoxication
chronique de l'organisme due
à l'absorption répétée, journa-
lière, de boissons alcooliques,
sans que l'ivresse soit nécessaire. Elle atteint d'abord l'appareil digestif et se traduit
par de la gastrite avec pi-
tuites, et de la cirrhose du
foie, puis elle se localise sur
le système nerveux périphérique et central. Les paralysies alcooliques, les névrites
et les troubles mentaux avec
le *delirium tremens*, les délires hallucinatoires, la démence, sont les principales
manifestations de cette intoxication.

Alcoolomanie, *f.* (arabe :
l cohol, ce qui est subtil ;
ανια, folie). Premier stade de
l'alcoolisme chronique pendant lequel le sujet, par l'absorption répétée d'alcool, crée
le besoin pour son organisme
de recevoir une dose minima
de ce toxique.

Alep (*Alep*, ville d'Orient ;
en arabe : *habab el seney*, ulcère d'un an). Bouton d'Alep.
Voir SYN. : *Bouton d'Orient*.

Aleucémique, *adj.* (ἀ, priv. ;
λευκος, blanc ; αιμα, sang).
Maladie dans laquelle le sang
ne présente pas un nombre de
globules blancs supérieurs à
la formule normale. — *Ex.* :
Lymphadénie aleucémique.

Alexie (ἀ, priv. ; λέγειν,
lire). Trouble fonctionnel du
langage caractérisé par l'impossibilité de faire la lecture
à haute voix sans que cepen-

dant il y ait lésion organique
du centre visuel verbal, la
vision étant intacte.

Alexine (ἀλέξεω, je repous-
se). SYN. : *Complément*.

Alèze (radical, *lé*, lé de
toile). S'écrit aussi alèse et
alaise. Drap de lit en toile ou
en caoutchouc destiné à protéger la literie contre les
souillures de toute nature.

Algésiogène (ἄλγησις, douleur ; γεννάω, j'engendre). Qui
occasionne la douleur.

Algide, *adj.* (*algidus*, qui
glace). Qui présente du refroidissement.

Algidité, *f.* (*algidus*, qui
glace). Etat caractérisé par
un refroidissement glacial des
extrémités accompagné de
tendance au collapsus avec ou
sans changement de la température centrale.

Algie, *f.* (ἄλγος, douleur).
a) douleur ; *b)* employé comme suffixe et accolé à un
substantif désignant un organe, une région, il indique
la douleur au niveau dudit
organe, de ladite région. —
Ex. : Névralgie : douleur
nerveuse ; Céphalalgie : douleur de tête ; *c)* sert aussi
à désigner la douleur d'origine subjective, sans lésion
organique, pouvant aller jusqu'à créer un trouble fonctionnel.

Algophilie, *f.* (ἄλγος, douleur ; φιλέω, j'aime). Perversion mentale de certains sujets qui recherchent la douleur et en éprouvent du plaisir. — *Ex.*: Algophilie de certains derviches.

Algophobie, *f.* (ἄλγος, douleur ; φόβος, crainte): Crainte
de la douleur, d'éprouver des
sensations douloureuses.

Algostase, *f.* (ἄλγος, douleur ; σταω, j'arrête). Arrêt,
abolition de la douleur. S'ob-

serve chez certains toxicomanes au cours d'accidents,
chez certains blessés par suite
de l'état commotionnel résultant du traumatisme.

Alibile, *adj.* (*alere*, nourrir). Syn. : *Assimilable*. Qui est
nutritif. — *Ex.:* Aliment alibile.

Aliénation mentale, *f.*
(*alienus*, étranger à lui-même).
Terme générique comprenant
l'ensemble des états pathologiques dans lesquels les troubles mentaux, quelle que soit
leur nature, présentent un
caractère antisocial. Ce terme
a un sens plus étendu que le
mot folie.

Aliéné, *m.* (*alienus*, étranger à lui-même). Malade auquel échappe la direction de
sa propre activité, qui n'est
pas responsable de ses actes.
— *Ex.:* Un idiot, un dément
est un aliéné.

Aliforme, *adj.* (*ala*, aile ;
forma, forme). En forme
d'aile.

Aliment synthétique (*alere*, nourrir). Aliment complet,
suffisant à lui seul à assurer
la nutrition de l'individu auquel il est destiné (mélange
de protéine pure, de graisse,
d'hydrate de carbone et de
sels en quantité convenable).

Alitement, *m.* λεγουχι,
être couché). Syn.: *Clinothérapie*. Méthode thérapeutique
consistant à prolonger le séjour du malade au lit, employée dans le traitement de
certaines maladies mentales,
des états de dénutrition et
d'anémie, et faisant partie des
cures d'isolement, d'engraissement et de repos.

Allaitement, *m.* (*lac, lactis*, lait). Action de donner du
lait comme aliment. — *Allaitement maternel :* Acte de
nourrir un enfant au sein. —
Allaitement artificiel: Acte de
nourrir un enfant avec un lait
autre que celui de la femme,
(ânesse, vache, chèvre, jument). — *Allaitement mixte:*
Acte de nourrir un enfant au
moyen de l'allaitement au
sein et de l'allaitement artificiel.

Allantiasis, *f.* ἀλλᾶς, saucisse). Syn. : *Botulisme*. Intoxication alimentaire due à l'ingestion de saucisses ou de
charcuterie fermentée, contenant des ptomaïnes.

Allergie, *f.* ἄλλον, autre ;
ἔργον, travail). Hypersensibilité naturelle produite par des
substances dans un organisme
donné, ce qui le modifie. Est
le plus souvent héréditaire.
Diffère de l'anaphylaxie, qui
est une hypersensibilité artificielle.

Allergique, *adj.* ἄλλον, autre; ἔργον, travail). Qui est
modifié par une substance, un
médicament. — *Ex. :* Période
allergique de la tuberculose.

Allesthésie, *f.* ἄλλος, autre; αἴσθησις, sensibilité). Voir
Syn. : *Allochirie*.

Allochézie, *f.* ἄλλος, autre ; χέζω, aller à la selle).
Évacuation des matières fécales par un anus artificiel.

Allochirie, *f.* ἄλλος, autre; χείρ, χειρός, main). Syn. :
Allesthésie. Trouble de la sensibilité qui ne permet plus la
localisation d'une excitation
extérieure, et la fait reporter
en un point plus ou moins
symétrique du côté opposé.

Allochirie auriculaire, *f.*
Trouble auriculaire réflexe
qui localise à l'oreille droite
une douleur causée par une
lésion de l'oreille gauche, ou
un simple bouchon de cérumen.

Allocinésie, *f.* ἄλλος, au

re ; κίνησις, mouvement).
Trouble de la motilité dans
lequel le malade exécute un
mouvement commandé avec
le membre opposé à celui qui
doit agir.

Allongement apparent, *m.*
S'observe dans les lésions de
la hanche avec abduction et
rotation externe. Erreur d'optique faisant considérer à la
simple vue un membre inférieur plus long que l'autre, en
raison de l'inclinaison du bassin du côté du membre ma-
lade. Les mensurations font
naître une autre erreur caractérisée par un raccourcissement apparent, par suite de
la position vicieuse de la
cuisse en abduction et rotation externe sur le bassin qui
diminue la distance entre l'é-
pine iliaque antérosupérieure
et l'interligne du genou.

Allopathie, *f.* (ἄλλος, autre ;
πάθος, maladie). Méthode thérapeutique caractérisée par
l'emploi de médicaments destinés à produire des effets
opposés aux phénomènes pathologiques observés.

Allotriodontie, *f.* (ἀλλότριος,
étranger ; ὀδούς, dent). Implantation anormale des dents.

Allotriosmie, *f.* (ἀλλοτριος,
autre ; ὀσμή, odeur). Perturbation du sens de l'odorat,
dans laquelle une odeur est
prise pour une autre.

Allotrophique, *adj.* (ἄλλος,
autre ; τροφή, nourriture). Qui
perd ses propriétés nutritives
et souvent par suite ses caractères physiques et chimiques. — *Ex. :* Etat allotrophique de l'albumine.

Allotropique, *adj.* (ἄλλος,
autre ; τρόπος, état, manière
d'être). Qui peut exister sous
des états différents et avoir
des propriétés physiques et
chimiques différentes. — *Ex.:*
Etat allotropique du phosphore (blanc, rouge).

Alogie, *f.* (ἀ, priv.; λόγος,
parole). Trouble du langage,
dû au défaut des idées.

Alopécie, *f.* (ἀλόπεψ, re-
nard ; parce que cet animal
est sujet à une maladie qui
fait tomber le poil. Littré).
Chute partielle ou totale des
cheveux ou des poils. — *Ex. :*
Alopécies toxiques et infectieuses s'observant dans la
syphilis, les intoxications par
le mercure, l'arsenic.
Alopécies séborrhéiques.
Syn. : *Calvitie vulgaire chez*
l'homme.
Alopécies pityriasiques :
Chute des cheveux. S'observe
très fréquemment chez les
femmes.
Alopécies en plaques : Consécutives à l'impetigo, aux furoncles, aux traumatismes du
cuir chevelu (pseudo-pelade).

Alvéolite, *f.* (*alveus*, loge).
Inflammation d'une alvéole.
Se dit : *a)* de l'alvéole dentaire; *b)* de l'alvéole pulmonaire. — *Ex. :* Alvéolite granulo-graisseuse (du poumon).

Alvéolo-dentaire, *adj.* (*al-*
veus, loge ; ὀδούς, dent). Qui
appartient à l'alvéole et à la
dent. — *Ex. :* Arthrite alvéolo-dentaire.

Alvin, *adj.* (*alvinus* de
alvus, ventre). Qui a rapport
au ventre. — *Ex. :* Flux alvin,
désigne la diarrhée ; évacuation alvine, est synonyme de
matières fécales.

Alzheimer. Psychiâtre contemporain. Voir : *Maladie*
d'Alzheimer.

Amaigrissement, *m.* (*ma-*
ger, maigre). Etat du corps
qui a subi une fonte par
suite de la diminution du
pannicule graisseux et du volume des muscles, du fait de
l'âge ou de la maladie.

Amaril. Voir : *Masque
amaril ; typhus amaril.*

Amaurose, *f.* ἀμαυρόω,
s'obscurcir). Voir Syn. : *Amblyopie.* Perte partielle ou
totale de la vision, généralement transitoire, sans lésion
ophtalmoscopique, coïncide
avec une hypertension artérielle et s'observe chez les
albuminuriques, urémiques,
éclamptiques, maniaques et
aphasiques.

Amaurose hystérique ἀ-
μαυρόω, s'obscurcir). Cécité
complète d'après les dires du
malade. L'appareil visuel est
absolument normal et les réflexes pupillaires à la lumière
entièrement conservés. La
guérison est spontanée.

**Amaurose partielle tran-
sitoire.** Voir : *Scotome scintillant.*

Amaxophobie, *f.* ἀμαξα.
voiture : φόβος, crainte). Crainte obsédante de rencontrer
des voitures et par suite de
traverser les rues. S'observe
chez les dégénérés.

Amazie, *f.* ἀ, priv.: μαζον,
mamelle). Absence de ma-
melles.

Ambard, médecin français
contemporain. Voir : *Constante d'Ambard ; Procédé
d'Ambard et Brissemoret.*

Ambidextre, *m.* (*ambo,*
deux ; *dextra,* main droite).
Individu qui se sert de ses
deux mains avec une agilité
égale à celle de la main droite.

Amblotique, *adj.* ἀμβλωσις.
avortement). Voir Syn.: *Abortif.*

Amblyopie, *f.* ἀμβλωπία. de
ἀμβλύς, obtus ; ὤψ, œil). Perte
partielle ou totale de la vision, sans lésion du fonds de
l'œil. — *Ex.:* Amblyopie congénitale, amblyopie hystérique.

Amblyopie alcoolique et
niconitique est le type de la
névrite rétro-bulbaire chronique d'origine toxique. Elle es
toujours bilatérale ; le signe
dominant est le scotome central (Voir ce mot).

**Amblyopie posthémor-
ragique.** Survient à la suite
de grandes pertes sanguines
elle peut aboutir à la cécité.

Ambocepteur, *m.* (*ambo*
deux ; *capere,* prendre). *Bact*
Syn.: *Sensibilisatrice.*

Ambulatoire, *adj.* (*ambulare,* se promener). Qui existe
chez un individu vaquant à
ses occupations. — *Ex.:* Fièvre typhoïde ambulatoire
Fièvre typhoïde à l'état latent
ignoré d'un individu qui vaque à ses occupations ordinaires.

Ambulomanie. *f.* (*ambulare,* se promener; μανία. agitation). Besoin et habitude de
marcher de certains individus.
— *Ex.:* Ambulomanie des déments.

Amèle, *m.* ἀ. priv.: μέλος,
membre). Qui n'a pas de membre. — *Ex.:* Monstre amèle.

Aménomanie, *f.* (*amœnus,*
agréable : μανία. excitation).
Délire présentant une forme.
agréable avec période d'excitation enjouée.

Aménorrhée. *f.* ἀ. priv. ;
μήν. μηνός. mois; ῥέω. couler).
Suppression du flux mens-
truel chez une femme non
gravide et n'ayant pas atteint
la ménopause.

Aménorrhéique. *adj.* ἀ,
priv.: μήν. mois; ῥέω. couler).
Qui a rapport à l'aménorrhée.
— *Ex. :* Psychose aménorrhéique.

Amétrie. *f.* ἀ. priv.: μήτρα,
utérus. Absence d'utérus.

Amétropie, *f.* ἀ. priv.;
μέτρον. mesure : ὤψ. vue).
Vue anormale dans laquelle
l'œil au repos n'est pas adapté

pour la vision à l'infini. Telles sont : la myopie, l'hypermétropie, l'astigmatisme.

Amibe, *f.* (ἀμοιϐός, qui change). Protozoaire de la classe des rhizopodes, formé d'une cellule avec un noyau et des prolongements ; il se reproduit par scissiparité. Il vit en parasite chez l'homme. On le retrouve dans la bouche, la vessie, le vagin, mais surtout dans l'intestin, où il occasionne la dysenterie amibienne.

Amibiase intestinale, *f.* Voir SYN. : *Dysenterie amibienne.* Affection intestinale chronique à poussées aiguës, dans laquelle la crise dysentérique n'est qu'un incident.

Amibocyte, *m.* (ἀμοιϐός, qui change ; κυτος, cellule). Cellule présentant des prolongements comme les amibes.

Amiboïde, *adj.* (ἀμοιϐός, qui change ; εἶδος, ressemblance). Qui ressemble à une amibe, qui a rapport aux amibes. — *Ex.:* Mouvement amiboïde.

Amicrobien, *adj.* (ἀ, priv.; μικρός, petit; βίος, vie). Qui ne contient pas de microbe. Se dit de tumeur ou de collection purulente stérile, c'est-à-dire ne contenant pas de microbe. — *Ex. :* Tanne amicrobienne.

Amidonné, *adj.* (ἀ, priv.; μύλη, meule). Qui ressemble ou qui donne la sensation de l'amidon. — *Ex.:* Crépitation amidonnée.

Amimie, *f.* (ἀ, priv.; μῖμος, mime). Oubli du sens attribué aux gestes, à la mimique. S'observe chez les malades en état de stupeur.

Amitose, *f.* (ἀ, priv.; μίτος, filament). Absence de karyokinèse.

Ammoniémie, *f.* (αμμωνιαχον,

ammoniaque ; αἷμα, sang). Intoxication ammoniacale par la présence de carbonate d'ammoniaque dans le sang, résultant de la décomposition de l'urée par un ferment.

Ammoniurie, *f.* (αμμονιαχον, ammoniaque ; οὖρον, urine). Emission d'urine contenant de l'ammoniaque.

Amnésie, *f.* (ἀ, priv.; μνεσις, mémoire). Perte de la mémoire ou, dans certains cas, diminution de la mémoire.

Amnésie de fixation, *f.* SYN.: *Amnésie antérograde.* Impossibilité de fixer dans la mémoire les faits présents.

Amnésie d'évocation, *f.* SYN.: *Amnésie rétrograde.* Impossibilité de se remémorer les faits précédant le moment présent, les souvenirs du passé.

Amnésie rétro - antéro - grade, *f.* Amnésie caractérisée par la disparition des souvenirs portant sur le passé et le présent. Voir : *Rétrograde, antérograde.*

Amnésie simulée, *f.* Voir SYN. : *Amnésie systématique.*

Amnésie systématique, *f.* SYN. : *Amnésie simulée.* Amnésie qu'affecte un malade par système avec l'intention de simuler.

Amnios, *m.* (ἄμνιον, membrane qui enveloppe le fœtus). Membrane interne de l'œuf contenant le fœtus.

Amniotique, *adj.* (αμνιον, amnios). Qui a rapport à l'amnios. — *Ex. :* Liquide amniotique (Voir ce mot).

Amniotite, *f.* (ἀμνίον, amnios). Inflammation de l'amnios. Elle se traduit par une hypersécrétion de cette membrane, causant l'hydramnios.

Amœba coli, *f.* Amibe de la classe des rhizopodes caractérisée par un ou deux pseudopodes. Le protoplasme, outre le noyau, contient une ou plusieurs vacuoles. Ses dimensions varient entre 8 et 40 μ. S'ingère avec l'eau de boisson et les crudités qui ont été souillées par des déjections contenant des amibes. Agent pathogène de la dysenterie amibienne, fréquente aux colonies. Importée en France par les troupes indigènes. Vit en parasite dans l'intestin.

Amœba histolytica, *f*. Parasite de l'intestin, cause de la dysenterie amibienne.

Amoral, *m*. (ἄ, priv.; *moralis*, qui a rapport aux mœurs). Individu dégénéré mental, ayant une intelligence proprement dite assez bien développée, pouvant même avoir une certaine culture intellectuelle, mais présentant des manifestations psychosiques survenant par bouffées qui le rendent impulsif, inaffectif, incapable de s'adapter au milieu dans lequel il vit. Véritable anesthésique du sens moral, il est conduit à commettre des délits.

Amour socratique, *m*. Voir Syn. : *Homosexualité*.

Amphiarthrose, *f*. (ἀμφί, de part et d'autre; ἄρθρωσις, articulation). Articulation dont les extrémités osseuses sont reliées entre elles par un fibro-cartillage. — *Ex.* : Articulation des vertèbres.

Amphiblestroïde, *adj.* (ἀμφίβληστρον, filet; εἶδος, forme). Qui a la forme réticulée d'un filet. — *Ex.* : Rétine amphiblestroïde.

Amphibole, *adj.* (ἀμφίβολος, ambigu). Qui est indécis. — *Ex.*: Stade amphibole.

Amphistoma hominis, *m*. Ver parasite de la famille des trémadotes, vivant dans l'intestin de l'homme. Long de 5

à 8 millimètres, large de 3 à 4, de coloration rouge, il porte une large ventouse terminale.

Amphodiplopie, *f*. (ἀμφω, deux ; διπλοῦς, double ; ὄψ, vue). Diplopie des deux yeux.

Ampholophotriche, *adj.* (ἀμφω, double; λόφος, crinière; θρίξ, poil, cil vibratile). Qui présente une double agglomération de poils ou de cils vibratiles. — *Ex.* : Bacille ampholophotriche.

Amphorique, *adj.* (*amphora*, amphore, vase). Qui donne un bruit analogue à celui que l'on produit en soufflant dans une amphore. — *Ex.*: Souffle amphorique.

Amphotriche, *m*. (ἀμφω, double ; θρίξ, poil, cil vibratile). Qui présente un poil ou cil vibratile à chaque extrémité. — *Ex.*: Bacille amphotriche.

Amplexation, *f*. (*amplexari*, embrasser). Syn. : *Amplexion*. Action de porter les mains sur une région du corps pour comparer le volume, la dilatation de cette région avec la région homologue. On apprécie ainsi, par exemple l'augmentation de volume d'un côté du thorax par rapport à l'autre dans la pleurésie.

Amplexion, *f*. (*amplexari*, embrasser). Voir Syn. : *Amplexation*.

Ampliation, *f*. (*ampliare*, augmenter). Augmentation de volume d'un organe, du thorax au moment de l'inspiration, de l'abdomen au moment de l'expiration et de la grossesse, etc.

Ampoule, *f*. (*ampulla*, ampoule). Accumulation de sérosité entre le derme et l'épiderme sous l'influence d'un frottement répété.

Amputation, *f*. (*amputare*,

couper). Opération chirurgicale consistant à enlever une partie naturellement saillante du corps, membre, muscle.

Amputation primitive, *f*. Amputation faite à la suite d'un traumatisme violent avec gros fracas et broiement du membre. Elle ne fait que régulariser la plaie récente.

Amputation de Ricard. Opération consistant à supprimer l'astragale en remettant le calcanéum dans la mortaise tibio-péronière intacte, après ténotomie du tendon d'Achille.

Amputation secondaire, *f*. Amputation qui se pratique lorsque des phénomènes infectieux graves mettent en péril la vie du traumatisé, ou plus tardivement, quand il persiste des phénomènes d'ostéomyélite avec poussées récidivantes et fistules intarissables.

Amputation tertiaire, *f*. Amputation qui se pratique pour débarrasser un individu d'un membre dont la valeur fonctionnelle est nulle et qui le plus souvent est une gêne pour lui.

Amusie, *f*. (ἄ, priv.; μοῦσα, muse, chant). L'amusie réceptive est l'impossibilité de reconnaître un chant ou un air connu, alors que l'audition est normale. C'est une forme de la surdité verbale (Voir ce mot).

Amussat, chirurgien français de la première moitié du XIXe siècle. Voir : *Manœuvre d'Amussat.*

Amyélencéphalie, *f*. (ἄ, priv.; μυελὸς, moelle; ἐγκεφαλος, encéphale). Monstruosité caractérisée par l'absence de moelle et de cerveau.

Amyélie, *f*.(ἄ, priv.; μυελος, moelle. Monstruosité fœtale

chez laquelle la moelle ne s'est pas développée.

Amyélinique, *adj.*(ἄ, priv.; μυελὸς, moelle). Qui n'est pas constitué par de la myéline. — *Ex.* : Fibre amyélinique : fibre venant du système sympathique.

Amyélotrophie, *f*.(ἄ, priv.; μυελὸς, moelle; τροφὴ, nourriture). Atrophie de la moelle.

Amygdale, *f*. (αμυγδαλη, amande). Voir : *Hypertrophie des amygdales.*

Amygdalectomie, *f*. (αμυγδαλή, amande; τεμνω, couper). Opération qui consiste à faire l'ablation des amygdales hypertrophiées.

Amygdalite, *f*. (ἄμυγδαλη, amande). Syn. : *Tonsillite.* Inflammation aiguë ou chronique des amygdales ; angine limitée aux amygdales.

Amygdalite lacunaire caséeuse, *f*. Amygdalite causée par un rétrécissement des orifices des cryptes amygdaliennes dû à une hypertrophie des follicules lymphatiques. La profondeur des cryptes est dilatée et contient un magma pâteux et caséeux, constitué par de la graisse, des acides gras, des cellules épithéliales desquamées, des leucocytes, des microbes pathogènes (staphylocoques) ou saprophytes (*leptothrix*). A l'examen, les amygdales sont hypertrophiées, les orifices des cryptes font saillie sous forme de gros points blancs.

Amygdalite linguale, *f*. Hypertrophie chronique de l'amygdale linguale ; le diagnostic se fait par l'examen laryngoscopique.

Amygdalite phlegmoneuse, *f*. Abcès dont le pus se collecte dans l'amygdale, dû généralement au streptocoque ou au staphylocoque; qui arrivent à l'amygdale par le sang.

Amygdalotome, *m.* ἀμυγδάλη, amande ; τέμνω, je coupe). Instrument tranchant employé pour l'ablation des amygdales.

Amygdalotomie, *f.* (ἀμυγδάλη, amygdale ; τομή, incision). Opération consistant à enlever les amygdales par section chirurgicale.

Amygdalotripsie, *f.* (ἀμυγδάλη, amygdale ; τρῖψις, broiement). Procédé d'opération par écrasement des amygdales au moyen d'un appareil spécial.

Amylacé, *adj.* ἄμυλον, amidon). Qui contient de l'amidon. — *Ex. :* Corpuscule, concrétion amylacée.

Amylase, *f.* ἄμυλον, amidon). Ferment digestif dont l'action se fait sentir dans l'intestin grêle.

Amylène, *m.* ἄμυλον, fécule, amidon). Carbure d'hydrogène provenant de l'alcool amylique (huile de pommes de terre). A été employé autrefois comme anesthésique général.

Amylique, *adj.* ἄμυλον, fécule). Alcool amylique, alcool provenant de la distillation de la fécule de pommes de terre et de toutes les céréales contenant de l'amidon.

Amyloïde ἄμυλον, amidon ; εἶδος, ressemblance). Voir : *Tissu amyloïde ; matière amyloïde.*

Amyloïdisme. *m.* ἄμυλον, amidon ; εἶδος, ressemblance). SYN. : *Amylose.* Dégénérescence des tissus qui s'infiltre de matière amyloïde. (Voir ce mot.)

Amylopsine, *f.* ἄμυλον amidon). Un des trois ferments du suc pancréatique. Il saccharifie l'amidon.

Amylose. *f.* (ἄμυλον, amidon). SYN. : *Maladie amyloïde.*

Amyostasie, *f.* α. priv.; μῦς, muscle ; στάσις, équilibre). Tremblement musculaire involontaire à l'occasion d'un mouvement.

Amyosthénie, *f.* α. priv. ; μῦς, muscle ; σθένος, force). Faiblesse marquée de tout le système musculaire commandant aux mouvements.

Amyotaxie, *f.* α. priv.; μῦς, muscle ; ἀταξία, désordre). Incoordination musculaire.

Amyotrophie, *f.* α. priv. ; μῦς, muscle ; τροφή, nutrition). SYN. : *Atrophie musculaire.* Diminution de volume d'un muscle et, par suite, de la puissance de sa contractilité.

Amyotrophie Charcot-Marie, *f.* Décrite par ces auteurs en 1886, est encore décrite par Took sous le nom de *type péronier de l'atrophie musculaire progressive* ; par Joffroy sous le nom de *paralysie atrophique juvénile des extrémités* ; par Hoffmann sous le nom d'*atrophie musculaire neurotique.* — Cette atrophie musculaire est due à des lésions scléreuses des cordons de Goll et de Burdach, avec atrophie des cornes antérieures de la moelle et aussi des altérations névritiques variables. Elle reste localisée aux extrémités des membres, est plus fréquente chez les garçons ; elle est héréditaire, familiale, et se développe pendant l'enfance et l'adolescence. La marche de la maladie est très lente, elle ne rétrocède jamais ; l'état général demeure très bon.

Amyotrophie musculaire progressive de l'enfance. Voir SYN.: *Myopathie primitive progressive.*

Amyotrophie réflexe, *f.*

Atrophie musculaire sans réaction de dégénérescence, accompagnée de troubles sudoripares, vaso-moteurs, thermiques, de modifications trophiques de la peau et des phanères et pouvant se compliquer de contractures et d'états parétiques. Elle serait due à des lésions du sympathique périphérique.

Amyotrophie Werdnig-Hoffmann. Maladie infantile, précoce, familiale. L'atrophie musculaire commence insidieusement par les muscles des membres inférieurs, puis continue par ceux des gouttières vertébrales, du cou, des bras. La mort survient au bout de trois ou quatre ans par paralysie des muscles inspirateurs, généralement par infection (broncho-pneumonie). La réaction de dégénérescence accompagne l'atrophie musculaire.

Amyxie, *f.* (ἄ, priv.; μυχα, mucus). Absence de sécrétion du mucus normal.

Anabiose, *f.* (ἄνα, avec; βίος, vie). Retour d'un organisme à la vie active après un temps plus ou moins long de vie latente.

Anabrose, *f.* (ὀναβρωσκω, je ronge). Ulcération superficielle à tendance corrosive.

Anacatharsie, *f.* (ἄνα, par en haut; καθαίρω, je purge). Expectoration.

Anacathartique (ἄνα, par en haut; καθαίρω, je purge). Qui facilite l'expectoration. — *Ex.* : Potion anacathartique.

Anachlorhydrie, *f.* (ἄνα, priv.; χλώρος, vert; ὕδωρ, eau). Absence d'acide chlorhydrique dans la sécrétion gastrique.

Anacinésie, *f.* (ἄνα, de nouveau; κινἥσις, mouvement). Rééducation des mouvements.

Anacousie, *f.* (ανα, avec; ἄκουω, j'entends). Rééducation auditive (chez les sourds-muets).

Anacrote, *adj.* (ἄνὰ, en haut; κρότος, battement). Se rapportant au pouls, se dit de la ligne ascendante enregistrée par le sphygmomètre, avec des bonds successifs dont la durée est longue.

Anacrotisme, *f.* (ἄνὰ, en haut; κρότος, battement). Etat du pouls anacrote.

Anadipsie, *f.* (ἄνὰ, en haut; δίψα, soif). Soif exagérée.

Anaérobie, *adj.* ἄν, priv.; ἄηρ, air; (βίος, vie). Qui vit sans air et par suite sans oxygène. — *Ex.* : Microbe anaérobie.

Anagénèse, *f.* (ἄνὰ, à nouveau; γένναω, j'engendre). Régénération de tissus détruits.

Anal, *adj.* (*anus*, anus). Qui a rapport à l'anus. — *Ex.* : Fissure anale.

Analeptique, *adj.* (ἄνὰ, à nouveau; λαμβανω, je prends). Qui donne des forces à nouveau. — *Ex.* : Régime analeptique : régime fortifiant.

Analgésie, *f.* (ἄ, priv.; ἄλγος, douleur). Absence de douleur (à la piqûre par exemple), symptomatique d'un trouble de la sensibilité.

Analgésique, *m.* (ἄ, priv.; ἄλγος, douleur). Médicament destiné à supprimer la douleur. Son action est limitée aux éléments nerveux au contact desquels il a été porté.

Analyse, *f.* (αναλυσις, décomposition; ανα, de nouveau; λυω, je délie, je résous). Opération consistant à décomposer un tout en ses parties constitutives. L'analyse peut être d'ordre chimique, bactériologique, toxicologique, microscopique, suivant la nature des recherches réclamées par l'examen clinique; elle peut être d'ordre psychologique dans l'examen d'un mental.

Anamnèse, *f.* ανά. à nouveau; μνησις, mémoire). Ensemble des symptômes qui ont existé antérieurement à la période où l'on examine le malade.

Anandrie, *f.* άν. priv.; άνήρ homme). Voir SYN.: *Anaphrodisie*.

Anaphrodisiaque, *adj.* άν. priv.; αφροδισιακος, qui a rapport à Vénus). SYN. : *Antiaphrodisiaque*. Qui diminue ou abolit les excitations génitales.

Anaphrodisie, *f.* ά. priv.; Αφροδιτή, Aphrodite, un des noms de Vénus). SYN. : *Frigidité*. État morbide dans lequel le désir sexuel est absent.

Anaphylactique, *adj.* Qui a rapport à l'anaphylaxie. Sensibilité anaphylactique serait une état de moindre résistance à l'égard des albumines toxiques et généralement des poisons.

Anaphylactisant, *adj.* Qui produit des phénomènes d'anaphylaxie. — *Ex.* : Poison anaphylactisant.

Anaphylaxie, *f.* ανα. contraire; φυλασσειν, protéger). Propriété curieuse que possèdent certains poisons d'augmenter, au lieu de diminuer la sensibilité de l'organisme à leur action (Richet). Le système nerveux central joue, dans l'anaphylaxie, un rôle capital.

Anaplasie, *f.* ανα. de nouveau; πλασσειν, former). SYN.: *Cataplasie*. Modification d'un état de la cellule sans qu'elle régresse jusqu'à son stade de formation primitive.

Anaplasmose, *f.* Anaplasma, nom d'un hématozoaire.

Maladie des bovidés, due à un hématozoaire : l'anaplasma. S'observe dans la République Argentine.

Anaplastie, *f.* ανα. de nouveau; πλασσειν, former). Terme tombé en désuétude, employé autrefois en chirurgie. SYN. : *Autoplastie*.

Anaplérose, *f.* ανα. à la place; πληρόω, je remplis). SYN. : *Prothèse*. Acte de remplacer par un moyen thérapeutique approprié un organe ou une partie d'organe déficient. — *Ex.* : Anaplérose orbitaire (Voir ce mot).

Anaplérose orbitaire, *f.* ανα. à la place; πληρόω, je remplis). Consiste à prendre dans la région temporale un greffon de tissu adipeux qui conserve un large pédicule au niveau de l'angle externe de l'œil; par une brèche sous-conjonctivo-palpébrale, le greffon retourné sur lui même est introduit à la place de l'œil énucléé et, dans la capsule de Tenon, il est attaché aux quatre muscles droits. Cette opération est destinée à combler une orbite trop profonde.

Anarthrie, *f.* αν. priv.; άρθρον, articulation). Impossibilité d'articuler les mots.

Anasarque, *f.* ανα. à travers; σαρξ, σαρκος, chair). SYN.: *Hydropisie*. Infiltration de sérosité dans tout le tissu cellulaire sous-cutané.

Anaspadias, *m.* ανα. en haut; σπαω, je divise). Vice de conformation de l'urètre, qui présente une ouverture à la face supérieure de la verge.

Anastomose, *f.* ανα. avec; στόμα, bouche). Réunion de deux organes qui s'abouchent et se mettent ainsi en communication. — *Ex.* : Anastome de vaisseaux, de nerfs.

Anastrophie, *f.* (ανα, en retour; στρεφω, je tourne). Inversion d'un organe.

Anataxie, *f.* (ἀνα, à nouveau; τάξις, ordre). Retour d'un organe à sa place normale, résultant ou non d'un acte opératoire.

Anatomie, *f.* (ανα, à travers; τεμνω, je coupe). Etude de la structure des corps animés, des rapports des différents organes, au moyen de la dissection. Anatomie humaine : Etude des parties constituantes du corps humain et des rapports des organes entre eux.

Anatomie descriptive, *f.* S'occupe de décrire la forme, la situation, l'étendue, les rapports des différents organes.

Anatomie pathologique, *f.* Etude des modifications de structure des organes, résultant des réactions morbides (Roger).

Anaudie, *f.* (ἀν, priv.; αὐδή, voix). Extinction de voix.

Anazoturie, *m.* (α, priv.; ζων, vie; οὖρον, urine). Diminution ou absence de composés azotés (urates, etc.) dans les urines.

Anconagre, *m.* (ἀγκών, coude; ἀγρα, siège occasionnant de la douleur). Douleur de l'articulation du coude.

Androgénie, *f.* (ἀνήρ, homme; γεννάω, j'engendre). Reproduction de l'homme.

Androgyne, *m.* (ἀνήρ, homme; γυνή, femme). SYN. : *Hermaphrodite*. Individu qui a les attributs sexuels de l'homme et de la femme.

Androgynie, *f.* (ἀνήρ, homme; γυνή, femme). Aspect morphologique spécial du corps de la femme, rappelant les formes extérieures de l'homme, par l'absence des seins, la petitesse du bassin, le développement du système pileux.

Androgynoïde, *adj.* (ἀνήρ, homme; γυνή, femme; εἶδος, ressemblance). Qui a les caractères de l'androgynie.

Andromanie, *f.* (ἄνηρ, homme; μανία, folie). Voir SYN. : *Nymphomanie.*

Andrologie, *f.* (ἄνηρ, homme; λογος, étude). Etude des maladies des organes génitaux de l'homme.

Anémie, *f.* (α, priv.; αἷμα, sang). Privation de sang, ou mieux encore insuffisance hématique. Elle se traduit par la diminution apparente ou réelle du nombre des hématies (hypoglobulie) et l'abaissement du taux de l'hémoglobine (oligo-chromémie).

Anémie aplastique, *f.* Anémie dans laquelle la moelle osseuse diaphysaire reste jaune et se réduit à une masse graisseuse, vide de cellules et qui ressemble, au microscope, à la moelle de sureau. La rate peut subir l'atrophie scléreuse. C'est une des formes de l'anémie pernicieuse, où le pronostic est presque toujours fatal, par suite de l'impossibilité de la réparation sanguine.

Anémie cérébrale, *f.* L'anémie cérébrale généralisée se voit à tout âge : chez l'enfant, à la suite de troubles digestifs et de l'hydrocéphalie; chez l'adulte, à la suite de toutes les grandes hémorragies, des intoxications de l'oxyde de carbone, du plomb par réflexe vaso-moteur, des traumatismes des artères temporale et vertébrale, de la commotion; chez le vieillard, à la suite d'insuffisance aortique, d'altération athéromateuse des vaisseaux, en parti-

culier de l'ossification des artères de la base du cerveau.

Anémie des mineurs, *f.*
Voir Syn. : *Ankylostomiase.*

Anémie des tunnels, *f.*
Voir Syn. : *Ankylostomiase.*

Anémie pernicieuse, *f.*
Succède la plupart du temps
aux maladies chroniques (tuberculose, syphilis, cancer),
aux intoxications (plomb,
oxyde de carbone), aux
helminthiases (bothriocépale,
ankylostome), à des états diathésiques mal connus (chlorose). Elle est progressive et
fatale dans la forme aplastique (Voir *Anémie aplastique*).

Anémie plastique. Anémie
dans laquelle la moelle osseuse diaphysaire est rouge et
prend l'aspect fœtal; son examen microscopique révèle une
prolifération cellulaire intense.
La rate est hyperplasiée et
peut subir la transformation
myéloïde. C'est une forme de
l'anémie pernicieuse, où la réparation sanguine est possible et le pronostic favorable.

Anémie splénique, *f.* Anémie au cours d'une maladie
de la rate. Voir : *Splénomégalie.*

Anémique, *adj.* Exsangue,
qui est atteint d'anémie. —
Ex. : Femme anémique.

Anémophobie, *f.* (ἄνεμος,
vent; φόβος, crainte). Peur de
se trouver au milieu des
vents.

Anencéphale, *m.* (ἄν, priv.;
εν dans; κεφαλη tête). Monstruosité fœtale dont le cerveau ne s'est pas développé
et par suite est absent.

Anépischèse, *f.* (ἄν, priv.;
ἐπισχω, j'arrête). Absence de
contraction d'un sphincter,
déterminant de l'incontinence
de l'organe.

Anépithymie, *f.* (αν, priv.;

ἐπιθυμια, appétit). Absence des
appétits instinctifs : faim,
soif.

Anergie, *f.* (ἄ, priv.; εργον,
travail, force). Syn. : *Asthénie.* Disparition ou diminution
des forces physiques d'un individu, des forces vitales d'un
organisme, d'un tissu.

Anérythroblepsie, *f.* (ἄν,
priv.; ἐρυθρὸς, rouge; βλέπω, je
vois). Voir Syn. : *Anérythropsie.*

Anérythropsie, *f.* (ἄν, priv.;
ερυθρος, rouge; ωψειν, voir).
Syn. : *Anérythroblepsie.* Trouble de la perception des couleurs, ne permettant pas de
reconnaître le rouge.

Anesthécinésie, *f.* (ἄν,
priv.; αἴσθησις, sensation; κιν-
ησις, mouvement). Absence
de la sensation du mouve-
ment d'un organe.

Anesthésie, *f.* (ἄ, priv.;
αἴσθησις, sensibilité). Perte de
la sensibilité. — *Ex. :* Anesthésie cutanée.

Anesthésie chirurgicale,
(ἄν, priv.; αἴστησις, sensibilité). Elle peut être générale
ou locale. Elle est dite générale, quand elle agit sur tout
l'organisme et abolit toute
mobilité et toute sensibilité,
par suite toute douleur; elle
entraîne l'inconscience. Elle
est dite locale, quand un segment de membre ou une partie du corps est insensibilisée,
le sujet ayant conservé sa
motricité et sa conscience.

Anesthésie générale, *f.*
Voir : *Anesthésie chirurgicale.* Les anesthésiques les
plus employés sont le chloroforme, l'éther, le bromure
d'éthyle, le chlorure d'éthyle.

Anesthésie obstétricale, *f.*
L'anesthésie par chloroforme
s'emploie au cours de l'accouchement pour atténuer les
douleurs de l'enfantement,

tout en conservant les contractions utérines. Le chloroforme est donné à petites doses. Il a été donné pour la première fois, lors de l'accouchement de la reine Victoria d'Angleterre, d'où le nom de chloroforme à la reine, employé souvent pour désigner l'anesthésie obstétricale.

Anesthésie rachidienne, *f.* Insensibilation par la voie rachidienne. Méthode d'anesthésie employée pour la première fois en 1885, consistant à injecter une solution anesthésiante (cocaïne, stovaïne, etc.) dans l'espace sous-arachnoïdien, au niveau du deuxième espace lombaire, à droite de la ligne médiane. L'anesthésie s'étend de l'ombilic jusqu'aux extrémités inférieures. Les membres inférieurs sont en état de paraplégie flasque avec abolition des réflexes.

Anesthésie rectale, *f.* Méthode préconisée en 1847 par Pirogoff et employée pour la première fois en Amérique, en 1913, par Cunningham. Elle consiste à injecter un mélange d'éther et d'huile par une sonde intra-rectale. Pour les enfants, on emploie la solution à 50 p. 100; pour les adultes, à 75 p. 100. On ne doit jamais dépasser la dose de 240 grammes qui suffit à une anesthésie de 2 h. 1/2 à 3 heures. Le malade doit subir, la veille, une préparation spéciale, et, avant l'injection intra-rectale, on lui administre un suppositoire de chlorétone (0,30 à 0,60).

Anesthésique, *m.* (ἄ, priv.; αἴσθησις, sensibilité). Produit chimique inhalé par les voies respiratoires, qui vient par l'intermédiaire de la circulation générale, imprégner les tissus de l'organisme, et les rendre momentanément insensibles à la douleur. Son action sur les centres nerveux, en particulier sur les neurones corticaux, abolit totalement la perception et détermine le sommeil L'anesthésique peut être employé localement et provoquer momentanément l'insensibilité de la région soumise à l'anesthésique.

Anesthie, *f.* (ἄν, priv.; ἐσθής, vêtement). Impossibilité de se vêtir, résultant d'un état mental phobique ou délirant.

Aneurie, *f.* (ἄ, priv.; νεῦρον, nerf). SYN. : *Anévrie.* Voir SYN. : *Paralysie.*

Anévrie, *f.* (ἄ, priv.; νεῦρον, nerf). SYN. : *Aneurie.* Voir SYN. : *Paralysie.*

Anévrysme, *m.* (ἀνεύρυσμα, de ἀνευρύνειν, dilater). Dilatation circonscrite siégeant sur le trajet d'un vaisseau artériel, développée aux dépens de ses parois et contenant du sang liquide ou en parties coagulé, due à une altération des tuniques vasculaires qui se laissent distendre par l'impulsion sanguine.

Anévrysme artériel, *m.* Dilatation d'une artère aux dépens de ses parois. — *Anévrysme fusiforme :* Un segment de l'artère distendu plus ou moins régulièrement sur toute sa circonférence, prend la forme d'un fuseau dont les deux extrémités communiquent à plein canal avec les deux bouts de l'artère. — *Anévrysme sacciforme :* Anévrysme en forme de sac, de beaucoup le plus fréquent, formé par la dilatation d'un point limité de la paroi artérielle, la partie rétrécie reliée à l'artère porte le nom de collet.

Anévrysme artérioso-veineux, *m.* SYN. : *Anévrysme variqueux, phlébartérie, varice anévrysmale.* Communication entre un tronc artériel et un tronc veineux, véritable fistule artério-veineuse. A son niveau, on entend un souffle continu avec renforcement systolique et un bruit particulier que l'on perçoit au palper et que l'on entend. Analogue au bruissement du fer rouge plongé dans l'eau. C'est ce qu'on appelle le « thrill » ou « thrill murmur ».

Anévrysme cirsoïde, *m.* SYN. : *Varice artérielle.* Tumeur bosselée, irrégulière, molle, réductible, isochrone au pouls, caractérisée par la dilatation des troncs, des rameaux, des ramuscules d'une ou de plusieurs artérioles et par une communication large au niveau des capillaires. Spontané, il fait généralement suite à un angiome, il est traumatique la plupart du temps. Siège au cuir chevelu ou à la main.

Anévrysme de l'aorte, *m.* L'anévrysme de l'aorte siège le plus souvent sur l'aorte ascendante et la crosse de l'aorte. Il s'observe chez l'homme, surtout à partir de 50 ans. La syphilis et le paludisme sont les deux maladies déterminant le plus souvent l'anévrysme aortique, l'athérome (voir ce mot) vient de suite comme facteur étiologique important.

Anévrysme de Rassmussen, *m.* Artérites aiguës des ramifications de l'artère pulmonaire au niveau d'un foyer tuberculeux suppuré ou cavitaire.

Anévrysme disséquant, *m.* Anévrysme dans lequel la tunique externe et la tunique moyenne du vaisseau sont décollées sous l'afflux sanguin et dont le décollement continue à se faire, réalisant ainsi une véritable dissection artérielle. S'observe fréquemment à l'aorte.

Anévrysme miliaire, *m.* Petits anévrysmes, généralement multiples, donnant lieu, par leur rupture, à des hémorragies viscérales, consécutifs à des phénomènes d'artério-sclérose.

Anévrysme variqueux, *m.* Voir SYN. : *Anévrysme artérioso-veineux.*

Anévrysmorraphie, *f.* (ἀνευρύνειν, dilater ; ρφη, suture). Suture chirurgicale du sac anévrysmal.

Angéiologie, *f.* (ἄγγειόν, vaisseau ; λόγος, étude). SYN. : *Angiologie.* Partie de l'anatomie descriptive qui s'occupe de l'étude du cœur et des vaisseaux (artères, veines, capillaires, vaisseaux lymphatiques).

Angéite, *f.* (ἀγγεῖον, vaisseau). Inflammation d'un vaisseau. Qu'elle qu'en soit sa nature : artérielle, veineuse, lymphatique.

Angialgie, *f.* (ἄγγειον, vaisseau ; ἄλγος, douleur). Douleur au niveau d'un vaisseau.

Angiectasie, *f.* (ἀγγεῖον, vaisseau ; ἔκτασις, dilatation). Dilatation d'un vaisseau. Quelle qu'en soit sa nature : artère, veine, lymphatique.

Angiectopie, *f.* (ἀγγειον, vaisseau ; ἐκ, hors de ; τόπος, place). Anomalie de situation d'un vaisseau.

Angielcose, *f.* (ἀγγεῖον, vaisseau ; ἔλκωσις, ulcération). Ulcération d'un vaisseau.

Angine, *f.* (*angina*, de *angere*, suffoquer). Inflammation de la muqueuse de l'isthme du gosier. Elle peut être aiguë ou chronique, généralisée ou localisée. Elle siège au voile du palais, aux piliers, aux amygdales. Elle peut être l'origine d'une intoxication ou d'une infection générale. Elle est causée par des microbes venus de l'extérieur qui pénètrent la muqueuse de la gorge. Elle peut aussi être occasionnée par un processus inverse, la muqueuse peut s'infecter par la circulation sanguine (angine au cours de la fièvre typhoïde).

Angine aphteuse, *f.* Voir Syn. : *Angine herpétique.*

Angine blanche, *f.* Angine à fausses membranes blanches, quelle que soit la variété microbienne (diphtérique, fuso-spirillaire).

Angine couenneuse, *f.* Voir Syn.: *Angine herpétique.* Angine à fausses membranes ressemblant à des couennes.

Angine chancriforme, *f.* Voir Syn.: *Angine ulcéreuse de Vincent.*

Angine de Ludwig, *f.* Syn. : *Phlegmon diffus du plancher de la bouche.* Terme impropre donné à une infection très virulente du tissu conjonctif du plancher de la bouche, plus particulièrement de la couche celluleuse lâche sous-jacente au muscle mylohyoïdien, aboutissant à un phlegmon diffus et septique toujours grave.

Angine de poitrine, *f.* (*Angor pectoris*). Serait mieux dénommée angoisse de poitrine. Cette dénomination s'emploie le plus généralement pour désigner la coronarite, encore appelée angine de poitrine vraie, par opposition aux fausses angines de poitrine. Elle se caractérise par une angoisse rétrosternale, avec serrement de poitrine comme dans un étau, douleurs précordiales, sensation de mort imminente. Elle s'irradie dans les membres supérieurs, surtout dans le membre supérieur gauche jusque dans les deux derniers doigts de la main : la face est pâle, les extrémités sont froides. La mort subite peut se produire. Elle est due à l'irritation du plexus cardiaque, soit à son origine, soit dans son trajet, soit dans les centres nerveux.

Angine de poitrine cardiaque, *f.* Due à des lésions d'athérome et de rétrécissement des coronaires, entraînant une ischémie des muscles cardiaques. C'est l'angine de poitrine vraie.

Angine de poitrine nerveuse, *f.* Syn. : *Fausse angine de poitrine.* Due à une irritation du plexus cardiaque.

Angine de poitrine névritique. Due aux lésions inflammatoires ou conjonctives du médiastin, déterminant une névrite locale ou ascendante. S'observe dans l'aortite, les péricardites aiguës ou chroniques avec ou sans symphyse.

Angine de poitrine névralgique. Due à une névralgie d'auto-intoxication (diabète, arthritisme) ou d'état névropathique (hystérie, neurasthénie).

Angine de poitrine réflexe. S'observe chez les névropathes et a un point de départ du réflexe très variable (névralgies intercostales traumatiques).

Angine de poitrine d'origine centrale. S'observe quelquefois dans le tabès et a été considérée comme un équivalent des douleurs fulgurantes; s'observe aussi dans la maladie de Basedow. Cette pathogénie est très discutable.

Angine de Vincent. *f*. Voir Syn. : *Stomatite ulcéro-membraneuse épidémique.*

Angine érythémateuse, *f*. (*angina*, et de ἐρυθημα, rougeur). Syn.: *Angine rouge.* Toutes les angines infectieuses à leur début ne se caractérisent que par la rougeur; les angines toxiques ne produisent pas d'exsudats ni de fausses membranes, ce sont : les angines par intoxication médicamenteuse (belladone, solanée, iodures), les angines des intoxications digestives (urticaire), les angines des diathèses (goutte).

Angine gangréneuse, *f*. Voir : *Gangrène du pharynx.*

Angine granuleuse, *f*. Syn. : *Pharyngite granuleuse.* Hypertrophie inflammatoire des follicules clos disséminés du pharynx. Coexiste chez l'enfant avec l'hypertrophie d'une des amygdales, chez l'adulte est consécutive aux angines répétées, à l'irritation chronique de la gorge (alcool, tabac, abus du chant ou de la parole).

Angine herpétique, *f*. Syn.: *Angine couenneuse commune, Angine aphteuse, Herpès du pharynx, Angine pultacée.* C'est le type de l'angine « a frigore ». Elle n'est pas spécifique, tous les microbes peuvent la déterminer : elle n'est qu'un mode de réaction de la gorge contre les divers microbes. Elle se caractérise par de la fièvre, par l'apparition sur la muqueuse du pharynx de vésicules d'abord transparentes, vite transformées en petites fausses membranes opaques, circulaires, discrètes ou confluentes. Elle est contagieuse et épidémique. Elle se

localise très fréquemment aux amygdales et s'accompagne de réactions des ganglions sous-maxillaires.

Angine nécrotique de Hénoch, *f*. Angine ulcéreuse apparaissant au cours d'une scarlatine grave, s'étendant souvent au voile du palais qui peut se perforer. Appelée encore angine perforante.

Angine ulcéreuse, *f*. Angine caractérisée par la production d'ulcérations sur la muqueuse de la bouche. Ces ulcérations sont généralement secondaires et apparaissent au cours de maladies infectieuses (fièvre typhoïde, scarlatine, rougeole) sur les amygdales, les piliers, le voile du palais. L'angine ulcéreuse peut être primitive (Voir *Angine ulcéreuse de Vincent*). Les ulcérations de la syphilis et de la tuberculose au niveau de la bouche ne rentrent pas dans la séméiologie des angines proprement dites.

Angine ulcéreuse de Vincent, *f*. Angine fréquente chez l'enfant et les jeunes gens au moment de l'évolution dentaire (dent de 7 ans, dent de sagesse). Elle est due au bacille fusiforme et au spirille qui sont toujours associés : d'autres microbes peuvent se surajouter et cultiver sur les ulcérations. L'ulcération amygdalienne est en général unilatérale, elle se recouvre au début d'une fausse membrane blanchâtre ou grisâtre, puis elle s'épaissit, donne une odeur fétide à l'haleine, s'accompagne de salivation abondante et d'adénopathie sous-maxillaire. La forme pseudo-membraneuse peut être confondue avec la diphtérie, la forme ulcéro-membraneuse avec le chancre de l'amyg-

dale. Les récidives sont fréquentes.

**Angine ulcéro - membra-
neuse,** *f.* Voir Syn.: *Angine
ulcéreuse de Vincent.*

Angine pultacée, *f.* (*puls,
pultis, bouillie*). Voir Syn.:
Angine herpétique. Une des
formes de l'angine herpétique
où un enduit gris blanchâtre
tapisse les amygdales après
s'être manifestée sous forme
de points blanchâtres à l'orifice des cryptes amygdaliennes. Cet enduit est produit
par la desquamation de la
muqueuse, n'est pas adhérent
et se dissocie dans l'eau.

Angine tonsillaire, *f.* Voir
Syn.: *Amygdalite.*

Angiocholécystite, *f.* (ἀγγεῖον, vaisseau; χολή, bile;
κύστις, vessie). Voir Syn.: *Angiocholite.*

Angiocholite, *f.* (ἀγγεῖον,
vaisseau; χολή, bile). Syn.:
Angiocholécystite. Inflammation des voies biliaires atteignant souvent simultanément
les voies biliaires proprement
dites (canal cholédoque, canaux hépatiques) et la vésicule biliaire. L'inflammation
est généralement d'origine ascendante; elle s'observe au
cours des maladies infectieuses, dans le cas d'obstruction
des voies biliaires (lithiase,
cancer du pancréas) et dans
les familles à diathèse biliaire.
L'ictère peut faire défaut.
L'angiocholite peut être aiguë
ou chronique, inflammatoire
ou suppurée.

Angiokératome, *m.* (ἀγγεῖον,
vaisseau; κέρας, corne). Petite tumeur verruqueuse formée par des dilatations vasculaires siégeant le plus souvent
aux doigts.

Angioleucite, *f.* (ἀγγεῖον,
vaisseau; λεύκος, blanc). Voir
Syn.: *Lymphangite.*

Angiolithique, *adj.* (ἀγγεῖον,
vaisseau; λίθος, pierre). Production pathologique dont la
paroi vasculaire contient des
concrétions calcaires ressemblant à de la pierre. — *Ex.:*
Sarcome angiolithique.

Angiologie, *f.* (ἀγγεῖον, vaisseau; λόγος, étude). Voir Syn.:
Angéiologie.

Angiolymphite, *f.* (ἀγγεῖον,
vaisseau; *lympha,* lymphe).
Voir Syn.: *Lymphangite.*

Angiomalacie, *f.* (ἀγγεῖον,
vaisseau; μαλαχια, ramollissement). Ramollissement d'un
vaisseau.

Angiomatose, *f.* (ἀγγεῖον,
vaisseau. Maladie caractérisée par la formation de nombreux angiomes tégumentai-
res.

Angiome, *m.* (ἀγγεῖον, vaisseau). Syn.: *Tumeur érectile.*
Tumeur formée par le développement anormal des vaisseaux agglomérés. S'observe
sur les vaisseaux sanguins et
lymphatiques.

Angiome (de l'iris et de la
choroïde). Petite tumeur vasculaire implantée sur l'iris et
sur la choroïde; elle s'accompagne de décollement rétinien,
d'irido-cyclite et de phénomènes glaucomateux.

Angioneurose, *f.* (ἀγγειον,
vaisseau; νευρον, nerf). Etat
de l'organisme caractérisé par
des troubles de l'appareil vasculaire s'exerçant sur les différents organes, par exemple:
à la peau, sous forme d'urticaire; aux membres, sous
forme d'œdème; dans les articulations, sous forme d'hydarthrose intermittente. Cet
état paraît dû à de l'instabilité des glandes à sécrétion
interne.

Angio-neurotique (ἀγγεῖον,
vaisseau; νευρον, nerf). Qui
présente un éréthisme de l'ap-

pareil vasculaire et par suite de l'appareil vaso-moteur, d'origine nerveuse. Certains auteurs rattachent ce phénomène à des troubles endocriniens, en particulier à l'instabilité thyroïdienne.

Angiopathie (αγγεῖον, vaisseau ; πάθος, maladie). Maladie des vaisseaux.

Angioplanie, *f.* (αγγεῖον, vaisseau ; πλάνη, erreur). Anomalie consistant dans le déplacement ou le dédoublement d'un vaisseau. — *Ex.:* Angioplanie de l'artère humérale.

Angioplérose, *f.* (αγγεῖον, vaisseau ; πλήρωσις, réplétion). Réplétion des vaisseaux, par suite congestion.

Angiorragie, *f.* (αγγεῖον, vaisseau ; ρήγνυμι, je romps). Hémorragie des vaisseaux capillaires.

Angiorraphie, *f.* (αγγειον, vaisseau ; ραφη, suture). Suture d'un vaisseau.

Angiosclérose, *f.* (αγγειον, vaisseau ; σκλήρωσις, de σκληρός, dur). Voir Syn.: *Artériosclérose.*

Angiosialite, *f.* (αγγεῖον, vaisseau ; σίαλον, salive). Inflammation des conduits excrétoires des glandes salivaires.

Angiospasme, *m.* (αγγειον, vaisseau ; σπασμος, contraction). Contraction d'un vaisseau déterminant de l'ischémie de la région qu'il irrigue.

Angiospasmodique, *adj.* Qui a le caractère de l'angiospasme. — *Ex.:* Syndrome angiospasmodique.

Angiospastique, *adj.* Syn.: *Angiospasmodique.*

Angioténose, *f.* (αγγεῖον, vaisseau ; στένωσις, resserrement). Resserrement des vaisseaux avec rétrécissement de leur calibre.

Angiostrophe, *f.* (αγγεῖον, vaisseau ; στροφή, torsion). Torsion des vaisseaux.

Angiotélectasie, *f.* (αγγεῖον, vaisseau : τῆλη, loin ; ἔκτασις, dilatation). Syn.: *Telangiectasie.* Dilatation passagère ou permanente des vaisseaux capillaires. Par exemple: Couperose de la face.

Angiotripsie, *f.* (αγγεῖον, vaisseau ; τριβω, je broie). Syn. *Vasotripsie.* Méthode chirurgicale consistant à broyer le vaisseaux avec un angiotribe (pince à mors) dans le but d'assurer leur hémostase. Elle s'emploie, par exemple, dans l'hystérectomie en appliquant l'angiotribe sur les ligament larges.

Angoisse, *f.* (*angustia*, resserrement). Syndrome d'origine bulbaire, qui se manifeste par une sensation d'étouffement avec constriction thoracique douloureuse, soit au niveau de la région précordiale, soit en arrière du sternum, ou de constriction épigastrique. Elle s'accompagne de sueurs, de refroidissement des extrémités, de pâleur, de troubles du rythme du cœur et de la respiration quelquefois de nausées avec vomissements. La crise se termine souvent par de la polyurie. Elle accompagne souvent l'anxiété. S'observe dans l'angine de poitrine.

Angoisse. Voir : *Névrose d'angoisse.*

Angone, *f.* (ἄγχω, j'étrangle). Sensation de constriction pharyngée avec état de suffocation. S'observe dans les névroses, dans l'hystérie en particulier.

Angor pectoris, *m.* Voir Syn.: *Angine de poitrine.*

Angustie, *f.* (*angustus* étroit). Rétrécissement. — *Ex. :* Angustie d'un vaisseau

Anhélation, *f.* *(anhelatio, absence de souffle).* Essouflement résultant d'une respiration courte, fréquente et pénible.

Anhématopoïèse (ἄ, priv.; αἷμα, sang; ποιεω, je fais). Absence de production des globules rouges du sang.

Anhématose, *f.* (ἄ, priv.; αἷμα, sang). Absence d'oxygénation du sang. Ce terme est souvent employé avec le sens d'hypohématose.

Anhématosique, *m.* (α, priv.; αἷμα, sang). Individu dont le sang est insuffisamment oxygéné.

Anhépatie, *f.* (ἀνα, priv.; ἥπαρ, foie). Voir Syn.: *Insuffisance hépatique.*

Anhiste, *adj.* (ἀν, priv; ἱστὸς, tissu). Qui ne présente pas la constitution d'un tissu déterminé. — *Ex.:* Masse anhiste.

Anhydromyélie, *f.* (ἀν, priv.; ὕδωρ, eau; μυελὸς, moelle). Absence de liquide céphalo-rachidien.

Anide, *m.* (ἄ, priv; εἶδος, forme). Monstruosité de formation incomplète, non viable.

Anidéation, *f.* (ἄ, priv.; ιδεα, de ειδω, je vois). Difficulté d'évoquer des idées, des souvenirs, des représentations mentales : Torpeur cérébrale.

Anidrose, *f.* (ἀν, priv; ιδρῶς, sueur). S'écrit quelquefois incorrectement : *anhydrose.* Absence de sécrétion sudorale.

Anidrotique, *adj.* Qui abolit ou diminue la sécrétion sudorale. — *Ex.:* Médicament anidrotique.

Anilinophile, *adj.* (aniline, φιλεω, j'aime). Qui a une affinité spéciale pour l'aniline, qui se colore bien par l'aniline. — *Ex.:* Cellule anilinophile.

Anion, *m.* (ἀνοδος, montée).

Ion qui se porte vers l'anode (pôle positif).

Aniridie, *f.* (ἀν, priv.; ἶρις, iris). Malformation congénitale caractérisée par l'absence de l'iris.

Anischurie, *f.* (ἀν, priv.; ἴσχεω, j'arrête; οὖρον, urine). Syn.: *Incontinence d'urine.*

Anisochromie, *f.* (ἄνισος, inégal ; χρωμία, couleur). Coloration inégale. Se dit des hématies dans la chlorose, par exemple.

Anisocorie, *f.* (ἄνισος, inégal; κόρη, pupille). Syn.: *Inégalité pupillaire.* Largeur inégale de la pupille; peut être d'origine congénitale ou pathologique. — *Ex.:* Anisocorie de la paralysie générale.

Anisocytose, *f.* (ἄνισος, inégal ; κύτος, cellule). Présence simultanée d'hématies de diamètres différents : macrocytes, microcytes, érythrocytes.

Anisométrie, *f.* (ἄνισος, inégal ; μέτρον, mesure). Mensuration inégale de deux corps qui devraient être semblables. — *Ex.:* Anisométrie des hématies.

Anisométropie, *f.* (ἄνισος, inégal ; μέτρον, mesure; ὄψ, œil). Malformation oculaire dans laquelle le pouvoir réfringent des deux yeux est inégal, un œil étant, par ex., emmétrope et l'autre myope.

Anisurie, *f.* (ἄνισος, inégal; οὖρον, urine). Inégalité dans la sécrétion urinaire quotidienne.

Anite, *f.* (*anus,* anus). Terme peu employé. Syn.: *Proctite, Rectite.* Inflammation de l'anus et du rectum.

Ankylentérie, *f.* (ἀγκύλη, frein; ἔντερον, intestin). Adhérence des intestins, causée par des fausses membranes.

Ankyloblépharon, *m.* (ἀγκύλη, frein ; βλεφαρον, paupière).

Adhérence des bords libres des paupières. Elle peut être congénitale ou accidentelle.

Ankylochéilie, *f.* (ἀγκυλη, frein ; χεῖλος, lèvre). Adhérence des lèvres. Elle est le résultat d'une cicatrice rétractile, par ex., à la suite de blessure.

Ankylocolpe, *m.* (ἀγκυλη, frein ; κόλπος, vagin). Rétrécissement du vagin.

Ankylocore, *f.* (ἄγκυλη, frein ; κόρη, pupille). Obturation de la pupille le plus souvent d'origine congénitale ou accidentelle.

Ankyloglosse, *m.* (ἄγκυλη, frein ; γλῶσσα, langue). Adhérence de la langue soit au plancher de la bouche par le frein, soit aux gencives.

Ankylophtalmie, *f.* (ἀγκυλη, frein ; ὀφθαλμος, œil). Adhérence de la conjonctive oculaire.

Ankyloproctie, *f.* (ἄγκυλη, frein ; πρωκτός, anus). Rétrécissement de l'anus.

Ankylorrhinie, *f.* (ἄγκυλη, frein ; ῥίν, nez). Rétrécissement des parois nasales par adhérences.

Ankylose, *f.* (ἀγκύλωσις, de ἀγκύλη, objet courbe, frein). Abolition des mouvements d'une articulation par suite de soudure anormale des surfaces osseuses (ankylose complète osseuse) ou de productions fibreuses extra-articulaires (ankylose incomplète fibreuse).

Ankylostome duodénal, *m.* (ἀγκυλος, courbé ; στόμα, bouche). Ver nématode qui vit en parasite, en s'accolant à la muqueuse de l'intestin grêle. L'embryon, la larve est introduite dans l'organisme par l'eau de boisson, les légumes, le contact de la bouche avec des objets souillés (lampes de mineurs). Le mâle et la fe melle s'accouplent. La femell pond des œufs qui, expulsé avec les matières fécales déposés dans une eau bour beuse, se développent en lar ves, qui sont à nouveau in gérés. L'œuf est clair, trans parent, mesure 55 à 65 μ su 32 à 43 μ ; de forme ovale u peu allongée, entouré d'un enveloppe transparente à tra vers laquelle on voit quatr segments granuleux avec cha cun un noyau. Le ver adult est blanc, long de 6 à 11 mm large de $0^{mm},4$; il est bru rougeâtre quand il est gorg de sang.

Ankylostomiase, *f.* (ἀγκυλος courbé ; στόμα, bouche). SYN. *Anémie des mineurs, Anémi des tunnels*. Maladie due l'ankylostome duodénal, dé bute par des troubles dyspep tiques, puis l'entérite s'ins talle. L'anémie survient e s'accompagne de cachexie Elle est favorisée par le mauvaises conditions hygié niques, le surmenage, l'alcoo lisme et toute autre cause d diminution de vitalité de l'or ganisme.

Ankylotie, *f.* (ἀγκύλη, frein οὖς, ωτος, oreille). Soudure, ac colement des parois du con duit auditif.

Ankylurétrie, *f.* (ἀγκύλη frein ; οὐρήθρα, urètre). Ré trécissement de l'urètre.

Annexite, *f.* (*adnectere* nouer avec). Inflammation de annexes (trompe et ovaire d'un côté de l'utérus. L'an nexite est dite double, quand les trompes et les ovaires de deux côtés sont douloureuses augmentées de volume et le siège d'un état inflammatoire

Anoci-association, *f.* (*a* priv. ; (*nocere*, nuire). Méthode destinée à réduire au

inimum le shock opératoire
; les inconvénients de l'anes-
hésie. — *Ex. :* Anesthésie par
jection intra-rectale d'un
élange d'éther et d'huile.

Anocœliadelphe, *m.* (ἄνω,
n haut; κοιλια, ventre; ἀδελφος,
rère). Monstre double qui est
ni par la partie supérieure
u tronc.

Anode, *f.* (ανα, en haut ;
δός. route). Pôle positif d'une
ile électrique, d'une ampoule
e Crookes, utilisée en radio-
raphie.

Anodin, *adj.* (ἄ, priv.; ὀδύνη,
ouleur). Qui supprime la
ouleur. — *Ex. :* Lavement
nodin.

Anodontie, *f.* (ἄν, priv. ;
ὀδούς. dent). Absence de dents
l'origine congénitale.

Anodynie, *f.* (ἄν, priv. ;
ὀδύνη, douleur). Absence de
ouleur.

Anomal, *adj.* (ἄ, priv. ;
ὄμος, loi). Qui n'est pas con-
orme à la loi, et par suite à
l'ordre naturel des choses.

Anomalie, *f.* (ἄ, priv.; νόμος,
oi). Etat d'un organe con-
raire à l'ordre naturel des
hoses.

Anomphale, *m.* (ἄ, priv. ;
ὀμφαλός, ombilic). Monstre
dont l'ombilic est absent.

Anonychie, *f.* (αν, priv. ;
ὄνυξ, ongle). Absence des ongles, d'origine congénitale.

Anoopsie, *f.* (ἄνω, en haut;
ὄψ, œil). Etat d'un œil dévié
vers le haut. Strabisme supérieur.

Anophèle, *m.* Moustique
vivant de préférence dans les
marécages, les forêts, agent
de transmission du paludisme
par inoculation. Il est l'hôte
intermédiaire où se fécondent
et se développent en croissant
les corps puisés par suc-
ion dans le sang d'un paludéen. Ces corps se transfor-

ment ensuite en gamètes mâles
et femelles pour donner naissance au zygote qui s'enkyste
et se déverse sous forme de
sporozoïte dans les glandes
salivaires de l'anophèle. —
Le moustique, par sa piqûre
d'un sujet sain, dépose dans
le torrent circulatoire sanguin
ces sporozoïtes qui pénètrent
dans les hématies et provoquent le premier accès paludéen.

Anophélisme, *f.* Voir SYN.:
Paludisme. Maladie occasionnée par les anophèles.

Anophtalmie, *f.* (αν, priv.;
ὀφθαλμος, œil). Perte de l'œil.

Anophtalmohémie, *f.* (αν,
priv.; ὀφθαλμος, œil; αἷμα,
sang). Absence ou diminution
de la circulation du sang dans
l'œil.

Anopsie, *f.* (ἄν, priv.; ὄψις,
vue). Perte de la vue. Cécité.

Anorchidie, *f.* (ἄν, priv. ;
ὄρχις, testicule). Absence de
testicules. Le plus souvent, les
testicules sont cachés, non
descendus dans les bourses, et
le mot cryptorchidie paraît,
dans ce cas, plus exact.

Anorexie, *f.* (αν, priv.; ὄρεξις,
appétit). Absence d'appétit.

Anorganique, *adj.* (ἄ, priv.;
ὄργανον, organe). SYN.: *Fonctionnel*. Qui n'appartient pas à
un organe. Se dit d'un symptôme déterminé par un simple trouble fonctionnel sans
lésion organique. — *Ex. :*
Souffle anorganique.

Anormal, *adj.* (ἄ, priv. ;
norma, règle). Qui n'est pas
conforme à la règle, à l'état
naturel des choses.

Anosmie, *f.* (ἄ, priv.; ὀσμή,
odeur). Perte du sens de
l'odorat. Elle peut être due à
une malformation des fosses
nasales, à une maladie organique (paralysie faciale, fracture du crâne avec lésions des

nerfs olfactifs) ou à une névrose (hystérie).

Anosognosie, *f.* (ἄ, priv. ; νόσος, maladie ; γιγνώσκω, je connais). Inconscience d'un état pathologique, malgré la persistance de l'intégrité relative des fonctions intellectuelles. Elle est due à la perte plus ou moins complète de la sensibilité profonde et de la notion de position, consécutive à des troubles psychiques et à une lésion corticale. — *Ex.:* Un hémiplégique se désintéresse de sa paralysie et l'ignore, étant incapable d'y fixer son attention.

Anosphrésie, *f.* (ἄ, priv. ; ὀσφρέσις, odorat). Voir Syn. : *Anosmie*.

Anostose, *f.* (αν, priv. ; ὀστέον, os). Syn.: *Atrophie osseuse*. Diminution du tissu de l'os sous l'influence de troubles trophiques, en particulier de la décalcification osseuse.

Anovarie, *f.* (ἄ, priv. ; ᾠον, petit œuf). Absence de sécrétion de l'ovaire consécutive à l'ovariotomie, provoquant assez souvent des troubles psychiques avec périodes d'excitation ou de dépression.

Anoxhémie, *f.* (ἄ, priv. ; ὀξῦς, oxygène ; αἷμα, sang). Syn. : *Anoxyhémie*. Diminution ou absence d'oxygène dans le sang. Elle s'observe dans l'intoxication par l'oxyde de carbone, où les hématies surchargées de gaz ne peuvent plus fixer l'oxygène de l'air ; dans le mal des montagnes, par diminution de la pression de l'oxygène.

Anoxyhémie, *f.* (ἄ, priv. ; ὀξυς, oxygène ; αἷμα, sang). Voir Syn. : *Anoxhémie*.

Ansérine, *adj.* (anser, oie). Qui rappelle l'aspect de la peau des volatiles, celui de la chair de poule. — *Ex.:* Peau ansérine.

Antagonisme ,*m.* (ἀντί, contre ; ἀγωνίζομαι, je lutte). Et de lutte entre deux maladi[es] Théorie ancienne selon laquelle une maladie donn[ée] excluait la possibilité de contracter une autre malad[ie] donnée.

Antalgique, *adj.* (ἄντι, contre ; ἄλγος, douleur). Qui ag[it] contre la douleur. — *Ex.*[:] Baume antalgique.

Antécédent, *m.* (antecedere, précéder). Histoire pathologique du malade antérieurement à la période à laquelle il est arrivé. L[es] antécédents sont personne[ls] quand ils se rapportent à l'i[n]téressé lui-même ; ils sont f[a]miliaux, quand ils se rappo[r]tent aux générateurs, au[x] membres collatéraux ou descendants du malade.

Antédéviation, *f.* (ante, en avant ; de, hors de ; vi[a], route). Déplacement en ava[nt] (d'un organe). — *Ex. :* Ant[é]déviation de l'utérus.

Antéflexion de l'utérus, (ante, en avant ; flexi[o], flexion). Disposition normal[e] de l'utérus qui, par son exa[g]ération, devient pathologiqu[e.] Cette exagération de la flexio[n] peut aller jusqu'à l'angle aig[u] le fond de l'utérus repos[e] alors plus ou moins sur l[a] vessie ; elle peut se fixer dan[s] cette mauvaise position pa[r] suite de la production d'adhé[-] rences. Le col utérin reste à s[a] place normale. L'antéflexio[n] pathologique est consécutiv[e] à la métrite ou à une involu[-] tion défectueuse de l'utérus.

Anténatal, *adj.* (ante, avant[;] natus, né). Avant la naissance[.] — *Ex. :* Puériculture anténa[-] tale.

Antéphialtique, *adj.* (ἄντι[,] contre ; ἐφιαλτης, cauchemar)[.] Qui agit contre les cauchemars.

Antérograde, *adj.* (*ante-rior*, plus avant; *gradus*, pas). Qui a rapport aux faits qui suivent une période donnée, par exemple : les faits qui se produisent après un accident. — *Ex.* : Amnésie antérograde, amnésie spéciale aux souvenirs du présent.

Antéversion, *f.* (*ante*, en avant; *vertere*, tourner). Anomalie de direction d'un organe qui est tourné en avant de sa position normale. — *Ex.* : Antéversion de l'utérus.

Antéversion de l'utérus, (*ante*, en avant; *vertere*, tourner). Position anormale de l'utérus, toujours pathologique, consécutive à de la métrite. L'utérus est incliné horizontalement; il s'appuie sur la vessie et la symphyse pubienne, le col utérin retenu par des adhérences est situé en haut et en arrière.

Anthelmintique, *adj.* (αντι, contre; ἕλμινς, ver). SYN. : *Vermifuge; Vermicide.* Qui combat les vers parasites intestinaux. — *Ex.* : Purgatif anthelmintique.

Anthème, *m.* (*anthemis*, camomille). Lésion élémentaire de l'eczéma d'après Unna.

Anthracoïde, *adj.* (ἄνθραξ, charbon; εἶδος, forme). 1° Qui ressemble au charbon; 2° Qui a l'aspect d'un anthrax.

Anthracose, *f.*)ἄνθραξ, charbon). SYN. : *Anthracosis.* Infiltration du parenchyme pulmonaire par des particules de charbon provenant de l'atmosphère et arrivant au contact du poumon par l'air inspiré.

Anthracosis, *m.* (ἄνθραξ, charbon). Voir SYN. : *Anthracose.*

Anthrax, *m.* (ἄνθραξ, charbon). Réunion de furoncles accolés, produit d'inflammation des glandes sébacées, due au staphylocoque doré.

Anthropologie, *f.* (ἄνθρωπος homme; λόγος, étude). Étude de l'homme, considérée au point de vue anatomique, physiologique, histologique et intellectuel, par rapport aux autres mammifères.

Anthropométrie, *f.* (ἄνθρωπος, homme; μέτρον, mesure). Mensuration des différentes parties du corps humain, plus spécialement appliquée à la face et permettant d'identifier l'individu.

Anthropomorphologie, *f.* (ἄνθρωπος, homme; μορφή, forme; λόγος, étude). Étude de la forme des différentes parties du corps humain.

Anthropophobie, *f.* (ἄνθρωπος, homme; φόβος, crainte). Aversion pour l'homme et la société, se traduisant le plus souvent par la claustration volontaire.

Anthropotomie, *f.* (ἄνθρωπος, homme; τομή, section). Dissection du corps humain.

Antianaphylaxie, *f.* (αντι, contre; ἄνα, en retour; φυλασσειν, protéger). Phénomène qui ne permet pas la production des troubles anaphylactiques. Il s'obtient en injectant à l'animal une quantité minima, un centième par exemple, de la dose utile pour produire l'anaphylaxie; cette injection minima immunise l'animal vis-à-vis de la dose utile, mais celle-ci injectée ne donne plus lieu à la production d'aucun accident.

Antiaphrodisiaque, *adj.* (αντι, contre; αφροδισιακος, de Vénus). SYN. : *Anaphrodisiaque.* Qui agit contre l'excitation génitale. Médicament antiaphrodisiaque, médicament destiné à lutter contre l'excitation génitale.

Antibéribérique, *adj.* (ἄντι, contre, béribéri). Qui empêche l'apparition du béribéri.

— *Ex.* : Aliment antibéribérique, aliment non « carencé ».

Anticétogène, *adj.* (ἀντί, contre ; *ceto,* contraction de acétone ; γεννάω, j'engendre). Qui lutte contre la production de l'acétone et de l'acidose. Aliments anticétogènes : hydrates de carbone.

Anticorps, *m.* (ἀντί, contre ; *corpus,* corps). Elément nouveau formé par l'organisme, dans lequel on a introduit un antigène. Cet anticorps est actif (spécifique) vis-à-vis de l'antigène qui a provoqué sa production. L'anticorps neutralise l'antigène correspondant par l'intermédiaire du complément (voir ce mot). L'anticorps n'est pas thermolabile comme le complément. Il lutte contre les bacilles ou les produits de sécrétion des microbes : antitoxine, lysine, agglutinine (voir ces mots).

Antidéchaînant (ἀντί, contre ; καθεμα, collier). Qui empêche les phénomènes d'anaphylaxie d'apparaître.

Antidote, *m.* (ἀντί, contre ; δοτός, donné). SYN. : *Contrepoison.* Substance médicamenteuse donnée pour neutraliser l'action d'un poison.

Antifébrile, *adj.* (ἀντί, contre ; *febrilis,* fébrile). Qui agit contre la fièvre.

Antigène (ἀντί, contre ; γεννάω, j'engendre). Toute substance introduite dans le milieu intérieur d'un organisme animal (microbe, albumine microbienne ou alimentaire incomplètement digérée) capable de provoquer la formation, par l'organisme lui-même, d'éléments nouveaux, susceptibles de neutraliser l'action de l'antigène.

Antihémolytique, *adj.* (ἀντί, contre ; αἷμα, sang ; λύσις, dissolution). Qui agit en protégeant les globules rouges du sang de toute dissociation. — *Ex.* : Lipoïdes antihémolytiques.

Antikataphylaxie, *f.* (ἀντί contre ; κατα, sur ; φυλασσειν protéger). Toute condition qu empêche le transport de agents phylactiques au siég de l'infection.

Antileptique, *adj.* (ἀντί, contre ; τολεπτον ἔντερον, intesti grêle). Qui agit comme dér vatif sur l'intestin

Antiparatyphoïdique, *ad* (ἀντί, contre ; παρα, à côté ; τοφο stupeur). Qui agit contre le effets de la fièvre paratypho dique. — *Ex.* : Vaccination ar tiparatyphoïdique.

Antipéristaltisme, *m.* (ἀντί contre ; περι, autour ; στελλω serrer). Ensemble des mou vements de l'intestin dirigé de l'anus vers la bouche. I est la cause du rejet en dehor du contenu de l'estomac (même de l'intestin. — *Ex.* Vomissements fécaloïdes.

Antiphlogistique, *adj.* (ἀντί contre ; φλογιστικός, brûlé). Qu agit contre les inflammation congestions, hémorragies ac tives. — *Ex.* : Phase antiphlo gistique.

Antiphysétique, *adj.* (ἀντί contre ; φυσητικός, venteux Voir SYN. : *Carminatif.*

Antiputride, *adj.* (ἀντί contre ; *putridus,* putride) Qui agit contre la putréfac tion ; désinfectant.

Antipsorique, *adj.* (ἀντί contre ; ψώρα, gale). Qui agi contre la gale. — *Ex.* : Pom made antipsorique.

Antipyrèse, *f.* (ἀντί, contre πύρεξις, accès de fièvre). Lutt contre l'accès de fièvre.

Antipyrétique, *adj.* (ἀντί contre ; πύρεξις, accès de fiè vre). Qui agit contre l'accè de fièvre. — *Ex.* : Médicamen antipyrétique.

Antirabique (αντι, contre; *rabies*, rage). Qui agit contre la rage. — *Ex. :* Vaccination antirabique.

Antiscorbutique, *adj.* (αντι, contre; en danois *crobut*, scorbut). Qui empêche l'apparition du scorbut. — *Ex. :* Aliment antiscorbutique, aliment « non carencé ».

Antisepsie, *f.* (ἄντι, contre; σῆψις, putréfaction). Méthode thérapeutique basée sur la destruction des germes infectieux (microbes) au moyen d'agents chimiques variés.

Antiseptique, *m.* (ἄντι, contre; σῆψις, putréfaction). Tout produit chimique qui arrête la putréfaction et l'infection et détruit les germes microbiens.

Antispase, *f.* (ἄντι, contre; σπάω, je tire). Voir Syn. : *Révulsion*.

Antispasmodique, *adj* (ἄντι, contre; σπασμος, tiraillement). Qui agit contre les spasmes, les convulsions : sédatif du système nerveux. — *Ex. :* Médicament antispasmodique, médicament qui a pour but de rétablir le calme et la régularité des mouvements musculaires des différents organes.

Antispastique (αντι, à l'opposé; σπάω, j'extrais les humeurs). Révulsif.

Antispirillaire, *adj.* (αντι, contre; *spirilla*, spirille). Qui agit contre les spirilles, les spirochètes. — *Ex. :* Thérapeutique antispirillaire.

Antisudoral, *adj.* (ἄντι, contre; *sudor*, sueur). Qui combat la sécrétion sudorale.

Antisyphilitique, *adj.* (ἄντι, contre; σύν, avec; φιλεῖν, aimer). Qui agit contre la syphilis.

Antithermique, *adj.* (ἄντι, contre; θερμος, chaleur). Qui lutte contre la fièvre.

Antitoxine, *f.* (ἄντι, contre; τόξον, arc, par extension : poison, parce que les flèches étaient empoisonnées). Substance capable de neutraliser une toxine. En pathologie, l'antitoxine est le produit sécrété par l'organisme, sous l'influence des toxines microbiennes, qui augmente la résistance du sujet, sans cependant neutraliser la toxine.

Antityphique, *adj* (ἄντι, contre; τυφος, stupeur). Syn. : *Antityphoïdique*.

Antityphoïdique, *adj.* (ἄντι, contre; τυφος, stupeur). Syn. : *Antityphique*. Qui agit contre les effets de la fièvre typhoïde. — *Ex. :* Vaccination antityphoïdique.

Antivariolique, *adj.* (ἄντι, contre; *varius*, tacheté). Qui agit contre les effets de la variole. — *Ex. :* Vaccination antivariolique.

Antivénérien, *adj.* (ἄντι, contre; *Venus*, Vénus). Qui agit contre la syphilis.

Antivermineux, *adj.* (ἄντι, contre; *vermis*, ver). Qui agit contre les vers parasites.

Antizymique, *adj.* (ἄντι, contre; ζύμη, levain, ferment). Qui détruit la fermentation. — *Ex. :* Solution antizymique.

Antrite d'Higmore, *f.* Syn.: *Sinusite maxillaire*. Inflammation de l'antre d'Higmore, généralement d'origine dentaire.

Antrotomie, *f.* (*antrum*, antre; τομή, incision). Ouverture de l'apophyse mastoïde par trépanation osseuse.

Anupographie, *f.* (ἐν, priv.; ὑπο, au-dessous; γραφω, j'écris). Impossibilité de signer son nom.

Anurie, *f.* (ἄ, priv.; οὖρον, urine. Absence d'urine dans la vessie. Elle peut être due à une absence de la sécrétion rénale ou à une oblitération des uretères.

Anurie calculeuse, *f*. Anurie au cours d'une colique néphrétique, résultant de calculs dans le rein.

Anus artificiel (*anus*, anus). SYN. : *Cæcotomie*. Anus créé chirurgicalement dont le siège est variable; il peut être temporaire ou définitif, suivant la lésion qui en a provoqué l'établissement. On emploie aussi le terme anus contre nature pour désigner l'anus artificiel.

Anus contre nature (*anus*, anus). Formation spontanée d'une ouverture mettant directement le gros intestin en communication avec l'extérieur sous l'influence d'un processus organique ou infectieux (gangrène dans l'occlusion intestinale, la hernie étranglée) et par laquelle s'éliminent les matières fécales.

Anxiété, *f*. (*anxietas*, anxiété). Phénomène psychique caractérisé par des troubles affectifs et intellectuels, de l'inquiétude, de l'ennui, du défaut d'attention ou de mémoire, de l'obnubilation momentanée de l'intelligence ou de l'intensité de la représentation mentale pouvant aller jusqu'à la pseudo-hallucination, une perte momentanée de la conscience et de la personnalité. L'anxiété, quand elle arrive à sa période ultime, s'accompagne d'angoisse, phénomène physique (Voir ce mot).

Anxiété paroxystique, *f*. V. SYN.: *Névrose d'Angoisse*.

Aortarctie, *f*. (ἀορτή, aorte; *arctare*, rétrécir). Rétrécissement de l'aorte. Terme peu usité.

Aortique, *adj*. (ἀορτή, aorte) 1° Qui a rapport à l'aorte 2° En parlant d'un malade Individu atteint d'une lésion de l'aorte, généralement d'une insuffisance de cet orifice cardiaque.

Aortite, *f*. (ἀορτή, aorte) Maladie de l'aorte caractérisée par des altérations inflammatoires ou dégénératives des parois de cette artère.

Aortite abdominale, *f*. Elle est oblitérante par embolie ou thrombose. Par embolie, la paraplégie qui s'en suit est complète, subite, avec gangrène des deux membres inférieurs; par thrombose, la paraplégie est incomplète, variable, avec amyotrophie secondaire ; la guérison peut se produire s'il peut s'établir par circulation collatérale une irrigation sanguine suffisante des membres inférieurs. Des embolies sont possibles dans les collatérales ou les terminales. La paraplégie s'accompagne de douleurs lombaires s'irradiant aux flancs, avec lipothymies, nausées. — On a décrit aussi une aortite abdominale pariétale sans oblitération vasculaire.

Aortite aiguë, *f*. Elle est généralement dramatique d'emblée. L'orthopnée est permanente, l'insomnie absolue, l'angoisse extrême, les yeux sont égarés, la voix faible, le teint pâle ou plombé; les crises d'angine de poitrine se succèdent, les symptômes physiques sont peu importants et font même parfois défaut.

Aortite chronique, *f*. Se caractérise: *a*) par des signes fonctionnels : dyspnée, douleur qui peut être rétro-sternale, ou se traduire par une sensation pénible à la base du cou, par une sensation de barre occupant l'épigastre ou

oute la largeur du thorax.
es symptômes s'accompa-
nent ou non de toux rauque,
èche, quinteuse, de petits cra-
hats rouillés, hémoptoïques,
u de petites hémoptysies, de
ertiges, bourdonnements d'o-
eilles, palpitations, syncope ;
) par des signes physiques :
baissement de la pointe du
œur dilaté, battements de
aorte dilatée appréciables à
a vue ou au toucher dans la
osse susclaviculaire droite ou
ans la fossette sussternale,
attement des artères du cou,
matité aortique, redoublement du bruit du cœur. Pouls
brusque, dur, cordé ou dépressible, souvent inégal des
deux côtés, par rétrécissement
de la sous-clavière ou du tronc
brachio-céphalique.

Aoûtat, *m.* SYN. : *Rouget,
bête rouge, bête d'août.* Nom
vulgaire servant à désigner le
Trombidion soyeux de la famille des Acares, parasite de
l'homme et des animaux,
cause des démangeaisons aux
membres inférieurs qui se
généralisent sur tout le corps.
Il vit au mois d'août, dans
les herbes des prés, les plants
de haricots et s'observe surtout chez les agriculteurs.

Apathie, *f.* (ἀπάθεια, calme
de l'âme , insensibilité). Abolition des désirs.

Apathique, *adj.* (ἀ, priv. ;
πάθεια, sensibilité. Qui est
calme, exempt d'agitation,
inerte. — *Ex. :* Démence apathique.

Apepsie, *f.* (ἀ, priv. ; πέψις,
digestion). Absence de pepsine et d'acide chlorhydrique
libre ou combiné dans le suc
gastrique par suite d'atrophie
de la muqueuse stomacale.
Elle entraîne des troubles de
la digestion.

Apexien, *adj.* (*apex,* sommet). Qui se rapporte à la
pointe du cœur. Voir *Souffle
apexien.*

Aphakie, *f.* (ἀ, priv. ; φακή,
lentille). Absence de cristallin, due en général à l'extraction de la lentille par
l'opération de la cataracte, ou
à sa luxation par suite de
traumatisme oculaire. L'aphakie peut aussi être congénitale.

Aphaque, *m.* (ἀ, priv. ; φακή,
lentille). Qui est atteint d'a-
phakie.

Aphalgésie, *f.* (ἀφή, toucher ; ἄλγος, douleur). SYN. :
Haphalgésie. Manifestation
d'une sensation douloureuse
par le contact d'un objet qui
ne devrait se traduire que
par la simple sensation de
contact.

Aphasie, *f.* (ἀφασία, de ἀ,
priv. ; φάσις, parole). Perte
complète ou incomplète de la
faculté d'exprimer la pensée
par des signes ou de com-
prendre ces signes, bien que
le sujet atteint de cette affection puisse penser et comprendre et ne présente aucun
trouble des organes moteurs
ou sensoriels. C'est la perte
de la faculté d'adapter le mot
à l'idée, ou l'idée au mot. Elle
est due à une lésion organique.

Aphasie amnésique, *f.*
SYN. : *Aphasie d'évocation.* Le
malade peut parler, conver-
ser, mais de temps en temps,
le mot juste lui manque, et il
est obligé de s'arrêter ou
d'employer une périphrase
pour expliquer sa pensée.

Aphasie de conductibilité,
f. Voir SYN. : *Aphasie transcorticale.*

Aphasie d'intonation, *f.*
Aphasie de la musique, du
langage spontané, de la mo-
dulation mélodieuse dont on

façonne les mots pour leur faire exprimer la joie, la douleur, la colère, etc.

Aphasie motrice, *f.* Encore appelée aphasie de transmission ; c'est le défaut d'adaptation du mot articulé ou écrit à l'idée.

Aphasie sensorielle, *f.* Encore appelée aphasie de réception ; c'est le défaut de l'adaptation de l'idée au mot entendu ou lu ; elle se divise en surdité verbale et cécité verbale.

Aphasie optique, *f.* Perte de la mémoire visuelle. Impossibilité de désigner par un mot un objet reconnu parfaitement par le sujet. L'aide du tact, du goût ou de l'odorat fait trouver de suite le nom de l'objet en question.

Aphasie transcorticale, *f.* Aphasie due à une interruption des faisceaux qui associent entre eux les différents centres corticaux des images.

Aphasique, *adj.* ἀ. priv, ; φάσις, parole). 1° qui a rapport à l'aphasie ; 2° en parlant d'un malade : Individu qui est atteint d'aphasie.

Aphémie, *f.* ἀ. priv.; φημί, parler). Forme de l'aphasie motrice. Oubli du procédé qu'il faut suivre pour articuler les mots. Le sujet atteint d'aphémie entend et comprend tout ce qu'on lui dit ; il a perdu la faculté d'articuler les mots. Le siège de la lésion occupe le pied de la 3ᵉ circonvolution frontale gauche, c'est-à-dire les 2/5 de la circonvolution de Broca, pour la plupart des auteurs ; pour le professeur Pierre Marie, il serait dans les parties profondes du cerveau, dans la région de l'insula.

Aphérèse, *m.* ἀπό. de ; αἱρέω, j'ôte). Acte opératoire consistant à faire l'ablation d'une partie quelconque du corps.

Aphonie, *f.* ἀ. priv.; φωνή, voix). Perte plus ou moins complète de l'usage de la voix.

Aphorie, *f.* ἀ. priv.: φέρω, je porte). État ne permettant pas la conception : stérilité.

Aphrasie, *f.* ἀ. priv.: φράσις, parole). Arrêt volontaire de parole.

Aphrodisiaque, *adj.* ἀφροδισιακός, qui a rapport à Vénus). Qui excite les fonctions génitales. — *Ex.:* Médicament aphrodisiaque.

Aphrodisie, *f.* Ἀφροδίτη, Vénus). SYN. : *Puberté.* Âge où l'on devient propre à la reproduction.

Aphronie, *f.* ἀ. priv.: φρήν, esprit). Absence plus ou moins complète de jugement. — *Ex.* Aphronie des dégénérés.

Aphte, *m.* ἅπτω, brûler). Lésion vésiculo-ulcéreuse des muqueuses. Elle s'observe généralement sur les muqueuses de la bouche et du pharynx, exceptionnellement sur celle de la vulve. Les aphtes sont ou d'origine herpétique et ont pour cause une infection du tube digestif, ou d'origine contagieuse et sont le résultat de l'ingestion de lait d'animaux atteints de fièvre aphteuse.

Aphtes de Bednar. n SYN.: *Plaques ptérygoïdiennes de Parrot.* Plaques jaunâtres et aplaties, s'étendant de chaque côté du raphé médian du palais chez les enfants athrepsiques. Elles peuvent s'ulcérer. Elles n'ont rien de commun avec les aphtes proprement dites de la stomatite aphteuse.

Aphteux, *adj.* Qui a rap

port aux aphtes. Voir : *Fièvre aphteuse.*

Aphtongie, *f.* (ὰ, priv. ; φθόγγος, son). Syndrome caractérisé par des troubles de la parole et de la phonation.

Aphtoïde, *adj.* (ἅπτειν, brûler ; εἶδος, forme). Qui ressemble aux aphtes.

Apical, *adj.* (*apex*, pointe). Qui a rapport à la pointe, à l'extrémité d'un organe. — *Ex.:* Lésion apicale, en parlant du poumon ; est synonyme de lésion du sommet du poumon.

Aplasie, *f.* (ἅ, priv. ; πλάσις, de πλάσσω, façonner, former). Diminution, affaissement d'une partie constituante d'un organe. Aplasie artérielle, affaissement des tuniques vasculaires de l'artère.

Aplasie lamineuse progressive, *f.* ἅ), priv. ; πλάσις, façonner). Voir SYN.: *Hémiatrophie faciale.*

Apleurie, *f.* (ἅ, priv. ; πλευρά, plèvre). Absence de plèvre.

Apnée, *f.* (ὰ, priv. ; πνεῖν, respirer). Suspension de la respiration.

Apneumie, *f.* (ἅ, priv. ; πνεύμων, poumon). Absence de poumons.

Apneustie, *f.* (ὰ, priv. ; πνευστια, respiration). Absence de respiration.

Apocope, *f.* (ἀπὸ, de ; κόπτειν, couper). Lésion traumatique avec perte de substance.

Apodie, *f.* (ἅ, priv. ; πούς, pied). Absence de pieds, d'origine congénitale.

Apomyttose, *f.* (ἀπὸ, au-dessous ; μύττειν, se moucher). Tic consistant à respirer fortement et à chasser les sécrétions nasales en soufflant fortement, la tête et le tronc étant secoués à ce moment d'un tremblement.

Apophylactique (απο, en dessous ; φυλασσω, je protège). Qui présente une résistance amoindrie à l'infection. — *Ex.:* Période apophylactique d'une maladie.

Apophysite, *f.* (απο, en dessous ; φυομαι, naître). SYN. : *Ostéite apophysaire:* Inflammation d'une apophyse osseuse.

Apophysite tibiale de croissance, *f.* Voir SYN.: *Maladie de Schlatter-Osgood.*

Apophysite tibiale des adolescents, *f.* SYN. : *Apophysite tibiale de croissance, ostéite apophysaire du tibia.* Voir SYN.: *Maladie de Schlatter-Osgood.*

Apoplectique, *adj.* (ἀπο, hors de ; πλήσσειν, frapper). Qui a rapport à l'apoplexie.

Apoplexie, *f.* (ἀπο, hors de ; πλήσσειν, frapper vivement). État morbide caractérisé par l'abolition subite des fonctions cérébrales, c'est-à-dire par la perte de la connaissance, du sentiment et du mouvement volontaire, avec ou sans convulsions ; la circulation et la respiration continuent. Syndrome commun à différentes maladies cérébrales.

Apoplexie cérébrale, *f.* Perte subite de la conscience, de la sensibilité et de la motilité, sans modification essentielle des fonctions respiratoire et circulatoire. L'hémorragie cérébrale spontanée est la cause la plus fréquente de l'apoplexie, mais le ramollissement cérébral, les tumeurs, les méningites, les hémorragies méningées, la méningo-encéphalite diffuse, la sclérose en plaques, l'urémie, l'hystérie peuvent la produire.

Apoplexie pulmonaire, *f.* Toute hémorragie se produisant dans l'épaisseur du parenchyme pulmonaire.

Apoplexie séreuse, *f.* Voir Syn. : *Œdème aigu du poumon.*

Aporrhinose, *f.* (ἀπό. hors de ; ῥίν, nez). Ecoulement nasal.

Aposepsie, *f.* (ἀπο, hors de ; σῆψις, putréfaction). Putréfaction.

Apositie, *f.* (ἀπο, hors de ; σῖτος, aliment). Dégoût pour les aliments.

Apostase, *f.* (ἀπό, hors de : ἵστημι, je place). Voir Syn. : *Abcès.*

Apostème, *f.* (ἀπο, hors de ; σταω'. Début d'un abcès.

Apotoxine, *f.* (ἀπό, hors de ; τοξος, poison). Voir : *Injection déchaînante.* Toxine foudroyante, engendrée par l'injection d'une toxine dans un milieu humoral où cette toxine avait déjà créé une toxogénine (Voir ces mots). Elle serait un complexe protéique à la constitution duquel participerait l'antigène, l'anticorps et le complément.

Apozème, *m.* (ἀπόζειν, faire bouillir). Préparation magistrale obtenue généralement par décoction d'une ou plusieurs substances médicamenteuses d'origine végétale auxquelles on peut ajouter des sirops, des sels purgatifs. Il y a des apozèmes purgatifs, fébrifuges, antihelmintiques.

Appareil de Hennequin. Hennequin, chirurgien français contemporain. Cet appareil à traction continue s'emploie pour réduire les fractures de jambe compliquées. Après avoir mis au membre traumatisé une bottine plâtrée, on l'installe sur un chariot mobile qui fait de l'extension sur la jambe et de la contre-extension sur la cuisse.

Appareillage, *m.* (*apparare*, apprêter pour). Fait de construire un appareil orthopédique et de l'appliquer sur un membre traumatisé dont la fonction est en parties ou complètement abolie. — *Ex.* Appareillage d'un pied atteint de paralysie du sciatique poplité externe : appareillage d'un amputé de cuisse.

Appendicalgie, *f.* (*appendere*, pendre ; ἄλγος. douleur) Névralgie au niveau de l'appendice.

Appendicectomie, *f.* (*ad* à ; *pendere*, pendre ; ἐκτομή excision). Ablation chirurgicale de l'appendice du cæcum.

Appendicémie, *f.* (*ad*, à *pendere*, pendre ; αἷμα. sang) Intoxication générale du sang d'origine appendiculaire.

Appendicite, *f.* (*ad*, à ; *pendere*, tenir). Inflammation de l'appendice cæcal.

Appendicocèle, *f.* (*appendere*, pendre ; κήλη. tumeur hernie). Hernie de l'appendice.

Appendiculaire (*appendere*, pendre). Qui a rapport à l'appendice. — *Ex. :* Point appendiculaire.

Appétence, *f.* (*appetere* désirer). Désir de satisfaire un besoin, un acte naturel, celui de la faim, par exemple.

Apraxie, *f.* (ἀ. priv.; πρασσειν. faire). *Méd. ment.* Perte du pouvoir d'agir, d'exécuter des actes adéquats à un but déterminé, malgré la conservation de la force musculaire. par suite de la perte des images motrices nécessaires à l'exécution d'un acte.

Aproctie, *f.* (ἀ. priv.; πρωκτός, anus). Syn. : *Aproctose.* Imperforation de l'anus.

Aproctose, *f.* Voir Syn. : *Aproctie.*

Aprosexie, *f.* (ἄ, priv.; προσεχειν, être attentif). Impossibilité de fixer l'attention. S'observe dans certaines formes de maladies mentales.

Aprosopie, *f.* (ἄ, priv.; πρόσωπον, visage). Malformation congénitale caractérisée par une absence de la face.

Apséphalósie, *f.* (ἀ, priv.; ψηφαλεω, je touche). Trouble de la sensibilité caractérisé par l'abolition de la sensation du toucher superficiel, l'existence de phénomènes de thermoanesthésie, les sensations tactiles profondes (piqûres, coupures) étant conservées.

Apsychie, *f.* (ἄ, priv.; ψυχη, intelligence). *Méd. ment.* Altération des processus plus spécialement psychiques de l'activité : le défaut de conception de l'acte ou de compréhension et de souvenir de son ordre d'exécution par obtusion, obnubilation, distraction, amnésie de fixation.

Aptyalisme, *m.* (ἄ, priv.; πτύαλον, salive). Diminution considérable ou arrêt de la sécrétion salivaire. S'observe surtout chez certains aliénés.

Apyrétique, *adj.* (ἄ, priv.; πυρεξία, fièvre). Qui n'a pas de fièvre. — *Ex. :* Malade apyrétique.

Apyrexie, *f.* (ἄ, priv.; πυρεξία, fièvre). Absence de fièvre.

Aquo capsulite, *f.* (*aqua,* eau; *capsula,* capsule). Inflammation de la membrane qui tapisse la face interne de la cornée et la partie antérieure de l'iris.

Arachnitis (ἀράχνη, toile d'araignée). Voir Syn.: *Arachnoïdite.*

Arachnitite, *f.* (ἀράχνη, toile d'araignée). Voir Syn.: *Arachnoïdite.*

Arachnodactylie, *f.* (ἀράχ-

νη, araignée; δακτυλος, doigt). Amincissement du squelette osseux avec atrophie musculaire siégeant au niveau des doigts et rappelant l'aspect des pattes d'araignée.

Arachnoïdien, *adj.* (ἀράχνη, toile d'araignée). Qui a rapport à l'arachnoïde des méninges.

Arachnoïdite, *f.* (ἀράχνη, toile d'araignée). Voir Syn. : *Méningite, Arachnitite, Arachnoïdite, Arachnitis.* Inflammation aiguë ou chronique de l'arachnoïde avec production ou non de liquide dans la séreuse.

Aran, médecin français de la première moitié du XIXᵉ siècle. Voir : *Atrophie musculaire progressive* (type Aran-Duchenne). *Cancer d'Aran.*

Aran-Duchenne. Maladie de Aran-Duchenne. Voir Syn.: *Atrophie musculaire progressive myélopathique.*

Arbuthnot Lane, médecin contemporain. Voir : *Maladie d'Arbuthnot Lane.*

Arc juvénile, *m.* (*annulus juvenilis*). Arc semblable au gérontoxon ; observé chez les jeunes gens. Il est caractérisé par la vacuolisation et l'adipose des cellules épithéliales, la discontinuité ou l'épaississement de la membrane de Bowmann, la défibrillation des lamelles parenchymateuses. C'est en somme une dégénérescence adipeuse de la cornée.

Arc sénile, *m.* (*arcus,* arc; *senex,* vieillard). Voir Syn. : *Gérontoxon.*

Arcane, *m.* (*arcanum,* mystère). Remède secret.

Archéoplasme, *m.* (ἀρχαιος, ancien; πλασσειν, former). Formation ancienne de matières fécales stationnaires dans l'intestin, que l'on observe le plus souvent chez les vieillards.

Archoptose, *f.* (ἀργὸς, rectum; πτῶσις, chute). SYN. : *Exanie*. Prolapsus du rectum.

Arciforme, *adj.* (*arcus*, arc; *forma*, forme). Qui a la forme d'un arc, curviligne. — *Ex.* : Fibres arciformes.

Arctation, *f.* (*arctare*, resserrer). Rétrécissement d'un canal, d'une ouverture.

Arcuation, *f.* (*arcus*, arc). Déformation d'un os qui prend une forme courbe. S'observe en particulier sur les os des membres des rachitiques.

Area Celsi, *f.* (*area*, plage de sable). Celse, médecin romain du Ier siècle. Voir SYN.: *Pelade*.

Aréflectivité (ἀ, priv.; *reflectare*, réfléchir). Voir SYN. : *Aréflexie*.

Aréflexie, *f.* (ἀ, priv.; *reflectare*, réfléchir). SYN. : *Aréflectivité*. Absence de réflexes.

Arénation, *f.* (*arena*, sable). Emploi de sable comme moyen thérapeutique. Bain de sable chaud, indiqué dans certaines affections rhumastimales.

Aréocèle, *f.* (ἀήρ, air; κήλη, tumeur). Tumeur du cou contenant de l'air. Elle porte un nom différent suivant l'organe atteint. Voir: *Laryngocèle, trachéocèle, bronchocèle*.

Aréole vésiculaire de Chaussier, *f.* Voir SYN. : *Signe de Chaussier dans la pustule maligne*.

Argas, *m.* Parasite de la famille des arachnides, qui vit sur les pigeons et aussi sur l'homme. Il le pique pendant son sommeil, déterminant des démangeaisons, de l'œdème et quelquefois, par infection du rostre de l'animal, un phlegmon.

Argéma, *m.* (ἀργος, blanc). SYN. : *Argémon*. Ulcère de la cornée arrondi qui succède à une phyctène rompue.

Argentaffine, *adj.* (*argentum*, argent; *affinis*, voisin). Qui présente de l'affinité pour l'argent. — *Ex.* : Tumeur argentaffine, tumeur constituée par des cellules spéciales à granulations réduisant l'oxyde d'argent ammoniacal.

Arginine, *f.* Acide aminé, produit de décomposition des aliments azotés, nécessaire pour permettre aux tissus de l'organisme de s'accroître. Son absence est une des causes d'insuffisance ou d'arrêt de croissance chez l'adolescent.

Argyll-Robertson, médecin anglais de la fin du XIXe siècle. Voir : *Signe d'Argyll-Robertson*.

Argyriasis, *m.* (ἀργύριον, argent). Maladie due à l'ingestion de sels d'argent, d'azotate en particulier, caractérisée par une coloration ardoisée bleuâtre de la peau et des muqueuses, relevant de dépôt microscopique de parcelles métalliques.

Argyrie, *f.* (ἀργύριον, argent). Coloration gris bleutée, ardoisée de la peau et des muqueuses. S'observe dans l'argyriasis.

Argyrisme, *m.* (ἀργύριον, argent). Intoxication par l'argent. Elle est le plus souvent d'origine médicamenteuse (pilules de nitrate d'argent).

Arithmomanie, *f.* (ἀριθμος, nombre; μανια, folie). Obsession du nombre, manie obsédante de compter sans motif; elle s'accompagne souvent de la phobie d'un chiffre fatidique, celui du nombre 13, par exemple.

Arnold, médecin allemand

du milieu et de la fin du XIXe siècle. Voir : *Névralgie d'Arnold.*

Aromatisme, *f.* (αρωμα, parfum). SYN. : *Toxicomanie.* Intoxication chronique par les essences, anhydrides, éthers contenus dans les boissons aromatiques.

Arriération, *f.* (*ad retro,* en arrière). Etat d'un enfant ou d'un adulte dont le développement physique ou mental se trouve arrêté et par suite en arrière de l'évolution normale. — *Ex. :* Arriération physique, arriération mentale.

Arriéré, *m.* (*ad retro,* en arrière). Se dit d'un enfant en état d'arriération mentale. SYN. : *Idiot, imbécile* au sens psychiatrique (voir ces mots).

Arrière-faix, *m.* Voir SYN. : *Délivre.*

Arrow-root, *m.* Fécule que l'on retire de plusieurs plantes des Antilles et des Indes, en particulier du galanga à feuilles du balisier, *Maranta arundinacea,* et du *Curcuma augustifolia.* Aliment léger, fort employé dans l'alimentation des enfants et des convalescents.

Arsenicisme, *m.* (ἄρσην, mâle). Voir : *Intoxication par l'arsenic.*

Arsenisation, *f.* (ἄρσην, mâle). Emploi de l'arsenic à doses répétées et prolongées dans le but d'en saturer l'organisme.

Arsine, *m.* SYN. : *Diphénylchoarsine et chlorure de diphénylarsine.* Gaz vésicant à base d'arsenic, à effet sternutatoire, irritant les muqueuses du nez et de la gorge, à la façon du poivre, employé dans les obus allemands. Gaz non toxique, moins dangereux que l'ypérite, se présentant sous forme de parti-

cules solides extrêmement ténues.

Artérioclyse, *f.* (ἀρτήρια, artère ; κλύζω, je lave). Injection intra-artérielle.

Artériolite chronique, *f.* Voir SYN. : *Artériosclérose.* Sclérose des artérioles.

Artériolithe, *m.* (ἀρτήρια, artère ; λίθος, pierre). Dépôt calcaire sous forme de petites plaques se trouvant dans les tuniques des artères. S'observe dans l'athérome.

Artériorraphie, *f.* (ἀρτήρια, artère ; ραφή, suture). Suture d'une artère.

Artériosclérose, *f.* (ἀρτήρια, artère ; σκλερωσις, durcissement). Sclérose des artérioles. Elle s'observe surtout chez les arthritiques, diabétiques, obèses, goutteux. Toutes les causes d'hypertension (tabac, alcool) aboutissent comme les insuffisances organiques (insuffisance rénale, hépatique, coprostase) à l'auto-intoxication ; cette dernière mène à l'artériosclérose. Les parois des vaisseaux perdent leur élasticité et deviennent rigides, la circulation sanguine devient moins régulière.

Artériostéose, *f.* (ἀρτηρία, artère ; ὀστέον, os). Dépôt de sels calcaires dans les tuniques artérielles.

Artériotomie, *f.* (αρτηρια, artère ; τομή, section). Saignée des artères. A une certaine époque l'on pratiquait encore la saignée artérielle, généralement au niveau de l'artère temporale.

Artériotrepsie, *f.* (ἀρτηρία, artère ; τρέψις, torsion). Torsion des artères. Cette opération se fait dans le but d'arrêter une hémorragie et amène l'oblitération du vaisseau sectionné.

Artério-veineux, *adj.* (ἀρτὴρια, artère ; *vena,* veine). SYN. : *Artérioso-veineux.* Qui appartient en même temps à une artère et à une veine. — *Ex. :* Anévrysme artério-veineux.

Artérioso - veineux, *adj.* Voir SYN. : *Artério-veineux.*

Artérioxérose, *f.* (ἀρτηρία, artère ; ξηρός, dur). Durcissement, épaississement des tuniques artérielles d'origine sénile, sans lésions athéromateuses.

Artérite, *f.* ἀρτηρία, artère). Inflammation des artères. ARTÉRITE AIGUË, d'origine infectieuse ou toxi-infectieuse. Se rencontre au cours de la fièvre typhoïde, de la grippe, des fièvres éruptives, et surtout de la syphilis. C'est l'endartère qui présente la lésion initiale. L'artérite peut être pariétale, oblitérante — ARTÉRITE CHRONIQUE. Voir : *Artériosclérose, athérome.*

Artérite chronique, *f.* Voir SYN. : *Athérome.*

Artérite noueuse, *f.* Artérite aiguë à foyers innombrables, surtout dans les viscères, avec dilatations anévrysmales ou végétations de l'endartère échelonnées. S'observe dans les maladies infectieuses.

Artérite oblitérante progressive, *f.* SYN. : *Endartérité oblitérante.* Artérite localisée, subaiguë, à endothélium végétant ; la thrombose gagne de proche en proche par voie centripète et finit par oblitérer la lumière du vaisseau. Est fréquente au cerveau, dans la syphilis.

Arthralgie, *f.* ἄρθρον, articulation ; ἄλγος, douleur). Douleur d'une ou de plusieurs articulations.

Arthrectomie, *f.* ἄρθρον, articulation ; ἐκτέμνειν, couper, amputer). Opération chirurgicale consistant à enlever toutes les parties molles (fongosités, capsules, ligaments, ménisques) d'une articulation à l'exclusion des os.

Arthrite, *f.* ἄρθρον, articulation). Inflammation aiguë ou chronique d'une articulation.

Arthrite alvéolo-dentaire *f.* Maladie de l'articulation de la dent avec son alvéole, caractérisée par la déviation, l'ébranlement, le déchaussement, la douleur à la pression d'une ou de plusieurs dents, qui se trouvent au milieu des gencives rouges, tuméfiées, avec ou sans suintement purulent.

Arthrite déformante juvénile, *f.* Voir SYN. : *Coxa plana.*

Arthrite sèche déformante, *f.* Son étiologie varie suivant les cas et les auteurs : origine nerveuse, trophique, rhumatismale chronique, tuberculeuse. Caractérisée en général par des atrophies et des hypertrophies des surfaces articulaires et la gêne douloureuse des mouvements. Voir : *Rhumatisme noueux, Rhumatisme d'Eberden.*

Arthrite syphilitique, *f. A la période secondaire,* se manifeste par des arthralgies simples ou des arthrites subaiguës dont l'hydarthrose du genou est le type. — *A la période tertiaire,* elle se manifeste par des lésions destructives : gommes tertiaires périsynoviales, hydarthroses suppurées et fistuleuses et de l'ostéochondro-arthropathie pouvant aller jusqu'à la fracture spontanée.

Arthritisme, *m.* ἄρθρον, articulation). SYN. : *Herpétisme.* Diathèse caractérisée par un ralentissement des phénomènes de la nutrition. Elle s'accompagne assez souvent de douleurs articulaires vagues, ce qui explique son étymologie.

Arthrocace sénile, *f.* (ἄρθρον, articulation; κακία, vice). Arthrite sèche déformante des vieillards.

Arthrocèle, *f.* (ἀρθρὸν, articulation; κηλή, tumeur). Tumeur d'une articulation.

Arthrocentèse, *f.* (ἄρθρον, articulation; κεντεῶ, je pique). Ponction d'une articulation.

Arthrodèse, *f.* (ἀρθρώδης, fortement articulé). Opération qui a pour but l'ankylose d'une articulation saine, obtenue par abrasion des cartilages. Elle se fait à la suite de luxations récidivantes ou d'atrophie musculaire importante ne permettant plus aux muscles de fixer les surfaces articulaires dans une position physiologique normale.

Arthrodynie, *f.* (ἄρθρον, articulation; ὀδυνὴ, douleur). Douleur au niveau d'une articulation.

Arthrolalique, *adj.* (ἄρθρον, articulation; λαλεῖν, parler). Qui a rapport à l'articulation du langage parlé. — *Ex. :* Troubles arthrolaliques.

Arthrolithe, *m.* (ἄρθρον, articulation; λίθος, pierre). Concrétion d'origine généralement goutteuse, qui se trouve au niveau d'une articulation.

Arthrologie, *f.* (ἄρθρον, articulation; λογος, étude). Partie de l'anatomie descriptive s'occupant de l'étude des moyens d'union qui assemblent les os entre eux : articulation, cartilages, fibro-cartilages.

Arthrolyse, *f.* (ἄρθρον, articulation; λυσις, libération). Libération d'une articulation présentant de l'ankylose fibreuse.

Arthropathie, *f.* (ἀρθρον, articulation; παθος, maladie). Maladie d'une articulation. Dénomination généralement réservée aux lésions articulaires subaiguës et chroniques, par opposition à l'arthrite, nom donné plus généralement à l'inflammation aiguë ou subaiguë d'une articulation.

Arthropathie hystérique, *f.* Dénomination inexacte. On désigne sous ce nom une affection para-articulaire caractérisée par des contractures des muscles simulant une maladie de l'articulation, de l'hyperesthésie l'accompagne la plupart du temps.

Arthropathies nerveuses, *f.* Elles se rencontrent dans le tabès et la syringomyélie, et plus rarement dans les myélites, l'hémiplégie, les polynévrites.

Arthropathie pneumique, *f.* (πνευμα, ατος, souffle). Maladie des articulations liée à une affection respiratoire.

Arthropathie tabétique, *f.* Généralement localisée au membre inférieur. Elle est caractérisée par des lésions atrophiques épiphysaires qui déterminent des luxations, de la raréfaction de la diaphyse, amenant des fractures spontanées. L'hyperostose peut s'observer mais est assez rare.

Arthrophyte, *m.* (ἀρθρὸν, articulation; φυτόν, plante). Production calcaire d'origine généralement goutteuse se trouvant dans une articulation et y jouant le rôle de corps étranger.

Arthrotomie, *f.* (ἄρθρον, articulation; τέμνειν, couper). Ouverture d'une articulation dans un but thérapeutique.

Arthrotyphus, *m.* (ἄρθρον, articulation; τυφός, hébété). Arthrite d'origine éberthienne.

Arthroxésis, *m.* (ἄρθρον, articulation ; ξέσις, grattage). Grattage des fongosités d'une articulation malade.

Arthus. Voir : *Phénomène d'Arthus.*

Article, *m.* (*articulus,* diminutif de *artus,* membre). Syn. : *Articulation.*

Aryténoïdite, *f.* Inflammation du cartilage aryténoïde et des tissus qui l'entourent.

Arythmie, *f.* (ἀ, priv.; ρυθμός, rythme). Irrégularité du rythme cardiaque portant à la fois sur le nombre, l'intervalle et la force des battements du cœur et par suite des pulsations radiales.

Arythmie cadencée, *f.* Syn.: *Rythme couplé.* Arythmie du cœur revenant à intervalles réguliers, cadencés.

Asaphie, *f.* (ἀ, priv.; σαφής, clair). Défaut de la prononciation qui n'est pas nette.

Asarcie, *f.* (ἀ, priv.; σάρξ, chair). Syn. : *Maigreur.*

Ascaride, *m.* (ἀσκαρίς, animal qui sautille). Ver parasite de l'intestin. On en observe deux espèces chez l'homme ; l'une la plus fréquente est représentée par l'Ascaris lumbricoïde, l'autre, l'Ascaris mystax, est plus généralement observée chez le chien et le chat.

Ascaris lumbricoïdes, *m.* Ver cylindrique, de couleur gris rougeâtre, à extrémités effilées. Les femelles ont de 20 à 40 centimètres, les mâles de 15 à 20 centimètres. La femelle pond des œufs fécondés ovoïdes, d'aspect muriforme, qui sont expulsés par l'intestin et tombent dans l'eau. Les œufs sont ingérés dans l'eau de boisson, le suc gastrique dissout leur coque et l'embryon mis en liberté passe à l'état adulte. Habite généralement l'intestin grêle, cause des troubles digestifs, nerveux et rarement des abcès péritonéaux, ou des troubles des voies respiratoires.

Ascaridiose, *f.* (ἀσκαρίς, ascaris). Maladie occasionnée par les ascarides.

Aschématie, *f.* (ἀσχημάτιστος, sans forme). Syn. : *Cénesthésiopathie.* Trouble par lequel une partie de notre moi (une jambe par exemple) cesse de figurer dans la conscience que nous avons de notre personnalité.

Aschistodactylie, *f.* (ἀ, priv.; σχιστός, divisé; δάκτυλος, doigt). Voir Syn. : *Syndactylie, palmature.*

Ascite, *f.* (ἀσκός, outre). Syn. : *Hydro-péritonite sub-aiguë.* Épanchement de liquide séreux dans la cavité péritonéale. S'observe principalement au cours des cirrhoses du foie, de la tuberculose péritonéale et du cancer intestinal.

Ascitique, *adj.* (ἀσκός, outre). Qui relève de l'ascite.

Ascitogène, *adj.* (ἀσκός, outre; γεννάω, j'engendre). Qui engendre de l'ascite. — *Ex.:* Cirrhose ascitogène.

Asepsie, *f.* (ἀ, priv.; σῆψις, putréfaction). Méthode thérapeutique préventive ayant pour but d'empêcher l'arrivée des germes infectieux (microbes) sur les plaies, au moyen d'objets ayant subi la stérilisation par la chaleur (autoclave, ébullition).

Aseptique, *adj.* (ἀ, priv.; σῆψις, putréfaction). Qui ne contient pas de microbes ou de germes pathogènes. — *Ex.:* Liquide aseptique.

Asialie, *f.* (ἀ, priv.; σίαλον, salive). Absence de salive.

Asitie, *f.* (ἀ, priv.; σῖτον, aliment). Privation d'aliments.

Askélie, *f.* (α, priv.; σκέλος, jambe). Absence de jambes d'origine congénitale.

Aspalosome, *m.* (ασπαλαξ, taupe; σῶμα, corps). Monstruosité dont l'abdomen présente une solution de continuité avec une ouverture spéciale pour chacun des appareils génital, urinaire et intestinal.

Aspergillose, *f.* (*aspergillus,* aspergillus). Maladie occasionnée par un champignon de la famille des mycomycètes. L'aspergillus le plus répandu est l'*aspergillus fumigatus.* Assez fréquente chez les gaveurs de pigeons. — *Ex.:* Aspergillose du poumon.

Aspergillus fumigatus, *m.* Champignon de la famille des mycomycètes, végétant en saprophyte sur le chenevis, et déterminant des lésions pulmonaires chez les gaveurs de pigeons qui mâchent le grain avant le gavage, de la kératite chez les moissonneurs.

Aspermatisme, *m.* (ἀ, priv.; σπέρμα. graine, sperme. Syn. : *Stérilité.* Mot peu usité. Sécrétion génitale qui ne contient pas de sperme.

Asphygmie, *f.* (ᾰ, priv. ; σφυγμός, pouls). Arrêt du pouls.

Asphyxie, *f.* (ᾰ, priv.; σφύξις, pulsation). Autrefois, ce mot était employé pour désigner l'arrêt du cœur. Aujourd'hui, il est synonyme d'arrêt ou d'insuffisance de la respiration.

Asphyxie locale des extrémités, *f.* Voir Syn.: *Gangrène symétrique des extrémités.*

Asphyxie par l'acide carbonique, *f.* Due à une diminution de l'oxygène et à une augmentation d'acide carbonique; s'observe dans un lieu confiné, dans certaines régions volcaniques (grotte du chien),

caractérisée par les symptômes de l'asphyxie : angoisse, céphalée, vertiges, dyspnée, palpitations, cyanose, perte de connaissance, suivie de convulsions et de la mort.

Asporogène, *adj.* (ᾰ, priv ; σπορά, graine; γεννᾶω, j'engendre). Qui ne produit pas de spore. — *Ex.:* Charbon asporogène (Voir ce mot).

Assimilation, *f.* (*assimilis,* semblable). Phénomène par lequel la cellule s'empare des matériaux nutritifs mis à sa disposition et se les incorpore.

Assistance familiale. *f.* (*ad sistere.* s'arrêter à). Terme employé en médecine mentale et servant à désigner le placement des aliénés dans des familles où ils restent néanmoins sous la surveillance du médecin. Ils peuvent être en colonie, placés par groupe, ou isolément. Ce dernier moyen d'assistance est très employé en Ecosse, sous le nom de « privated dwelling system ».

Astacoïde, *adj.* ἄστακος, homard; είδος, ressemblance). Qui rappelle la couleur du homard cuit. — *Ex. :* Eruption astacoïde.

Astasie, *f.* (ᾰ, priv.; στασις, état de repos étant debout). Impossibilité de se maintenir en équilibre dans la station debout.

Astasie-abasie, *f.* (ᾰ, priv,; στασις, état de repos étant debout ; (ᾰ, priv.; βάσις, marche). Syndrome caractérisé par un trouble des mouvements coordonnés pour la station debout (astasie) et pour la marche normale (abasie), avec conservation de la force musculaire et de la coordination des autres mouvements. S'observe dans l'hystérie, la paralysie, la chorée, l'ataxie.

Astasie-abasie labyrinthique. Le syndrome astasie-abasie peut être dû à une lésion des canaux semi-circulaires. Les troubles de l'équilibre varient suivant la localisation de la lésion labyrinthique. L'équilibre est perdu alors dans le sens sagittal, transversal ou horizontal ou dans plusieurs sens à la fois.

Astéatose, f. (ἀ. priv.; στέαρ. graisse). Diminution ou abolition de la sécrétion graisseuse de la surface de la peau.

Astéréognosie, f. ἀ. priv.; στερεός. en terme de géométrie : solide. γνῶσις. connaissance). SYN.: *Agnosie tactile.* Trouble du sens du toucher, du tact: les reliefs, les contours ne sont plus reconnus.

Asthénie. f. (ἀσθένεια. faiblesse de : ἀ. priv. : σθένος. force). Manque de force. Ce terme s'applique à la force physique ou à la force psychique. — *Ex.:* Asthénie physique et psychique. C'est une faiblesse marquée du système musculaire et une difficulté d'évoquer des idées, des souvenirs.

Asthénique, *adj.* ἀσθενής. faible). Qui est atteint d'asthénie, qui a rapport à l'asthénie. — *Ex. :* Etat asthénique.

Asthénomanie, f. ἀσθενής. faible : μανία. folie). Etat de nonchalance que conservent certains asthéniques avec un plaisir morbide.

Asthénopie. f. ἀσθενής. faible : ὄψ. œil). Etat de lassitude oculaire dans lequel la vue est incapable d'une application soutenue. quoique l'acuité visuelle soit conservée. Elle est due à la fatigue de l'accommodation. soit à celle des muscles droits internes de l'œil. soit à une hyperesthésie du globe oculaire.

Asthme. m. ἄσθμα. de ἄεω, souffler). Névrose caractérisée par des accès de dyspnée, survenant généralement pendant la nuit. Débutant dans l'enfance, elle est attribuée à un spasme des ramuscules bronchiques. des muscles de Reissessen. relevant d'une excitation anormale des pneumo-gastriques. elle même déterminée par la résorption de produits toxiques que l'on retrouve dans les cristaux de Charcot-Leyden (voir ce mot). L'accès d'asthme est fonction de phénomènes anaphylactiques.

Asthme de Kopp. m. Spasme de la glotte.

Asthme aigu de Millar. m. Voir SYN. : *Laryngite striduleuse.*

Asthme de Wichmann. m. Voir SYN. : *Laryngite striduleuse.*

Asthme thymique. m. Voir SYN. : *Laryngite striduleuse.*

Astigmatisme. m. ἀ. priv. στίγμα. point). Vue anormale due à des irrégularités de courbure soit de la cornée. soit du cristallin. ne permettant pas aux rayons réfractés de se former en un seul point focal : les images restent toujours confuses.

Astigmie, f. ἀ. priv. στίγμα. point). Voir SYN. : *Astigmatisme.*

Astomie. f. ἀ. priv. στόμα. bouche). Absence de bouche.

Astragalectomie. f. ἀστράγαλος. os du talon: ἐκτομή. excision). Opération chirurgicale consistant à pratiquer l'ablation de l'astragale : le tibia et le péroné viennent alors appuyer sur le calcanéum. Il s'ensuit en général une ankylose osseuse du cou-de-pied.

Astraphobie, *f.* (αστηρ, étoile ; φοβος, crainte). Peur des éclairs, de l'orage.

Astringent, *adj.* (*astringere*, resserrer). Qui resserre, qui arrête les évacuations. — *Ex. :* Médication astringente.

Asyllabie, *f.* (ὰ, priv. ; συλλάβή, syllabe). Cécité verbale portant sur les syllabes.

Asymbolie, *f.* (ᾰ, priv. ; συμβολή, assemblage). Syn. : *Agnosie.* Trouble de la perception des objets et de leur identification soit par le toucher (astéréognosie), soit par la vue (cécité psychique). Quand ce trouble porte sur la reconnaissance des lieux, il y a asymbolie ou agnosie topographique.

Asynclitisme, *m.* (ᾰ, priv. ; συν, avec ; κλίνω, j'incline). Passage de la tête fœtale dans l'excavation pelvienne avec engagement alternatif (anormal) des deux bosses pariétales, au lieu de leur engagement simultané (normal).

Asynergie, *f.* (α, priv. ; σῦν, avec ; εργον, travail). Absence de l'action combinée et simultanée des facteurs d'un même travail.

Asynergie cérébelleuse, *f.* (ᾰ, priv. ; σῦν, avec ; εργον, ouvrage). Trouble dans l'association d'un ensemble de mouvements destinés à accomplir un acte (marche, flexion du tronc : dû à une lésion du cervelet.

Asystolie, *f.* (ᾰ, priv. ; συστολή, systole). Absence de systole. Syn. : *Insuffisance cardiaque.* Insuffisance de contraction du myocarde relativement au travail à accomplir. Cette insuffisance peut tenir à une altération du myocarde (myocardite de surmenage, alcoolique, toxémique),

ou à un obstacle cardiaque (rétrécissement mitral), viscéral (pulmonaire, hépatique, rénal), périphérique (artériosclérose, hypertension artérielle) : dans ce cas, le système artériel ne reçoit plus assez de sang, le système veineux est engorgé. Comme conséquence apparaissent : l'insuffisance tricuspide avec dilatation du cœur droit, le pouls veineux jugulaire, la cyanose des extrémités, l'œdème périmalléolaire, la diminution des urines, la dyspnée, des troubles cérébraux, insuffisance de la circulation, occasionnant de l'œdème cérébral par stase sanguine.

Asystolique, *adj.* (ᾰ, priv. ; συστολή, systole). Qui a rapport à l'asystolie. — *Ex. :* Crise asystolique.

Ataraxie, *f.* (α, priv. ; τάραξις, émotion). Repos moral.

Atavisme, *m.* (*atavus*, aïeul). Reproduction de types ancestraux, avec leurs caractères physiques, physiologiques ou intellectuels.

Ataxie aiguë, *f.* (αταχία, désordre). Troubles de la coordination des mouvements observés dans les myélites aiguës.

Ataxo-adynamique, *adj.* (ᾰ, priv. ; τάξις, ordre ; ᾰ, priv. ; δυναμις, force). Qui est composé tour à tour de mouvements désordonnés (ataxie) et de périodes d'abattement (adynamie). — *Ex. :* Fièvre typhoïde à forme ataxo-adynamique.

Ataxie héréditaire. *f.* Syn. : *Maladie de Friedreich.*

Ataxie locomotrice, *f.* αταχια, désordre). Syn. : *Tabès.*

Ataxophémie, *f.* (ᾰταχια, désordre ; φημί, parler). Voir Syn. : *Dysarthrie.*

Atecnie, *f.* ἀ. priv.; τέκνον, enfant). Impuissance, stérilité.

Atele ἀτελής, incomplet). Le préfixe atele se place devant le nom de chaque partie du corps pour en caractériser l'absence partielle, d'origine congénitale le plus souvent.

Atélectasie, *f.* (ἀτελής, incomplet; ἔκτασις, extension). Défaut d'extension, de dilatation d'un organe. — *Ex. : Atélectasie pulmonaire.*

Atélencéphalie, *f.* ἀτελής, incomplet : ἐγκέφαλος, encéphale). Déformation caractérisée par le développement incomplet du cerveau et de la tête.

Atéliose, *f.* ἀτελής, incomplet). Dystrophie du fœtus, du nourrisson ou de l'enfant, caractérisée par la fermeture lente des fontanelles, la non descente des testicules, leur absence de développement, et, à la deuxième enfance, par le facies ridé, la taille réduite, les os petits avec muscles peu développés. Cette dystrophie est due généralement à des insuffisances endocriniennes.

Atéloprosopie, *f.* ἀτελής, incomplet; πρόσωπον, visage). Développement incomplet de la face.

Atélosaccharomyces, *m.* Variété de champignon pathogène du genre saccharomyces et occasionnant une infection localisée de l'organisme, sous le nom de saccharomycose.

Athébaïque. Qui ne contient plus d'opium et, par extension, qui est privé d'opium. — *Ex. :* Délirium tremens athébaïque.

Athélie, *f.* ἀ. priv.: θηλή, mamelon). Absence du mamelon du sein, d'origine congénitale.

Athéromateux, *adj.* ἀθή-ρωμα, loupe). Qui est de la nature de l'athérome. — *Ex.:* Vaisseau athéromateux.

Athérome, *m.* ἀθήρωμα, loupe; de ἀθήρη, bouillie). Bouillie blanchâtre, constituée par des corps graisseux, granuleux, des cristaux d'acides gras et de la cholestérine qui se trouvent au niveau des plaques athéromateuses, dans les artères atteintes d'artériosclérose.

Athétoïde, *adj.* ἀθετος, sans position fixe; εἶδος, ressemblance). Qui a les caractères de l'athétose. — *Ex. :* Mouvements athétoïdes.

Athétose, *f.* ἀθετος, sans position fixe). Impossibilité de maintenir en une position donnée les doigts et les orteils raidis qui sont agités de mouvements lents et étendus. Ce syndrome est caractérisé par un trépied symptomatique : *a)* mouvements involontaires lents, arythmiques, peu étendus, incessants, plus ou moins généralisés, plus accusés aux extrémités: *b)* état spasmodique de rigidité musculaire exagéré par l'effort et les actes volontaires: *c)* Troubles intellectuels fréquents mais non progressifs, pouvant aller jusqu'à l'idiotie. L'athétose est due à une irritation soit du centre cortical moteur, soit du faisceau pyramidal intracranien. Quand la lésion est destructive, il y a en même temps paralysie.

Athétoso-choréique, *adj.* Qui a rapport à l'athétose et à la chorée. — *Ex. :* Mouvements athétoso-choréiques.

Athrepsie, *f.* ἀ. priv.: τρέφω, je nourris). SYN. : *Maladie de Parrot.* Maladie de la nutrition de la première enfance, caractérisée par un dépérissement progressif, de la diarrhée, des vomissements, des érythèmes, du muguet, et des troubles nerveux convulsifs.

Athrombinie, *f.* (ἄ, priv.; θρόμβος, grumeau). Absence de thrombine dans le sang.

Athyroïdie, *f.* (ἄ, priv.; θυρεος, bouclier; εἶδος, ressemblance). Suppression complète de la fonction thyroïdienne se traduisant par le myxœdème.

Atlodyme, *m.* (ἀτλας, vertèbre atlas; δίδυμος, jumeau). Monstruosité présentant deux têtes sur un seul corps.

Atmiatrie, *f.* (ἀτμος, vapeur; ἰατρεια, médecine). Méthode de traitement basée sur l'emploi des vapeurs saturées ou non de principes médicamenteux destinés à agir directement sur la muqueuse de l'appareil respiratoire.

Atocie, *f.* (ἄ, priv.; τόκος, accouchement). Stérilité de la femme.

Atonie, *f.* (ἄ, priv.; τόνος, tension). État d'un organe contractile qui a perdu la faculté de se contracter et qui par suite est sans force.

Atrabile, *f.* (*atra*, noir; *bilis*, bile). Syn. autrefois de : *Mélancolie*.

Atramentaire, *adj.* (*atramentum*, encre). Qui a rapport à l'encre et lui ressemble par la couleur ou la saveur. — *Ex. :* Perversion atramentaire du goût, s'observe chez certains aliénés.

Atrémie, *f.* (ἀ, priv.; τρέμω, je remue). Absence complète de mouvements due à un état mélancolique.

Atrésie, *f.* (ἄ, priv.; τρεσις, perforation). Imperforation d'une ouverture naturelle.

Atrétélytrie, *f.* (ἀτρητος, imperforé; ἔλυτρον, vagin). Imperforation du vagin.

Atrétentérie, *f.* (ἀτρητος, imperforé; εντερον, intestin).

Imperforation de l'intestin.

Atreto... (ἀτρητος, imperforé). Le préfixe atreto placé devant le nom d'un organe caractérise l'imperforation de cet organe.

Atrétocorme (ἀτρητος, imperforé; κόρμος, tronc). Imperforation des orifices du tronc (anus, urètre, vagin).

Atrétocysie, *f.* (ἀτρητος, imperforé; κύσός, anus). Imperforation de l'anus.

Atrétolémie, *f.* (ἀτρητος, imperforé; λαίμος, gosier). Imperforation du pharynx.

Atrétométrie, *f.* (ἀτρητος, imperforé; μήτρα, matrice). Imperforation de l'utérus.

Atrichiasis, *m.* (α, priv.; θρίξ, cheveu). Syn. : *Atrichie*. Absence plus ou moins complète de cheveux et de poils.

Atrichie (ἀ, priv.; θρίξ, cheveu). Voir Syn. : *Atrichiasis*.

Atriplicisme, *m.* (*atriplex*, arroche). Intoxication par les feuilles d'arroche que mangent les Indo-Chinois, caractérisée par des œdèmes principalement localisés à la face et aux membres supérieurs.

Atrophie, *f.* (ἄ, priv.; τροφή, nourriture). Diminution de volume d'un organe par suite de l'insuffisance de nutrition de cet organe. — *Ex. :* Atrophie du rein, atrophie d'un muscle.

Atrophie choroïdienne, *f.* Voir Syn. : *Rétinite ponctuée albescente*.

Atrophie de Vulpian, *f.* Atrophie musculaire progressive spinale commençant par les muscles de l'épaule.

Atrophie jaune aiguë du foie, *f.* Voir Syn. : *Ictère grave*.

Atrophie musculaire progressive (type Aran-Duchenne). Syn. : *Poliomyélite antérieure chronique*. Maladie due à l'atrophie des grandes cellules des cornes antérieures de la moelle, caractérisée par une atrophie musculaire progressive débutant presque toujours par les membres supérieurs, le plus souvent par les mains. L'atrophie est symétrique, elle arrive à intéresser le diaphragme et la musculature viscérale, et est alors mortelle. L'évolution est fort longue, de 4 à 20 ans. Elle est toujours d'origine médullaire, c'est une atrophie myélopathique.

Atrophie myélopathique, *f.* Atrophie musculaire due à une altération primitive de la moelle.

Atrophie myopathique, *f.* Atrophie musculaire due à une altération primitive des muscles.

Atrophie optique, *f.* Voir Syn. : *Atrophie papillaire.*

Atrophie papillaire, *f.* Syn. : *Atrophie optique.* Atrophie de la papille du fond de l'œil, résultant d'une névrite du nerf optique. A l'ophtalmoscope, la papille apparaît blanchâtre avec des bords flous et des vaisseaux normaux ou un peu flexueux.

Atrophie proliférative, *f.* En histologie, processus de transformation des tissus différenciés (osseux, cartilagineux, musculaires, etc.) dont les éléments qui les différencient (ostéoblastes, chondroblastes, fibres musculaires) disparaissent sous la prolifération des fibres conjonctives que contiennent tous ces tissu à l'état embryonnaire.

Atrophie réflexe, *f.* Atrophie musculaire localisée, ayant pour point de départ une lésion des tissus voisins et en particulier de l'articulation sous-jacente.

Atrophie vermiculée des joues. Voir Syn. : *Acné vermoulante.*

Atrophisme, *f.* (*atrophium,* atropine). Intoxication aiguë par l'atropine ou la belladone caractérisée par une première période d'agitation avec délire hallucinatoire et une deuxième période terminale marquée par l'insensibilité musculaire et le coma.

Attaque, *f.* (ital. *attaccare,* attacher, attaquer). Syn. : *Crise.* Trouble de l'organisme qui survient tout à coup. — *Ex.* : Attaque apoplectiforme.

Attelle, *f.* (*astula,* planchette). Syn. : Éclisse. Planchette de bois que l'on applique contre un os long fracturé pour le maintenir dans sa position normale et l'immobiliser. Actuellement, les planchettes de bois sont souvent remplacées par des lamelles de métal (zinc, aluminium, fil de fer tressé, ferblanc, cuir compressé, carton épais, etc.).

Attentat à la pudeur, *m.* (*ad tentare,* porter atteinte à). Acte impudique, autre que le viol, exercé par une personne sur une autre, non seulement dans le but de satisfaire une jouissance vénérienne, mais encore par curiosité, vengeance, ou dépravation.

Attention, *f.* (*ad vers, tendere,* se porter). Forme de la volonté; volonté intellectuelle.

Attrition, *f.* (*attritio,* de *ad, à : terere,* broyer). Broiement, contusion, écrasement. — *Ex.* : Attrition d'un muscle.

Atypique, *adj.* (ἀ. priv.: τύπος, type). Qui s'écarte du type normal. — *Ex.* : Élément atypique du sang.

Auditif, *adj.* (*auditus,* ouïe). Qui a rapport à l'audition. — *Ex.* : Hallucinations auditives.

Aura, *f.* (*aura,* souffle). Symptôme prémonitoire d'un accès épileptique. Elle peut être *motrice* et consiste en un spasme ; *sensitive,* caractérisée par une douleur en un point toujours le même; *sensorielle,* caractérisée par des troubles auditifs des halucinations de la vue, de l'odorat, du goût (sifflements, odeur de soufre, goût amer); *vaso-motrice* (se traduit par sécrétion de chaleur) ; *psychique* (le malade accuse de la terreur, de la dépression mélancolique ou *viscérale* (vomissements, angoisse).

Auscultation, *f.* (*ausculare,* écouter). Moyen de diagnostic qui consiste à étudier les bruits normaux et anormaux des organes de l'appareil pulmonaire et de l'appareil circulatoire, soit directement par l'application de l'oreille, soit indirectement par l'interposition d'un stéthoscope au niveau de l'organe à examiner.

Auriculo-réaction, *f.* Injection dans la peau de l'oreille d'une solution de tuberculine dans un but de diagnostic.

Autacoïde, *m.* Ferment biologique, produit de sécrétions internes des glandes vasculaires sanguines (thyroïde, ovaire, testicule, hypophyse, surrénale, etc.).

Autarcie, *f.* (αὐτός, soi-même; αρκεῖν, suffire). Contentement de soi-même.

Autoaccusation (αυτος, soi-même; *accusare,* mettre en cause). Acte de s'accuser soi-même d'un délit ou d'un crime. Voir : *Délire d'auto-accusation.*

Autoanalyse, *f.* (αυτος, soi-même; ἀνα, de nouveau; λυω, je résous). Observation de soi-même, des symptômes qui apparaissent en soi.

Autocondensation, *f.* (αυτος, soi-même; *condensare,* condenser). Application des courants de haute fréquence et de haute tension au moyen d'un appareil de condensation (une chaise longue sur laquelle se couche le malade) relié à une des extrémités du solénoïde, tandis que le patient est relié à l'autre extrémité du même solénoïde.

Autoconduction, *f.* (αυτος, soi-même; *conducere,* conduire). *Psych.* : Fonction supérieure d'application adaptant tous les mécanismes intellectuels (perception, mémoire, association d'idées, fonctions logiques) en une activité psychique, les dirigeant vers un but, les maintenant dans cette direction, choisissant les éléments utiles, inhibant et réduisant les autres. En résumé : fonction de synthèse mentale. La suspension globale de l'autoconduction se traduit par la confusion mentale.

Autoconduction, *f. Phys.* : Application des courants de haute fréquence et de haute tension au moyen d'un grand solénoïde dans lequel se place le malade.

Autodigestion, *f.* (αὐτος, soi-même; *di-gerere,* porter au loin). Etat de l'estomac qui fonctionne à vide, qui secrète en l'absence d'ingestion d'aliments, occasionnant une digestion de sa propre muqueuse par le suc gastrique, et aboutissant à la formation d'un ulcère stomachal.

Autoécholalie, *f.* (αυτος, soi-même; ηχῶ, son répété; λαλειν, parler). Tendance à répéter automatiquement le dernier mot d'une phrase ou la dernière syllabe du dernier mot que le sujet vient de prononcer. S'observe chez les aliénés dont le contrôle cortical est impuissant à arrêter le déclanchement automatique de l'acte verbal moteur à la suite de l'incitation verbale auditive.

Autogène, *adj.* (αὐτός, soi-même; γεννάω, j'engendre). Qui se forme dans l'organisme et à ses dépens.

Autographisme, *m.* (αὐτός, soi-même; γραφεῖν, écrire). Voir Syn. : *Dermographisme.*

Autogreffe, *f.* (αὐτός, soi-même; γραφειν, écrire). Greffe dont le greffon est pris sur le sujet lui-même. — *Ex.* : Cartilage costal pris sur un individu dans le but de lui fermer une brèche cranienne.

Autohémosérothérapie, *f.* (αὐτός, soi-même; αἷμα, sang; *serum*, sérum: θεραπεύω, je soigne). Syn. : *Autohémothérapie; Autosérothérapie.* Injection hypodermique à un individu de son propre sérum sanguin.

Autohémothérapie, *f.* (αὐτός, soi-même: αἷμα, sang: θεραπεύω, je soigne). Méthode de traitement consistant à injecter à un individu certaine quantité de sang total (sérum et globules) prélevé sur ce même individu.

Autohétérovaccin, *f.* (αὐτός, soi-même; ἕτερος, autre: *vacca*, vache). Vaccin préparé avec des microbes prélevés sur le malade et des microbes de même espèce prélevés sur des sujets étrangers. — *Ex.* : Autohétérovaccin gonococcique.

Auto-infection, *f.* (αὐτός, propre; *infectio*, infection). Infection produite par l'organisme lui-même, par suite de l'exaltation d'agents pathogènes qui y vivent à l'état normal sans réaction.

Auto-intoxication, *f.* (αὐτός propre; *intoxicatio*, intoxication). Intoxication produite par l'organisme lui-même par suite de la formation de substances toxiques qui, véhiculées dans le sang, peuvent s'accumuler plus spécialement dans un organe.

Autolysat, *m.* (αὐτός, soi-même; λύσις, dissolution). Tout produit organique qui traverse les membranes cellulaires et se déverse dans le sang et qui est dû à des phénomènes d'autolyse.

Autolysat, *m. Bact.* : Vaccin préparé avec des toxines microbiennes obtenues soit par filtration, soit par centrifugation des cultures après macération dans l'eau distillée. — *Ex.* : Autolysats de Vincent.

Autolyse, *f.* (αὐτός, soi-même; λύσις, dissolution). Autodigestion, autodissolution d'une substance sécrétée par un organe sous l'influence de ferments avec production de nouvelles substances qui acquièrent des propriétés nouvelles.

Autolysine, *f.* (αὐτός, soi-même; λύσις, dissolution). Syn. : *Autohémolysine.* Hémolysine détruisant les globules rouges du sang où elle se trouve.

Autolytique, *adj.* (αὐτός, soi-même: λύσις, dissolution). Qui se dissout lui-même. — *Ex.* : Fonte autolytique ou putride du cœur.

Automatisme, *m.* (αὐτός, soi-même: μάομαι, je me meus). Exécution d'un mouvement, d'un acte par effet d'habitude, sans participation de la conscience, par simple appel à l'activité inférieure subconsciente.

Automatisme ambulatoire, *m.* (αὐτός, soi-même:

.αομαί, je me meus; *ambu-*
1re, se promener). Fugue in-
onsciente d'un individu en
tat second, avec amnésie to-
ale pour la période d'auto-
natisme. S'observe chez les
ystériques et les épilep-
iques comme équivalent d'une
rise.

Automutilation, *f.* (αυτος,
oi-même; *mutilare,* couper).
.cte d'un individu qui s'am-
ute volontairement un seg-
nent de membre ou un or-
ane.

Autonégativisme, *m.* (αὐτος,
oi-même; *negare,* nier). Ré-
istance du malade à ses pro-
res désirs ou à ses propres
esoins (il se retient d'uriner,
.'aller à la selle, de manger).
.'observe dans la démence
récoce.

Auto-observation, *f.* (αὐτὸς,
oi-même; *observare,* obser-
er). Observation des symp-
ômes morbides par le malade
ui-même en l'absence du mé-
.ecin qui les recueille ensuite
our porter un diagnostic.

Autophagie, *f.* (αὐτος, soi-
iême; φαγω, je mange). Dé-
intégration des tissus de l'or-
;anisme caractérisée par un
maigrissement considérable
t rapide tel que le sujet
emble s'absorber lui-même.
.'observe dans le diabète pan-
réatique.

Autophonie, *f.* (αυτος, soi-
nême; φωνη, voix). Audition
.e sa propre voix. On entend
e retentissement de sa voix,
[uand, en auscultant un ma-
ade, on cause, en obturant
'oreille qui n'est pas appli-
[uée sur la poitrine du pa-
ient.

Autoplastie, *f.* (αὐτος, soi-
nême; πλασσειν, former). Opé-
ation par laquelle on rem-
ilace une partie détruite par
'autres parties empruntées
iu sujet lui-même.

Autopsie, *f.* (αυτός, soi-
même; οψις, vue). Ouverture
d'un cadavre dans le but de
se rendre compte des causes
de la mort, par l'étude des
lésions des différents organes.

Autoscopie, *f.* (αυτος, soi-
même; σκοπειν, regarder). Vision qu'un individu a de sa
propre personne, soit extérieurement, soit intérieurement.

Autoscopique, *adj.* (αυτος,
propre, soi-même; σκοπειν, regarder, voir). Qui voit en lui-
même. — *Ex. :* Hallucinations
autoscopiques.

Autosérapie, *f.* (αυτος, soi-
même; sérapie, contraction de
sérothérapie). Voir Syn. : *Au-*
tosérothérapie.

Autosérothérapie, *f.* (αυτος,
soi-même; *serum,* sérum;
θεραπευω, je soigne). Syn. :
Autosérapie. Méthode thérapeutique consistant à injecter
au malade son propre sérum
sanguin.

Autostéthoscope, *m.* (αυτος,
soi-même; ἠχῶ, son; σκοπειν,
examiner). Instrument permettant de s'ausculter soi-
même.

Autosuggestion, *f.* (αυτος,
soi-même; *suggere,* persua-
der). Persuasion inconsciente
que se fait l'individu à lui-
même.

Autotoxine, *f.* (αὐτὸς, soi-
même; τοξον, poison). Toxine,
produit de sécrétion d'un microbe, qui agit sur ce microbe
et empêche son évolution.

Autovaccin, *m.* (αὐτος, soi-
même; *vacca,* vache). Vaccin
préparé avec les microbes recueillis dans le sang ou le pus
du malade, que l'on cultive
en atténuant leur virulence et
que l'on inocule alors au malade à l'état de vaccin. Le
vaccin fait produire à l'organisme les anticorps capables

de lutter contre l'infection microbienne.

Autovaccinothérapie ({αὐ}-τος, soi-même; *vacca*, vache; θεραπεύω, je soigne). Méthode de traitement employant les autovaccins.

Avellis. Voir : *Syndrome d'Avellis.*

Aviaire, *adj.* (*avis*, oiseau). Qui a été occasionné par un oiseau. *Ex.:* Diphtérie aviaire.

Avitaminique, *adj.* α. priv.; *vitamen*, vitamine. *a)* Qui manque de vitamine. *Ex.:* Aliment avitaminique; *b)* Qui se produit en raison de l'absence de vitamine. *Ex.:* Maladie avitaminique (béribéri).

Avitaminose, *f.* Voir Syn. : *Maladie par carence.* Maladie due à l'absence de vitamine dans les aliments. Dans ce groupe rentrent le béribéri, le scorbut, peut-être la pellagre.

Avivement, *m.* (*a vivere,* mettre à vif). Méthode chirurgicale consistant à mettre à vif les bords d'une plaie que l'on veut suturer pour en faciliter l'accolement et la reprise.

Avortement (*ab,* hors de; *oriri,* naître). Syn. : *Avortement spontané.* Expulsion d'un œuf vivant ou mort avant le septième mois de la grossesse (la viabilité légale étant de 180 jours).

Avortement criminel, *m.* (*ab ortare* de *ab,* hors de; *ortus* p. passé de *oriri,* naître). Interruption de la grossesse dans le but de faire disparaître le produit de la conception, qu'il soit viable ou non.

Avortement provoqué, *m.* Accouchement avant terme, provoqué par le médecin dans

un but thérapeutique. L'interruption est généralement motivée par les vomissements incoercibles, des complications locales (hémorragies utérines, épithélioma du col) ou un bassin vicié.

Avulsion, *f.* (*avellere,* arracher). Extraction. S'emploie pour exprimer l'extraction d'une dent : avulsion dentaire.

Axonge, *f.* (*axis,* axe de voiture; *ungere,* oindre). Panne de porc, graisse accumulée autour des reins et de l'épiploon que l'on fait fondre doucement et que l'on emploie dans la fabrication des pommades.

Axyphoïdie, *f.* ἀ. priv.; ξίφος, épée; εἶδος, forme). Absence de l'appendice xiphoïde; malformation assez fréquente chez les hérédo-syphilitiques.

Azoospermie, *f.* α. priv.; ζῶον, animal; σπέρμα, sperme). Absence de spermatozoïdes.

Azotémie, *f.* α. priv.: ζωή, vie; αἷμα, sang). Symptôme caractérisé par la présence d'un excès d'urée dans le sang; fréquent chez les néphrétiques et les ictériques.

Azotorrhée, *f.* ἀ. priv.; ζωή, vie; ῥέω, je coule). Digestion imparfaite des viandes dont on retrouve des morceaux plus ou moins volumineux dans les selles. Chez le sujet sain, l'azote fécal représente 5 ou 6 p. 100 de l'azote alimentaire. Quand ce chiffre est dépassé, il y a azotorrhée. S'observe dans l'insuffisance pancréatique.

Azoturie, *f.* ἀ. priv.; ζωή, vie; οὖρον, urine). Émission d'urine contenant des principes azotés en quantité anormale et en particulier de l'urée.

B

Babès, médecin roumain contemporain. Voir : *Maladie de Babès.*

Babeurre, *m.* SYN. : *Lait de beurre.* Lait privé de sa graisse par barattage : suivant la durée de repos du lait avant le barattage, repos pendant lequel commence la fermentation lactique ; suivant la durée du barattage qui agglomère la crème pour faire le beurre, le babeurre est plus ou moins acide, plus ou moins gras.

Babinski, médecin français contemporain. Voir : *Signe de Babinski ; Syndrome de Babinski-Nageotte.*

Bacelli, médecin italien contemporain. Voir : *Signe de Bacelli-Kuthy.*

Bacillaire, *adj. et subst.* (*bacillus,* baguette). 1° Qui est dû à un bacille. — *Ex. : Dysenterie bacillaire ;* 2° Qui est porteur de bacilles ; 3° S'emploie souvent comme substantif pour désigner un malade tuberculeux : comme adjectif, il est synonyme de tuberculeux.

Bacille, *m.* (*bacillus,* baguette). Voir SYN. : *Bacillus.*

Bacille acido-résistant, *m.* Bacille qui a la propriété, étant déjà coloré par la fuchsine, de ne pas se décolorer par l'acide nitrique au tiers, de « *résister* ». — *Ex. :* Bacille acido-résistant de la tuberculose.

Bacille bouteille de Unna, *m.* Voir SYN. : *Spore de Malassez.*

Bacille cholérique, *m.* SYN. : *Vibrion cholérique ; Bacille virgule ; Coma-bacille ; Spirille du choléra.* Isolé par Koch en 1884. A l'aspect d'une demi-parenthèse, d'un S ou d'un ω, est rarement droit. Mobile, à de nombreux cils vibratiles. La culture en eau peptonée se charge d'indol ; traitée par l'acide nitrique, elle prend une couleur rouge violacée. C'est la réaction dite du choléra-roth. Se trouve dans les eaux de boisson. Produit des toxines qui déterminent de l'intoxication grave.

Bacille de Barat, *m.* Bacille ovoïde, se renflant à sa partie médiane, se colorant par l'iode en bleu, gardant la coloration de Gram. Il est mobile et donne des spores. C'est un ferment mixte peptolytique. Son action pathogène est peu importante. Il semble jouer un rôle dans certains troubles intestinaux. Il a été trouvé dans les plaies de guerre et la flore intestinale et rencontré pour la première fois en 1916 par M. Barat dans le moût de certaines bières du Nord.

Bacille de Ducrey, *m.* Voir SYN. : *Bacille du chancre mou.*

Bacille de la diphtérie, *m.* SYN. : *Bacille de Loeffler.* Découvert en 1884. Bâtonnet droit ou arrondi, ayant de 2 μ 5 à 3 μ 5 de long sur 0 μ .7 de large. Immobile. Les éléments sont isolés ou réunis par deux. Il détermine des fausses membranes, est rapidement détruit par les rayons solaires, et résiste très longtemps quand il est placé à l'abri de la lumière.

Bacille de la fièvre jaune, *m.* Syn.: *Bacille ictéroïde.* Découvert par Sanarelli.

Bacille de la grippe, *m.* Syn.: *Bacille de Pfeiffer.* Découvert en 1890. Bâtonnet immobile, rectiligne : un des plus petits que l'on connaisse, 0 μ 5 de long. On les trouve isolés ou placés 3 ou 4 bout à bout. Récemment, on a admis que la grippe serait due à un virus filtrant qui mettrait certaines variétés de microbes (pneumocoques, etc.) dans un état de virulence particulier.

Bacille de la lèpre, *m.* Syn.: *Bacille de Hansen.* Découvert par Hansen ; ressemble beaucoup au bacille de Koch.

Bacille de la morve, *m.* (*bacillus mallei*). Bâtonnet long de 2 à 5 μ, mince, mobile, avec vacuoles. Aérobie, spécifique de la morve qui frappe surtout les équidés et qui par eux se transmet à l'homme. Microbe peu résistant, produisant en culture un enduit épais bleu verdâtre sur la pomme de terre.

Bacille de la peste, *m.* Découvert par Yersin et Kitasato.

Bacille de la psittacose, *m.* Décrit par Nocard, Gilbert et Fournier ; paraît être une variété de colibacille, se trouve chez les perroquets. Agent d'une forme de broncho-pneumonie très grave chez l'homme, transmise par ces oiseaux exotiques.

Bacille de la septicémie hémorragique, *m.* Bacille non spécifique.

Bacille de Morax, *m.* Diplobacille qui se rencontre dans la conjonctivite subaiguë.

Bacille de la tuberculose, *m.* Syn.: *Bacille de Koch.* Découvert en 1882. Bâtonnet immobile, de 2 à 4 μ de long. Se colore difficilement par les couleurs d'aniline. Bacille commun à la plupart des êtres vivants, d'où trois grandes variétés: bacille de la tuberculose de l'homme et des mammifères, bacille de la tuberculose des oiseaux, bacille de la tuberculose des poissons.

Bacille de Morgan, *m.* Bacille à bouts arrondis, mobile, présentant des mouvements de translation, ne prenant pas le Gram. Il occasionne de la dysenterie, observée surtout en été. Il a un pouvoir toxi-infectieux quelquefois violent.

Bacille de Nicolaier, *m.* Voir Syn.: *Bacille du tétanos.*

Bacille de Preisz-Nocard, *m.* Spécifique de la lymphangite ulcéreuse du cheval, se trouve assez rarement dans certaines lymphangites rebelles de l'homme. On a vu une origine commune dans l'emploi d'une paille trop usagée.

Bacille de Shiga, *m.* Organisme immobile, qui ne prend pas le Gram, dont les cultures dégagent un parfum spécial de fleurs de marronniers. Bacille occasionnant la dysenterie bacillaire.

Bacille de Thiroloix et Achalme, *m.* Bâtonnet gros, court, ne poussant que dans les milieux anaérobies, se trouve dans le sang et les sérosités de la plèvre et des

ticulations des rhumatisants
gus.

Bacille de Vincent, *m.* Ba-
le fusiforme, long de 10 à
μ, renflé à sa partie
oyenne, aminci à ses extré-
ités. Se trouve dans les an-
nes à caractère diphtéroïde,
mme l'angine de Vincent.

Bacille de Wecks, *m.*
gent spécifique de la con-
nctivite catarrhale, conta-
euse, épidémique, des écoles
fantines, des crèches.

Bacille de Welch, *m.* Ba-
le de la gangrène gazeuse.

Bacille de Yersin, *m.*
'N.: *Bacille de la peste.*

Bacille du chancre mou,
. SYN.: *Bacille de Ducrey.*
écouvert en 1889. Strepto-
cille gros et court, souvent
rangle en son milieu, paris disposé en chaînettes.

Bacille du charbon, *m.*
'N.: *Bacillus anthracis* de
avaine; *Bactéridie charbon-
euse.* Découvert par Davaine
1 1850. Bacille spécifique aé-
bie, se présente sous la
rme d'un bâtonnet immo-
le ayant 5 à 6 μ sur 1 à
μ 5 de large. Ses spores ré-
sient facilement à la chaleur
conservent longtemps dans
sol ou l'eau leur propriété
thogène, causant des épizzo-
es meurtrières. L'homme se
ntamine en manipulant des
ines, cornes, peaux d'ani-
aux infectés ou par les
ouches.

Bacille du tétanos, *m.*
YN. *Bacille de Nicolaier.* Dé-
ouvert en 1884. Anaérobie.
âtonnet très fin, mobile, de 2
5 μ de long, pourvu d'une
pore terminale qui lui donne
aspect d'une tête d'épingle
u d'une baguette de tambour.
rès résistant, on le trouve
ans la terre, le fumier, la
ase et les excréments des

herbivores. Agit surtout par
les toxines qu'il sécrète.

Bacille fusiforme, *m.* Bacille en forme de fuseau, renflé en son centre, aminci à ses
extrémités, long de 6 à 8 μ
(forme courte), de 10 à 12 μ
(forme longue). Se colore bien
par les couleurs d'aniline, se
décolore par la méthode de
Gram, se cultive principalement dans le bouillon ou la
gélose additionnés d'un tiers
de liquide organique (sérum
humain), pousse difficilement
en dégageant une odeur fétide
sui generis; se multiplie par
segmentation. Agent pathogène, généralement associé
avec le spirille que l'on
retrouve dans les ulcéra-
tions des muqueuses (angines,
chancres).

Bacille pyocyanique, *m.*
A la propriété de donner naissance à une matière colorante
bleue, la pyocyanine, que l'on
peut obtenir à l'état cristallin.
Produit le pus bleu.

Bacille typhique, *m.* SYN.:
Bacille d'Eberth. Découvert en
1880. Bâtonnet cylindrique, de
2 à 4 μ sur 0 μ 6 à 1 μ. Se
rapproche par bien des points
du colibacille. Il est plus
mobile en raison de ses cils
plus nombreux (8 à 24). Il ne
fait pas fermenter le lait, ne
donne pas d'indol dans le
bouillon peptoné.

Bacille virgule, *m.* Voir
SYN.: *Bacille cholérique.*

Bacille Y. de Hiss, *m.* Bacille occasionnant la dysenterie bacillaire.

Bacillémie, *f.* (*bacillus*,
baguette; αἷμα, sang). Présence de bacilles dans le sang.

Bacillisation, *f.* (*bacillus*,
bacille). Propagation d'une
variété de bacilles à tout l'organisme. Ce terme s'emploie

le plus souvent pour indiquer la généralisation de la tuberculose.

Bacillophobie, *f.* (*bacillus*, bacille ; φόβος, crainte). SYN.: *Microbiophobie.* Crainte obsédante de contracter une maladie microbienne. S'observe chez les dégénérés.

Bacilloscopie, *f.* (*bacillus*, bacille ; σκοπεῖν, examiner). Recherche microscopique des bacilles dans le sang, le pus, l'urine, les matières fécales, permettant d'en fixer la classe et par suite la maladie en cause.

Bacillose, *f.* (*bacillus*, bacille). Voir SYN.: *Tuberculose.*

Bacillus, *m.* (*bacillus*, baguette). Dénomination générale donnée aux bactéries ayant une forme allongée. Petit bâtonnet cylindrique et mince, mobile, avec ou sans cil vibratile, se reproduisant par scissiparité et souvent par sporulation.

Bacillus abortus. Microbe spécifique de l'avortement contagieux des bovidés. Certains auteurs pensent que par ce microbe l'avortement contagieux est transmissible à l'espèce humaine. D'autres auteurs ont trouvé la plus grande analogie entre le bacillus abortus et le bacillus melitensis (bacille de la fièvre de Malte).

Bacillus abortivo-equinus, *m.* Bacille de l'avortement épidémique des vaches.

Bacillus anthracis de Davaine, *m.* Voir SYN.: *Bacille du charbon.*

Bacillus bellonensis, *m.* Se trouve dans les plaies compliquées de gangrène gazeuse. Il donne une toxine très active qui provoque à la fois des phénomènes locaux (œdème, nécrose) et des phénomènes généraux (dyspnée surtout) qui aboutissent à la mort.

Bacillus botulinus, *m.* Bacille anaérobie, qui n'agit que par sa toxine douée d'une grande affinité pour le système nerveux. Se trouve dans les conserves alimentaires mal préparées, aussi bien dans les conserves de viande que dans les conserves de légumes (haricots, asperges, etc.) Occasionne le botulisme.

Bacillus caucasicus. *m.* Agent de fermentation du képhyr.

Bacillus creatis, *m.* Petit bacille immobile, encapsulé, non sporulé, non liquéfiant, ne coagulant pas le lait, ni pathogène, ni toxique. Il se développe vers le sixième jour sur les viandes non cuites, leur donnant une teinte rose, un arome léger, particulier, agréable.

Bacillus fallax, *m.* Bacille qui se trouve associé à d'autres bacilles (*vibrion septique, perfringens, œdematiens*) pour déterminer la gangrène gazeuse.

Bacillus invadiens. *m.* Bactérie qui se rencontre fréquemment dans les selles dysentériformes et dans le sang, au cours d'affections diverses contractées dans les tranchées pendant la guerre.

Bacillus lactis aerogenes, *m.* Variété de colibacille.

Bacillus neopolitanus. *m.* Trouvé par Emmerich dans les organes des cholériques; ce n'est qu'une variété de colibacille.

Bacillus œdematiens. *m.* Un des agents habituels occasionnant la gangrène gazeuse.

Bacillus paralyticans, *m.* Bacille diphtéroïde, qui a été découvert par Ford Robertson dans le sang des paralytiques énéraux, et avec lequel il a réparé un sérum qui, pour li, devrait être immunisant.

Bacillus perfringens, *m.* c trouve dans presque toutes laies graves des membres, angreneuses ou non, en assoiation avec le streptocoque, e staphylocoque.

Bacillus pyogenes fœtilus, *m.* Décrit par Passet, 'est qu'une variété de coliacille.

Bacillus septicus putidus, l. Agent de septicémie conécutive au choléra. Se trouve urtout chez les animaux. Se approche beaucoup du coliacille, dont il diffère en ce u'il a la propriété de liquéier la gélatine.

Bacillus sporogenes, *m.* Constitue une espèce distincte lu vibrion septique. Anaérobie nutride, que l'on trouve dans es plaies de guerre, compliquées de gangrène putride et le phlegmon gazeux.

Bacillus submobilis, *m.* Bacille du genre proteus, que 'on rencontre dans les exsulats des méningites post-otiiques.

Bactéricide, *adj.* (βαχτηρία, bâton ; *cædere,* tuer). Qui a la propriété de détruire les bacéries ou tout au moins d'enraver leur reproduction.

Bactéridie, *f.* βαχτηρία,) bâon ; ειδος, forme). Terme acuellement tombé en désuéude. S'emploie encore pour lésigner le bacille du charbon. Bâtonnet large et immobile.

Bactéridien, *adj* (βαχτηρία, bactérie ; ειδος, forme). Qui est causé par une bactéridie. — *Ex.:* Charbon bactéridien.

Bactérie, *f.* (βαχτηρία, bâton). Nom donné à un microorganisme appartenant à la famille des algues du groupe des schizomycètes ou schizophycètes, agent d'une maladie infectieuse. Les bactéries sont ou arrondies : coques, microcoques ; ou allongées : bacilles.

Bactérie septique, *f.* Décrite par Clado, dans les infections urinaires. N'est qu'une variété de colibacille.

Bactériémie, *f.* (βαχτήρια, bactérie ; αἷμα, sang). Présence de bactéries dans le sang, causes d'infection générale ou localisée de l'organisme.

Bactériologie, *f.* (βαχτήρια, bâton ; λογος, étude). Etude des bactéries, des microbes.

Bactériolyse, *f.* (βαχτεριον, bactérie ; λυσις, dissolution). Dissolution, destruction des bactéries dans le milieu humoral. Elle se fait quand les anticorps, capables de détruire les antigènes, apparaissent dans une proportion suffisante.

Bactériopexique, *adj.* (βαχτήρια, bâton ; πηγνύμι, fixer). Qui fixe les bactéries. — *Ex.:* Fonction bactériopexique du foie.

Bactériophage, *adj.* (βαχτεριον, bactérie ; φαγω, je mange). Bactérie qui détruit les bactéries. — *Ex.:* Microbe filtrant bactériophage.

Bactériothérapie, *f.* (βαχτήρια, bactérie ; θεραπια, traitement). Méthode thérapeutique consistant à employer les bactéries ou leurs toxines pures ou stérilisées comme moyen préventif ou curateur d'une maladie.

Bactériotoxémie, *f.* (βαχτήρια, bâton ; τοξον, poison ; αἷμα, sang). Empoisonnement du sang par les toxines bactériennes.

Bactériotoxine, *f.* (βαχτήρια, bâton ; τοξον, poison). Toxine sécrétée par une bactérie.

Bactériotropique, *adj.* (βακτηρια, bâton, bactérie ; τροπος, changement). Qui modifie les bactéries. — *Ex.:* Enveloppe bactériotropique.

Bactérium, *m.* (βακτηρία, bâton). Bacille constitué par un bâtonnet plus gros que celui du bacillus proprement dit et qui n'est pas animé de mouvements spontanés comme ce dernier.

Bactérium coli commune, *m.* Voir Syn.: *Colibacille.*

Bactérium termo, *m.* Gros bacille, se rencontrant fréquemment dans les matières en putréfaction.

Bactériurie, *f.* (*bacterium,* bactérie) ; ουρον, urine). Emission d'urine contenant des bactéries.

Baguette de tambour. Voir : *Doigt en baguette de tambour ; Bacille du tétanos.*

Bain, *m.* (*balneum,* bain). Immersion du corps ou d'une partie du corps dans de l'eau.

Bain chaud: est tonique et excitant entre 36° et 42° (durée: 5 à 10 minutes) ; sédatif de la douleur et des spasmes, entre 34° et 36° (10 à 30 minutes) ; sédatif de l'état nerveux, entre 32° et 33" (20 à 40 minutes).

Bain froid: antithermique dans la fièvre typhoïde, à 20° tous les 3 heures (formule de Brandt). Il exerce une action fortifiante, sthénique, sur le système nerveux. Les bains thérapeutiques sont considérés, comme froids, de 20° à 28°.

Bain refroidi. Voir Syn.: *Bain de Ziennusen.*

Bain de Ziennusen, *m.* Bain refroidi progressivement. On place le malade dans un bain, qui commence à 5° au-dessous de la température du malade, et que l'on refroidit progressivement jusqu'à 20° en une demi-heure, en surveillant l'état du cœur.

Bain hydro-électrique, *m.* S'emploie sous forme de grand bain généralisé ou de bain local (pédiluve, maniluve), l'eau étant un excellent électrode. Le courant galvanique est toujours employé.

Baïonnette. Voir: *Doigt en baïonnette.*

Balanite, *f.* (βαλανος, gland). Inflammation du gland, due à l'insuffisance d'hygiène locale, aux états diathésiques (diabète) ou à une infection d'origine vénérienne.

Balanique, *adj.* (βαλανος, gland). Qui siège au niveau du gland ; qui appartient à la région du gland.

Balano-posthite, *f.* (βαλανος, gland ; πόσθη, prépuce). Inflammation du gland et du prépuce.

Balanorragie, *f.* (βαλανος, gland ; ραγη, rupture). Hémorragie du gland. S'observe le plus souvent à la suite de la rupture du frein, au premier coït, chez les individus atteints de phimosis.

Balanorrhée, *f.* (βαλανος, gland ; ρέω, je coule). Ecoulement au cours de la balanite.

Ballon, *m.* (βαλλω, je lance). Poche en caoutchouc, que l'on peut emplir d'eau, employée en obstétrique, pour hâter la dilatation et ouvrir l'utérus gravide. Les ballons sont de toutes dimensions et ont été employés en 1888 par Champetier de Ribes.

Ballon - symptôme. Voir Syn.: *Signe du ballon.*

Ballonnement, *m.* (βαλλω, je lance). Syn.: *Tympanite.* Gonflement de l'abdomen par suite de distension gazeuse.

Ballottement, *m.* (βαλλω,

je lance). Sensation de va-et-vient, éprouvée par l'examinateur au contact d'un organe ou d'une tumeur situés dans l'abdomen, en faisant subir à cet organe ou à cette tumeur des poussées latérales rapides et brusques avec les faces palmaires des doigts.

Ballottement fœtal, *m.* Déplacement spontané du fœtus dans l'utérus, ou provoqué par la palpation de l'utérus gravide.

Balnéothérapie, *f.* ·(*balneum*, bain ; θεραπεία, traitement). Traitement par les bains chauds ou froids.

Balsamique, *adj.* (*balsamum*, baume). Qui est fait avec des baumes et en a les propriétés béchiques.

Bandage (*bandum*, bande). Actuellement ce terme n'est plus guère en usage que pour désigner le bandage herniaire. Autrefois, il était employé pour désigner certains grands pansements et appareils de contention, qui tous étaient faits avec des bandes de toile et des attelles de bois.

Bandage herniaire, *m.*, ou simplement *bandage*. Appareil de contention employé dans les hernies. Sa forme et sa structure varient suivant la localisation de la hernie.

Bande d'absorption. *f.* *Méd. lég.* Bande foncée, déterminée par l'absence de certains groupe de rayons dans le spectre d'un faisceau lumineux tamisé par un corps translucide. Se recherche dans les analyses de sang et dans les intoxications, en médecine légale.

Bamberger, médecin contemporain. Voir: *Signe de Bamberger.*

Banti, médecin italien contemporain. Voir : *Maladie de Banti.* Syn.: *Cirrhose splénomégalique.*

Baranesthésie, *f.* (βάρος, pression ; ἀ. priv. ; αἴσθησις, sensibilité). Abolition de la sensibilité à la pression profonde.

Barany, médecin contemporain. Voir: *Épreuve de Barany,* recherchée dans les lésions de l'oreille interne.

Barberio, médecin italien contemporain. — Voir: *Réaction de Barberio.*

Bard, médecin contemporain. Voir : *Choc en dôme de Bard.*

Baresthésie, *f.* βάρος, pression ; αἴσθησις, sensibilité). Sensibilité à la pression profonde. — Ex.: *Baresthésie osseuse.*

Bargylossie, *f.* βαρύς, lourd ; γλῶσσα, langue). Embarras de la parole par suite de pesanteur de la langue.

Barlow, médecin anglais du xixe siècle. Voir : *Maladie de Barlow.*

Barotropisme, *m.* βάρος, pression: τρέπω, je tourne). Mouvement qu'exécute le protoplasme sous l'influence d'un contact, d'une pression, d'une vibration.

Bartholinite. *f.* (Bartholin, médecin danois de la 2e moitié du xviie siècle). Inflammation des glandes de Bartholin au niveau de la vulve. Elle est généralement d'origine gonococcique.

Basedow, médecin allemand de la première moitié du xixe siècle. Voir: *Maladie de Basedow.*

Basedow fruste. *m.* Voir : Syn.: *Basedowisme.*

Basedowien, *subst.* et *adj.* 1° Individu atteint de la maladie de Basedow : 2° Qui a rapport à la maladie de Basedow.

Basedowifié. *adj.* Qui a

pris les caractères de la maladie de Basedow. Se dit en parlant d'un goitre simple, qui évolue secondairement avec les caractères du goitre exophtalmique.

Basedowisme, *m.* Syn. : *Basedow fruste*. Insuffisance de sécrétion du corps thyroïde déterminant des troubles circulatoires (tachycardie), oculaires (exophtalmie, regard éclatant, signes de de Grœfe, Mœbius, Stellwag), une zone d'hyperesthésie de la région thyroïdienne, dont l'ensemble constitue le syndrome basedowien.

Basedowoïde, *adj.* (*Basedow*, Basedow; εἶδος, ressemblance). Qui rappelle les caractères de la maladie de Basedow.

Basiotribe, *m.* βάσις, base: τριβή, broiement). Instrument employé en obstétrique pour la première fois par Tarnier en 1883, composé de trois branches, étagées, d'inégale longueur et d'une vis d'écrasement. La branche médiane est terminée par un perforateur triangulaire; la branche gauche s'articule sur la branche médiane comme la cuiller d'un forceps ; la branche droite, plus longue que la cuiller gauche, s'applique comme la branche d'un forceps. La vis d'écrasement, mise en place à l'extrémité de cette branche, rapproche les deux cuillers et complète le broiement de la tête fœtale.

Basiotripsie, *f.* (βάσις, εως, base; τριβή, broiement). Opération obstétricale qui consiste à écraser la base du crâne du fœtus avec le basiotribe.

Basophile, *adj.* βάσις, base; φιλεω, j'aime). Qui a une affinité particulière pour les bases; qui se colore par les couleurs basiques. — *Ex.:* Cellule basophile.

Basophobie, *f.* βάσις, marche; φόβος, crainte). Peur de marcher sous l'influence d'une idée obsédante. S'observe chez les dégénérés, les aliénés.

Basoplasie, *f.* βάσις, base; πλάσις, formation). Formation de cellules basophiles, dans un épanchement, par exemple.

Bassin annelé, *m.* (*bacinus*, bassin). Bassin rachitique décrit par Pinard, aplati au seul détroit supérieur, dont le rétrécissement ne porte que sur le diamètre promonto-pubien.

Bassin aplati canaliculé, *m.* Bassin rachitique décrit par Pinard, dans lequel le bassin est dit plat, par défaut de concavité du sacrum. Les articulations des vertèbres sacrées forment des saillies qui ont reçu le nom de faux-promontoires.

Bassin cyphotique, *m.* Rentre en obstétrique dans la classe des bassins viciés. Généralement la cyphose pottique est lombaire, le bassin est en antéversion; la forme de l'excavation est celle d'un entonnoir large au détroit supérieur, étroit au détroit inférieur.

Bassin de Nægele, *m.* Syn.: *Bassin oblique ovalaire; bassin vicié*. Malformation congénitale du bassin due à un arrêt de développement unilatéral de l'aileron sacré avec synostose sacro-iliaque.

Bassin de Robert, *m.* Syn.: *Bassin double oblique ovalaire; bassin vicié*. Malformation congénitale due à un arrêt de développement bilatéral des ailerons sacrés avec synostose sacro-iliaque. Se rencontre assez rarement.

Bassin double oblique ovalaire. Voir SYN. : *Bassin de Robert.*

Bassin épineux, *m.* Bassin dans lequel les lésions rachitiques forment des crêtes et arêtes tranchantes.

Bassin oblique ovalaire. *m.* Voir SYN. : *Bassin de Nægele.*

Bassin ostéomalacique, *m.* Rare en France. Bassin rétréci par suite du repli des os iliaques vers le centre du bassin, de l'enfoncement du promontoire dans la cavité pelvienne, du rapprochement des branches ischio-pubiennes, ce qui donne au bassin l'aspect d'un tricorne. Ces lésions sont dues à un ramollissement osseux.

Bassin rachitique. *m.* Bassin caractérisé par la diminution du diamètre antéro-postérieur ou sacro - pubien. Il peut être aplati au seul détroit supérieur (Bassin annelé de Pinard) : le rétrécissement ne porte que sur le diamètre promonto-pubien, ou aplati et généralement rétréci, ou aplati sans concavité du sacrum (bassin canaliculé).

Bassin vicié. *m.* Terme d'obstétrique servant à désigner un bassin qui, par sa forme et ses dimensions, ne permet pas le mécanisme normal d'un accouchement. Le type de ce bassin est le bassin rachitique.

Bassini, chirurgien italien contemporain. Voir : *Procédé de Bassini.*

Bastian, médecin contemporain. Voir : *Syndrome de Bastian.*

Bathycardie, *f.* βαθύς, profond : καρδία, cœur). Déplacement en profondeur du cœur, par suite du relâchement de la suspension de cet organe.

Batrachosioplastie, *f.* βάτραχος, grenouille ; πλάσσειν, faire). Opération chirurgicale du traitement de la grenouillette.

Baume, *m.* βάλσαμον, baume). Mélange de résine et d'huile volatile aromatique. Il peut être solide, mou ou liquide. Les baumes naturels étaient fort employés dans l'ancienne pharmacopée.

Bayle, aliéniste français de la fin du XIXe siècle. Voir : *Maladie de Bayle.*

Bdellomètre, *m.* βδέλλα, sangsue : μέτρον, mesure). Terme tombé en désuétude. SYN. : *Scarificateur pour ventouses.*

Beard. médecin américain de New-York du milieu du XIXe siècle. Voir : *Maladie de Beard.*

Bec-de-lièvre, *m.* SYN. : *Cheilodiérésie.* Malformation congénitale du maxillaire supérieur dans laquelle le bourgeon incisif ne s'est pas développé et a laissé place à une solution de continuité qui s'étend souvent au voile du palais.

Béchique βήξ, βηχός, toux). Médicament adoucissant, composé de substances gommeuses ou mucilagineuses destinées à calmer la toux.

Béchorthopnée, *f.* βήξ, toux ; ορθός, droit ; πνεῖν, respiration). Toux qui oblige le malade à rester debout, qui ne lui permet pas de s'allonger dans le lit.

Bechterew, médecin russe contemporain. Voir : *Maladie de Bechterew.*

Béclard, chirurgien français de la fin du XVIIIe siècle et du commencement du XIXe siècle. Voir : *Hernie de Béclard.*

Bednar. médecin autrichien

du milieu du XIXe siècle. Voir : *Aphtes de Bednar.*

Bégaiement, *m.* (*balbus*, bègue). Trouble fonctionnel, rangé dans la catégorie des tics, caractérisé par la répétition involontaire, explosive d'une même syllabe avec arrêt intermittent et subit de la parole.

Beggiatoa, *m.* Bacille se présentant sous la forme d'un long filament cloisonné, plus épais que celui du leptothrix.

Beggiatoa roseo - perniciosa, *m.* Champignon qui cultive sur la morue salée et lui donne une coloration rose. Non dangereux par lui-même, il est accompagné de bactéries putréfactives qui rendent cet aliment avarié dangereux pour la santé.

Bélemnophobie, *f.* (βελεμνον, dard ; φοβὸς, crainte). Phobie des épingles, des objets qui piquent.

Bell, médecin anglais de la première moitié du XIXe siècle. Voir : *Maladie de Bell.*

Bellonite, *f.* (*bellum*, guerre). Délire collectif de la criminalité générale, de la tendance à entrer en guerre.

Bénédikt, médecin autrichien de la deuxième moitié du XIXe siècle. Voir : *Syndrome de Bénédikt.*

Béniqué, médecin français de la première moitié du XIXe siècle. Bougie ou sonde de Béniqué, ou plus couramment employé Béniqué : Sonde métallique à double courbure employée dans la dilatation des rétrécissements de l'urètre, dont la dimension varie progressivement suivant une filière spéciale.

Bénitier, *m.* (*bene*, bien ; *dicere*, dire). Voir : *Main en bénitier ; Genou en bénitier.*

Benjoin colloïdal. Voir : *Réaction de précipitation du benjoin colloïdal.*

Bennett, chirurgien contemporain. Voir : *Fracture de Bennett.*

Benzine. Voir : *Intoxication par la benzine.*

Bergeron, médecin français de la fin du XIXe siècle. Voir : *Chorée électrique de Bergeron.*

Béribéri, *m.* (Hindoustan : *béri*, faiblesse). Maladie endémique des pays chauds (Afrique, Océanie, Brésil) ; peut être épidémique. Son étiologie est mal connue. On incrimine la mauvaise alimentation. Elle se manifeste sous trois formes : 1° forme hydropique ou béribéri humide ; 2° forme paralytique ou béribéri sec avec allure de pseudo-tabès et griffe béribérique ; 3° une forme mixte avec troubles hydropiques et paralytiques. On a tendance actuellement à considérer le béribéri comme une maladie par carence (Voir ce mot).

Bertillonnage, *m.* Bertillon, médecin français contemporain. Procédé d'identification judiciaire des inculpés.

Bernhardt, médecin contemporain. Voir : *Maladie de Bernhardt.*

Besnier, dermatologiste français de la fin du XIXe siècle. Voir : *Maladie de Besnier* (Pityriasis rubra pilaire).

Bestialité, *f.* (*bestia*, bête). Acte contre nature commis sur un animal par un individu atteint de perversion du sens génital.

Beurmann (de), syphiligraphe français contemporain, spécialiste des maladies cutanées. Voir : *Sporotrichum Beurmanni.*

Bicéphale, *subs. m., adj.*

...s, deux; κεφαλή, tête). 1°
bst. : Monstruosité qui a
ux têtes; 2° adj.: Qui pré-
nte deux têtes.

Bicipital, *adj*. (*Biceps*, bi-
ps). Qui a rapport au mus-
...biceps. — *Ex.:* Tubérosité
...cipitale du radius ; tubé-
sité où s'insère le tendon du
...ceps.

Bicuspide, *adj*. (*bis*, deux;
spis, pointe). Qui présente
...ux pointes.

Bier, chirurgien contempo-
...n. Voir: *Méthode de Bier*.

Biermer, médecin allemand
...la deuxième moitié du
...e siècle. Voir: *Maladie de
...ermer*.

Biett, médecin du XIXe siè-
...e. Voir : *Collerette de Biett*.

Bifidité, *f*. (*bis*, deux: *fen-
...re*, fendre). Qui se termine
...deux pointes ou extrémités,
...r suite de la division de
...rgane par une fente.

Biforis, *adj*. (*bis*, deux :
...res, trou). Qui a deux ori-
...ces.

Bigéminé, *adj*. (*bis*, deux :
...minatus, doublé). 1° *Anat.*:
...ui est double; 2° *Path.*: Qui
...t redoublé. — *Ex. :* Pouls
...géminé (Voir ce mot).

Bile, *f*. (*bilis*, bile). Produit
...e la sécrétion du foie. Li-
...uide filant, visqueux, verdâ-
...e, de réaction neutre, de
...ensité variant entre 1026 et
...032.

Bilharz, médecin du Caire.
...ui étudia le premier le para-
...te cause de la maladie ap-
...elée bilharziose.

Bilharzia hœmatobia.
...oir SYN.: *Schistosomum hœ-
...matobium.*

Bilharziose, *f*. Bilharz, nom
...'un médecin du XIXe siècle.
...aladie due au bilharzia hœ-
...natobia, encore appelé disto-
...mum ou schistosomum hœma-
...obium). Ce parasite du sang

donne des œufs munis d'un
éperon, qui vont se loger dans
les capillaires et déterminent
des hémorragies (hématurie et
entérorragie). Maladie commune en Afrique, surtout en
Égypte.

Biliaire, *adj*. (*bilis*, bile).
Qui a rapport à la bile. —
Ex.: Vésicule biliaire.

Bilieux, *adj*. (*bilis*, bile).
1° Qui est occasionné par la
bile. — *Ex.:* Fièvre bilieuse;
2° Qui est constitué par de la
bile. — *Ex.:* Vomissement bilieux.

Biligénie (*bilis*, bile ; γεννάω,
j'engendre). Production de la
bile.

Biliphéique, *adj*. SYN.: *Orthopigmentaire*. Qui dérive de
la bile. L'ictère biliphéique est
celui dont la coloration est
due aux pigments normaux
de la bile (bilirubine, biliverdine).

Bilirubidine, *f*. Voir SYN.:
Pigment rouge brun.

Bilirubine, *f*. (*bilis*, bile ;
ρυθρός ? rouge). Matière colorante rouge de la bile.

Bilirubique, *adj*. Qui a
rapport à la bilirubine. —
Ex.: Ictère bilirubique ou orthopigmentaire (Voir ce mot).

Biliverdine, *f*. (*bilis*, bile:
viridis, vert). Matière colorante jaune verdâtre de la
bile.

Bilobé, *adj*. (*bis*, deux;
lobus, lobe). Qui a deux lobes.

Biloculaire, *adj*. (*bis*, deux;
locus, lieu). Qui forme deux
parties dans un même organe.
— *Ex.:* Utérus biloculaire.

Binaire, *adj*. (*bini*, deux).
Qui est formé de deux parties.

Binoculaire, *adj*. (*bini*,
deux: *oculus*, œil). Qui a rapport aux deux yeux.

Bioénergétique, *f*. (βίος,
vie : ἔργον, travail). Science
qui traite des transformations

de l'énergie dans les tissus vivants.

Biogénèse, *f.* (βίος, vie ; γεννάω, j'engendre). Création de la vie.

Biologie, *f.* (βίος, vie ; λογος, étude). Étude des lois présidant à l'évolution des êtres vivants, à leur organisation anatomique et aux fonctions de leurs différents organes.

Bionose, *f.* (βίος, vie). Toute maladie occasionnée par un agent vivant.

Biométrique, *adj.* (βίος, vie ; μετρον, mesure). Qui mesure les effets physiologiques. — *Ex.:* Méthode biométrique.

Bioplastique, *adj.* (βίος, vie ; πλασσειν, faire). Qui a la propriété de suffire à son existence. — *Ex. :* Pouvoir bioplastique des tissus.

Biopsie, *f.* (βίος, vie ; ὁψις, voir). Opération consistant à exciser sur un individu un lambeau de tissu normal ou pathologique pour en rechercher la nature histologique.

Bioscopie, *f.* (βίος, vie ; σκοπειν, examiner). Étude des fonctions vitales.

Biosmose, *f.* (βίος, vie ; ωσμοσις, osmose). Passage de liquides physiologiques à travers les membranes de l'organisme.

Biotaxie, *f.* (βίος, vie ; ταξις, arrangement). Étude de la morphologie des êtres organisés (animaux et végétaux), de leurs caractères communs, de leur groupement en classes, espèces, genres.

Biothérapie, *f.* (βίος, vie ; θεραπευω, je soigne). Emploi thérapeutique des productions physiologiques des organismes vivants. L'opothérapie n'est qu'une partie de la biothérapie.

Bipolaire, *adj.* Expression employée en électricité médi-

cale. Qui a rapport aux deux pôles : positif et négatif. Voir *Méthode bipolaire.*

Bismuthisme, *m.* (*bismut.*) Intoxication par le bismuth.

Bistouri, *m.* Pistori, ville d'Italie renommée pour ses fabriques d'outils. Petit couteau de chirurgien à manche en métal complètement stérilisable par l'ébullition ou chaleur.

Bistournage, *m.* (*bis,* deux ; στρογος, mouvement en rond). Procédé de castration généralement employé dans l'art vétérinaire consistant à provoquer l'atrophie des testicules par la torsion des cordons testiculaires.

Bitonal, *adj.* (*bis,* deux ; *tonus,* ton). Qui a deux tons. Voir : *Voix bitonale.*

Biuret. Voir : *Réaction ou biuret.* La condensation obtenue par le chauffage d'urée à sec donne un produit appelé biuret.

Bivitellin, *adj.* (*bis,* deux ; *vitellus,* œuf). Qui est constitué par deux œufs. *Ex.:* Jumeaux bivitellins.

Blanchet, *m.* Voir SYN.. *Muguet.*

Blanchi. Ce terme s'emploie en syphiligraphie, quand le traitement a agi sur les accidents primaires et secondaires, que le malade est guéri de ses accidents virulents.

Blastomycète, *m.* (βλαστος, germe ; μυκης, champignon). Champignon dont la famille prend l'aspect de certaines levures (levure de bière) et certaines formes à type mycélien, ou à type mixte, comme le muguet de la bouche.

Blastomycose, *f.* (βλαστος, germe ; μυκης, champignon). SYN.: *Exoascose.* Infection due à un champignon de la famille des exoascées, qui contient parmi les plus connues, les champignons pathogènes de l'homme suivants : saccharomyces, parasaccharomyces, atelo-saccharomycès, endomyces, parendomyces, zymonema, chytococcus.

Blastophtorie, *f.* (βλαστος, germe ; φτορειν, détériorer). Science de la détérioration des germes.

Blen (βλέννα, mucus). Le préfixe blen, placé devant les différents noms d'organes possédant une muqueuse, signifie écoulement de cet organe. — *Ex.* : Blennentérie : diarrhée ; blennocystite ; catarrhe vésical, etc.

Blennorragie, *f.* (βλέννα, mucus ; ρήγνυμι, chasser dehors). SYN. : *Urétrite blennorragique*. Inflammation muco-purulente de l'urètre, due au gonocoque, pouvant secondairement se propager chez la femme, au vagin, et dans les deux sexes, à la conjonctive, à la bouche, au nez, à l'anus et au rectum.

Blennorragie ano-rectale. *f.* Localisation de la blennorragie à l'anus et quelquefois au rectum. Elle peut se produire, chez la femme, par propagation des écoulements blennorragiques du vagin ; chez l'homme, à la suite de pédérastie.

Blennorragisme, *m.* (βλέννα, mucus ; ρεω, je coule). Infection générale de l'économie par le gonocoque.

Blennorrhée, *f.* (βλέννα, mucus ; ρειν, couler). SYN. : *Gonorrhée*. Blennorragie chronique.

Blennorrhée, *f.* SYN. : *Blépharo-blennorrhée*. Dacryoceptite chronique caractérisée par une inflammation séreuse ou purulente du sac lacrymal rétréci sans phénomènes de réaction voisine.

Blépharadénite, *f.* (βλεφαρον, paupière ; ἀδήν, glande). Inflammation des glandes de Meibomius aux paupières.

Blépharides, *f.* (βλεφαρίδες, cils). Cils.

Blépharisme, *m.* (βλέφαρον, paupière). Voir SYN. : *Blépharo-spasme*.

Blépharite, *f.* (βλέφαρον, paupière). Inflammation du bord des paupières, d'origine glandulo-ciliaire, s'accompagnant dans les cas chroniques de chute des cils.

Blépharo-blennorrhée, *f.* (βλεφαρον, paupière ; βλέννα, mucus ; ρεω, je coule). Voir : *Blennorrhée*.

Blépharochalasis, *f.* (βλέφαρον, paupière ; χαλασις, relâchement de la paupière supérieure par atrophie des fibres musculaires dermiques de la peau, qui retombe sur les cils et arrive à entraver la vision.

Blépharo-conjonctivite, *f.* (βλεφαρον, paupière ; *conjonctium*, joindre). SYN. : *Conjonctivite oculo-palpébrale, blépharo-ophtalmie*. Inflammation des paupières et de la conjonctive.

Blépharo-contracture, *f.* SYN. : *Paupière figée*. Fixation en occlusion des paupières, à la suite d'une plaie légère des régions temporale ou frontale, ou d'une irritation conjonctivale passagère par suite d'un véritable blocage des muscles frontaux et palpébraux.

Blépharoncose, *f.* (βλέφαρον, paupière ; ὄγκωσις, gonflement). Gonflement des paupières.

Blépharophimosis, *f.* (βλέφαρον, paupière ; φίμοω, brider). SYN. : *Phimosis des paupières*. Etroitesse de la fente

des paupières. Peut être congénitale, mais est le plus souvent acquise à la suite de conjonctivites ou de kératites
chroniques.

Blépharophtalmie, *f.* βλεφαρον, paupière ; οφθαλμος,
œil). Inflammation générale de
l'œil et des paupières.

Blépharoplastie, *f.* βλεφαρον, paupière; πλασσειν, faire).
Restauration des paupières à
la suite de destruction de ces
organes.

Blépharoplégie, *f.* βλεφαρον,
paupière; πλησσειν, atteindre).
Paralysie des paupières.

Blépharoptose, *f.* (βλεφαρον,
paupière ; πτωσις, chute).
Syn. : *Ptosis.* Chute des paupières.

Blépharopyorrhée, *f.* βλεφαρον, paupière; πυον, pus;
ρεω, je coule). Syn.: *Ophtalmie purulente.* Ecoulement
purulent au niveau des paupières.

Blépharorraphie, *f.* βλεφαρον, paupière; ραφη, suture). Voir Syn.: *Tarsorraphie.*

Blépharospasme. *f.* βλεφαρον, paupière; σπασμος, tiraillement). Syn. : *Blépharisme.* Spasme des paupières
par contraction involontaire
convulsive du muscle orbiculaire innervé par la septième
paire cervicale, dû à une irritation passagère (lumière vive,
corps étranger sur le globe
oculaire) ou permanente. Fréquent dans l'hystérie. D'origine réflexe, bulbaire ou spinale.

Blépharotic, *m.* βλεφαρον,
paupière). Tic localisé aux
paupières, trouble psycho-
moteur, d'origine corticale, qui
répond à un but, à un acte.
C'est une réaction motrice,
due à l'impuissance d'une volonté débile, et qui, par suite,

est guérisable par la méthode
de traitement basée sur la
discipline des actes psycho-
moteurs.

Blésité, *f.* (*blesus*, bègue).
Vice de prononciation assez
fréquent chez l'enfant, susceptible de correction, caractérisée par la substitution de
certaines consonnes à d'autres
et portant principalement par
le remplacemnet de l'S par le
Z, du T par le D.

Blessure, *f.* πληςσειν, frapper). Lésion locale produite
par un agent extérieur.

Bleu. Voir : *Maladie bleue.
Taches bleues.*

Bloqué, *adj.* Se dit d'une
position vicieuse que prend un
membre ou un segment de
membre et que l'on ne peut
réduire. — *Ex.:* Pied bot bloqué : pied bot en contracture
irréductible.

Boisson, médecin français
contemporain. Voir: *Signe de
Boisson.*

Bol, *m.* βωλος, bouchée).
Médicament destiné à l'usage
interne, ne différant des pilules que par leur volume
plus considérable et leur consistance plus molle. Le poids
d'un bol varie entre 30 centigrammes et 2 grammes au
maximum.

Bonfils, médecin français
contemporain. Voir: *Maladie
de Bonfils.*

Bonnier, médecin français
contemporain. Voir : *Syndrome de Bonnier.*

Borborygme, *m.* βορβο-
ρυγμος, murmure ; de βορβο-
ρυςω, je fais du bruit). Syn.:
Gargouillement du ventre.
Bruits sourds que font les gaz
qui se déplacent dans l'intestin, au milieu des matières
liquides.

Bosse séro-sanguine. *f.*

Hématome du cuir chevelu, formé par la transsudation du sérum sanguin à travers les capillaires, à la suite des phénomènes de compression de la tête fœtale contre les parois du petit bassin au moment de la période d'expulsion du fœtus.

Borisme, *m.* Intoxication aiguë, mais le plus souvent chronique, due à l'ingestion d'acide borique mêlé, dans une intention frauduleuse, aux aliments. Est caractérisée par des troubles gastriques et des éruptions cutanées.

Bot. Vieux mot: bot, crapaud, par suite affreux à voir. Voir: *Main bote; Pied bot.*

Bothriocéphale, *m.* βοθριον, petite fosse; κεφαλή, tête). Ver parasite de l'intestin, à tête renflée en olive, sans crochets, de la famille des tænias, ayant la forme d'un long ruban plat de 12 à 16 mètres; est hermaphrodite. L'œuf, brun et elliptique, porte un clapet à l'une de ses extrémités. L'œuf contient un embryon sphérique couvert de cils, qui est avalé par un poisson. La larve, ou plérocercoïde, est logée dans le tissu conjonctif du poisson, hôte intermédiaire. La chair de ce poisson d'eau douce, mal cuite, avalée par l'homme ou un animal, remet en liberté l'embryon, qui se développe en ver adulte et le cycle évolutif recommence.

Botriocoque, *m.* βοτρυς, grappe; κοκκος, graine). Variété de staphylocoque doré.

Bothrion, *m.* βοθριον, petite fosse). Petit ulcère de la cornée succédant à une phlyctène.

Botryomycès, *m.* βοτρυς, grappe; μυκης, champignon). Champignon parasite, dont la nature est controversée. Pour

certains auteurs, le botryomycès, serait ou une algue ou une variété de coccus, se rapprochant du staphylocoque doré.

Botryomycome, *m.* βοτρυς, grappe; μυκης, champignon). Petite tumeur d'aspect framboisé, due au botryomycès.

Botryomycose, *f.* βοτρυς, grappe; μυκης, champignon). Infection due à un champignon parasite, le botryomycès. Elle se présente sous l'aspect d'une petite tumeur charnue, saignant au moindre contact, s'ulcérant facilement et siégeant aux parties découvertes (doigts, lèvres). Elle donne issue à des grains jaunâtres. Cette spécificité est controversée. Certains auteurs ne voient dans le botryomycès qu'un coccus, le botriocoque, variété du staphylocoque doré.

Botrytis pyogenes, *m.* Champignon pathogène de l'homme, se rapprochant du sporotrichum.

Botrytique, *f.* βοτρυς, grappe). Qui a la forme d'une grappe et, par extension, de chou-fleur. — *Ex.:* Tumeur botrytique.

Botulisme, *m.* (*botulus*, boudin). Intoxication d'origine alimentaire le plus souvent, due à l'ingestion d'aliments avariés, en particulier de charcuterie, mais s'observe aussi à la suite d'ingestion de conserves de légumes mal préparées. Due au bacillus botulinus.

Boubas. Syn.: *Pian.* Variété de syphilis cutanée chez les nègres.

Boucannage (*boucan*, fumage des viandes). Dessication des substances alimentaires par la fumée. Conserves boucannées (jambon fumé, hareng saur).

Bouchard, médecin français de la deuxième moitié du XIXe siècle. Voir: *Nodosités de Bouchard*.

Bouche en coin (*bucca*, bouche). Sorte de moue; attitude plus ou moins stéréotypée que prennent certains nerveux (hystériques, déments précoces).

Bouche en groin. Tic stéréotypé rappelant le groin de porc que fait prendre à sa bouche le dément précoce en période d'agitation.

Bouche en museau, *f.* Grimace rappelant le museau d'un animal. S'observe dans la démence précoce.

Bouchon de cérumen (*cera*, boucher). Accumulation de cérumen dans le conduit auditif externe, au niveau du tympan, formant une masse épaisse, dure, qui est une cause de diminution de l'acuité auditive ou d'irritation reflexe. Dans ce dernier cas, le bouchon de cérumen peut avoir une action peladogène. (Deroïde).

Bouchons de Dittrich. De couleur gris brun, ou blanchâtre, de la grosseur d'une tête d'épingle ou d'un pois, de consistance molle, ils se trouvent dans le muco-pus des sécrétions des bronches dilatées. Ces amas sont formés de leucocytes, de débris d'hématies, de cristaux d'acides gras, de leptothrix pulmonalis et de différents microbes, variables avec les individus.

Bouchut. médecin français de la fin du XIXe siècle. Voir : *Respiration expiratrice de Bouchut*.

Boudin. médecin français de la deuxième moitié du XIXe siècle. Voir: *Loi de Boudin*.

Boudin cæcal, *m.* (*botulus*, boudin). Accumulation de matières fécales au niveau du cæcum, qui donne au palper abdominal la sensation d'un gros boudin. Le cæcum, par suite de l'irritation chronique, est lui-même épaissi. S'observe dans la typhlite.

Bouffée délirante, *f.* (*bouffée*, onomatopée). Explosion brusque d'un délire, généralement polymorphe, sans cause apparente ou de cause banale. S'observe généralement chez les dégénérés. Guérit assez rapidement, mais récidive avec facilité.

Bouffissure. *f.* (*bouffée*, onomatopée). SYN. : *OEdème léger*. Augmentation de volume du visage due à une infiltration œdémateuse du tissu sous-cutané.

Bougie. *f.* (*Bougie*, objet fabriqué à Bougie). Instrument de chirurgie consistant en une longue tige mince, arrondie, servant dans le traitement des maladies de l'urètre et de la vessie. La composition des bougies est variable (cire, gomme, métal) ainsi que leur forme.

Bougirage. *m.* Emploi d'une bougie pour le cathétérisme.

Bouillon de culture. *m.* (*bulla*, bulle, bouillon). Macération de débris musculaires et d'os à moelle crus dans de l'eau, à laquelle on additionne, suivant les procédés employés et le microbe que l'on veut cultiver, des peptones, des solutions salines. On porte à l'autoclave entre 125° et 130° à plusieurs reprises. Ce bouillon est ensuite ensemencé avec le bacille que l'on désire voir se développer.

Boule hystérique (*bulla*, boule). Sensation de boule qui remonte de l'estomac jusqu'au pharynx où elle provoque, par son arrêt, des phénomènes de suffocation.

Boulimie, *f.* (βους, bœuf ; λιμος, faim). SYN.: *Lycorexie.* Besoin excessif de s'alimenter de façon excessive et parfois désordonnée, pouvant aller, chez les aliénés, jusqu'à la régurgitation.

Bourbillon, *m.* (βορβορος, boue). Magma blanc jaunâtre, occupant le centre d'un furoncle arrivé à la période de suppuration et formé de tissu sphacélé et de pus.

Bourbouille, *f.* Voir SYN.: *Miliaire.*

Bourdonnements, *m.* (*bourdon*, mot formé par onomatopée). Bruits auriculaires de plusieurs variétés rappelant les sifflements, bruissements, grondements, jets de vapeur, bruits de sirènes, etc., uni ou bilatéraux, dus soit à une irritation du nerf cochléaire ou de ses centres bulbaires ou corticaux, soit à une modification de tension des liquides labyrinthiques ou céphalo-rachidiens, soit à la rupture de l'équilibre de la pression vasculaire par anémie ou congestion.

Bourse séreuse, *f.* (*bursa*, bourse). Cavité close, sous-cutanée, sous-tendineuse ou sous-aponévrotique, ayant la structure d'une membrane séreuse, se développant partout où la peau est sujette à des pressions ou des mouvements fréquents.

Bourses (βυρσα, petit sac). Voir SYN.: *Scrotum.*

Bousique, *adj.* (*bousa*, bouse de vache). Qui a l'apparence de la bouse de vache; corps pâteux sans glaire ni membrane. — *Ex.:* Selle bousique.

Boussarole, *f.* Dermatose mycosique observée à Haïti. Voir SYN.: *Caraté.*

Bouton d'huile des métallurgistes, *m.* (*butus*, excroissance). Maladie professionnelle des ouvriers métallurgistes due à l'irritation lente et continue de la peau par l'huile employée dans le travail des grosses pièces, caractérisée par des boutons acnéiques, prurigineux que le malade gratte, et qui constituent de la dermite avec érythème.

Bouton d'Orient (*butus*, excroissance). SYN.: *Clou de Biskra, de Gafsa; bouton du Nil, de Bagdad, d'Alep*). Dermatose des régions africaines tropicales ou sous-tropicales, caractérisée au début par un bouton recouvert d'une croûte jaune ou brunâtre sous laquelle se produit un ulcère qui atteint généralement les dimensions d'une pièce de 50 centimes. De la lymphangite chronique avec de gros cordons noueux s'étale aux membres atteints et de gros ganglions l'accompagnent. Il serait dû à une Leishmania (Leishmania furunculosa).

Bouveret, médecin français du XIXᵉ siècle. Voir: *Maladie de Bouveret.*

Bowen. Voir : *Dermatose de Bowen.*

Brachiotomie, *f.* (βραχίων, bras; τομη, incision). Désarticulation du bras au niveau de l'articulation scapulo-humérale. Se fait sur le fœtus au cours d'un accouchement laborieux.

Brachy... (βραχύς, court). Préfixe se plaçant devant le nom d'un organe ou la dénomination d'une fonction pour en exprimer la brièveté. — *Ex.:* Brachygnathie: brièveté de la mâchoire; brachypnée : respiration courte.

Brachycardie, *f.* (βραχύς, court; καρδία, cœur). Lenteur du rythme cardiaque.

Brachycéphale, *m.* (βραχύς, court; κεφαλή, tête). Individu ayant la tête presque carrée, la longueur dépassant de très peu la largeur.

Brachydactylie, *f.* (βραχύς, court; δάκτυλον, doigt). Brièveté des doigts d'origine congénitale.

Brachymétropie, *f.* (βραχύς, court; μέτρον, mesure; ωψ, vue). Voir SYN. : *Myopie.*

Brachymyomie, *f.* (βραχύς, court; μῦς, muscle). Brièveté des muscles d'origine congénitale qui limite les mouvements des segments de membres sur lesquels ils s'insèrent.

Brachyocéphale, *m.* (βραχύς, court; κεφαλή, tête). Tête dont l'indice céphalique est égal ou supérieur à 80 p. 100, c'est-à-dire dont la largeur est égale ou supérieure aux 8/10 de la longueur.

Brachypnée (βραχύς, court : πνέω, je respire). Respiration courte.

Brachyskélie, *f.* (βραχύς, court : σκέλος, jambe). Insuffisance de développement de longueur des membres inférieurs portant sur la jambe et la cuisse ou sur l'un des deux segments du membre.

Brady... (βραδύς, lent). Préfixe se plaçant devant le nom d'un organe ou la dénomination d'une fonction pour en exprimer la brièveté ou la lenteur. — *Ex. :* Bradyglossie : brièveté de la langue : bradyarthrie : lenteur dans l'articulation des mots.

Bradycardie, *f.* (βραδύς, lent : καρδία, cœur). Voir SYN. : *Pouls lent permanent : maladie de Stocks-Adam.*

Bradycinésie, *f.* (βραδύς, lent; κίνησις, mouvement). Secousses myocloniques lentes dues à une irritation encéphalique. S'observe à la suite de l'encéphalite épidémique.

Bradydiastolie, *f.* (βραδύς, lent; διαστολή, diastole. Prolongement anormal de la pause diastolique.

Bradylalie, *f.* (βραδύς, lent; λαλέω, parler). Lenteur de la parole qui peut être saccadée.

Bradypepsie, *f.* (βραδύς, lent; πέψις, digestion). Lenteur de la digestion.

Bradypnée, *f.* (βραδύς, lent; πνέω, je respire). Ralentissement de la respiration.

Bradysphygmie, *f.* (βραδύς, lent; σφυγμός, pouls). Pouls lent.

Bradytrophie, *f.* (βραδύς, lent; τροφή, nourriture). Ralentissement de la nutrition.

Bradyurie, *f.* (βραδύς, lent; οὖρον, urine). Élimination lente des urines après ingestion des liquide.

Braid, médecin anglais de la première moitié du XIX⁰ siècle. Voir : *Braidisme.*

Braidisme, *m.* SYN. : *Hypnotisme.* Terme employé quelquefois à la place du mot hypnotisme en souvenir du médecin anglais Braid (1795-1860), qui s'occupa du sommeil provoqué.

Branchiome, *m.* (βραγχία, branchie). Tumeur maligne qui se développe sur un kyste branchial, ou au niveau d'un arc branchial inclus dans la région du cou ou de la face. Ces arcs branchiaux proviennent de tissus de la vie fœtale non régressés.

Brandt, médecin allemand du milieu et de la fin du XIX⁰

siècle. Voir : *Méthode de Brandt.*

Bravais, médecin français de la première moitié du XIXe siècle. Voir : *Epilepsie Bravais-Jacksonienne.*

Brédissure, *f.* (vieux français: *bresdir,* hennir). Fait de ne pouvoir ouvrir la bouche normalement en raison d'adhérences entre la joue et la gencive survenant à la suite d'ulcération.

Bredouillement, *m.* (*bis reduplare,* redoubler). Défaut de prononciation caractérisé par la mauvaise articulation des mots et la rapidité de l'élocution qui devient incompréhensible.

Bright, médecin anglais de la première moitié du XIXe siècle. Voir : *Brightisme.*

Brightisme, *m.* SYN.: *Néphrite chronique.* Nom donné à la néphrite chronique albumineuse en souvenir du médecin anglais Bright, qui décrivit particulièrement cette maladie.

Brissemoret, médecin français contemporain. Voir: *Procédé d'Ambard et Brissemoret.*

Brocq, médecin français contemporain, spécialiste des maladies cutanées. Voir: *Nérrodermite de Brocq.*

Bromatologie, *f.* βρῶμα. aliment : λογος. étude). Étude des aliments.

Bromidrose, *f.* (βρῶμος. puanteur; ᾽δρος. sueur). Troubles sudoraux à odeur fétide que l'on observe chez certains individus et chez certains peuples, spécialement chez les Allemands.

Bromisme, *f.* βρῶμος. puanteur). Intoxication aiguë par l'ingestion de bromures, caractérisée par de la sécheresse de la gorge, des éruptions

acnéides ou furonculeuses de la peau, de l'asthénie physique et psychique.

Bronchiarctie, *f.* (βρογχος, bronche; *arctare,* resserrer). Rétrécissement des bronches.

Bronchectasie, *f.* (βρογχος, bronche; ἔκτασις, dilatation). Voir SYN.: *Dilatation des bronches.*

Bronchiolite, *f.* (βρογχος, bronche). Inflammation des bronchioles.

Bronchique, *adj.* (βρογχος, bronche). Qui a rapport aux bronches. — *Ex. :* Dilatation bronchique.

Bronchite, *f.* (βρογχος, gorge ou gosier, par extension, bronche). Inflammation des bronches.

Bronchite capillaire, *f.* SYN.: *Catarrhe suffocant.* Inflammation des bronches capillaires terminales. Elle s'observe surtout chez l'enfant et le vieillard. Pronostic généralement grave.

Bronchite fétide, *f.* S'observe au cours de la bronchite chronique avec dilatation des bronches. avec ou sans gangrène pulmonaire. La fétidité est due vraisemblablement aux microbes anaérobies, au colibacille ; les opinions varient suivant les auteurs.

Bronchite pseudo - membraneuse, *f.* Bronchite dans laquelle le malade expectore des fausses membranes. Elle peut survenir soit au cours de la bronchite diphtérique, soit au cours de la bronchite à pneumocoques, dans laquelle l'excès de fibrine dans les alvéoles pulmonaires est tellement dense qu'il arrive à constituer une fausse membrane.

Bronchite sanglante, *f.* Voir SYN.: *Spirochétose broncho-pulmonaire de Castellani.*

Bronchocèle, *f.* βρόγχος. trachée artère; χήλη. hernie). Voir Syn.: *Trachéocèle.*

Broncho - égophonie, *f.* (βρόγχος. bronche; αἴξ. chèvre; φωνή, voix). Bronchophonie avec égophonie.

Broncholithe, *m.* (βρόγχος. bronche; λίθος. pierre). Concrétion calcaire des bronches : calcul des bronches.

Broncholithie, *f.* (βρόγχος. bronche; λίθος. pierre). Voir Syn.: *Lithiase broncho-pulmonaire.*

Bronchomycose, *f.* (βρόγχος. bronche; μύκης, champignon). Bronchite due à une infection de la muqueuse par des champignons.

Bronchopathie, *f.* (βρόγχος. bronche; πάθος. maladie). Maladie des bronches.

Bronchophonie, *f.* (βρόγχος. bronche ; φωνή, voix). Syn. : *Voix bronchique ; voix tubaire ; voix bourdonnante.* Retentissement exagéré, résonance très forte de la voix dans les bronches. Elle est déterminée par le manque de souplesse des bronches dû soit à leur sclérose, soit à l'augmentation du diamètre des conduits aériens coïncidant avec une induration du parenchyme pulmonaire. Elle s'observe dans la dilatation des bronches, dans l'induration, l'hépatisation du poumon et plus souvent dans la pleurésie avec épanchement.

Bronchoplégie, *f.* (βρόγχος. bronche; πλήσσειν. frapper). Paralysie des muscles des bronches et des bronchioles déterminant l'asphyxie. S'observe dans les maladies de l'encéphale.

Broncho - pneumonie. *f.* (βρόγχος. bronche; πνεύμων. poumon). Inflammation aiguë des bronches et des lobules pulmonaires, procédant par poussées irrégulières et envahissantes, dont le début inflammatoire est toujours bronchique.

Bronchorrhagie, *f.* (βρόγχος bronche; ῥήγνυμι. je coule)(Écoulement de sang par les bronches.

Bronchorrhée, *f.* (βρόγχος bronche; ῥέω. je coule). Sécrétion abondante muqueuse, muco-purulente, ou franchement purulente des bronches. Elle s'observe dans les bronchites chroniques et les dilatations des bronches.

Bronchoscopie. *f.* (βρόγχος bronche; σκοπεῖν. examiner)(Examen direct de l'arbre bronchique par un instrument introduit dans les bronches.

Broncho-spirochétose. *f.* Voir Syn.: *Spirochétose broncho-pulmonaire.*

Bronchosténose, *f.* (βρόγχος bronche; στένωσις. resserrement). Rétrécissement du calibre d'une bronche déterminant de la dyspnée.

Bronchotomie, *f.* (βρόγχος. trachée artère; τομή. incision). Opération consistant à inciser l'arbre respiratoire, soit au larynx (voir *Laryngotomie*), soit à la trachée (voir *Trachéotomie*), soit à la trachée et au larynx (trachéo-laryngotomie).

Bronthémophobie, *f.* (βροντή. tonnerre; φόβος. crainte). Peur du tonnerre.

Bronzée. Voir : *Maladie bronzée d'Addison.*

Brown-Séquard, physiologiste français du XIXᵉ siècle. Voir : *Syndrome de Brown-Séquard.*

Bruit d'airain. *m.* (*rugitus*, rugissement). Bruit que on entend à l'auscultation dans le pneumothorax. Un [li]de percute, au moyen de deux pièces de monnaie, la partie antérieure du thorax; on entend, en appliquant l'oreille dans le dos, un bruit métallique rappelant celui de l'airain.

Bruit de chaînon, m. SYN.: *Bruit de chaînon de Dupuytren; Bruit de grains.* Signe pathognomonique de la synovite à grains riziformes, très caractéristique au poignet. La pression chasse les grains, qui se choquent les uns contre les autres, frottent contre la paroi de la synoviale avec le bruit de grains.

Bruit de choc fœtal, m. Sous la pression du stéthoscope, le fœtus se déplace et vient heurter la paroi utérine, l'oreille enregistre une sensation de choc et de bruit brusque. Signe précieux de diagnostic de grossesse.

Bruit de clapotement, m. S'obtient en percutant un estomac contenant du liquide résiduel et des gaz au moment où la paroi antérieure du viscère est appliquée sur la couche liquide qui se déplace en clapotant. S'observe dans la dilatation d'estomac.

Bruit de cœur fœtal, m. Caractéristique par ses battements doubles, par un tic-tac précipité variant de 120 à 150 battements par minute. Il se compose de deux bruits, séparés par un très court intervalle, mais bien distincts et qui se répètent par paires, toujours avec le même rythme; le premier est plus fort que le second, qui parfois est à peine perceptible (Barth et Roger). Le siège du bruit de cœur fœtal varie suivant la position du fœtus;

il est très perceptible à partir du quatrième mois de la grossesse.

Bruit de cuir neuf, m. Bruit analogue à celui que produit le frottement du cuir neuf, perçu à l'auscultation ou à la palpation, au niveau d'une séreuse présentant des adhérences de ses deux feuillets.

Bruit de diable, m. Voir SYN.: *Bruit de rouet.* Le diable auquel on fait allusion est ce jeu d'enfant connu actuellement sous le nom de « diabolo ». Son mouvement de rotation rapide sur une ficelle produit un ronflement sonore dont l'intensité augmente avec la vitesse. C'est l'analogie de ce ronflement que l'on entend à l'auscultation des grosses veines.

Bruit de drapeau, m. Bruit analogue à celui que fait un drapeau flottant, il est déterminé par le déplacement par l'air dans la trachée ou les bronches, de lambeaux de la muqueuse ou de productions pseudo-membraneuses des conduits aériens. S'observe dans le croup, la bronchite pseudo-membraneuse.

Bruit de flot, m. SYN.: *Bruit de fluctuation thoracique.* Caractérisé par un bruit rappelant celui d'une barrique à moitié pleine que l'on agite. Il est dû aux vibrations sonores d'un liquide en milieu gazeux. Il est pathognomonique de l'hydro-pneumothorax.

Bruit de fluctuation thoracique, m. SYN.: *Bruit de flot; Succussion hippocratique.*

Bruit de forge, m. Souffle frémissant, vibrant, rappelant le bruit du soufflet de forge,

synchrone de la diastole artérielle, que l'on entend au niveau de l'anévrysme arté-
rioso-veineux.

Bruit de froissement, *m.*
Semblable au bruit que fait
une semelle de soulier pressée
par le pied, il est produit par
le frottement de fausses membranes épaisses qui coiffent le
sommet des poumons dans la
tuberculose pulmonaire.

Bruit de galop, *m.* Le
bruit de galop, entendu par
l'auscultation à la base du
cœur, est diastolique; ce
bruit-choc surajouté, présystolique, est situé dans le
grand silence. Il s'observe
dans la néphrite interstitielle.
Ne pas le confondre avec le
galop systolique existant dans
l'aortite chronique.

Bruit de gémissement, *m.*
Comme l'indique son nom,
rappelle un cri plaintif. Est
déterminé par le passage de
l'air dans une cavité étroite.
S'observe, avec d'autres signes
d'auscultation, dans les cavernes chez les tuberculeux.

Bruit de grains, *m.* S'observe dans la synovite chronique. Voir Syn. : *Bruit de
chaînon.*

Bruit de grelot, *m.* Bruit
rappelant celui d'un grelot
que l'on agite. Il est occasionné par la présence d'un
petit corps étranger dans la
trachée, qui se déplace à
chaque mouvement respira-
toire.

Bruit de pot fêlé, *m.* Bruit
semblable à celui que ren-
drait, sous le choc du doigt,
un pot fêlé. On le détermine
par la percussion de la région
sous-claviculaire, au niveau
d'une caverne pulmonaire superficielle, à paroi mince, contenant de l'air et du liquide.
On doit recommander au malade de tenir la bouc
ouverte.

Bruit de rouet, *m.* Syn
Bruit de diable. Bruit dou
continu, avec renforceme
périodique, entendu par l'au
cultation au stéthoscope,
niveau de la région de
veine jugulaire interne, ent
les deux chefs du stern
cléido-mastoïdien, occasion
par l'expansion de l'artère c
rotide. En diminuant la pre
sion, on n'entend que le bru
doux et continu, d'origine v
neux; en augmentant la pre
sion, le bruit devient râpeu
soufflant, systolique, d'origi
artérielle.

**Bruit de souffle mate
nel,** *m. Obs.* Peut empêch
d'entendre les bruits du cœ
du fœtus; il est isochrone
pouls de la mère, doux, i
consistant, de rythme et d'i
tensité variable.

Bruit de soupape. *m.* D
terminé par l'irruption so
daine d'une colonne d'air da
une excavation du poumo
avec brusque déplaceme
d'un obstacle qui en boucha
l'orifice, comme un fragme
de tissu pulmonaire en parti
détaché. S'observe dans la tu
berculose pulmonaire.

Bruit de tabourka.
Voir Syn. : *Bruit de tôle.* S'o
serve dans l'aortite chroniqu

Bruit de tambour.
Voir Syn. : *Bruit de tôle.* S'o
serve dans l'aortite chroniqu

Bruit de tôle, *m.* Syn
Bruit de tambour, de tabourk
Bruit musical, clangoreux, e
tendu par l'auscultation,
niveau de la base du cœu
au 2e espace intercostal dro
par altération du 2e bruit d
cœur dans l'aortite chroniqu
Il se propage dans la part
externe de la fosse sous-cl
viculaire.

Bruit du cœur fœtal, *m*. ruit de tic-tac d'une pendule il n'est pas d'aplomb. Les ttements ne sont pas iso-rones au pouls de la mère, sont en général de 140 à minute et perçus à partir quatrième mois de la gros-sse. Le foyer d'auscultation cœur du fœtus varie sui-nt sa position utérine. Dans grossesse gémellaire, il y a ux foyers d'auscultation s cœurs des deux fœtus, les ttements ne sont pas iso-rones.

Bruit funiculaire, *m*. uffle fugace, isochrone aux ttements du cœur fœtal, tendu à distance du foyer auscultation par suite de mpression du cordon ombi-al.

Bruit hydatique, *m*. Voir N.: *Frémissement hyda-ue.*

Bruit hydro-aérique, *m*. m clair, creux, circonscrit, tenu par la percussion, au veau d'une caverne pulmo-ire superficielle, du sommet un poumon. Il faut que la verne contienne de l'air et un liquide. Ce bruit s'observe ssi dans le pneumothorax, il contient de l'air et du li-ide (hydro-pneumothorax).

Bruit placentaire, *m*. Voir N.: *Souffle utérin.*

Bruit utérin, *m*. Voir N.: *Souffle utérin.*

Bruit vésiculaire, *m*. Voir N.: *Murmure vésiculaire.*

Brûlure, *f*. (*perure*, brû-*). Lésion produite sur les ssus par la chaleur, l'élec-cité ou les caustiques chi-ques. La gravité varie sui-nt la profondeur.

Brûlure du 1er degré: Sim-e rougeur superficielle, qui termine par la desquama-tion de la peau (type coup de soleil).

Brûlure du 2e degré: Carac-térisée par des **phlyctènes** avec traînées lymphangy-tiques.

Brûlure du 3e degré: Ca-ractérisée par la formation de taches grisâtres, dures, qui se détachent à la façon d'es-carres en laissant une ulcé-ration superficielle.

Brûlure du 4e degré: Carac-térisée par la destruction partielle de la peau formant escarre, ulcération qui se comble lentement.

Brûlure du 5e degré: Carac-térisée par la destruction complète de la peau; les apo-névroses, muscles et tendons sous-jacents sont plus ou moins atteints.

Brûlure du 6e degré: C'est la carbonisation du membre jusqu'à l'os qui peut être brûlé en parties ou en tota-lité.

Brycomanie, *f*. (βρύκω, grincer des dents; μανία, agi-tation). Habitude de grincer des dents à caractère obsé-dant.

Bubon, *m*. (βουβών, aine). Nom réservé à l'adénite d'o-rigine vénérienne (syphilis, chancre mou, blennorrhagie).

Bubon blennorrhagique, *m*. Engorgement bilatéral des ganglions de l'aine, qui se termine généralement par ré-solution.

Bubon chancrelleux, *m*. SYN.: *Poulain*. Adénite ingui-nale, unilatérale, consécutive à un chancre mou, apparais-sant dans la deuxième se-maine de l'inoculation, suppu-rant abondamment et rapide-ment; douloureuse à la pres-sion.

Bubon syphilitique, *m*.

Adénite qui accompagne le chancre induré, précoce, polyganglionnaire, en pléiade, indolore, très dure au palper. Se termine presque toujours par résolution, mais très lentement.

Bubonocèle, *f.* (βουβών, aine : κήλη, hernie). Petite hernie de l'aine : petite hernie inguinale.

Budd, médecin anglais. Voir Syn.: *Cirrhose dyspeptique de Budd.*

Bulbite, *f.* (bulba, bulbe). Inflammation généralement chronique du bulbe de l'urètre.

Bulle, *f.* (bulla, bulle). Soulèvement de l'épiderme, variant entre la dimension d'une pièce de 0 fr. 20 et celle d'une pièce de 2 francs, contenant du liquide séreux, séropurulent, ou sanguinolent.

Buphtalmie, *f.* (βοῦς, bœuf : ὀφθαλμός, œil). Syn.: *Hydrophtalmie congénitale; Glaucome infantile; Kératoglobe; Még locornée.* OEil gros dans to ses diamètres dès l'enfan comme l'indiquent les syr nymes de cette maladie. Se le cristallin n'a pas un dév lopement proportionnel à ce des membranes, aussi est souvent luxé, et la vision e elle souvent anormale. L'a fection peut être bilatéral elle aboutit à la cécité si processus glaucomateux si son cours.

Bursite, *f.* (bursa, bours Voir Syn.: *Hygroma.* Inflar matiton d'une bourse séreu

Burton, médecin angla Voir : *Liseré de Burton.*

Byssinose, *f.* (βύσσος, ton). Voir Syn.: *Byssinosis.*

Byssinosis, *m.* (βύσσος, ton). Syn.: *Byssinose.* Malad professionnelle atteignant l poumons des ouvriers mar pulant le coton. Le paré chyme pulmonaire s'infl de poussières cotonneuses.

C

Cachectique, *adj.* χαχός. mauvais ; ἕξις. état). 1° Qui est atteint de cachexie ; 2° Qui a rapport à la cachexie.

Cachexie, *f.* χαχός. mauvais ; ἕξις, état). Mauvais état de l'organisme avec amaigrissement progressif à terminaison presque fatale, résultant d'une désassimilation supérieure à l'assimilation.

Cachexie pachydermique, *f.* Voir Syn.: *Myxœdème.*

Cachexie primaire de Grall, *f.* Voir Syn.: *Cachexie primitive hydrémique.*

Cachexie primitive hydrémique, *f.* Syn.: *Cachexie primaire de Grall.* S'observe chez les paludéens, où, après les accidents de première invasion, s'installe une anémie progressive avec ou sans œdème, aboutissant à une cachexie mortelle.

Cachochymie, *f.* χαχός. mauvais ; χυμός. suc, humeur). Terme tombé en désuétude. Altération des milieux humoraux qui précédait la cachexie.

Cacogénèse, *f.* χαχός. mauvais ; γεννάω. j'engendre). Formation anormale d'un tissu ou d'un individu.

Cacopragie, *f.* χαχός. mauvais: πράσσω. agir). Altération des fonctions de la nutrition.

Cacositie, *f.* χαχός. mauvais ; σιτίον. aliment). Dégoût des aliments.

Cacosmie, *f.* χαχός. mauvais ; ὀσμή. odeur). *a)* Mauvaise odeur dégagée par un individu atteint d'affections buccales, nasales, pharyngées, pulmonaires ou stomacales; *b)* Hallucination de l'odorat, où le sujet perçoit faussement de mauvaises odeurs.

Cacosphyxie, *f.* χαχός. mauvais ; σφύξις, pulsation). Etat mauvais du pouls avec irrégularités.

Cacostomie, *f.* χαχός. mauvais ; στόμα, bouche). Fétidité de la bouche.

Cacothymie, *f.* χαχός. mauvais ; θυμός. esprit). Trouble des facultés mentales.

Cadavre, *m.* (*cadaver*, de *cadere*, tomber). Corps d'un être humain dont la vie a disparu.

Cadique, *adj.* (*cadum*, cade). Qui est dérivé de l'huile de cade. — *Ex.:* Glycérolé cadique.

Caduc, *adj.* (*cadere*, tomber). Voir: *Mal caduc; Membrane caduque.*

Caducine, *f.* Voir Syn.: *Déciduine.*

Cæcal, *adj.* (*cæcus*, aveugle). Qui appartient au cæcum. — *Ex.:* Appendice cæcal.

Cæco-colostomie, *f.* (*cæcus*, aveugle; *côlon*, côlon; στόμα. bouche). Abouchement du cæcum et du colon.

Cæcoplicature, *f.* (*cæcus*, aveugle ; *plicare*, plier). Plicature du cæcum.

Cæcotomie, *f.* (*cæcum*, de *cæcus*, aveugle: τομή. incision). Opération chirurgicale consistant à pratiquer l'ouverture du cæcum pour créer un anus artificiel.

Caféisme, *m.* (*hafé*, café). Intoxication aiguë déterminée par une ingestion trop grande de café, provoquant des troubles cardiaques (arythmie) et des lésions cutanées plus ou moins prurigineuses.

Cagneux, *adj.* et *subst.* (cagne, chienne). SYN.: *Genu valgum*. 1° Se dit d'un membre dont le genou forme un angle à sommet interne, le pied déjeté en dehors; 2° Individu atteint de genu valgum.

Caillot, *m.* (*coagulare*, cailler). Masse de liquide coagulé. — *Ex.* : Caillot de sang.

Caillot agonique, *m.* A l'autopsie, le caillot sanguin, trouvé dans le cœur et constitué au moment de l'agonie, est une masse assez résistante, rougeâtre, formée de sang avec fibrine, adhérant légèrement à l'endocarde et aux piliers, et s'étendant sous forme rubannée dans l'aorte et la veine cave.

Caillot cadavérique, *m.* A l'autopsie, le caillot sanguin trouvé dans le cœur et formé après la mort, est une masse homogène molle, ressemblant à la gelée de cassis, sans adhérence à l'endocarde.

Caillot en grelot, *m.* Caillot cruorique qui se forme dans l'oreillette gauche au cours du rétrécissement mitral et qui se traduit cliniquement par un bruit de cliquetis diastolique avec maximum d'intensité au niveau de la région méso-cardiaque.

Cal, *m.* (*calus*, callosité). Production de nouvel os, qui se soude au niveau d'un foyer de fracture et rétablit la continuité osseuse avec ou sans exubérance du tissu néoformé.

Calcifère, *adj.* (*calx*, chaux; *facere*, faire). SYN.: *Chalicophore*. Qui contient de la chaux.

Calcification, *f.* (*calx*, chaux; *facere*, faire). Dépôt de sels de chaux dans un tissu organique.

Calcinose, *f.* (*calx*, chaux). Dépôts de sels de chaux parsemés dans les tissus musculaires et cutanés.

Calcipare, *adj.* (*calx*, chaux; *parere*, engendrer). SYN. : *Chalicogène*. Qui produit de la chaux.

Calcul, *m.* (*calculus*, caillou). Formation d'un corps étranger d'origine chimique (calcaire, phosphatique, etc.) à la suite d'une poussée inflammatoire d'une muqueuse. Se trouve dans la vésicule biliaire, la vessie, l'intestin, le poumon. Voir aux différentes lithiases.

Calcul, *m.* (*calculus*, caillou). Opération arithmétique. Voir: *Erreur de calcul* (symptôme à rechercher en pathologie mentale).

Calculeux, *adj.* et *subst.* (*calculus*, calcul). 1° Qui a rapport aux calculs organiques (rein calculeux); 2° Malade atteint de lithiase rénale.

Calenture, *f.* (*calentura*, fièvre: de *calere*, être chaud). Terme tombé en désuétude. Employé par les médecins de marine pour désigner le délire furieux des navigateurs sous la zone équatoriale avec tendance à se jeter à la mer. La calenture n'est qu'un délire hallucinatoire avec impulsion de fuite que l'on retrouve dans toutes les psy-

...hoses toxiques, dans l'insolation des pays chauds en particulier.

Caliciforme, f. (*calyx*, calice ; *forma*, forme). Qui a la forme d'un calice.

Caligineux, adj. (*caligo*, rouillard). Qui a perdu l'éclat, le brillant. — *Ex.:* Œil caligineux.

Calleux, adj. (*callus*, callosité). Qui est dur, épais et présente les caractères de la callosité.

Callosité. f. (*callus*, durillon). Syn.: *Calus*. Epaississement de l'épiderme survenant par frottements répétés aux mains chez les ouvriers, et aux pieds par le port de chaussures trop étroites ou trop larges.

Calorique, adj. (*calor*, chaleur). Qui développe de la chaleur.

Calot, chirurgien français contemporain. Voir: *Ligne de Calot.*

Calus, m. (*callus*, durillon). Voir Syn.: *Callosité.*

Calvitie, f. (*calvus*, chauve). Absence de cheveux, elle est très rarement totale.

Calymmato bacterium granulomatis, m. Bacille court, gros, ayant tendance à se réunir deux par deux, ce qui lui donne un aspect de diplocoque ou de diplobacille ; il est immobile, ne prend pas le Gram, se développe facilement dans les milieux ordinaires de culture et est pathogène pour les animaux de laboratoire. Sur agar, les cultures sont abondantes et visqueuses; dans les bouillons, elles produisent un trouble en vingt-quatre heures; elles ne liquéfient pas le sang. Cette bactérie occasionne le granulome vénérien.

Camisole de force, f. (*ca-*

misa, chemise). Sorte de chemise en toile épaisse dans laquelle sont passés le tronc, les bras et les jambes, et à laquelle sont fixées des cordes permettant d'immobiliser l'aliéné en état de fureur.

Campimètre, m. (*campus*, champ ; μετρον, mesure). Appareil destiné à mesurer l'étendue du champ visuel. Il a été remplacé plus avantageusement par le périmètre.

Camptocormie, f. κάμπτω. je plie, je courbe ; κορμός, tronc du corps). Syn.: *Plicature vertébrale.* Incurvation de la colonne vertébrale, d'origine psychonévrosique, qui cède pendant le sommeil.

Camptodactylie. f. (κάμπτω. je courbe ; δάκτυλος, doigt). Incurvation des doigts et en particulier de l'auriculaire, rendant impossible leur extension. Cette déformation s'observe chez les arthritiques. Forme de rhumatisme chronique fibreux.

Canaliculite, f. (*canalis*, canal). Inflammation des petits canaux — *Ex.:* Canaliculite biliaire.

Cancer, m. (*cancer*, même sens, crabe). Terme générique donné à toute tumeur maligne.

Cancer d'Aran. m. Voir Syn.: *Chlorome.*

Cancer des fumeurs, m. Cancer de la langue.

Cancer des radiologistes, m. Epithélioma apparaissant sur une ancienne lésion cutanée due à une action irritative chronique par les rayons Roentgen. Son siège le plus fréquent est la main. Il apparaît sous deux formes principales : la forme verruqueuse et la forme ulcéreuse d'emblée.

Cancer des ramoneurs,

m. Épithélioma cutané des bourses, autrefois fréquent chez les ramoneurs.

Cancéreux, *adj.* (cancer, écrevisse). Qui a les caractères du cancer.

Cancroïde, *m.* (cancer; εἶδος, aspect). Terme réservé aux épithéliomes pavimenteux de la peau. Cancroïde de la face, des lèvres.

Canitie, *f.* (canus, chenu). Décoloration rapide et prématurée des cheveux et des poils. S'observe à la suite d'émotions violentes, de maladies infectieuses. Chez les vieillards, la canitie est physiologique, normale.

Cantharide, *f.* (κανθαρος, scarabée; εἶδος, forme). Insecte coléoptère d'où l'on extrait un principe vésicant employé en thérapeutique.

Canthite, *f.* (κανθός, angle de l'œil). Inflammation du canthus ou angle de l'œil.

Canthoplastie, *f.* (κανθός, angle de l'œil; πλασσειν, former). Autoplastie de l'angle de l'œil au moyen de la suture d'un lambeau conjonctival pour remédier à une insuffisance de fente des paupières.

Canthorrhapie, *f.* (κανθός, angle de l'œil; ραφή, suture). Suture de l'angle de l'œil.

Capillaire. *m.* (capillus, cheveu). Petit vaisseau établissant une communication entre le système artériel et le système veineux.

Capillaroscopie, *f.* (capillus, cheveu; σκοπειν, examiner). Voir SYN.: *Micro-angioscopie.*

Capillicule, *m.* (capilliculus, petit cheveu). Vaisseau d'une ténuité extrême. Terme peu employé.

Capilliforme, *adj.* (capillus, cheveu; forma, forme). Qui a la forme ou la ténuité d'un cheveu.

Capnique, *adj.* SYN.: *Fumigène.* Qui occasionne de la fumée. — *Ex.:* Thermocautérisation capnique.

Capréolaire, *adj.* (capreolus, vrille de la vigne). Qui a la forme d'une torsade d'une vrille. — *Ex.:* Vaisseaux capréolaires (spermatiques).

Caprisant, *adj.* (capra, chèvre). Qui saute comme la chèvre. S'emploie pour désigner le pouls irrégulier, qui s'arrête au milieu de sa diastole et repart ensuite avec précipitation. — *Ex.:* Pouls caprisant.

Capsulite, *f.* (capsula, petite boîte). Inflammation de la capsule du cristallin de l'œil.

Capsulorrhapie, *f.* (capsula, petite boîte; ραφή, suture). Suture des ligaments capsulaires de l'articulation du genou.

Caput distortum. Voir SYN.: *Torticolis.*

Carabelli. Voir: *Tubercule de Carabelli.*

Caracha, *f.* Éruption forme pustuleuse, s'observant dans l'Amérique du Sud, laissant des cicatrices blanches sur la peau des gens de couleur et noirâtres sur la peau des blancs.

Caraté, *m.* SYN.: *Pintas, Pinto; Mal de los pintos, d'acute, de cativi, de quirica, d'alina, de bulpiss.* Dermatose d'origine mycosique de différentes régions de l'Amérique intertropicale, caractérisée par des taches de couleur variées (caraté violet, rouge, bleu, jaune, noir et blanc), apparaissant d'abord à la face et à la nuque et s'étendant sur les avant-bras, la partie supérieure de la poirine et les jambes. A la longue, la peau se desquame, s'épaissit, se crevasse et arrive à suinter. Maladie non contagieuse ; elle paraît inoculée par les piqûres d'insectes ou d'épines de végétaux. Le champignon parasite est encore mal défini. Il rappelle le genre trichophyton, pour d'autres, le genre aspergillus.

Carbolisme, *m.* (*carbo*, charbon). Intoxication par le phénol.

Carbonculeux, *adj.* (*carbo*, charbon). Qui a rapport au charbon.

Carbonémie, *f.* (*carbo*, charbon ; αἷμα, sang). Accumulation d'oxyde de carbone dans le sang.

Carcinomateux, *adj.* (καρκίνος, crabe). Qui est de la nature du carcinome.

Carcinome, *m.* (καρκίνος, crabe). Tumeur cancéreuse d'origine épithéliomateuse avec stroma conjonctif abondant.

Carcinose miliaire aiguë, (καρκίνος, crabe ; *milium*, grain de mil). Généralisation, dans l'organisme, de petites tumeurs carcinomateuses, qui se développent comme des lésions parasitaires.

Cardarelli, médecin italien contemporain. Voir : *Maladie de Cardarelli.*

Cardiacalgie, *f.* (καρδία, cœur ; ἄλγος, douleur). Voir SYN. : *Angine de poitrine.*

Cardialgie, *f.* (καρδία, cœur ; ἄλγος, douleur). Douleur du muscle cardiaque, localisée au niveau de la région précordiale, mais aussi au niveau de la région épigastrique. Elle est alors souvent fonction d'une affection de l'estomac (gastroptose).

Cardiaque, *adj.* (καρδία, cœur). Qui a rapport au cœur. — *Ex.:* Affection cardiaque.

Cardiatélie, *f.* (καρδία, cœur ; ἀτελής, incomplet). Développement incomplet du cœur.

Cardiarctie, *f.* (καρδία, cœur ; *arctare*, resserrer). Voir SYN. : *Cardiosténose.*

Cardiectasie, *f.* (καρδία, cœur ; ἔκτασις, dilatation). Dilatation du cœur.

Cardiocèle, *f.* (καρδία, cœur ; κήλη, hernie). Hernie du cœur.

Cardiocinétique, *adj.* (καρδία, cœur ; κίνημα, mouvement. SYN. : *Cardiotonique.* Qui entretient, qui donne du mouvement et de la force au muscle cardiaque. — *Ex. :* Médicament cardiocinétique.

Cardiodémie, *f.* (καρδία, cœur ; δημός, graisse). SYN. : *Cœur gras.* Infiltration graisseuse du cœur.

Cardiodynie, *f.* (καρδία, cœur ; ὀδύνη, douleur). Douleur cardiaque.

Cardiogramme, *m.* (καρδία, cœur ; γράμμα, tracé écrit). Tracé obtenu avec le cardiographe.

Cardiographe, *m.* (καρδία, cœur ; γραφείν, décrire). Appareil destiné à enregistrer le nombre, l'intensité et les variations des pulsations du cœur.

Cardiolyse, *f.* (καρδία, cœur ; λύσις, dissolution, libération). Opération chirurgicale, consistant à réséquer des côtes au niveau de la région du cœur pour rompre les adhérences dues à une symphyse cardiaque.

Cardiopalmie, *f.* (καρδία, cœur ; παλμός, battement). Voir SYN. : *Tachycardie ; Palpitations du cœur.*

Cardiopathie, *f.* (καρδία,

cœur; πάθος, maladie). Toute maladie atteignant le cœur.

Cardiopéricardite, *f*. καρδία, cœur; περικαρδία, autour du cœur). Inflammation du cœur et du péricarde.

Cardiophrénoptose, *f*. (καρδία, cœur; φρήν, diaphragme: πτῶσις, chute). Déplacement du cœur adhérent au diaphragme dans l'hépato-entéroptose.

Cardioplégie, *f*. καρδία, cœur; πλήσσειν, frapper). Diminution des battements cardiaques, faiblesse du cœur, paralysie du cœur.

Cardioptose, *f*. (καρδία, cœur; πτῶσις, chute). SYN.: *Cardiophrénoptose*. Déplacement du cœur, le plus souvent lié à de l'hépatoptose.

Cardiorraphie, *f*. καρδία, cœur; ῥαφή, suture). Suture du cœur à la suite de plaie de cet organe.

Cardiorrhexie, *f*. (καρδία, cœur; ῥηγνυμί, je déchire). Déchirure, rupture des parois du cœur.

Cardiosclérose, *f*. (καρδία, cœur; σκληρός, dur). Sclérose, durcissement des fibres cardiaques.

Cardiospasme, *m*. καρδία, cardia ; σπασμός, spasme). Spasme du cardia.

Cardiosténose, *f*. καρδία, cœur; στενός, étroit). Rétrécissement des orifices du cœur.

Cardiotonique, *adj*. καρδία, cœur; τόνος, tension). SYN.: *Cardiocinétique*. Qui donne de la force au cœur. — *Ex.:* Médicament cardiotonique.

Cardio-vasculaire, *adj*. (καρδία, cœur; *vasculum*, petit vaisseau). Qui appartient, qui a rapport au cœur et aux vaisseaux.

Cardite, *f*. καρδία, cœur). Inflammation du cœur en général.

Cardi-valvulite, *f*. καρδία cœur; *valvula*, valvules: SYN.: *Endocardite*. Inflammation des valvules du cœur.

Carence, *f*. (*carere*, manquer). Maladie par carence due à l'absence, dans un aliment, de certains de ses éléments « ferments » (graines décortiquées ou stérilisées viandes saumurées, lait stérilisé) nécessaires à l'assimilation et à l'utilisation de ces aliments. — *Ex.:* Maladie de Barlow chez les enfants nourris exclusivement avec des laits homogénéisés; béribéri consécutif à l'ingestion de mauvais aliments; scorbut résultant d'alimentation par des viandes saumurées.

Carie, *f*. (*caries*, même sens). Altération progressive des os, aboutissement à leur destruction.

Carie dentaire, *f*. Affection des tissus de la dent allant de la périphérie vers le centre, de l'émail à la pulpe dentaire, due à une association des microbes si nombreux dans la bouche, et favorisée par la plus ou moins grande richesse en matériaux calcaires de l'ivoire.

Carie de l'oreille, Voir SYN.: *Otorrhée*.

Carie sèche, *f*. Ostéoarthrite tuberculeuse sans épanchement synovial, mais avec atrophie musculaire augmentation fréquente du volume de la tête osseuse tendance à l'ankylose. S'observe surtout à l'épaule chez les adolescents.

Caries carnosa, *f*. Forme fongueuse de tuberculose osseuse dans laquelle l'épiphyse est transformée en une masse charnue rouge raversée de tractus gris et blanchâtres.

Caries sicca, *f.* Forme sèche et atrophique de la tuberculose épiphysaire.

Cario (κάρυον, noyau). Voir : *Karyokinèse.*

Carminatif, *adj.* (*carminare*, carder; par extension, chasser). Syn.: *Antiphysétique*. Qui a la propriété d'expulser les gaz intestinaux par les voies naturelles. Médicament carminatif.

Carnification, *f.* (*caro*, chair; *fieri*, devenir). Syn.: *Carnisation*. Transformation pathologique des tissus qui les fait ressembler macroscopiquement à de la chair. — *Ex.:* Carnification du poumon dans la congestion.

Carnifié, *adj.* (*caro*, chair; *fieri*, devenir). Qui est passé à l'état de carnification.

Carnisation, *f.* (*caro*, chair). Voir Syn.: *Carnification.*

Carpectomie, *f.* (*carpus*, carpe; ἐκτομή, excision). Résection des os du carpe.

Carphologie, *f.* (κάρφος, flocon; λέγω, je ramasse). Gestes inconscients, automatiques, stéréotypés des malades profondément intoxiqués ou délirants (fièvre typhoïde, confusion mentale), qui tiraillent perpétuellement les draps, et cherchent avec leurs mains, au-dessus du lit, des objets absents.

Carpocyphose, *f.* (*carpus*, carpe; κυφός, courbé). Voir Syn.: *Carpus curvus.*

Carpus curvus. Syn.: *Radius curvus; Carpocyphose.* Subluxation progressive du poignet, qui s'observe dans certaines professions et en particulier chez les femmes (pianistes, blanchisseuses, typographes).

Carreau, *m.* Etymologie : Qui a la dureté d'un carreau, en parlant du ventre. Syn.: *Entéromésentérite*. Tuberculose des ganglions mésentériques, fréquente chez l'enfant entre 5 et 10 ans.

Carrion, étudiant péruvien, qui s'inocula la verruga en 1886 et dont il mourut. Voir : *Maladie de Carrion.*

Carus, *m.* (κάρος, sommeil). Terme peu usité, appliqué à la forme la plus profonde du coma.

Caséase, *f.* (*caseus*, fromage). Ferment soluble ayant la propriété de coaguler le lait, puis de dissoudre le coagulum formé, en peptonisant la caséine.

Caséiforme, *adj.* (*caseus*, fromage; *forma*, forme). Qui a la forme, l'apparence du fromage.

Caséeux, *adj.* (*caseus*, fromage). Qui ressemble à du fromage. — *Ex.:* Pus caséeux : pus épais blanc jaunâtre.

Castellani, médecin français contemporain. Voir : *Spirochétose broncho-pulmonaire* de Castellani.

Castration, *f.* (*castratio*, même sens). Suppression d'un ou de deux testicules.

Catabolisme, *m.* (κατά, en bas; βάλλω, je lance). Transformation en mouvement des substances ingérées et assimilées par l'organisme.

Cataclase, *f.* (κατά, en bas; κλάζω, je brise). Syn.: *Fracture*. S'emploie aussi pour désigner le renversement des paupières.

Cataclysme, *m.* (κατακλύζω, j'inonde). Syn.: *Clystère*. Employé autrefois comme synonyme de lavement, clystère.

Catacrotisme, *m.* ʹκάτα. en bas; κρότος, battement). Inégalité du pouls, à forme descendante, enregistrée par le sphygmographe.

Catagmatique, *adj.* ʹκάταγμα, fracture). *a*) Qui a rapport à une fracure; *b*)· Qui sert à réparer une fracture.

Cataire, *adj.* (*catus*, chat). Voir: *Frémissement cataire.*

Catalase, *f.* Ferment qui modère les oxydations dans les tissus en dégageant de l'oxygène moléculaire.

Catalepsie, *f.* (κατάληψις. de καταλαμβάνειν, suspendre). Syndrome caractérisé par l'aptitude que possède le malade, d'un psychisme spécial, de conserver passivement les attitudes, quelles qu'elles soient, qu'on impose à ses membres, ses manifestations volontaires et intellectuelles étant suspendues.

Cataleptoïde, *adj.* (καταλαμ-βάνειν, suspendre; είδος, forme). L'état cataleptoïde est celui d'un malade pouvant, spontanément ou sur un ordre, modifier l'attitude passive qu'on lui avait donnée. Catalepsie atténuée.

Catalyse, *f.* (κατάλυσίς. dissolution). Influence de certains corps sur la composition chimique de certains autres mis en présence, sans qu'ils soient altérés dans leur propre composition.

Cataménial, *adj.* ʹκάτα. qui a rapport; μήν, mois). Qui a rapport aux règles. — *Ex.:* Flux cataménial.

Cataphora (καταφορά. assoupissement). Assoupissement profond, intermédiaire entre l'assoupissement simple et le coma.

Cataphorèse, *f.* (κατά. en bas; φέρω. je porte). Voir Syn.: *Électrophorèse.*

Cataplasie. *f.* κατα. avec πλασσειν. former). Syn.: *Ana plasie.*

Cataplasme, *m.* κατα dessus; πλασσειν, appliquer Médicament de consistanc molle, pâteuse, employé e application extérieure sur l peau comme calmant, émol lient, résolutif, révulsif, as tringent.

Cataplexie. *f.* κατα. sur πλήσσω. je frappe). Syn.: *Apo plexie foudroyante.*

Cataracte, *f.* καταράκτης écluse, porte de ville, prison de καταράσσειν. troubler) Opacification partielle ou totale du cristallin. Elle est dite lenticulaire, capsulaire ou capsulolenticulaire, suivan que la dégénérescence atteint les fibres cristalliniennes ou le cristalloïde ou à la fois le cristallin et la capsule. Elle est dite dure ou molle, selon qu'elle renferme un noyau dur ou non.

Cataracte calcaire, *f.* Syn.: *Cataracte crayeuse*; *cataracte osseuse.* Cataractes dont les fibres contiennent de la cholestérine ou des sels calcaires; est souvent secon-daire.

Cataracte de Morgagni, *f.* Est exceptionnelle: elle peut aboutir à la guérison spontanée. Elle se produit quand la cataracte laiteuse se constitue avec un petit noyau, qui descend dans les parties déclives.

Cataracte laiteuse, *f.* Syn.: *Cataracte fluide.* Se produit quand la déshydratation s'arrête et que les masses cristalliniennes deviennent fluides sans noyau.

Cataracte secondaire, *f.* Cataracte due à tout produit d'origine capsulaire, cristal-linienne ou capsulo-cristalinienne qui persiste après la disparition du cristallin (opéré ou résorbé), ou à tout produit d'origine infectieuse ou traumatique, qui complique l'opération de la cataracte.

Cataracte tremblottante, . Syn.: *Cataracte trémulante; luxation du cristallin.* Se produit quand le cristallin, e ratatinant, étire et rompt a zone de Zinn .

Cataracte zonulaire, *f.* Cataracte incomplète dont la one d'opacité ne s'étend qu'autour du noyau du cristallin.

Catarrhal, *adj.* (χατα, en as; ρεω, je coule). Qui a apport au catarrhe. — *Ex.:* Poussée catarrhale.

Catarrhe, *m.* (χατά, *en bas;* εω, je coule). Sécrétion abonante d'une muqueuse résulant d'une inflammation de cette membrane.

Catarrhe d'été, *m.* Voir: *Fièvre des foins; Rhume des oins.*

Catarrhe naso-pharynien, *m.* (χατά, en bas; ρεω, e coule). Sécrétion mucopurulente de l'amygdale pharyngée. Elle accompagne toujours chez les enfants les végétations adénoïdes ; chez adulte, le catarrhe nasopharyngien est consécutif à une maladie générale ou aux rritations du tabac, de l'alcool.

Catarrhe suffocant de Laënnec, *m.* Voir Syn.: *Bronchite capillaire.*

Catarrhectique, *adj.* (χατα, n bas; ρεω, je coule). Dissolant. — *Ex.:* Médication catarrhectique.

Catarrhexie, *f.* (χατά, en as; ρεω, je coule). Propriété es médicaments catarrhectiques.

Catatonie, *f.* (χατατονος,

étendu, tiré de bas). Syn.: *Catatonisme.* Syndrome commun à plusieurs psychoses, caractérisé par des attitudes figées à forme cataleptoïde, dues à la contraction tonique des muscles d'une région du corps. Cette raideur musculaire, le plus souvent, s'augmente quand on veut la faire cesser.

Catatonique, *adj.* (χατατονος, étendu). Qui a rapport à la catatonie. — *Ex.:* Attitude catatonique.

Catatonisme, *m.* (χατατονος, étendu). Voir Syn.: *Catatonie.*

Catgut, *m.* (angl.: *catgut,* boyau de chat). Fil préparé en général avec du boyau de chat, qui a la propriété de se résorber spontanément, et que l'on emploie en chirurgie pour lier les artères et faire des sutures des plans musculaires profonds.

Catharsie, *f.* (χαθαίρεω, je purge). Effet provoqué par une purgation.

Cathartique, *adj.* (χάθαρσις, purgation ; qui purge). — *Ex.:* Poudre cathartique. Le médicament cathartique est intermédiaire entre le laxatif et le drastique.

Cathérétique, *m.* (χαθαίρεω, je détruis). Caustique faible déterminant une légère escarre.

Cathéter, *m.* (χαθετήρ, de χαθιεναι, plonger). Instrument de consistance molle ou rigide, destiné à pratiquer le cathétérisme.

Cathétérisme, *m.* (χαθετήρ, de χαθιεναι, plonger). Opération consistant à introduire une sonde ou un cathéter dans un conduit naturel ou anormal. — *Ex.:* Cathétérisme de l'urètre.

Cathion, *m.* κάθοδος, descente). Ion qui se porte vers la cathode, vers le pôle négatif.

Cathode, *f.* κατά, en bas ; ὁδός, route). Pôle négatif d'une pile électrique, d'une ampoule de Crookes utilisée en radiographie.

Cathodique, *adj.* (κάθοδος, descente). Qui a rapport à la cathode. — *Ex. :* Radiation cathodique.

Catiémophrénose, *f.* κατιεμω, j'abaisse : φρήν, diaphragme). Syn. : *Phréno-névrose ; Gros ventre de guerre.* Contracture du diaphragme en position basse, inspiratoire, d'origine psycho-névrosique, déterminant la pseudo-tympanite abdominale hystérique. A été décrite sous le nom de « gros ventre de guerre ».

Catocœnadelphe, *m.* κατα, en bas ; κοινος, commun , αδελφός, frère). Monstruosité congénitale caractérisée par la soudure de deux troncs à l'extrémité inférieure.

Catoptrique, *adj.* κατά, contre ; ὄπτομαι, je vois). Qui fait voir les objets au moyen de la lumière réfléchie. — *Ex. :* Examen catoptrique d'un organe, de l'œil, d'un sinus.

Catulotique, *adj.* κατά, avec ; ὀυλή, cicatrice). Qui a rapport aux cicatrices, soit pour les faire disparaître, soit pour en provoquer l'apparition.

Cauchemar, *m.* (calca mala, oppression désagréable). Sensation de malaise avec anxiété, oppression, au cours d'un rêve pénible, avec idées et images à caractère effrayant.

Caudal, *adj.* (cauda, queue). Qui a rapport à la queue de cheval (filum terminale). — *Ex. :* Névralgie caudale.

Caudation, *f.* (caudæ queue). Hypertrophie du clitoris, surtout en longueur.

Caudé, *adj.* (cauda, queue) Qui possède une queue. — *Ex. :* Noyau caudé.

Causalgie, *f.* καῦσις, chaleur brûlante ; ἄλγος, douleur). Trouble sensitif dû une lésion d'un nerf périphérique, caractérisé par une douleur constante rappelant celle de la cuisson, de la brûlure, avec périodes paroxystiques causées par le moindre contact avec le membre malade, ou par l'idée même qu'un contact va se produire. L'impotence fonctionnelle est complète : il est très difficile de savoir si elle est due à la lésion du nerf ou à la douleur atroce qui résulte de toute mobilisation active ou passive. Il n'existe pas de troubles circulatoires, ni de troubles trophiques. Quand on les rencontre, ils sont dus à une lésion associée du sympathique.

Caustique, *m.* καυστικός, καίειν, brûler). Corps d'origine chimique qui, par son application sur les tissus, détermine des escarres destructives de ces tissus.

Cautère, *m.* καίω, je brûle). Agent physique qui détruit les tissus par la chaleur.

Cautérisation, *f.* (cauterisatio, même sens). Destruction avec un cautère ou une substance cautérisante d'un tissu sain ou pathologique dans un but thérapeutique. — *Ex. :* Cautérisation d'un bourgeon charnu.

Caverne, *f.* (caverna, cavus, creux). Syn. : *Spéloscque.* Excavation créée dans l organe (le plus souvent. le umon) par un processus flammatoire d'élimination s tissus nécrosés du parenyme de cet organe.

Caverneux, *adj. (caverna,* verne). *a)* Qui contient des vernes ou a rapport à une verne. *Ex.:* Toux cavernuse: *b)* Qui est constitué ar du tissu vasculaire sponeux. - *Ex.:* Corps cavernaux de la verge.

Cavernite. *f. (caverna,* verne). Inflammation des rps caverneux de la verge. observe dans la pénilis.

Cavernule. *f. (caverna,* verne). Petite caverne. Se t d'une petite excavation ulreuse d'un organe (du pouon, du rein).

Cavicole, *adj. (cavum,* caté: *colere,* cultiver). Qui ultive dans les cavités natuilles. - *Ex.:* Diptère caviole nez, oreille).

Cavitaire, *adj. (carus,* eux). Qui a rapport à une averne pulmonaire. — *Ex.:* ésion cavitaire.

Cazin, chirurgien français. oir : *Signe de Cazin.*

Cébocéphale, *m.* κηβος, nge: κεφαλη, tête). Monstre ont la tête rappelle celle du inge par l'aplatissement du ez et la configuration des orites.

Cécité, *f. (cæcitas,* de cæus, aveugle). Perte de la vue. lle peut être unilatérale ou ilatérale, partielle ou comlète.

Cécité littérale, *f.* Une des ormes de la cécité verbale. e sujet a perdu la mémoire es lettres manuscrites ou mprimées.

Cécité musicale. *f.* Une es formes de la cécité verale. Le sujet a perdu la mé-

moire des notes écrites et ne peut les déchiffrer.

Cécité psychique, *f. (cæcitas ;* de *cæcus,* aveugle). Perte de la reconnaissance des gens et des choses. Le sujet atteint de cécité psychique se perd dans sa maison, ignore l'usage des objets qu'on lui présente.

Cécité verbale, *f.* Aphasie sensorielle ou de réception. Le sujet ne présente aucune lésion anatomique ou fonctionnelle de l'œil; il a perdu partiellement ou totalement la mémoire des signes écrits; il ne peut lire; il écrit quelquefois son nom. La cécité verbale est due à une lésion de la deuxième circonvolution de la région pariétale postéroinférieure du pli courbe; elle est toujours associée à une hémianopsie latérale droite.

Ceinture eutocique, *f.* εὐτοκέω. enfanter heureusement). Ceinture que porte une femme enceinte, chez laquelle on a pratiqué une version pour manœuvres externes et qui est destinée à maintenir le fœtus en bonne position.

Ceinturon de feu, *m.* (*cingere,* ceindre). Voir Syn.: *Zona.*

Célation, *f. (celare,* cacher). Acte de cacher, de dissimuler. — *Ex.:* Célation de grossesse.

Cellulaire. *adj. (cellula,* de *cella,* loge). *a)* Qui est formé de cellules; *b)* Qui a rapport à la cellule.

Cellule. *f. (cellula,* petite chambre : par extension, peanatomique type et primordial, composant, par sa réutit compartiment). Elément nion avec d'autres éléments semblables, les différents tissus de l'organisme.

Celluleux, *adj.* (*cellula*, cellule). Qui est formé de cellules. Ce terme est plutôt employé pour désigner la composition anatomique d'une substance. — *Ex.:* Tissu celluleux.

Cellulite, *f.* (*cellula*, petite loge). Inflammation d'un tissu cellulaire, caractérisée par de l'œdème, une prédisposition à la congestion de ce tissu et de tous les éléments qu'il contient (vaisseaux, filets nerveux) qui se traduit par de la douleur spontanée et provoquée.

Cellulite cervicale, *f.* (*cellula*, petite loge; *cervis*, nuque). Syn. : *Cellulite de Gray-Croly*. Inflammation du tissu cellulaire du cou avec œdème dur, entraînant de la dyspnée, de la gêne de la déglutition.

Cellulite pelvienne, *f.* (*pelvis*, bassin). Inflammation du tissu cellulaire du bassin.

Célosome, *m.* (κέλης, hernie; σῶμα, corps). Monstre présentant une fissure médiane du corps, avec absence de sternum et hernie du cœur.

Celse, médecin de Rome vivant sous Auguste (1ᵉʳ siècle). Voir : *Quadrilatère de Celse*.

Cénesthésie, *f.* (κοινός, commun ; αἴσθησις, sensation. Voir Syn.: *Cœnesthésie*.

Cénose, *f.* (κένος, vide). Déplétion, évacuation.

Cénotique, *adj.* Évacuant.

Cénotoxine, *f.* (κοινός, commun ; τόξον, poison). Poison produit par les tissus musculaires à la suite de fatigue.

Centre respiratoire de Legallois, *m.* Voir Syn. : *Nœud vital de Flourens*.

Centrifuge, *adj.* (κέντρ, centre; *fuga*, fuite). Qui f le centre. — *Ex.:* Coura centrifuge; courant allant centre vers la périphérie.

Centripète, *adj.* (*centru* centre; *petere*, aller ver Qui se dirige vers le cent — *Ex.:* Courant centripèt courant allant de la périph rie vers le centre.

Centrothérapie, *f.* (ce trum, centre; θεραπεύω, je si gne). Traitement des centr nerveux.

Céphalalgie, *f.* (κεφαλ tête ; ἄλγος, douleur). Dé leur de tête paroxystique gravative, s'accompagnant non de troubles vaso-m teurs de la face qui devio congestionnée, rouge.

Céphalée, *f.* (κεφαλή, têt Douleur de tête sourde, co tinue ou intermittente, s'ex gérant ou non sous l'i fluence de causes extérie res : bruit, lumière vive, s cousses (voitures), de caus internes : émotions, effor (toux, défécation, éternu ment), de mouvements tête, du travail intellectuel.

Céphalée en casque. Céphalalgie serrant la tête la façon d'un casque. Un d symptômes de la neura thénie.

Céphalématome, *m.* (φαλή, tête; αἷμα, sang). Epa chement de sang sous-pério tique survenant chez le no veau-né pendant l'accouch ment, par suite de la pre sion de la tête fœtale contl les os du bassin au mome des contractions utérines.

Céphalhydrocèle, *m.* (φαλή, tête; ὕδωρ, eau; κήλ hernie). Hernie au niveau la tête d'un nouveau-né, co tenant du liquide céphalo-r chidien, résultant d'un tra matisme cranien (fracture ou fêlure du crâne, écartement des sutures).

Céphalique, *adj.* (κεφαλή, tête). Qui a rapport à la tête. — *Ex.:* Indice céphalique.

Céphalite, *f.* (κεφαλή, tête). Inflammation de la tête.

Céphalocyste, *m.* (κεφαλή, tête ; (κυστις, vessie). Voir SYN.: *Cestode.*

Céphalographe, *m.* (κεφαλή, tête; γραφειν, écrire). Instrument destiné à enregistrer les dimensions et les formes de la tête.

Céphalogyre, *adj.* (κεφαλή, tête; γειρω, tourner). Qui détermine la rotation de la tête. — *Ex.:* Appareil céphalogyre.

Céphaloïde, *adj.* (κεφαλή, tête; εἶδος, forme). Qui a la forme d'une tête. — *Ex.:* Tumeur céphaloïde.

Céphalomèle, *m.* (κεφαλή, tête; μελος, membre). Monstre dont la tête porte un ou plusieurs membres surajoutés.

Céphalométrie, *f.* (κεφαλή, tête; μετρον, mesure). Mensuration de la tête.

Céphalopage, *m.* (κεφαλή, tête; παγείς, uni). Monstre formé de deux troncs réunis par le sommet de leurs têtes.

Céphaloplégie, *f.* (κεφαλή, tête; πλησσω, je frappe). Paralysie des muscles du cou qui laisse la tête tombante. S'observe dans la poliomyélite antérieure, dans la diphtérie.

Céphaloplégique, *adj.* (κεφαλή, tête; πλησσώ, je frappe). Qui a rapport à la céphaloplégie. — *Ex.:* Syndrome céphaloplégique.

Céphalo-rachidien, *adj.* (κεφαλή, tête; ράχις, épine du dos). Qui appartient à l'encéphale et aux méninges rachidiennes. — *Ex.:* Liquide céphalo-rachidien.

Céphalothlasie, *f.* (κεφαλή, tête; θλωά, je broie). Voir SYN.: *Céphalotripsie.*

Céphalothoracopage, *m.* (κεφαλή, tête; θωραξ, poitrine; παγεις, uni). Monstre double uni au niveau des deux têtes et des deux thorax, les membres inférieurs étant normaux.

Céphalotomie, *f.* (κεφαλή, tête; τομή, section). Opération consistant à diviser la tête fœtale trop grosse pour passer à travers le bassin et permettant ainsi l'extraction du fœtus mort.

Céphalotribe, *m.* (κεφαλή, tête ; τρι6ή, broiement). Instrument d'obstétrique analogue à un fort forceps, destiné à broyer le crâne du fœtus entre ses deux cuillers.

Céphalotripsie, *f.* (κεφαλή, tête; τρι6ω, je broie). Opération qui consiste à broyer la tête du fœtus pour en rendre l'extraction possible.

Cératotomie, *f.* (κερας, cornée ; τομη, incision). Voir SYN.: *Kératotomie.*

Cercaire, *f.* (*cercaria*, même sens). Deuxième stade de transformation (le premier étant la rédie) de l'embryon de la douve du foie après son passage dans l'hôte intermédiaire (la limnœa), avant son ingestion par le mouton, où elle se développera à nouveau sous forme de douve du foie.

Cerclage, *m.* (κύκλος, cercle). Opération sur la rotule fracturée consistant à placer en cercle un fil métallique autour de la rotule, pour amener les fragments au contact et permettre la formation d'un cal osseux.

Cercose, *f.* (κερκός, queue). Terme employé pour désigner les anomalies de la vulve présentant un caractère d'excroissance. A été employé pour désigner une longueur exagérée du clitoris, un polype utérin pédiculé extravaginal.

Cérébelleux, *adj.* (*cerebellum*, cervelet). Qui a rapport au cervelet. — *Ex.:* Démarche cérébelleuse.

Cérébellite, *f.* (*cerebellum*, cervelet). Inflammation du cervelet.

Cérébral, *adj.* (*cerebrum*, cerveau). Qui a rapport au cerveau. — *Ex.:* Hémorragie cérébrale.

Cérébrasthénie, *f.* (*cerebrum*, cerveau ; ἀ. priv. ; σθένος. force). Voir SYN.: *Neurasthénie*.

Cérébriforme, *adj.* (*cerebrum*, cerveau: *forma*, forme). SYN.: *Encéphaloïde*. Qui a la forme et l'aspect du cerveau.

Cérébriforme, *adj.* (*cerebrum*, cerveau ; *forma*, forme). Qui a l'aspect morphologique des circonvolutions cérébrales. — *Ex.:* Hyperplasie cérébriforme de la langue.

Cérébrite, *f.* (*cerebrum*, cerveau). Inflammation du cerveau.

Cérébromalacie, *f.* (*cerebrum*, cerveau; μαλαχία. ramollissement). Ramollissement cérébral.

Cérébrome, *m.* (*cerebrum*, cerveau). SYN.: *Neurogliome*. Tumeur cérébrale d'origine fœtale, ectodermique, de même nature névroglique que le gliome; présente des neuroblastes en voie de formation.

Cérébro-sclérose, *f.* (*cerebrum*, cerveau; σχληρόν. dur). Artériosclérose du cerveau.

Cérébro-spinal, *adj.* (*cerebrum*, cerveau: *spina*, épine) Qui a rapport au cerveau et à la moelle épinière. —

Ex. : Méningite cérébro-spinale.

Cérébro-typhus, *m.* (*cerebrum*, cerveau ; τυφος. hébété). SYN.: *Typhopsychose*. Forme cérébrale, méningitique de la fièvre typhoïde avec ou sans symptômes abdominaux, dont on ne reconnaît le plus souvent l'origine éberthienne que par la séro-réaction de Widal ou l'hémoculture. Elle est caractérisée par les seuls symptômes de confusion mentale transitoires auxquels peuvent se surajouter les signes classiques de la dothiénentérie.

Cérumen, *m.* (*cera*, cire). Produit de sécrétion des glandes de la paroi du conduit auditif externe, de coloration jaunâtre, de consistance cireuse.

Cérumineux, *adj.* (*cerumen*, même sens). Qui a rapport au cérumen.

Cervical, *adj.* (*cervicalis*. de *cervix*, col, cou). 1° Qui appartient à la région du cou. y compris la nuque. — *Ex.:* Adénite cervicale.

2° Qui a rapport au col de l'utérus. — *Ex.:* Amputation cervicale.

Cervicite, *f.* (*cervix*, col). Inflammation du col de l'utérus.

Césarienne, *adj.* Voir: *Opération césarienne*.

Cestode, *m.* (χεστός. festonné). Ver dont les représentants forment une classe où se trouvent les parasites les plus communs de l'intestin de l'homme : les ténias. les bothriocéphales (Voir ces mots).

Cétogène, *adj.* (acétone, γεννάω, j'engendre). Qui produit de l'acétone. Aliments cétogènes : viande, graisse, beurre.

Cétonique, *adj.* Qui a rapport à l'acétone et aux corps ayant même radical. On réunit souvent, sous le nom de corps cétoniques : l'acétone, l'acide acétylacétique et l'acide β oxybutyrique.

Cevidalli, médecin italien contemporain. Voir : *Réaction de Cevidalli.*

Chalasie, *f.* (χαλάω, je relâche). SYN.: *Chalazie.* Affection de l'œil, caractérisée par un décollement partiel de la cornée et de la sclérotique, d'origine traumatique ou inflammatoire (hypopyon).

Chalastodermie, *f.* χάλαστός, relâché; δέρμα, peau). SYN.: *Chalazodermie; Dermatolysie* (Voir ce mot).

Chalaze, *f.* χάλαζα, grêlon). Voir SYN.: *Chalazion.*

Chalazie, *f.* χαλάω, je relâche). Voir SYN.: *Chalasie.*

Chalazion, *m.* χαλάζιον, grêlon). SYN.: *Chalaze.* Petit abcès du bord libre des paupières, en général de la paupière supérieure, déterminé par l'inflammation d'une glande de Meibomius. Il nécessite l'extirpation de la glande infectée pour éviter les récidives fréquentes.

Chalazo-néphrite, *f.* χάλαζα, grêlon; νεφρίτις, néphrite). Voir SYN.: *Mal de Bright*, par analogie avec les granulations du rein, qui rappellent l'aspect des grêlons.

Chaleur, *f.* (calor, chaleur). Elévation de la température normale du corps.

Chalicogène, *adj.* χάλιξ, chaux, caillou; γεννάω, j'engendre). SYN.: *Calcipare.* Qui engendre de la chaux.

Chalicophore, *adj.* χάλιξ, chaux, caillou; φέρω, je porte). SYN. : *Calcifère.* Qui contient de la chaux.

Chalicose, *f.* χάλιξ, chaux,

caillou). Maladie professionnelle des tailleurs de pierre, des mouleurs, des polisseurs, des porcelainiers, caractérisée par une incrustation du parenchyme pulmonaire de poussières à base de silice, qui ouvrent une porte d'entrée aux microbes. Cette forme de pneumoconiose s'aggrave souvent du fait d'une tuberculose pulmonaire surajoutée.

Chalone. *f.* Produit des sécrétions internes des glandes vasculaires sanguines (thyroïde, ovaire, testicule, surrénales, hypophyse) ayant un rôle inhibiteur. Les chalones s'opposent aux hormones.

Chalorose, *f.* (chalora pyogenes). Infection due au chalora pyogenes, champignon parasite, provoquant des abcès de la peau.

Chalybé, *adj.* (chalybs, fer). Qui contient du fer. — *Ex.:* Vin chalybé.

Champ causalgique, *m.* Territoire qui, chez un causalgique, possède la propriété de faire naître la douleur à distance, quand on le sollicite.

Champ opératoire, *m.* a) Partie du corps aseptisée, limitée par des compresses ou serviettes aseptiques, sur laquelle doit porter l'incision chirurgicale en vue d'une opération. b) Compresse ou serviette aseptique, qui limite la zone cutanée où doit porter l'opération.

Champ visuel, *m.* (campus, champ). Le champ visuel d'un œil est l'espace que la vision embrasse lorsqu'il reste en fixation sur un même point.

Champetier de Ribes,

accoucheur français contemporain. Voir : *Manœuvre de Champetier de Ribes.*

Champignons dangereux, *m.* a) *Empoisonnement toujours mortel* par l'amanite phalloïde, l'amanite citrine avec leurs variétés ; les volvaires, dont le principe toxique est la phalline.

b) *Empoisonnement grave,* mais guérissable, dû aux espèces suivantes : amanite panthère, amanite tue-mou-mouches ou fausse oronge, lépiote brunâtre, tricholome tigré, dont le principe toxique est la muscarine.

c) *Empoisonnement se réduisant à une indigestion* plus ou moins grave, dû aux champignons suspects : entolome livide, hypholome fasciculé, stroptaire coronille (dans les prés), russules diverses, et plusieurs lactaires (lactaire à coliques), dont les principes actifs sont des résines.

Chancre, *m.* (*cancer,* chancre). Ce mot ne sert plus à désigner maintenant que les lésions vénériennes initiales, soit de la syphilis (chancre induré), soit de la chancrelle (chancre mou).

Chancre induré, *m.* SYN. : *Chancre syphilitique.* Lésion ulcéreuse, à tendance plus ou moins envahissante, à bords indurés, qui se développe au point d'introduction du spirochète pallida, agent pathogène de la syphilis dans l'organisme.

Chancre mixte, *m.* Chancre syphilitique et mou tout à la fois, résultant de l'inoculation simultanée du spirochète pallida et du bacille de Ducrey, en un même point de la muqueuse.

Chancre mou. *m.* Lésion ulcéreuse, à tendance envahissante, qui se développe au point d'inoculation du bacille de Ducrey.

Chancre syphilitique, *m.* Voir SYN. : *Chancre induré.*

Chancrelle, *f.* SYN. : *Chancre simple ; Chancre mou.* Lésion ulcéreuse, due au bacille du chancre mou.

Chancrelleux, *adj.* a) Qui a les caractères de la chancrelle ; b) Qui est déterminé par la chancrelle. — *Ex.:* Bubon chancrelleux.

Chant des artères, *m.* Bruit de souffle, à caractère musical, que l'on perçoit en plaçant le stéthoscope sur le trajet d'une artère. Il est généralement unique et synchrone à la diastole du vaisseau : il est quelquefois redoublé, isochrone alors à la contraction de l'artère. C'est le double souffle de Duroziez : il s'entend le mieux au niveau de l'artère crurale.

Chapeau. *m.* (*capellum,* chapeau). Voir SYN.: *Crasse.*

Chapelet ganglionnaire, *m.* (*capellum,* chapeau). Série de ganglions enflammés, placés les uns à côté des autres, à la façon d'un chapelet. — *Ex.:* Chapelet ganglionnaire du cou, chapelet inguinal.

Chapelet osseux. *m.* Série de renflements situés sur le thorax, à l'union du cartilage costal et de la côte, chez les rachitiques.

Charbon. *m.* (*carbo,* charbon). Maladie infectieuse, due à la bactéridie charbonneuse de Davaine. Au niveau du point d'inoculation, se trouve une pustule. Voir : *Pustule maligne.*

Charbon asporogène, *m.* Bacille charbonneux, qui ne se reproduit pas par spores, mais par scissiparité.

Charbonneux, *adj.* (*carbo*, charbon). Qui est de même nature que le charbon ou qui engendre cette maladie. — *Ex.*: Bactéridie charbonneuse.

Charcot, neurologiste français (1825-1893). Voir : *Signe de Charcot; Maladie de Charcot; Vertige laryngé de Charcot; Amyotrophie Charcot-Marie.*

Charcot - Leyden. Voir : *Cristaux de Charcot-Leyden.*

Charcot - Marie. Voir : *Amyotrophie Charcot-Marie.*

Charpie, *f.* (*carptum*, charpie). Réunion, en petits paquets, de fils retirés de morceaux de toile ou de coton, par effilochage, qui servaient autrefois dans les pansements à en assurer la perméabilité. La charpie a été avantageusement remplacée par les compresses de gaze et le coton hydrophile. La charpie râpée s'obtenait aussi en râpant, avec un couteau, la surface du linge donnant un duvet pulvérulent.

Chas, *m.* (χύαρ, trou d'aiguille). Trou d'une aiguille où se place le fil destiné à faire une suture.

Chassaignac, chirurgien français. 1° Ganglion amygdalien de Chassaignac, nom donné au ganglion sous-maxillaire. Il se tuméfie toujours dans les amygdalites et est alors douloureux; 2° Tubercule de Chassaignac.

Chatonnement, *m.* (*catus*, chat). Voir Syn.: *Enchatonnement.*

Châtrer (*castrare*, castrer). Pratiquer l'ablation des testicules ou des ovaires.

Chaude-pisse, *f.* Terme vulgaire employé pour désigner la blennorragie (Voir ce mot).

Chaussier, chirurgien français (1746-1828). Voir: *Signe de Chaussier.*

Chef, *m.* (*caput*, tête, chef). Extrémité d'une bande destinée à maintenir un pansement.

Cheilalgie, *f.* (χεῖλος, lèvre; ἀλγος, douleur). Syn.: *Chilalgie.* Douleur des lèvres.

Cheilodiérésie, *f.* (χεῖλος, lèvre; διαίρεσις, séparation). Voir Syn.: *Bec de lièvre.*

Cheilophagie, *f.* (χεῖλος, lèvre; φαγω, je mange). Tic observé chez les dégénérés, consistant à se mordre constamment les lèvres.

Cheiloplastie, *f.* (χεῖλος, lèvre; πλασσω, je forme). Restauration ana ou autoplastique des lèvres.

Cheilophyme, *m.* (χεῖλος, lèvre; φυμα, tumeur). Tumeur des lèvres.

Cheiloraphie (χεῖλος, lèvre; ῥαφη, suture). Suture des lèvres. Elle est employée dans certaines restaurations de la face et des lèvres.

Cheimophobie, *f.* (φοβος, crainte). Peur morbide des orages ou des tempêtes.

Cheiroplastie, *f.* (χείρ, main; πλασσεῖν, faire). Restauration de la main.

Cheiroplastie dactylienne, *f.* (χείρ, main; πλασσεῖν, former; δάκτυλος, doigt). Autoplastie pour une perte de substance de la main, à l'aide de la peau fournie par un doigt désossé. Elle se pratique dans les cas de mutilation de la main, où l'on prélève un lambeau digital pour combler une cavité d'origine traumatique.

Cheiro - pompholyx, *m.* (χείρ, main; πομφόλυς, vésicule). Dermite vésiculaire siégeant aux mains, due à des troubles sudoraux.

Chéloïde, *f.* (χηλή, pince

d'écrevisse ; εἶδος, ressemblance). Affection de la peau,
caractérisée par la présence
de tumeurs plus ou moins
saillantes, à surface lisse et
irrégulière, englobant toute
l'épaisseur du derme et récidivant malgré leur ablation.
Elles surviennent généralement sur des cicatrices.

Chémosis, *m.* (χήμωσις, de
χημή, petit coquillage à val-
ves entr'ouvertes). Epaississement de la muqueuse con-
jonctivale et palpébrale et du
tissu cellulaire sous-jacent,
de coloration rougeâtre plus
ou moins accentuée suivant
le degré de l'inflammation.

Cherchewsky, médecin
russe de la fin du XIXe siècle. Voir: *Maladie de Cherchewsky.*

Chétivisme, *m.* (*captivus,*
captif, chétif). Syn.: *Infantilisme type Lorain.* Etat d'un
individu débile, gracile, produit de la misère physiologique, dont les dimensions
sont réduites, les organes petits, mais bien proportionnés,
et dont l'aspect est celui d'un
homme en miniature.

Chevauchement, *m.* κισβαλ-
λης, cheval). Déplacement des
fragments d'un os long fracturé tel que ces fragments
passent l'un sur l'autre et
s'accolent parallèlement sur
une étendue plus ou moins
longue.

Chevrotant, *adj.* (*capra,*
chèvre). Qui rappelle la chèvre. Voir: *Voix chevrotante;
Egophonie.*

Chevrotement, *m.* (*capra,*
chèvre). Modification de la
voix, qui est troublée, rappelant le bêlement de la chèvre.
S'observe chez les malades
épuisés et à l'auscultation
dans la pleurésie sérofi-
brineuse.

Cheyne, médecin anglai[s]
(1777-1836). Voir: *Respiratio[n]
de Cheyne-Stokes.*

Chicot, *m.* (arabe : *schil[â]
hab,* éclat de bois). Racin[e]
ou partie de la racine d'un[e]
dent cariée dont la couronn[e]
a disparu, qui est restée im[-]
plantée dans l'alvéole den[-]
taire et qui est l'occasion d[e]
fluxions et d'abcès dentair[es]
récidivants.

Chilo... Voir : *Cheilo.* Le[s]
mots commençant par cheil[o]
dérivés de χεῖλος, lèvre, s'é[-]
crivent, suivant les auteur[s,]
cheilo ou chilo.

Chimiatrie, *f.* χυμεία, [de]
χυμός, sucre; ιατρός, médecin[.]
Procédé de thérapeutiqu[e]
dans lequel le médecin pres[-]
crit de préférence des agent[s]
chimiques.

Chimiotaxie, *f.* χυμός, suc[;]
τάξις, mouvement). Faculté [de]
certains corps d'exercer su[r]
d'autres une action attractiv[e]
ou répulsive. Dans le premie[r]
cas, il y a chimiotaxie pos[i-]
tive; dans le deuxième ca[s]
chimiotaxie négative. — *Ex[.]*
Chimiotaxie leucocytaire, po[-]
sitive ou négative, suivan[t]
l'action de la toxine sécrété[e]
par le microbe mis en pré[-]
sence des leucocytes.

Chimiothérapie, *f.* χυμεία[,]
chimie; θεραπεύω, je soigne[.]
Thérapeutique basée sur l'em[-]
ploi des produits dérivés d[e]
la chimie, et, par extensio[n]
recherche des causes qui dé[-]
terminent l'action des médi[-]
caments.

Chimiotropisme, *m.* χυμό[s]
suc; τρόπος, direction). Vo[ir]
Syn.: *Chimiotaxie.*

Chimisme, *m.* χυμεία, chi[-]
mie). Etude des sucs. Vo[ir]
Syn.: *Chimiatrie.*

Chique, *f.* (*ciccum,* pet[it]
objet). Syn.: *Puce pénétrant[e]*
Insecte dermatozoaire, viva[nt]

dans le sable et sur les herbes sèches d'Afrique, parasite de l'homme. La femelle, fécondée, creuse une galerie dans la peau, qui s'enflamme et s'ulcère. La femelle, après sa ponte, reste dans la plaie. Ce parasite est généralement localisé aux pieds, et n'apparaît que sur les individus qui marchent nu-pieds.

Chira, *m.* Chanvre indien, séché, pulvérisé, comprimé en boulettes, qui se fume dans un narguilé à très long col, et qui occasionne une toxicomanie spéciale. Voir: *Kifomanie.*

Chiralgie, *f.* χείρ, main ; ἄλγος, douleur). Sensibilité douloureuse au niveau des mains. — *Ex.:* Chiralgie paresthésique.

Chirargre. *m.* χείρ, main; ἄγρα, piège). Goutteux dont l'accès est localisé aux mains.

Chiromanie. *f.* χείρ, main; μανία, agitation). Voir SYN.: *Onanisme.*

Chiromégalie. *f.* χείρ, main; μέγας, grand). SYN.: *Mégalochirie.* Forme d'acromégalie, caractérisée par l'hypertrophie des mains. S'observe dans la syringomyélie.

Chironien, *adj.* χείρων, mauvais). Qui est d'origine ou d'allure maligne. — *Ex.:* Ulcère chironien.

Chirurgie, *f.* χειρουργία, de χείρ, main; ἔργον, travail). Art de traiter les maladies relevant de la pathologie externe par des moyens opératoires sanglants ou non, où l'habileté manuelle est une des qualités les plus nécessaires au chirurgien.

Chloasma. *f.* χλοάζω, devenir blafard). SYN.: *Masque de grossesse.* Taches de larges dimensions, de coloration jaunâtre plus ou moins foncé,

siégeant à la face, et plus particulièrement au niveau du front, des tempes et des joues. S'observe dans la grossesse, les affections de la matrice, toutes affections dyscrasiques du sang.

Chloasma album, *f.* χλοάζω, je deviens blafard; *album*, blanc). Voir SYN.: *Vitiligo.*

Chloasma cholémique, *f.* χλοάζω, devenir blafard; χολή, bile; αἷμα, sang). Hyperchromie de la peau de la face, siégeant en particulier au front et aux paupières, donnant au visage un masque spécial caractéristique du mauvais fonctionnement du foie. S'observe dans certaines cholémies chroniques ou familiales.

Chloralisme, *m.* (*chlor* et *al*, dérivés de chlore et alcool). Intoxication aiguë par le chloral, caractérisée par l'abaissement de la température, la petitesse du pouls, des troubles de la circulation pouvant aller jusqu'à l'arrêt du cœur.

Chloralomane, *m.* (chloral, μανία, folie). Individu qui absorbe du chloral au point de s'intoxiquer, et qui éprouve le besoin impérieux de prendre ce médicament.

Chloralomanie, *f.* (*chloral*, μανία, folie). Intoxication chronique par le chloral, véritable dipsomanie chloralique. On l'observe sous forme d'accès intermittents, obsédants, paroxystiques, avec retour attristé à la raison, comme dans toutes les toxicomanies.

Chloralose. *m.* Médicament calmant, hypnotique.

Chloration. *f.* χλωρός, vert). Procédé de stérilisation des eaux, basé sur l'emploi du chlore pur.

Chlorhydrie, *f.* (χλωρός, vert : gaz vert ; ὕδωρ, eau). Terme employé en chimie stomacale. Il sert à désigner l'ensemble de l'acide chlorhydrique sécrété et du chlore combiné aux matières organiques ingérées pendant le repas d'épreuve.

Chloridrose, *f.* (χλωρός, verdâtre ; ἱδρὼς, sueur). Sécrétion sudorale à odeur forte rappelant celle du chlore.

Chloro-anémie, *f.* (χλωρός, verdâtre ; ἄ, priv. ; αἷμα, sang). Anémie présentant les caractères de la chlorose avec souffles cardiaques et vasculaires. S'observe chez les sujets jeunes, à la puberté, et en particulier chez les jeunes filles dans les cas de tuberculose, de syphilis, de dyspepsie et dans certaines formes d'hystérie avec hématuries.

Chloro - brightisme, *m.* Maladie dans laquelle la chlorose et le brightisme sont associés. (Voir ces mots).

Chlorocyte, *m.* (χλωρός. vert ; κύτος, cellule). Hématie ayant perdu partiellement sa matière colorante rouge.

Chloroforme à la Reine. *m.* (χλωρός, vert : *forma,* forme). Voir Syn.: *Anesthésie obstétricale.*

Chloroformer (chloroforme : chlorure de méthyle bichloré. Syn.: *Chloroformiser.* Anesthésier un malade au moyen d'inhalation de chloroforme.

Chloroformisation, *f.* Acte de faire absorber du chloroforme à un malade pour réaliser l'anesthésie générale dans le but de pratiquer une opération chirurgicale ou de faire un examen, en plaçant le malade dans une complète résolution.

Chloroformiser. Voir Syn.: *Chloroformer.*

Chloroformisme, *m.* Intoxication aiguë par le chloroforme au cours d'une chloroformisation chirurgicale. Elle donne lieu à un délire hallucinatoire confus et bruyant.

Chloroformomanie, *f.* (χλωρός, vert ; μανία, agitation). Intoxication chronique par le chloroforme, due à une véritable dipsomanie pour ce toxique. Forme de toxicomanie rare.

Chloroleucémie, *f.* Association du chlorome et de la leucémie.

Chlorolymphome, *m.* Voir Syn.: *Chlorome.*

Chlorome, *m.* (χλωρός. vert). Syn.: *Chloroma; Cancer d'Arran.* Tumeur lymphatique. généralement osseuse, siégeant le plus souvent au crâne et à la face, se développant de préférence dans l'orbite et les fosses nasales, formant des saillies constituées par du tissu verdâtre, due à une dégénérescence des cellules médullocèles. S'observe souvent chez les malades atteints de leucémie.

Chloro - paludisme, *m.* Paludisme chronique déterminant de la chlorose. S'observe chez les adolescents.

Chlorophlébonarcose, *f.* Anesthésie générale déterminée par l'injection intra-veineuse de chloroforme en solution aqueuse.

Chlorose, *f.* (χλωρός, verdâtre). Maladie du sang, caractérisée par la coloration cireuse, jaune verdâtre des téguments, par des souffles anorganiques du cœur (fréquemment un souffle doux systolique au niveau de l'artère pulmonaire), des bruits de souffle à la compression des veines (en particulier au cou), des troubles de la menstruation et des fonctions digestives. Elle s'observe à la puberté et presque exclusivement chez les jeunes filles. Le sang est moins coloré en raison de la diminution du nombre des globules rouges, de leur moins grande teneur en hémoglobine. Les hématies n'ont plus leur forme ronde normale, elles sont allongées, en poires, en demi-cercles; elles ont des dimensions variables. Les hématoblastes sont accrus par rapport aux hématies.

Chlorotique, *subst.* et *adj.* (χλωρός, verdâtre). *a)* Qui est atteint de chlorose; *b)* Qui a rapport à la chlorose.

Chloruration, *f.* Syn. : *Chlorurie alimentaire.* Epreuve consistant à faire ingérer à un individu une certaine quantité de chlorure de sodium, à recueillir les urines pour déterminer la valeur fonctionnelle du rein en rapport avec l'élimination chlorurée.

Chlorurémie, *f.* (chlorure; αίμα, sang). Présence de chlorure dans le sang. Quand sa quantité est anormale, elle est due à des phénomènes de rétention. Elle se signale par la formation d'œdèmes simples ou généralisés, avec anasarque, et s'observe le plus souvent au cours des néphrites ou des cirrhoses.

Chlorurie alimentaire, *f.* Voir Syn. : *Chloruration.*

Choane, *f.* (χόανον, entonnoir). Orifice postérieur des fosses nasales.

Choc en dôme. *m.* (all. : *schochen,* frapper). Le choc en dôme de Bard est un symptôme observé dans l'insuffisance aortique; il est dû à la violence du battement de la pointe du cœur hypertrophié, qui vient heurter, à la région précordiale, le 6ᵉ et même le 7ᵉ espace intercostal. Il donne, à la palpation, la sensation d'une boule se durcissant sous la main.

Choc fœtal, *m.* Phénomène caractérisé par un bruit spécial que fait la rencontre du fœtus avec la paroi utérine, quand il vient la heurter en se déplaçant. Ce bruit s'entend avec le stéthoscope. Il est le premier signe certain de la grossesse.

Choc nerveux, *m.* (*schoch,* heurt, choc). Etat morbide qui se caractérise par des troubles nerveux, depuis la pâleur de l'émotion, jusqu'à la mort, avec des stades intermédiaires variables suivant la cause du choc (phénomènes inhibitoires variés, d'origine physique ou psychique) provoqué par une violente excitation et attribué à un arrêt réflexe des échanges nutritifs entre les cellules et les plasmas. Les caractères les plus constants du choc sont : une pression artérielle basse persistante, un pouls accéléré, de la pâleur, des sueurs et une respiration superficielle et rapide.

Choc opératoire, *m.* Etat nerveux particulier, se produisant à la suite d'une intervention chirurgicale. Voir Syn. : *Choc nerveux; Shok.*

Choc traumatique, *m.* Etat nerveux particulier, se produisant à la suite d'un traumatisme. Voir Syn. : *Choc nerveux; Shok.*

Cholagogue, *adj.* (χολή, bile; ἄγω, je pousse, je chasse). Qui chasse la bile. Se dit d'un purgatif qui agit spécialement sur la sécrétion biliaire.

Cholalémie, *f.* χολή, bile; αἷμα, sang). Voir Syn.: *Cholémie.*

Cholalurie, *f.* χολή, bile; οὖρον, urine). Élimination de sels biliaires dans l'urine.

Cholangio - cystostomie, *f.* (χολή, bile; ἀγγεῖον, vaisseau; κύστις, vésicule; στόμα, bouche). Abouchement des canaux biliaires dans la vésicule, pour remédier à l'obstruction du canal hépatique.

Cholangio - entérostomie, *f.* χολή, bile; ἀγγεῖον, vaisseau; ἔντερον, intestin; στόμα, bouche). Abouchement des canaux biliaires dans l'intestin.

Cholangiostomie, *f.* χολή, bile; ἀγγεῖον, vaisseau; στόμα, bouche). Abouchement à la peau du canal biliaire. Se fait à la suite d'obstruction des canaux cholédoque et hépatique.

Cholangiotomie, *f.* χολή, bile; ἀγγεῖον, vaisseau; τομή, incision). Opération chirurgicale qui consiste à ouvrir le canal biliaire pour en extraire un ou des calculs.

Cholécyanine, *f.* χολή, bile; κύανος, bleu). Pigment intermédiaire, proche de la biliverdine, que l'on trouve dans les fèces des chiens et des chats et que certains auteurs prétendent avoir constaté chez l'homme.

Cholécystectasie, *f.* χολή, bile; κύστις, vessie; ἔκτασις, dilatation). Dilatation de la vésicule biliaire.

Cholécystectomie, *f.* χολή, bile; κύστις, vessie; ἐκτομή, ablation). Opération chirurgicale, consistant à faire l'ablation de la vésicule biliaire.

Cholécystendyse, *f.* χολή, bile; κύστις, vessie. Cholécystotomie à sutures perdues intra-péritonéales.

Cholécystentérostomie, χολή, bile; κύστις, vessie; ἔντερον, intestin; στόμα, bouche). Opération chirurgicale, consistant à aboucher la vésicule biliaire à l'intestin (duodénum, côlon) ou même à l'estomac.

Cholécystite, *f.* χολή, bile; κύστις, vessie). Inflammation de la vésicule biliaire.

Cholécysto - duodénostomie, *f.* χολή, bile; κύστις, vessie; duodénum; στόμα, abouchement). Opération chirurgicale consistant à aboucher la vésicule biliaire dans le duodénum.

Cholécystopexie, *f.* χολή, bile; κύστις, vessie; πηγνύω, fixe). Syn.: *Opération à Czerny.* Opération consistant à fixer la vésicule biliaire à la paroi abdominale.

Cholécystostomie, *f.* χολή, bile; κύστις, vessie; στόμα, abouchement). Opération chirurgicale faite sur la vésicule biliaire, consistant à l'inciser et à l'aboucher à la paroi abdominale.

Cholécystotomie, *f.* χολή, bile; κύστις, vessie; τομή, cicatrice, incision). Opération chirurgicale faite sur la vésicule biliaire, consistant en une incision du cholécyst immédiatement suivie de sa suture.

Cholédocho - lithotripsie, *f.* χοληδόχος, cholédoque; λίθος, pierre; τριβή, broiement). Opération rarement effectuée, consistant à broyer les calculs biliaires contenus dans le canal cholédoque.

Cholédochotomie, *f.* (χοληδόχος, cholédoque; τομή, incision). Incision du canal cholédoque.

Cholédocite, f. χοληδόχος, cholédoque). Inflammation aiguë du canal cholédoque.

Cholélithe, m. χολή, bile ; λίθος, pierre). Calcul biliaire.

Cholélithiase χολή, bile ; λίθος, pierre). Voir SYN. : *Lithiase biliaire*.

Cholélithotripsie, f. χολή, bile ; λίθος, pierre ; τρίψις, broiement). Voir SYN. : *Cholélithotritie*.

Cholélithotritie, f. χολή, bile ; λίθος, pierre ; τρίψις, broiement. SYN. : *Cholélithotripsie*. Broiement des calculs contenus dans le canal cholédoque.

Cholémèse, f. χολή, bile ; ἐμέω, vomir). Vomissement de bile.

Cholémie, f. χολή, bile ; αἷμα, sang). Présence de la bile dans le sang. Les sels de bile étant assez difficiles à reconnaître, on recherche les pigments biliaires, bilirubine, urobiline. Voir : *Réaction de Gmelin*. Il existe une cholémie normale physiologique et une cholémie pathologique.

Cholémimétrie, f. χολή, bile ; αἷμα, sang ; μέτρον, mesure). Dosage de la cholémie. La cholémie physiologique oscille autour de 1/36.500. La bilirubine apparaît dans la réaction de Gmelin, quand sa concentration dans le sérum atteint 1/40.000. Il y a donc intérêt, pour faire la cholémimétrie, à diluer le sérum cholémique pathologique de 1/4 ou 1/2 de son volume de sérum artificiel.

Cholépyrrhine, f. χολή, bile ; πυρρός, rouge). Voir SYN. : *Bilirubine*.

Choléra, m. χολέρα, gouttière ; allusion à l'écoulement incessant des matières fécales). SYN. : *Choléra asia-*

tique ; *Choléra morbus*. Maladie contagieuse, épidémique, ayant des foyers aux Indes et à la Mecque, occasionnée par le vibrion cholérique, caractérisée par de la diarrhée profuse, liquide, abondante, incolore ou teintée par de la bile et contenant des flocons blanchâtres, rappelant des grains de riz, d'où le nom de diarrhée riziforme, des vomissements bilieux, porracés, riziformes, une soif ardente, de l'algidité. Il se produit assez souvent une période de réaction, puis l'algidité réapparaît avec le collapsus et la mort.

Choléra des tanneurs, m. Ulcération professionnelle des doigts chez les ouvriers tanneurs.

Choléra infantile, m. Voir SYN. : *Gastro-entérite des nourrissons*.

Choléra morbus, m. Voir SYN. : *Choléra*.

Choléra nostras, m. Gastro-entérite, paraissant due au colibacille, rappelant, par ses symptômes algides et sa diarrhée, le choléra asiatique.

Choléra-roth, m. χολέρα, gouttière ; *roth*, rouge). Voir : *Réaction du choléra-roth*.

Cholériforme, adj. (χολέρα, choléra ; *forma*, forme). Qui rappelle ou qui a rapport au choléra. — *Ex.* : Diarrhée cholériforme.

Cholérine, f. (diminutif de choléra). Diarrhée profuse, abondante, accompagnée de vomissements et de réactions algides.

Cholérique, adj. χολέρα, choléra). Qui a rapport au choléra. — *Ex.* : Epidémie cholérique.

Cholerrhagie, f. χολή, bile ; ῥήγνυμι, je romps). Écoulement de bile. Il est généralement externe et se fait par une fistule le plus souvent d'origine opératoire.

Cholestéatome, *m.* (χολή, bile ; στεατόω, convertir en graisse). Syn.: *Tumeur perlée.* Tumeur cérébrale composée de cellules endothéliales, de cholestérine, de carbonates et phosphates calcaires, ayant l'apparence brillante de la nacre, le volume d'une noix à un œuf, et l'aspect mamelonné. S'observe aussi au niveau de la caisse du tympan.

Cholestérine, *f.* (χολή, bile ; στερεος, solide). Substance douée de propriétés antihémolitiques et antitoxiques, découverte dans des calculs biliaires. Au point de vue chimique, la cholestérine, longtemps considérée comme une graisse, doit être considérée comme un alcool (Pierret).

Cholestérinémie, *f.* (χολή, στερεός, solide ; αἷμα, sang). Présence de cholestérine dans le sang.

Cholestérinurie, *f.* (χολή, bile ; στερεος, solide ; οὖρον, urine). Emission d'urine contenant de la cholestérine.

Cholorrhée, *f.* (χολή, bile ; ρεω, je coule). Sécrétion biliaire abondante, déterminant une diarrhée verdâtre caractéristique.

Cholurie, *f.* (χολή, bile ; οὖρον, urine). Emission d'urine contenant de la bile. Par l'analyse, on retrouve les sels propres de la bile et les pigments colorants.

Chondrine, *f.* (χόνδρος, cartilage). Substance contenue dans les cartilages, la cornée que l'on extrait par l'ébullition.

Chondrite, *f.* (χόνδρος, cartilage). Inflammation de tout tissu cartilagineux. — . Chondrite sterno-costale.

Chondrocèle, *m.* (χόν cartilage ; χήλη, tume Tumeur au niveau d'un tilage.

Chondrofibrome, *m.* (δρος, cartilage ; *fibra,* fil Syn. : *Fibro-chondrome.* meur constituée par du t cartilagineux entouré de t. fibreux plus ou moins de

Chondroïde, *adj.* (χόν cartilage ; εἶδος, forme). a la forme, l'aspect du c tilage. — *Ex. :* ·Tum chrondroïde.

Chondrologie, *f.* (χόν cartilage ; λόγος, étude). F tie de l'anatomie traitant cartilages.

Chondromalacie, *f.* (δρος, cartilage ; μαλακία, mollissement). Ramollis ment des cartilages.

Chondrome, *m.* (χόνδ cartilage). Tumeur forn par du tissu cartilagineux

Chondrophyte, *m.* (χόνδ, cartilage ; φύειν, produii Production de tissu carti gineux revêtant la for d'une excroissance. qui pe se séparer du tissu géné teur et former corps étre ger dans une articulati par exemple.

Chondroplaste, *m.* (χ δρος, cartilage ; πλάσσειν. fe mer). Elément de tissu car lagineux, caractérisé par u cavité contenant des cellul de caractère variable.

Chondro - sarcome, (χόνδρος, cartilage ; σα chair). Tumeur mixte, à c ractère malin, compos d'éléments cartilagineux. type embryonnaire, et d'élé ments sarcomateux.

Chondrose, *f.* (χόνδρος. ca tilage). Formation du cart lage.

Chondrostéen, *m.* 'χόνδρος. cartilage ; ὀστέον, os). Qui est de nature cartilagineuse et osseuse.

Chondrotomie, *f.* (χόνδρος. cartilage ; τομή, incision). Incision d'un cartilage.

Chopart, chirurgien français de la fin du XVIII° et du commencement du XIX° siècle. Voir: *Opération de Chopart.*

Choquant, *adj.* (*schoken*, choquer). Qui détermine un choc. — *Ex.:* Réputation choquante de l'anesthésie rachidienne.

Chordapsus, *m.* (*chorda*, corde ; ἅπτω. lier). Etranglement de l'intestin, provoqué par une adhérence ou bride inflammatoire.

C h o r d i t e, *f.* (*chorda*, corde). Inflammation des cordes vocales.

Chordite tubéreuse, *f.* (*chorda*, corde; *tuberosus*, qui est renflé). Hypertrophie irrégulière d'une corde vocale, déterminant des troubles de la voix; assez fréquente chez les chanteurs.

Chordome, *m.* (*chorda*, corde). Tumeur provenant de la prolifération des vestiges de la notochorde embryonnaire. Sa structure est vasculaire et ressemble beaucoup à celle du sarcome. S'observe à l'occiput, au coccyx.

Chorée, *f.* (χορεία, danse). SYN.: *Chorea Sancti Viti: Danse de saint Guy; Chorée mineure des enfants.* Maladie du névraxe, caractérisée par des mouvements convulsifs des membres, de la tête, de la face, mouvements gesticulatoires, rappelant plus ou moins des gestes exagérés et intempestifs, survenant pendant l'action et le repos et

cessant pendant le sommeil.

Chorée de Huntington, *f.* (*chorée majeure*). SYN.: *Chorée chronique; Chorée des vieillards.* Chorée héréditaire, progressive, à marche très lente (de 10 à 30 ans), accompagnée de troubles mentaux progressifs, inhérents à la maladie, qui sont constants et nécessaires pour rentrer dans le cadre nosologique de cette affection. Elle serait due à des lésions diffuses du cortex et en particulier de la partie moyenne du lobe frontal et de la région rolandique. Il s'agirait d'une atteinte élective du putamen et du noyau caudé.

Chorée de Sydenham, *f.* SYN.: *Danse de saint Guy; Chorée mineure.* Chorée type, fait souvent suite à une poussée rhumatismale chez un enfant ayant une hérédité nerveuse, caractérisée par des contractions musculaires involontaires, incessantes, s'exagérant par accès, sous l'influence d'émotions, cessant pendant le sommeil, mais survenant pendant le repos et pendant l'action. Ces mouvements convulsifs ne se généralisent qu'après un certain temps, ils peuvent s'observer non seulement aux membres, mais à la face, à la langue, aux globes oculaires, au muscle cardiaque. La chorée peut être accompagnée de troubles mentaux juxtaposés.

Chorée électrique de Dubini, *f.* Forme morbide, décrite par cet auteur en 1845, qui paraît être une maladie infectieuse avec douleurs de la tête et du rachis, secousses convulsives dans les membres, aboutissant ou non à l'hémiplégie. La mort survient dans le coma. Elle a été rattachée longtemps au paludisme. Actuellement, on paraît la rattacher aux encéphalites myocloniques.

Chorée électrique de Henoch-Bergeron, *f.* Forme morbide mal limitée, qui n'est plus actuellement décrite sous cette dénomination et qui rentre dans la maladie des tics.

Chorée fibrillaire de Morvan, *f.* Variété de paramyoclonus multiplex, ne se différenciant de celui-ci que parce que les contractions sont simplement fibrillaires au lieu d'être globalement musculaires.

Chorée majeure, *f.* Voir Syn.: *Chorée de Huntington.*

Chorée mentale, *f.* Instabilité du caractère, avec inaptitude au travail. S'observe dès la première enfance chez les dégénérés.

Chorée mineure, *f.* Voir Syn.: *Chorée de Sydenham.*

Chorée molle, *f.* Voir Syn.: *Chorée paralytique.*

Chorée paralytique, *f.* Syn.: *Chorée molle.* Chorée qui débute comme la chorée de Sydenham et qui se transforme, en 24 ou 48 heures, en paralysie complète ou en hémiplégie. Le sujet garde un bon état général. La guérison survient en général en un mois ou deux.

Chorée rythmée, *f.* Chorée de nature hystérique, caractérisée par le rythme et la cadence que l'on retrouve même dans les mouvements les plus étranges et les plus complexes.

Choréiforme, *adj.* (χορεία, danse; *forma,* forme). Qui a l'aspect de la chorée. — *Ex.:* Mouvements choréiformes.

Choréique, *adj.* (χορεία, danse). Qui a rapport à la chorée.

Choréophrasie, *f.* (χορεία, danse ; φράσις, langage). Trouble du langage caractérisé par l'émission cinématographique de mots inintelligibles.

Choriome, *m.* (χωρεῖν, contenir). Tumeur qui s'observe le plus souvent au testicule, due à des proliférations embryonnaires.

Chorio - épithéliome, *m.* (χωρεῖν, contenir ; *epithelioma,* épithéliome). Voir Syn.: *Deciduome.* Tumeur maligne se développant aux dépens de la caduque utérine.

Chorio-rétinite, *f.* (χωρεῖν, contenir; *retina,* réseau). *Opht.* Inflammation de la choroïde et de la rétine, caractérisée par des plaques plus ou moins nombreuses, plus ou moins colorées, plus ou moins pigmentées, parfois blanchâtres et atrophiques, occasionnée par une infection ou une intoxication.

Chorio-rétinite pigmentaire, *f.* Syn.: *Rétinite pigmentaire; Dégénérescence pigmentaire de la rétine.* Présence sur la rétine, de petites taches noires, étoilées, rappelant l'aspect des corpuscules osseux, entraînant l'héméralopie, l'atrophie jaune de la papille et le rétrécissement du champ visuel. Maladie congénitale à ne pas confondre avec les chorio-rétinites pigmentaires syphilitiques ou d'origine hépatique et rénale.

Choroïdite, *f.* (χόριον, cuir, chorion ; εἶδος, ressemblance). Inflammation de la membrane de l'œil, la choroïde.

Choroïdite annulaire, *f.* Staphylome postérieur dont le croissant de choroïdite exsudative s'étend tout autour de la papille.

Choroïdite centrale, *f.* Voir Syn.: *Choroïdite maculaire.*

Choroïdite exsudative, *f.* Inflammation de la choroïde caractérisée par des taches de coloration grisâtre, sans contours définis, rappelant les exsudats, d'où son nom.

Choroïdite maculaire, *f.* Syn.: *Choroïdite centrale.* Choroïdite présentant, au niveau de la macula, une plaque exsudative pouvant aboutir à la cécité.

Choroïdite postérieure myopique, *f.* Voir Syn.: *Staphylome postérieur.*

Choroïdite sénile, *f.* Choroïdite caractérisée par une teinte grisâtre de la région maculaire (Péchin).

Choroïdite suppurative, *f.* Opht. Infection de la choroïde, aboutissant à la suppuration, d'origine métastatique, à la suite d'une maladie infectieuse.

Choroïdo-épendymite, *f.* Inflammation des plexus choroïdes et de l'épendyme des ventricules intra-cérébraux. Elle peut être le début, chez l'enfant, d'une hydrocéphalie interne, localisée aux ventricules cérébraux.

Chromaffine, *adj.* χρῶμα, chrome ; *affinitas,* affinité). Qui se colore par les sels de chrome. — *Ex.:* Cellule surrénale chromaffine.

Chromatine, *f.* χρῶμα, couleur). Voir Syn.: *Nucléine.*

Chromatique, *adj.* χρῶμα, couleur). Qui a rapport aux couleurs. — *Ex.:* Sens chromatique.

Chromatodysopsie, *f.* χρῶμα, couleur ; δύς, difficile ; ωψειν, voir). Voir Syn.: *Dyschromatopsie.*

Chromatolyse, *f.* χρῶμα, couleur ; λύω, je dissous). Désagrégation par dissolution du noyau et de la cellule, en commençant par la chromatine du noyau.

Chromatomètre, *m.* χρῶμα, couleur ; μέτρον, mesure). Appareil destiné à mesurer la perception des couleurs et, par suite, de diagnostiquer les troubles dyschromatopsiques.

Chromatopseudopsie, *f.* χρῶμα, couleur ; ψεῦδος, mensonge ; ὥψ, vue). Voir Syn.: *Dyschromatopsie.*

Chromaturie, *f.* χρῶμα, couleur ; οὖρον, urine). Émission d'urine fortement colorée.

Chromidrose, *f.* χρῶμα, couleur ; ἱδρός, sueur). Syn.: *Cyanopathie cutanée; Mélastéarrhée.* Sécrétion de sueurs présentant une coloration noire ou bleue, se déposant plus particulièrement sur le visage et au niveau des paupières.

Chromoblaste, *m.* χρῶμα, couleur ; βλαστός, cellule). Cellule présentant de la pigmentation noirâtre. S'observe au niveau de la peau.

Chromo - diagnostic, *m.* (χρῶμα, couleur). Diagnostic établi par la recherche de la coloration d'un liquide organique normal ou pathologique. — *Ex.:* Recherche de la coloration rouge ou ombrée du liquide céphalo-rachidien dans l'hémorragie cérébrale.

Chromogène, *adj.* (χρῶμα, couleur ; γεννάω, j'engendre). Qui engendre, qui produit de la couleur. — *Ex.:* Microbe chromogène. Bacille pyocyanique, qui engendre du pus coloré en bleu.

Chromolyse, *f.* χρῶμα, couleur ; λύσις, dissolution).

Opht. Décoloration du pigment rétinien. S'observe dans la névrite optique.

Chromomètre, *m.* (χρῶμα, couleur; μέτρον, mesure). Appareil destiné à doser l'hémoglobine, matière colorante du sang.

Chromophile, *adj.* (χρῶμα. couleur; φιλεω, j'aime). Qui a de l'affinité pour les matières colorantes. — *Ex. :* Cellule chromophile.

Chromopsie, *f.* (χρῶμα, couleur; ωψειν, voir). Hyperesthésie optique pour les couleurs. S'observe dans les encéphalites diffuses, les états d'excitation, chez les aliénés.

Chromoradiomètre, *m.* (χρῶμα, couleur; *radius,* rayon; μέτρον, mesure). Appareil destiné à mesurer la quantité de rayons chimiques émis par une ampoule de Crokes; il est basé sur le principe de la mise en liberté de 1/10 de milligramme d'iode dans 1 ou 3 milligrammes d'une solution chloroformique d'iodoforme à 2 p. 100, sous l'épaisseur de 1 centimètre, sous l'incidence normale et à l'abri de la lumière, par une quantité de rayons donnée. Bordier a rendu l'appareil pratique, en composant une pastille à base d'iode, d'un titre convenu, que l'on place sur la peau et qui change de teinte suivant la quantité de rayons X employés. Il suffit de se reporter à un tableau des différentes teintes et, par comparaison, l'on connaît ainsi la dose de rayons X employés.

Chromothérapie, *f.* (χρῶμα, couleur; θεραπευω, je soigne). Méthode thérapeutique consistant à projeter sur le corps de la lumière colorée et, en particulier, le rouge, le jaune, le bleu et le violet. La lumière colorée peut s'associer à la lumière solaire (hélio-chromothérapie).

Chronaxie, *f.* (χρόνο temps). *Elect.* Temps minim nécessaire à un courar pour mettre un muscle e action. Elle classe les muscle suivant leur fonction. Ell varie avec les moindres alté rations histologiques et phy siologiques du muscle. Ell permet de faire un diagnosti et un pronostic précoces.

Chronicité. *f.* (χρόνο temps, durée). Etat chroni que. — *Ex.:* Chronicité d certaines psychoses.

Chronique, *adj.* (χρόνο temps). Qui dure longtemps S'oppose, en parlant des ma ladies, au mot aigu. Maladi chronique, maladie de longu durée et souvent inguéris sable.

Chronotrope, *adj.* (χρόνος temps; τρεπω, je tourne). Qu a rapport à un rythme normal, régulier.

Chuintement, *m.* Trouble de l'élocution caractérisé par le remplacement de la lettre S par Ch.

Chvostek, médecin autrichien de la deuxième moitié du XIXᵉ siècle. Voir: *Signe de Chvostek.*

Chylerie, *f.* (χυλός. suc; ουρον, urine). Voir SYN.: *Chylurie.*

Chyleux, *adj.* (χυλός, suc). *a)* Qui est composé de chyle; *b)* Qui a l'apparence du chyle.

Chylifère, *adj.* (χυλός, suc; *fero,* je porte). Qui porte le chyle. — *Ex.:* Vaisseau chylifère.

Chyliférite, *f.* (χυλός. suc; φερω, je porte). Inflammation d'un vaisseau chylifère. — *Ex.:* Chyliférite oblitérante.

Chylification. *f.* (χυλός.

uc, chyle; *facere*, faire).
Voir Syn.: *Chylopoièse.*

Chyliforme, *adj.* (χυλὸς,
uc; *forma*, ressemblance).
Qui a l'aspect du chyle, et en
particulier la coloration.

Chylo-lipurie, *f.* (χυλὸς,
uc; λιπος, graisse; ουρον,
urine). Emission d'urine con-
nant des graisses émulsion-
ées à type chyleux. Cette
altération urinaire constitue
un terme de passage entre la
chylurie et la lipurie.

Chylopoièse, *f.* (χυλὸς,
uc; ποιησις, action de faire).
Production du chyle.

Chylothorax, *m.* (χυλὸς, suc;
θωραξ, thorax). Epanchement
de chyle dans la cavité pleurale.

Chylurie, *f.* (χυλὸς, suc;
ουρον, urine). Emission d'urine
d'aspect louche, de couleur
laiteuse, de réaction neutre
ou alcaline, contenant les
éléments du chyle, de la
lymphe.

Cicatrice, *f.* (*cicatrix*, même sens). Tissu de néoformation, destiné à réparer une
solution de continuité de la
peau, due à une plaie.

Cicatrice vicieuse, *f.* Cicatrice dans laquelle le tissu
de néoformation n'a pas pris
le même aspect, le même volume que le tissu qu'il devait
remplacer. Elle peut être dé-
primée, exubérante, adhé-
rente aux plans sous-jacents.
Elle est assez souvent douloureuse. Voir: *Chéloïde; Cicatrice chéloïdienne.*

Cicatrisation, *f.* (*cicatrix*,
cicatrice). Formation d'une
cicatrice. Cicatrisation par
première intention; formation d'une cicatrice qui se développe sans suppuration par
réunion rapide de lambeaux
de peau séparés.

Ciliarotomie, *f.* (plexus ciliaire, τομή, incision). Section
du plexus ciliaire de l'œil. Se
fait pour combattre le glaucome.

Cillement, *m.* Syn.: *Clignotement.*

Cinématisation, *f.* (χινημα,
mouvement). Procédé chirurgical consistant à restaurer
les moignons, à les parer et à
leur donner la possibilité de
se mouvoir en combinant des
sutures entre eux de différents muscles antagonistes,
ou le rattachement aux apo-
névroses ou à la peau.

Cinématique, adj. (χινημα,
mouvement). Qui a rapport à
la cinématisation. — *Ex.:* Amputation cinématique.

Cinématographique, *adj.*
Qui présente les caractères du
cinématographe : animation,
mobilité, changement rapide.
— *Ex.:* Délire cinématographique.

Cinéplastique, *adj.* (χινημα,
mouvement; πλασσειν, former).
Procédé chirurgical qui res-
taure les moignons et leur
donne le mouvement par une
combinaison de sutures de
différents muscles extenseurs
et fléchisseurs.

Cinéprothèse, *f.* (χινημα,
mouvement; προτίθημι, mettre
en place). Prothèse dont l'appareil s'adapte à un moignon
ayant subi la cinématisation.

Cinésialgie, *f.* (χίνησις,
mouvement ; ἄλγος, douleur).
Douleur qui se produit dans
un muscle malade quand il se
contracte.

Cinésie, *f.* (χίνησις, mouvement). Méthode de traitement
se servant des mouvements
physiologiques du corps dans
un but thérapeutique, en faisant exécuter des séries de
mouvements rationnels aux
différents muscles et articulations.

Cinésithérapie, *f.* (κίνησις, mouvement; θεραπεύω, je soigne). Traitement par la mobilisation. — *Ex.:* Cinésithérapie d'une fracture.

Cinétique, *adj.* (κίνησις, mouvement). Qui a rapport au mouvement. Voir : *Théorie cinétique.*

Cinquième maladie, *f.* SYN.: *Erythème aigu infectieux; Mégalérythème; Erythème simple marginé.* Maladie de l'enfance, épidémique, caractérisée par une éruption cutanée sans énanthème des muqueuses. L'éruption commence par la face; aux membres, elle progresse de la racine vers les extrémités, sous forme de grands placards qui s'effacent du centre à la périphérie et prennent l'aspect de grands anneaux rouges. Le tronc est respecté. Il n'y a ni fièvre, ni catarrhe, ni troubles gastro-intestinaux, ni réactions des ganglions.

Cionectomie, *f.* (κίων, luette; εκτομή, excision). Excision de la luette.

Cionite, *f.* (κίων, luette). Inflammation de la luette.

Cionotomie, *f.* (κίων, luette; τομή, incision). Incision de la luette.

Circiné, *adj.* (*circinus,* cercle). Qui a la forme d'un cercle. — *Ex.:* Herpès circiné.

Circoncision, *f.* (*circum,* autour; *cædere,* couper). Ablation chirurgicale partielle ou totale du prépuce.

Circulaire, *m.* (*circulus,* cercle). Terme d'obstétrique, servant à désigner l'enroulement du cordon ombilical autour du fœtus et plus généralement autour de son cou. Chaque tour constitue un circulaire.

Circulaire, *adj.* (*circulus,* cercle). Qui revient à époques

plus ou moins rapprochée. Voir: *Folie circulaire.*

Circulation, *f.* (*circulu* cercle). Passage du sang cœur dans les tissus des o ganes, au moyen des vai seaux, avec retour au cœu

Circulus viciosus. Troub de la circulation gastrique la suite de l'opération l'entéro-gastro-anastome. l aliments revenant dans l'est mac au lieu de descend dans l'intestin.

Circumduction, *f.* (*ci cum,* autour; *ducere,* co duire). Mouvement de rot tion, dans tous les sens, d'u membre autour d'une artic lation. — *Ex.:* Mouvemer de circumduction du bras a tour de l'articulation scapul humérale.

Circuse, *adj.* (*cera,* cir Qui a l'aspect de la cire. *Ex.:* Dégénérescence circu Voir SYN. : *Dégénérescen hyaline.*

Cirrhose (du foie). (κιρρός, roux). Processus ré tionnel de sclérose du fo caractérisé par une proli ration fibreuse de son tis conjonctif, qu'il se trouve niveau des vaisseaux sa guins, des canaux biliair ou qu'il constitue le stro des cellules hépatiques.

Cirrhose atrophique, SYN.: *Cirrhose de Laenne Cirrhose atrophique alc lique.* Maladie du foie, plus fréquente, due à une toxication alimentaire, gé ralement alcoolique, carac risée par une diminution volume du foie, qui est d ferme, élastique et crie s le couteau, par de l'ascite, l'hypertrophie de la rate et l'ictère métapigmentaire, lorant la peau en jaune t reux. Les urines sont rares contiennent de l'urobiline et du pigment rouge brun. Les selles sont décolorées. L'ictère grave enlève le malade dont l'organisme est défaillant.

Cirrhose biliaire hypertrophique splénomégalique. *f.* SYN.: *Maladie de Hanot.* Comme l'indique son nom, cette maladie du foie est caractérisée par de l'hypertrophie du foie qui dépasse quelquefois l'ombilic, de l'ictère, de l'hypertrophie de la rate, des accès fébriles; elle débute par une réaction sclérosante des canaux biliaires.

Cirrhose calculeuse. *f.* Cirrhose caractérisée par l'obstruction des canaux biliaires par des calculs. S'accompagne d'ictère chronique.

Cirrhose capsulaire. *f.* Cirrhose prédominante au niveau de la capsule du foie, d'origine vasculaire, observée au cours de la tuberculose et de la syphilis du foie.

Cirrhose cardiaque. *f.* SYN.: *Foie cardiaque.* Cirrhose hypertrophique du foie, déterminée par la stase sanguine. S'observe dans les maladies de cœur dont la valvule tricuspide est devenue insuffisante, asystolie.

Cirrhose diabétique. *f.* SYN.: *Diabète bronzé.* Caractérisée par du diabète, de l'hypertrophie du foie et de la coloration bronzée de la peau, qui est sèche, écailleuse.

Cirrhose de Budd, *f.* Voir SYN.: *Cirrhose dyspeptique.*

Cirrhose de Laënnec. *f.* Voir SYN.: *Cirrhose atrophique du foie.*

Cirrhose dyspeptique. *f.* SYN.: *Cirrhose de Budd.* Hypertrophie du foie, qui devient dur comme du bois, sans augmentation bien sensible de la rate, au cours d'une dyspepsie chronique.

Cirrhose goutteuse, *f.* Cirrhose hypertrophique. Ne survient pas d'emblée, mais s'installe après plusieurs congestions du foie, coïncidant avec des accès de goutte.

Cirrhose hypertrophique, *f.* Caractérisée par de l'hypertrophie du foie, de l'ascite, est souvent d'origine toxi-alimentaire, alcoolique ou tuberculeuse.

Cirrhose linguale. *f.* Voir SYN.: *Glossite scléreuse.*

Cirrhose splénomégalique, *f.* SYN.: *Maladie de Banti.* Maladie caractérisée par une hypertrophie de la rate primitive, accompagnée d'anémie, à laquelle se surajoute une cirrhose du foie atrophique, avec ascite. Les altérations globulaires du sang sont la caractéristique de cette affection.

Cirrhose tuberculeuse, *f.* Elle se confond la plupart du temps avec l'histoire de la cirrhose hypertrophique alcoolique. On observe quelquefois des formes de cirrhose atrophique.

Cirsocèle. *f.* χιρσός, varice; χήλη, tumeur). Tumeur variqueuse.

Cirsoïde. *adj.* χιρσός, varice; εἶδος, ressemblance). Qui a l'aspect d'une varice. — *Ex.*: Anévrysme cirsoïde.

Cirsomphale. *m.* χιρσός, varice; ὀμφαλός, ombilic. Varices de la région de l'ombilic.

Cirsophtalmie. *f.* χιρσός, varice; ὀφθαλμός, œil). Ophtalmie dans laquelle les veines de la conjonctive sont variqueuses.

Cirsotomie. *f.* χιρσός, varice; τομή, incision). Ablation de paquets variqueux.

Cistématose pulmonaire. *f.* Maladie caractérisée par des hémoptysies parasitaires, dues à des douves du poumon (Paragonimus Westermani). S'observe en Extrême-Orient, en Amérique et chez les sujets provenant de ces contrées.

Citraté, *adj.* Qui contient du citrate de soude. — *Ex.:* Sang citraté, incoagulable (3 gr. de citrate par litre de sang).

Citrhémosalin, *adj.* Sang citraté associé à une solution saline. La méthode citrhémosaline consiste à faire une injection intra-veineuse saline et consécutivement une injection intra-veineuse de sang citraté (20, 100, 200 centimètres cubes) pour traiter les grandes hémorragies.

Cladothrix, *m.* (κλάδος. rameau; θρίξ, cheveu). Bacille qui a l'apparence d'un long filament ramifié. En réalité, ces fausses ramifications sont des éléments nouveaux, nés par scissiparité, qui restent accolés au filament principal générateur.

Clangoreux, *adj.* (κλαγγω. crier). Qui a une résonance métallique. — *Ex. :* Bruit clangoreux du cœur.

Clapier, *m.* κλέπτω. je dérobe). Foyer purulent plus ou moins profond, à ouverture insuffisante et souvent fistuleuse, qui ne permet pas l'écoulement du pus.

Clapotage, *m.* (allem. : *klapen,* faire du bruit). Syn.: *Clapotement.* Bruit que l'on détermine en palpant un estomac contenant du liquide résiduel, ou qui se produit spontanément par la collision du liquide gastrique avec de l'air ou des gaz contenus dans l'estomac.

Clapotement, *m.* Voir *Bruit de clapotement: Clapotage.*

Claquement valvulaire *m.* Bruit sec produit par la fermeture des valvules sigmoïdes de l'aorte et de l'artère pulmonaire.

Clarke, médecin anglais contemporain. Voir: *Langue de Clarke.*

Clastomanie, *f.* (κλάζω. je brise; μανία, agitation). Manie de briser tous les objets que rencontre le malade. S'observe chez les maniaques, les dégénérés.

Claude Bernard, physiologiste français du XIXᵉ siècle. Voir : Syndrome de Claude Bernard.

Claudication, *f.* (claudicare, boiter). Action de boiter due à une cause pathologique, soit à une inégalité de longueur de l'un des membres inférieurs à la suite de fracture ou d'ankylose articulaire, soit à une inégalité de force musculaire par atrophie musculaire ou paralysie de l'un des membres.

Claudication intermittente du cœur, *f.* (claudicare, boiter). Voir : *Faux pas du cœur.*

Claustrophobie. *f.* (claustrum, clôture, endroit clos ; φόβος. crainte). Phobie de lieux clos, obsession avec crainte de rester seul dans une maison, une chambre.

Clavelée. *f.* (clavus, clou) Syn.: *Variole des moutons.* Maladie des moutons, caractérisée par une éruption de boutons purulents sur la peau, ayant beaucoup d'analogie morphologique avec la variole humaine.

Clavicotomie, *f.* (τομή. incision). Ablation partielle de la clavicule.

Clef de Garengeot, *f.* Levier à crochets amovibles, très employé autrefois pour l'extraction des molaires. Cet instrument a été remplacé avantageusement par les daviers.

Cleidorrhexis, *m.* (κλειδὸς, clavicule ; ῥῆξις, rupture). Rupture de l'une ou des deux clavicules du fœtus au moment de l'accouchement, dans la présentation par le siège.

Cleidotomie, *f.* (κλειδὸς, clavicule ; τομή, incision). *Obst.* Section de la clavicule du fœtus pour permettre le passage des épaules au détroit inférieur.

Clichement, *m.* Trouble de l'élocution caractérisé par l'adjonction de Ll après les consonnes.

Clignement, *m.* (*clinare*, baisser). Action de cligner les yeux. Le siège de ce centre de la réflexion des impressions optiques serait dans l'écorce du lobe occipital, tout proche de la scissure calcarine.

Climatologie, *f.* (κλῖμα, région ; λόγος, étude). Etude d'une région au point de vue de la température, de l'état hygrométrique, de la pureté de l'atmosphère et de l'altitude, ainsi que de ses applications à l'hygiène et à la pathologie.

Clinique, *f.* (κλίνη, lit). Art d'étudier les maladies et leurs symptômes, par l'observation directe du malade au lit.

Clinocéphalie, *f.* (κλίνη, selle ; κεφαλή, crâne). Etat d'un crâne qui a la forme d'une selle.

Clinodactylie, *f.* (κλίνεω, j'incline ; δακτυλον, doigt). Déviation d'un doigt de son axe normal.

Clinomanie, *f.* (κλίνη, lit ; μανία, manie). Habitude de garder le lit que contractent certains dégénérés.

Clinophobie, *f.* (κλίνη, pente ; φοβος, crainte) Peur des pentes.

Clinothérapie, *f.* κλίνη, lit ; θεραπευω, je soigne). Méthode de traitement basée sur le repos au lit.

Clitoridectomie, *f.* (κλειτορὶς, clitoris ; ἐκτομη, excision). Ablation du clitoris.

Clitorisme, *m.* (κλειτορὶς, clitoris). Perversion du sens génital chez une femme possédant un clitoris d'un développement anormal et exagéré.

Clitorismie, *f.* (κλειτορὶς, clitoris). Exagération de développement du clitoris.

Clitrophobie, *f.* (κλεῖθρον, cloître ; φόβος, peur). SYN.: *Claustrophobie.*

Clonique, *adj.* (κλόνος, agitation). Les mouvements cloniques sont des contractions comportant des secousses soit isolées, à allure irrégulière, brusque, même convulsive, soit fusionnées en une contraction soutenue, en quelque sorte tétanique, comme la contraction volontaire. Ils s'accompagnent d'élévation thermique, l'épuisement est rapide. Le muscle s'intoxique par la fatigue, il y a métabolisme d'hydrates de carbone ou acide lactique. Ce fonctionnement est dû à une innervation cérébro-spinale.

Clonisme, *m.* (κλόνος, agitation). SYN.: *Clonus.* Etat d'un muscle en état de contraction clonique.

Clonus, *m.* (κλόνος, agitation. Voir SYN.: *Clonisme.*

Clonus du pied, *m.* (κλόνος, agitation). SYN.: *Trépidation épileptoïde.* Oscillations rythmées d'origine réflexe, déterminées par le redressement brusque du pied en flexion sur la jambe, résultant de la tension exercée sur le triceps sural. Elles sont dues à une lésion du faisceau pyramidal.

Clopémanie, *f.* κλοπή, vol; μανία, manie). Voir SYN.: *Kleptomanie.*

Cloquet, chirurgien français des deux premiers tiers du XIXe siècle. Voir: *Hernie de Cloquet.*

Clou de Biskra. Voir SYN.: *Bouton d'Orient; Clou de Gafsa.*

Clou hystérique, *m.* Douleur fugitive rappelant celle d'un clou que l'on enfonce, observée chez les hystériques en des points localisés.

Cnémalgie, *f.* κνήμη, jambe; ἄλγος, douleur). Douleur localisée aux membres inférieurs.

Cnidosis, *m.* κνίδη, ortie). Voir SYN.: *Urticaire.*

Coagglutination, *f.* (cum, avec: *agglutinare,* agglutiner). Agglutination dans le sang d'un malade des bacilles spécifiques de la maladie et des bacilles de morphologie rapprochée.

Coagulation, *f.* (coagulare, cailler). Action d'un corps liquide qui passe à l'état semi-solide.

Coalescence, *f.* (coalescere, s'unir). Union de deux parties en contact.

Coaptation, *f.* (cum, avec: aptare, joindre). Mise en place des fragments osseux d'une fracture.

Coarctation, *f.* (cum, avec: arctus, étroit). Rétrécissement d'une cavité naturelle. — *Ex.:* *Coarctation de l'urètre.*

Coarctotomie, *f.* (coarctum, rétrécissement; τομή, incision). Section d'un rétrécissement. — *Ex.:* Coarctotomie de l'urètre.

Cocaïnisation, *f.* (cocaïne, dérivé de la coca). Anesthésie locale faite au moyen d'une solution de cocaïne.

Cocaïnisme, *m.* Intoxication aiguë par la cocaïne. Dose mortelle, chez l'adulte à partir de 30 centigr. L'intoxication de forme moyenne est caractérisée par des hallucinations visuelles zoopsiques avec accélération du cœur. Dans les formes très graves la mort peut survenir en un quart d'heure, précédée de vertiges, de convulsions et de gêne respiratoire.

Cocaïnomanie, *f.* (cocaïne, μανία, folie, manie). Intoxication chronique par la cocaïne, caractérisée par des hallucinations psychomotrices (voit et sent des animaux sous la peau), des vertiges, des crampes, des troubles arythmiques du cœur, et de la nutrition générale. S'allie souvent chez les toxicomanes à la morphinomanie.

Coccidie, *f.* κόκκος, graine; εἶδος, forme). Parasite de la famille des sporozoaires que l'on trouve dans les canaux biliaires du foie du lapin, où il provoque des proliférations épithéliales et conjonctives. Retrouvées chez l'homme, au niveau de l'intestin, du foie, du rein, de la plèvre, les coccidies sont considérées par certains auteurs comme la cause du cancer (théorie rapportée sous toutes réserves).

Coccidiose, *f.* κόκκος, graine; εἶδος, forme). Maladie due aux coccidies, qui se localisent dans un organe. — *Ex.:* Coccidiose du foie.

Coccobacille, *m.* κόκκος, graine; *bacillus,* bâtonnet). Bacille en forme de graine arrondie.

Coccus, *m.* κόκκος, graine). Voir SYN.: *Coccobacille.*

Coccus butyricus. *m.* SYN.: *Morocoque.* Coccus polymorphe qui se trouve en amas uniformes à odeur butyrique. On le trouve dans les pityriasis stéatoïdes, les acnés polymorphes.

Coccygodynie. *f.* κόγχη, conque, tout ce qui a la forme concave: ὀδύνη, douleur). Douleur localisée au coccyx et au raphé ano-coccygien, symptomatique d'une lésion inflammatoire ou traumatique du coccyx ou d'une lésion de la cavité pelvienne pelvi-péritonite, cancer).

Coccygotomie. *f.* κόγχη, coccyx: τομή, incision). *Obst.* Section du coccyx pour élargir le bassin et permettre le passage du fœtus.

Cocotte. *f.* Voir SYN.: *Fièvre aphteuse.*

Coction. *f.* (coquere, cuire) Cuisson des matières organiques qui, sous l'action de la chaleur, se gonflent, se ramollissent ou se racornissent.

Coction. *f.* (coquere, cuire). Période d'une maladie arrivée à sa maturité, à son déclin. — *Ex.:* Bronchite à la période de coction.

Codex, *m.* (codex, livres, tablettes). Formulaire officiel des préparations médicinales et pharmaceutiques.

Cæcal. *adj.* (cæcus, aveugle). Qui a rapport au cæcum. — *Ex.:* Boudin cæcal.

Cœliadelphe, *m.* κοιλία, ventre; ἀδελφός, frère). Monstre double soudé au niveau de l'abdomen.

Cœlialgie, *f.* κοιλία, ventre; ἄλγος, douleur). Douleur abdominale.

Cœliaque, *adj.* κοιλία, ventre). Qui a rapport à l'abdomen et à son contenu.

Cœlioscopie, *f.* κοιλία, ventre; σκοπεῖν, examiner). Examen des organes de l'abdomen avec éclairage par le vagin.

Cœliotomie. *f.* κοιλία, ventre: τομή, incision). Voir SYN.: *Laparotomie.*

Cœlomyélie, *f.* κοῖλον, cavité; μυελός, moelle). Cavité de la moelle, d'origine pathologique.

Cœlonychie, *f.* κοῖλος, creux: ὄνυξ, ongle). Concavité du milieu de l'ongle avec surélévation de ses bords, due à des troubles trophiques.

Cœlophlébite, *f.* κοῖλος, creux: φλέψ, veine). Inflammation de la veine cave inférieure.

Cœnadelphe. *m.* κοινός, commun: ἀδελφός, frère). Monstre double soudé sur la totalité ou la presque totalité du tronc et qui a des organes internes communs.

Cœnesthésie, *f.* (κοινός, commun: αἴσθησις, sensation; SYN.: *Cénesthésie.* Sensibilité interne, sensibilité perceptive qui nous donne la notion exacte de nos sensations internes, morales ou physiologiques. C'est le sixième sens, celui de la sensibilité générale. — *Troubles cœnesthésiques :* altérations de cette sensibilité perceptive (hyperesthésie, anesthésie, paresthésie cénesthésique). liées peut-être à des altérations primitives ou secondaires du grand sympathique.

Cœnesthésique, *m.* κοινός, commun: αἴσθησις, sensation). Qui a rapport à la cénesthésie. — *Ex.:* Hallucinations cœnesthésiques.

Cœnesthopathie, *f.* (κοινός, commun: αἴσθησις, sensation). πάθος, maladie). Maladie caractérisée par des troubles cénesthésiques primitifs, fixes, persistants, obsédants, mais ne déterminant pas d'interprétations délirantes (Régis).

Cœur de bœuf, *m.* (*cor*, cœur). Hypertrophie du cœur, portant sur le ventricule et l'oreillette gauches, chez les individus atteints d'insuffisance aortique, et rappelant par son volume exagéré le « cœur de bœuf ».

Cœur de guerre, *m.* SYN.: *Cœur de soldat.* Tachycardie par choc émotionnel ou commotionnel, observée pendant la guerre de 1914-1918, chez des soldats surmenés. L'auscultation n'a révélé aucune lésion organique du cœur. Certains auteurs pensent que ces troubles fonctionnels du cœur sont dus à une insuffisance endocrinienne, en particulier à du basedowisme fruste.

Cœur de soldat, *m.* Voir SYN.: *Cœur de guerre.*

Cœur forcé, *m.* Arythmie et diminution de la force des contractions du cœur, résultant d'un travail (effort, marche) exagéré pour le muscle cardiaque. Manifestation du début de l'asystolie.

Coït, *m.* (*coitus*, coït). Intromission du pénis dans le vagin, en vue de la génération.

Colectasie, *f.* (κῶλον, côlon; ἔκτασις, dilatation). Dilatation du côlon.

Colectomie, *f.* (κῶλον, côlon; εκτομή, excision). Ablation d'une portion du côlon.

Coléocèle, *f.* (κολεός, vagin; κήλη, hernie). Hernie vaginale. SYN. plus employé : *Colpocèle.*

Coléoptose, *f.* (κολεός, vagin; πτῶσις, chute. SYN.: *Colpoptose.* Prolapsus du vagin.

Coléorrhexie, *f.* (κολεός, vagin; ῥήγνυμι, je romps). SYN.:

Colporrhexie. Rupture du vagin.

Coléostégnose, *f.* (κολεός, vagin; στεγνόω, je resserre). Rétrécissement du vagin.

Coléreux, *adj.* (χολή, bile). Voir: *Manie coléreuse.*

Colibacille, *m.* SYN.: *Bacillus coli; Bacterium coli commune: Ferment lactique.* Bacille non spécifique, mobile pourvu de 4 à 10 cils vibratiles. Il est facultativement anaérobie, très variable dans sa morphologie, un des plus répandus dans la nature. Il fait fermenter le lait, en agissant sur la lactose, qui devient acide et se coagule plus ou moins rapidement. Dans le bouillon peptoné, il se forme de l'indol.

Colibacillose, *f.* Maladie occasionnée par le colibacille dont la symptomatologie varie suivant l'organe où s'est localisé cet agent infectieux.

Colique, *f.* (κῶλον, côlon). Terme qui, employé seul s'applique aux douleurs provoquées par les maladies intestinales, par suite de contractions péristaltiques anormales. Accolé à un nom d'organe, il exprime la douleur au niveau de cet organe. — *Ex.:* Colique appendiculaire.

Colique appendiculaire *f.* Douleurs abdominales déterminées par l'inflammation de l'appendice.

Colique hépatique, *f.* Voir *Lithiase biliaire.* Douleur provoquée par la migration d'un calcul biliaire, de la vésicule dans les canaux cystique et cholédoque. Après le passage du canal, il se produit par réaction, du spasme douloureux des canaux biliaires. Cette douleur est localisée au foie, dans l'hypocondre droite et s'irradie vers l'é paule droite. Elle est vive, atroce, s'accompagne de vomissements alimentaires muqueux, bilieux, et de frissons répétés. Elle se produit sous forme de crises. Les selles sont décolorées; on y trouve le calcul.

Colique néphrétique, *f.* Voir: *Lithiase rénale*. Douleur provoquée par la migration d'un calcul, du rein dans l'uretère. Elle est provoquée à la suite d'un exercice plus ou moins violent (promenades à cheval ou en voiture); elle est brusque, violente, intolérable, avec exacerbations. Elle part de la région lombaire et s'irradie, chez l'homme, dans les testicules, chez la femme, aux grandes lèvres, plus rarement les irradiations s'étendent vers l'épaule. On observe de l'anurie ou de l'oligurie avec hématurie, des vomissements répétés, opiniâtres, des actions réflexes sur le cœur. La température reste normale. Le calcul tombe dans la vessie, et est quelquefois éliminé plusieurs jours après la crise.

Colique salivaire, *f.* Crise douloureuse, aiguë, qui survient brusquement au passage d'un calcul salivaire dans un canal excréteur (canal de Wharton ou de Sténon).

Coliques de miserere, *f.* (*miserere*, ayez pitié). Voir SYN.: *Occlusion intestinale*.

Coliques de plomb, *f.* Douleurs abdominales accompagnées de vomissements et de constipation au cours du saturnisme.

Coliques sèches des pays chauds, *f.* Voir SYN.: *Coliques de plomb*. Elle s'observe chez des individus saturnins dont l'intoxication

chronique par le plomb est méconnue.

Colique vésiculaire, *f.* Spasme douloureux de la vésicule biliaire, résultant d'un calcul amorcé dans le canal cystique.

Colite, *f.* (κῶλον, côlon). Inflammation du côlon. Voir SYN.: *Entéro-colite*.

Colite muco-membraneuse, *f.* Colite avec rejet de mucus et de fausses membranes.

Colite spasmodique, *f.* Voir: *Constipation spasmodique*.

Collapsothérapie, *f.* (*collapsus*, chute; θεραπευω, je soigne). Méthode de traitement chirurgical des cavernes pulmonaires, consistant à accoler les parois des cavernes après leur parage, pour obtenir leur cicatrisation.

Collapsus, *m.* (*collapsus*, chute). Perte rapide des forces, de la vitalité, accompagnée de refroidissement général.

Collapsus artériel, *m.* Etat de vacuité d'une artère, pouvant résulter d'une compression accidentelle ou expérimentale.

Collapsus pulmonaire, *m.* Etat de vacuité des vaisseaux du poumon, par suite de compression intra-thoracique de cet organe (tumeur médiastinale, pleurésie avec grand épanchement).

Collection, *f.* (*colligere*, rassembler). Toute accumulation de liquide pathologique dans un tissu ou un organe. — *Ex.:* Collection purulente (Voir *Abcès*); Collection séreuse (Voir *Arthrite, Pleurésie, Péricardite*, etc.).

Collectionniste, *m.* (*colligere*, rassembler). SYN.: *Polyklepto-collectionniste*. — *Path.*

ment. Individu atteint de dégénérescence mentale, présentant des impulsions morbides qui le poussent à s'emparer de toutes sortes d'objets sans distinction et à les entasser pêle-mêle.

Collerette de Biett. *f.* Fin liséré blanchâtre, rappelant une collerette, dû à la desquamation périphérique d'une syphilide papuleuse lenticulaire.

Colles, chirurgien anglais de la première moitié du XIXᵉ siècle. Voir: *Loi de Colles.*

Collet, *m.* (*collum*, col). Partie rétrécie d'un orifice créé à la suite de lésions pathologiques. — *Ex.:* Collet d'une hernie; Collet d'un anévrysme.

Collier de Vénus, *m.* (*collum*, col). Syn.: *Leucomélanodermie*. Syphilide pigmentaire du cou.

Colliquatif (*colliquare*, se fondre). Qui détermine la fonte d'un tissu, l'amaigrissement du malade. — *Ex.:* Diarrhée colliquative.

Collobiase, *f.* (κόλλα, colle; βίος, vie). Médicament à base de métal, à l'état colloïdal. — *Ex.:* Collobiase d'or; Collobiase de platine.

Colloïde, *adj.* (κόλλα, colle; εἶδος, forme). Qui ressemble à de la colle, à de la gélatine. — *Ex.:* Exsudat colloïde.

Colloïdal, *adj.* (κόλλα, colle; εἶδος, forme). Se dit d'un métal réduit à l'état de particules élémentaires très petites et en suspension stable dans un liquide. Les métaux à l'état colloïdal ont un pouvoir antitoxi-infectieux puissant. Ils sont surtout employés en injections intra-veineuses. — *Ex.:* Agent à l'état colloïdal: collargol.

Colloïdoclasique, *adj.* (κόλλα, colle; εἶδος, ressemblance κλάζω, je brise). Qui modifi l'état des globules sanguin sous l'influence de l'ingestio d'un médicament colloïdal. — *Ex.:* Crise colloïdoclasique.

Colloïdothérapie, *f.* (κόλλα colle; εἶδος, forme; θεραπεία traitement). Moyen de traitement employant les métaux colloïdaux.

Collonema. *m.* (κόλλα colle; αἷμα, sang). Tumeur de nature fibreuse, infiltrée de liquide gélatineux. Expression tombée en désuétude, employée autrefois par J. Müller

Collutoire, *m.* (*cum*, avec *luere*, laver). Préparation à base de glycérine ou de miel dans laquelle sont incorporés des médicaments émollients astringents ou calmants, destinée à servir pour l'usage externe, en badigeonnages du pharynx ou des gencives.

Collyre. *m.* (κολλύριον, collyre). Préparation à base d'eau distillée, dans laquelle sont dissoutes des substances médicamenteuses que l'on utilise dans l'œil, de façon à baigner la conjonctive et la cornée et à déterminer une action thérapeutique sur une partie ou la totalité du globe oculaire.

Coloboma facial, *m.* (κολοβόω, je tronque). Difformité congénitale, caractérisée par une séparation plus ou moins complète des deux moitiés de l'œil, associée à un bec de lièvre double ou simple.

Coloboma de l'iris, *m.* (κολοβόω, je tronque). Anomalie par arrêt partiel de développement de l'iris. Elle se présente sous la forme d'une fente plus ou moins large, s'étendant depuis l'ouverture pupillaire jusqu'à l'insertion ciliaire de l'iris. Son siège le plus fréquent est à la partie inféro-interne de la pupille. Cette anomalie seule ne donne lieu à aucun trouble fonctionnel.

Colo-colostomie. *f.* κῶλον, côlon : στόμα, bouche). Abouchement de deux anses du côlon.

Colonalgie, *f.* κῶλον, côlon : ἄλγος, douleur). Douleur au niveau du côlon.

Colopathie, *f.* κῶλον, côlon : πάθος, maladie). Maladie du côlon.

Coloplication, *f.* κῶλον, côlon : *plicare*, plier). Opération chirurgicale consistant à diminuer le côlon dans les cas de mégacôlon.

Colopexie. *f.* κῶλον, côlon : πῆξις, couture). Suture avec fixation du côlon à la paroi abdominale antérieure, destinée à remédier au prolapsus du rectum.

Coloration des préparations. *f.* *coloratio*, même sens. Procédé employé pour faire ressortir les agents pathogènes, pour distinguer les différents tissus (adipeux, musculaire, conjonctif) les uns des autres au milieu d'une préparation histologique. Les matières colorantes les plus employées pour les microbes sont : la solution alcoolique saturée de bleu de méthylène, la solution alcoolique saturée de violet de gentiane, la solution alcoolique saturée de fuchsine avec l'eau phéniquée à 5 p. 100.

Colostomie, *f.* κῶλον, côlon : στόμα, bouche). Opération chirurgicale, consistant à aboucher le gros intestin à la paroi abdominale, dans le but de créer un anus contre nature.

Colostrum, *m.* (*colostrum*, même sens). Sécrétion de la glande mammaire, survenant au moment des règles chez la femme et précédant la montée du lait chez l'accouchée.

Colosucorrhée, *f.* κῶλον, côlon : *succus*, suc; ῥέω, je coule). Sécrétion exagérée de la muqueuse du côlon.

Colotomie. *f.* κῶλον, côlon; τομή, incision). Opération chirurgicale, consistant à inciser le côlon. Un des temps de l'intervention pour créer un anus artificiel.

Colpite, *f.* κόλπος, vagin). SYN.: *Encolpite*. Inflammation du vagin.

Colpocèle, *f.* κόλπος, vagin : κήλη, hernie). SYN.: *Coléocèle*. Hernie, prolapsus du vagin.

Colpocléisis, *m.* κόλπος, vagin : κλεῖσις, fermeture). SYN.: *Opération de Simon*. Oblitération chirurgicale du vagin.

Colpocœliotomie. *f.* κόλπος, vagin : κοῖλον, cavité : τομή, incision). Incision d'un cul-de-sac du vagin.

Colpocystotomie. *f.* κόλπος, vagin : κύστις, vessie : τομή, incision). SYN.: *Taille vésicovaginale*. Incision de la paroi vésico-vaginale.

Colpohystérectomie, *f.* κόλπος, vagin : ὑστέρα, utérus : ἐκτομή, excision). Hystérectomie avec excision d'une portion du vagin.

Colpohystéropexie, *f.* κόλπος, vagin : ὑστέρα, utérus : πήγνυμι, je couds). SYN.: *Colpopexie*. Fixation du col utérin à la paroi du vagin.

Colpo-périnéorraphie. *f.* κόλπος, vagin : περίνεος, périnée; ῥαφή, suture). Opération consistant à restaurer par des sutures les déchirures du vagin et du périnée, survenues au cours de l'accouchement.

Colpopexie, *f.* ᾽κόλπος, vagin; πῆξις, couture). SYN.: *Colpohystéropexie*. Suture avec fixation du col de l'utérus à la paroi vaginale pour remédier à une rétroflexion du col.

Colpoptose, *f.* κόλπος, vagin; πτῶσις, chute). SYN.: *Coléoptose*. Prolapsus du vagin.

Colporraphie, *f.* (κόλπος, vagin; ῥαφή, suture). Opération consistant à suturer, après excision de la muqueuse vaginale, les bords de la section, de façon à rétrécir le vagin. Cette opération se fait dans les cas de prolapsus. Elle est dite, suivant son siège, antérieure ou postérieure.

Colporrhexie, *f.* ᾽κόλπος, vagin; ῥήγνυμι, je romps). SYN.: *Coléorrhexie*. Rupture du vagin.

Colpose, *f.* κόλπος, vagin). Inflammation du vagin.

Colposténose, *f.* ᾽κόλπος, vagin; στένος, étroit). Rétrécissement du vagin.

Colpotomie, *f.* κόλπος, vagin; τομή, incision). Incision du vagin. Opération chirurgicale, consistant à ouvrir les culs-de-sac du vagin (antérieur ou postérieur) pour libérer une collection purulente du petit bassin, généralement d'origine génitale (salpingite suppurée, hématocèle).

Columnaire, *adj.* (columna, colonne). Qui a l'aspect de colonne, c'est-à-dire de fût arrondi. — *Ex.:* Fibres columnaires.

Columnisation, *f.* (columna, colonne). Tamponnement complet et total du vagin au moyen de gazes aseptiques ou imbibées de substances médicamenteuses, employé dans certaines formes de métrites et de périmétrites.

Coma, *m.* ᾽κομάω, je dors). État morbide caractérisé par l'abolition des fonctions psychiques, avec conservation de la circulation et de la respiration.

Coma agrypnode, *m.* (κομάω, je dors; ἄγρυπνος, éveillé). Voir SYN.: *Coma vigile*.

Coma diabétique, *m.* Syndrome caractérisé par une douleur épigastrique, une modification de la respiration qui se fait en quatre temps (respiration de Küssmaul), une odeur spéciale de l'haleine, due à l'acétone, qui rappelle celle du chloroforme ou de la pomme de rainette, un coma progressif, aboutissant à la mort dans l'hypothermie.

Coma Vigile, *m.* SYN.: *Coma agrypnode*. État comateux dans lequel du délire se surajoute, manifestant une certaine activité des fonctions psychiques. Le malade dort, mais il s'agite et parle.

Comateux, *adj.* ᾽κομάω, je dors). Qui est dû au coma.

Comby, pédiatre français contemporain. Voir: *Signe de Comby; Gingivite de Comby*.

Comédon, *m.* (comedere, manger). SYN.: *Acné punctata*. Production de matière sébacée dans une glande de la peau, de la face en général, que l'on fait sortir sous forme de petit cylindre vermiforme. Le comédon peut s'infecter et produit un petit abcès local, ou s'accroître et être le point de départ d'un kyste sébacé.

Comitial, *adj.* (comitia, comices). SYN.: *Epileptique*. Qui est dû au mal comitial.

Commémoratif, *m.* (cum. avec: memorare, se souvenir). SYN.: *Anamnestique*. Renseignements que l'on recueille sur les antécédents familiaux et personnels du malade.

Comminutif, *adj.* (*comminuere*, briser en fragments). Qui est écrasé en plusieurs fragments. — *Ex.:* Fracture comminutive.

Commotion, *f.* (*commotio*, secousse, ébranlement). Ebranlement d'un organe résultant d'un choc direct ou indirect, qui en suspend momentanément ou définitivement les fonctions, généralement sans lésion anatomique apparente.

Commotion cérébrale, *f.* (*commotio*, secousse; *cerebrum*, cerveau). Commotion du cerveau, consécutive à un traumatisme cranien. Elle peut s'accompagner de perte de connaissance et de troubles psychiques consécutifs. Anatomiquement, il peut exister ou non des hémorragies du cerveau que l'examen du liquide céphalo-rachidien peut seul révéler.

Commotion médullaire, *f.* (*commotio*, secousse, ébranlement). Commotion de la moelle, d'origine traumatique; elle produit le plus souvent de petites hématomyélies et se reconnaît à ce que les réflexes tendineux ne sont pas toujours abolis, que la réflexion cutanée plantaire se fait en extension, que les troubles sphinctéraux sont transitoires, les troubles de la sensibilité irréguliers et souvent à type de dissociation syringomyélique fruste.

Comophore, *adj.* (κόμη, chevelure; φέρω, je porte). Qui est pourvu d'un chevelu.

Compas, *m.* En dehors de l'instrument de mesure approprié à divers usages, le compas est employé en radioscopie pour localiser les projectiles et en déterminer la profondeur exacte. L'instrument et son réglage varient suivant les auteurs qui l'ont créé. Les plus employés sont les compas de Hirtz, de Contremoulins.

Compensation, *f.* (*compensare*, compenser). Etat de l'organisme atteint d'une maladie chronique (cardiopathie, néphrite, hépatite) qui supplée à l'insuffisance fonctionnelle de l'organe malade, permettant ainsi une activité voisine de la normale.

Compensé, *adj.* (*compensare*, compenser). Qui a les caractères de la compensation. — *Ex.:* Insuffisance mitrale compensée.

Complément, *m.* (*complementum*, qui s'ajoute à). Voir Syn.: *Alexine*. Substance nécessaire à l'hémolyse et qui est détruite par le simple chauffage du sérum humain à 56° pendant une demi-heure.

Complexus, *m.* (*complexus*, qui s'ajoute à). Phénomènes morbides qui s'ajoutent pour constituer un ensemble pathologique.

Complication, *f.* (*complicatio*, état de ce qui est compliqué). Apparition de phénomènes pathologiques qui n'auraient pas dû se manifester dans le cours régulier de la maladie.

Compliqué, *adj.* (*cum*, avec; *plicare*, plier). Fracture compliquée à un sens tout spécial. Ce mot sert à désigner une fracture ouverte, dont le foyer communique avec l'extérieur par une plaie.

Compression, *f.* (*comprimere*, comprimer). Action de cause mécanique qui réduit de volume un organe ou entrave sa libre expansion. — *Ex.:* Compression d'une artère.

Compression médullaire, *f.* (*comprimere*, comprimer). La compression de la moelle peut être due à un corps étranger (balle, éclat d'obus) ou à un hématorachis compressif. Elle se traduit par une paraplégie incomplète avec surréflectivité tendineuse, clonus du pied et de la rotule, signe de Babinski, douleur d'origine radiculaire.

Conception. *f.* (*cum*, avec : *capere*, prendre). État d'un organisme femelle au moment où il se trouve fécondé par le coït, par suite de la combinaison du spermatozoïde et de l'ovule.

Conchicoline, *f.* (κόγχη, coquillage). Produit organique résultant de la décalcification de la poussière de nacre par CO_2 du sang. Voir : *Ostéite des nacriers.*

Conchectomie, *f.* (κόγχη, coquillage ; ἐκτομή, excision). Résection des cornets des fosses nasales.

Concrétion. *f.* (*cum*, avec : *crescere*, croître). Production organique et pathologique qui s'accroît lentement dans les tissus ou les organes. — *Ex.:* Concrétion calcaire.

Condom, *m.* (Condom, hygiéniste anglais). Petit sac en baudruche ou en caoutchouc souple et mince, applicable sur le gland et employé à titre prophylactique pour éviter la contagion des maladies vénériennes.

Condylome. *m.* (κονδύλωμα, excroissance de chair dure). Petite tumeur de forme arrondie, à base d'implantation large ou pédiculée, formée de tissu conjonctif fibreux aux dépens du derme hypertrophié. Elle siège à la marge de l'anus, au niveau des plis radiés ; de nature bénigne,

peut s'enflammer et s'ulcérer.

Cône terminal, *m.* Voir SYN.: *Queue de cheval.*

Confrication, *f.* (*cum*, avec : *fricare*, frotter). Frottement de deux plis de la peau, plus ou moins accolés, cause d'irritation locale.

Confusion mentale, *f.* (*confusio*, de *confundere*, brouiller, troubler). Psychose ordinairement aiguë, d'origine infectieuse ou toxique, caractérisée par des phénomènes de dénutrition et des troubles mentaux. Ces derniers se manifestent sous forme de torpeur, d'engourdissement de l'activité psychique supérieure, avec désorientation, stupidité, amnésie rétro antérograde et activité onirique inconsciente. Cette dernière devient d'autant plus active que l'activité psychique consciente s'engourdit. La confusion mentale, à une période plus accentuée, est caractérisée par le délire onirique ; elle peut aboutir à la démence ; elle aussi susceptible de guérison.

Congénère, *adj.* (*cum*, avec : *genus*, genre). Qui est du même genre, de la même espèce.

Congénital. *adj.* (*cum*, avec : *genitus*, engendré). Qui existe au moment de la naissance.

Congestif. *adj.* (*congerere*, accumuler). Qui a rapport à la congestion.

Congestion. *f.* (*congerere*, accumuler). Afflux du sang dans une région ou un organe.

Congestion cérébrale. *f.* (*congestio*, de *congero*, amonceler). Hyperémie du cerveau, de causes fort variables (maladies infectieuses, froid, affections cardiaques, rénales et mentales), caractérisée par la perte de connaissance, le stertor, le coma et l'incontinence des urines. Après la reprise de connaissance, on constate ou non de l'hémiplégie.

Congestion pulmonaire, f. (congestio, congestion). Hyperémie des vaisseaux sanguins avec diapédèse des hématies et de quelques polynucléaires, exsudat d'un liquide séreux, riche en chlorures et pauvre en fibrine (Sicard). La congestion peut être active ou passive. Cliniquement, elle se trouve dans la maladie de Woillez, la spléno-pneumonie, la pleuro-pneumonie (Voir ces mots).

Congestion pulmonaire passive. f. Congestion pulmonaire qui survient chez les malades affaiblis ou âgés, à la suite de décubitus dorsal prolongé, chez les cardiaques avec stase pulmonaire des bases.

Conjonctif. adj. (conjungere, joindre). Qui réunit. — Ex.: Tissu conjonctif.

Conjonctivite. f. (conjunctivus, de conjungere, joindre). Inflammation de la conjonctive, due à des agents pathogènes différents. Les conjonctivites se divisent en conjonctivites aiguës : conjonctivite catarrhale contagieuse, due au bacille de Weeks ; subaiguë, due au diplobacille ; diphtérique, due au bacille de Loeffler ; blennorragique, due au gonocoque ; conjonctivites à streptocoques, à pneumocoques ; conjonctivite infectieuse (de Parinaud) avec suppuration des ganglions préauriculaires, rétro et sousmaxillaires, généralement transmise à l'homme par les animaux, et en conjonctivites chroniques : folliculaire et trachome (Voir ces mots).

Conjonctivite angulaire, f. Conjonctivite avec inflammation de la caroncule et du pli semi-lunaire, due aux irritations de la région (poussières, frottements, trichiasis caronculaire) ou à un ectropion angulaire.

Conjonctivite folliculaire, f. Maladie chronique de la conjonctive chez l'adolescent, caractérisée par des granulations rappelant le stroma lymphoïde, siégeant dans les culs-de-sac et entraînant des démangeaisons des paupières, avec sécrétion imperceptible.

Conjonctivite granuleuse, f. Voir SYN.: Trachome.

Conjonctivite oculopalpébrale. f. (conjungere, joindre). Voir SYN.: Blépharoconjonctivite.

Conjonctivome. m. (conjungere, joindre). Tumeur d'origine congénitale, provenant de la prolifération du tissu conjonctif.

Connectif. adj. (connectere, lier, unir). Voir SYN.: Conjonctif. Qui sert à unir. Tissu conjonctif ou connectif.

Conquassant. adj. (cum, avec ; quassare, ébranler). Qui ébranle. Voir: Douleurs conquassantes.

Conoïde. adj. (κῶνος, cône ; εἶδος, forme). Qui a la forme d'un cône. — Ex.: Ligament conoïde.

Consanguin. adj. (cum, avec ; sanguis, sang). Parent (frère ou sœur) du même père.

Consanguinité. f. (cum, avec ; sanguis, sang). État de deux êtres qui ont des ancêtres du même sang. Elle est souvent considérée comme une des raisons des malformations congénitales ou des maladies héréditaires.

Conscient, *adj.* (*cum*, avec; *scire*, savoir). Qui se perçoit, qui a idée de l'existence d'une chose. — *Ex.:* Attaque convulsive consciente.

Consolidation, *f.* (*consolidare*, affermir). Terme médico-légal employé depuis la loi du 9 avril 1898 sur les accidents du travail. Il y a deux sortes de consolidations: 1° la consolidation anatomique; 2° la consolidation légale.

Consolidation anatomique, *f.* Date précise à laquelle les éléments anatomiques d'une blessure se sont définitivement cicatrisés, mais où il peut encore persister des troubles fonctionnels temporaires ou permanents, améliorables par un traitement approprié.

Consolidation légale, *f.* Date précise où, après une consolidation anatomique établie depuis un certain temps, l'infirmité est dans l'impossibilité de s'améliorer, tous les moyens de traitement étant épuisés. Cette date étant fixée, la loi n'accorde plus à l'accidenté du travail le paiement de son demi-salaire journalier, puisque son état est définitif.

Consomption, *f.* (*consumere*, consumer). Etat de l'organisme qui s'étiole, perd son embonpoint et ses forces pour aboutir à la cachexie et au marasme.

Constante d'Ambard, *adj.* SYN.: *Constante uréo-sécrétoire*. Représente un rapport entre la teneur du sang en urée et le débit de cette substance dans l'urine. La valeur de la constante chez un individu dont les deux reins sont

normaux est en moyenne 0.070. Elle ne dépend pas régime alimentaire, mais la qualité du parenchyme nal. Elle s'élève quand le r présente une lésion et, p suite, une sécrétion insuf sante. En faisant la sépai tion des urines par le cathéi risme des uretères et en cherchant la constante d'Ai bard pour chaque rein, découvre le rein malade.

Constipation, *f.* (*cons parc*, resserrer). Exonérati incomplète et rare de l'inte tin où s'accumulent les m tières fécales.

Constipation simple, Exonération incomplète l'intestin, caractérisée par d douleurs abdominales, de gène et du gonflement apr les repas, avec langue sabu rale, recouverte d'un endu épais ou simplement ja nâtre. L'accumulation d matières fécales est perce, tible par la palpation au ri veau de la fosse iliaque ga che et quelquefois des côlor.

Constipation spasmod que, *f.* Le spasme de l'inte tin est déterminé par une iri tation chronique due à la c prostase. Il détermine d douleurs avec sensation de p santeur au niveau de la fos iliaque et des côlons. L selles ont la forme de rubai plats ou sont de calibre tr petit, comme étirées à filière. Elles ont aussi soi vent l'aspect de billes dur et contiennent des mucosité et des glaires. Le spasme dé termine des contractures l'intestin, en particulier cell plus spécialement désign sous le nom de corde coliqu Voir ce mot).

Constitution, *f.* (*constitu lio*, même sens). Etat

ucture anatomique et de
nctionnement physiologique
un individu.

Consultation, *f.* (*consul-*
re, consulter). Avis et con-
ils que donne un médecin à
malade à propos d'une
ection pour laquelle il
ent de l'examiner.

Contagieux, *adj.* (*cum*,
ec; *tangere*, toucher). Qui
prend, qui se communique
ar contact. — *Ex.:* Maladie
ntagieuse.

Contage, *m.* (*cum*, avec;
ngere, toucher). Agent
ansmetteur de la conta-
on (linges souillés, crachats,
uasmes).

Contagion, *f.* (*cum*, avec;
ngere, toucher). Introduc-
on dans l'organisme, par les
ies naturelles, de microbes
rulents, soit par contact
ec un malade, soit par l'in-
rmédiaire de l'air, d'objets
de personnes ayant touché
malade.

Contagiosité, *f.* (*cum*, avec;
ngere, toucher). Etat de vi-
lence de contagion d'une
aladie. — *Ex.:* Contagiosité
la grippe.

Contention, *f.* (*continere*,
ntenir). Maintien des frag-
ents d'un os fracturé en
ntact l'un avec l'autre. Il
t possible au moyen d'ap-
reils de contention fort va-
s (appareils avec attelles,
diachylon, plâtrés, sili-
és).

Continuité, *f.* (*continuus*,
n interrompu). Amputation
ns la continuité. Se dit de
blation d'un os long dans
corps de la diaphyse.

Contondant, *adj.* (*cum*,
ec; *tandere*, frapper). Ins-
ument contondant: instru-
nt qui occasionne des con-
ions sans solution de con-
uité de la peau.

Contractilité, *f.* (*cum*, avec;
trahere, tirer). Pouvoir que
possède un tissu d'entrer en
contraction. — *Ex.:* Contractilité musculaire.

Contraction, *f.* (*cum*, avec;
trahere, tirer). Resserrement
sur elles-mêmes des fibres
d'un muscle sous l'influence
de la volonté ou d'un acte
réflexe.

**Contraction idio-muscu-
laire,** *f.* Voir Syn.: *Myoïdème*.

Contraction lente, *f.* (*con-*
trahere, resserrer). La lenteur
de la contraction musculaire
à l'excitation galvanique est
un signe de lésion nerveuse.

Contraction paradoxale,
f. S'observe avec le courant
faradique et la méthode unipolaire. Indice d'une lésion
organique périphérique ou
centrale ou d'une lésion réflexe. Elle ne s'observe pas
dans l'hystérie.

« Il s'agit de malades chez
qui l'électrisation bipolaire
d'un muscle ou d'un groupe
de muscles donne une con-
traction normale ou voisine
de la normale, se traduisant
par un mouvement déter-
miné; l'électrisation unipolaire fait également contracter ce ou ces muscles, mais
diffusant sur les antagonistes,
produit chez eux aussi une
contraction. Cette contraction,
l'emportant sur celle des premiers muscles, détermine
l'apparition d'un mouvement
exactement inverse du premier. Par exemple, si l'on
faradise par la méthode bipolaire les muscles de la face
antérieure de l'avant-bras
dans certains cas de lésion
du médian (avec un pôle au
voisinage du pli du coude,
l'autre au-dessus du poignet),
on pourra produire une

flexion de la main et des doigts; mais, par la faradisation unipolaire (un pôle étant placé à la nuque, l'autre au poignet), on obtiendra une extension de la main; c'est le phénomène de *l'extension paradoxale de la main*. Inversement, dans d'autres cas (lésion du radial par exemple), alors que la faradisation bipolaire de la face postérieure de l'avant-bras peut donner de l'extension de la main et des doigts, la faradisation unipolaire produira la flexion de ceux-ci; c'est le phénomène de la *flexion paradoxale de la main*. » (*Presse médicale*, décembre 1918).

Contracture, *f.* (*contrahere*, resserrer). État de rigidité involontaire d'un muscle, d'hypertonie musculaire, résultant d'un trouble physiologique sous la dépendance d'une lésion du ou des nerfs innervant ce muscle. La contracture musculaire, bien que permanente, n'entraîne aucune sensation de fatigue. Elle paraît due au raccourcissement tonique du muscle (Voir tonique). Elle paraît plus fréquente chez les muscles striés les plus rouges. c'est-à-dire à plus forte proportion de sarcoplasme (Voir ce mot).

Contracture paradoxale, *f.* SYN.: *Contracture physiopathique; Contracture réflexe*. Contracture musculaire. ne s'accompagnant pas de lésions organiques profondes et provoquée parfois à distance par des blessures sans importance. Elle s'accompagne, suivant les cas, de surréflectivité tendineuse et de spasme vasculaire ou de surexcitabilité mécanique des muscles et de lenteur de la

secousse. Elle résulte s d'une hyperexcitabilité cellules des cornes an rieures de la moelle da leurs réactions réflexes, s d'un phénomène muscula local, résultant d'une pert bation sympathique d'or vasculaire (théorie Babins Froment).

Contracture réflexe, Rigidité involontaire d' muscle ou d'un groupe muscles occasionnée par u lésion à distance (osseuse, ticulaire, vasculaire) et du une névrite du sympathic périphérique. Voir: *Contr ture paradoxale*.

Contraste, *m.* (*contrasta* être opposé à). Voir: *Dél par contraste*.

Contre-extension. *f.* (*co tra*, contre: *extendere*, éte dre, tirer). Premier temps la réduction d'une fractu il consiste à faire fixer par aide le fragment supéri dans une position détermin à l'avance.

Contre-indication. *f.* (*co tra*, contre: *indicare*, in quer). Non exécution d' traitement décidé au cou d'une maladie, par suite d'u modification imprévue cette maladie.

Contre-poison. *m.* (*cont* contre: *potio*, poison). Su stance capable de contreb lancer, de détruire par s absorption l'effet nocif d' poison ingéré.

Contro-latéral, *adj.* (*co tra*. contre: *latus, later* côté). Qui se trouve du cô opposé à un organe ou à u lésion déterminée. — *Ex* Douleur contro-latérale.

Contus. *adj.* (*contunde* meurtrir). Meurtri, heu avec froissement. — *Ex* Plaie contuse.

Contusion, *f.* (*contundere*, meurtrir). Attrition des tissus, résultant d'un coup ou d'une pression énergique, sans solution de continuité de la peau. La rupture des vaisseaux et les capillaires sous-jacents détermine soit un hématome profond, soit une ecchymose.

Convalescence, *f.* (*cum* avec ; *valere*, avoir de la force). Période intercalaire entre la phase d'activité de la maladie et le retour à l'état de santé parfaite.

Convulsif, *adj.* (*convellere*, secouer). Qui est atteint de convulsion — *Ex.:* Mouvement convulsif.

Convulsion, *f.* (*convellere*, secouer). Contractions musculaires généralisées, répétées et involontaires, résultant d'une irritation du système nerveux central.

Convulsions toniques : convulsions à contractions musculaires prolongées avec rigidité prolongée.

Convulsions cloniques : convulsions à contractions musculaires brèves, répétées et saccadées.

Convulsions internes, *f. Méd.* Ce terme ne s'emploie que chez les enfants. Il désigne un état asphyxique par spasme de la glotte.

Convulsivant, *adj.* (*convellere*, secouer). Qui provoque des convulsions. — *Ex.:* Absinthe convulsivante.

Cooper (Astley), chirurgien anglais de la fin du XVIII⁰ et de la première moitié du XIX⁰ siècle. Voir : *Maladie d'Astley Cooper.*

Coordination, *f.* (*cum* avec ; *ordo*, ordre). État de mouvements qui s'exécutent dans l'ordre physiologique pour lequel ils ont été créés.

— *Ex.:* Coordination de la marche.

Cophémie, *f.* (κῶφος, sourd ; φημι, je parle). Surdité verbale.

Cophose, *f.* (κῶφος, sourd). Diminution ou abolition de l'ouïe.

Coprolalie, *f.* (κόπρος, matière fécale ; λαλια, causerie). Emploi, dans la conversation, de mots grossiers et orduriers. S'observe chez certains mentaux et névropathes (obsédés, dégénérés, tiqueurs) et présente alors un caractère involontaire, obsédant et morbide.

Coprolithe, *m.* (κόπρος, matière fécale ; λιθος, pierre). Concrétion formée par de la matière fécale, ayant la dureté et l'aspect d'une petite pierre.

Coprologie, *f.* (κόπρος, matière fécale ; λόγος, étude). Etude des matières fécales par l'examen direct au tamis, l'examen microscopique et l'examen chimique, afin de rechercher les corps étrangers (débris de membranes, etc.), les bacilles, les réactions chimiques des selles, les médicaments ou poisons qui y sont contenus, dans un but de diagnostic ou d'enquête médico-légale.

Coprophagie, *f.* (κόπρος, matière fécale ; φαγω, je mange). Action de manger les matières fécales. S'observe chez certains aliénés.

Coprophorie, *f.* (κόπρος, matière fécale ; φερω, j'emporte). Evacuation intestinale.

Coprostase, *f.* (κόπρος, matière fécale ; στκω, je séjourne). Séjour prolongé des matières fécales dans l'intestin et plus particulièrement dans le gros intestin, résultant de constipation opiniâtre. Cet état peut provoquer de la stercorémie.

Copulation, *f.* (*copulare*, joindre). Rapprochement intime des organes génitaux mâle et femelle. La copulation chez les animaux est qualifiée accouplement.

Coque, *f.* κόκκος, graine). S'emploie à titre de suffixe dans la dénomination des bactéries sphériques. — *Ex.:* Gonocoque.

Coqueluche, *f.* (*cucullus*, cape que portaient les malades atteints de coqueluche). Maladie contagieuse qui s'observe surtout chez les enfants, caractérisée par de la bronchite, des quintes de toux fréquentes, répétées, à caractère spasmodique, avec inspiration convulsive et bruyante, rappelant le chant du coq, à laquelle on a donné le nom de reprise.

Coqueluchoïde, *adj.* (*cucullus*; εἶδος, ressemblance). Qui a les caractères de la coqueluche. — *Ex.:* Toux coqueluchoïde.

Cor, *m.* (*cornu*, corne). Petit durillon douloureux, arrondi, présentant en son centre un point plus dur, plus corné, résultant de l'invagination centrale dans le derme d'un point d'hyperkératose. Il se développe aux doigts de pieds, par suite de frottements répétés d'une chaussure trop étroite.

Corde colique, *f.* (*chorda*, corde; κῶλον, côlon). Ressaut particulier que subissent les doigts au moment où ils passent perpendiculairement à leur direction par-dessus le côlon ascendant, le côlon transverse ou le côlon descendant. S'observe au cours de la colite chronique avec spasme.

Corde épiploïque, *f.* P[or]tion d'épiploon herniée adhérente au sac hernial donnant au toucher la sen[sa]tion d'une corde.

Corde pylorique, *f.* (*chor*[da], corde; πυλωρός, portier). C[y]lindre contractile, intermitte[nt] situé à la partie moyenne supérieure de la région é[pi]gastrique, douloureux le p[lus] souvent à la palpation, correspond non au pylore l[ui-]même, mais à l'antre pré[py]lorique. Symptomatique [de] ptose pylorique, avec él[on]gation de l'estomac. La cor[de] pylorique se déplace contr[ai]rement à l'induration néop[la]sique dont le siège est fixe

Cordon ombilical, *m.* χορ[dê], boyau, corde). Cordon qui [va] de l'ombilic du fœtus au p[la]centa maternel. Formé [de] tissu muqueux, engainé [par] l'amnios, il contient la vei[ne] et les deux artères ombilic[a]les, nourricières de l'e[m]bryon.

Corectasie, *f.* κόρη, p[u]pille; ἔκτασις, dilatation. [Di]latation de la pupille.

Corectopie, *f.* κόρη, [pu]pille; ἐκ, hors de; τόπος, li[eu]. Déplacement du siège de [la] pupille qui occupe l'un d[es] bords de la cornée au li[eu] d'en occuper le centre.

Corédiastole, *f.* κόρη, [pu]pille; διαστέλλω, je dilate. [Di]latation de la pupille.

Corélysis, *m.* κόρη, [pu]pille; λύσις, dissolution). Opé[]ration qui consiste à romp[re] les synéchies du bord iri[en] avec la cristalloïde antérieu[re] en faisant une ponction de [la] cornée en un point direct[e]ment opposé au siège d[es] adhérences et en introduisa[nt] par cette ouverture un cr[o]chet ou une spatule.

Corémie, *f.* Rétraction

ɪoɪ stercorémie. Voir Syn. : *tercorémie.*

Corétomie, *f.* (κόρη, pupille ; τομή, incision). Syn. : *ornétomie.* Incision de la ɯrnée.

Cornage, *m.* (*cornu,* corne). ruit produit en soufflant ɑns une corne. Bruit déterɯiné par une inspiration proɔnde et rude, à timbre grave, ɪssemblant à celui que font ɪs chevaux poussifs, dû à un ɪtrécissement pathologique ɯ larynx ou de la trachée ou ɪun obstacle dans ces orgaɪs. Il s'observe chez les enɪnts atteints de laryngite striɪuleuse ou diphtérique, chez ɪs adultes atteints de lésions ɪcatricielles du larynx.

Corne, *f.* (*cornu,* corne). roduction épithéliale exubéɑnte formée à sa base de ɯngues papilles vasculaires, ɯi se développe à la face ɪɪez les vieillards, soit sponɯnément, soit à la suite de ɪsions cutanées (papillomes, ɪcatrices, kératomes). L'apɑrition de productions corɨés chez l'enfant est très ɑarc ; elle survient sur des ɪɯvi à tendance kératosique.

Cornétomie, *f.* (κόρη, pupille ; τομή, incision). Syn. : ɪorétomie. Incision de la ɔrnée.

Coronarite, *f.* (*corona,* ɔuronne). Inflammation des ɪrtères coronnaires.

Corps en croissant, *m.* ɔrpus, corps). Phase de déɨeloppement de l'hématozoɪire constituée par des éléɯents puisés dans le sang du ɪaludéen par l'anophèle et qui ɪont se modifier dans cet hôte ɪe passage pour constituer ɪes gamètes : macrogamètes ɨéléments femelles), microɨamètes (éléments mâles).

Corps étranger, *m.* (*cor-*

pus, corps). Tout corps qui se trouve dans l'organisme sans faire partie constituante et normale de l'organe où il se trouve. Il peut venir de l'extérieur et pénétrer dans une cavité naturelle (pièce de monnaie dans l'estomac), ou se former dans l'organisme, à la suite de fracas osseux (esquilles) ou de troubles physiologiques (calculs hépatiques).

Corrado, médecin légiste italien contemporain. Voir : *Tables de Corrado.*

Corrigan, médecin anglais du xixe siècle. Voir : *Pouls de Corrigan; Maladie de Corrigan.*

Corrosif, *adj.* (*corrodere,* corroder). Qui a la propriété de ronger, de détruire lentement les tissus.

Corrugation, *f.* (*corrugare,* plisser). Froncement de la peau.

Corset de Sayre, *m.* Corset plâtré que l'on applique autour du tronc et de la nuque, suivant le siège du mal de Pott.

Cortical, *adj.* (*cortex,* face supérieure et externe du cerveau). Qui a rapport au cortex, à la corticalité. — *Ex.* : Hémiplégie corticale.

Corvisart, médecin français de la première moitié du xixe siècle. Voir : *Facies de Corvisart ; Maladie de Corvisart.*

Coryza, *m.* (κόρυξα, de κόρυς, casque). Syn. : *Rhume de cerveau.* Inflammation de la muqueuse nasale.

Costalgie, *f.* (*costa,* côte ; ἄλγος, douleur). Douleur intercostale.

Cotard, psychiâtre français contemporain. Voir : *Syndrome de Cotard.*

Couche ou couches (*çulca,*

lit). Ensemble de l'accouchement et de ses suites jusqu'au moment où la femme peut se lever.

Coudures intestinales d'Aburthnot Lane, *f.* Coudures permanentes de l'intestin grêle ou du côlon se produisant progressivement d'une génération à l'autre chez les individus ptosiques, par suite de l'irritation chronique du péritoine, des ligaments. Elles sont dues à des membranes. Elles provoquent des troubles gastriques réflexes. Elles sont visibles à la radioscopie.

Couenne, *f.* (*cutena*, peau de porc). Exsudat inflammatoire au niveau d'une muqueuse ou d'une séreuse à caractère de fausse membrane plus ou mieux épaisse, de coloration blanc, blanc jaunâtre ou grisâtre. — *Ex.:* Couenne diphtérique; couenne pleurétique.

Couenneux, *adj.* (*cutena*, peau de porc). *a)* Qui a les caractères d'une couenne : *b)* Est le plus souvent synonyme de diphtérique. — *Ex.:* Angine couenneuse.

Coup de chaleur, *m.* Troubles circulatoires et nerveux caractérisés par l'élévation de la température, de la dyspnée, de la congestion des vaisseaux dans la forme asphyxique, ou par un état syncopal avec pâleur mortelle, par suite d'une exposition à une chaleur solaire torride (tropiques) ou à une chaleur engendrée par le travail industriel (verriers, fondeurs, chauffeurs de la marine).

Coup de fouet, *m.* (par analogie avec la douleur que provoque un coup de fouet). Rupture de fibres musculaires à l'occasion d'un effort, généralement localisée mollet, accompagnée d'douleur vive et subite et d gonflement local imméd avec ou sans ecchymose.

Coup de hache, *m.* Voi *Fracture de Dupuytren coup de hache.*

Coup de lumière, *m.* D mite occasionnée par rayons solaires réfléchis des nuages de pluie ou grêle, de telle sorte qu'ils viennent exceptionnellem actifs et nuisibles pour l'é derme. Cette dermite est ractérisée par une érupt érythémato - papulo - vési leuse.

Coup de marteau, *m.* S sation de douleur et de ser ment assez violente de la que, éprouvée quand on précipite dans de l'eau t froide à la baignade, ou r sentie par le malade que immerge dans un bain t froid. Il faut recourir al au bain progressivement froidi, ou procéder à une i mersion d'abord partielle

Coup de soleil. *m.* Tr bles circulatoires et nerve déterminés par l'exposit prolongée à un soleil torri Voir : *Coup de chaleur.*

Couperose, *f.* (italien : c parosa, même sens). Syn *Acné érythémateuse ; Ac rosacée.* Congestion chro que de la face, en placar au niveau des pommettes, nez, du menton. Avec temps, apparaissent des va ces de la peau, principa ment à hauteur du sillon n so-génien.

Courant alternatif, Comprend le courant fa dique et le courant sinusoïd Ce dernier s'obtient par machines dynamo spécia produisant des contractio

dulées très douces. Il s'emploie sous forme de bains
hydro-électriques généraux
dans les maladies de ralentissement de la nutrition.

Courbature. *f.* (*curvatura*,
courbe). État de fatigue avec
battement général, sensation
de lassitude dans les membres, dû à un travail exagéré
ou à une maladie à son début.
Dans ce dernier cas, elle
s'accompagne de fièvre. —
Ex.: *Courbature fébrile*.

Couronne de Vénus, *f.*
(corona, couronne). Éléments
papuleux d'origine syphili-
que, localisés au front en
forme de cercle.

Couveuse. *f.* cubare, être
couché. Appareil destiné à
mettre les enfants chétifs,
nés avant terme, les prématurés, qui trouvent là une
chaleur constante, sensiblement égale à celle du corps
humain.

Cowpérite. *f.* (Cowper, chirurgien anglais de la fin du
XVIIᵉ et moitié du XVIIIᵉ siècle. Inflammation des glandes
de Cowper (bulbo-urétrales)
dans la blennorragie.

Cowpox. *m.* (angl. : cow,
vache: pox, variole). Maladie
de la vache, caractérisée par
l'apparition de pustules au
niveau des pis et des trayons.
L'exsudat de ces pustules
constitue le vaccin antivariolique.

Coxalgie, *f.* (coxa, hanche:
άλγος, douleur). Ce terme employé sans adjectif, désigne
l'arthrite tuberculeuse coxo-
fémorale, maladie de l'enfance.

Coxa plana, *f.* Syn. : *Arthrite déformante juvénile:
Ostéochondrite déformante juvénile*. Affection de la première enfance évoluant en
deux périodes. La première

passe le plus souvent inaperçue au point de vue clinique,
le noyau osseux se détruisant
à l'intérieur de l'épiphyse.
Dans la deuxième période, le
noyau osseux de l'épiphyse
cartilagineuse se régénère
avec des poussées plus ou
moins fortes enlevant la
symétrie de l'os qui porte
alors des déformations. Les
contacts articulaires sont alors
douloureux.

Coxa valga, *f.* (coxa, hanche: valga, tourné en dehors).
Incurvation du col du fémur,
déterminant une abduction du
membre, avec rotation ex-
terne.

Coxa vara. *f.* (coxa, hanche: vara, tourné en dedans).
Syn.: *Hanche botte*. Incurvation du col du fémur par rapprochement du col du fémur
vers la diaphyse fémorale.
Cette maladie se développe
insidieusement chez les enfants et les adolescents: chez
les adultes, cette déformation
succède à une fracture du col
consolidée en mauvaise position.

Coxite. *f.* (coxa, hanche).
Inflammation aiguë de l'articulation coxo-fémorale.

Crachat. *m.* (screare, cracher). Produit de sécrétion de
l'appareil pulmonaire, expec-
toré par la toux. La forme, la
couleur, l'odeur, l'abondance
des crachats varient suivant
la maladie productrice de ces
sécrétions.

**Crachats rectaux de Tré-
lat.** *m.* Selles glaireuses,
striées de sang. S'observe
dans la rectite.

Crampe. *f.* (crampus,
crampe). Contraction involontaire douloureuse, momentanée, d'un muscle ou d'un
groupe de muscles synergi-
ques.

Crampe professionnelle, *f.* SYN: *Crampe fonctionnelle; Spasme professionnel; Dyskinésie fonctionnelle.* Convulsion tonique revenant à chaque répétition d'un même acte par un même groupe de muscles et aboutissant à l'impossibilité d'exécuter cet acte. A la longue, elle évolue vers une forme spasmodique avec secousses cloniques ou vers la forme paralytique avec engourdissement, ou vers une forme mixte. — *Ex.:* Crampe des écrivains, des dactylographes, etc.

Craniectomie, *f.* (κρανίον, crâne; ἐκτομή, excision). Résection de lambeaux osseux du crâne. Elle se fait chez les idiots et les arriérés dont les sutures craniennes ont eu lieu d'une façon prématurée.

Cranio-cérébral, *adj.* (κρανίον, crâne; *cerebrum,* cerveau). Qui appartient en même temps au tissu osseux du crâne et à la substance du cerveau ou qui intéresse en même temps le crâne et l'encéphale. — *Ex.:* Plaie cranio-cérébrale.

Cranioclasie, *f.* (κρανίον, crâne; κλάζις, broiement). *Obst.* Broiement du crâne au moyen du cranioclaste.

Cranioclaste, *m.* (κρανίον, crâne). Appareil employé autrefois en obstétrique avant l'invention du basiotribe. Il comprend deux cuillers s'articulant comme celles du forceps; l'une d'elles est pleine et est introduite dans le crâne du fœtus, qui a été perforé préalablement avec un perforateur; l'autre cuiller perforée est appliquée en dehors, sur la tête fœtale. On rapproche alors les deux cuillers par une vis à pression et l'on extrait le fœtus.

Craniologie, *f.* (κραν crâne; λόγος, étude). Pa[r]t[ie] de l'anatomie qui étudie [la] morphologie, la structure, [le] développement des os [du] crâne.

Craniomalacie, *f.* (κραν crâne; μαλακια, molless[e] SYN.: *Craniotabes.* Ramol[lis]sement des os du crâne, [dû] à une dystrophie congénit[ale] du squelette. S'observe plus souvent dans l'héré[do] syphilis.

Craniométrie, *f.* (κραν crâne; μέτρον, mesure). Me[n]suration du crâne.

Craniopage, *m.* (κραν crâne; παγεῖς, unir). Mons[tre] double dont les deux têt[es] sont unies.

Cranioplastie, *f.* (κραν crâne; πλάσσειν, former). O[pé]ration consistant à ferm[er] une brèche cranienne soit [au] moyen d'une plaque méta[l]lique (or, argent), soit [au] moyen de greffes cartila[gi]neuses prélevées au nive[au] des cartilages chondro-co[s]taux.

Craniorrhée, *f.* (κραν[ίον] crâne; ρεω, je coule). Ecoul[e]ment du liquide céphalo-r[a]chidien par le nez.

Craniotabes, *m.* (κραν[ίον] crâne; *tabes,* ramolliss[e]ment). Voir SYN.: *Craniom[a]lacie.*

Craniotomie, *f.* (κρανίο[ν] crâne; τομή, section). Opéra[tion] obstétricale consistant [à] sectionner le crâne d'un fœt[us] pour évacuer un utérus gr[a]vide incapable d'expulser [le] produit de conception.

Craquement, *m.* (*craque*[r,] onomatopée). Bruit rappelar[t] celui d'un craquement qu[e] l'on entend à l'auscultatio[n] surtout à l'inspiration. Il peu[t] être sec ou humide.

Craquement humide, *m[.]*

uccède au craquement sec ui prend la forme humide, alleuse, et se confond alors vec le râle sous-crépitant. Il observe dans la tuberculose ulmonaire quand il y a onte des tubercules et que la atière puriforme se mêle ux sécrétions morbides des onchioles.

Craquement sec, *m.* Petit raquement que l'on entend u sommet du poumon, surout dans l'inspiration. Il est n signe de tuberculose pulonaire et paraît s'établir au oment où les tubercules ulmonaires commencent à ramollir et les radicules es bronches à s'ulcérer.

Crase, *f.* (κρᾶσις, mélange). erme synonyme de constituon. — *Ex.:* Crase sanguine. our Hippocrate, le mélange n parties rationnelles (la rase) des quatre humeurs ang, bile, pituite, atrabile) onstituait l'état de constituon parfaite.

Crasse, *f.* (γρᾶσος, odeur de ouc). SYN. : *Chapeau*. Prouit des matières de sécréions de la peau (sueur, séorrhée) et des poussières xtérieures surajoutées reouvrant le sommet de la tête hez les enfants tenus malroprement. Autrefois, les léions cutanées d'origine paraitaire, déterminées par le nicrosporon furfur, étaient ppelées crasses parasitaires. 'ans ce dernier sens, ce erme est tombé en désuéude.

Craw-Craw, *m.* SYN.: *Gale ilarienne*. Affection cutanée apulo-pustuleuse, pruririneuse, rappelant la gale et lue à l'onchocerca volvulus. 'observe chez les nègres de a région équatoriale.

Créatine, *f.* (κρέας, chair).

Substance chimique du muscle qui, sous l'influence du travail de ce muscle, est détruite en partie sur place par oxydation et transformée en parties en créatinine.

Créatinine, *f.* (κρέας, chair). Produit de transformation de la créatine musculaire que l'on retrouve dans l'urine. Le taux d'élimination urinaire varie sous les mêmes influences (travail musculaire) que la teneur du muscle en créatine.

Créatinémie, *f.* (κρέας, chair; αἶμα, sang). Présence dans le sang des produits dé combustion des muscles (créatine, créatinine, etc.).

Crémation, *f.* (*cremare,* brûler). Incinération des cadavres. Elle se pratiquait beaucoup dans l'antiquité. On recommence de nos jours à pratiquer la crémation dans les grandes villes, dans un but d'hygiène et de salubrité publique, afin d'éviter la création de cimetières urbains.

Crémnophobie, *f.* (κρεμνάω, je fends; φοβός, crainte). Peur pathologique des précipices, du vide.

Crénothérapie, *f.* (κρήνη, source; θεραπευω, je soigne). Moyen de traitement basé sur l'emploi des eaux minérales.

Crépitation, *f.* (*crepitare,* crépiter). Sensation produite par un corps qui s'affaisse à la pression, ou par deux corps que l'on frotte l'un contre l'autre et qui produisent alors des petits bruits craquelants, de petites explosions.

Crépitation amidonnée, *f.* S'observe dans l'arthrite sèche, due aux frottements de la synoviale. Rappelle les bruits développés par la compression de l'amidon dans la main.

Crépitation neigeuse. *f.* Sensation de crépitation semblable à celle que l'on détermine en comprimant de la neige. S'observe dans l'emphysème sous-cutané.

Crépitation osseuse. *f.* S'observe dans les fractures : due aux frottements des fragments osseux les uns sur les autres.

Crépitation sanguine, *f.* S'observe dans les hématomes ; due à l'écrasement des caillots sanguins.

Crépusculaire. *adj.* (*creperus*, douteux ; *lux*, lumière). Mal défini. Nuageux. — *Ex.* : Phase crépusculaire. Période mal découpée avec un début et une fin plus ou moins nuageux. Voir : *État crépusculaire*.

Crêtes de coq. *f.* (*crista*, crête). Petites végétations verruqueuses du sillon balano-préputial d'origine vénérienne, analogues aux végétations de la vaginite granuleuse chez la femme.

Crétification. *f.* (*creta*, craie ; *facere*, faire. Transformation d'un tissu à l'état crétacé. — *Ex.* : Crétification d'un ganglion.

Crétin. *m.* (*creta*, craie). Individu atteint de crétinisme, ainsi dénommé parce que le malade présente une coloration blanche de la face.

Crétineux, *adj.* (*creta*, craie). Qui a l'aspect d'un crétin, tout en présentant un moindre degré de dégénérescence mentale.

Crétinisme, *m.* (*creta*, craie, en raison du teint de ces malades). Myxœdème avec ou sans goitre, observé dans certaines régions montagneuses à l'état endémique. L'insuffisance du développement intellectuel avec dégénéres-

cence mentale domine symptomatologie. Les créti sont généralement idiots, i béciles ou dégénérés et (une coloration blanc-cireu de la peau, d'où la malac tire son nom.

Crevasse. *f.* (*crepare*, fendre). Fente du revêtem épidermique pénétrant pl, ou moins profondément da le derme. Sièges de prédile tion : mamelon du sein, p. articulaires et cutanés de main, de l'anus. Suivant la gion, la crevasse porte u dénomination différente. Voi *Gerçure du sein ; fissure l'anus*.

Cri hydrencéphalique ci tique : *kri*, cri : ὕδωρ, eau ἐγκέφαλος, encéphale). Cri pe çant, bref, que poussent l enfants atteints de méningi tuberculeuse, à intervall plus ou moins rapprochés, d le début de la deuxième p riode de la maladie (deuxièn semaine).

Cribriforme, *adj.* (*cribrum* crible ; *forma*, forme). Qui la forme d'un crible. — *Ex* Membrane cribriforme.

Crile. Voir : *a* Théorie (Crile sur le shock nerveux *b*) Anoci-association sur l'ane thésie.

Criminologie, *f.* (ἔγκλημα j gement ; λόγος, étude). Étud de tout ce qui a trait aux cr mes et aux criminels.

Crise, *f.* (κρίσις, de κρίνω juger). Moment de la défe vescence d'une maladie, c ractérisée par un brusqu changement des symptôme annonçant la fin prochaine (heureuse de la maladie.

Cristalloïdite, *f.* (κρύσταλλος glace). Inflammation de cristalloïde (capsule du cri tallin).

Cristalloïdoclasique. *ad*

(χρύσταλλος, glace; εἶδος, ressemblance ; χλαζω, je brise). Qui modifie l'équilibre des globules du sang sous l'influence d'une médication employant les cristalloïdes.

Cristallophobie, *f.* (χρύσταλλος, glace ; φόβος, crainte). Crainte de toucher les morceaux de verre.

Cristaux de Charcot-Leyden, *m.* Cristaux que découvre l'examen microscopique dans les expectorations au cours d'accès d'asthme. Considérés autrefois comme de simples cristaux de leucine, ils semblent constitués par des amines analogues à la cadavérine et à la putrescine et proviendraient de la putréfaction de certaines protéines, en particulier de l'histidine, qui donne une base capable de produire un accès d'asthme. Cette production toxique n'a pas forcément besoin de se produire au niveau des bronches. La résorption de certaines suppurations alvéo-dentaires ou ethmoïdales, de produits intestinaux peut provoquer un accès.

Cristaux d'hémine, *m.* Syn.: *Cristaux de Teichmann.* Dans la recherche du sang, l'hémoglobine mise en présence de chlorure de sodium et d'acide acétique bouillant, donne des cristaux caractéristiques.

Cristaux de Teichmann, *m.* Voir Syn.: *Cristaux d'hémine.*

Critique (χρίσις, jugement). Qui a rapport à une crise. Voir : *Age critique.* Syn.: *Ménopause* — Voir: *Phénomène critique.* Syn.: *Crise.*

Crocidisme, *m.* (χροχίς, poil d'une étoffe, duvet). Geste inconscient, automatique, stéréotypé de certains malades profondément intoxiqués ou délirants qui déchirent par petits morceaux la laine de leurs couvertures.

Croisement, *m.* (*crux,* croix). Résultat de la copulation de deux individus de race différente. — *Ex.:* Croisement de blanc et de négresse.

Croissance, *f.* (*crescere,* croître). Développement progressif du corps pendant l'enfance et l'adolescence.

Croissant, *m.* Voir : *Corps en croissant dans le paludisme.*

Crouomanie, *f.* (χρουῶ, je frappe; μανία, agitation). Obsession que présentent certains aliénés de se cogner la tête.

Croup, *m.* (écossais : *kroupp,* croup). Laryngite diphtérique, caractérisée par la voix rauque, le tirage sus et sous-sternal, le sifflement laryngo-trachéal, l'asphyxie, la présence de fausses membranes sur la muqueuse du larynx et des phénomènes généraux d'ordre toxique; elle est due au bacille de Loeffler.

Croupal, *adj.* (écossais : *kroupp,* croup). 1° Qui est dû au croup. — *Ex.:* Laryngite croupale; 2° Qui a l'apparence du croup, qui simule le croup. — *Ex.:* Toux croupale (de la laryngite striduleuse).

Croûte laiteuse, *f.* (*crusta,* croûte). Croûte d'aspect blanchâtre, due à la dessication du pus, que l'on trouve dans l'eczéma et l'impétigo des enfants.

Crucial, *adj.* (*crux,* croix). Qui est fait en croix. — *Ex.:* Incision cruciale.

Cruciforme, *adj.* (*crux,* croix ; *forma,* forme). Qui a la forme d'une croix.

Cruentation , *f.* (*cruor,* sang). Suintement séro-sanguin ou purement sanguin qui s'écoule des lèvres des plaies d'un cadavre. Il est dû à l'issue du sang à travers les vaisseaux capillaires, par suite de la putréfaction gazeuse qui chasse le sang hors des vaisseaux.

Cruor, *m.* (*cruor*, sang). *a*) Caillot sanguin ; *b*) Matière colorante du sang.

Cruorique, *adj..* (*cruor*, sang). *a*) Qui est constitué par du sang. — *Ex.:* Caillot cruorique: *b*) Qui a l'aspect rouge du sang.

Cruveilhier, chirurgien français du XIXᵉ siècle. Voir : *Maladie de Cruveilhier.*

Cryanesthésie, *f.* (κρυός, froid ; ἀ, priv.; αἴσθησις, sensibilité). Anesthésie par le froid. — *Ex.:* Anesthésie au chlorure de méthyle.

Cryesthésie, *f.* (κρυός, froid; αἴσθησις, sensation). Sensation de froid. S'observe en particulier aux extrémités, dans le brightisme, par exemple.

Crymothérapie, *f.* (κρύμος, froid ; θεραπειά, traitement. Voir SYN.: *Cryothérapie.*

Cryocautère, *m.* (κρυός, froid ; καίω, je brûle). Appareil amenant la révulsion par le froid.

Cryologie, *f.* (κρυός, froid ; λόγος, étude). Etude des méthodes utilisant les basses températures et leurs applications à l'hygiène, la biologie, la thérapeutique.

Cryoscopie, *f.* (κρυός, froid; σκοπειν, examiner). Etude du point d'abaissement de congélation d'un liquide, simplement au point de vue de sa concentration moléculaire, abstraction faite de sa densité. Deux solutions ayant le même indice cryoscopique sont dites isotoniques.

Cryothérapie, *f.* (κρυός, froid : θεραπευω, je soigne).

SYN.: *Crymothérapie.* Méthode de traitement par les basses températures.

Cryothermothérapie, *f* (κρυός, froid ; θερμος, chaud ; θεραπευω, je soigne). Procédé thérapeutique combinant l'emploi du froid et du chaud employé dans le traitement des angiomes, nævi, lupus.

Cryptesthésie, *f.* (κρυπτός, caché ; αἴσθησις, sensibilité) Faculté de connaissance qui est différente des facultés de connaissance sensorielles normales (Richet). Lucidité des anciens auteurs.

Cryptocoque de Rivolta, *m.* (κρυπτός, cache ; κόκκος, graine). Agent de la lymphangite épizootique du cheval.

Cryptogénétique, *adj* (κρυπτός, caché ; γεννάω, j'engendre). Qui est occasionné par des raisons encore inconnues. — *Ex.:* Etat chloro-anémique cryptogénétique.

Cryptoménorrhée, *f.* (κρυπτός, caché; μήν, mois; ρέω, je coule). Rétention du flux menstruel dans l'utérus ou le vagin, par suite d'atrésie ou d'imperforation du col ou de l'hymen.

Cryptorchide, *m.* (κρυπτός, caché; ὄρχις, testicule). Individu atteint de cryptorchidie.

Cryptorchidie, *f.* (κρυπτός, caché; ὄρχις, testicule). Absence de testicules dans le scrotum par suite de leur retenue dans l'abdomen.

Cryptopodie, *f.* (κρυπτός, caché; πούς, ποδός, pied). Empâtement du dos du pied arrivant à cacher les orteils et remontant jusqu'au genou : le bourrelet s'arrête net au pourtour même de la plante du pied dont les bords sont nets. Maladie due à un trouble du système lymphoïde (leucocytose).

Cryptotoxine, *f*. (χρυπτὸς, caché ; τοξον, poison). Toxine qui n'apparaît avec ses caractères actifs qu'après modifications du sérum sanguin.

Cubitus valgus, *m*. Diminution de l'angle obtus que forme normalement l'avant-bras avec le bras.

Cubitus varus, *m*. Déviation du coude qui porte l'avant-bras en adduction sur le bras.

Cubomanie, *f*. (χύϐος, dé ; μανία, manie). Manie du jeu.

Cuculliforme, *adj*. (*cucullus*, cornet, capuchon ; *forma*, forme). Qui a la forme d'un cornet ou d'un capuchon.

Cuillerée, *f*. (χοχλίαριον, cuiller). Quantité de liquide que contient une cuiller. La cuillerée à soupe ou à bouche contient 15 grammes de liquide aqueux, 20 grammes de liquide sirupeux. La cuillerée à entremets ou à dessert contient 10 grammes de liquide aqueux, 14 grammes de liquide sirupeux. La cuillerée à café contient 5 grammes de liquide aqueux, 6 gr. 5 de liquide sirupeux.

Cuissart, *m*. (*cossa*, cuisse). Appareil de prothèse qui s'adapte sur le moignon d'une cuisse amputée pour permettre la marche.

Culex, *m*. (*culex*, culex). Moustique vivant surtout dans les villes et se développant dans les pièces d'eau, les gouttières des toits qui se vident mal, les vases à fleurs sur les croisées, les fosses d'aisances, agent de transmission des maladies infectieuses. En Amérique, c'est un culex, le culex fasciatus ou le culex tæniatus qui est l'agent de propagation de la fièvre jaune.

Culicidien, *adj*. (*culex*, culex). Qui a rapport au culex. — *Ex.:* Infestation culicidienne.

Culpabilité, *f*. (*culpa*, faute). Fait d'être coupable d'un délit ou d'un crime. Voir : *Délire de culpabilité*.

Culture, *f*. (*cultura*, culture). Procédé de laboratoire consistant à faire développer dans un milieu approprié (bouillon, gélose, gélatine, pommes de terre, etc.) une bactérie de façon à l'identifier.

Cuprophobie, *f*. (*cuper*, cuivre ; φόϐος, crainte). Peur obsédante d'être empoisonné par le cuivre, en absorbant par exemple des aliments cuits dans des casseroles de cuivre.

Curage digital, *m*. (*curare*, soigner, nettoyer). Opération consistant à nettoyer, à curer avec le doigt l'utérus qui vient d'expulser un fœtus et qui a conservé une partie des membranes fœtales à l'intérieur.

Curariser (*curare*, curare). Action de faire ingérer du curare à un animal en vue d'une expérience physiologique.

Curatif, *adj*. (*cura*, soin). Qui est destiné à amener la guérison d'une maladie. — *Ex.:* Traitement curatif.

Curation, *f*. (*curare*, prendre soin). SYN.: *Cure*. Vieux mot français employé par Ambroise Paré et repris de nos jours. Moyens de traitement capables d'amener la guérison d'une maladie.

Curage, *m*. (*curare*, nettoyer. Voir SYN.: *Curcitage*.

Cure, *f*. (*curare*, soigner). Voir SYN.: *Curation*.

Cure radicale de hernie, *f*. Opération ayant pour but de réparer complètement et définitivement la paroi abdominale pour empêcher le retour d'une hernie.

Curettage, *m.* (*curare*, soigner, nettoyer). SYN.: *Curage; Curettement*. — *Appliqué à la gynécologie:* Opération consistant à débarrasser l'utérus, au moyen de curettes métalliques, des lésions de la muqueuse utérine dans la métrite, et des débris placentaires dans les fausses couches et les couches anormales. — *Appliqué à la chirurgie:* Opération consistant à nettoyer un foyer d'infection osseuse au moyen d'une curette.

Curette, *f.* (*curare*, soigner, nettoyer). Instrument métallique, stérilisable, employé en chirurgie et en gynécologie, dont l'extrémité coupante est pleine ou fenêtrée.

Curettement, *m.* (*curare*, nettoyer). Voir SYN. : *Curettage*.

Curiethérapie, *f.* Curie, physicien français contemporain, célèbre par ses travaux sur le radium. Voir SYN.: *Radiumthérapie*.

Curshmann. Voir : *Spirales de Curshmann*.

Cutané, *adj.* (*cutis*, peau). Qui appartient, qui a rapport à la peau. — *Ex.:* Maladie cutanée.

Cuticole, *adj.* (*cutis*, peau; *colere*, cultiver). Qui cultive sous la peau. — *Ex.:* Diptère cuticole. Voir: *Ver de Cayor*.

Cuti - pronostic, *m.* Pronostic établi au moyen de la cuti-réaction.

Cuti-réaction, *f.* (*cutis*, peau ; *ré*, préfixe ; *agere*, agir). Réaction locale au niveau de la peau, caractérisée par une rougeur au niveau du point d'inoculation de tuberculine.

Cutis verticis gyrata, *m.*

Voir SYN.: *Pachydermie verticellée du cuir chevelu*.

Cutisation, *f.* (*cutis*, peau). Etat d'une muqueuse qui se trouve en contact permanent avec l'air et qui devient dure et épaisse comme la peau. — *Ex.:* Cutisation du vagin.

Cutite, *f.* (*cutis*, peau). Inflammation de la peau.

Cyanodermie, *f.* (κύανος, bleu; δέρμα, peau). Voir SYN.: *Maladie bleue*.

Cyanopathie cutanée, *f.* (κύανος, bleu ; πάθος, maladie). Voir SYN.: *Chromidrose*.

Cyanose, *f.* (κύανος, bleu). Coloration bleu violacé de la peau, surtout accentuée aux extrémités, caractéristique d'une hématose insuffisante. S'observe dans les affections cardiaques.

Cyanose congénitale, *f.* SYN. : *Cyanodermie ; Dyshématose ; Ictère violet*. Voir SYN.: *Maladie bleue*.

Cyanose . réticulaire, *f.* κύανος, bleu. Voir SYN. : *Livedo*.

Cyanosé, *adj.* (κύανος, bleu). Qui est atteint de cyanose.

Cyanotique, *adj.* (κύανος, bleu). Qui a les caractères de la cyanose. — *Ex. :* Teinte cyanotique.

Cycle, *m.* (κύκλος, cercle). Période toujours égale à elle-même pendant laquelle évolue une maladie.

Cyclique, *adj.* (κύκλος, cercle). Qui revient au même point, qui se répète. — *Ex.:* Maladie cyclique.

Cyclite, *f.* (κύκλος, cercle). Inflammation du corps ciliaire de l'œil.

Cyclocéphale, *m.* (κύκλος, cercle; κεφαλή, tête). Monstre dont la tête ne possède qu'une orbite avec un seul œil ou deux yeux assemblés.

Cycloplégie, *f.* (κύκλος, cercle; πλήσσειν, frapper). Paralysie du globe oculaire avec immobilité totale.

Cyclospasme, *m*. κύκλος, cercle; σπασμός, spasme). Spasme de l'accomodation.

Cyclothymie, *f*. 'κύκλος, cercle; θυμός, passion, colère). Psychose circulaire légère à double forme composée de deux périodes distinctes, l'une d'excitation, l'autre de dépression légères, avec des oscillations plus ou moins régulières et plus ou moins durables de l'humeur, compatible avec la vie dans la société et qui ne motive pas l'internement.

Cylindre rénal, *m*. κύλινδρος, cylindre). Cylindre formé par des produits de dégénérescence colloïde, albuminoïde, résultant de lésions des cellules du rein, produits qui se sont moulés dans les canaux excréteurs du rein. On les observe lors de l'examen microscopique des urines.

Cylindrome, *m*. κύλινδρος, cylindre). Petite tumeur cutanée rappelant l'aspect de l'idrocystome ou de l'idradénome, très rare, et que l'on range parmi les épithéliomes de la peau.

Cylindrurie, *f*. κύλινδρος, cylindre; οὖρον, urine). Emission de cylindres rénaux dans les urines.

Cymbocéphale, *m*. κύμβη, cavité, barque; κεφαλή, tête). Monstre dont la tête a la forme d'une barque.

Cynophobie, *f*. κύων chien; φόβος, crainte). Peur pathologique des chiens.

Cynorexie, *f*. (κύων, chien ; ὄρεξις, appétit). Appétit dévorant comme celui d'un chien.

Cypho-scoliose, *f*. (κυφός, courbé; σκολιός, tortueux. Déformation de la colonne ver-

tébrale à convexité postérieure et latérale.

Cyphose, *f*. (κύφωσις, de κυφός, courbé). Déformation de la colonne vertébrale à convexité postérieure, donnant au dos l'aspect courbé.

Cyphose hérédo-traumatique, *f*. SYN: *Maladie de Kümmel; Spondylose de Bechterew; Spondylose de P. Marie*. Cyphose qui survient chez les vieillards à la suite d'un traumatisme même léger de la colonne vertébrale, chez les sujets prédisposés ayant des cyphotiques, des gibbeux dans leur famille. Elle peut se compliquer de compression médullaire avec ou sans paraplégie spasmodique. L'ossification avec ankylose des vertèbres est la conséquence de ruptures ligamenteuses par le fait du traumatisme.

Cyphotique, *adj*. κυφός, courbé). Qui a les caractères de la cyphose. — *Ex.:* Bassin cyphotique.

Cypridologie, *f*. Κύπρις, Vénus; λόγος, étude). Etude des maladies vénériennes.

Cypridopathie, *f*. Κύπρις, Vénus ; πάθος, maladie). Maladie vénérienne.

Cypridophobie, *f*. Κύπρις, Vénus; φόβος, crainte). Phobie des maladies vénériennes.

Cyrtomètre, *m*. κυρτός, cage ; μέτρον, mesure). Instrument destiné à mesurer le périmètre thoracique.

Cystalgie, *f*. κύστις, vessie ; ἄλγος, douleur). Douleur au niveau de la vessie.

Cystectasie, *f*. κύστις, vessie ; ἔκτασις, dilatation). Dilatation de la vessie.

Cystectomie, *f*. κύστις, vessie; ἐκτομή, excision). Opération chirurgicale consistant à exciser une portion de la vessie.

Cystencéphalocèle, *f.* (κύστις, vessie ; εγκεφαλη, cerveau ; κήλη, tumeur). Tumeur d'origine congénitale constituée par une hernie méningo-cérébrale hors du crâne, dans laquelle la substance cérébrale présente une formation kystique.

Cysticectomie, *f.* (κύστις, vessie : ἐκτομή, excision). Résection du canal cystique.

Cysticercose, *f.* (κύστις, vessie ; κέρκος, queue). Maladie provoquée par des cysticerques.

Cysticerque, *m.* (κύστις, vessie ; κέρκος, queue). Phase embryonnaire des tœnia. Elle se passe en parties dans l'hôte intermédiaire, en parties dans le tube digestif de l'homme où le cysticerque se développe pour former le ver parasite à l'état adulte.

Cysticerque de la conjonctive, *f.* Kyste séreux de la conjonctive siégeant dans les culs-de-sacs, contenant un cysticerque, état larvaire du tœnia solium de la ladrerie (Voir ce mot).

Cystico - entérostomie, *f.* (κύστις, vessie ; ἔντερον, intestin ; στόμα, bouche). Abouchement du canal cystique dans l'intestin.

Cystico - lithotripsie, *f.* (κύστις, vessie ; λίθος, pierre ; θρύψις, broiement). Broiement de calculs contenus dans le canal cystique.

Cysticotomie, *f.* (κυστικός, cystique : τομή, incision). Ouverture du canal cystique.

Cystinurie, *f.* Émission d'urine contenant de la cystine.

Cystique, *adj.* (κύστις, vessie). Qui a rapport au canal cystique, excréteur de la vésicule biliaire. — *Ex.:* Calcul cystique.

Cystirragie, *f.* (κύστις, vessie ; ρήγνυμι, je romps). Hémorragie de la vessie.

Cystirrhée, *f.* (κύστις, vessie ; ῥέω, je coule). Inflammation purulente de la vessie.

Cystite, *f.* (κύστις, vessie). Inflammation de la muqueuse de la vessie.

Cystocèle, *f.* (κύστις, vessie ; κήλη, tumeur, hernie). Hernie de la vessie. Suivant sa topographie, on ajoute un adjectif de localisation. — *Ex.:* Cystocèle vaginale : hernie de la vessie dans le vagin ; Cystocèle inguinale crurale, périnéale.

Cystodynie, *f.* (κύστις, vessie ; ὀδύνη, douleur). Douleur au niveau de la vessie.

Cysto - épithéliome de l'ovaire, *m.* (κύστις, vessie ; *épithélioma*). Tumeur de l'ovaire constituée par du tissu épithélial avec productions kystiques.

Cysto-fibrome de l'utérus, *m.* (κύστις, vessie : *fibra*, fibre). Tumeur de l'utérus constituée par du fibrome dans lequel sont enclavés des petits kystes.

Cystographie, *f.* (κύστις, vessie ; γράφειν, écrire). Radiographie de la vessie dans un but de diagnostic pour rechercher les corps étrangers.

Cystolipome, *m.* (κύστις, kyste ; λίπος, graisse). Lipome enkysté.

Cystolithe, *m.* (κύστις, vessie ; λίθος, pierre). Calcul de la vessie.

Cystome, *m.* (κύστις, vessie). Tumeur creusée de cavités kystiques.

Cystoplastie, *f.* (κύστις, vessie ; πλάσσειν, faire). Oblitération d'une fistule vésico-vaginale par autoplastie.

Cystoplégie, *f.* (κύστις, vessie ; πλήσσειν, frapper). Paralysie de la vessie.

Cystoradiographie, *f.* (κύστις, vessie ; *radius*, rayon ; γράφειν, écrire). Radiographie de la vessie après injection, dans sa cavité, de substances opaques ou transparentes aux rayons X.

Cystorragie, *f.* (κύστις, vessie ; ῥήγνυμι, je romps). Hémorragie de la muqueuse vésicale.

Cystorraphie, *f.* (κύστις, vessie ; ῥαφή, suture). Suture de la vessie.

Cystosarcome, *m.* (κύστις, vessie ; σάρξ, chair). Sarcome de la vessie.

Cystoscope, *m.* (κύστις, vessie ; σκοπεῖν, examiner). Appareil destiné à examiner la muqueuse vésicale. Il se compose d'une sonde à l'extrémité de laquelle est fixée une petite ampoule électrique qui éclaire la vessie. Un dispositif de verres permet à l'observateur de voir l'image éclairée de la vessie.

Cystoscopie, *f.* (κύστις, vessie ; σκοπεῖν, examiner). Examen de la vessie au moyen du cystoscope.

Cystospasme, *m.* (κύστις, vessie ; σπασμός, contraction). Spasme de la vessie.

Cystostomie, *f.* (κύστις, vessie ; στόμα, bouche). Abouchement de la vessie à la paroi abdominale, consécutif à la taille.

Cystotomie, *f.* (κύστις, vessie ; τομή, incision). Opération chirurgicale consistant à ouvrir la vessie pour en extraire un calcul volumineux, un corps étranger, une tumeur (hypertrophie de la prostate), ou faire un cathétérisme rétrograde dans certaines fistules vésico-vaginales.

Cytase, *f.* (κύτος, cellule).

Voir SYN. : *Alexine ; Complément.*

Cytémie, *f.* (κύτος, cellule ; αἷμα, sang). Présence dans le sang de cellules pathologiques.

Cythémolyse, *f.* (κύτος, cellule ; αἷμα, sang ; λύσις, dissolution). Dissolution des hématies du sang.

Cytodiagnostic, *m.* (κύτος, cellule ; διάγνωσις, connaissance). Diagnostic établi par la recherche et les examens des éléments figurés du sang dans un liquide organique normal ou pathologique (liquide céphalo-rachidien, d'hydrocèle, de pleurésie, etc.).

Cytoïde, *adj.* (κύτος, cellule : εἶδος, forme). Qui a la forme d'une cellule.

Cytolise. *f.* (κύτος, cellule ; λύσις, dissolution). Voir SYN. : *Cytolyse.*

Cytologie, *f.* (κύτος, cellule ; λόγος, étude). Etude des cellules dans leur structure.

Cytologique, *adj.* (κύτος, cellule ; λόγος, étude). Qui a rapport aux éléments cellulaires d'un liquide de l'organisme. — *Ex.* : Examen cytologique du sang, altérations cytologiques du liquide céphalo-rachidien.

Cytolyse, *f.* (κύτος, cellule ; λύσις, dissolution). Dissolution cellulaire. — *Ex.* : Cytolyse glandulaire.

Cytolysine, *f.* (κύτος, cellule ; λύσις, dissolution). Substance possédant le pouvoir de dissoudre les cellules.

Cytolytique, *adj.* (κύτος, cellule ; λύσις, dissolution). Qui dissout la cellule. — *Ex.* : Réaction cytolytique.

Cytopexique, *adj.* (κύτος, cellule ; πήγνυμι, je fixe). Qui fixe la cellule, se dit d'un organe qui inclut dans son tissu les cellules pathologiques véhiculées par le sang.

Cytophylaxie, *f.* (κύτος, cellule; φύλασσω, je protège). Protection que donne une substance aux cellules pour lutter dans l'organisme. — *Ex.:* Cytophylaxie leucocytaire.

Cytothérapie, *f.* (κύτος, cellule; θεραπευω, je soigne). Méthode de traitement basée sur l'emploi des cytotoxines.

Cytotoxine, *f.* (κύτος, cellule; τοξον, poison). Poison élaboré dans un organisme auquel on a injecté des cellules appartenant à un organisme d'une espèce différente et qui a la propriété de détruire les cellules semblables à celles qui ont été injectées.

Cytotoxique, *adj.* (κύτος, cellule; τοξον, poison). Qui a les propriétés de la cytotoxine. — *Ex.:* Sérum cytotoxique.

Czerny, chirurgien. Opération de Czerny. Voir: *Cholécystopexie.*

D

Dacnomanie, *f*. δάκνω, je mords; μανία, agitation). Obsession impulsive qu'ont certains dégénérés de mordre ceux qui les entourent et les objets qui tombent sous leur sens.

Dacryadénite, *f*. δάκρυον, larme; ἀδήν, glande). Inflammation de la glande lacrymale.

Dacryadénite palpébrale, *f*. δάκρυον, larme; ἀδήν, glande). Larmoiement qui complique la blépharite avec ectropion.

Dacryocystectomie, *f*. δάκρυον, larme; κύστις, vessie; ἐκτομή, excision). Extirpation du sac lacrymal infecté dans la dacryocystite.

Dacryocystite, *f*. δάκρυον, larme; κύστις, vessie). Inflammation aiguë du sac lacrymal, s'étendant au tissu cellulaire voisin, caractérisée par du larmoiement, du gonflement, de la douleur au niveau de l'angle interne de l'œil, par suite de l'obstruction du canal nasal. L'inflammation peut s'étendre à la conjonctive et aux paupières qui deviennent œdémateuses. Il se produit des phénomènes généraux. L'abcès s'ouvre et il peut persister un trajet fistuleux.

Dacryocystite congénitale. *f*. L'obstruction du canal nasal est due, chez le fœtus, à la valvule de Bochdalech, et, chez le nouveau-né, à deux diaphragmes superposés qui ne s'ouvrent pas, déterminant une inflammation avec réaction conjonctivale

Dacryolithe, *m*. δάκρυον, larme; λίθος, pierre). Calcul des voies lacrymales.

Dacryolithiase, *f*. δάκρυον, larme; λίθος, pierre). Formation de calculs dans les voies lacrymales.

Dacryonome, *m*. δάκρυον, larme; νομή, ulcération). Ulcération épithéliomateuse des voies lacrymales.

Dacryops, *f*. δάκρυον, larme; ὤψ, œil). Syn.: *Grenouillette lacrymale*. Dilatation kystique du canal excrétoire des glandes lacrymales, siégeant au niveau de l'angle externe de la paupière supérieure et du cul-de-sac conjonctival, due à une rétention ou à une dégénérescence des glandes.

Dacryopyose, *f*. δάκρυον, larme; πύον, pus). Suppuration des voies lacrymales.

Dactylite, *f*. δάκτυλον, doigt). Inflammation d'un ou de plusieurs doigts. — *Ex.:* Dactylite syphilitique.

Dactylomégalie, *f*. δάκτυλος, doigt; μέγας, grand). Hypertrophie osseuse des doigts.

Dactylophasie, *f*. δάκτυλον, doigt; φάσις, langage). Langage au moyen de signes faits avec les doigts, employé par les sourds-muets.

Dactyloscopie. *f*. δάκτυλον, doigt; σκοπεῖν, examiner). Examen des empreintes digitales pour identifier un individu.

Dagnini, médecin italien contemporain. Voir : *Réflexe de Dagnini*.

Daltonisme, *m*. (Dalton, physicien anglais, fin du XVIIIᵉ et première moitié du XIXᵉ siècle). Voir Syn. : *Dyschromatopsie*.

Danse de Saint-Guy, *f*. (italien : *danza*, danse). Voir Syn. : *Chorée*.

Danse des artères, *f*. Dans l'insuffisance aortique, il y a un abaissement considérable de la pression artérielle dans l'intervallle des pulsations et une brusque élévation au moment de la diastole des artères. Au cou, les ondulations dues au flux et au reflux du sang dans les carotides font un mouvement de va et vient, ressemblant à une sorte de danse des artères.

Darier, dermatologiste français contemporain. Voir : *Maladie de Darier*.

D'Arsonval, physicien et physiologiste français contemporain. Voir : *D'arsonvalisation*.

D'arsonvalisation, *f*. Emploi des courants alternatifs de haute fréquence comme moyen de traitement.

Dartoïque, *adj*. (δαρτός, écorché, parce que le dartos rouge ressemble à un écorché). Qui a rapport au dartos (membrane fibreuse interne du scrotum qui en détermine la contraction).

Dartre, *f*. (δαρτός, écorché). Ancien terme employé en dermatologie, qui servait à désigner beaucoup d'affections cutanées (eczéma, psoriasis, pityriasis, etc.).

Dartre rongeante, *f*. Décrite par Biett. Voir Syn. : *Lupus érythémateux*.

Dartre volante du visage, *f*. Syn. : *Pityriasis alba faciei*. Impétigo streptococcique abortif.

Davaine, médecin français du milieu et de la fin du XIXᵉ siècle. Voir : *Bacillus anthracis de Davaine*.

Davier, *m*. Instrument en forme de pince, destiné à l'avulsion des dents. (*Ex. :* Davier anglais), ou à la prise, d'os ou de fragments d'os. (*Ex. :* Davier à résection de Farabeuf).

Déambulateur, *m*. (*deambulatio*, promenade). Individu atteint de déséquilibre mental, qui éprouve le besoin impérieux de marcher, de se déplacer constamment, comme le trimardeur, l'ouvrier errant, le vagabond.

Déambulation, *f*. (*deambulare*, se promener). Marche ordonnée dans un but thérapeutique, par exemple dans les fractures, avec un appareil de marche.

Débile, *m*. (*debilis*, faible). Individu atteint de débilité soit physique, soit mentale.

Débilitant, *adj*. (*debilitare*, affaiblir). Tout ce qui est capable d'affaiblir l'organisme. — *Ex.:* Régime débilitant.

Débilité congénitale, *f*. (*debilitas*, de *debilis*, faible). Insuffisance de développement de l'embryon qui se fait sentir pendant les premières années de l'enfance et quelquefois de l'adolescence.

Débilité mentale, *f*. (*debilitas*, faiblesse ; *mens*, esprit). Faiblesse de l'intelligence incomplètement développée, d'origine congénitale, compatible, dans certains cas, avec une vie sociale peu active ; dans d'autres cas, le placement dans un établissement d'arriérés est nécessaire.

Déboitement, *m*. (*de*, hors

de; *buxeta*, fait de bois). Voir
Syn.: *Luxation*.

Debove, médecin français
contemporain. Voir: *Maladie
de Debove*.

Débridement, m. (βρυτηρ,
bride). Opération consistant à
agrandir un orifice naturel ou
artificiel, à ouvrir un abcès
profond sous-aponévrotique,
de façon à donner issue au
pus, à sectionner les brides
de formation pathologique. —
Ex: Débridement d'une hernie.

De Brun, médecin français
contemporain. Voir: *Maladie
de De Brun*.

Décalage, m. (de, préfixe,
hors de; γαλαν, faire descendre). Déplacement des
deux fragments d'un os fracturé au niveau du foyer de
fracture; s'observe quand l'os
fracturé est jumelé comme à
l'avant-bras. — *Ex.:* Décalage
du radius ou du cubitus.

Décalcification, f. (de,
hors de; *calx*, chaux; *facere*,
faire). Diminution de la densité d'un os qui se raréfie à
la suite de traumatisme et en
particulier de traumatisme
de guerre. Ce trouble de nutrition est dû à un trouble
d'innervation du sympathique. A la radiographie, la décalcification osseuse apparaît
nettement sous forme de décoloration de l'épreuve radiographique à ce niveau et à la
netteté des trabécules osseux.

Décalvant, adj. (de, préfixe: *calvus*, chauve). Qui
rend chauve. — *Ex.:* Pelade
décalvante totale.

Décapitation, f. (de, hors;
caput, tête). Etat d'un organe
ou d'un individu qui a perdu
sa tête. — *Ex.:* Décapitation
du fémur.

Décapsulation, f. (de,
hors de; *capsula*, capsule).

Enlèvement de la capsule
d'un organe. — *Ex.:* Décapsulation du rein.

Déchaînant, adj. (καθεμα,
collier). Dans l'étude de l'anaphylaxie, on appelle déchaînant la substance qui provoque le choc ou la crise,
quand elle vient en contact,
dans l'organisme, avec l'anticorps en excès

Déchapellement, m. (de,
hors de; κάππα, chapeau,
chappe). Opération consistant
à couper la couronne d'une
dent pour conserver la racine.

Décharné, adj. (de, hors
de; *carnis*, chair). Qui ne présente plus de muscle, qui est
très amaigri.

Déchaussement, m. (de,
hors de; *calcere*, chausser).
En parlant d'une dent, fait
d'en voir le collet et quelquefois une partie de la racine,
par suite de la rétraction de
la gencive. — *Ex.:* Déchaussement d'une canine.

Déchéance, f. (de, hors de;
cadere, tomber). Affaiblissement, désorganisation, dissolution d'un état acquis. S'applique à l'état physique et à
l'état mental. — *Ex.:* Stigmates de déchéance.

Déchloruration, f. (de,
hors de, et de chlorure). Méthode thérapeutique diététique, consistant à prescrire
des aliments sans addition de
sel marin (chlorure de sodium).

Déciduine, f. (*decidua*, caduque). Syn.: *Caducine*. Lipoïde triamidomonophospha-
tide, produit de sécrétion interne de la membrane déciduale. Son action est double:
inhibition du côté des ovaires,
portant surtout sur la zone
ovigène, de l'utérus et des
trompes; excitation des glan-

des mammaires et des capsules surrénales (partie corticale). Son action se fait sentir à chaque menstruation, mais surtout après l'accouchement. Les sécrétions de l'ovaire et de l'ovule ont un rôle antagoniste à celui de la sécrétion déciduale.

Déciduome, *m*. (*decidua*, caduque). Syn.: *Déciduome malin*. Tumeur maligne de l'utérus, développée sur le revêtement des villosités choriales qui sont d'origine épithéliale. Elle survient à la suite de la grossesse normale, ou d'un môle vésiculaire.

Décocté, *m*. (*decoquere*, faire cuire). Liquide résultant d'une décoction.

Décoction, *f*. (*decoquere*, faire cuire). Procédé consistant à obtenir la dissolution des principes actifs d'une plante par l'ébullition. — *Ex.:* Décoction de pavot.

Décollapsus artériel, *m*. (*de*, hors de ; *collapsus*, chute). Cessation de l'état de vacuité d'une artère qui, sous l'influence de l'onde sanguine réapparue, est animée à nouveau de battements et de soulèvements de ses parois.

Décollation, *f*. (*de*, hors de ; *collum*, cou). Syn.: *Embryotomie cervicale*. Section du cou du fœtus, surtout pratiquée dans les présentations de l'épaule.

Décollement, *m*. (*de*, hors de ; *collum*, cou). État de deux tissus normalement soudés l'un à l'autre qui présentent entre eux une solution de continuité résultant d'un état pathologique ou accidentel. — *Ex.:* Décollement de la rétine.

Décompensation, *f*. (*de*, sans ; *compensare*, compenser). État de l'organisme atteint d'une affection chronique (cardiopathie, néphrite), qui ne supplée plus à l'insuffisance fonctionnelle de l'organe déjà malade et occasionne ainsi une recrudescence de la maladie.

Décomposition, *f*. (*de*, sans ; *componere*, placer avec). Destruction lente d'un corps ou d'un tissu sous l'influence de la fermentation microbienne. — *Ex.:* Décomposition cadavérique.

Décompression, *f*. (*de*, sans ; *comprimere*, comprimer). Suppression de la pression de l'air ou d'un gaz qui s'exerce sur le corps et en particulier sur les poumons. La décompression trop brusque chez les scaphandriers et les ouvriers qui travaillent dans les caissons à air comprimé détermine des accidents pulmonaires, cardiaques, auriculaires graves, bien connus des médecins des ports et des ouvriers, qui emploient l'expression typique : « on ne paie qu'en sortant ».

Décortication, *f*. (*de*, sans ; *cortex*, écorce). En parlant du poumon, se dit de l'opération chirurgicale qui consiste à réséquer la coque fibreuse pathologique plus ou moins épaisse d'origine pleurale qui enserre le poumon et ne lui permet pas son ampliation normale.

Décortication de la plèvre, *f*. (*de*, préfixe ; *cortex*, enveloppe). Voir Syn.: *Pleurectomie*.

Décours, *m*. (*de*, fin de ; *cursum*, course). Période de terminaison d'une course, et, par suite, fin d'un état qui arrive à sa terminaison. — *Ex.:* Le décours d'une fièvre typhoïde.

Décubitus, *m.* (*decubitus,* de *decumbere,* être couché). Attitude du corps en état de repos, étendu sur un plan horizontal. Le décubitus peut être dorsal, latéral, ventral.

Decubitus acutus, *m.* (*decubitus,* fait d'être couché ; *acutus,* aigu, pénétrant, profond). SYN. : *Decubitus ominosus ; Decubitus aigu.* Escarre se formant rapidement au point de contact de la peau avec le lit dans le décubitus. Le plus fréquemment, elle siège à la région fessière, dans le decubitus dorsal, et s'observe chez les individus dont le système nerveux est touché et chez l'hémiplégique.

Decubitus ominosus, *m.* Voir SYN. : *Decubitus acutus.*

Décussation, *f.* (*decussatio,* division en forme d'X). Entrecroisement rappelant la forme d'un X. — *Ex.:* Décussation des pyramides.

Dédoler (*dedolare,* tailler en doloire). Sectionner un tissu d'une manière oblique, de façon à donner à la tranche de ce tissu l'aspect de l'instrument du tonnelier, appelé doloire.

Dédoublement, *m.* (*duplex,* double). Division en deux d'un organe. — (*Ex. :* Dédoublement d'un tendon), ou répétition de la traduction fonctionnelle d'un organe. — (*Ex. :* Dédoublement du 2ᵉ bruit du cœur.

Défaillance, *f.* (*de,* préfixe ; *fallere,* échapper aux sens). Voir SYN. : *Syncope.* Terme autrefois très employé, tombé aujourd'hui en désuétude.

Défécation, *f.* (*de,* hors de ; *fœx,* lie). Expulsion naturelle des matières fécales par l'anus.

Déférentite, *f.* (*de,* hors de ; *ferens,* de *fero,* porter). SYN. : *Funiculite.* Inflammation du canal déférent.

Défervescence, *f.* (*defervescere,* cesser de bouillir). Chute de la température élevée au-dessus de la normale, au cours d'une pyrexie.

Défibriné, *adj.* (*de,* sans ; *fibrina,* fibrine). Qui a perdu sa fibrine. — *Ex.:* Sang défibriné.

Déficience, *f.* (*deficere,* manquer). Absence. — *Ex. :* Déficience du testicule.

Défléchi, *adj.* (*de,* sans ; *flexio,* flexion). Qui a perdu sa flexion. — *Ex.:* Tête défléchie.

Déflexion, *f.* (*de,* sans ; *flexare,* fléchir). *Obst.* Position de la tête fœtale qui s'est renversée en arrière et vient toucher le dos.

Défloration, *f.* (*de,* sans ; *flos, floris,* fleur). Rupture de l'hymen.

Dégénératif, *adj.* (*de,* hors de ; *genus,* race). Qui est en état de dégénérescence. — *Ex.:* Lésion dégénérative.

Dégénéré, *m.* (*de,* sans *genus,* race). Individu atteint de dégénérescence mentale.

Dégagement, *m.* (*de,* préfixe ; *vadium,* gage). *Obst.* Période ultime de l'accouchement, dans laquelle l'expulsion se termine. — *Ex.:* Dégagement de la tête.

Dégénérescence, *f.* (*de,* sans ; *genus,* race). Fait de perdre les caractères distinctifs propres à la chose même. — *Ex.:* Dégénérescence d'un tissu.

Dégénérescence mentale, *f.* (*de,* hors de ; *genus, eris,* race). Etat pathologique caractérisé par des malformations physiques congénitales, dû au déséquilibre des fonctions psychiques à caractère permanent, allant depuis l'idiotie (dégénérés inférieurs) jusqu'au génie de certains inventeurs (dégénérés supérieurs).

Dégénérescence wallérienne, *f.* Trouble trophique d'un filet nerveux aboutissant à son amincissement et à la rupture du cylindre-axe.

Déglobulisation, *f.* (*de,* sans ; *globula,* globule). Diminution pathologique du nombre des globules sanguins.

Déglutition, *f.* (*deglutire,* avaler). Acte par lequel le bol alimentaire, imprégné de salive, traverse le pharynx et l'œsophage pour aller de la bouche à l'estomac.

Deiters, anatomiste allemand du milieu du XIXᵉ siècle. Voir : *Syndrome de Deiters.*

Déjerine, neurologiste français de la fin du XIXᵉ et du commencement du XXᵉ siècle (1849-1917). Voir : *Paralysie radiculaire à type inférieur ; Ataxie familiale ; Myopathie progressive à type facio-scapulo-huméral.*

Déjerine-Klumpke. Voir : *Paralysie radiculaire à type inférieur, dite type Déjerine-Klumpke.*

Délétère, *adj.* δηλέω, je nuis). Qui nuit à la santé. — *Ex.:* Gaz délétère.

Déligation, *f.* (*deligare,* lier). Application chirurgicale de bandes, bandages et appareils destinés au pansement des plaies et à la réduction des fractures et des luxations.

Deliquium, *m.* (*deliquescere,* se fondre). Etat d'un corps solide qui se fond et devient à l'état liquide. — *Ex.:* Cadavre en deliquium.

Délirant, *adj.* (*delirare,* extravaguer). Qui a les ca-

ractères du délire. Voir : *Idé délirante : Interprétation dé lirante.*

Délire, *m.* (*delirare,* sorti du sillon ; au figuré, extrava guer, délirer). Extériorisatio verbale d'idées sans suite sou l'influence d'états psychique variables : fébriles, hallucina toires, confusionnels, démen tiels.

Délire aigu, *m.* Syndrom caractérisé par l'apparitio brusque d'une confusion men tale à forme délirante che un individu en pleine sant ou atteint déjà d'une maladi mentale chronique, avec hy perthermie, phénomènes ata xo-adynamiques. Il se termin généralement par la mort.

Délire à deux, *m.* Voi SYN.: *Folie à deux.*

Délire d'auto-accusation *m.* (αὐτός, soi-même : *accusare accuser*). Délire où le malad s'accuse lui-même d'un crim ou d'un délit imaginaires S'observe chez certains alié nés, en particulier chez le mélancoliques, les alcooliques les hystériques mythomanes.

Délire chronique, *m.* Voi SYN.: *Délire systématisé.*

Délire de criminalité, *m* Forme de délire à base ima ginaire qui s'observe dans l mélancolie aiguë, compos d'idées tristes, de persécutio vague avec crainte d'avoi commis un ou des crimes qu exposent à la damnation ou la mort et dont le malad s'accuse (Voir délire d'auto accusation).

Délire de culpabilité, *m* Délire qui s'observe dans l mélancolie aiguë, compose d'idées tristes avec craint d'avoir commis des forfait impardonnables qui exposen à des supplices terribles o à la mort, obligation de s déclarer coupable. Voir : *Délire d'auto-accusation.*

Délire de défense, *m.* Délire dans lequel le sujet prononce des mots ou exécute des gestes, accomplit des actes auxquels il attribue un pouvoir de préservation.

Délire de dépossession, *m.* Délire raisonnant observé chez les déséquilibrés et les dégénérés, qui « expropriés de leurs biens, refusent d'accepter la chose jugée et, se considérant comme injustement dépouillés et toujours légitimes propriétaires, se livrent, pour défendre leurs soi-disant droits, à des revendications plus ou moins violentes » (Régis).

Délire d'emblée, *m.* Voir Syn.: *Bouffée délirante.*

Délire de négation, *m.* Délire dans lequel le sujet croit que ses organes ne fonctionnent plus ou même n'existent plus. S'observe chez les mélancoliques anxieux.

Délire d'énormité, *m.* Délire caractérisé par des idées d'immortalité, d'immensité, à tendance malheureuse. S'observe généralement chez les mélancoliques qui se croient Dieu ou le Juif Errant et, par suite, sont condamnés à ne jamais mourir.

Délire de persécution raisonnant, *m.* Syn.: *Délire des dégénérés ; Délire processif ; Délire des persécutés-persécuteurs.* Délire sans hallucination, sans évolution progressive, limité à un thème circonscrit reposant sur un sentiment du droit et de la justice faussement appliqué et donnant lieu à des revendications de toutes sortes.

Délire de possession corporelle, *m.* Délire dans lequel le sujet croit que son corps est possédé par des démons, des animaux, des êtres vivants. A la base de ces délires se trouvent souvent des tumeurs abdominales, des zones hyperesthésiques ou de simples borborygmes.

Délire de rêve, *m.* Voir Syn.: *Délire onirique.*

Délire des dégénérés, *m.* Voir Syn.: *Délire de persécution raisonnant.*

Délire des persécutés-persécuteurs. Voir Syn.: *Délire de persécution raisonnant.*

Délire de transformation, *m.* Voir Syn.: *Délire métabolique.*

Délire d'imagination, *m.* Syn. : *Mythomanie délirante.* Exagération morbide de la mythomanie. Création fictive plus ou moins durable et systématisée à laquelle le sujet attache sa croyance et conforme ses actes.

Délire d'inférence, *m.* Délire par le raisonnement. S'observe dans le délire systématique d'interprétation.

Délire d'influence, *m.* Forme de délire dans lequel le malade se croit sous l'influence, la domination d'une autre personne.

Délire d'interprétation, *m.* Psychose systématisée chronique à base d'interprétations délirantes se développant chez les dégénérés et n'aboutissant pas à la démence.

Délire du toucher, *m.* Crainte obsédante que présentent certains dégénérés d'entrer en contact avec certains objets nettement déterminés.

Délire fébrile, *m.* Syn.: *Délire infectieux.* Délire que l'on observe au cours des états fébriles infectieux (Fièvre typhoïde, fièvres éruptives, pneumonie, etc.).

**Délire métabolique de la

personnalité, *m*. Syn.: *Délire de transformation*. Délire dans lequel le sujet croit avoir subi une transformation de sa personnalité (il croit être changé en animal ou en pierre).

Délire mystique, *m*. Délire religieux, soit à forme de persécution (Voir : *Délire religieux de persécution*), soit à forme d'orgueil (Voir : *Théomanie*).

Délire onirique, *m*. (*delirium*, de *delirare*, sortir du sillon; au figuré, extravaguer, délirer ; ὄναρ, ὄνειρος. rêve). Syn. : *Délire de rêve*. Délire formé par la mise en jeu d'un état subconscient ou inconscient, cessant par une sorte de réveil souvent brusque. C'est un véritable état somnambulique, état second. Il est suivi d'une amnésie plus ou moins marquée et peut laisser quelquefois dans la conscience certaines conceptions engendrées par lui (idées fixes post-oniriques). L'hypnose, comme dans tout état second, peut faire disparaître l'amnésie et les idées fixes post-oniriques.

Délire par contraste, *m*. Délire dans lequel le sujet exprime des idées et des sentiments en opposition et contraires à celles qu'il émettait avant son délire. S'observe dans les états anxieux. — *Ex.:* Un sujet chaste et réservé tombe dans un délire érotique et grossier.

Délire processif, *m*. Voir Syn. : *Délire de persécution raisonnant*.

Délire prophétique, *m*. Délire dans lequel le sujet se croit prophète, interprète la pensée divine qu'il sent en lui (hallucinations motrices verbales impulsives) et l'extériorise en prêchant la foule.

Délire religieux de persécution. Syn. : *Démonopathie*. Délire dans lequel sujet se croit possédé, poursuivi intérieurement ou extérieurement par les esprits par le Christ ou Satan.

Délire systématisé, *m*. (*délirare*, sortir du sillon ; au figuré, extravaguer, délirer Folie chronique caractérisée par un délire ramenant toutes les raisons des actes et des perceptions à un système, à une idée fixe, expliquant les manifestations du monde extérieur et de la personnalité du sujet suivant un thème invariable, une espèce de roman à clef dont le malade est à la fois l'auteur et le personnage principal et aboutissant à transformation de la personnalité. — *Ex.:* Délire de persécution; délire d'ambition, mégalomanie.

Délire systématisé secondaire post - maniaque, *m*. Comme son nom l'indique, délire systématisé, qui prend la forme de délire de persécution, d'invention et surtout de grandeur, s'organise au cours de la manie chronique, après un ou des accès de manie aiguë.

Delirium a potu nimio, *m*. Délire alcoolique succédant à de copieux excès.

Delirium a potu suspenso, *m*. Délire alcoolique succédant à la suppression complète de l'alcool.

Delirium cordis, *m*. Syn. *Tachy-arythmie ; Arythmie permanente*.

Delirium tremens, *m*. Délire aigu fébrile de l'alcoolisme chronique, caractérisé par le tremblement généralisé des membres, du tronc, de la langue, des lèvres, l'agitation extrême du ma ade en proie à des hallucinations visuelles, auditives, gustatives à caractère terrifiant.

Délitescence, *f.* (*delitescere*, se cacher). Disparition spontanée de toute production pathologique. — *Ex. :* Tumeur en délitescence.

Délivrance. *f.* (*deliberare*, de *liber*, libre). *Obst.* Expulsion du délivre, après l'extraction du fœtus.

Délivrance artificielle, *f. Obst.* Délivrance qui ne se fait pas spontanément selon les lois de la nature. Opération obstétricale consistant à aller chercher avec la main le placenta insuffisamment décollé ou complètement adhérent à l'utérus et à l'extraire avec tout le délivre restant.

Délivre, *m.* (de *liber*, libre). Syn.: *Arrière-faix.* Comprend le placenta, les membranes de l'œuf et le cordon ombilical.

Deltacisme, *m.* Prononciation vicieuse des D et des T.

Démarche tabéto - cérébelleuse. Voir Syn.: *Signe de Charcot.*

Démence, *f.* (*dementia*, démence). Affaiblissement progressif et définitif des facultés intellectuelles, morales et affectives.

Démence maniaque, *f.* Affaiblissement progressif des facultés mentales survenant au cours de la manie aiguë.

Démence paralytique, *f.* Voir Syn.: *Paralysie générale.*

Démence paranoïde, *f.* Voir Syn.: *Démence précoce.*

Démence précoce, *f.* (*dementia; de,* de; *mens,* privé de la raison). Maladie mentale à forme démentielle (affaiblissement général et progressif des facultés intellec-

tuelles), apparaissant la plupart du temps aux environs de la puberté, et évoluant soit simplement, soit à travers des phénomènes aigus de stupeur ou d'agitation ou de délires plus ou moins mal systématisés.

Démence sénile, *f.* Démence des vieillards. Affaiblissement progressif des facultés intellectuelles avec idées délirantes, résultant de lésions cérébrales dues à l'involution sénile (athérome artériel, atrophie progressive des cellules de la corticalité).

Démence vésanique, *f.* Démence qui apparaît secondairement au cours d'une vésanie, d'une psychose.

Dément, *m.* (*de,* priv.; *mens,* intelligence). Individu atteint de démence.

Déminéralisation, *f.* (*de,* hors de ; *moina,* mine). Etat d'un organisme qui élimine en trop grande quantité ses sels minéraux.

Demodex folliculorum, *m.* Acare s'observant dans les glandes sébacées, principalement au niveau des ailes du nez et déterminant l'acné punctata.

Démonolatrie, *f.* δαίμων, démon; λατρεω, j'adore). Délire mystique à forme démoniaque dans lequel le malade adore le démon

Démonomanie, *f.* δαίμων, démon; μανία, fureur). Délire hypocondriaque et métabolique. Cette obsession délirante des malades qui se croyaient possédés par le démon, le diable, Satan, est remplacée par une obsession du même ordre qui a pris la couleur de l'époque où vit le délirant. Satan est remplacé par les francs-maçons, l'occultisme, les rayons X.

Démonopathie, *f.* (δαίμων, démon ; πάθος, maladie). Voir Syn.: *Délire religieux de persécution.*

Démorphinisation, *f.* (*de*, priv. ; *Morpheus*, Morphée, dieu du sommeil). Méthode de traitement consistant à supprimer l'usage de la morphine dans la morphinomanie. La suppression peut être lente ou brusque. Elle peut être l'occasion de désordres graves du côté du cœur pouvant aller jusqu'à la mort, et de troubles passagers du côté de l'appareil digestif.

Dengue, *f.* (*dandy fever*, fièvre des dandys, en raison de la marche maniérée des individus contaminés). Maladie infectieuse, contagieuse, épidémique, caractérisée par de la fièvre, des douleurs généralisées avec localisation fréquente aux genoux et un exanthème suivi de desquamation. Localisée aux tropiques et au bassin méditerranéen oriental.

Densimétrie, *f.* (*densus*, dense ; μέτρον, mesure). Etude et mensuration de la teinte que donnent les tissus et organes à l'examen radioscopique. Cette teinte varie suivant l'état physiologique ou pathologique des tissus et organes examinés. Cette méthode est basée sur des repères anatomiques de densité à peu près connue et invariable, côtes équivalentes à 2 ou 3 centimètres d'eau, cœur à 7 ou 8, etc.,

Dent de Hutchinson, *f.* (*dens, dentis,* dent). Incisive médiane supérieure présentant une encoche, à concavité inférieure, caractéristique d'une lésion dentaire d'origine syphilitique.

Dent de sagesse, *f.* (*dens,*

dentis, dent). Dent qui pous généralement entre 20 et ans et qui est assez souve l'occasion d'accidents grav caractérisés par de l'arth temporo-maxillaire avec tr mus, d'abcès dentaires s'éte dant au maxillaire, d'inf tion générale.

Dent en tournevis, *f.* cisive dont le bord libre plus mince que le reste la dent et semble enchâs dans la partie supérieu rappelant ainsi la forme d' tournevis. Malformation de taire symptomatique de s philis héréditaire.

Dent grêlée, *f.* Incisive canine présentant des trac de striation avec une qua tité de petits trous borgn où l'émail manque, simula la trace de grêlons sur fruit. La dent est de color tion brune ou jaune d'oc Elle est symptomatique syphilis héréditaire.

Dent rocheuse, *f.* De irrégulière, jaunâtre, do l'émail manque par place, l'aspect tourmenté et rocheu Cette malformation dentai est due à la syphilis héréd taire. Elle s'observe au nive des molaires.

Dent striée, *f.* Incisive canine présentant à la fa antérieure des rainures ho zontales, semées elles-mêm de petites dépressions ver cales, irrégulières. Cette ma formation dentaire s'observ dans la syphilis héréditaire.

Dentaire, *adj.* (*dens,* den Qui a rapport aux dents. *Ex.:* Douleur dentaire.

Dentier, *m.* (*dens,* den Appareil muni de dents ar ficielles remplaçant les den absentes, destiné à mastiqu les aliments.

Dentiforme, *adj.* (*den*

dent : *forma*, forme). Qui a la forme d'une dent.

Dentification, *f.* (*dens*, dent ; *facere*, faire). Production de l'ivoire, partie constituante de la dent et spéciale à cet organe.

Dentifrice, *m.* (*dens*, dent ; *fricare*, frotter). Substance qui sert à frotter les dents pour en enlever les souillures d'origine sécrétoire (tartre) ou alimentaire.

Dentinaire, *adj.* (*dens, dentis*, dent). Qui appartient à la dentine. — *Ex.* : Grains dentinaires.

Dentition, *f.* (*dentitio*, dentition). Apparition et développement des dents. La première dentition a lieu, chez l'enfant, la première et la deuxième année ; la deuxième dentition commence à l'âge de 6 ou 7 ans ; elle est dite dentition de sept ans.

Dentôme, *m.* (*dens*, dent). Tumeur dentaire.

Denture, *f.* (*dens*, dent). Ensemble des dents implantées dans la mâchoire. — *Ex.* : Mauvaise denture.

Dénudation, *f.* (*de*, priv. ; *nudare*, mettre à nu). Fait de mettre à nu un organe en pratiquant une incision plus ou moins grande. — *Ex.* : Dénudation d'un os.

Dénutrition, *f.* (*de*, priv. ; *nutrire*, nourrir). État d'un organe ou d'un organisme qui n'assimile plus suffisamment les sucs nutritifs nécessaires à son bon état d'entretien et qui perd par suite de son volume et de son poids.

Déontologie, *f.* (τὸ δέον, le devoir ; λόγος, étude). Étude des devoirs du médecin envers ses malades, ses confrères, ses auxiliaires (pharmaciens, sages-femmes, gardes-malades), envers les collectivités et l'État. C'est aussi l'étude des droits du médecin (honoraires, égards qui lui sont dus) et des moyens de sauvegarder ses intérêts professionnels, moraux et matériels (P. Legendre).

Dépérissement, *m.* (*de*, priv. ; *perire*, prendre fin). État d'un organisme qui perd de son poids, de son embonpoint et de ses forces.

Dépersonnalisation, *f.* (*de*, hors de ; *persona*, personne). Trouble de la personnalité consciente aboutissant au dédoublement du « moi ».

Dépilation, *f.* (*de*, priv. ; *pilus*, poil). Chute des poils.

Déplétif, *adj.* (*deplere*, vider). Qui diminue la quantité de sang. — *Ex.* : Médicament déplétif.

Déplétion, *f.* (*deplere*, vider). Diminution de la quantité de sang de l'organisme.

Dépossession, *f.* (*de*, hors de ; *possedere*, posséder). Voir : *Délire de dépossession*.

Dépôt, *m.* (*deponere*, déposer). Syn. : *Abcès*.

Dépravation, *f.* (*de*, préfixe ; *pravus*, mauvais). Perversion des sens. — *Ex.* : Dépravation du goût.

Dépression, *f.* (*deprimere*, déprimer). État d'abattement entraînant une impossibilité d'action : elle peut être physique ou psychique.

Dépressif, *adj.* (*deprimere*, déprimer). Qui a rapport à la dépression, qui s'accompagne de dépression. — *Ex.* : Manie dépressive.

Déprimé, *m.* (*deprimere*, déprimer). Qui est en état de dépression. — *Ex.* : Déprimé mélancolique.

Dépuratif, *adj.* (*de*, priv. ; *purare*, purifier). Médicament qui a la propriété de purifier

le sang en provoquant la sécrétion des différents émonctoires.

Déradelphe, *m.* (δέρη, cou;
ἀδελφός, frère). Monstre double à une seule tête et un
seul cou, séparé au-dessous
de l'ombilic; porte plusieurs
membres.

Dératisation, *f.* (allemand:
ratge, rat). Destruction des
rats. Elle se fait préventivement et au cours d'épidémies
de peste, de typhus et de
toutes maladies exotiques.

Dercum, médecin américain contemporain. Voir: *Maladie de Dercum : Adipose
douloureuse.*

Dérencéphale, *m.* (δέρη,
cou; ἐγκέφαλη, encéphale).
Monstre chez lequel l'encéphale et la moelle au niveau
du cou sont absents.

Dérivatif, *adj.* (*derivare*,
détourner). Tout moyen employé pour produire la dérivation. — *Ex.:* Saignée déri-
vative.

Dérivation, *f.* (*derivare*,
détourner). Méthode de traitement cherchant à détourner
le processus inflammatoire ou
infectieux d'une maladie pour
le localiser en un point pré-
cis choisi par le médecin
(abcès de fixation dans la
fièvre typhoïde) ou à rompre
une poussée aiguë de cette
maladie (saignée dans l'urémie).

Dermacentor venustus,
m. Tique vivant dans les
Montagnes Rocheuses, hôte
intermédiaire de l'agent de la
fièvre pourprée.

Dermanysse, *m.* (*derma-
nyssus gallinæ*). Acarien parasite des volailles, en particulier des poules; se fixe momentanément sur les bras et
les jambes des personnes qui
entrent dans les poulaillers,

et occasionnent des déma
geaisons temporaires.

Dermatalgie, *f.* (δέρμ
peau; ἄλγος, douleur). Dou
leur névralgique de la pea

Dermathémie, *f.* (δέρμ
peau; αἷμα, sang). Congestie
de la peau.

Dermatite, *f.* (δέρμα, peau
Voir Syn.: *Dermite.*

Dermatite polymorphe,
Syn.: *Maladie de Duhring
Dermatite herpétiforme.* Mal
die cutanée caractérisée pa
une éruption polymorph
(bulles, papules, herpès, etc
avec démangeaisons, sens
tions de brûlures, procédai
par poussées congestives (
intermittentes et dont la du
rée est presque indéfinie.

Dermatoïde, *adj.* (δέρμα
peau; εἶδος, aspect). Voir Syn
Dermoïde.

Dermatologie, *f.* (δέρμα
peau; λόγος, étude). Partie d
la médecine qui traite de
maladies de la peau.

Dermatolysie, *f.* (δέρμα
peau; λύειν, relâcher). Relâ
chement de la peau, qui es
distendue, épaissie et retombe
en plis accolés ou à la façor
de petits sacs. S'observe au:
paupières, au cou, à l'abdo
men.

Dermatome, *m.* (δέρμα
peau). Tumeur néoplasique
de la peau.

Dermatomycose, *f.* (δέρμα
peau; μύκης, champignon)
Syn.: *Dermatophytie.* Maladi
cutanée déterminée par de:
champignons.

Dermatomyome, *m.* (δέρμα
peau; μῦς, muscle). Myome de
la peau.

Dermatomyosite, *f.* (δέρμα
peau; μῦς, muscle). Inflamma
tion simultanée du derme et
des muscles sous-jacents.

Dermatoneurose, *f.* (δέρμα

peau; νεῦρον, nerf). Terme générique de toute maladie cutanée occasionnée par une lésion passagère ou définitive du système nerveux central ou périphérique.

Dermatopathie, *f.* (δέρμα. peau; πάθος. maladie). Maladie de la peau.

Dermatophobie, *f.* (δέρμα. peau; φόβος, crainte). Idée obsédante de contracter une maladie de peau.

Dermatophytie, *f.* (δέρμα. peau: φυτόν, plante). Voir SYN.: *Dermatomycose.*

Dermatorragie, *f.* (δέρμα, peau: ῥήγνυμι, je romps). Hémorragie de la peau.

Dermatorrhée, *f.* (δέρμα. peau: ῥέω, je coule). SYN.: Sueur.

Dermato-sclérose, *f.* δέρμα. peau: σκληρός. dur). Voir SYN.: *Sclérodermie.*

Dermatose. *f.* δέρμα, peau). Nom générique des affections cutanées.

Dermatose de Unna, *f.* Eczéma séborrhéique.

Dermatose précancéreuse de Bowen, *f.* Voir SYN.: *Dyskératose lenticulaire.*

Dermatothérapie, *f.* δέρμα. peau; θεραπεύω, je soigne). Traitement des maladies de la peau.

Dermatozoaire, *m.* δέρμα. peau: ζῶον, animal). Insecte parasite de la peau.

Dermatozoonose. *f.* δέρμα. peau; ζῶον, animal). Maladie cutanée déterminée par un dermatozoaire.

Dermique. *adj.* δέρμα, peau). Qui a rapport à la peau ou au derme de la peau.

Dermite, *f.* δέρμα. peau). SYN. : *Dermatite.* Inflammation de la peau dans toute son épaisseur (épiderme et derme).

Dermocyme. *m.* δέρμα. peau; κῦμα. fœtus). Variété de kyste

dermoïde; peut être d'origine fœtale.

Dermo-épidermite, *f.* Inflammation du derme et de l'épiderme. S'observe souvent aux bords des plaies anciennes et des trajets fistuleux.

Dermo-épithéliome, *f.* Fibro-épithéliome de nature bénigne, observé chez les adolescents. Son siège à la conjonctive permet d'en faire l'ablation sans récidive.

Dermographisme, *f.* δέρμα, peau; γράφειν, écrire). SYN.: *Autographisme.* Persistance et exagération des réactions vasomotrices cutanées déterminées par le simple contact d'un objet avec la peau, qui garde l'empreinte de cet objet de quelques minutes à quelques heures sous forme d'élevure blanc-rosée. entourée d'une zone érythémateuse.

Dermoïde, *adj.* δέρμα, peau; εἶδος. forme). SYN.: *Dermatoïde.* Qui a l'aspect de la peau. — *Ex.:* Tumeur dermoïde; ou qui appartient à la peau. — *Ex.:* Kyste dermoïde.

Dermoïdes de la cornée et de la conjonctive, *m.* δέρμα, peau). Tumeurs congénitales, de nature ectodermique, qui, au lieu de se transformer en muqueuse, se sont développées en tissu dermique. La pathogénie de ces tumeurs est très conversée.

Dermopathie, *f.* δέρμα. peau; πάθος. maladie). Maladie de la peau.

Dermophyte, *adj.* δέρμα. peau; φυτόν. plante). Parasite végétal de la peau. — *Ex.:* Champignon dermophyte.

Dermo-réaction, *f.* δέρμα. peau: *reagere,* agir). Voir SYN.: *Intradermo-réaction.*

Dermotrope, *adj.* (δέρμα, peau; τρεπῶ. je tourne). Qui a de l'affinité, une attraction spécifique, spéciale pour la peau. — *Ex.:* Bacille lépreux dermotrope.

Dérodyme, *m.* (δέρη, nuque; δίδυμος, double). Monstre à deux têtes, deux thorax réunis à un sternum, un bassin, deux membres supérieurs, deux membres inférieurs.

Dérotomie, *f.* (δέρη, cou; τομή, incision). Section du cou dans l'embryotomie.

Désarticulation, *f.* (*de*, priv.; *articulatio,* articulation). Opération chirurgicale consistant à séparer les os d'une articulation au niveau de leurs surfaces articulaires: Amputation au niveau d'une articulation.

Désassimilation, *f.* (*de*, priv.; *assimilis,* semblable). Phénomène par lequel la cellule expulse hors d'elle-même les matériaux nutritifs qu'elle s'était incorporés. Ce rejet s'accompagne de dégagement de chaleur, manifestation de la vie.

Descemétite, *f.* (Descemet). Inflammation de la membrane de Descemet, partie postérieure de la cornée.

Descente, *f.* (*descendere,* descendre). Dénomination vulgaire de la hernie.

Déséquilibration, *f.* (*de*, hors de; *æquilibrium,* balance). Etat mental aux frontières de l'état normal et de l'état pathologique, caractérisé chez des individus intelligents, parfois même brillants, par un défaut d'harmonie et de pondération entre les diverses facultés et les divers penchants (Régis). Voir: *Désharmonique, original, excentrique.*

Déséquilibré, *m.* Individu en état de déséquilibrati mentale.

De Schlatter, chirurgi suisse, de Zurich, contemp rain. Voir: *Maladie de Schlatter-Osgood.*

Désharmonique, *m.* (hors de; άρμονία. enchaî ment). SYN.: *Déséquilibré.* dividu anormal caractéri par un assemblage inégal lacunes et d'excès dans éléments psychiques. Doué qualités psychiques sup rieures, il manque de su dans les idées, et ne sait p mener à bien ses entrepris

Désinfectant, *m.* (*d* priv.; *inficere,* pourrir). Age physique ou chimique desti à détruire les germes path gènes existant dans ou s l'objet soumis à la désinfe tion.

Désinfection, *f.* (*de*, priv inficere, pourrir). Métho d'hygiène générale qui a po but de détruire les agen pathogènes partout où ils trouvent (crachats, matiér fécales, urines, squames, i sectes, parasites, literie, te tures, linge des malades, m bilier, appartements).

Desmectasie, *f.* δεσμός, gament; ἔκτασις. distensio Extension ligamentaire.

Desmeux (δεσμός, ligamen Peu usité. SYN.: *Ligamenteu*

Desmiognathe, *m.* δέσμι lié; γνάθος, mâchoire). Mon tre présentant une tête reli par un ligament sur la tê principale, au niveau de mâchoire.

Desmographie, *f.* (δεσμὸ ligament; γράφειν, écrire Etude descriptive des lig ments.

Desmoïde, *adj.* (δεσμός, l gament; εἶδος, ressemblance Qui a l'aspect d'un ligamen — *Ex.:* Membrane desmoïd

Desmologie, *f.* (δεσμός, ligament ; λόγος, étude). Partie de l'anatomie qui traite des ligaments.

Desmopathie, *f.* (δεσμός, ligament ; πάθος, maladie). Affection portant sur les ligaments.

Desmophlogose, *f.* (δεσμός, ligament ; φλόγωσις, inflammation). Inflammation des ligaments.

Desmorrhexie, *f.* (δεσμός, ligament ; ῥήγνυμι, je romps). Rupture des ligaments.

Désorientation, *f.* (*de*, priv.; *oriens*, de *oriri*, naître). Impossibilité pour le sujet de se localiser dans le temps, de s'orienter dans le lieu où il se trouve. S'observe dans la confusion mentale.

Désoxygénation, *f.* (*de*, priv.; ὀξύς, acide ; γεννάω, j'engendre). Absence d'oxygène (dans le sang) ou diminution considérable pouvant être considérée, au point de vue physiologique, comme équivalente à son absence.

Desquamatif, *adj.* (*de*, priv.; *squama*, écaille). Qui perd des squames.

Desquamation, *f.* (*de*, préf.; *squama*, écaille). Chute par plaques ou par lamelles de l'épiderme au cours ou à la fin d'une affection cutanée (ichtyose, psoriasis) ou d'une maladie aiguë (scarlatine, érysipèle).

Desquamation linguale en aires, *f.* Voir Syn.: *Glossite exfoliatrice*.

Déterger (*de*, priv. ; *tergere*, essuyer). Nettoyer, ce mot étant pris dans le sens chirurgical. — *Ex.:* Déterger une plaie.

Déterreur de cadavres, *m.* Individu atteint le plus souvent de perversion, du sens génital avec nécrophilie.

Détersif, *adj.* (*de*, priv.; *tergere*, nettoyer). Qui nettoie et par suite favorise le bourgeonnement d'une plaie. — *Ex.:* Médicament détersif.

Détroncation, *f.* (*de*, préfixe ; *troncus*, tronc). Voir Syn.: *Embryotomie rachidienne*.

Détumescence, *f.* (*de*, sans; *tumescere*, gonfler). Résolution d'une tumeur, d'une fluxion.

Deutéropathie, *f.* (δεύτερος, qui vient après; πάθος, maladie). Affection qui survient postérieurement à une autre: affection secondaire.

Deutéroscopie, *f.* (δεύτερος, second ; σκοπεῖν, regarder). Syn. : *Autoscopie externe*. Projection hallucinatoire de son moi devant soi.

Déviation, *f.* (*de*, hors de ; *via*, route). Direction vicieuse d'un organe. — *Ex.* : Déviation de la colonne vertébrale.

Déviation conjuguée, *f.* (*deviare*, s'écarter du chemin ; *conjugare*, unir). Symptôme de l'hémorragie cérébrale avec hémiplégie, dans laquelle les yeux et la tête sont tournés du côté opposé à la paralysie.

Dévoiement, *m.* (*de*, hors de ; *via*, voie). Syn. : *Diarrhée*.

Dextrocardie, *f.* (*dexter*, droit ; καρδία, cœur). Malformation congénitale dans laquelle le cœur est placé à droite dans le thorax. Elle s'accompagne ou non d'inversion d'autres viscères. Dans le cas d'épanchement pleural gauche, le cœur peut être déplacé aussi dans la partie droite du thorax, mais il y a simplement déplacement temporaire de l'organe et non dextrocardie proprement dite.

Dextrogyre, *adj.* (*dexter* droit ; γειρω, je tourne). Qui tourne ou fait tourner vers la droite. — *Ex.:* Déviation dextrogyre.

Diabète, *m.* (διαβαίνειν, passer au travers). Maladie de la nutrition caractérisée par la glycosurie, la polyphagie, la polydypsie ; à ces symptômes communs à toutes les formes de diabète se surajoutent des symptômes variables cutanés, oculaires, nerveux.

Diabète azoturique, *m.* Diabète sans glycose avec exagération de l'émission urinaire de l'urée.

Diabète bronzé, *m.* Diabète dans lequel la peau présente une pigmentation jaune ocre, rappelant le bronze et une hypertrophie du foie.

Diabète fruste. Diabète que l'on fait apparaître en injectant sous la peau une solution de glycose.

Diabète hydrurique. Diabète sans glycose avec émission considérable d'urine.

Diabète insipide, *m.* Diabète sans glycosurie avec polydypsie, polyurie, diminution de la sudation avec peau sèche et légèrement écailleuse, fièvre due à des troubles de régulation thermique en rapport avec la sudation même. Cette forme de diabète dépend, suivant les théories les plus récentes, d'une lésion des centres nerveux (base du cerveau, tronc encéphalique) ou d'une perturbation de la fonction hypophysaire. Il est généralement associé au syndrome adiposogénital. Le rôle des lésions nerveuses du plancher du troisième ventricule paraît bien établi, au point de vue expérimental, par les travaux

de MM. J. Camus et Rouss[...]

Diabétide, *f.* Petits acc[...] dents de la peau au cours d[...] diabète : éruptions eczéma[...] teuses, furoncles, anthra[...] gangrène.

Diabétique, *subst.* et ad[...] διαβαίνειν, passer au travers[...]
a) Qui est atteint de diabète[...]
b) Qui a rapport au diabèt[...]
Ex.: Eczéma diabétique.

Diabrotique (διά, à tra[...] vers ; βρῶσις, qui mange). Qu[...] produit une érosion. — *Ex*[...] Topique diabrotique.

Diacausie, *f.* (διά, à tra[...] vers ; καῦσις, cuisson). Cuisso[...] avec ou sans érythème.

Diacaustique, *f.* διά, [...] travers ; καῦσις, cuisson). Qu[...] produit une cuisson, u[...] échauffement.

Diacétémie, *f.* (diacé[...] tique ; αἷμα, sang). SYN.: *Acé[...] tonémie.* Présence dans l[...] sang d'acide diacétique (acid[...] acétylacétique) lequel est gé[...] néralement accompagné d'a[...] cide β oxybutyrique. Ce[...] deux acides se rattachent [...] la même famille que l'acé[...] tone et se trouvent dans le[...] urines des diabétiques.

Diacéturie, *f.* (diacétique[...] οὖρον, urine). Emission d'u[...] rine dans laquelle l'analys[...] décèle la présence d'acid[...] diacétique.

Diachalasie, *f.* διά, [...] travers ; χάλασις, écartement[...] Ecartement pathologique a[...] niveau des sutures du crâne[...]

Diachisis (de Monakow[...] *f.* διά, à travers ; χίζω, je[...] romps). *Neurol.* Trouble pas[...] sager du système nerveux ré[...] sultant de l'isolement du cen[...] tre nerveux altéré des autre[...] centres du névraxe, ce qu[...] interrompt momentanément l[...] collaboration de toute la mas[...] se encéphalique dans l'élabo[...] ration des processus psychi[...]

ques et psycho-moteurs (Lévy-Valensi).

Diacrise, *f.* (διά, préposition; κρίσις, crise). Crise qui permet de porter un diagnostic positif au cours d'une maladie non encore définie.

Diacritique, *adj.* (διά, préposition; κρίσις, crise). Qui a les caractères de la diacrise. — *Ex.:* Symptôme diacritique.

Diadermiatrie, *f.* (διά, à travers; δέρμα, peau; ἰατρεία, traitement). Méthode de traitement par la voie cutanée et sous-cutanée.

Diadexie, *f.* (διαδέχομαι, je succède). SYN. : *Diadoche.* Succession d'une maladie à une autre.

Diadoche, *f.* (διαδέχομαι, je succède). Voir SYN.: *Diadexie.*

Diadococinésie, *f.* (διάδοχος, successif, tour à tour; κίνεμα, mouvement). Faculté de pouvoir arrêter un mouvement volontaire et de l'orienter dans un sens différent. — *Ex.:* Possibilité d'arrêter le mouvement de pronation et d'exécuter le mouvement de supination.

Diagnose, *f.* (διάγνωσις, connaissance, discernement). Connaissance des maladies par la recherche des symptômes pathologiques.

Diagnostic, *m.* (διάγνωσις, connaissance). Recherche des symptômes d'une maladie pour reconnaître et classer par une dénomination propre ladite maladie.

Diagnostique, *adj.* (διάγνωσις, connaissance). Qui a rapport au diagnostic.

Dialyse, *f.* (διά, à travers; λύσις, dissolution). Séparation de dissolution à travers une membrane poreuse.

Diamètre promonto-sous-pubien, *m.* Recherche d'ordre obstétrical. Ligne partant du promontoire et allant au ligament arqué sous-pubien dont on obtient la longueur en plaçant la pulpe de l'index sur le promontoire et en appliquant le bord radial de la base de l'index en contact avec le ligament arqué sous-pubien. On note le point d'apparition de ce ligament sur l'index en le marquant avec l'ongle de l'index opposé.

Diamètre utile, *m.* SYN. : *Diamètre promonto-pubien minimum.* En obstétrique, le diamètre utile du bassin est la distance entre le promontoire et le pubis, diamètre antéro-postérieur du détroit supérieur, c'est le promonto-pubien minimum. Comme sa mensuration digitale directe est impossible, on évalue ses dimensions en retranchant du diamètre promonto-sous-pubien de 1 à 2 centimètres, suivant les auteurs.

Diapédèse, *f.* (διαπήδησις, passer au travers). Passage des globules blancs à travers la membrane des vaisseaux.

Diaphanoscopie, *f.* (διά, à travers; φαίνω, je brille; σκοπεῖν, examiner). Examen par transparence au moyen d'un foyer lumineux. — *Ex.:* Diaphanoscopie des sinus.

Diaphorèse, *f.* (διαφορεῖν, répandre). Transpiration exagérée.

Diaphorétique, *adj.* (διαφορεῖν, répandre). Qui provoque la transpiration. — *Ex.:* Médicament diaphorétique.

Diaphragmatite, *f.* (διά, à travers; φράγμα, cloison). Inflammation du diaphragme.

Diaphragmatocèle, *f.* (διά, à travers; φράγμα, cloison; κήλη, hernie). Hernie à travers le diaphragme d'une portion d'un des organes splanchniques. — *Ex.:* Diaphragmatocèle de l'intestin.

Diaplégie, *f.* (διά, à travers; πλήσσω, je frappe). SYN.: *Paralysie.*

Diapnoïque, *adj.* (διαπνοή, transpiration). Qui provoque la transpiration. — *Ex.:* Médicament diapnoïque.

Diarrhée, *f.* (διαρρεῖν, couler de tous côtés). Evacuation répétée de selles liquides, de consistance, d'odeur, de coloration variables suivant la nature de la maladie, cause de la diarrhée.

Diarrhée blanche, *f.* Voir SYN.: *Lientérie.*

Diarrhée (fausse), *f.* Voir : *Fausse diarrhée.*

Diarrhée verte, *f.* SYN.: *Choléra infantile; Gastro-entérite des nourrissons.* Diarrhée de coloration verdâtre ou jaune verdâtre, due à l'hypersécrétion biliaire, observée dans la gastro-entérite des nourrissons.

Diarrhéique, *adj.* (διαρρεῖν, couler de tous côtés). Qui a rapport à la diarrhée. — *Ex.:* Selle diarrhéique.

Diarthrose, *f.* (διά, à travers ; ἄρθρον, articulation). Articulation permettant d'effectuer les mouvements de circumduction.

Diastase, *f.* (διάστασις, séparation par transformation). Ferment soluble.

Diastase animale, *f.* (διάστασις, séparation par transformation). Ferment soluble que l'on trouve dans la salive, le suc pancréatique, et qui transforme l'amidon en maltose et dextrine.

Diastase végétale, *f.* (διάστασις, séparation). Ferment soluble complexe constitué par l'amylase et la dextrinase, qui transforme l'amidon en maltose et dextrine. Il se trouve dans les végétaux.

Diastasis, *m.* (διάστασις, écartement). Ecartement permanent de deux surfaces articulaires.

Diastématie, *f.* (διάστημα, intervalle). Présence d'un intervalle, d'une fente, d'une fissure au milieu d'un organe. — *Ex.:* Diastématie de la langue, de la luette. Ce mot peut se rencontrer composé avec celui d'un organe: diastématoglossie, séparation en deux de la langue par une fente.

Diastématoglossie, *f.* (διάστημα, intervalle ; γλῶσσα, langue). Séparation en deux de la langue par une fente.

Diastole, *f.* (διαστέλλω, je dilate). Dilatation du cœur et des artères déterminée par l'arrêt de la systole au moment où le sang pénètre dans ces organes.

Diastolique, *adj.* (διαστέλλω, je dilate). Qui a rapport à la diastole. — *Ex.:* Souffle diastolique.

Diastrophie, *f.* (διαστροφή, déplacement). Déplacement d'un organe. — *Ex.:* Diastrophie d'un tendon.

Diathermane, *adj.* (διά, à travers; θερμός, chaleur). Qui laisse passer la chaleur ou les rayons caloriques à travers. — *Ex.:* Substance diathermane.

Diathermie, *f.* (διά, à travers; θερμός, chaleur). Méthode thérapeutique consistant dans l'emploi de balnéation locale plus ou moins chaude dans les troubles nerveux d'origine réflexe (paralysies, contractures, troubles vaso-moteurs), ou d'énergie électrique pour modifier les tissus pathologiques. — *Ex.:* Diathermie de la prostate.

Diathèse, *f.* (διάθεσις, disposition). Tempérament morbide. Mode particulier de la nutrition. — *Ex. :* Diathèse rhumatismale.

Diathésique, *adj.* (διάθεσις, disposition). Qui dépend d'une diathèse. — *Ex.:* Maladie diathésique.

Diazoïque, *adj.* Qui a rapport à la diazo-réaction. — *Ex.:* Réaction diazoïque.

Diazo-réaction, *f.* Se recherche dans la fièvre typhoïde, dont elle est une des caractéristiques. Réaction reposant sur ce fait qu'il s'élimine dans les urines, au cours des infections typhoïdiques (typhoïde et paratyphoïde) des corps de la série aromatique qui, en présence de réactifs spéciaux, donnent naissance à des substances azoïques de coloration rouge. La réaction varie suivant son intensité du rouge orange au rouge carmin et au rouge vermillon et suivant son intensité elle est désignée par la notation Rμ, R¹, R², R³, la notation Rμ s'appliquant aux cas douteux.

Technique. — Avoir une petite quantité d'urine fraîchement émise et des réactifs fraîchement préparés. Solution A: acide sulfanilique, 0 gr. 10; acide chlorhydrique pur, 5 cm³; eau distillée q. s. p., 100 cm³. Solution B: azotite de sodium, 0 gr. 50; eau distillée q. s. p., 100 cm³. Dans un tube à essai on verse 3 cm³ d'urine, 3 cm³ de solution A et deux gouttes de solution B (pipette 1/30); on mélange, puis on ajoute 6 à 7 gouttes d'ammoniaque. On bouche le tube aussitôt et on agite très fortement. La mousse qui surnage prend immédiatement une coloration rouge dont l'intensité est en rapport

avec le degré de la réaction.

Dicéphale, *m.* (δίς, deux; κεφαλή, tête). Monstre à deux têtes.

Dichroïsme, *m.* (δίς, deux; χρῶμα, couleur).Propriété d'un corps de se montrer sous deux couleurs selon l'angle ou l'épaisseur suivant lesquels on l'observe.

Diclonie, *f.* (δίς, deux ; κλόνος, agitation). Mouvements cloniques localisés à deux membres symétriques : bras ou jambes.

Dichrote, *adj.* (δίς, deux fois; κρότος, battement). Qui présente les caractères du dicrotisme (Voir ce mot). *Ex.:* Pouls dichrote.

Dicrotisme, *m.* (δίς, deux fois; κρότος, battement). Exagération de l'état normal du pouls, caractérisé par la répétition moins forte d'un battement suivant le battement principal du pouls.

Diday, médecin du milieu du XIXᵉ siècle, qui a établi la loi de la syphilis conceptionnelle. Voir: *Loi de Diday.*

Didelphe, *m.* (δίς, deux ; δελφὺς, utérus). Utérus à deux cavités: utérus bicorne.

Diduction, *f.* (*diducere*, conduire en écartant). Mouvement de latéralité de la mâchoire chez les ruminants, utilisé pour la mastication et que l'homme peut exécuter volontairement.

Didymite, *f.* (δίδυμος, testicule). Syn.: *Orchite.* Inflammation du testicule.

Diérèse, *f.* (διαίρεσις, de διαιρεῖν, diviser). Procédé chirurgical consistant à diviser les tissus.

Diérétique, *adj.* (διαιρεῖν, diviser). Qui amène la diérèse. — *Ex. :* Agent diérétique.

Diète, *f.* (διαιτάω, je fais

vivre). Emploi raisonné et méthodique de la nourriture. Le plus généralement, ce mot s'emploie dans les cas où la nourriture est prescrite en très petite quantité. Diète hydrique, diète lactée. Employé seul, il est synonyme d'abstinence.

Diététique, *f*. (δίαιτα, régime). Moyen thérapeutique reposant sur les régimes alimentaires.

Diffluent, *adj*. (*diffluens*, diffluent). Qui devient mou et tend à passer à l'état fluide. — *Ex.:* Masse diffluente.

Difformité, *f*. (*deformitas*, difformité). Malformation congénitale ou acquise d'un organe qui se traduit extérieurement par sa dissemblance avec un même organe normal et harmonieux de forme.

Diffusion, *f*. (*diffundere*, répandre en tous sens). Passage à travers une membrane inerte d'éléments dissous ou en suspension dans un liquide. Par ex.: le rein élimine par diffusion certaines substances comme les alcools éthylique, méthylique, propylique, l'acétate d'éthyle, le chloroforme. On retrouve ces éléments à peu de chose près aux mêmes concentrations et aux mêmes quantités dans les urines et le sang.

Digenèse, *f*. (δίς, deux ; γεννάω, j'engendre). Double mode de reproduction. S'observe chez les végétaux et certains animaux inférieurs : vers, insectes.

Digénie, *f*. (δίς, deux ; γεννάω, j'engendre). Génération bi-sexuée.

Digestion, *f*. (*digerere*, digérer). Fonction du tube digestif dans laquelle les aliments sont transformés par les sucs organiques de façon à être assimilés par l'organisme.

Dilacération, *f*. (*dilacerare*, déchirer). Déchirement brusque et violent. — *Ex.:* Dilacération musculaire.

Dilatation des bronches, *f*. (*dilatare*, étendre). Elle peut être cylindrique et générale, ampullaire, analogue à un sac, ou moniliforme, constituée par une série de renflements se succédant à la manière de grains d'un chapelet. Elle est due à une inflammation des fibres musculaires et élastiques et des cartilages des bronches, qui se cicatrise avec sclérose, à l'occasion de bronchite chronique, de broncho-pneumonie ou de tuberculose pulmonaire. Les symptômes les plus importants sont la bronchorrhée, la toux, la dyspnée; à l'auscultation, le souffle caverneux.

Dilution, *f*. (*diluere*, délayer). Action de délayer une substance dans un liquide.

Dimère, *adj*. (δίς, deux ; μέρος, partie). Qui est composé de deux parties.

Dimidié, *adj*. (*dimidius*, qui est à moitié). Qui s'est développé seulement sur une moitié. — *Ex.:* Paralysie dimidiée.

Diodoncéphale, *m*. (δίς, deux ; ὀδούς, ὀδόντος, dent ; κεφαλή, tête). Monstre dont la mâchoire porte deux rangées de dents.

Dionine, *f*. Nom allemand du chlorhydrate d'éthyle morphine. Réaction par la dionine. Voir Syn.: *Réaction de Terson*.

Diopsimètre, *m*. (δίοψις, vue à travers; μέτρον, mesure). Instrument destiné à mesurer l'étendue du champ visuel.

Dioptrie, *f*. (διά, à travers; ὄπτομαι, je vois). Unité de réfraction: c'est elle qui sert à mesurer la force réfringente des lentilles. La dioptrie est la lentille convergente ayant un mètre ou 100 centimètres de distance focale. La lentille de 2 dioptries a 0^m50 de distance focale, celle de 4 dioptries 0^m25 de distance focale. La lentille convexe de *n* dioptries s'exprime + *n* dioptries, la lentille concave par — *n* dioptries.

Diorthose, *f.* (διά, à travers ; ὀρθός, droit). Redressement d'un os, d'une articulation.

Diphtérie, *f.* (διφθέρα, membrane). Maladie contagieuse épidémique, due au bacille de Lœffler, caractérisée par la production de fausses membranes au point d'inoculation et par des réactions générales de l'organisme déterminées par des toxines que secrète le bacille.

Diphtérie des plaies, *f.* Voir SYN.: *Pourriture d'hôpital.*

Diphtérino - réaction , *f.* SYN.: *Réaction de Schick.* Intra - dermo - réaction à la toxine diphtérique. Négative, elle montre que les sujets ne contractent pas la diphtérie. En temps d'épidémie, la réaction de Schick permet de limiter l'usage de l'injection préventive de sérum antidiphtérique aux seuls sujets réceptifs.

Diphtérique, *adj.* (διφθέρα, membrane). SYN.: *Diphtéritique.* Qui est occasionné par la diphtérie. — *Ex. :* Angine diphtérique.

Diphtéritique, *adj.* (διφθέρα, membrane). Voir SYN.: *Diphtérique.*

Diphtérogène, *adj.* (διφθέρα, membrane ; γεννάω, j'engendre). Qui engendre une fausse membrane.

Diphtéroïde, *adj.* (διφθέρα, membrane ; εἶδος, aspect). Qui ressemble à la diphtérie. — *Ex.:* Fausse membrane diphtéroïde, fausse membrane ayant les caractères extérieurs de celle de la diphtérie, mais qui est produite par un autre microbe que celui de la diphtérie.

Diplacousie, *f.* (διπλόος, double ; ἀκούω, j'entends). Perception simultanée et pathologique de deux sons.

Diplégie, *f.* (δίς, deux ; πλήσσειν, frapper). Paralysie double des deux membres supérieurs. S'observe à la suite d'une lésion de la moelle cervicale le plus souvent d'origine traumatique. S'oppose à l'hémiplégie et à la paraplégie (Voir ces mots).

Diplégie cérébrale infantile, *f.* SYN.: *Maladie de Freud.* Maladie familiale frappant les neurones moteurs cérébraux. S'observe dès l'enfance.

Diplégique, *adj.* (δίς, double ; πλήσσειν, frapper). Qui atteint simultanément les deux côtés du corps. La contraction diplégique est la contraction bilatérale des muscles des membres supérieurs atrophiés que l'on obtient en plaçant le pôle positif entre la première et la cinquième vertèbre cervicale et le négatif au-dessous de la cinquième cervicale.

Diplocéphale, *m.* (διπλόος, double ; κεφαλή, tête). Monstre à double tête.

Diplococcus hemophilus albus, *m.* Diplocoque voisin du staphylocoque que l'on trouve assez fréquemment associé au bacille de Lœffler, déterminant certaines complications tardives **de la diphtérie.**

Diplococcus hemophilus perlucidus, *m.* Diplocoque voisin du streptocoque que l'on trouve assez fréquemment associé au bacille de Lœffler, déterminant certaines· complications tardives de la diphtérie.

Diplococcus intracellularis meningitidis, *m.* Voir Syn.: *Méningocoque.*

Diplocoque, *m.* (διπλόος, double ; κόκκος, graine). Microcoque se présentant sous l'aspect de deux coques accolées.

Diplogénèse, *f.* (διπλόος, double; γεννάω, j'engendre). Développement d'un même œuf avec deux embryons.

Diploïque, *adj.* (διπλόος, double). Qui a rapport au diploé (tissu spongieux placé entre les deux tables des os du crâne).

Diplomyélie, *f.* (διπλόος, double; μυελός, moelle). Division longitudinale de la moelle en deux segments par suite de malformations congénitales.

Diplophonie, *f.* (διπλόος, double; φωνή, voix). Emission simultanée de deux sons par le larynx. S'observe dans la paralysie laryngée unilatérale, dans les tumeurs polypoïdes des cordes vocales.

Diplopie, *f.* (διπλόος, double; ὤψ, œil). Trouble visuel caractérisé par la double vision d'un seul objet. Elle peut s'observer sur un seul œil ou sur les deux yeux.

Diplopie monoculaire, *f.* (διπλόος, double ; ὤψ, œil ; μονος, seul). Trouble visuel caractérisé par la double vision d'un seul objet avec un seul œil.

Diplosome, *m.* (διπλόος, double; σῶμα, corps). Syn. : *Disome.* Monstre à deux corps.

Diprosope, *m.* (δίς, deux; πρόσωπων, visage). Monstre à une tête présentant deux visages.

Dipsétique, *adj.* (δίψα, soif). Qui engendre la soif.

Dipsomanie, *f.* (δίψα, soif; μανία, manie). Obsession irrésistible de boire, survenant par accès intermittents et paroxystiques et ne se calmant que par l'ingestion de liquide, en général du vin. Souvent elle aboutit à l'alcoolisme chronique, dont elle est très différente.

Dipylidium caninum, *m.* Voir Syn.: *Tænia canina.*

Dipyge, *m.* (δίς, deux; πυγή, fesse). Monstre présentant deux paires de fesses avec quatre membres inférieurs.

Diruptif, *adj.* (dirumpere, briser). Qui brise, qui se brise. *Ex.:* Carie dentaire diruptive.

Dischromie, *f.* (δύς, difficile; χρῶμα, couleur). Altération d'une coloration. — *Ex.:* Dischromie unguéale.

Discission, *f.* (discindere, séparer). *Opht.:* Opération sur la cornée ou la sclérotique consistant à en pratiquer l'incision pour obtenir la résorption du cristallin dans la cataracte.

Discoïde, *adj.* (δίσκος, disque; εἶδος, forme). Qui a la forme d'un disque. — *Ex.:* Globule discoïde.

Discomycose, *f.* (δίσκος, disque; μύκης, champignon). Forme d'actinomycose due à un discomyces (discomyces astéroïdes, par exemple).

Disjonction, *f.* (disjungere, disjoindre). Séparation des deux parties d'un organe ou de deux organes accolés. — *Ex.:* Disjonction articulaire.

Disome, *m.* (δίς, deux; σῶμα, corps). Voir Syn.: *Diplosome.* Qui a deux corps.

Dissacharide, *m.* ($C^{12} H^{22}$ O^{12}). Hydrate de carbone constituant un groupe dans lequel rentrent différents sucres : le saccharose, le lactose, le maltose.

Dissection, *f.* (*dissecare*, couper en écartant). Opération consistant à sectionner les différents organes suivant leur structure anatomique pour en étudier leur composition histologique, leur place par rapport aux autres organes, ou en faire une ablation rationnelle ou une restauration au cours d'opérations chirurgicales.

Disséquant, *adj.* (*dissecare*, couper en écartant). Qui dissèque. Terme appliqué à l'anévrysme disséquant, qui s'insinue à travers la paroi artérielle. Voir : *Anévrysme artériel.*

Dissimulation, *f.* (*dissimulare*, simuler avec l'intention de nuire). Réticence au sujet de symptômes connus des malades eux-mêmes et dont ils se gardent de parler.

Dissociation mentale, *f.* (*dissociare*, disjoindre). Interpénétration de la pensée saine et de la pensée morbide, du psychisme normal et du psychisme pathologique s'extériorisant sous forme de délire. Ce mélange donne à la parole du dissocié un caractère alogique et même illogique.

Dissocié, *m.* Individu atteint de dissociation mentale.

Dissolution, *f.* (*dissolvere*, dissoudre). Phénomène dans lequel un corps solide se combine à un liquide pour ne plus faire qu'un.

Distal, *adj.* (*distare*, être éloigné). Le plus éloigné de la partie médiane du corps. — *Ex.:* Extrémité distale du fémur.

Distension, *f.* (*distendere*, écarter). Ecartement des deux parties d'un organe avec tiraillement des parties qui les relient. — *Ex.:* Distension ligamentaire.

Distichiasis, *m.* (δίς, deux ; στίχος, ligne). Mauvaise implantation des cils qui sont écartés inégalement et se trouvent rangés sur deux lignes à la même paupière.

Distomatose, *f.* (δίς, deux ; στόμα, bouche). Maladie du foie caractérisée par la présence de distomum lanceolatum.

Distomum hæmatobium, *m.* Voir Syn.: *Schistosomum hæmatobium.*

Distomum lanceolatum, *m.* Voir Syn.: Douve du foie.

Disystolique, *adj.* (δίς, deux ; συστολή, resserrement). Rythme anormal du cœur dans lequel il existe deux systoles ventriculaires successives et une seule pulsation radiale, la dernière systole manquant de force pour se traduire par une deuxième pulsation radiale.

Dittrich, médecin allemand de la première moitié du XIXᵉ siècle. Voir : *Bouchons de Dittrich.*

Diurèse, *f.* (διά, à travers ; οὖρον, urine). Sécrétion urinaire.

Diurétique, *adj.* (διά, à travers ; οὖρον, urine). Qui facilite et augmente la sécrétion urinaire. — *Ex.:* Action diurétique du chiendent.

Diverticule de pulsion (*diverticulum*, diverticule). Hernie œsophagienne formant un véritable sac, due à une dilatation de l'œsophage. Congénitale ou acquise, elle s'accroît lentement sous la pulsion répétée des bols alimentaires. Affection rare.

Diverticulite, *f.* (*diverticulum*, diverticule). Inflammation d'un diverticule. — *Ex.*: Diverticulite du gros intestin: inflammation d'un diverticule supplémentaire du gros intestin qui peut s'accompagner d'obstruction intestinale avec hypertrophie ganglionnaire.

Divulsion, *f.* (*divellere*, arracher en écartant). Arrachement, décollement. — *Ex:* Divulsion épiphysaire; divulsion de l'urètre.

Docimasie, *f.* (δοκιμάζω, j'éprouve). *Méd. lég.*: Epreuve à laquelle est soumis un organe pour savoir s'il a fonctionné, ou dans quel état de fonction il se trouvait au moment de l'arrêt de la vie.

Docimasie hépatique, *f.* (δοκιμάζω, j'éprouve ; ἧπαρ, foie). *Méd. lég.* La recherche des matières sucrées dans le foie est une indication de la mort subite. La présence de glucose est une preuve que l'organisme n'a pas eu une longue agonie, puisqu'il n'a pas eu le temps de brûler ses réserves.

Docimasie pulmonaire, (δοκιμάζω, j'éprouve). *Méd. lég.* Epreuve à laquelle sont soumis les poumons d'un fœtus afin de savoir si l'enfant a respiré après l'accouchement ou s'il est mort-né.

Doigt à ressort, *m.* Doigt dont le mouvement d'extension ou de flexion s'arrête au milieu de sa course, pour reprendre rapidement, comme s'il était mû par un ressort. Il termine alors son mouvement commencé. Ce trouble fonctionnel est dû à une lésion tendineuse articulaire, plus rarement à un spasme fonctionnel tendineux.

Doigt en baguette de tambour, *m.* Doigt dont l'extrémité est renflée au niveau de la phalangette, lui donnant l'aspect d'une spatule, les ongles étant recourbés, lisses, arrondis sur les bords comme un verre de montre ou une baguette de tambour. Ces observations caractéristiques s'observent dans la maladie bleue.

Doigt en baïonnette, *m.* Doigt caractérisé par la flexion palmaire de la troisième phalange; la deuxième, au contraire, est en hyperextension telle sur la première que la face dorsale du doigt est concave et qu'à la face palmaire il y a une véritable subluxation de la deuxième phalange sur la première qui est en flexion palmaire (Déperine).

Doigt hippocratique, *m.* Voir Syn.: *Hippocratisme des doigts*.

Doigt mort, *m.* Sensation de mortification du doigt due à l'anémie totale des tissus. Elle s'observe dans les néphrites chroniques avec albuminurie. L'aspect d'un doigt mort s'observe dans la gangrène symétrique des extrémités (Voir ce mot) où les doigts sont dans un véritable état de syncope locale.

Doigt qui bat, *m.* La sensation du doigt qui bat dans le panaris ou dans toute inflammation du tissu conjonctif est déterminée par la perception des pulsations artérielles synchromes du pouls. La sensation n'est perçue que lorsque l'œdème, qui envahit le tissu conjonctif non extensible, exerce sur les artérioles une pression concentrique égale à la pression diastolique; les parois artérielles vibrent avec force à chaque systole, comme elles le font sous la pression du sphygmomanomètre ou d'un pansement trop serré. Ces battements sont très douloureux.

Dolicho, (δολιχός, allongé). Dolicho comme préfixe devant un substantif désignant un organe, indique l'allongement dudit organe. — *Ex.:* Dolicho-entérie.

Dolichocéphale, *m.* (δολιχός, allongé ; κεφαλή, tête). Individu appartenant à une race humaine dont le crâne est plus long que large d'environ un quart (indice céphalique inférieur à 77,7 p. 100, c'est-à-dire dont la largeur est inférieure à 7,7/10ᵉ de la longueur).

Dolichocolie, *f.* (δολιχός, allongé ; κῶλον, côlon). Allongement du côlon.

Dolichosténomélie, *f.* (δολιχός, allongé ; στενός, étroit; μέλος, membre). Déformation congénitale caractérisée par un amincissement du squelette osseux des membres, avec ou sans contractures musculaires.

De Dominicis, médecin légiste italien contemporain. Voir : *Réaction de Dominicis.*

Dorsalisation, *f.* (*dorsalis*, dorsal). Hypertrophie de l'apophyse transverse d'une vertèbre cervicale (généralement la septième) avec ou non existence d'une côte cervicale. Il peut exister une malformation de la moelle sous-jacente. Le diagnostic de l'hypertrophie de l'apophyse transverse se fait au moyen de la radiographie.

Dosage, *f.* (δόσις, dose). *a)* Recherche de la quantité d'une substance contenue dans un produit déterminé; *b)* Fait de mettre dans une préparation médicinale la quantité prescrite d'un médicament donné.

Dose liminaire, *f.* (δόσις, dose ; *limen,* seuil). La plus petite quantité d'une substance à partir de laquelle la substance paraît agir. Cette définition s'applique à un médicament, à un sérum.

Dosimétrie, *f.* (δόσις, dose). μέτρον, mesure). *a)* Mesure des doses de médicaments ; *b)* Méthode thérapeutique employant les médicaments en granules de faible dose.

Dosimétrique, *adj.* (δόσις, dose; μέτρον, mesure). Qui a rapport à la dosimétrie. — *Ex. :* Médecine dosimétrique.

Dothiénenterie, *f.* (δοθιήν, bouton ; ἔντερον, intestin). Voir Syn.: *Fièvre typhoïde.* Cette dénomination de la fièvre typhoïde était très employée vers 1885.

Dothinentérie, *f.* (δοθιήν, bouton ; ἔντερον, intestin). Syn.: *Dothiénenterie.*

Double forme, *f.* Voir : *Folie à double forme.*

Double souffle intermittent crural, *f.* Syn.: *Double souffle de Duroziez.* Il s'observe sur l'artère fémorale chez les individus atteints d'insuffisance aortique; il est caractérisé par un premier souffle (souffle normal de la diastole artérielle), suivi d'un deuxième souffle plus doux et plus faible que l'on provoque en comprimant l'artère avec un stéthoscope. Il peut s'entendre avec moins de force sur toute autre artère.

Douche, *f.* (*ducere*, conduire). Aspersion d'eau à une température variable (froide, 8 à 10°; tiède, 28 à 33°; chaude, 34 à 45°) sous pression, destinée à produire une réaction locale ou générale.

Douche ascendante, *f.* Syn. : *Entéroclyse.* Méthode

de traitement employée dans l'entérite avec constipation ; elle consiste à irriguer l'intestin en employant de l'eau sous une faible pression au moyen d'une longue sonde molle en caoutchouc. La douche ascendante se prend suivant les habitudes des stations thermales, couché ou assis.

Douleur, *f.* (*dolor*, douleur). Sensation pénible perçue et localisée sur un point correspondant en général à un organe malade.

Douleurs conquassantes, *f.* (*dolor*, douleur; *cumquassare*, ébranler). *Obst.:* Douleurs vives qui surviennent à la fin de l'accouchement et en marquént le terme.

Douleur contro - latérale. Elle s'observe dans la sciatique. Douleur que l'on provoque dans le membre inférieur malade en mettant la jambe saine en flexion et adduction.

Douleur d'habitude, *f.* (*dolor*, douleur). Douleur subjective revenant par paroxysmes, à heure, jour et dates fixes. Elle a un caractère obsédant, angoissant, qui montre son origine mentale.

Dourine, *f.* SYN.: *Maladie du coït.* Maladie des chevaux, due à un trypanosome. Elle **est** contagieuse, s'inocule par le coït (ulcération du pénis chez le cheval, de la vulve chez la jument); se traduit par une éruption avec plaques au niveau de l'encolure et de la croupe, et se termine par une paralysie du train postérieur.

Doute, *m.* (*dubium*, doute). Voir: *Folie du doute.*

Douteur, *m.* Malade atteint de la folie du doute.

Douve du foie, *f.* (*doga* douve). SYN.: *Fasciola hepatica; Distomum lanceolatum.* Ver aplati, de coloration brune mesurant 20 à 30 millimètres de long sur 8 à 13 d large. Il a la forme d'une feuille. La douve du foie s rencontre surtout dans le canaux biliaires du mouton chez les autres herbivores mais aussi chez l'homme. Le œufs, au contact de l'eau mettent des embryons en li berté qui nagent et cherchen leur hôte intermédiaire, u mollusque du genre lymnœa lymnœa truncatula, où il subissent plusieurs transformations en rédies et en cer caires avant d'être à nou veau ingérés par le mouton pour reconstituer le disto mum lanceolatum.

Draconculose, *f.* (δρακόντιον petit serpent). Voir SYN. *Filariose.*

Dracontiase, *f.* (δρακόντιον petit serpent). Voir SYN. *Filariose.*

Dragonneau, *m.* Voir SYN.: *Filaire de Médine.*

Drain, *m.* (anglais : t drain, écouler). Tube de caoutchouc, perforé de trous que l'on introduit après incision dans une collection suppurée pour en tarir la sécrétion et éviter en même temps la fermeture de la plaie opératoire.

Drainage, *m.* (anglais : t drain, faire écouler). Moyen de traitement des collections suppurées incisées, par l'emploi de drains.

Drainage filiforme, *m.* Méthode de traitement employé surtout dans les abcès froids, consistant à remplacer le drain de caoutchouc par un fil, ou mieux un crin de Florence. L'écoulement se fait plus lentement, la cicatrice que laisse l'orifice créé pour le passage du fil, est presque invisible.

Drapétomanie, *f.* (δραπέτης, vagabondage ; μανία, manie). Manie du vagabondage.

Drastique, *m.* (δραστίχος, de δράω, j'agis). Purgatif violent que l'on emploie comme hydragogue dans les hydropisies et comme dérivatif dans les états congestifs du cerveau.

Dromomanie, *f.* (δρόμος, course ; μανία, fureur). Obsession irrésistible à la fugue, au déplacement, mais avec persistance de la conscience et du souvenir des actes. S'observe chez les dégénérés, obsédés, neurasthéniques.

Dromothérapie, *f.* (δρόμος, course ; θεραπευω, je soigne). Méthode de traitement basée sur l'usage de la marche et de la course, ordonnées à doses progressives dans le but de développer la capacité respiratoire et de régulariser la circulation sanguine.

Dron, médecin français de la deuxième moitié du XIXe siècle. Voir : *Epididymite de Dron.*

Dubini, médecin italien de la deuxième moitié du XIXe siècle. Voir : *Chorée électrique de Dubini.*

Duchenne de Boulogne, neurologiste français de la première moitié du XIXe siècle (1806-1875). Voir : *Paralysie radiculaire à type supérieur ; Paralysie labio-glosso-pharyngée ; Paralysie pseudo-hypertrophique ou Myopathie à type pseudo-hypertrophique.*

Duchenne-Erb. Voir : *Paralysie radiculaire à type supérieur, dite type Duchenne-Erb.*

Ducrey, médecin italien contemporain. Voir : *Bacille de Ducrey.*

Duguet, médecin français de la fin du XIXe siècle et du commencement du XXe siècle. Voir : *Signe de Duguet.*

Duhring, médecin américain contemporain. Voir : *Maladie de Duhring.*

Dukes, médecin anglais contemporain. Voir : *Maladie de Dukes.*

Duodénectomie, *f.* (*duodenum,* duodénum ; ἐκτομή, excision). Ablation du duodénum.

Duodénite, *f.* (*duodeni,* douze, parce que cette portion de l'intestin a une longueur de 12 travers de doigt). Inflammation du duodénum.

Duodénostomie, *f.* (duodénum, στόμα, bouche). Ouverture d'une bouche sur le duodénum, opération nécessitée par la sténose du pylore.

Dupuytren, chirurgien français de la première moitié du XIXe siècle. Voir : *Maladie de Dupuytren ; Fracture de Dupuytren.*

Durillon, *m.* (*durus,* dur). Hyperkératose circonscrite se développant sous l'influence répétée d'un même traumatisme en un même point. — *Ex. :* Durillon professionnel des cordonniers, des tailleurs, etc.

Durillon forcé, *m.* Inflammation d'une bourse séreuse de la face palmaire des mains au niveau d'une articulation métacarpo-phalangienne par suite de la répétition d'un même acte professionnel.

Duroziez, médecin français de la deuxième moitié du XIXe siècle. Voir : *Maladie de Duroziez ; Signe de Duroziez.*

Dyesthésie, *f.* (δὺς, diffi-

cile ; αἴσθησις, sensibilité).
Trouble de la sensibilité caractérisé par l'apparition de modifications variées des sensations d'origine névritique : fourmillements, crampes, engourdissement, hyperesthésie.

Dynamie, *f.* (δύναμις, force). État de force d'excitation physique ou psychique d'un organisme, état de force d'excitation physiologique d'un organe, d'un membre ou d'un muscle. En médecine mentale, dynamie fonctionnelle est synonyme d'excitation maniaque (Voir ce mot).

Dynamique (δύναμις, force). Qui agit, qui est en état d'activité. — *Ex. :* Force dynamique.

Dynamoergographe, *m.* (δύναμις, force ; ἔργον, travail ; γράφειν, écrire). Appareil enregistreur de la force et du travail fourni par un muscle, un segment de membre ou un membre tout entier.

Dynamogène, *adj.* (δύναμις, force ; γεννάω, j'engendre). Qui sert à la production de l'énergie. — *Ex. :* Aliment dynamogène.

Dynamogénie, *f.* (δύναμις, force ; γεννάω, j'engendre). Augmentation subite de la force du système nerveux se traduisant par une augmentation subite de l'activité.

Dynamographie, *f.* (δύναμις, force ; γράφειν, écrire). Méthode consistant à enregistrer le degré de la contractilité musculaire au moyen du dynamomètre.

Dynamomètre, *m.* (δύναμις, force ; μέτρον, mesure). Appareil enregistreur de la force musculaire.

Dynamométrie, *f.* (δύναμις, force ; μέτρον, mesure). Étude de la force musculaire avec enregistrement et mesure de cette force au moyen d'appareils spéciaux (dynamomètres).

Dynamophore, *adj.* (δύναμις force ; φέρω, je porte). Qui entretient l'énergie vitale. — *Ex. :* Aliment dynamophore.

Dynamoscopie, *f.* (δύναμις force ; σκοπεῖν, regarder). Étude de la contraction fibrillaire des muscles.

Dysaponotocie, *f.* (δύς, difficile ; ἄπονος, sans douleur ; τόκος, accouchement). Accouchement laborieux sans douleur.

Dysarthrie, *f.* (δύς, difficile ; ἄρθρον, articulation). SYN. : *Achoppement syllabique*. Difficulté d'articuler les mots, se traduisant par du bredouillement ; due à une lésion d'origine centrale ; symptôme presque constant dans la paralysie générale.

Dysbasia lordotica progressiva, *f.* Spasme de torsion avec lordose accentuée accompagné de mouvements athétosiques sans troubles de la parole.

Dysbasie, *f.* (δύς, difficile ; βάσις, marche). Difficulté de la marche : dissociation de l'automatisme de la marche.

Dysboulie, *f.* (difficile ; δύς ; βουλή, volonté). Déficience de la volonté, fréquente chez les dégénérés, dont la phobie est un exemple.

Dyscataposie, *f.* (δύς, difficile ; κατάποσις, déglutition). Difficulté de la déglutition.

Dyschézie, *f.* (δύς, difficile ; χέζω, je défèque). Défécation difficile.

Dyschondroplasie, *f.* (δύς, difficile ; χόνδρος, cartilage ; πλάσσειν, former). Formation irrégulière et incomplète des cartilages de conjugaison des os longs.

Dyschromatopsie, *f.* (δύς

difficile ; χρῶμα, couleur ; ὄπτεσθαι, voir). Affection caractérisée par l'impossibilité de reconnaître les couleurs que le sujet confond les unes avec les autres.

Dyschromie, *f.* (δὺς, difficile et par suite anormal ; χρῶμα, couleur). Coloration anormale d'un organe, d'une région. — *Ex. :* Dyschromie de la nuque.

Dyscinésie, *f.* (δὺς, difficile ; κίνεμα, mouvement). Difficulté d'exécution des mouvements volontaires.

Dyscoilie, *f.* (δὺς, difficile ; κοιλία, ventre). Difficulté d'aller à la selle.

Dyscrasie, *f.* (δὺς, difficile ; κρᾶσις, tempérament). Etat pathologique propre à certains tempéraments.

Dysdipsie, *f.* (δὺς, difficile ; δίψα, soif). Difficulté de boire par contraction pharyngée. S'observe chez certains aliénés et hystériques.

Dysécée, *f.* (δὺς, difficilement ; ακουω, j'entends). Surdité partielle ou totale.

Dysembryoplasique, *adj.* (δὺς, difficile ; ἔμβρυον, embryon ; πλάσσειν, faire). Dont le développement embryonnaire a été défectueux. — *Ex. :* Théorie dysembryoplasique du cancer.

Dysendocrinien, *adj.* (δὺς, difficile ; ἔνδον, en dedans ; κρίνω, je sécrète). Qui a rapport à une insuffisance de sécrétion interne. — *Ex. :* Obésité dysendocrinienne.

Dysenterie, *f.* (δὺς, mauvais ; ἔντερον, intestin). Maladie de l'intestin, caractérisée par des ulcérations du gros intestin et des poussées diarrhéiques. Elle est occasionnée soit par des bacilles, soit par des parasites (amibes).

Dysenterie amibienne, *f.* (δὺς, difficile ; ἔντερον, intestin). SYN. : *Amibiase*. Entérite aiguë caractérisée par des poussées successives avec selles diarrhéiques, glaireuses, de teinte jaune foncé, plus ou moins mélangées de sang et dues à un parasite, l'amœba histolytica. Quelquefois d'autres parasites intestinaux se trouvent associés : protozoaires (trichomonas), vers (trichocéphales et ascaris) ; leur présence rend la dysenterie plus tenace.

Dysenterie bacillaire, *f.* (δὺς, difficile ; ἔντερον, intestin ; *bacillus*, bacille). Dysenterie due à des bacilles (bacille de Shiga, bacilles associés). Le terme bacillaire se dit par opposition au terme amibien et pour désigner l'origine de la maladie.

Dysentériforme, *adj.* (δὺς, difficile ; ἔντερον, intestin ; *forma*, aspect). Qui a les caractères de la dysenterie. — *Ex. :* Selle dysentériforme.

Dysentérique, *adj.* (δὺς, difficile ; ἔντερον, intestin). Qui appartient à la dysenterie. — *Ex. :* Selle dysentérique.

Dysesthésie, *f.* (δὺς, difficile ; αἴσθησις, sensation). Trouble de la sensibilité caractérisé par une diminution avec retard des sensations.

Dysfonctionnement, *f.* (δὺς, difficile ; *fungor*, s'acquitter de). Mauvais fonctionnement. — *Ex. :* Dysfonctionnement thyroïdien.

Dysgénésie, *f.* (δὺς, difficile ; γεννάω, j'engendre). Etat constitutionnel anormal dont la débilité mentale est le type.

Dysgénésique, *adj.* (δὺς, difficile ; γένεσις, génération). Qui est contraire au développement normal.

Dysgrammatisme, *m*. (δὺς, difficile; γραμματίχος, grammatical). Trouble dans la construction des phrases caractérisé par l'interposition du sujet, du verbe et des compléments.

Dysgraphie, *f*. (δὺς, difficile; γράφειν, écrire). Trouble. du langage écrit, dû soit à une lésion organique comme dans l'aphasie, soit à un trouble fonctionnel tenant à l'abolition, à l'obtusion de l'intelligence (agraphie de la démence, de la stupeur), soit à l'oubli psychopathique des signes du langage (dans la psychasthénie).

Dyshaphie, *f*. (δὺς, difficile; ἀφή, toucher). Trouble du toucher.

Dyshématose, *f*. (δὺς, difficile; αἶμα, sang). Voir Syn. : *Maladie bleue*.

Dyshémie, *f*. (δὺς, mauvais; αἶμα, sang). Mauvaise qualité, altération du sang.

Dyshépatie, *f*. (δὺς, mauvais; ἧπαρ, foie). Trouble fonctionnel du foie.

Dyshyperplasie, *f*. (δὺς, difficile, mauvais; ὑπέρ, au delà; πλᾶσις, formation). Augmentation anormale, le plus souvent pathologique, d'un tissu ou d'un organe. — *Ex.* : Dyshyperplasie thyroïdienne.

Dysidrose, *f*. (δὺς, difficile; ἰδρὼς, sueur). Affection de la peau caractérisée par l'apparition, aux extrémités et en particulier aux mains, de vésicules dures, fermes, dues à un trouble de sécrétion sudorale, de la grosseur d'un grain de chènevis; ces vésicules, par leur agglomération, peuvent former de véritables phlyctènes. Leur apparition s'accompagne de douleurs, de cuisson et de prurit. Les récidives sont fréquentes.

Dysidroïque, *adj*. (δὺς, flcile; ἰδρὼς, sueur). Qu(i) l'aspect ou qui est de m(nature que la dysidrose.

Dyskératose lenticul(aire) et en disques, *f*. Syn. : 1 *matose de Bowen; Pré(cercose*. Dermatose caract(sée par des éléments rondis, papulo-squameux, (ré)ticulaires, nummulaires o(disques, d'un rose tern(surface plane ou ville(qui peuvent se cou(de squames cornées ou croûtes épaisses. Rebelle(tout traitement; s'ils ne (extirpés, ils aboutissent à(dégénérescence épithélio(teuse.

Dyskératosique, *adj*. (δὺς, difficile; κέρας, corne). Q(ui) rapport à des troubles c(nés, caractérisés par des ((pro)ductions cornées d'aspect varié. — *Ex.:* Troubles (kératosiques.

Dyskinésie, *f*. (δὺς, d(iffi)cile ; κίνεμα, mouvem(Difficulté des mouvements(

Dyskinésie fonctionne(lle), *f*. (δὺς, difficile; κίνεμα, m(vement). Voir Syn. : *Cra(professionnelle*.

Dyskinétique, *adj*. difficile ; κίνεμα, mo(ment). Dont le mouvement(difficile. — *Ex.* : Syndr(dyskinétique (Voir ce mo(

Dyslalie, *f*. (δὺς, diffic(λαλεῖν, parler). Trouble(langage dû à une lésion(larynx.

Dyslexie, *f*. (δὺς, diffic(ment; λέγειν, lire). Imposs(ibi)lité de faire la lecture à ha(voix après un certain ten(alors qu'au début la lect(était facile et normale,(suite d'ischémie fonctionn(du centre visuel verbal.

Dyslogie, *f*. (δὺς, difflc(λόγος, langage). Syn. : *L(*

pathie. Trouble du **langage** dû au trouble des idées.

Dyslogie graphique, *f.* (δὺς, difficile ; λόγος, langage ; γράφειν, écrire). Trouble du langage écrit relevant de troubles intellectuels, avec intégrité de la fonction du langage. Telles sont la graphomanie, la graphorrée, le mutisme graphique, l'écriture géométrique, cabalistique de certains maniaques et déments.

Dysménorrhée, *f.* (δὺς, difficile ; μήν, μένος, mois ; ῥέω, je coule). Apparition difficile des règles qui sont le plus souvent douloureuses.

Dysménorrhéique, *adj*. Qui a rapport à la dysménorrhée. — *Ex.:* Psychose dysménorrhéique.

Dysmétrie, *f.* (δὺς, difficile ; μέτρον, mesure). Troubles de l'amplitude des gestes qui sont exagérés et peuvent aller jusqu'à l'incoordination. Elle s'observe dans les lésions cérébelleuses.

Dysmimie, *f.* (δὺς, difficile ; μιμέια, imitation). Troubles de la mimique.

Dysmnésie, *f.* (δὺς, mauvais ; μνῆσις, mémoire). Diminution ou obtusion partielle de la mémoire.

Dysmorphophobie, *f.* (δὺσμορφος, difforme ; φόβος, crainte). Crainte de devenir difforme ou d'être défiguré.

Dysmorphose, *f.* (δὺσμορφος, difforme). Difformité.

Dysodie, *f.* (δὺς, mauvais ; ὄζειν, exhaler une odeur). Exhalaison d'une mauvaise odeur.

Dysopie, *f.* (δὺς, mauvais ; ὤψ, vue). Mauvaise vue.

Dysorexie, *f.* (δὺς, mauvais ; ὄρεξις, appétit). Diminution de l'appétit.

Dysosmie, *f.* (δὺς, difficile ; ὀσμὴ, odeur). Diminution de l'odorat.

Dysostose cléido-cranienne, *f.* (δὺς, difficile ; ὀστέον, os). Anomalie congénitale et héréditaire caractérisée par une aplasie de la clavicule, qui peut même faire complètement défaut et un développement exagéré du diamètre transversal du crâne dont les fontanelles s'ossifient tardivement.

Dysostose cranio-faciale héréditaire, *f.* (δὺς, difficile ; ὀστέον, os). Trouble de croissance des os du crâne et de la face caractérisé par : 1° une malformation du crâne qui présente une bosse faisant saillie au bord supérieur de l'os frontal avec une crête frontale qui la prolonge latéralement ; 2° du prognathisme avec brièveté de la lèvre supérieure ; 3° une courbe du nez rappelant le profil du perroquet ; 4° de l'exophtalmie; 5° des lésions du fond de l'œil plus ou moins marquées pouvant aller jusqu'à l'atrophie optique. Cette dystrophie est héréditaire.

Dysovarie, *f.* (δὺς, difficile). Trouble de la sécrétion de l'ovaire.

Dysparcunie, *f.* (δὺς, difficile ; πάρευγη, accouplement). Copulation difficile par la douleur qu'elle occasionne chez la femme atteinte d'inflammation des annexes ou de malformation des organes génitaux.

Dyspepsie, *f.* (δὺς, difficile ; πέψις, digestion). Maladie de l'estomac caractérisée par des troubles digestifs.

Dyspepsie albumineuse, *f.* Dyspepsie caractérisée par une insuffisance digestive pour les substances albuminoïdes.

Dyspepsie hypersthénique. Voir Syn. : *Hyperchlorhydrie*.

Dyspeptique, *subst.* et *adj.* (δὺς, difficile ; πέψις, digestion). *a)* Qui est atteint de dyspepsie ; *b)* Qui a rapport à la dyspepsie.

Dysphagie, *f.* (δὺς, difficile ; φαγεῖν, manger). Difficulté généralement douloureuse de la déglutition.

Dysphasie, *f.* (δὺς, difficile ; φάσις, parole). Difficulté du langage parlé, déterminée par un trouble de la fonction propre du langage d'origine organique (aphasie) ou d'origine fonctionnelle (amnésie verbale, hallucinations verbales, impulsions verbales).

Dysphémie, *f.* (δὺς, difficile ; φημί, je parle). Trouble de la parole d'origine corticale sans lésions des appareils phonateurs.

Dysphonie, *f.* (δὺς, difficile ; φωνή, voix). Difficulté de parler. Ce trouble fonctionnel peut résulter d'une lésion de la trachée, du larynx ou de la cavité buccale ; d'origine généralement traumatique, elle peut être d'origine nerveuse, psychique (hystérie), ou organique (lésion cérébrale).

Dysphorie, *f.* (δὺς, difficile ; φορεῖν, porter). Etat de souffrance.

Dysphrasie, *f.* (δὺς, difficile ; φράσις, parole). Trouble du langage articulé, dû au trouble des idées.

Dysplasie périostale, *f.* (δὺς, difficile ; πλάσσειν, façonner). Fragilité osseuse congénitale.

Dyspnée, *f.* (δὺς, difficile ; πνεω, je respire). Difficulté de respirer. — *Dyspnée expiratoire :* Elle s'observe dans l'asthme sifflante et prolongée, due à la contracture muscles inspirateurs. El rencontre aussi dans l'em sème, par perte de l'élas pulmonaire. — *Dyspnée i ratoire :* Elle s'observe toutes les intoxications haires, les obstructions le gées, les compressions diastinales ; elle constitu tirage et le cornage.

Dyspyrie, *f.* (δὺς, diffi πῦρ, feu). Difficulté des nomènes de la nutrition ralentissement des com tions cellulaires.

Dyssystolie, *f.* (δὺς, cile ; συστολή, systole. Syn.: *Hyposystolie*.

Dysthénie, *f.* δὺς, diffi σθενεια, force). Etat de c nution de la force phys et par suite de l'activité.

Dysthénie périodique (δὺς, difficile ; σθένεια, fo Syn. : *Psychose périodi Psychose maniaque ; Déj sion*. Psychose caracté par des périodes successi d'asthénie et d'hypersth se reproduisant périodi ment.

Dysthymie, *f.* δὺς, cile ; θυμός, âme). Trist avec plus ou moins d'anx

Dysthymique, *adj.* difficile ; θυμός, âme, ca Qui présente des inéga d'humeur, de caractère tation ou dépression). S serve chez les dégénérés *Ex.:* Réactions dysthymic

Dysthyroïdie, *f.* (δὺς, ficile ; θύρεος, bouclier ; ressemblance). Trouble f tionnel du corps thyroïde *Ex. :* Dysthyroïdie bas vienne.

Dystocie, *f.* (δὺς, diffi τόκος, accouchement). (Accouchement difficulté ne suivant pas la marche male.

stocie **du travail**, *f.*
difficile; τόχος, accouche-
). *Obst.* Se produit pen-
le travail au niveau de
us. Elle est générale-
due à un arrêt de dila-
du col utérin; à une
tination de l'orifice ex-
, à une rigidité anato-
e ou spasmodique du col.
stocie fœtale, *f.* (δὺς,
ile ; τόχος, accouche-
). Les complications les
fréquentes de l'accou-
ent dues au fœtus sont :
s de volume des parties
es (tête, épaules, poi-
, bassin, abdomen), le

nombre des fœtus, l'excès ou
l'insuffisance d'ossification.

Dystopie, *f.* (δὺς, mauvais;
τόπος, lieu). Anomalie de situation d'un organe.

Dysthrombisie, *f.* (δὺς,
difficile; θρόμϐος, grumeau).
Difficulté de formation de la
thrombine.

Dystrophie, *f.* (δὺς, difficile; τροφη, nourriture). Trouble de la nutrition, caractérisé par un défaut d'assimilation au niveau d'un organe.

Dysurie, *f.* (δὺς, difficile;
οὐρειν, uriner). Difficulté d'u-
riner.

Eau physiologique, *f.* (*aqua*, eau ; φύσις, nature). Eau additionnée de sel (chlorure de sodium, 9 p. 100). Elle doit être préparée avec une eau distillée neutre, aussi fraîche que possible. On l'emploie au laboratoire pour diluer le sang.

Ebarbement, *m.* (*barba*, barbe). Nettoyage avec détersion des bords d'une plaie anfractueuse et déchiquetée.

Eberden. Voir : *Rhumatisme d'Eberden ; Nodosités d'Eberden.*

Eberth, médecin allemand contemporain. Voir : *Bacille d'Eberth.*

Eberthémie, *f.* (*Eberth*, Eberth ; αἷμα, sang). Infection générale du sang par le bacille d'Eberth.

Eberthien, *adj.* Syn. : *Typhoïdique.* Qui est dû au bacille d'Eberth. — *Ex.:* Fièvre éberthienne.

Eberthite, *f.* Intoxication générale de l'organisme par le bacille d'Eberth.

Eblouissement, *m.* Sensation de brouillard ou de voile devant les yeux obscurcissant la vue, accompagnée de points lumineux étincelants comme des étoiles qui se déplacent, s'augmentant et se renouvelant, sous l'influence de causes extérieures (déplacements d'objets devant les yeux, de secousses), de causes internes : efforts, émotion, travail intellectuel (lecture). L'éblouissement apparaît et dispa-

raît brusquement. Il acc pagne souvent le vertige.

Ebriété, *f.* (*ebrietas*, é été). Etat vertigineux avec sans excitation psychique précède l'état d'ivresse.

Ebrieux, *adj.* (*ebrie* ébriété) : *a)* Qui se rapp à l'ébriété. *Ex. :* Excita ébrieuse) ; *b)* Qui a les car tères de l'ébriété sans cep dant être de nature alco que. *Ex. :* Démarche ébrie (due à une lésion du cer let).

Eburnation, *f.* (*eb* ivoire). Etat d'un tissu seux, cartilagineux ou mê fibreux qui devient dur co me de l'ivoire. — *Ex.:* Eb nation d'un cartilage.

Eburné, *adj.* (*ebur*, ivoir *a)* Qui a les caractères l'ivoire : dureté, blanche *b)* Qui a perdu par usure cartilage (en parlant d'un et qui de ce fait est deve dur comme de l'ivoire. *Ex.:* Os éburné.

Ecbolique, *adj.* (ἐκ, hors d βαλλω, je lance). Qui occ sionne l'expulsion.

Ecchondrome, *m.* (ἐκ, ho de ; χόνδρος, cartilage). Pro fération cartilagineuse fo mant saillie sur l'os et abo tissant par ossification à l'o téophyte.

Ecchymose, *f.* (ἐκχύμωσ de ἐκ, hors de ; χυμός, t meur). Extravasation sangu ne hors des capillaires av infiltration dans le tissu ce lulaire, due à une violence e

...eure. L'aspect de l'ecchy-
...se est variable suivant le
...ré de vascularisation de
...région contuse (peau, mu-
...cuse, séreuse); sa colora-
...n est différente et varie
...ec le temps. Elle passe suc-
...sivement du rouge som-
... au violet, puis au jaune
...dâtre, au gris ardoisé
...cé et clair jusqu'à ce
...elle reprenne la couleur
...rmale de la peau.

...cchymotique, *adj.* (ἐκ,
...s de; χυμός, suc). Qui a
...caractères ou la nature de
...chymose. — *Ex.:* Masque
...hymotique.

...ccopé, *f.* (ἐκ, hors de;
...πτω, je coupe). Section
...te, tranchante d'une plaie
...éressant profondément les
...du crâne.

...ccoprotique, *adj.* (ἐκ,
...s de; κόπρος, matière fé-
...e). Qui a rapport à l'élimi-
...tion des matières fécales.

...cdémique, *adj.* (ἐκ, hors
...; δῆμος, peuple). Qui est dû
...une cause extra-locale et
...ne contamine pas la masse
...peuple.

...charde, *f.* (*e*, préfixe;
...*duus*, chardon). Corps
...anger ligneux ou métal-
...e qu'un traumatisme in-
...duit dans le derme ou sous
...gle. — *Ex.:* Echarde de
...s.

...charpe, *f.* (*escarpere*,
...er en pièces). Pièce de
...le ou de coton destinée à
...tenir l'avant-bras et à
...mmobiliser. Elle s'attache
...our du cou ou se fixe sur
... vêtement à hauteur de la
...vicule.

...chauffement, *m.* (*e*, pré-
...; *calefacere*, rendre
...ud). Expression popu-
...e. Voir Syn.: *Blennorra-
...: Constipation.*

...chidno-vaccin, *m.* (ἔχιδνα,
vipère; *vacca*, vache). Vaccin
préventif contre les morsures
de vipère.

Echinococcose, *f.* (ἐχῖνος,
hérisson; κόκκος, graine).
Toute maladie occasionnée
par l'échinocoque, quelle
qu'en soit sa localisation. —
Ex.: Echinococcose pulmonaire, hépatique.

Echinococcose alvéolaire,
f. (ἐχῖνος, hérisson; κόκκος,
graine). Hépatomégalie localisée en général à un lobe du
foie, caractérisée par une tumeur bosselée, occasionnée
par un tænia échinocoque
spécial, le tænia *echinococcus
alveolaris*. L'évolution serait
lente, de 8 à 12 ans, et se
terminerait par des hémorragies et des phénomènes de
compression.

Echinocoque, *m.* (ἐχῖνος,
hérisson; κόκκος, graine).
Syn.: *Hydatide.* Tænia vivant
en parasite dans le tube digestif du chien. Ses œufs ingérés par l'homme se développent dans l'intestin, donnent naissance à une larve
hexacanthe qui va se fixer,
après avoir traversé les parois intestinales, dans un organe (foie, poumon), où elle
forme une vésicule qui, en se
développant, aboutit au kyste
hydatique.

Echinophtalmie, *f.* (ἐχῖνος,
hérisson; ὀφθαλμος, œil). Ophtalmie dans laquelle les cils
sont hérissés et droits à la
manière des piquants du hérisson.

Echinorhyncus, *m.* (ἐχῖνος,
hérisson; ῥύγχος, trompe). Ver
parasite qui vit dans l'intestin de l'homme et des animaux.

Echiquage, *m.* (*ciceum*,
petit objet). Procédé qu'emploient les indigènes pour ex-
tirper la chique de la peau

avec une simple aiguille qu'ils introduisent en tournant dans la galerie cutanée creusée par le parasite.

Echo de la pensée, *m.* (ἠχώ, écho). Hallucination auditive ou hallucination motrice verbale, observée chez les délirants, les pèrsécutés qui se plaignent qu'on répète tout haut leurs pensées.

Echographie, *f.* (ἠχώ, écho ; γράφειν, écrire). Tendance morbide, le plus souvent impulsive, à répéter à haute voix les signes de l'écriture. Elle s'observe chez les déments précoces.

Echokinésie, *f.* (ἠχώ, son répété ; κίνεσις, mouvement). Voir SYN.: *Echopraxie.*

Echolalie, *f.* (ἠχώ, son répété ; λαλεῖν, parler). Tendance à imiter d'une façon automatique les sons, les paroles, les cris, la dernière syllabe d'un mot entendu.

Echomatisme, *m.* (ἠχώ, écho ; ματος, effort). Tendance du psychopathe à répéter d'une façon automatique les mots entendus et les gestes exécutés devant lui.

Echomimie, *f.* (ἠχώ, son répété. Voir SYN.: *Echopraxie.*

Echopraxie, *f.* (ἠχώ, son répété ; πλάσσειν, faire). SYN.: *Echokinésie ; Echomimie.* Tendance qu'a le malade, à imiter d'une façon automatique les gestes faits devant lui. Elle s'observe chez les déments précoces catatoniques.

Eclampsie, *f.* (ἐκλάμπειν, faire explosion). SYN.: *Eclampsie puerpérale ; Convulsions puerpérales.* Auto-intoxication des femmes enceintes atteintes d'albuminurie, aboutissant à l'urémie souvent mortelle. L'accouchement provoqué est parfois le seul moyen théra-

peutique capable de lutt[er] contre l'éclampsie.

Eclampsie infantile . (ἐκλάμπειν, faire explosion ; *infans*, enfant). SYN: *Convu[l]sions.* Contractions muscula[i]res généralisées pouvant survenir spontanément chez l[es] enfants nerveux atteints d'he[l]minthiase, et au début d[e] toute maladie aiguë.

Eclampsie puerpérale, Voir SYN. : *Eclampsie.*

Eclamptique, *adj.* (ἐκλάμπειν, faire explosion). Qui [a] rapport à l'éclampsie. — *Ex.* Crise éclamptique.

Eclisse, *f.* (*e*, priv., κλίοζε[ιν] fendre). Voir SYN.: *Attelle.*

Ecmnésie, *f.* ἐκ, hors de μνήσις, mémoire). Perte de souvenirs d'une partie d[u] passé, faisant revivre le suje[t] à une époque déterminée d[e] son existence antérieure. Ell[e] s'observe dans l'hystérie.

Ecmnétique, *adj.* ἐκ, hor[s] de ; μνήσις, mémoire). Qui [a] rapport à l'ecmnésie.

Ecoulement, *m.* (*e*, préf. *colare*, filtrer). Expression populaire. Voir SYN. : *Blennorragie.*

Ecouvillonnage, *m.* (*scopa* balai). Brossage de la cavit[é] utérine au moyen d'un écouvillon pour nettoyer la muqueuse infectée et fragmentée

Ecphylaxie, *f.* ἐκ, hors de ; φύλαττω, je protège). [Ét]at d'impuissance ou de disparition des éléments défenseurs du sang.

Ecpiesme, *m.* (ἐκπίεσμα compression). Compression du cerveau par une ou des esquilles osseuses dans la fracture du crâne.

Ecrasement linéaire, *m.* Voir SYN. : *Histotripsie.*

Ecrémage, *m.* (*e*, préf. ; *crema*, crème). Procédé frauduleux de fabrication du lait

nsistant à lui enlever une
rtic de sa crème. Cette mare grasse est souvent rem-
acée par des graisses ani-
les de prix inférieur ou
r de la cervelle d'animaux,
stinés à masquer la fraude.
lait peut être employé
rémé dans un but théra-
utique.

Ecriture automatique, *f.*
(riptura, écriture). Elle s'ob-
rve chez les somnambules,
médiums, au moment où
présentent des hallucina-
ns motrices graphiques
pulsives.

Ecriture en miroir, *f.*
(riptura, écriture). Ecriture
ns laquelle les lettres sont
acées de droite à gauche,
mme dans certaines lan-
ues asiatiques. Elle se ren-
ntre chez les agraphiques
ui veulent écrire de la main
ssive. Voir: *Agraphie.*

Ecriture gladiolée, *f.*
(riptura, écriture; *gladium,*
aive). Ecriture dont les
ots et les traits finissent en
pinte; l'étude en est faite en
lice scientifique.

Ecrouelles, *f.* (*scrofula,*
rofule). Terme tombé en
suétude. Il servait autre-
is à désigner les adénites
rvicales suppurées tuber-
uleuses.

Ectasie, *f.* (ἔκτασις, dilata-
on). Dilatation pathologique
'un vaisseau d'un organe. —
x. : Ectasie de l'aorte.

Ectasine, *f.* (ἔκτασις, dilata-
on). Toxine qui agit sur les
arois des vaisseaux et déter-
ine leur vaso-dilatation.

Ectasophile, *adj.* (ἔκτασις,
latation; φίλος, ami). Qui se
ongestionne facilement sous
es influences diverses (émo-
ons, médicaments). — *Ex. :*
onstitution ectasophile.

Ecthyma, *m.* (ἔκθυμα, de
ἐκθύειν, faire éruption). Affection cutanée, le plus souvent
localisée aux jambes et aux
poignets, due au streptocoque
ou au staphylocoque, caractérisée par une phlyctène
plate, qui se couvre d'une
croûte noirâtre en son centre,
entourée d'une auréole de
pus. La chute de la croûte
fait place à une ulcération
à bords taillés à pic, à fond
sanieux et à base indurée.
S'inocule facilement par grattage. Fréquent chez les enfants miséreux, les palefre-
niers, chiffonniers, les galeux,
et tous les phtiriasiques.

**Ecthyma vacciniforme
syphiloïde,** *m.* Epidermo-
dermite microbienne s'observant chez le nourrisson, siégeant dans la région ano-fes-
sière, entretenue par le contact continu des langes imbi-
bés d'urine et de matières fécales. Il s'observe de préférence chez les athrepsiques,
les dyspeptiques, les convalescents de maladies aiguës.
Les vésicules rappelant la
vaccine, s'ulcèrent et ont un
aspect syphiloïde avec adénopathie de voisinage. La syphilis ne joue aucun rôle dans
l'étiologie de cette dermite.

Ectocardie, *f.* (ἐκτὸς, au
dehors; καρδία, cœur). Ectopie
du cœur.

Ectopage, *m.* (ἐκτὸς, au dehors; παγείς, unis). Monstre
double réuni par le thorax et
l'abdomen.

Ectopie, *f.* (ἐκ, hors de;
τόπος, lieu). Position anormale
d'un organe, d'origine congénitale. — *Ex. :* Ectopie testiculaire.

Ectoplasme, *m.* Syn. : *Matérialisation.* Formation d'objets divers qui, le plus souvent, semblent sortir du corps
humain et prennent l'appa-

rence d'une réalité matérielle (vêtements, voiles, corps vivants) (Richet).

Ectrodactylie, *f.* (ἐχτρώω, je fais avorter ; δάχτυλος, doigt). Malformation congénitale caractérisée par l'absence d'un ou plusieurs doigts.

Ectrogénie, *f.* (ἐχτρώω, je fais avorter; γεννάω, j'engendre). Malformation par arrêt de développement.

Ectromélie, *f.* (ἐχτρώω, je fais avorter; μέλος, membre). Malformation congénitale caractérisée par l'absence d'un ou plusieurs membres.

Ectropion, *m.* (ἐχτρέπω, je renverse). Anomalie des paupières, le plus généralement de la paupière inférieure, congénitale ou acquise, caractérisée par le renversement du bord libre de la paupière avec saillie de la conjonctive, qui devient le siège d'une inflammation chronique de coloration rougeâtre.

Ectylotique, *adj.* (ἐχ, hors de ; τύλος, durillon). Qui a la propriété de détruire les durillons, cors, callosités. — *Ex. :* Topique ectylotique.

Eczéma, *m.* (ἐχζεῖν, faire ébullition en dehors). Affection cutanée très commune, non contagieuse, aiguë ou chronique, caractérisée par une éruption de petites vésicules très rapprochées les unes des autres, ne contenant pas de microbes, siégeant sur toutes les parties du corps, à caractère prurigineux, ne s'accompagnant pas de fièvre. Comme toute solution de continuité de la peau, l'eczéma peut s'infecter secondairement. Il est plus ou moins fréquent, suivant la fragilité de la peau aux agents irri-

tants externes et suivant l diathèses individuelles.

Eczéma de la dentitio *m.* SYN. : *Eczéma nerveu Eczéma infantile.* Siège sur l joues, le menton, le from respectant le pourtour d cheveux, le nez; il prend so vent la forme croûteus Apparaît au moment de dentition, mais est surtou occasionné par des trouble digestifs.

Eczéma de la langue e aires, *m.* (ἔχζεμα, de ἐχζει bouillir). Voir SYN. : *Glossi exfoliatrice.*

Eczéma flanellaire, *n* Affection cutanée, d'origin parasitaire, nettement eczé mateuse ou pityriasique, sur venant à l'occasion du por de la flanelle. Il s'observe a niveau du sternum, entre le épaules.

Eczéma marginatum, *n* Voir SYN. : *Mycose intertrigi neuse.*

Eczéma marginé de Hé bra, *m.* Voir SYN.: *Epidermo phytie inguinale.*

Eczéma séborrhéique, *m* D'aspect gras, il se localise au cuir chevelu, s'étend sur l front, sur les oreilles et peu aller jusque sur le cou et le oreilles. Est moins prurigi neux que l'eczéma de la face

Eczéma tuberculeux, *m* Nom donné par Unna. Il n'a aucun rapport avec la tuber culose. Il se rapproche de l'impétigo et siège autour des orifices, de la bouche en par ticulier, formant de grosse vésicules et des croûtes jau nâtres. rappelant l'aspect de gouttelettes de cire.

Eczématisation, *f.* (ἐχζεῖν faire ébullition en dehors) Généralisation d'un eczéma à différentes parties du corps Elle s'observe dans l'eczéma

ronique avec poussées d'ec-
ma à toutes les périodes,
puis la vésicule du début
squ'aux croûtes avec ou
ns suintement, aux fissures
aux lamelles desquama-
es.

Edocéphale, *m.* (αἰδοῖον,
rties sexuelles ; κεφαλή,
e). Monstre dont la face
rticipe du rhinocéphale et
l'otocéphale. La trompe
ale rappelle la forme du
nis, et les oreilles, placées
us les maxillaires, sans
te buccale, simulent le
otum.

Efférent, *adj.* (*ex*, hors de ;
o, porter). Qui emporte,
va du centre d'un organe
a périphérie. — *Ex. :* Ca-
efférent ; Voie efférente.

Effet électrotonique, *m.*
et produit par le courant
vanique qui, au voisinage
l'anode (pôle positif +),
inue l'excitabilité du nerf
teur, tandis qu'au voisi-
e de la cathode (pôle né-
if —), son excitabilité est
mentée. Il en résulte une
ivité de la circulation et
e augmentation des oxy-
ions musculaires.

Effleurage, *m.* (*e*, préfixe ;
ra, fleur). Massage super-
el consistant à effleurer
plement la peau pour agir
les veines superficielles.
s'emploie dans le traite-
nt des varices, phlébites et
èmes.

Effluxion, *f.* (*ex*, hors de ;
re, couler). Expulsion
s douleur dans les pre-
rs jours de la grossesse,
n œuf fécondé n'ayant pas
ore d'adhérence utérine.

Efflorescences, *f.* (*efflores-
e*, fleurir). Se dit, en par-
t de la peau, des rugo-
s épidermiques sans ca-
tère spécial, indice de lé-

sions au début, qui peuvent
rester indéfiniment stationnaires, disparaître ou évoluer
vers une affection bien caractérisée.

Egagropile, *m.* αἴξ,) chèvre ; αγριος, sauvage ; πίλος,
pelote de laine). SYN. : *Trichobezoar.* Amas de cheveux
ou de poils que l'on trouve
sous forme de boule dans
l'estomac de la femme ou des
animaux qui ont l'habitude
de mâcher le bout des tresses
de cheveux ou de lécher leurs
poils.

Egilops, *m.* (αἴξ, chèvre ;
ὤψ, œil). Ulcération de l'angle
interne de l'œil.

Egophonie, *f.* (αἴξ, αἰγος,
chèvre ; φωνή, voix). SYN. :
*Voix chevrotante; Voix égo-
phonique; Voix de polichinelle; Voix sénile.* Résonnance spéciale de la voix qui
devient saccadée, tremblo-
tante, analogue au bêlement
de la chèvre ou à la voix de
polichinelle. Elle est déterminée par la transmission de la
voix dans les bronchioles mal
dilatées, entourées d'un tissu
comprimé par un épanchement
pleurétique. Elle s'observe
dans la pleurésie avec épanchement d'intensité moyenne.
Elle fait généralement défaut
quand l'épanchement est minime ou très abondant. La
lame de poumon, détendue en
raison de la diminution du
vide pleural, mais cependant
perméable à l'air et en contact avec le liquide pleurétique, réagit à la façon d'une
membrane de mirliton et la
couche de liquide laisse aux
vibrations leur amplitude et
leur timbre nasonné.

Egophonie de retour, *f.*
Egophonie que l'on observe
à nouveau quand l'épanchement pleurétique diminue.

Elle baisse par degré et l'on peut suivre l'évolution régressive de l'épanchement.

Egrotant, *adj.* (*œgrotare,* être maladif). Qui est maladif.

Ehrlich, médecin allemand contemporain. Voir : *Réaction d'Ehrlich.*

Eichhorst, médecin allemand contemporain. Voir : *Myopathie, type Eichhorst ou fémoro-tibial.*

Eichstedt, médecin allemand contemporain. Voir : *Maladie de Eichstedt.*

Ejaculation, *f.* (*ejaculatio,* éjaculation). Emission du sperme et du liquide prostatique.

Elaïokoniose folliculaire, *f.* (ἔλαιον, huile; κόνιος, poussière). SYN. : *Bouton d'huile.* Folliculite acnéiforme professionnelle due à l'obstruction de l'ostium du follicule par les poussières (konioses), qui s'infecte par les microbes des poussières et des huiles employées dans certaines professions.

Elaiurie, *f.* (ἔλαιον, huile; οὖρον, urine). Emission d'urine contenant de la graisse à l'état liquide par suite de sa fusion. L'élaiurie est une forme de la lipurie.

Elancement, *m.* (*e,* préfixe; *lancea,* lance). Douleur vive, aiguë, intermittente, comparable à la douleur qu'occasionnerait un coup de lance ou de couteau.

Election, *f.* (*elegere,* choisir). Voir : *Lieu d'élection.*

Electrique, *adj.* (ἤλεκτρον, ambre jaune qui a servi aux premières expériences d'électricité). Qui a rapport à l'électricité. Voir : *Réactions électriques.*

Electrisation, *f.* (ἤλεκτρον,
ambre jaune). Application s[ur] le corps humain de l'électricité, suivant ses différent[es] modalités thérapeutiques [ou] diagnostiques.

Electrocution, *f.* Mise [à] mort accidentelle par le co[n]tact avec un courant éle[c]trique puissant ou ordonn[ée] en Amérique pour l'exécuti[on] des condamnés à mort.

Electrodiagnostic, [m.] Moyen de diagnostic qui em[-]prunte à l'électricité l'em[-]ploi des courants galvaniqu[es] et faradiques pour reche[r]cher le degré de l'état pa[-]thologique d'un nerf o[u] d'un muscle, afin d'établir [le] pronostic de la lésion ain[si] découverte. Il est basé s[ur] les réactions des nerfs mo[-]teurs, se[n]sitifs et sensoriel[s] sur les variations de la rési[s-]tance électriques des muscl[es].

Electrodiagnostic, [m.] Interprétation des abrévia[-]tions :
S = Seuil.
Sec = Secousse.
> = Pas d'inversion.
≥ = Tendance à l'égalité polaire.
= = Egalité polaire.
< = Tendance à l'inversion.
< = Inversion.

Electrolepsie de Tordeu *f.* Voir SYN. : *Chorée éle[c-] trique.*

Electrolyse, *f.* (ἤλεκτρο[ν,] ambre jaune; λύω, je décom[-] pose). Elle s'emploie en thér[a-] peutique comme destructe[ur] des tissus dans le traiteme[nt] des nævi, des polypes, des r[é-] trécissements, en particuli[er] de celui de l'urètre, etc. - *Ex. :* Electrolyse linéaire [de] l'urètre.

Electrolyte, *m.* Toute sub[-] stance dissoute dans un li[-] quide qui, au contact du co[u] rant électrique, est capable de se dissocier.

Electron, *m.* (ἤλεκτρον, ambre jaune). Astre qui, dans l'atome, gravite dans une orbite fermée et stable, tout comme dans un système stellaire. La masse d'un électron d'une cellule vivante égale à peine à la milliardième partie du milliardième d'un milliardième de gramme. Dans la cellule à l'état de santé, les électrons composant sa structure physique ont des arrangements fixes, des vibrations toujours identiques ; dans la cellule à l'état de maladie, cet arrangement des électrons est instable, les vibrations sont variables, l'équilibre est détruit, la composition atomique de la cellule modifiée. Les électrons sont négatifs et groupés à la façon des écailles d'un oignon autour du noyau positif de l'atome, ceux de la couche extérieure sont maintenus moins solidement à leur place que ceux de la couche intérieure et subissent plus facilement les forces attractives qui s'exercent sur eux. Les rayons X, le radium, par leur action, peuvent déplacer les électrons, modifier aussi la structure atomique des cellules et arrêter le processus néoplasique d'une tumeur. Cette théorie des électrons s'applique à la nature entière et n'est pas en opposition avec la théorie chimique de la cellule, puisque chaque corps composant cette cellule est constitué d'atomes eux-mêmes formés d'un noyau central et d'électrons.

Electronique, *adj.* (ἤλεκτρον, ambre jaune). Qui a rapport à l'électron. — *Ex.:* Vibration électronique d'une tumeur.

Electrophorèse, *f.* (ἤλεκ-τρον, ambre jaune ; φέρω, je porte). Introduction dans l'organisme, au moyen de courants électriques continus, de produits médicamenteux.

Electropuncture, *f.* (ἤλεκ-τρον, ambre jaune ; *punctura,* poinçonnement). Procédé thérapeutique consistant à introduire dans les tissus des tiges métalliques pointues dans lesquelles passe un courant électrique.

Electrothérapie, *f.* (ἤλεκ-τρον, ambre jaune ; θεραπευω, je traite par). Méthode de traitement, basée sur les différentes modalités de l'énergie électrique. Voir : *Galvanisation ; Courant alternatif ; Franklinisation ; Haute fréquence ; Haute tension.*

Electrothermie, *f.* (ἤλεκτρον, ambre jaune ; θερμὸς, chaleur). Chaleur d'origine électrique. Elle s'emploie en thérapeutique, combinée ou non avec les radiations de lumière blanche ou colorée.

Electrotonique, *adj.* (ἤλεκ-τρον, ambre jaune ; τόνος, tension). Qui produit un effet tonique par l'électricité. Voir : *Effet électrotonique.*

Electrotonus, *m.* Voir : *Effet électrotonique.*

Electrotropisme, *m.* ἤλεκ-τρον, ambre jaune ; τρέπω, je tourne). Propriété que possède un corps d'être influencé par un courant électrique.

Electuaire, *m.* (*electus,* choisi). Médicament d'une consistance molle, composé de poudres incorporées à du sirop, à du miel ou à des oléo-résines liquides.

Eléphantiasis, *m.* (ἐλέφας, éléphant). Augmentation de volume des extrémités inférieures, caractérisée par une infiltration du derme et du tissu conjonctif, rappelant la patte de l'éléphant. Il s'observe chez les variqueux, à la suite de lymphangites, et chez les Africains atteints de filariose.

Eléphantiasis nostras, *m.* Voir Syn. : *Trophœdème familial.*

Eléphantiasique, *adj.* (ἐλέφας, éléphant). Qui a le caractère de l'éléphantiasis. — *Ex. :* OEdème éléphantiasique.

Elimination, *f.* (*ex*, hors de ; *limen*, porte). Expulsion hors du corps d'une substance nocive. — *Ex.:* Elimination de toxine ou d'un corps anormal. — *Ex.:* Elimination d'un séquestre.

Elongation, *f.* (*elongare*, allonger). Procédé chirurgical appliqué aux nerfs, consistant à pratiquer l'extension du tronc ou d'un filet nerveux dans un but thérapeutique.

Elytrite, *f.* (ἔλυτρον, vagin). Syn. : *Vaginite.* Inflammation du vagin.

Elytrocèle, *f.* (ἔλυτρον, vagin ; κήλη, hernie). Syn. : *Colpocèle.* Hernie du vagin.

Elytroplastie, *f.* (ἔλυτρον, vagin ; πλάσσειν, faire). Restauration chirurgicale du vagin.

Elytroptose, *f.* (ἔλυτρον, vagin ; πτῶσις, chute). Prolapsus du vagin.

Elytrorragie, *f.* (ἔλυτρον, vagin ; ῥαγή, rupture). Hémorragie du vagin.

Elytrorraphie, *f.* (ἔλυτρον, vagin ; ῥαφή, suture). Voir Syn.: *Colporraphie.*

Elytrotomie, *f.* (ἔλυτρον, vagin ; τομή, incision). Voir Syn. : *Colpotomie.*

Emaciation, *f.* (*emaciare*, de *e* et *macer*, maigre). Amaigrissement dû à une altération de la nutrition générale.

Emasculation, *f.* (*e*, priv.; *masculus*, mâle). Ablation des organes génitaux ; elle est totale dans les cas d'ablation du pénis et des testicules : partielle dans les cas d'ablation d'un ou des deux testicules avec conservation du pénis.

Embarras gastrique, *m.* Trouble de la digestion avec état saburral de la langue, généralement apyrétique ou sub-fébrile. Il s'accompagne, suivant les individus, de vomissements et de troubles intestinaux avec diarrhée passagère.

Embarras gastrique fébrile, *m.* Voir Syn. : *Fièvre typhoïde.*

Embarrure, *f.* (*en*, préfixe ; celt.: *bar*, barre). Position vicieuse d'un fragment osseux du crâne à la suite d'une fracture, le fragment venant se coincer entre la portion du crâne non fracturée et la dure-mère.

Embaumement, *m.* (*en* dans ; baume). Conservation des cadavres au moyen d'injections de solutions chimiques (chlorure de zinc et alcool) dans les vaisseaux, et de zinc colloïdal dans l'abdomen (180 gr.), le thorax (120 gr.) et le cerveau. Le corps est enveloppé dans des bandes trempées de zinc colloïdal.

Embolalie, *f.* (ἐμβολή, intercalation ; λαλεῖν, parler). Intercalation de paroles incompréhensibles au milieu de la conversation logique.

Embolie, *f.* (ἐμβάλλειν, enfoncer, lancer dehors). Oblitération d'un vaisseau par un corps étranger (caillot sanguin, nodule graisseux, bulle gazeuse).

Embolie graisseuse, *f.* Transport du tissu graisseux

de la moelle des os dans l'artère pulmonaire, par l'intermédiaire des capillaires, des veines et du cœur droit, à l'occasion d'une fracture osseuse.

Embolie pulmonaire, *f.* Oblitération brusque d'une branche de l'artère pulmonaire par un corps étranger véhiculé par le sang (caillot sanguin, cellules graisseuses, air, parasites).

Embolique, *adj.* (ἐμβάλλειν, pousser). Qui a rapport à l'embolie.

Embolus, *m.* (ἐμβάλλειν, lancer dehors). Corps étranger oblitérant un vaisseau et déterminant l'embolie.

Embonpoint, *m.* Présence d'une légère couche de graisse dans les tissus sous-cutanés et les tissus profonds, indice d'un état de santé florissant et d'une nutrition parfaite.

Embrocation, *f.* (ἐμβροχή, arrosage). Médicament pour l'usage externe, généralement à base d'huile, servant à faire des frictions et de la révulsion.

Embryocardie, *f.* (ἔμβρυον, embryon; καρδία, cœur). Etat spécial de la fonction du cœur qui bat d'un rythme semblable à celui du cœur fœtal, c'est-à-dire avec égalité des deux silences.

Embryogénie, *f.* (ἐν, dans; βρυῶ, je germe; γεννάω, j'engendre). Partie de l'anatomie qui traite du développement de l'embryon.

Embryogénique, *adj.* (ἐν, dans; βρυῶ, je germe; γεννάω, j'engendre). Qui se produit aux dépens de l'embryon ou du tissu embryonnaire.

Embryoïde, *adj.* (ἐν, dans; βρυῶ, je germe; εἶδος, ressemblance). Qui rappelle l'em-bryon. — *Ex.:* Tumeur em-bryoïde.

Embryologie, *f.* (ἐν, dans; βρυῶ, je germe; λόγος, étude). Etude des sciences ayant rapport au développement de l'embryon (anatomie, physiologie, histologie).

Embryome, *m.* (ἐν, dans; βρυῶ, je germe). Tumeur mixte formée de tissus multiples rappelant plus ou moins histologiquement ceux de l'embryon.

Embryon, *m.* ἔμβρυον, embryon). Développement de la cellule fécondée pendant les premiers mois de la vie utérine.

Embryonnaire, *adj.* (ἔμβρυον, embryon). Qui a rapport à l'embryon.

Embryoplastique, *adj.* (ἔμβρυον, fœtus; πλάσσειν, façonner). Qui a la constitution histologique embryonnaire. — *Ex.:* Tumeur embryoplastique.

Embryotome, *m.* (ἔμβρυον, fœtus; τομή, incision). Instrument destiné à sectionner l'embryon. Les plus employés sont : les ciseaux de Dubois; l'embryotome de Ribemont-Dessaigne qui, au moyen d'une ficelle-scie permet la décollation; l'embryotome rachidien de Tarnier, muni d'un crochet et d'un couteau protégé, qui agit à la façon d'une guillotine sur le cou du fœtus.

Embryotomie, *f.* (ἔμβρυον, fœtus; τομή, incision). Ce terme général s'applique à toutes les opérations ayant pour but de diviser le fœtus pour faciliter l'accouchement. Voir : *Craniotomie; Céphalotripsie; Embryotomie rachidienne, cervicale; Eviscération.*

Embryotomie cervicale, *f.*
Voir Syn. : *Décollation.*

Embryotomie rachidienne, *f.* Section du tronc du fœtus et de sa colonne vertébrale.

Embryotrophe, *m.* (ἔμϐρυον, embryon ; τροφή, nourriture). Produit de désintégration des tissus maternels qui sont utilisés directement et sur place par l'œuf pour sa nutrition propre.

Emétisant, *adj.* (ἐμέω, je vomis). Qui provoque le vomissement. — *Ex.* : Toux émétisante.

Emétiser, *v.* (ἐμέω, je vomis). Action de faire vomir un malade au moyen d'un médicament.

Eméto - cathartique, *adj.* (ἐμέω, je vomis ; καθαίρεω, je purge). Qui provoque un effet vomitif et purgatif. — *Ex.* : Médicament éméto-cathartique.

Eminence mamillaire, *f.* Hyperostose dentaire, embryon des cuspides supplémentaires siégeant à la face palatine des grosses molaires supérieures, stigmate de syphilis héréditaire.

Emission, *f.* (*emittere*, émettre). Acte de chasser par un conduit naturel les produits de sécrétion ou d'excrétion d'un organe. — *Ex.* : Emission d'urine.

Emménagogue, *adj.* (ἔμμηνα, règles ; ἄγω, je pousse). Qui provoque et régularise les règles. — *Ex.* : Médicament emménagogue.

Emménologie, *f.* (ἔμμηνα, règles ; λόγος, étude). Partie de la médecine traitant de la menstruation.

Emmétrope, *m.* (ἐν, dans ; μέτρον, mesure ; ὤψ, vue). Qui est atteint d'emmétropie.

Emmétropie, *f.* (ἐν, dans ; μέτρον, mesure ; ὤψ, vue). Vue normale dans laquelle l'œil au repos est adapté pour la vision à l'infini, sans avoir besoin d'accommoder.

Emollient, *subst.* et *adj.* (*mollire*, amollir). Médicament ayant la propriété de ramollir les tissus. Les émollients sont liquides (eau tiède), huileux, mucilagineux. — *Ex.* : Vertu émolliente de la mauve.

Emondage, *m.* (*emundare*, e, préfixe ; *mundare*, nettoyer). S'emploie à propos d'une plaie. Cette opération consiste à enlever avec des ciseaux tous les tissus meurtris, qui ne pourront se nécroser ou se liquéfier par infection purulente, de façon à arriver sur les tissus sains, sous-jacents, qui se répareront normalement.

Emotion, *f.* (*emotus*, ému). Modification brusque de l'affectivité se produisant sous l'influence d'une représentation soudaine et qui rompt, pour un temps généralement assez court, l'équilibre physiologique et l'équilibre psychique (Babinski).

Emotion-choc, *f.* Syn. : *Choc émotif.* Emotion survenant subitement à l'occasion d'un événement physique ou psychique spontané.

Emotivité, *f.* (*emotus*, ému). Trouble psychique caractérisé par une perte de l'assurance avec troubles vaso-moteurs de la face, accompagnés quelquefois de tremblements. S'observe chez les hystériques, certaines formes de dégénérés, de mélancoliques.

Empâtement, *m.* (*en*, préfixe ; *pasta*, pâte). Engorgement d'une région anatomique avec état fluxionnaire **ou**

œdémateux, aigu ou chronique. — *Ex. :* Empâtement péri-malléolaire.

Emphractique, *adj.* (ἔμφραξις, obstruction). Qui obstrue.

Emphraxie, *f.* (ἔμφραξις, obstruction). Obstruction.

Emphysémateux, *adj.* (ἐν, dans ; φῦσα, souffle). *a)* Qui est atteint d'emphysème pulmonaire. *Ex. :* Malade emphysémateux ; *b)* Qui a les caractères de l'emphysème. *Ex. :* Gangrène emphysémateuse.

Emphysème, *m.* (ἐν, dans ; φῦσα, souffle). Infiltration d'un tissu par des gaz. — *Ex. :* Emphysème médiastinal.

Emphysème gangréneux, *m.* Voir Syn. : *Gangrène gazeuse.*

Emphysème pulmonaire, *m.* (ἐμφυσᾶν, souffler dedans). Dilatation pathologique des alvéoles pulmonaires avec atrophie de leurs parois et fusion de leurs cavités.

Emphysème sous-cutané, *m.* Infiltration par des gaz, le plus souvent par de l'air, du tissu conjonctif sous-cutané.

Empirique, *adj.* (ἐμπειρία, expérience). Qui a rapport à l'empirisme. — *Ex. :* Médication empirique.

Empirisme, *m.* (ἐμπειρία, expérience). Pratique médicale basée sur la simple expérience sans participation de l'emploi des méthodes scientifiques.

Emplastique, *adj.* (ἐμπλάσσω, appliquer sur). Qui adhère en s'appliquant sur le corps. — *Ex. :* Pommade emplastique.

Emplâtre, *m.* (ἔμπλαστρος, de ἐμπλάσσω, appliquer sur). Médicament solide, à base de résine ou de plomb, qui, sous l'influence de la chaleur, adhère à la peau.

Empoisonnement, *m.* (*in,* dans ; *potio,* breuvage). Ingestion d'une substance capable de déterminer un arrêt ou une modification des fonctions physiologiques. Le trouble physiologique est fonction de la substance ingérée (alcaloïdes, aliments avariés et toxiques).

Empoisonnement, *m.* (*in,* dans ; *potio,* breuvage). Action de prendre un poison accidentellement ou de le faire prendre dans un but criminel. — Art. 301 du Code pénal : « Est qualifié empoisonnement tout attentat à la vie d'une personne par l'effet des substances qui peuvent donner la mort plus ou moins promptement, de quelque manière que ces substances aient été employées ou administrées et quelles qu'en aient été les suites. »

Empreinte, *f.* (*imprimere,* marquer, graver). Trace que laisse une partie du corps par son contact avec une substance molle capable d'en épouser la forme et les caractères. S'utilise comme moyen d'identification.— *Ex.:* Empreinte digitale ; empreinte dentaire.

Empreintes de Taylor, *f. Méd. légale.* Elles consistent dans la recherche des taches de sang sur du linge de couleur sombre, un couteau, du bois. On applique du papier blanc à filtrer imbibé d'eau sur les taches à analyser, de façon à en prendre les empreintes. On fait agir sur le papier ainsi imprégné de sang un réactif (teinture de gaïac et essence de térébenthine), et s'il y a du sang, on obtient une coloration verte, puis bleue.

Emprosthotonos, *m.* (ἔμπροσθεν, en avant ; τόνος, tension). Syn.: *Tétanos en boule.* Contracture des différents segments du corps en flexion, la tête inclinée sur la poitrine, les jambes fléchies sur les cuisses en chien de fusil. S'observe dans le tétanos.

Empyème, m. (ἐμπύημα, de ἐν, dans πῦον, pus). Epanchement purulent de la plèvre. Par extension, opération destinée à évacuer cet épanchement. Voir Syn.: *Pleurotomie.*

Empyème de nécessité, m. (ἔμπύημα, empyème). Pleurésie purulente infiltrée jusqu'à la paroi thoracique où elle s'ouvre spontanément.

Empyème pulsatile, m. Pleurésie purulente gauche animée de battements synchrones aux pulsations cardiaques.

Empyomphale, m. (ἐν, dans ; πῦον, pus ; ὀμφαλός, ombilic). Suppuration de l'ombilic.

Empyose, f. (ἐν, dans ; πῦον, pus). Production de pus.

Empyreumatique, adj. (ἐμπυρευω, je brûle). Qui dégage une odeur désagréable, prenant à la gorge, en se volatilisant sous l'action de la chaleur. — *Ex.:* Produit empyreumatique.

Emulsion, f. (*emulgere*, adoucir). Médicament tenant en suspension des corps gras huileux ou résineux qui lui donnent une coloration blanc laiteuse. — *Ex.:* Emulsion d'huile de foie de morue.

Enadelphe, m. (ἐν, dans ; ἀδελφός, frère). Monstre dans lequel un fœtus ou des parties fœtales se sont développés par suite de pénétration de bourgeons germinatifs, conséquence d'une fécondation anormale.

Enanthème, m. (ἐν, dans ; ἄνθημα, éruption). Eruption se produisant sur les muqueuses.

Enarthrodial, adj. (ἐν, dans ; ἄρθρωσις, articulation). Qui a les caractères de l'énarthrose, c'est-à-dire d'une articulation composée d'une tête osseuse se logeant dans une cavité destinée à la recevoir. — *Ex.:* Articulation énarthrodiale de la hanche.

Encanthis, f. (ἐν, dans ; κανθός, angle oculaire). Terme désignant toutes les tumeurs de la caroncule oculaire (sarcome, angiome, lymphangiome, fibrolipome, adénome, papillome, épithéliome).

Encanthis calculeuse, f. Production des glandes sébacées ou acnéotubuleuses de la caroncule ayant l'apparence de grains jaunâtres, formée de cholestérine, de sels terreux.

Encaume, m. (ἔγκαυμα, brûlure profonde). Ulcère de la cornée ayant tendance à s'étendre en profondeur.

Encéphalalgie, f. (ἐν, dans ; κεφαλή, tête ; ἄλγος, douleur). Douleur profonde de l'encéphale. S'observe dans les lésions cérébrales.

Encéphalgique, adj. (ἐν, dans ; κεφαλή, tête ; ἄλγος, douleur). Qui a rapport à la douleur de l'encéphale. — *Ex.:* Phénomènes encéphalgiques.

Encéphalique, adj. (ἐν, dans ; κεφαλή, tête). Qui a rapport au cerveau.

Encéphalite, f. (ἐν, dans ; κεφαλή, cerveau). Syn.: *Encéphalopathie.* Inflammation du cerveau.

Encéphalite aiguë, f. Inflammation aiguë du cerveau, le plus souvent limitée et aboutissant à la suppuration, localisée sous forme d'abcès cérébral.

Encéphalite chronique, *f.* Sclérose de l'encéphale.

Encéphalite chronique de l'enfance, *f.* SYN.: *Encéphalopathie atrophique infantile.* Inflammation chronique de l'encéphale, de localisation variée, aboutissant à l'atrophie du cerveau, déterminant des psychopathies, des arrêts de développement de l'intelligence (imbécillité, idiotie) ou des troubles moteurs.

Encéphalite chronique interstitielle diffuse [de Magnan], *f.* Voir SYN. : *Paralysie générale.*

Encéphalite léthargique, *f.* SYN.: *Stupeur épidémique.* Affection, en général fébrile, débutant par de la céphalée, des vomissements. Bientôt apparaît une somnolence croissante et presque toujours une atteinte de l'appareil musculaire des yeux. Il n'a été révélé rien d'anormal dans le liquide céphalo-rachidien jusqu'à ce jour. Le bacille est inconnu. Cette maladie, de nature épidémique, présente une analogie avec la poliomyélite (Netter).

Encéphalite tubéreuse, *f.* Voir SYN.: *Neurogliome ganglionnaire.* Encéphalite circonscrite à foyers multiples.

Encéphalocèle, *f.* (ἐν, dans; κεφαλή, cerveau; κήλη, tumeur). Malformation congénitale caractérisée par une hernie des méninges et du cerveau en dehors de la boîte cranienne qui présente une solution de continuité, généralement de la dimension d'une pièce de 0 fr. 50 à 1 franc, à travers laquelle passe l'encéphale.

Encéphaloïde, *adj.* (ἐνκέφαλος, cerveau; εἶδος, forme). Qui a l'aspect morphologique du cerveau. — *Ex.:* Tumeur encéphaloïde.

Encéphalolithe, *m.* (ἐνκέφαλος, cerveau; λίθος, pierre). Production calcaire au niveau du cerveau.

Encéphalomalacie, *f.* (ἐνκέφαλος, encéphale ; μαλαχία, mollesse). Voir SYN.: *Ramollissement cérébral.*

Encéphalo - myélite, *f.* (ἐνκέφαλος, encéphale ; μυελός, moelle). Inflammation de l'encéphale et de la moelle.

Encéphalopathie, *f.* (ἐνκέφαλος, encéphale; πάθος, maladie). Terme général servant à désigner toutes les affections du cerveau, associées ou non à des lésions des méninges.

Encéphalopathie atrophique infantile, *f.* Voir SYN.: *Encéphalite chronique de l'enfance.*

Encéphalorrhagie, *f.* (ἐνκέφαλη, tête ; ῥήγνυμι, je romps). Hémorragie d'un vaisseau de l'encéphale (cerveau et méninges).

Enchatonné, *adj.* Qui est serré, comme enkysté par les parois d'un organe. — *Ex.:* Placenta enchatonné ; calcul urétral enchatonné.

Enchatonnement du placenta, *m.* (en, préf.; catus, chat). SYN.: *Enkystement ; chatonnement.* Se dit d'un placenta qui ne peut être expulsé en raison d'une contraction partielle des fibres utérines qui l'enserre de toutes parts.

Enchifrènement, *m.* (en, préf.; camus, frein). Inflammation de la muqueuse du nez avec diminution de la perméabilité nasale, premier stade de coryza.

Enchondrome, *m.* (ἐν, dans; χόνδρος, cartilage). Voir SYN.: *Chondrome.*

Enchymose, *f.* (ἐν, dans; χυμός, suc). Dilatation des capillaires de la peau par afflux sanguin d'origine émotive. Elle se traduit par la rougeur des téguments. — *Ex.:* Enchymose de la face.

Enclavement, *m.* (*en*, dans; *clavis*, clef). *Obst.* Etat du fœtus dont la tête est engagée dans le détroit supérieur. — *Méd. gén.* Théorie due à Cohnheim, d'après laquelle un bourgeon, ecto ou endodermique s'enferme dans les tissus voisins et se développe sous forme de tumeur.

Encoche de Sibson, *f.* Dépression se trouvant au-dessus de la partie moyenne, sur le bord gauche de l'aire de matité cardiaque et s'observant au cours de la péricardite avec épanchement.

Encolpite, *f.* (ἐν, dans; κόλπος, vagin). Voir Syn.: *Colpite.*

Endadelphe, *m.* (ἔνδον, dedans; ἀδελφός, frère). Voir Syn.: *Enadelphe.*

Endartérite, *f.* (ἔνδον, en dedans; αρταῶ, je suspends). Inflammation artérielle débutant par l'endothélium, tunique interne de l'artère.

Endartériolite, *f.* (ἔνδον, en dedans; αρταῶ, je suspends). Inflammation d'une artériole débutant par l'endothélium.

Endémicité, *f.* (ἐν, dans; δῆμος, peuple). Caractère spécial à une maladie qui règne dans une région à l'état d'endémie. — *Ex.:* Endémicité de la fièvre typhoïde sur le bassin méditerranéen.

Endémie, *f.* (ἐν, dans; δῆμος, peuple). Maladie limitée à une région et régnant d'une façon permanente ou périodique.

Endémiologie, *f.* (ἐν, dans; δῆμος, peuple). Partie de l'hygiène qui traite des maladies endémiques.

Endémique, *adj.* (ἐν, dans; δῆμος, peuple). *a)* Qui a les caractères de l'endémie. *Ex.:* Maladie endémique; *b)* Qui a rapport à l'endémie.

Endermique, *adj.* (ἐν, dans: δέρμα, peau). Syn.: *Intradermique.* Qui se passe dans le derme. — *Ex.:* Injection endermique.

Endoblaste, *m.* (ἔνδον, en dedans; βλαστός, germe). Voir Syn.: *Endoderme.*

Endocardite, *f.* (ἔνδον, en dedans; καρδία, cœur). Inflammation de l'endocarde.

Endocardite maligne à évolution lente, *f.* Due au streptocoque; elle s'observe surtout chez l'adolescent et l'adulte jeune. Caractérisée par un souffle cardiaque, des manifestations cutanées (purpura, nodosités et plaques érythémateuses) (Voir: *Signe d'Osler*), des réactions articulaires, de la splénomégalie constante. A ces symptômes peuvent s'ajouter de la pâleur de la face avec pigmentation brunâtre du nez, des joues, de la région sous-orbitaire, des hémorragies rétiniennes, de la névrite optique double, des embolies, des artérites oblitérantes, des anévrysmes artériels des viscères et des membres.

Endocervicite, *f.* (ἔνδον, en dedans; *cervix*, col). Inflammation de la muqueuse interne du col utérin.

Endocranite, *f.* (ἔνδον, en dedans; κρανίον, crâne). Inflammation de la face interne de la cavité cranienne.

Endocrine, *adj.* (ἔνδον, en dedans; κρίνω, je sécrète). A sécrétion interne. — *Ex.:* Glande endocrine: glande à sécrétion interne (hypophyse, thyroïde, etc.).

Endocrinien, *adj.* (ἔνδον, en dedans; κρίνω, je sécrète).

Qui a rapport à la sécrétion interne. — *Ex.* : Auto-intoxication endocrinienne.

Endocrinologie, *f.* (ἔνδον, en dedans; κρίνω, je sécrète; λόγος, étude). Etude des organes à sécrétion interne et plus spécialement de la physiologie de ces organes et des rapports des fonctions des différents organes entre eux.

Endocyme, *m.* (ἔνδον, en dedans; κύμα, fœtus). Tumeur d'origine fœtale, enclavée dans les tissus profonds.

Endocymien, *adj.* (ἔνδον, en dedans; κύμα, fœtus). Voir Syn. : *Enadelphe*.

Endoderme, *m.* (ἔνδον, en dedans; δέρμα, peau). Syn. : *Endoblaste*. Feuillet interne du blastoderme, qui forme l'épithélium et les glandes du tube digestif ainsi que les poumons.

Endodiascopie, *f.* (ἔνδον, en dedans; διά, à travers; σκοπεῖν, regarder). Méthode d'examen radiologique consistant à éclairer intérieurement un organe pour voir cet organe ou la région voisine par transparence.

Endogène, *adj.* (ἔνδον, en dedans; γεννάω, j'engendre). Qui prend naissance dans l'organisme. — *Ex.* : Maladie endogène.

Endolymphe, *f.* (ἔνδον, en dedans; *lympha*, lymphe). Liquide clair qui se trouve dans le labyrinthe de l'oreille interne au niveau de l'utricule et des canaux semi-circulaires.

Endométrite, *f.* (ἔνδον, en dedans; μήτρα, matrice). Inflammation de la muqueuse du corps de l'utérus.

Endomyces albicans, *m.* Champignon pathogène de l'homme occasionnant le muguet. Il est formé par un mycélium à rameaux bourgeonnant et émettant des grains arrondis rappelant les levures. Le mycélium, à l'intérieur des filaments, produit des spores internes (endoconidies).

Endomycose, *f.* (ἔνδον, en dedans; μύκης, champignon). Infection localisée due à un champignon pathogène de la famille des endomyces. Le plus connu est l'endomyces albicans occasionnant le muguet.

Endo-myo-péricardite, *f.* Voir Syn. : *Pancardite*.

Endoparasite, *m.* (ἔνδον, en dedans; παρά, auprès; σῖτος, nourriture). Parasite vivant dans l'intérieur de l'organisme.

Endopelicoscopie, *f.* (ἔνδον, en dedans; πέλυς, πέλυχος. bassin; σκοπεῖν, regarder). Examen direct du petit bassin avec une ampoule électrique après une laparotomie du vagin.

Endopéricardite, *f.* (ἔνδον, en dedans; περί, autour; καρδία, cœur). Inflammation de l'endocarde et du péricarde.

Endoprothèse, *f.* (ἔνδον, en dedans; προτίθημι, mettre en place). Procédé de remplacement d'une perte de substance par une pièce de prothèse. — *Ex.* : Remplacement d'un segment d'os disparu par une pièce de caoutchouc durci.

Endoradiothérapie, *f.* (ἔνδον, en dedans; *radius*, rayon; θεραπεύω, je soigne). Radiothérapie des organes internes accessibles (vagin, rectum, prostate, larynx, pharynx, œsophage).

Endoscope, *m.* (ἔνδον, en dedans; σκοπεῖν, regarder). Instrument servant à pratiquer l'examen des cavités naturelles.

Endoscopie, *f.* (ἔνδον, en dedans; σκοπεῖν, regarder). Méthode d'examen au moyen d'un endoscope qui permet de regarder l'état d'un organe interne. — *Ex. :* Endoscopie du rectum.

Endostéthoscope, *m.* (ἔνδον, en dedans; στῆθος, poitrine; σκοπεῖν, regarder). Appareil que l'on introduit dans la poitrine par l'œsophage et qui est destiné à ausculter l'aorte.

Endothélial, *adj.* (ἔνδον, en dedans; θηλή, mamelon). Qui a rapport à l'endothélium.

Endothéliome, *m.* (ἔνδον, en dedans; θηλή, mamelon). Tumeur d'origine endothéliale que l'on rencontre sur la paroi interne des vaisseaux et des séreuses.

Endothéliome cérébral. SYN. : *Tumeur fibro - plastique; Epithéliome des séreuses.* Tumeur développée aux dépens du mésoderme par l'intermédiaire des cellules plates qu'elle renferme et qui proviennent de l'endothélium des vaisseaux des méninges.

Endotoxine, *f.* (ἔνδον, en dedans; τόξος, poison). Toxine peu soluble que l'on ne peut isoler que très difficilement dans les bouillons de culture, et qui reste adhérente au bacille lui-même. Les procédés de sérothérapie sont, de ce fait, impuissants pour lutter contre l'endotoxine.

Endoventriculaire, *adj.* (ἔνδον, en dehors; *ventriculus,* petit ventre). Qui appartient, qui se passe à l'intérieur d'un ventricule. — *Ex.:* Injection endoventriculaire.

Enduit fœtal, *m.* (*enducere,* entourer). SYN.: *Enduit sébacé.* Matière grasse qui recouvre la peau du fœtus à la naissance. On la recherche sur des linges, en cas d'infanticide, d'accouchement clandestin. L'examen microscopique de cette matière grasse, le plus souvent desséchée sur la toile, après macération dans de l'eau, montre qu'elle est constituée par des pellicules formées de cellules épithéliales pavimenteuses infiltrées de matière grasse, des poils de duvet, sans canal médullaire, avec une pointe effilée, provenant de la peau du fœtus.

Enduit sébacé, *m.* (*enducere,* entourer). Matière grasse provenant de la sécrétion des glandes sébacées et recouvrant la peau. Sa recherche microscopique sur les linges a son importance en médecine légale dans le cas d'accouchement clandestin, d'infanticide. Voir: *Enduit fœtal.*

Enduophobie, *f.* (ἐν, préf.; *duire,* vieux français, revêtir; φόβος, crainte). Crainte morbide de mettre des vêtements.

Enéorème, *m.* ('ἐν, dans; αἰορέω, je suspends). Matière blanchâtre, nuageuse, généralement constituée par du mucus, qui se trouve en suspension dans les urines.

Energétique, *f.* (ἐν, dans; ἔργον, travail). Doctrine qui s'occupe de l'énergie vitale sous toutes ses formes: force, chaleur, mouvement, et des réactions qui se produisent dans les corps animés et inanimés.

Enervation, *f.* (ἐx, hors de; νεῦρον, nerf). *a)* Extirpation d'un ou de plusieurs nerfs ou filets nerveux d'un organe. — *Ex. :* Enervation du rein ; *b)* Etat psychique dans lequel le sujet est excité.

Enfantement, *m.* (*infans,* enfant). Acte de mettre au monde un enfant.

Enfoncement, *m.* (*en,* préfixe; *fundum*, fond). Variété de fracture qui s'observe à la voûte du crâne, où les os fragmentés en plusieurs morceaux s'enfoncent dans la boîte cranienne en comprimant ou non la substance cérébrale et en déterminant ou non des troubles de compression avec ou sans paralysie des membres. — *Ex.*: Enfoncement du crâne.

Enfonçure, *f.* (*en* préfixe; *fundum*, fond). Position spéciale des fragments d'une fracture du crâne qui sont affaissés, enfoncés par rapport au niveau de la voûte cranienne.

Enfouissement, *m.* (*en*, dans; *fundum*, fond). *a)* Action d'enfoncer un corps en terre et de le recouvrir. — *Ex.*: Enfouissement d'un cadavre;; *b)* *Chir.* Action d'enfoncer, de cacher une ligature, une portion d'organe dans un autre organe au cours d'une opération chirurgicale.

Engagement, *m.* (en, préfixe; *wadiare*, gager). *Obs.* Position que prend l'une des parties du fœtus (sommet, siège, etc.) dans le bassin maternel au premier temps de l'accouchement.

Engelure, *f.* (*gelare*, de *gelu*, gelée). Plaque rouge violacée se développant en hiver par l'action du froid au niveau des mains, des pieds, des oreilles, chez les enfants et les sujets à circulation ralentie. Elle peut s'accompagner de phlyctènes et d'ulcérations.

Engorgement, *m.* (*en*, préfixe; *gurges*, gouffre, gorge). Obstruction d'un organe, d'un canal ou d'un vaisseau pouvant ou non déterminer une réaction inflammatoire à son niveau. — *Ex.*: Engorgement ganglionnaire.

Engouement, *m.* (*en*, préfixe; *goziǔ*, gosier). Obstruction d'un organe par des matières ou des liquides.

Engouement herniaire, *m.* Engouement de l'Intestin au niveau d'une hernie.

Engouement intestinal, *m.* Accumulation de matières fécales dans l'intestin ; très fréquent au niveau d'une hernie, il porte le nom d'engouement herniaire.

Engouement pulmonaire, *m.* Accumulation de sang au niveau du poumon. Voir SYN.: *Congestion*.

Enkysté, *adj.* (ἐν, dans ; κύστις, vessie). Qui est enfermé dans un kyste. — *Ex.*: Hématome enkysté.

Enkystement, *m.* (ἐν, dans; κύστις, vessie). Etat d'un corps qui s'isole des parties qui l'entourent au moyen d'une production de tissu fibro-élastique blanchâtre, plus ou moins épais et résistant. — *Ex.*: Enkystement d'une tumeur.

Enophtalmie, *f.* (ἐν, dans; ὀφθαλμός, œil). Enfoncement de l'œil dans le fond de l'orbite. Elle s'observe chez les cachectiques, les malades atteints de maladies longues et infectieuses.

Enormité, *f.* Voir : *Délire d'énormité*.

Enostose, *f.* (ἐν, dans ; ὀστέον, os). Prolifération osseuse qui se développe dans l'intérieur du canal médullaire de l'os.

Enrouement, *m.* (*en*, préfixe; *raucus*, rude). Altération de la voix qui est sourde et voilée.

Ensellure, *f.* (*en*, préfixe; *sella*, selle). Déformation de la colonne vertébrale.

Ensellure lombaire, *f.* (*en,* préfixe; *sella,* selle). Déformation de la colonne lombaire à concavité postérieure. Cette attitude vicieuse s'observe chez les coxalgiques, les rachitiques. On dit encore, pour expliquer cette déformation, que les reins se creusent.

Entamœba buccalis, *f.* Micro-organisme que l'on trouve dans le pus de la pyorrhée alvéolaire, mais qui ne peut être considéré comme agent pathogène.

Enteradène, *m.* (ἔντερον, intestin; ἀδήν, glande). Ganglion de l'intestin.

Entéralgie, *f.* (ἔντερον, intestin; ἄλγος, douleur). Douleur au niveau de l'intestin. La forme de cette douleur est souvent intermittente, paroxystique au moment de crises.

Enterangiemphraxie, *f.* (ἔντερον, intestin; ἄγχω, j'étrangle; ἐμφράσσω, j'obstrue). Obstruction de l'intestin par étranglement.

Entérectomie (ἔντερον, intestin; ἐκτομή, excision). Excision de l'intestin sur une certaine étendue. Elle se fait dans les cas de perforations de l'intestin et d'extirpation de tumeurs.

Entérélesie, *f.* (ἔντερον, intestin; εἴλαω, j'enroule). Voir SYN. : *Volvulus.*

Entérique, *adj.* (ἔντερον, intestin). SYN. : *Intestinal.* Qui a rapport à l'intestin.

Entérite, *f.* (ἔντερον, intestin). Inflammation de l'intestin.

Entérite muco-membraneuse, *f.* Entérite caractérisée par l'expulsion avec les matières fécales, de mucosités, de glaires et de portions de muqueuse intestinale rappelant l'aspect des fausses membranes.

Entéro-anastomose, *f.* (ἔντερον, intestin; ἀνά, avec; στόμα, bouche). Abouchement de deux anses intestinales.

Entérocèle, *f.* (ἔντερον, intestin; κήλη, tumeur). Voir SYN. : *Hernie de l'intestin.*

Entéroclyse, *f.* (ἔντερον, intestin; κλύζω, je lave). Lavage de l'intestin par le rectum au moyen d'une longue sonde molle en caoutchouc.

Entérococcie, *f.* (ἔντερον, intestin; κόκκος, graine). Infection de l'organisme par l'entérocoque.

Entéro-colite, *f.* (ἔντερον, intestin; κῶλον, côlon). Inflammation siégeant le plus fréquemment dans la dernière portion du gros intestin et souvent au niveau du côlon iliaque gauche. Elle s'accuse par une douleur localisée au flanc gauche avec légère induration de la paroi abdominale. Les selles sont dures, mêlées de glaires, teintées ou non de sang.

Entérocoque, *m.* (ἔντερον, intestin; κόκκος, graine). Bactérie de l'intestin, de la famille des diplocoques.

Entérocystocèle (ἔντερον, intestin; κύστις, vessie; κήλη, tumeur). Hernie contenant la vessie et une portion d'anse intestinale.

Entéroépiplocèle, *f.* (ἔντερον, intestin; ἐπίπλοον, épiploon; κήλη, tumeur). Hernie de l'intestin et de l'épiploon.

Entéroépiplomphalocèle, *f.* (ἔντερον, intestin; ἐπίπλοον, épiploon; ὀμφαλός, nombril; κήλη, hernie). Hernie de l'ombilic dont le sac contient de l'intestin et de l'épiploon.

Entéro-hémorragie, *f.* (ἔντερον, intestin; αἷμα, sang; ῥέω, je coule). Hémorragie de l'intestin.

Entéro-hépatocèle, *f.* (ἔντε[ρον]

ρον, intestin ; ἧπαρ, foie ; κήλη, hernie). Hernie de l'intestin et du foie.

Entéro-hydrocèle, *f.* (ἔντερον, intestin ; ὕδωρ, eau ; κήλη, hernie). Hernie inguinale avec hydrocèle.

Entéro-hydromphale, *f.* (ἔντερον, intestin ; ὕδωρ, eau ; ὀμφαλός, ombilic). Hernie ombilicale dont le sac contient une anse intestinale et de la sérosité de réaction inflammatoire.

Entérokinase, *f.* (ἔντερον, intestin). Ferment soluble du suc intestinal qui a la propriété d'activer le proferment des albuminoïdes du suc pancréatique.

Entérokystome, *m.* (ἔντερον, intestin ; κύστις, vessie). Petit kyste se développant dans l'intestin ou à l'ombilic le plus souvent chez l'enfant, résultat pathologique d'une persistance du canal omphalo-mésentérique.

Entérolithe, *m.* (ἔντερον, intestin ; λίθος, pierre). Petit calcul ou gros gravier que l'on retrouve dans les selles, provoquant de l'entéralgie, au cours de la lithiase intestinale.

Entéro-mérocèle, *f.* (ἔντερον, intestin ; μερός, cuisse ; κήλη, hernie). Hernie de l'intestin au niveau de l'anneau crural.

Entéro-mésentérique, *adj.* (ἔντερον, intestin ; μεσεντέριον, mésentère). Qui a rapport à l'intestin et au mésentère.

Entéro - mésentérite, *f.* (ἔντερον, intestin ; μεσεντέριον, mésentère). Voir SYN. : *Carreau.*

Entéro-mucose, *f.* (ἔντερον, intestin ; *mucus,* mucus). Voir SYN. : *Entérite muqueuse.*

Entéro-myxorrhée, *f.* (ἔντερον, intestin ; μύξα, mucus ;

ῥέω, je coule). Poussée inflammatoire de l'intestin se traduisant par une sécrétion abondante de mucus.

Entéro-névrose, *f.* (ἔντερον, intestin ; νεῦρον, nerf). Entérite muco-membraneuse d'origine nerveuse.

Entéropathie, *f.* (ἔντερον, intestin ; πάθος, maladie). Toute maladie localisée au niveau de l'intestin.

Entéropexie, *f.* (ἔντερον, intestin ; πήγνυμι, je couds). Fixation d'une anse intestinale à la paroi abdominale, dans l'anus contre nature, par exemple.

Entérophlogose, *f.* (ἔντερον, intestin ; φλέγω, je brûle). Inflammation de l'intestin.

Entéroplastie, *f.* (ἔντερον, intestin ; πλάσσειν, façonner). Opération chirurgicale consistant à rétablir le calibre de l'intestin.

Entéropneumatose, *f.* (ἔντερον, intestin ; πνεῦμα, souffle). Dilatation intestinale due à un développement anormal de gaz et occasionnant du ballonnement du ventre.

Entéroptose, *f.* (ἔντερον, intestin ; πτῶσις, chute). Relâchement avec déplacement de l'intestin, résultant généralement d'une insuffisance de la sangle aponévrotique et musculaire de la paroi abdominale. Fréquente chez les femmes multipares.

Entérorectostomie, *f.* (ἔντερον, intestin ; *rectum,* rectum ; στόμα, bouche). Abouchement d'une anse intestinale dans le rectum.

Entérorragie, *f.* (ἔντερον, intestin ; ῥήγνυμι, je romps). Hémorragie de l'intestin.

Entérorraphie, *f.* (ἔντερον, intestin ; ῥαφή, suture). Suture de l'intestin.

Entérorrhée, *f.* (ἔντερον,

intestin ; ῥέω, je coule). Exagération de la sécrétion intestinale se traduisant par de la diarrhée liquide.

Entérospasme, *m.* (ἔντερον, intestin ; σπασμός, spasme). Spasme de l'intestin.

Entérosténose, *f.* (ἔντερον, intestin ; στένος, rétréci). Rétrécissement de l'intestin.

Entérostomie, *f.* (ἔντερον, intestin ; στόμα, bouche). Abouchement d'une anse intestinale à la paroi abdominale. Voir : *Anus contre nature.*

Entérotératome, *m.* (ἔντερον, intestin ; τέρας, monstre). Voir SYN. : *Omphalome.*

Entérotomie, *f.* (ἔντερον, intestin ; τομή, incision). Opération consistant à ouvrir l'intestin.

Entérovaccin, *m.* (ἔντερον, intestin ; *vacca*, vache). Vaccin ingéré par la voie stomacale, absorbé par la muqueuse de l'intestin et qui immunise contre une maladie. — *Ex.:* Entérovaccin antityphoïdique.

Entérovaccination, *f.* Méthode thérapeutique dans laquelle le vaccin est ingéré par la voie digestive et absorbé par la muqueuse intestinale.

Entéro-vaginal, *adj.* (ἔντερον, intestin ; *vagina*, vagin). Qui a rapport à l'intestin et au vagin. — *Ex. :* Fistule entéro-vaginale ; fistule qui met en communication l'intestin et le vagin, laissant passer les matières fécales.

Entoptique, *adj.* (ἐν, dans ; ὄψ, vue). Qui a rapport à ce qui se passe à l'intérieur de l'œil.

Entorse, *f.* (en, préfixe ; *tordere*, tordre). Déplacement momentané des surfaces osseuses articulaires d'une jointure, résultant d'un mouvement de l'articulation ayant dépassé sa limite physiologique. Elle est caractérisée dans les cas bénins par une simple distension des ligaments ; dans les cas plus sérieux, par des déchirure ou des désinsertions ligamentaires ; dans les cas graves par des arrachements osseux et des fractures.

Entozoaire, *m.* (ἐντός, en dedans ; ζῶον, animal). Animal qui vit en parasite dans le corps d'autres animaux ou de l'homme. Par ex.: les helminthes ou vers.

Entraînement, *m.* (en, préfixe ; *trahere*, tirer). Méthode d'éducation consistant à augmenter progressivement le travail d'un muscle, d'un groupe de muscles, ou de l'appareil cardiopulmonaire pour leur permettre de donner un effort long et soutenu sans fatigue par suit de l'habitude.

Entropion, *m.* (ἐν, dans ; τρέπω, je tourne). Renversement du bord libre de l paupière et du cartilage tars en dedans, vers le globe oculaire.

Enucléation, *f.* (*ex*, hors de ; *nucleus*, noyau). Ophti Extirpation hors de la cavit orbitaire du globe oculair qui est extrait de la capsul de Tenon.

Enurèse, *f.* (ἐν, dans ; οὖρον, urine). Incontinence d'urine.

Enveloppement, *m.* (en préfixe ; *volvere*, tourner). Méthode de traitement employée dans les pyrexies consistant à envelopper le malade tout entier, sauf la tête dans un drap imbibé d'eau froide ou chaude, dans le but d'amener une réaction de l'organisme. L'enveloppemen froid (drap mouillé) fait en général tomber la température de un ou plusieurs degrés.

Envenimation, *f.* (*en*, préfixe; *venenum*, poison). Tout trouble physiologique occasionné par l'introduction d'un venin dans l'organisme.

Envie, *f.* (*invidia*, envie). Voir Syn. : *Nævus*.

Envies, *f.* (*invidia*, envie). Troubles névropathiques et intellectuels caractérisés par des désirs extravagants, des dépravations de l'appétit, de l'irritabilité, de l'exaltation sexuelle ou religieuse, de l'impulsivité, en particulier avec tendance au vol, que l'on observe fréquemment chez les femmes pendant l'état de gestation (Régis).

Enzootie, *f.* (ἐν, dans; ζῶον, animal). Maladie épidémique sur les animaux.

Enzyme, *m.* (ἐν, dans; ζύμη, ferment). Ferment soluble qui rend assimilable les matières alimentaires. *Par ex. :* La diastase est un enzyme.

Eosinophilémie, *f.* (éosine; φίλεω, j'aime; αἷμα, sang). Présence de leucocytes éosinophiles nombreux dans le sang.

Eosinophilie, *f.* (éosine; φίλεω, j'aime). Variété de leucocytose caractérisée par la présence d'éosinophiles. Elle s'observe dans les convalescences et au cours des affections parasitaires (ankylostomes, ascarides) de certaines dermites et intoxications.

Eosinoplasie, *f.* (éosine; πλάσις, formation). Formation de cellules éosinophiles, dans un épanchement par exemple.

Epanchement, *m.* (*expandere*, épandre, couler). Production de liquide dans une séreuse sous l'influence d'une inflammation locale. Voir : *Arthrite, Ascite, Méningite, Péricardite, Pleurésie.*

Epanchement de sérosité, *m.* (*expandere*, couler). Accumulation de sérosité produite par la rupture des vaisseaux lymphatiques à la suite d'une violente contusion ayant amené un décollement de la peau ou des muscles.

Epaule ballante, *f.* Syn.: *Bras ballant.* Absence de mouvements des muscles de l'épaule par suite d'atrophie musculaire accentuée, ce qui occasionne un balancement du membre supérieur à chaque mouvement du corps.

Ependymite, *f.* (ἐπί, sur; ἔνδυμα, vêtement). Inflammation de l'épendyme.

Ephélides, *f.* (ἐπί, sur; ἥλιος, soleil). Syn. : *Taches de rousseur.* Taches jaunâtres au niveau de la peau; quand elles affectent la forme lenticulaire, elles portent le nom de taches de rousseur.

Ephidrophobie, *f.* (ἐπί, sur; ἱδρώς, sueur; φόβος, crainte). Crainte de la sueur, d'être en sudation.

Ephidrose, *f.* (ἐπί, sur; ἱδρώς, sueur). Sécrétion exagérée de la sueur.

Epibulbaire, *adj.* (ἐπί, sur; *bulba*, bulbe). En parlant de l'œil, qui se trouve sur le bulbe oculaire. — *Ex. :* Tumeur conjonctivale épibulbaire; Sarcome épibulbaire.

Epicanthis, *m.* (ἐπί, sur; κανθός, angle de l'œil). Repli semi-circulaire de la peau recouvrant l'angle interne de l'œil et occasionnant du strabisme.

Epicome, *m.* (ἐπί, sur; κόμη, chevelure). Malformation congénitale caractérisée par la présence d'une deuxième tête insérée sur celle du sujet principal, cheveux contre cheveux.

Épicondylalgie, *f.* (ἐπί, sur ; κόνδυλος, condyle ; ἄλγος, douleur). Douleur au niveau de l'épicondyle.

Épicondylite, *f.* (ἐπί, sur ; κόνδυλος, condyle). Réaction inflammatoire du périoste et des insertions ligamentaires de la région épicondylienne sous l'effet d'un traumatisme répété professionnel (cordonniers, souffleurs de verre) ou sportif (tennis) ou d'une infection (grippe, rhumatisme).

Épicranien, *adj.* (ἐπί, sur ; κρανίον, crâne). Qui a rapport à l'épicrâne.

Épicrise, *f.* (ἐπί, sur ; κρίσις, crise). Période postérieurement immédiate à la crise.

Épidémicité, *f.* (ἐπί, sur ; δῆμος, peuple). Caractère spécial à une maladie qui règne dans une région à l'état d'épidémie. — *Ex. :* Épidémicité de la grippe.

Épidémie, *f.* (ἐπί, sur ; δῆμος, peuple). Maladie régnant passagèrement dans une contrée et frappant en même temps un grand nombre d'individus.

Épidémiologie, *f.* (ἐπί, sur ; δῆμος, peuple ; λόγος, étude). Étude des maladies épidémiques.

Épidémiophobie, *f.* (ἐπί, sur ; δῆμος, peuple ; φόβος, crainte). Crainte pathologique des épidémies.

Épidémique, *adj.* (ἐπί, sur ; δῆμος, peuple). Qui a les caractères de l'épidémie. — *Ex. :* Maladie épidémique.

Épidermicose, *f.* (ἐπί, sur ; δέρμα, peau ; μύκης, champignon). Forme de mycose superficielle de la peau, due à des parasites cryptogamiques, le plus fréquemment à des levures.

Épidermique, *adj.* (ἐπί, sur ; δέρμα, derme). Qui a rapport à l'épiderme.

Épidermoïde, *adj.* (ἐπί, sur ; δέρμα, derme ; εἶδος, forme). Qui a l'aspect de l'épiderme.

Épidermolyse bulleuse (ἐπίδερμα, épiderme ; λύσις, dissolution). SYN. : *Pemphigus héréditaire.* Dermite caractérisé par un soulèvement de la peau en forme de bulles à la suite d'une pression épidermique. Maladie le plus souvent familiale.

Épidermophytie inguinale (ἐπί, sur ; δέρμα, peau ; φυτόν, plante). SYN. : *Eczéma marginé de Hébra.* Dermatose de la région inguinale s'observant plus rarement aux aisselles, à l'ombilic, due à l'épidermophyton, caractérisée par des placards rouges ou jaunes, secs, lisses, brillants, desquamés à leur partie centrale limitée par une bordure légèrement saillante. Elle s'accompagne le plus souvent de prurit.

Épidermophyton inguinale, *m.* Voir SYN. : *Épidermophyton intertriginis.*

Épidermophyton intertriginis, *m.* SYN. : *Épidermophyton inguinale.* Champignon déterminant la mycose intertrigineuse, proche parent des trichophytons ; n'envahit jamais le poil.

Épididymectomie, *f.* (ἐπί, δίδυμος, épididyme ; τομή, ablation). Ablation de l'épididyme.

Épididymite, *f.* (ἐπί, sur ; δίδυμος, testicule). Inflammation de l'épididyme ; elle se propage généralement au testicule constituant l'épididymoorchite. Les causes les plus fréquentes de cette affection t : la blennorragie, la syphilis, la tuberculose, les oreillons.

Épididymite de Dron, *f.* Épididymite syphilitique caractérisée par l'induration primitive de la tête de l'épididyme.

Épidural, *adj.* (ἐπί, sur; dure-mère). Qui a rapport à l'espace cellulo-adipeux situé entre la dure-mère et la paroi osseuse du rachis : lieu d'élection abordable, chez l'homme, par l'hiatus sacro-coccygien et la voie du canal sacré, pour pousser une injection médicamenteuse. — *Ex.* : Injection épidurale de stovocaïne.

Épigastralgie, *f.* (ἐπιγαστήρ, épigastre; ἄλγος, douleur). Douleur au niveau du creux de l'estomac.

Épigastrique, *adj.* (ἐπί, sur : γαστήρ, estomac). Qui a rapport à l'épigastre. — *Ex.* : Région épigastrique.

Épigastrocèle (ἐπίγαστήρ, épigastre; κήλη, hernie). Hernie de l'épigastre par distension de la ligne blanche.

Épigénèse, *f.* (ἐπί, sur; γενάω, j'engendre). Production successive d'éléments anatomiques à l'aide de matériaux nutritifs empruntés au milieu ambiant (Bertrand).

Épiglottectomie, *f.* (ἐπί, sur : γλῶσσα, langue; ἐκτομή, excision). Ablation de l'épiglotte.

Épiglottite, *f.* (ἐπί, sur, avec; γλῶσσα, langue). Inflammation de l'épiglotte.

Épignathe, *m.* (ἐπί, sur; γνάθος, mâchoire). Monstre double dont l'un d'eux est implanté sur le maxillaire supérieur de l'autre.

Épilepsie, *f.* (ἐπιλαμβάνειν, saisir brusquement). SYN. : *Morbus sacer; Mal caduc;*

Mal comitial; Haut mal. Maladie convulsive, se traduisant cliniquement par de violentes décharges neuro-musculaires qu'on attribue à une irritation directe ou indirecte des centres moteurs de l'écorce du cerveau (conception classique). Pour certains auteurs, l'épilepsie consiste essentiellement en une abolition paroxystique des fonctions supérieures du cerveau, représente un trouble par arrêt et non par excitation, un trouble psychique et non un trouble moteur (Hartenberg).

Épilepsie de Kojessnikoff, *f.* Maladie caractérisée par des accès d'épilepsie jacksonienne et des secousses continues dans l'intervalle des accès, dûs les premiers à une lésion corticale, les secondes à une lésion centrale de la région striée ou hypothalamique.

Épilepsie jacksonienne, *f.* Crise convulsive épileptiforme localisée à un côté du corps, résultant d'une irritation de la zone corticale psychomotrice correspondante, à la suite de traumatisme cranien, de tumeur cérébrale, de gommes syphilitiques de la corticalité.

Épilepsie pleurale, *f.* Ensemble de troubles nerveux passagers (syncope, attaque convulsive, paralysie passagère) pouvant quelquefois se prolonger un certain temps sous forme de chorée, occasionnés par une irritation de la plèvre, qui s'étend aux terminaisons nerveuses qui y aboutissent et produit un acte réflexe. L'épanchement séro-fibrineux, l'inflammation sèche de la séreuse, la thoracentèse, le lavage de la plèvre dans la pleurésie purulente peuvent être l'occasion d'une des manifestations nerveuses englobées sous le nom d'épilepsie pleurale.

Épilepsie procursive, *f.* Forme de l'épilepsie dans laquelle le malade court devant lui en franchissant les obstacles qu'il rencontre et s'arrête inconscient et amnésique. Ce symptôme est la seule manifestation de l'épilepsie; il peut aussi être une forme de l'aura prémonitoire.

Épilepsie spinale, *f.* Voir SYN. : *Trépidation épileptoïde.*

Épileptiforme, *adj.* (ἐπιληψία, épilepsie; *forma,* forme). Qui ressemble à l'épilepsie vraie. — *Ex. :* Crise épileptiforme.

Épileptique, *adj.* (ἐπιληψία, épilepsie). Qui a rapport à l'épilepsie. — *Ex. :* Crise épileptique.

Épileptogène, *adj.* (ἐπιληψία, épilepsie; γεννάω, j'engendre). Qui occasionne les crises d'épilepsie. — *Ex. :* Zone épileptogène.

Épileptoïde, *adj.* ἐπιληψία, épilepsie; εἶδος, forme, ressemblance). Qui a l'aspect de l'épilepsie, qui ressemble à cette maladie.

Épinéphrie, *f.* (ἐπί, sur; νεφρός, rein). Voir SYN. : *Surrénalite.*

Épinèvre, *f.* (ἐπί, sur; νεῦρον, nerf). Gaine qui entoure le tronc d'un nerf.

Épinière, *adj.* (*spina,* épine). Qui a rapport à l'épine dorsale. — *Ex. :* Moelle épinière.

Épiparoxystique, *adj.* (ἐπί, sur; παροξυσμός, paroxysme). Qui survient par paroxysme fréquent. — *Ex. :* Crise épiparoxystique.

Épiphénomène, *m.* (ἐπί, sur; φαίνομαι, j'apparais).

Symptôme qui se surajout un symptôme déjà observé qui le plus souvent n'exi pas normalement dans cours de la maladie en cau

Épiphora, *m.* (ἐπιφο écoulement). SYN. : *Larme ment.* Écoulement de larr qui se produit sous l'influe d'une cause irritative mé nique ou physiologique.

Épiphylaxie, *f.* ἐπί, dessus; φυλάσσειν, protég Renforcement des forces p lactiques du liquide sangu

Épiphyse, *f.* (ἐπίφυσις, g flement). Partie formant extrémités des os longs par suite, les surfaces arti laires. Constituée par du ti spongieux, elle est le si des inflammations osseuses ostéo-articulaires.

Épiphysaire, *adj.* (appartient à l'épiphyse.

Épiphysite, *f.* (ἐπίφυ gonflement). SYN.: *Ostéite l'épiphyse.* Inflammation d'u épiphyse osseuse.

Épiphytie, *f.* (ἐπί, su φυτόν, plante). Maladie attaque les végétaux même espèce dans un mê lieu.

Épiplocèle, *f.* (ἐπίπλοον, é ploon; κήλη, tumeur). Her de l'épiploon. Elle se trou souvent associée à une her de l'intestin et porte alors nom d'entéro-épiplocèle.

Épiplo-entérocèle (ἐπίπλο épiploon; ἔντερον, intesti κήλη, hernie). Hernie de l'é ploon et de l'intestin.

Épiploïque, *adj.* (ἐπίπλο épiploon). Qui a rapport l'épiploon. — *Ex. :* Her épiploïque.

Épiploïte, *f.* (ἐπίπλοον, é ploon). Inflammation de l'é ploon.

Épiploplexie, *f.* (ἐπίπλο épiploon; πήγνυμι, je coud

fixation de l'épiploon à la paroi abdominale.

Episclérite, *f.* (ἐπὶ, sur ; σκληρός, dur). Inflammation du tissu entourant la sclérotique.

Episiorrhaphie, *f.* (ἐπίσειον, pubis ; ῥαφή, suture). Oblitération du vagin par suture des grandes lèvres.

Episeiotomie, *f.* (ἐπίσειον, pubis ; τομή, incision). Incision vulvaire destinée à éviter la rupture du périnée au cours de l'accouchement.

Episodique, *adj.* (ἐπείσοδος, intervention). Qui est intercalé, surajouté à la maladie en cause. — *Ex.:* Syndrome épisodique.

Epispadias, *m.* (ἐπὶ, sur ; πάω, je divise). Malformation congénitale de la verge, caractérisée par un défaut de rapprochement des corps caverneux qui laisse l'urètre à la partie dorsale de la verge et son orifice externe en un point plus ou moins distant du pubis.

Epispasme, *m.* (ἐπὶ, sur ; πασμός, spasme). Inspiration courte et fréquente.

Epispastique, *m.* (ἐπισπάω, j'attire). Médicament qui, appliqué sur la peau, détermine de la rougeur, de l'irritation épidermique avec exfoliation. *Ex.:* Pommade épispastique ou vésicante.

Episplénite, *f.* (ἐπὶ, sur ; πλήν, rate). Inflammation de la capsule de la rate.

Epistaxis, *f.* (ἐπὶ, sur ; στάζω, je coule goutte à goutte). Hémorragie de la muqueuse nasale: Saignement de nez.

Epithélioma, *m.* (ἐπὶ, sur ; θηλή, mamelon). Voir Syn. : *Epithéliome.*

Epithélioma acnéiforme, *m.* Voir Syn.: *Kératome sénile.*

Epithélioma mucoïde, *m.* [De Malassez]. Voir Syn. : *Cysto-épithéliome de l'ovaire.*

Epithélioma térébrant, *m.* (*terebrare,* qui perce avec une tarière). Cancer qui ronge. Par ex. : Cancer paradentaire à évolution rapide, débutant dans le bord alvéolaire ; il creuse dans l'os une cavité tapissée de bourgeons épithéliaux avec formation d'adénites volumineuses.

Epithéliomatose, *f.* (ἐπὶ, sur ; θηλή, mamelon). Néoplasie cutanée formée de nombreuses saillies le plus souvent verruqueuses, avec croutelles plus ou moins suintantes pouvant aboutir à l'ulcération, localisée le plus souvent à la face. S'observe chez les vieillards.

Epithéliomatose professionnelle, *f.* Elle s'observe : 1° chez les manœuvres manipulant le goudron. Elle est caractérisée par l'oblitération des orifices glandulaires de la peau, suivie ou non de lésions irritatives folliculaires et périfolliculaires ; elle se traduit par des tumeurs multiples où la réaction épithéliale aboutit à des productions cornées aplaties ou exubérantes, qui revêtent parfois le type de la corne cutanée. Ces tumeurs ont en général une évolution bénigne, restent toujours de petit volume, peuvent s'ulcérer, mais se cicatrisent spontanément. Certaines, cependant, peuvent aussi s'ulcérer largement, s'étendre et nécessiter une intervention chirurgicale ; parfois, enfin, elles peuvent être suivies de généralisation et de mort ; 2° chez les ramoneurs. Voir : *Cancer des ramoneurs.*

Epithéliome, *m.* (ἐπὶ, sur ; θηλή, mamelon). Tumeur maligne caractérisée par la prolifération de cellules épithéliales qui ont tendance à envahir les tissus voisins.

Epithéliome cérébral, *m.* (ἐπί, sur ; θηλή, mamelon, et par extension. peau du mamelon). Tumeur d'origine ectodermique, formant le cancer primitif du cerveau, localisée au revêtement de l'épendyme, aux plexus choroïdes. aux glandes pinéale et pituitaire.

Epithéliose, *f.* (ἐπί, sur ; θηλή, mamelon). Toute maladie cutanée caractérisée par une prolifération de l'épithélium sans caractère malin.

Epithème, *m.* (ἐπί, sur ; θέμα, action de poser). Cataplasme.

Epizootie, *f.* (ἐπί, sur : ζῶον, animal). Maladie régnant passagèrement dans une contrée et frappant les animaux d'une même espèce en même temps avec une fréquence inusitée.

Epluchage radical, *m.* (*e*, préf. ; ital. : *pelucchio*, peluche). Expression employée par le chirurgien Chaput, de Paris, comme synonyme de résection, d'excision, de nettoyage, dans le traitement des plaies dilacérées avec ou sans broiement osseux.

Epoques, *f.* (ἐποχή, époque). Voir SYN. : *Menstrues*.

Epreintes, *f.* (*exprimere*, comprimer, exprimer). Douleurs abdominales accompagnées de fausses envies d'aller à la selle, d'ouverture avec chaleur et cuisson du sphincter anal.

Epreuve de Barany, *f.* Par irrigation d'eau froide (25°) mise au contact du tympan, on provoque normalement. au bout d'un certain temps, un nystagmus hori-

zontal avec secousse dirigé à l'opposé et une inclinatio avec chute du côté excité on obtient les mêmes effet que l'expérimentation a mon tré accompagner la destruc tion labyrinthique avec pré dominance sur le canal hori zontal dont l'ampoule est l première atteinte. — Par ir rigation d'eau chaude (44° on obtient des réactions in verses, mais moins marquées En somme, le froid romp l'équilibre labyrinthique au dépens, le chaud en faveu du labyrinthe excité. — Pa l'épreuve de Barany on établi si les réflexes oculaires com mandés par un labyrinth sont normaux, exagérés o diminués : mais rien n'indiqu si les variations de réflectivit sont d'origine périphérique o centrale, même quand elle sont dissymétriques, ce qu peut tenir à une inégalit dans l'excitabilité réflexe de centres. (Piéron.)

Epreuve de Gellé, *f.* Voi SYN. : *Epreuve du diapason.*

Epreuve de la glaucurie *f.* SYN. : *Epreuve du bleu d méthylène.*

Epreuve d'Engelbach. *f* La quantité d'extrait de lob postérieur d'hypophyse né cessaire pour produire. en dix à quinze minutes, une cramp intestinale suivie d'évacua tion, serait supérieure à l dose normale dans le cas d'in suffisance hypophysaire.

Epreuve du bleu de mé thylène, *f.* SYN. : *Epreuve de la glaucurie.* Elle consiste à injecter sous la peau une so lution de bleu de méthylène et à noter le moment où cette substance apparaît dans l'u rine qui se colore d'abord en bleu vert, puis en bleu franc Le retard dans l'élimination du bleu de méthylène est un indice d'insuffisance de perméabilité rénale.

Epreuve du diapason, *f.* SYN.: *Epreuve de Gellé.* — *Otol.* Employée comme moyen de diagnostic dans la recherche des lésions du labyrinthe. En mettant sur la tête un diapason en vibration, le conduit auditif externe étant obturé avec le doigt ou un petit ballon, les vibrations sonores du diapason sont moins perçues quand le labyrinthe est malade.

Epreuve de Hamman, *f.* (*probare*, prouver). Elle consiste à faire ingérer 1 gr. 75 de glycose par kilogramme de poids et à déterminer une demi-heure, une heure et deux heures après, le taux du sucre sanguin et la glycosurie éventuelle. Elle s'emploie dans la recherche du diabète vrai et du diabète rénal.

Epreuve de la ventouse, *f.* L'application d'une ventouse sur la peau au cours d'une fièvre éruptive permet le plus souvent de révéler les caractères morphologiques d'un exanthème fruste ou douteux; elle permet de prévoir l'apparition de complications hémorragiques. Dans les rashs d'origine toxique ou alimentaire, l'exanthème ne paraît pas.

Epreuve de Rinne, *f. Otol.* Se recherche dans les cas de lésion de la caisse du tympan. Après avoir approché du méat auditif un diapason, dès que les vibrations ne sont plus perçues, c'est qu'il y a lésion de la caisse. Le Rinne est alors dit négatif. Le Rinne est dit positif, à l'état normal, c'est-à-dire quand le diapason est perçu plus longtemps au niveau du méat auditif qu'ap-

pliqué sur l'apophyse mastoïde.

Epreuve de Traube, *f.* Se recherche dans la bronchorrée. Elle consiste à laisser l'expectoration abondante dans un verre. Il se forme trois couches : une couche supérieure muqueuse et aérée, une couche moyenne constituée par des mucosités filantes, une couche inférieure puriforme dans laquelle se trouvent les bouchons de Dittrich.

Epuisement, *m.* (*e,* hors de; *puteus,* puits). Etat de fatigue que ne peut dépasser un organe ou l'organisme entier sans éprouver le besoin de s'arrêter fonctionnellement. — *Ex.:* Epuisement nerveux.

Epulis, *f.* (ἐπί, sur; οὖλον, gencive). SYN. : *Epulie, Epulide.* Tumeur du rebord alvéolaire se dirigeant vers la cavité buccale. Le plus souvent de nature sarcomateuse, elle se développe aux dépens du périoste ou de l'os, mais elle peut prendre aussi la forme épithéliale et se développer aux dépens de l'épithélium gingival. L'épulis fibreuse, beaucoup plus rare, formée de tissu fibreux, se transforme souvent en sarcome. L'épulis siège le plus souvent au maxillaire inférieur.

Equilibration, *f.* (*æquus,* égal; *libra,* balance). Résultante d'un ensemble d'actes grâce auxquels nous conservons ou nous modifions notre attitude dans l'espace. Nos mouvements volontaires sont commandés par le cerveau, mais ils sont dirigés par le cervelet (Lermoyez), qui coordonne les diverses contractions musculaires nécessaires à l'exécution des mouvements commandés.

Equilibre volitionnel ci-

nétique, *m.* (*æquus*, égal ; *libra*, balance). Equilibre au commandement pendant la marche. A disparu dans l'ataxie et l'asynergie cérébelleuse.

Equilibre volitionnel statique, *m.* Equilibre au commandement pendant la station debout ou couché, les jambes en l'air. A disparu dans l'ataxie ; est conservé dans l'asynergie céréelleuse.

Equin, *adj.* (*equus*, cheval). Qui marche à la façon d'un cheval sur l'extrémité des orteils. — *Ex.:* Pied bot équin.

Equinisme, *m.* (*equus*, cheval). Position du pied rappelant celle du sabot de cheval, le pied tend à se mettre dans l'axe de la jambe, le talon relevé en haut, les orteils placés en bas. Elle est due soit à une paralysie du sciatique poplité externe, soit à une contracture du tendon d'Achille et du triceps sural, soit à une lésion ankylosante de l'articulation tibiotarsienne ou à une malformation congénitale.

Equivalent, *m.* (*æquivalens*, qui vaut autant). Symptôme physique ou psychique qui équivaut, qui remplace un accès ou une crise d'une maladie déterminée. *Par ex.:* Psychose : équivalent psychique dans le paludisme chronique. Névrite faciale: équivalent névralgique dans le paludisme.

Equivalent toxique, *m.* Quantité de poison capable de tuer par injection intra-veineuse un kilogramme d'animal.

Eradication, *f.* (*e*, préf.; *radix*, racine). Extirpation, destruction complète. — *Ex.:* Eradication d'un chancre.

Erb, neurologiste allemand contemporain. Voir : *Myopathie à type scapulo-huméra Paraplégie spastique d'Erb Point d'Erb.*

Erb - Goldflam (syndrome de). Voir Syn.: *Paralysie bulbaire asthénique.*

Erectile, *adj.*(*erigere*, dresser). Qui est susceptible de dresser et de devenir dur. *Ex.:* Tissu érectile.

Erepsine, *f.* (ἐρείπω, démolis). Ferment ayant propriété de transformer le peptones en bases et acid amidés. Se trouve dans plupart des organes, mais plus particulièrement dans l'intestin.

Erésipèle, *m.* (ἐρεύθεω, teins en rouge; πέλα, peau Voir Syn. plus usité : *Erysipèle.*

Eréthisme, *m.* (ἐρεθισμ excitation). Etat de surexcitation d'un tissu, d'un organe — *Ex.:* Eréthisme cardiaque

Ereutophobie, *f.* (ἐρεύθε je teins en rouge; φόβο crainte). Crainte obsédante de rougir sans motif, quel que soit l'acte, le mobile de l'acte exécuté. S'observe chez les jeunes névropathes émotifs.

Ereuthose, *f.* (ἐρυθός, rouge Faculté de rougir facilement

Ergogramme, *m.* (ἔργον travail; γράμμα, tracé écrit Tracé obtenu avec l'ergographe.

Ergographe, *m.* (ἔργον, travail; γράφειν, écrire). Appareil destiné à enregistrer le travail d'un muscle.

Ergomètre, *m.* (ἔργον, travail; μέτρον, mensuration Mensuration du travail exécuté par un muscle.

Ergotisme, *m.* (ergot de seigle). Syn. : *Mal des ardents; Raphanie.* Maladie due à l'ingestion de farine de seigle, contenant de l'ergo champignon parasite de cette graminée.

Ergotisme gangréneux, m. Intoxication grave due à l'ergot de seigle, pouvant déterminer de la gangrène symétrique des extrémités, rappelant la maladie de Raynaud.

Erigne, f. (*erigere*, soutenir). Instrument de chirurgie. Crochet métallique destiné à saisir et à maintenir dans une position donnée les parties molles ou les os.

Erogène, adj. (Ἔρως, amour ; γεννάω, j'engendre). Qui occasionne un plaisir physiologique. — *Ex.* : Zone érogène.

Erosion, f. (*erodere*, rougir). Arrachement traumatique de l'épiderme, le plus souvent par frottement. — *Ex.* : Erosion par coup d'ongle.

Erotique, adj. (Ἔρως, amour). Qui concerne l'amour et, par suite, tout ce qui a rapport au sens génital. — *Ex.* : Délire érotique.

Erotisme, m. (Ἔρως, ἔρωτος, amour). Exagération de l'amour sensuel.

Erotomanie, f. (Ἔρως, amour ; μανία, folie). Exagération de l'amour sensuel qui devient obsédant, impulsif, pathologique.

Erratique, adj. (*errare*, errer). a) Qui se déplace. *Ex.* : Douleur erratique ; b) Qui est irrégulier. *Ex.* : Fièvre erratique.

Erreur de calcul, f. (*error*, erreur). L'erreur dans les opérations arithmétiques les plus simples : addition, soustraction, est un des signes les plus précoces dans la paralysie générale.

Eructation, f. (*eructare*, roter). SYN. : *Rot*. Rejet par la bouche de gaz provenant de l'estomac.

Eructomanie, f. (*eructare*, roter ; μανία, folie). Habitude prise par un aérophagique d'expulser par éructations buccales, répétées en série, l'air atmosphérique dégluti et accumulé dans l'estomac.

Eruption, f. (*eruptio*, de *erumpere*, sortir avec violence). Affection cutanée de forme très variable, depuis le simple érythème jusqu'aux vésicules et pustules, sans omettre le purpura, l'urticaire, etc., de causes externe ou interne, s'accompagnant ou non de fièvre, de démangeaison.

Eruptif, adj. (*erumpere*, sortir avec force). Qui présente des éruptions cutanées. — *Ex.* : Fièvre éruptive.

Erysipèle, m. (ἐρεύθεω, je teins en rouge ; πέλα. peau). SYN. : *Erésipèle*. Maladie infectieuse due au streptocoque, caractérisée par des symptômes généraux et une dermite plus ou moins rouge, ayant tendance à envahir les régions avoisinantes.

Erysipèle bronzé, m. Erysipèle des plaies prenant une coloration bronzée et produisant des gaz d'origine gangréneuse.

Erysipèle de la Cordillère, m. Terme impropre. Eruption érysipélateuse de la face, s'accompagnant de troubles quelquefois graves de la vue allant jusqu'à la cécité, de troubles de l'audition, occasionnés par des filaires qui s'enkystent, en particulier par l'onchocerca cæcutiens. Il s'observe sur la côte du Guatemala, sur le flanc occidental de la Cordillière. Un diptère du genre Simulium sert d'hôte intermédiaire.

Erysipèle de la côte. Voir Syn. : *Erysipèle de la Cordillière.*

Erysipéloïde, *adj.* (ἔρευθεω, je teins en rouge ; πέλα. peau ; εἶδος, ressemblance). Qui a l'aspect de l'érysipèle. — *Ex.:* Erythème érysipéloïde.

Erythémateux, *adj.* (ἐρύθημα, rougeur de la peau). Qui est rouge avec hyperémie. — *Ex.:* Dermite érythémateuse : inflammation de la peau qui est rouge cerise, chaude, tuméfiée, luisante.

Erythémato - vésiculeux, *adj.* (ἐρύθημα, rougeur de la peau). Qui est constitué par de l'érythème et des vésicules. — *Ex.:* Dermite érythémato-vésiculeuse : inflammation érythémateuse de la peau sur laquelle se surajoutent des vésicules.

Erythème, *m.* (ἐρύθημα, rougeur de la peau). Dermatose caractérisée par une rougeur de la peau, s'effaçant sous le doigt, due à un trouble vaso-moteur d'origine névro-vasculaire.

Erythème aigu infectieux, *m.* Voir Syn. : *Cinquième maladie.*

Erythème induré des jeunes filles, *m.* Erythème noueux tuberculeux chronique, caractérisé par des nodosités étalées, dures, violacées, se développant aux membres inférieurs des jeunes filles lymphatiques ; elles se terminent par résorption ou par ulcération.

Erythème noueux, *m.* Dermatite caractérisée par des nodosités érythémateuses de formes et de coloration variées, siégeant le plus souvent aux membres inférieurs, accompagnée ou non de poussées articulaires inflammatoires et même de fièvre.

Erythème ortié, *m.* V(Syn. : *Urticaire.*

Erythème pernio, *m.* V(Syn. : *Engelures.*

Erythème polymorphe, (ἐρύθημα, érythème ; πολὺς, pl sieurs ; μορφή, forme). Er thème se présentant sous d formes différentes et comk nées : bulles, macules, pap les, vésicules.

Erythème pudique, Rougeur qui apparaît sur poitrine quand on découv un malade émotif.

Erythème simple ma giné, *m.* Voir : *Cinquiè maladie.*

Erythrasma, *m.* (ἐρυθρ rouge). Erythème siégeant niveau des organes génitau externes (scrotum, pli i guino crural), dû à un chan pignon parasite appelé autr fois le microsporon minuti simum et que l'on a reconr être un oospora. L'érythra ma rentre donc dans les oo poroses.

Erythrémie, *f.* (ἐρυθρ rouge ; αἷμα, sang). Syn.: M ladie de Vaquez. Affectic caractérisée par une rouge anormale de la peau et d muqueuses, avec dilatation engorgement des veines sou cutanées, des veines du for de l'œil, de l'hyperémie et (la pléthore viscérale. Il exis une splénomégalie quelqu fois considérable et une pol globulie variable, mais ord nairement assez marquée.

Erythrisme, *f.* (ἐρυθρ rouge). Coloration rouge d poils.

Erythrocyte, *m.* (ἐρυθρ rouge ; κύτος, cellule). Gl bule rouge.

Erythrodermie, *f.* (ἐρυθρ rouge ; δέρμα, peau). Syn. *Erythème scarlatiniform* Affection cutanée caractérise par une éruption rouge, rappelant celle de la scarlatine, dont elle possède le caractère desquamatif.

Erythroïde, *adj.* (ἐρυθρὸς, rouge; εἶδος, ressemblance). Qui a l'aspect rouge. — *Ex. :* Membrane érythroïde.

Erythrolyse, *f.* (ἐρυθρὸς, rouge; λύσις, dissolution). Voir Syn. : *Hématolyse.*

Erythromélalgie, *f.* (ἐρυθρὸς, rouge; μέλος, membre; ἄλγος, douleur). Eruption douloureuse, localisée aux extrémités, s'acompagnant de gonflement, de sueurs. S'observe chez les névropathes.

Erythrophobie, *f.* (ἐρυθρὸς, rouge; φόβος, effroi). Crainte obsédante de voir de la couleur rouge.

Erythropoïèse, *f.* (ἐρυθρὸς, rouge; ποιεω, je fais). Voir Syn. : *Hématopoïèse.*

Erythropsie, *f.* (ἐρυθρὸς, rouge: ὤψις, vue). Trouble de la vision caractérisée par la perception des objets qui paraissent colorés en rouge. S'observe chez les hystériques, les hystéro-traumatisés.

Erythrose, *f.* (ἐρυθρὸς, rouge). Syn. : *Fausse cyanose.* Coloration de la peau et des muqueuses, variant du rouge pourpre au rouge bleuâtre foncé, sans arriver à la coloration violette cyanotique qui s'observe dans l'érythrémie.

Erythrose faciale, *f.* (ἐρυθρὸς, rouge). Rougeur simple de la face par congestion passagère de la peau. Elle résulte d'un état constitutionnel, due à une mauvaise circulation des vaisseaux et capillaires de la face.

Esbach, médecin français de la deuxième moitié du XIXᵉ siècle. Voir : *Réactif d'Esbach.*

Eschare, *f.* (ἐσχάρα, foyer). Foyer de mortification de tissus, provenant soit d'un agent externe (attrition des tissus par choc, par agent caustique), soit de troubles circulatoires.

Escharification, *f.* (ἐσχάρα, eschare; *facere*, faire). Formation d'une eschare.

Escharotique, *adj.* (ἐσχάρα, eschare). Qui détermine une eschare. — *Ex. :* Substance escharotique (caustique chimique).

Esculine, *f.* (*œsculus*, qui est savoureux). Glycoside extrait du marron d'Inde, possédant des propriétés toniques et fébrifuges. Il possède aussi la propriété d'arrêter les rayons ultra-violets, si abondants dans les lumières à incandescence, et entre dans la composition de verres à lunettes destinées à protéger la vision.

Esotérique, *adj.* (ἔσωθεν, en dedans). Qui est caché et par suite est secret. — *Ex.:* Doctrine ésotérique: doctrine secrète réservée aux seuls initiés, aux disciples.

Espace de Traube, *m.* (*spatium*, espace). Espace semi-lunaire situé au-dessus des fausses côtes gauches, correspondant à la présence de l'estomac et donnant à la percussion un son tympanique. La pleurésie gauche, dont le liquide refoule l'estomac, fait disparaître la sonorité de l'espace de Traube.

Esquille, *f.* (σχίδη, fragment de ; σχίζειν, fendre). Fragment mince, souvent effilé, détaché d'un os fracturé ou atteint d'ostéite.

Esquillectomie, *f.* (σχίδη, fragment ; τεμνεῖν, couper). Opération consistant à enlever des esquilles.

Esquinancie. *f.* (κυνάγχη, angine; de κύων, chien, ἄγχειν, étrangler). Angine avec gêne respiratoire considérable.

Essencisme. *m.* (*essentia*, de *esse*, être). Intoxication par l'ingestion d'un produit à essence (absinthisme).

Esthésie, *f.* (αἴσθησις, sensibilité). Sensibilité.

Esthésimétrie, *f.* (αἴσθησις. sensibilité ; μέτρον, mesure). Mesure de la sensibilité.

Esthésiogène, *adj.* (αἴσθησις. sensibilité; γεννάω, j'engendre). 1° Qui permet, par certains moyens, de modifier la sensibilité des névropathes (électricité) ; 2° Sert aussi à désigner les zones d'hyperesthésie. — *Ex.:* Zone esthésiogène.

Esthésiomètre, *m.* αἴσθησις. sensibilité : μέτρον, mesure). Instrument servant à mesurer la sensibilité tactile. Par ex. le compas de Weber.

Esthiomène, *m.* (ἐσθιομένος, qui ronge). SYN. : *Sclérème ano - vulvaire.* Dénomination tombée en désuétude, employée autrefois pour désigner les affections cutanées à forme rougeâtre et en particulier celles de la région vulvo-anale.

Estlander. Voir : *Opération d'Estlander.*

Estomac en sablier, *m.* (στόμαχος, estomac). Estomac présentant en son milieu un étranglement, rappelant celui du sablier ; dû à une atonie de la paroi, il est alors momentané et réductible, ou à la cicatrice d'un ulcère, il est alors rigide et irréductible.

Etat antérieur, *m.* [dans les accidents du travail]. Etat pathologique de l'organisme, relevant soit d'une tare constitutionnelle, soit d'une lésion acquise existant avant l'accident du travail.

Etat crépusculaire, *n* (*status*, état; *crepusculum, c creperus*, douteux, vague, ir certain). Etat crépusculair post-épileptique : trouble ps; chique consécutif à une cris d'épilepsie, de durée variabl caractérisé par la confusic des idées, l'obtusion et l'ol nubilation de la conscienc l'amnésie lacunaire et des in pulsions automatiques, il conscientes et amnésiques.

Etat de mal, *m.* Périoc pendant laquelle l'épileptiqu après plusieurs accès subi trants, est dans le coma, av respiration stertoreuse et er barrassée, la peau visqueus si la température s'élève que le pouls se ralentisse, mort survient.

Etat lichenoïde lingua *m.* SYN.: *Glossite exfoliatric* Dénomination inexacte et d suète employée pour désign la glossite exfoliatrice (V ce mot).

Etat prime, *m. stati* état: *primus,* premier). Et normal. Se dit par opposit avec l'état second.

Etat velvétique de Re fern. *m.* (*velvet,* en angla *velours*). Nom donné à d lésions d'arthrite aiguë où l cartilages sont détruits et ér dés d'une façon particulière

Ethérisation, *f.* (αἰθήρ, i inflammable). Emploi de l ther comme moyen d'ane thésie locale ou générale.

Ethérisme, *m.* αἰθήρ, br ler). Intoxication aiguë p l'éther. Elle s'observe à suite d'anesthésie générale elle est assez rare.

Ethéromanie, *f.* αἰθήρ, inflammable: μανία, agitatio: Passion pour l'éther avec id obsédante d'en absorber so formes variables : injectio sous-cutanées, boisson ou i halation. Toxicomanie dont la privation du toxique ne provoque pas d'accidents sérieux.

Ethmocéphale, *m.* (ἠθμός, crible; κεφαλή, tête). Monstre dont les deux orbites sont très rapprochées et séparées par un rudiment nasal ayant la plupart du temps la forme d'une trompe.

Ethmoïdite, *f.* (ἠθμός, crible). Inflammation des cellules ethmoïdales antérieures ou postérieures. Dans l'ethmoïdite chronique, le malade mouche du pus, présente de la céphalée intermittente et de l'anosmie partielle ou totale.

Ethnologie, *f.* (ἔθνος, peuple; λόγος, étude). Partie de l'anthropologie qui s'occupe des races humaines et de leur rôle dans l'évolution sociale.

Ethologie, *f.* (ἔθος, coutume, usage; λόγος, étude). Psychologie des races et des peuples.

Éthylique, *adj.* (éthyle, radical monoatomique de l'alcool et des éthers). Qui a rapport à l'alcool. — *Ex.:* Appoint éthylique.

Éthylisme, *m.* (éthyle, radical monoatomique de l'alcool et des éthers). Voir SYN.: *Alcoolisme.*

Étiologie, *f.* (αἰτία, cause; λόγος, étude). Étude des causes des maladies.

Étranglement, *m.* (strangulare, de στραγγειν, serrer). Constriction exercée sur un organe.

Étranglement herniaire, *m.* Constriction d'une anse intestinale herniée par le collet du sac pouvant déterminer la mortification de l'intestin avec péritonite secondaire et de l'occlusion intestinale.

Étranglement interne, *m.* Constriction d'une anse intes-

tinale déterminant l'occlusion totale ou partielle de l'intestin.

Eucrasie, *f.* (εὖ, beau, bon; κρᾶσις, constitution). Constitution parfaite.

Eugénétique, *f.* (εὖ, beau; γεννάω, j'engendre). SYN.: *Eugénique.* Science ayant pour but l'amélioration de l'individu et de la race par la connaissance et la suppression des causes morbigènes, des tares héréditaires ou acquises.

Eugénique, *f.* (εὖ, beau; γεννάω, j'engendre). Voir SYN.: *Eugénétique.*

Eunuchisme, *m.* (εὐνοῦχος, gardien, eunuque). Castration volontaire. Automutilation qui s'observe surtout dans les états psychopathiques, dépressifs, principalement mélancoliques.

Eunuchoïde, *adj.* (εὐνοῦχος, eunuque; εἶδος, ressemblance, forme). Qui a les caractères de l'eunuque. — *Ex.:* Gigantisme eunuchoïde.

Eupepsie, *f.* (εὖ, bien; πέψις, digestion). Digestion normale.

Eupeptique, *adj.* (εὖ, bien; πέψις, digestion). Qui rend la digestion facile. — *Ex.:* Médicament eupeptique.

Euphorie, *f.* (εὖ, bien; φορός, qui porte). Sensation de bien-être. L'euphorie devient pathologique chez le tuberculeux qui, méconnaissant sa maladie, trouve une amélioration dans son état alors qu'il s'aggrave, ou chez l'aliéné, atteint d'idées de grandeurs, qui se trouve l'homme le plus heureux de la terre.

Eupnée, *f.* (εὖ, bien; πνευω, je respire). Respiration normale.

Eupraxie, *f.* (εὖ, bien; πρᾶξις, action). Facilité d'exécution des mouvements volontaires ou commandés.

Eurycéphalée, *f.* (εὐρύς, large ; κεφαλή, tête). Largeur du crâne, par opposition au crâne allongé.

Eurygnathe, *m.* εὐρύς, large ; γνάθος, mâchoire). Individu aux maxillaires larges dont le type est la race jaune.

Eurythmie, *f.* (εὐ, bien ; ῥυθμός, rythme). Régularité du pouls.

Euthanasie, *f.* (εὐ, bon, bien ; θάνατος, mort). Pratique préconisée en Amérique, consistant à abréger les souffrances et l'agonie des malades que le médecin juge incurables.

Eutocie, *f.* εὐ, bien ; τόκος, accouchement). Accouchement qui se fait normalement, sans complications.

Eutocique, *adj.* (εὐ, bien ; τόκος, accouchement). *a)* Qui a rapport à un accouchement normal ; *b)* Qui est capable d'amener l'accouchement normal. — *Ex. :* Ceinture eutocique.

Evanouissement, *m.* (*evanescere*, perdre connaissance). Syncope extrêmement courte avec reprise rapide de la connaissance, soit spontanément, soit par un traitement approprié.

Eventration, *f.* (*ex*, hors de ; *ventrum*, ventre). Solution de continuité de la paroi abdominale. Elle peut être spontanée et siège au niveau de la ligne blanche ; traumatique, son siège varie suivant le point atteint ; ou opératoire, sa localisation dépend alors de la cause de l'intervention chirurgicale.

Eversion, *f.* (*evertere*, retourner). Renversement de la muqueuse d'un orifice naturel.

Evidement, *m.* (*e*, préf. : *viduum*, vide). SYN. : *Exenté-*

ration. Action de vider chirurgicalement un organe de son contenu ; l'évidement peut être total ou partiel. — *Ex. :* Evidement pétro-mastoïdien.

Eviscération, *f.* (*e*, hors de : *viscera*, viscères). Action de sortir par un procédé chirurgical un organe de la cavité qu'il occupe normalement.

Eviscération abdominale, *f.* (*ex*, de ; *viscera*, viscères). *Obst.* Ouverture de l'abdomen ou du tronc du fœtus par laquelle on extrait l'un après l'autre les viscères de l'abdomen et du thorax.

Eviscération oculaire, *f.* SYN. : *Exentération oculaire ; Curage oculaire.* Action de vider l'œil de son contenu en conservant la coque scléroticale.

Ewald, médecin allemand de la fin du XIXᵉ siècle. Voir : *Repas d'Ewald.*

Exacerbation, *f.* (*ex*, préf. : *acerbus*, acerbe). Augmentation temporaire de l'acuité des symptômes d'une maladie.

Examen d'un malade, *m.* (*examen*, examen). Inspection générale de l'organisme suivie de l'inspection de chaque organe en employant des méthodes de palpation, de percussion, d'auscultation, de mensuration, conjointement à un interrogatoire sur l'anamnèse et les faits actuels. L'examen n'est complet qu'après la connaissance des résultats des épreuves radiographiques et des analyses bactériologiques et microscopiques variables suivant les cas.

Exanie, *f.* (*ex*, hors de : *anus*, anus). SYN. : *Archoptose ; Prolapsus du rectum.*

Exanthème, *m.* ἐξάνθημα

de ἐξ, hors de; ἄνθος, fleur).
Eruption cutanée.

Exarticulation, *f.* (*ex*, hors de; ἄρθρον, articulation). Voir Syn.: *Désarticulation*.

Excentrique, *m.* (*ex*, hors; *centrum*, centre). Individu en état de déséquilibration mentale qui cherche par ses bizarreries d'allures, d'habitus extérieur, de langage, à se singulariser.

Excision, *f.* (*excidere*, couper). Ablation d'une portion peu volumineuse d'un tissu ou d'un organe.

Excitation giratoire, *f.* (*excitare*, exciter). S'emploie pour arriver à l'excitation physiologique des canaux horizontaux du labyrinthe. Le sujet est placé sur une chaise ou sur une table tournante, et soumis à un certain nombre de tours excitateurs suffisamment rapides (deux secondes par tour) ; le nombre de tours doit être limité (dix est un maximum en deçà duquel on doit rester), car la rotation continue, sans accélération, cesse d'agir, à condition que l'axe vertical de rotation passe par le milieu de l'horizontal interlabyrinthique, pour ne laisser place qu'à une action d'arrêt équivalant à une rotation en sens inverse par inertie de l'endolymphe; il faut aussi éviter un arrêt brusque pour ne pas avoir, comme cela arrive souvent dans les épreuves giratoires, la seule action d'arrêt. Dans ces conditions, il se produit une rotation de la tête et un nystagmus passager dans le sens de la giration.

Excitation maniaque, *f.* Syn. : *Manie subaiguë; Hypomanie*. Va depuis la simple suractivité du fonctionnement de l'intelligence jusqu'à un véritable délire à caractère ambitieux et érotique. Elle s'accompagne d'illusions mais jamais d'hallucinations. Elle guérit le plus souvent, mais récidive.

Excoriation, *f.* (*ex*, hors de; *corium*, cuir). Solution de continuité de la peau n'intéressant en général que l'épiderme.

Excreta, *m.* (*secretum*, de *excernere*, séparer). Produits inutilisés par la nutrition et rejetés par l'organisme au moyen de ses orifices et émonctoires naturels (urine, matières fécales, sueur, etc.).

Excrétion, *f.* (*excernere*, séparer). Emission par les orifices et canaux naturels des produits de la sécrétion.

Exencéphalie, *f.* (ἐξ, hors de ; ἐνκέφαλος, encéphale). Malformation caractérisée par la sortie partielle ou totale du cerveau hors du crâne.

Exentération, *f.* (ἐξ, hors de; ἔντερον, intestin). Syn. : *Evidement; éviscération*. Ce terme s'applique surtout à l'orbite quand elle est vidée de tout son contenu (globe oculaire et tissus rétro-bulbaires). —,*Ex.*: Exentération de l'orbite ou de l'œil ; Exentération oculaire.

Exérèse, *f.* (ἐξαίρεω, retirer). Opération chirurgicale ayant pour but d'enlever les tissus anatomiques inutiles ou nuisibles.

Exfoliation, *f.* (*ex*, préfixe; *folium*, feuille). Elimination sous forme de lamelles, rappelant des folioles, d'épiderme, d'os ou de tendons. — *Ex.*: Exfoliation tendineuse.

Exhémie, *f.* (*ex*, hors de; αἷμα, sang). Arrêt partiel de la circulation par stagnation

du sang en un point du système vasculaire.

Exhibitionnisme, *m.* (*exhi-
bere,* montrer). Fait de montrer à nu les organes génitaux dans un lieu public. Cet
acte immoral et impudique
s'observe chez certains aliénés et certains pervertis du
sens génital.

Exhumation, *f.* (*ex,* hors
de ; *humus,* terre). Sortie
d'un cadavre de son caveau
après un temps plus ou moins
long, soit pour le transférer
dans un autre lieu, soit pour
procéder à son autopsie dans
un but médico-légal. Dans ce
dernier cas, on prélève des
échantillons de la terre pour
les soumettre, si besoin est,
à l'analyse chimique.

Exoascée, *f.* (*exo,* en dehors ; ὄσχος, sac). Famille de
champignons pathogènes de
l'homme contenant les sac-
charomycès et leurs sous-
variétés, caractérisés par des
cellules arrondies isolées
bourgeonnantes, constituant
les levures se reproduisant
par bourgeonnement ou par
spores, encore appelées as-
cospores, parce qu'elles sont
contenues dans un sac en-
core appelé asque.

Exoascose, *f.* (*exo,* en dehors ; ἀσκος, outre, sac). Voir
Syn. : *Blastomycose.*

Exocholécystopexie, *f.* (ἐξ,
hors de ; χολή, bile ; κύστις,
vessie ; πεγνυμι, je couds). Fixation, après incision, de la vésicule biliaire à la paroi abdominale.

Exogène, *adj.* (ἐξ, hors de ;
γεννάω, j'engendre). Qui prend
naissance hors de l'orga-
nisme.

Exomphale, *f.* (ἐξ, hors de ;
ὀμφαλός, nombril). Hernie intestinale au niveau de l'ombilic, d'origine congénitale.

**Exomphale diverticu-
laire innervé,** *f.* Voir Syn.
Omphalome.

Exonération, *f.* (*ex,* hor
de ; *onus,* fardeau). Exonéra
tion de l'intestin : Délivre
l'intestin des matières fécales
Déféquer.

Exophtalmie, *f.* (ἐξ, hors de
ὀφθαλμός, œil). Saillie du glob
oculaire hors de l'orbite. Ell
peut tenir à une conforma
tion héréditaire. Quand ell
survient chez un goitreux ell
dépend non de la thyroïd
mais du sympathique cervica
qui, par son excitation, st
mule le muscle de Langstien
amène l'exophtalmie et pr
voque en même temps l
dilatation de la pupille
l'augmentation de la pressio
intra-oculaire. La section d
sympathique cervical fait d'a
leurs disparaître l'exophta
mie.

Exophtalmie pulsatile,
Syndrome caractérisé p
une saillie anormale du glol
oculaire hors de l'orbite, q
s'accompagne de mouvemen
pulsatifs plus ou moins ryth
miques de l'œil. Elle est cau
sée par des altérations de
carotide, des tumeurs b
nignes de l'œil, congénital
ou traumatiques.

Exophtalmique, *adj.* Et
de situation anormale de l'œ
dont le globe oculaire fa
saillie en dehors de la cavi
orbitaire. — *Ex. :* Goitre e
ophtalmique.

Exorbitis, *m.* (*ex,* hors d
orbita, orbite). Voir Syn.
Exophtalmie.

Exosplénopexie, *f.* (ἐξ, ho
de ; σπλήν, rate ; πεγνυμι,
couds). Fixation de la rate
dehors de la cavité abdom
nale.

Exostose, *f.* (ἐξ, hors d
ὀστέον, os). Prolifération o

seuse déformant la morphologie de l'os atteint.

Exothymopexie, *f.* (ἐξ, hors de ; θύμος, thymus ; πεγνυμι, je couds). Fixation du thymus hypertrophié en dehors de sa loge pour éviter les phénomènes de compression.

Exothyropexie, *f.* (ἔξω, en dehors ; θυρέος, bouclier ; πεγνυμι, je couds). Opération sur le corps thyroïde que l'on fixe à l'incision cutanée.

Exotoxine, *f.* (ἐξ, hors ; τόξον, poison). Toxine microbienne qui s'échappe du microbe qui l'a produite pour se répandre dans l'organisme.

Expectation, *f.* (*expectare*, attendre). Méthode thérapeutique d'attente, consistant à n'employer que des moyens hygiéniques et diététiques quelquefois avec quelques médicaments anodins, dans le but de laisser évoluer normalement les premiers symptômes de la maladie afin de faire un diagnostic positif le plus rapidement possible.

Expectoration, *f.* (*ex*, hors ; *pectus*, poitrine). Rejet de sécrétions pathologiques provenant de l'appareil respiratoire.

Expérience du "trou dans la main », *f.* SYN. : *Procédé de Rémy*. Procédé de contrôle de la vision binoculaire : si l'on regarde d'un œil un objet au travers d'un tube ou d'une feuille de papier enroulée et qu'on place la main ouverte comme un écran sur le côté de ce tube, on voit, en ouvrant les deux yeux, la main perforée d'un trou dans lequel sont les objets fixés au travers du tube. La vision binoculaire est normale lorsque le trou semble être exactement au milieu de la main. Elle est anormale lorsque le trou se trouve placé en un autre point ; il y a là un moyen de diagnostic rapide et facile permettant de reconnaître si la vision binoculaire est normale.

Expertise médicale, *f.* (*expertus*, qui est versé dans, rendu habile par l'expérience). Opération confiée à des médecins experts qui, après examen du sujet ou du cadavre, sont chargés de déterminer les relations de cause à effet entre le fait invoqué comme origine de la lésion observée et la lésion elle-même, et d'apprécier le préjudice causé à l'organisme.

Expiration, *f.* (*expirare*, rejeter l'air du poumon). Deuxième temps du bruit respiratoire naturel caractéristique de la sortie de l'air des alvéoles pulmonaires perméables. Il est doux, moelleux, non saccadé, court par rapport à l'inspiration.

Expiration prolongée, *f.* Expulsion lente de l'air inspiré, accompagnée généralement de renforcement du bruit expiratoire, par suite des lésions pulmonaires renforçant ce bruit.

Explication délirante, *f.* (*explicare*, déployer). Explication de son délire donnée par le malade. S'observe dans le délire de persécution où le sujet imagine une explication rationnelle de ses inquiétudes, de sa persécution (électricité envoyée sous forme de secousses par des ennemis pour l'empêcher de dormir).

Exploratrice, *adj.* (*explorare*, explorer). Qui a pour but d'explorer, de se rendre compte de l'état d'un organe ou de son contenu. Voir : *Laparotomie exploratrice ; Ponction exploratrice.*

Expression utérine, *f.* (*exprimere,* presser fortement). Combinaison de mouvements faits avec la main pressant sur l'utérus pour obtenir le décollement du placenta et des membranes, après l'expulsion du fœtus.

Expuition, *f.* (*expuitio,* crachement). Crachement.

Expultrice, *adj.* (*expultrix,* qui pousse hors de). Qui pousse en dehors. — *Ex. :* Douleurs expultrices de l'accouchement.

Exstrophie, *f.* (ἐξ, hors de ; τρέπω, je tourne). Malformation d'un organe avec déplacement ou extroversion. — *Ex. :* Exstrophie de la vessie.

Exsudat, *m.* (*ex,* hors de ; *sudare,* suer). Sortie hors des vaisseaux sanguins et lymphatiques d'éléments solubles ou figurés. — *Ex. :* Exsudat séreux, purulent, diphtérique.

Extase, *f.* (ἐξ, hors de : ἵστημι στάω, je me fixe). Trouble mental caractérisé par une obsession contemplative en relation avec une idée fixe du malade.

Extension, *f.* (*extensio,* extension). Deuxième temps de la réduction d'une fracture ; il consiste, la contreextension étant commencée, à faire des tractions sur le fragment inférieur pour le placer au niveau et un peu au dessous du fragment supérieur. Dans certaines fractures (cuisse), l'extension est permanente.

Extension continue, *f.* Extension qui se fait d'une façon continue, permanente,

dans le traitement des fractures des membres inférieurs et plus spécialement de la cuisse.

Extra-cardiaque, *adj.* (*extra,* en dehors ; καρδία, cœur). 1° Qui siège en dehors du cœur ; 2° En cardiologie, le mot extra-cardiaque est opposé à organique. — *Ex. :* Bruit extra-cardiaque ; Souffle extra-cardiaque.

Extragénitalité, *f.* (*extra,* en dehors de ; *genitalis,* génital). Localisation d'une lésion en dehors des organes génitaux. — *Ex. :* Extragénitalité du chancre inoculé à la lèvre.

Extrait, *m.* (*extrahere,* retirer hors de). Produit de l'évaporation du suc provenant d'une substance végétale ou animale.

Extrasystolique, *adj.* (*extra,* en dehors ; συστολή, systole). Qui survient entre deux systoles du cœur. — *Ex. :* Contraction extrasystolique.

Extra-utérin, *adj.* (*extra,* en dehors ; ὑστέρα, utérus). Qui est en dehors de l'utérus. — *Ex. :* Grossesse extra-utérine.

Extrinsèque, *adj.* (*extrinsecus,* extérieur). SYN. : *Externe.* — *Ex. :* Ophtalmoplégie extrinsèque ou externe, portant sur la musculature externe de l'œil.

Exulceratio (*ex,* hors de ; *ulceratio,* ulcère). Ulcère en surface.

Exutoire, *m.* (*exuere,* dépouiller). Ulcère établi et entretenu pour déterminer une suppuration permanente. Ce moyen de thérapeutique relevant des cautères, séton et vésicatoires, a été abandonné par la plupart des médecins.

F

Fabisme, *m.* (*faba,* fève). SYN. : *Favisme.* Intoxication par les fèves, caractérisée par des troubles digestifs, du subictère, de l'hémoglobinurie.

Fabulation, *f.* (*fabula,* fable). Altération de la vérité. Elle peut être voulue et consciente; elle peut être involontaire et, suivant les sujets, relever soit de la simple mythomanie, soit du délire de rêve plus ou moins associé au délire d'imagination.

Face, *f.* (*facies,* face). Voir: *Spasme de la face.*

Facial, *adj.* (*facies,* face). Qui a rapport à la face. Voir: *Paralysie du facial; Névralgie de la face; Signe du facial.*

Facies. *m.* (*facies,* face). Expression de la physionomie d'un individu. Elle est souvent, par l'aspect particulier d'un organe (en état de spasme ou de paralysie des téguments) caractéristique d'une affection bien déterminée. Le facies est un des principaux éléments constitutifs de l'habitus extérieur.

Facies adénoïdien. *m.* (*facies,* face; ἀδήν, glande; εἶδος, forme). Aspect de la face caractérisé par une voûte palatine profonde, la bouche ouverte avec grosses lèvres, l'aspect apathique, avec paresse intellectuelle plus ou moins marquée.

Facies de Corvisart, *m.* Face violacée, avec œdème des paupières, éclat des yeux que l'on observe chez le malade en état d'asystolie.

Facies d'Hippocrate, *m.* Facies de l'agonie.

Facies d'Hutchinson, *m.* Facies caractérisé par la fixité du regard, les globes oculaires ne pouvant se déplacer, la chute des paupières à demi-tombantes, symptômes qui donnent au malade un aspect endormi. Il s'observe dans l'ophtalmoplégie externe.

Facies mitral, *m.* Aspect de la face d'un individu atteint de rétrécissement mitral, caractérisé par une teinte couperosique, violacée, plus particulièrement aux lèvres, avec dilatations bleuâtres des veinules de la peau, des boutons d'acné.

Facies myopathique, *m.* Aspect de la face, froide et inerte, avec disparition des plis de la peau du front qui est lisse (poli d'ivoire), inocclusion des lèvres qui sont saillantes et donnent à la bouche, suivant le degré d'atrophie, la forme d'un groin, d'un cul de poule, de rebords de pot de chambre, de lèvre de tapir, inocclusion des paupières avec pseudo-exorbitisme. Le cou paraît allongé par l'atrophie des muscles, des gouttières vertébrales. Le malade a l'air figé de certains dégénérés imbéciles, mais l'état mental est normal. Ces différentes atrophies des muscles de la face s'observent dans la myopathie primitive progressive.

Facies myxœdémateux, *m.* Aspect de la face chez un individu atteint de myxœdème, caractérisé par de la bouffisure du visage de coloration cireuse, avec boursouflement des paupières qui cache les yeux qui paraissent petits, des lèvres épaisses pâles ou violacées, des joues tremblotantes comme de la gélatine, des rides nombreuses de gérodermie.

Facies ovarien, *m.* SYN. : *Facies de Spencer Wells.* Aspect de la face dont les traits sont tirés, les yeux plus ou moins excavés et cernés avec teint généralement pâle.

Facies parkinsonien, *m.* Immobilité de la face qui est contractée dans une attitude d'étonnement mêlé d'anxiété et de défiance, le front recouvert de nombreuses rides profondes. La tête semble soudée au tronc et ne se tourne pas pour regarder de côté, c'est le corps tout entier qui se déplace. Facies caractéristique de la paralysie agitante.

Faiblesse d'esprit, *f.* Voir SYN. : *Débilité mentale.*

Faim anxieuse, *f.* (*fames,* faim). Voir SYN. : *Boulimie.*

Faim de loup, *f.* Voir SYN. : *Lycorexie.*

Fallot, médecin français contemporain. Voir : *Maladie de Fallot.*

Falsification, *f.* (*falsus,* faux ; *facere,* faire). Addition d'une substance étrangère à un produit mis en vente dans l'intention de réaliser un bénéfice frauduleux. Les falsifications qui intéressent les médecins sont d'ordre alimentaire ou médicamenteux.

Farabeuf, anatomiste français de la fin du XIX° siècle. Voir : *Opération de Farabeuf.*

Faradique, *adj.* [Faraday, nom d'un physicien]. Qui a rapport au courant faradique. Voir : *Hyper et hypoexcitabilité faradique.*

Faradisation, *f.* [Faraday, physicien anglais de la première moitié du XIX° siècle]. Moyen de thérapeutique ayant recours à l'emploi du courant faradique.

Farcin, *m.* (*farcire,* farcir). Variété de morve dans laquelle les sécrétions nasales font défaut, commune à l'homme et au cheval. Le farcin, comme la morve, est occasionné par le bacillus mallei. Il est inoculé à la suite d'une plaie ; des abcès surviennent qui s'ulcèrent, suppurent, avec plaques gangréneuses ; des phénomènes généraux graves peuvent s'installer et le malade mourir d'infection générale avec ataxo-adynamie ; ou la marche de la maladie est lente, le malade s'épuise et meurt dans le marasme et la fièvre hectique. La guérison est assez fréquente.

Farcin du bœuf, *m.* Dénomination impropre, le farcin du bœuf n'ayant pas la même origine que le farcin de l'homme ou du cheval. Le farcin des bovidés est déterminé par le streptothrix farcinosa.

Farcinose mutilante, *f.* Farcin chronique caractérisé par des plaies gangréneuses plus ou moins profondes qui détruisent les tissus de la face.

Fasciculé, *adj.* (*fascis,* faisceau). Qui est formé d'un faisceau de fibres. — *Ex. :* Fibrome fasciculé.

Fasciola hepatica, *f.* Voir Syn. : *Douve du foie.*

Fatigabilité, *f.* (*fatigare,* fatiguer). Etat de moindre résistance à la fatique qu'à l'état normal. Elle peut être corporelle (*Ex. :* Fatigabilité physique); elle peut être mentale (*Ex. :* Fatigabilité psychique). C'est une des modalités de l'asthénie.

Fatigue, *f.* (*fatigare,* fatiguer). Lassitude résultant du travail prolongé d'un organe et aboutissant à un mauvais état des fonctions de l'organe.

Fauchard, médecin français du xixe siècle. Voir : *Maladie de Fauchard.*

Faucher, *v.* (*falsus,* faulx, faux). Marcher d'une manière défectueuse, le membre décrivant des spirales ou un demi-cercle, le pied retombant sur le sol par la pointe. Cette démarche est dite hélicopode. Elle s'observe dans l'hémiplégie organique.

Faune des cadavres, *f.* (*faunus,* divinité champêtre, de *favere,* être favorable). Etude des différentes espèces de larves et d'insectes qui déposent leurs œufs et vivent aux dépens des cadavres. Les différentes espèces se succèdent régulièrement et leur reconnaissance permet d'établir avec certitude l'époque de la mort. La faune varie suivant le lieu où se trouve le cadavre, à l'air libre ou enterré.

Fausse angine de poitrine, *f.* Voir : *Angine de poitrine nerveuse.*

Fausse ankylose, *f.* Raideur articulaire très serrée due à des contractures musculaires sans lésion de l'articulation.

Fausse couche, *f.* Voir Syn. : *Avortement.*

Fausse cyanose, *f.* Voir Syn. : *Erythrose.*

Fausse diarrhée, *f.* Selles fréquentes, répétées plusieurs fois par jour, consistant en un liquide séreux, jaune brunâtre, mêlés de glaires, et cependant l'intestin ne s'exonère pas et le palper abdominal permet de sentir l'intestin rempli de scybales. Elle s'observe dans certaines formes de colite, dans la sigmoïdite.

Fausse incontinence d'urine, *f.* Voir Syn.: *Incontenance ; Miction par regorgement.*

Fausse membrane, *f.* (*falsus,* faux : *membrana,* membrane). Membrane due à la production d'un exsudat inflammatoire qui se dépose sur la muqueuse, quelquefois dans la muqueuse, constituée par de la fibrine qui englobe les microbes pathogènes, les leucocytes, les cellules épithéliales. La fausse membrane ne se dissocie pas dans l'eau; elle se dissout après quelques heures de présence dans l'eau de chaux et l'hypobromite de soude; elle est ramollie par SO^4H^2, rendue transparente par la glycérine. Certains caustiques (ammoniaque) portés sur l'épithélium de la muqueuse peuvent le nécroser et provoquer par inflammation la production de fausses membranes. — *Ex. :* Fausse membrane de la diphtérie.

Faux croup, *m.* Voir Syn.: *Laryngite striduleuse.*

Faux ictère, *m.* Voir Syn.: *Ictère métapigmentaire.*

Faux panaris, *m.* Il s'observe dans l'endocardite ma-

ligne à évolution lente. Voir :
Signe d'Osler.

Faux pas du cœur, *m.*
Nom donné par Bouillaud à
la fausse intermittence cardiaque. — Voir : *Intermittence.*

Faux promontoire sacré,
m. Saillie anormale formée
par l'articulation des deux
premières vertèbres sacrées
que l'on sent par le toucher
digital et que l'on prend quelquefois à tort pour le promontoire (angle sacro-vertébral) lors de l'examen obstétrical.

Faveux, *adj.* (*favus*, rayon
de miel). Qui a rapport au
favus.— *Ex.:* Teigne faveuse.

Favisme, *m.* (*faba*, fève).
Expression impropre souvent
employée à la place de Fabisme.

Favus, *m.* (*favus*, rayon de
miel). Maladie de la peau,
contagieuse, occasionnée par
un champignon parasite de
l'homme et des animaux,
l'Achorion schœnleinii, qui se
développe dans le poil. Sa localisation la plus fréquente
est au cuir chevelu. Elle se
caractérise par des aires rouges, accompagnées de démangeaisons, sur lesquelles se développent des croûtes lenti-
culaires jaunâtres ayant un
poil en leur centre; le poil
tombe, l'alopécie définitive est
constituée.

Favus de la peau glabre,
m. Il présente les mêmes
caractères que le favus urcéolaire; il peut se généraliser
sur tout le corps.

Favus des ongles, *m.* Il simule l'eczéma des ongles. Il
présente des amas jaunâtres
avec amincissement et perforation des ongles.

Favus en galette, *m.* Voir
Syn.: *Favus squarreux.*

Favus scutiforme, *m.* (*favus*, rayon de miel; *scutum*,
bouclier). Favus caractéri-
par la formation de plaqu
bien circonscrites de dimension variable, non ombi-
quées, rappelant l'aspect d'
bouclier.

Favus squarreux, *m.* (*favus*, rayon de miel; *squarr-
sus*, couvert de pustule
Favus dans lequel les ch
veux sont réunis entre e
par des croûtes informes ra-
pelant l'aspect du mortier
chaux.

Favus urcéolaire, *m.* (*favus*, rayon de miel; *urceol-
petit vase à anses). Favus c
ractérisé par la formation
petits godets lenticulai
croûteux, couleur jaune so
fre, au niveau de chaque p
du cuir chevelu. Ce fav
peut être disséminé ou coh
rent.

Fébricule, *f.* (*febris*, fièvre). Etat fébrile avec temp
rature oscillant entre 37°5
38°, à forme continue et t
nace, s'observant tantôt da
la journée, tantôt dans la so
rée. — *Ex.:* Fébricule mé
dienne des paludéens.

Fébrifuge, *adj.* (*febris*, fièvre; *fugare*, faire fuir). Q
a la propriété de calmer
fièvre. — *Ex.:* Médicame
fébrifuge.

Fécal, *adj.* (*fæx*, fèce
Qui a rapport aux fèces.
Ex.: Matière fécale.

Fécaloïde, *adj.* (*fæx*, fèce
ειδος, ressemblance). Qui re
semble aux fèces. — *Ex*
Odeur fécaloïde.

Fécalome, *m.* (*fæx*, fèce
Tumeur constituée par d
matières fécales, général
ment localisée dans le gr
intestin, mobile, disparaissa
sous l'influence de purgati

Fèces, *f.* (*fæx*, *fæcis*, li

Syn.: *Matières fécales*. Produit de la sécrétion du tube digestif et de l'excrétion du résidu des aliments digérés.

Fécondation, *f.* (*fecundus*, fécond). Résultat de la rencontre et de la fusion d'éléments mâle et femelle (spermatozoïde et ovule) pour reproduire un nouvel être.

Fécondation artificielle, *f.* Procédé consistant à porter dans l'utérus, au moyen d'une seringue à laquelle est adaptée une longue sonde, du sperme fraîchement éjaculé et recueilli dans un condom dans le but de féconder une femme. Les malformations congénitales de la verge (hypospadias, etc.) sont des indications de fécondation artificielle en cas de stérilité de la femme, les spermatozoïdes ayant été reconnus existant à l'examen microscopique.

Féminilisme, *f.* (*femina*, femme). Syn. : *Féminisme*. Habitus extérieur d'un individu ayant les caractères féminins (absence de barbe, développement des glandes mammaires, etc.). S'observe chez les individus dont les glandes endocrines sont congénitalement insuffisantes (thyroïdisme, adénoïdisme), ou dont la sécrétion s'est modifiée sous l'influence d'une phlegmasie (féminilisme post-ourlien).

Féminisme, *f.* (*femina*, femme). Voir Syn. : *Féminilisme*, terme plus exact.

Férin, *adj.* (*fera*, bête sauvage). Qui a les caractéristiques de la bête sauvage. — *Ex. :* Toux férine (Voir ce mot).

Ferment, *m.* (*fervere*, bouillir). Agent de nature chimique (diastase) ou de nature organisée (levure, bactérie) capable de développer la fermentation dans le corps avec lequel il se trouve en contact.

Ferment lactique, *m.* Voir Syn. : *Colibacille*.

Fermentation, *f.* (*fervere*, bouillir). Travail qui s'opère dans un corps déterminé au contact d'un ferment, qui modifie la constitution moléculaire et les propriétés principales de ce corps (fermentation lactique, vineuse, putride).

Fermeture du courant galvanique, *f.* (*firmare*, fermer). C'est le moment où l'on met le muscle dans le circuit, où il entre en contact avec le courant. On peut mettre le muscle en contact avec le pôle négatif, tandis que le pôle positif devient le pôle indifférent et est placé sous forme d'une large électrode à la colonne vertébrale et on a la formule NFS. Si on met le pôle positif en contact avec le muscle on a, au moment de la fermeture du courant, la formule PFS.

Festination, *f.* (*festina lente*, hâte-toi lentement). Irrégularité d'un acte ou d'une action qui présente des périodes de lenteur et de précipitation. — *Ex. :* Festination de la marche.

Fétichisme, *m.* (*fata*, fée). Anomalie de l'instinct génital caractérisée par ce fait qu'un objet de la toilette féminine (véritable fétiche) désiré par l'anormal suffit à celui-ci pour le faire entrer en érection et même éjaculer dès qu'il voit ou touche cet objet. C'est le cas du fétichisme hétérosexuel. Chez les invertis, il existe aussi du fétichisme homosexuel pour les objets de toilette masculins.

Fétide, *adj.* (*fœtidus*, de

fœteo, puer). Qui dégage une odeur désagréable, nauséabonde. — *Ex.:* Abcès fétide du poumon.

Fibreux, *adj.* (*fibra,* fibre). Qui est formé de fibres. Voir: *Tissu fibreux.*

Fibrillation, *f.* (*fibra,* fibre). Trouble de la contractilité des fibres musculaires qui est si superficielle qu'elle reste sans effet mécanique et équivaut pratiquement à la paralysie. Ce terme s'emploie surtout dans les troubles fonctionnels du cœur et se caractérise alors par de l'arythmie. — *Ex.:* Fibrillation auriculaire.

Fibrine-ferment, *m.* (*fibrina,* fibrine; *fermentum,* de *fervere,* bouillir). SYN.: *Thrombine.* Ferment soluble du sang producteur de la fibrine, facteur indispensable à la coagulation du sang.

Fibrino-diagnostic, *m.* (*fibrina,* fibrine; διάγνωσις, diagnostic). Recherche du réticulum fibrineux du sang dans les maladies aiguës fébriles, comme moyen complémentaire de poser un diagnostic.

Fibrinogène, *m.* (*fibrina,* fibrine; γεννάω, j'engendre). Substance contenue dans le plasma sanguin qui permet la formation de la fibrine.

Fibrino-plastique, *adj.* (*fibrina,* fibrine; πλάσσειν, faire). Qui a la propriété de former de la fibrine. — *Ex.:* Substance fibrino-plastique.

Fibrinurie, *f.* (*fibra,* fibre; οὖρον, urine). Emission d'urine rougeâtre se coagulant en formant un caillot adhérent au vase.

Fibro-chondrome, *m.* Voir SYN.: *Chondro-fibrome.*

Fibrome, *m.* (*fibra,* fibre). Tumeur formée par du tissu conjonctif fibreux. — *Ex.:* Fibrome de l'utérus, d'u nerf.

Fibromyome, *m.* (*fibr* fibre; μῦς, muscle). Tumeu formée par du tissu muscu laire lisse mélangé à du tiss conjonctif fibreux.

Fibromyxome, *m.* (*fibr* fibre ; μύξα, mucosité). Tι meur rentrant dans le gen polype, de nature général ment bénigne.

Fibro-plastique, *adj.* Tiss ou tumeur formés de tiss conjonctif fibreux à fuseau plus ou moins allongés.

Fibro-sarcome, *m.* (*fibr* fibre ; σάρξ, chair). Tumeu formée de tissu conjonct fibreux et de tissu muscu laire strié.

Fibro-tuberculome, *n* (*fibra,* fibre; *tuberculum,* pι tite saillie). Tumeur form de tissu fibreux et contenar des nodules tuberculeux.

Fièvre, *f.* (*febris,* fièvre SYN.: *Hyperthermie; Pyrexi* Syndrome caractérisé par uι élévation de la températuι centrale d'origine endogèn s'accompagnant de malaïi général, d'inappétence, d'éti saburral.

Fièvre aphteuse, *f.* Malε die générale des bovidés plus rarement des ovins, de caprins et des porcins, carac térisée par de la fièvre l'apparition d'éruptions phlyc ténoïdes autour des narine de la bouche, aux pieds aux mamelles. Elle est conta gieuse pour l'homme, pa contact direct (chez les bou viers) ou par ingestion d lait d'animaux contaminés.

Fièvre articulaire de pays chauds, *f.* Voir SYN. *Dengue.*

Fièvre algique, *f.* Fièvr déterminée par la douleur.

Fièvre aseptique, *f.* Fièvre développée en dehors de l'intervention de germes vivants.

Fièvre bilieuse, *f.* Forme de paludisme où la fièvre intermittente s'accompagne d'un syndrome ictérique surajouté : ictère et flux bilieux gastro-intestinal. Ce syndrome peut s'observer dans d'autres infections hépatiques des colonies.

Fièvre continue, *f.* Fièvre dont la température élevée se maintient en plateau avec de légères rémissions ; elle est synonyme de fièvre typhoïde, mais aux colonies cette dénomination s'applique aussi à la fièvre palustre, à forme continue par opposition à la fièvre tierce ou quarte.

Fièvre d'accès, *f.* Paludisme intermittent.

Fièvre de babeurre, *f.* Fièvre qui survient à la suite d'administration de babeurre. Comme l'ingestion du babeurre est ordonnée à la suite d'infection intestinale, la fièvre est le plus souvent l'indice d'une reprise de l'infection intestinale ; dans ce cas, il est bon de supprimer momentanément le babeurre.

Fièvre de croissance, *f.* Fièvre coïncidant avec des poussées fluxionnaires ostéo-articulaires chez les enfants en état de croissance.

Fièvre de fatigue, *f.* Elle s'observe chez les sportifs, à l'occasion d'un entraînement musculaire exagéré ; chez les convalescents, à la fin de la journée.

Fièvre de lait, *f.* Élévation de température que l'on observe chez les accouchées au moment de la montée du lait, due à une légère infection mammaire ou utérine qui disparaît assez rapidement

sous l'influence d'un traitement approprié.

Fièvre de la Oroya, *f.* (*Oroya*, montagne des Andes du Pérou). Voir Syn. : *Verruga*.

Fièvre des foins, *f.* Syn.: *Rhume des foins* ; *Pollinosis*. Maladie saisonnière survenant à l'époque de la floraison des graminées en France et surtout à l'automne en Amérique, par suite de la floraison de la jacobée (*Ambrosia artemisiæ gloria*). Elle est due au pollen des fleurs qui traumatise la muqueuse nasale, quand il est spiculé, ou qui agit par la protéine sur les cellules. A ces irritations primitives, se surajoute l'infection secondaire due aux microbes des fosses nasales. A la fièvre légère du début fait place une température inférieure à la normale ; le coryza, l'écoulement nasal abondant avec obstruction, les picotements de l'angle interne de l'œil et du voile du palais sont très tenaces.

Fièvre des grands bois, *f.* Variété de paludisme à forme rémittente biliaire que l'on observe à la Guyane.

Fièvre de Malte, *f.* Voir Syn.: *Mélitococcie*.

Fièvre de sucre, *f.* Fièvre consécutive à l'ingestion de sucre.

Fièvre double-quarte, *f.* Fièvre intermittente où la période de deux jours pleins, qui doit être apyrétique, contient une nouvelle élévation de température.

Fièvre double-tierce, *f.* Fièvre intermittente, paludéenne, où la période qui doit être apyrétique est remplacée par une nouvelle élévation de la température.

Fièvre dum-dum. *f.* Voir Syn.: *Kala-Azar indien.*

Fièvre entérique. *f.* Syn. : *Fièvre typhoïde.*

Fièvre éphémère. *f.* (ἐπί. sur: ἡμέρα, jour). Fièvre qui survient à l'occasion de la fatigue et disparaît avec elle.

Fièvre éruptive, *f.* Maladie aiguë, contagieuse, souvent épidémique, caractérisée par une marche cyclique et une éruption dé la peau (exanthème) et des muqueuses (énanthème) toujours constante et conférant l'immunité au sujet atteint. Voir: *Scarlatine, Rougeole, Variole, Varicelle, Rubéole.*

Fièvre ganglionnaire. *f.* Fièvre accompagnant une poussée inflammatoire des ganglions du cou. Elle s'observe chez les enfants à la suite d'infection du nasopharynx et de la bouche.

Fièvre hectique, *f.* Fièvre dont la température présente de grandes oscillations quotidiennes, accompagnant une cachexie croissante.

Fièvre hémococcique. *f.* (αἷμα, sang; κόκκος. graine). Fièvre avec accidents septicémiques due à l'association du bacille de Loeffler avec des diplococcus. Voir : *Diplococcus hemophilus albus et perlucidus.*

Fièvre hystérique, *f.* Fièvre due à un trouble du système nerveux chez l'hystérique.

Fièvre intermittente, *f.* Fièvre caractérisée par des périodes d'élévation de la température alternant avec périodes d'apyrexie pendant une durée plus ou moins longue. Elle s'observe dans le paludisme et dans les suppurations internes.

Fièvre jaune. *f.* Syn.: *Ty-*phus amaril : *Typhus ictéroïde.* Maladie contagieuse, épidémique et endémique dans le golfe du Mexique, le Brésil et l'Ouest africain, transmise par un moustique de la famille des culex (stegomyia fasciata). Elle est caractérisée par une température élevée (40°, 41°), un frisson brusque, de la céphalalgie violente s'irradiant dans les globes oculaires, de la photophobie, de la rachialgie. La face est vultueuse, congestionnée, l'œil brillant et humide, les pupilles sont dilatées (masque amaril). Il existe des vomissements, de la constipation, de l'oligurie, de l'atrophie du foie. Le malade dégage une odeur caractéristique (odeur de marée). L'ictère apparaît le troisième ou le quatrième jour avec vomissements noirs de suie (*vomito negro*). Après une période de rémission succède la période ictéro-hémorragique avec des hémorragies gastriques, intestinales, conjonctivales, gingivales, nasales, utérines, un état typhoïdique et de l'anurie. La mort survient par collapsus.

Fièvre jaune nostras. Voir Syn.: *Ictère grave.*

Fièvre hydrocéphalique. *f.* Voir Syn.: *Méningite tuberculeuse.*

Fièvre latique. *f.* (latere, être caché). Fièvre dont les accès sont longs et à peine marqués, à caractère rémittent.

Fièvre méditerranéenne. *f.* Voir Syn.: *Mélitococcie.*

Fièvre miliaire, *f.* Voir Syn.: *Suette miliaire.*

Fièvre muqueuse. *f.* Appellation de la fièvre typhoïde à son début ou d'une fièvre typhoïde bénigne.

Fièvre nerveuse. *f.* Élétion de la température sous la dépendance du système nerveux.

Fièvre noire, *f.* Voir Syn.: *Kala-Azar indien.*

Fièvre obsidionale, *f.* (*obsidium*, siège). Psychose collective des foules dans une ville assiégée, caractérisée par des phobies, des hallucinations, des impulsions changeant d'un moment à l'autre sous l'influence de bonnes ou mauvaises nouvelles des opérations de guerre.

Fièvre ondulante, *f.* Voir Syn.: *Mélitococcie.*

Fièvre ourlienne, *f.* Voir Syn.: *Oreillons.*

Fièvre par morsure de rat. *f.* Voir Syn.: *Sodoku.*

Fièvre paludéenne, *f.* Voir Syn.: *Paludisme.*

Fièvre palustre, *f.* Voir Syn.: *Paludisme.*

Fièvre paratyphoïde, *f.* Fièvre dont l'évolution clinique ressemble. à celle de la fièvre typhoïde, mais qui est occasionnée par un bacille spécial dit paratyphoïde A ou B. Elle est généralement moins maligne que la fièvre typhoïde, mais elle présente des rechutes assez nombreuses.

Fièvre paratyphoïde du cheval, *f.* Causée par un bacille très voisin du bacille paratyphique B, appelé bacille paratyphique équin, cette maladie du cheval est contagieuse, non seulement pour les autres animaux, mais aussi pour l'homme, soit par l'intermédiaire du jetage, soit par l'ingestion de la viande crue consommée pour le traitement des malades.

Fièvre pernicieuse, *f.* Voir Syn.: *Paludisme.*

Fièvre pétéchiale, *f.* Voir Syn. : *Typhus exanthématique.*

Fièvre pourprée des montagnes Rocheuses, *f.* Syn. : *Roched Mountain spotted fever.* Maladie rappelant le typhus exanthématique, caractérisée par une éruption purpurique intense débutant aux chevilles, aux poignets et au front pour envahir ensuite tout le corps. Elle apparaît au printemps, et se montre surtout en été, entre 1.000 et 1.300 mètres d'altitude. Elle est communiquée par une tique, le dermacentor venustus, qui vit sur les mammifères et l'homme, et les larves et nymphes sur les rongeurs (lapins, écureuils). Elle rentre dans la catégorie des maladies à germes invisibles ou encore inconnus.

Fièvre pseudo-palustre, *f.* Variété de méningococcie, de septicémie à méningocoques se localisant tardivement sur les méninges.

Fièvre puerpérale, *f.* Syn. : *Infection post-partum.* Infection générale observée chez les accouchées, provenant d'une infection locale de la plaie utérine par des microbes divers, le plus souvent le streptocoque.

Fièvre quarte, *f.* Fièvre intermittente, paludéenne dont l'accès qui suit le premier, se produit au quatrième jour du début des accidents. — *Ex. :* Si l'accès (40°9) est le 11 au soir, le 12 et le 13 sont apyrétiques et le nouvel accès se. reproduit le 14 au soir.

Fièvre quintane, *f.* Fièvre intermittente, paludéenne dont l'accès se reproduit le cinquième jour du début des accidents. Forme rare qui se voit chez de vieux paludéens. Il existe aussi des fièvres sextane, septane, octane, nonane.

Fièvre récurrente, *f.* Voir SYN. : *Typhus récurrent.*

Fièvre singultueuse, *f.* Terme tombé en désuétude. Fièvre accompagnée de hoquets répétés. Ce terme paraît avoir été employé autrefois pour caractériser ce que nous appelons aujourd'hui la forme singultueuse de l'encéphalite épidémique.

Fièvre tellurique, *f.* Voir SYN. : *Paludisme.*

Fièvre tierce, *f.* Fièvre intermittente, paludéenne dont l'accès qui suit le premier, se produit au troisième jour du début des accidents. — *Ex.* : Si l'accès (40°9) est le 11 au soir, le 12 est apyrétique et le nouvel accès se reproduit le 13 au soir.

Fièvre toxinique. *f.* Fièvre occasionnée par les toxines fabriquées par les microbes qui se trouvent dans le sang au cours d'une infection de l'organisme.

Fièvre tuberculeuse. *f.* Voir SYN. : *Typho-bacillose.*

Fièvre traumatique, *f.* Fièvre déterminée soit par une infection locale, soit par la résorption d'exsudats au niveau des points contus.

Fièvre typhoïde, *f.* SYN. : *Dothiénentérie; Fièvre continue; Embarras gastrique fébrile; Eberthémie: Fièvre muqueuse.* Infection générale due au bacille d'Eberth, caractérisée par de la fièvre, l'apparition sur la peau de taches rosées au dixième jour, de la diarrhée, une hypertrophie de la rate. La lésion intestinale est localisée sur les plaques de Payer qui s'enflamment, puis se détergent.

Figé, *adj.* (*figere,* ficher). Qui reste immobile comme la cire refroidie et prise. Voir : *Main figée.*

Filaire de Médine, *f.* (*ria medinensis*). SYN. : *Ver Guinée; Dragonneau.* Ver l'ordre des Nématodes, vi en parasite dans la peau l'homme. La femelle seule parasite, longue de 0 m. 5 4 millimètres, large de 1 limètre. Elle arrive à la p par le sang après avoir versé le tube digestif. Elle ingérée à l'état d'embr avec le cyclope, petit c tacé, son hôte intermédia fort commun dans les e douces d'Arabie et de Gui

Filaria bancrofti, *f. lum,* fil). Filaire cause l'éléphantiasis. La matura de ce petit nématode né site le passage de l'embr dans l'organisme d'un ins vecteur. Cet insecte, agent contagion, existe-t-il seu ment en Afrique ? Ce p est encore à déterminer.

Filariose, *f.* (*filaria,* laire). SYN. : *Volvulose.* ladie parasitaire due aux laires.

Filariose cutanée, *f.* S *Craw-Craw.* Dermatose l'Afrique occidentale, ca térisée par des papules p rigineuses, des vésico-p tules siégeant aux espa interdigitaux, aux poign aux coudes; la face exempte. Elle serait due une petite filaire visible microscope.

Filariose rénale, *f.* SYN. : *Hématochylurie.*

Filiforme, *adj.* (*filum, forma,* forme). Qui a la for d'un fil. — *Ex.* : Pouls forme.

Finsen, médecin scan nave contemporain. Voi *Méthode de Finsen.*

Fisenthérapie, *f.* (Fins médecin scandinave: θεραπε je soigne). Emploi thérape tique de rayons lumineux colorés ou non dans le traitement des maladies éruptives et cutanées, selon les procédés de Finsen.

Fissure, *f.* (*fissura,* fente). Toute solution de continuité, de petite dimension, de la peau ou d'une muqueuse.

Fissure anale, *f.* (*fissura,* fente, crevasse). Ulcération longitudinale superficielle, de très petite dimension, siégeant à la région anale entre deux plis radiés et déterminant des sensations de brûlures très vives, hors de proportion avec l'importance de la lésion, avec exacerbations provoquées par la contracture du sphincter. Elle s'observe chez les hémorroïdaires, les constipés chroniques.

Fissure osseuse. SYN. : *Félure.* Fracture incomplète d'un os dont les fragments ne sont pas détachés et sont restés en place.

Fistule, *f.* (*fistula,* canal). Plaie en forme de canal étroit à un (fistule borgne) ou deux orifices, n'ayant pas de tendance à la cicatrisation et laissant sourdre du pus, du liquide séro-purulent ou de la sérosité.

Fistule anale, *f.* (*fistula,* tuyau, canal). Fistule siégeant dans la région de l'anus. Elle peut être borgne (n'ayant qu'un orifice intérieur ou extérieur) ou complète (présentant un trajet avec deux orifices). Consécutive à un abcès de la région ano-rectale (abcès de la marge de l'anus, phlegmon de la fosse ischio-rectale). Elle se manifeste par un suintement plus ou moins abondant de pus liquide, jaunâtre, qui à la longue détermine de l'inflammation et des

démangeaisons. Elle s'observe assez souvent dans la tuberculose.

Fistule borgne, *f.* Fistule se terminant en cul-de-sac et ne communiquant avec l'extérieur que par un orifice.

Fistule d'Eck, *f.* SYN.: *Anastomose directe porto-cave.* Cette anastomose des veines porte et cave destinée à lutter contre l'ascite n'a été faite que très rarement.

Fistule pyostercorale, *f.* Petit orifice situé sur l'intestin, en communication avec l'extérieur, laissant suinter du pus et des matières fécales. Elle s'observe dans les collections péri-appendiculaires, dans le cancer et la tuberculose intestinale.

Fistule stercorale, *f.* Petit orifice situé sur l'intestin, en communication avec l'extérieur, laissant sourdre des matières fécales et des gaz.

Fixage, *m.* (*fixare,* fixer). Procédé de bactériologie qui consiste à fixer, à immobiliser les éléments d'une préparation sur lame de verre au moyen de la chaleur ou de l'alcool absolu.

Fixateur, *m.* (*fixare,* fixer). Elément employé en bactériologie pour le fixage des préparations. Les fixateurs les plus employés sont: la chaleur, l'alcool absolu.

Fixation du complément, *f.* Perte de l'action de réactivation du complément d'un sérum frais qui a été ajouté à un mélange contenant un antigène et sa sensibilisatrice, par suite de l'emploi de ce complément qui a été fixé sur l'antigène.

Flaccidité, *f.* (*flaccidus,* flasque). Etat d'un organe ou d'un tissu qui a perdu sa consistance ou sa tonicité et est devenu flasque.

Flacherie. f. (*flaccidus,* flasque). Maladie des vers à soie due au micrococcus bombycis.

Flagellateur. m. (*flagellum,* jeune branche, fouet). Individu atteint de perversion du sens génital (variété de sadisme) qui exerce la flagellation au moyen de fouets, cordes, etc., sur des femmes afin d'obtenir une excitation génitale.

Flambage. m. (*flammula,* petite flamme). Procédé de désinfection n'agissant que sur la surface de l'objet à désinfecter. Il consiste à passer une flamme sur cet objet, en général un instrument métallique, pour le rendre stérile avant d'en faire usage.

Flatulence, f. (*flatus,* vent). Ballonnement de l'abdomen provoqué par des gaz intestinaux.

Flatuosité. f. (*flatus,* vent). Gaz produit dans le tube digestif et expulsé par la bouche ou l'anus.

Flexibilité cireuse, f. (*flexibilitas,* flexibilité; *cerea,* qui se laisse pétrir comme de la cire). Docilité passive, complète de certains malades de conserver l'attitude qu'on leur a volontairement donnée. Elle s'observe chez les déments précoces catatoniques.

Floculation, f. (*flocula,* flocon). Phénomène de précipitation du sérum sanguin qui se produit au cours de réactions hématologiques, en présence d'un réactif approprié.

Fluctuation, f. (*fluctuare,* flotter). Mouvement ondulatoire d'un liquide enfermé dans une poche que l'on dé-

place par le ballottement (la pression des doigts.

Fleurs blanches, (*fluere,* couler). Voir SYN Leucorrhée.

Fluorescéine. f. (*fluo* état de ce qui coule). Voir *Procédé de la fluorescéi dans le diagnostic de mort.*

Fluoromètre. m. (*fluor* fluor; $\mu\acute{\epsilon}\tau\rho\omega\nu$, mesure). Radi Appareil fondé sur la pr priété qu'ont les rayons d'illuminer certaines su stances comme le platinocy nure de baryum. L'intensi de cette fluorescence est pr portionnelle à l'énergie de rayons de Roentgen et (évaluant cette intensité, (peut mesurer l'énergie dé gagée. Cet appareil s'emplo dans la quantitométrie radic logique.

Fluoroscopie. f. (*fluo* fluor; $\sigma\kappa o\pi\epsilon\tilde{\iota}\nu$, examiner). Vo SYN.: *Radioscopie.*

Flux. m. (*fluere,* couler Écoulement liquide. — *Ex.* Flux cataménial.

Fluxion. f. (*fluxio,* d *fluere,* couler). Tout gonfle ment inflammatoire d'un tiss ou d'un organe.

Fluxion dentaire. f. (*fluxio* écoulement, fluxion). Œdèm de la joue pouvant s'étendr jusqu'à l'œil et au cou. Ell se développe au niveau d'u abcès dentaire.

Fluxion de poitrine, f Congestion pulmonaire attei gnant tous les plans de l poitrine intus (poumons bronches, plèvre) et extr (muscles intercostaux, tissu sous-cutané) avec point d côté et douleur à la pressio thoracique.

Fochier, médecin françai contemporain. Voir: *Mé thode de Fochier.*

Fœticide, m. (*fœtare*, engendrer: *cœdere*, tuer). Meurtre du fœtus non expulsé, encore dans la matrice. Il est dû à des manœuvres abortives.

Fœticulture. f. (*fœtus*, fœtus: *colere*, cultiver). Ensemble des moyens physiologiques capables d'amener un fœtus à terme dans les meilleures conditions possibles.

Fœtus, m. (*fœtare*, engendrer). Produit de la conception.

Fœtus papyraceus, m. (*fœtus*, fœtus: *papyrus*, papier). Fœtus mort d'une grossesse gémellaire, comprimé, aplati contre la paroi utérine par le fœtus vivant. Il a une forme mince et une couleur pain d'épice, rappelant celle du papyrus.

Fœtus sanguinolentus, m. Aspect rouge brun d'un fœtus macéré dont l'épiderme s'est détaché par suite de la production de phlyctènes et dont le derme s'est infiltré de liquide amniotique coloré en rouge par la sérosité issue des phlyctènes.

Foie cardiaque, m. (*ficatum*, pour: *jecur ficatum*, foie d'oie engraissée avec des figues). Hypertrophie du foie dans la cirrhose cardiaque.

Folie, f. (*folium*, feuille sur laquelle étaient écrits les oracles de la Sibylle: *folia*, Folia, magicienne d'Arciniimium: *follis*, soufflet, ballon plein de vent). Terme générique s'appliquant aux états mentaux qui résultent d'une psychose, qui sont l'expression d'un processus pathologique actif et qui n'entraînent pas forcément une irresponsabilité des actes à titre définitif. Ce terme a un sens moins étendu qu'aliénation mentale.

Folie à deux, f. SYN. : *Folie communiquée; Folie simultanée*. Maladie mentale à mêmes caractères morbides, observée simultanément chez deux individus vivant ensemble : mari et femme, frère et sœur, frères, due à la contagion mentale.

Folie à double forme, f. SYN. : *Manie-Mélancolie*. Maladie mentale caractérisée par une succession régulière d'accès de mélancolie et de manie (agitation).

Folie alterne, f. SYN. : *Folie à double forme*.

Folie choréique, f. Troubles mentaux généralement légers s'observant au cours de la chorée, mais qui ne paraissent pas être dus à cette maladie. Ils ne seraient que concomitants.

Folie circulaire, f. Variété de folie à double forme dont les accès de dépression mélancolique et d'agitation maniaque se répètent continuellement, sans interruption, revenant toujours dans le même sens.

Folie communiquée, f. Voir SYN. : *Folie à deux*.

Folie discordante, f. Confusion mentale chronique avec phases de rémission pendant lesquelles l'activité intellectuelle réapparaît.

Folie du doute, f. Ce terme est impropre, il n'y a pas folie, mais simple obsession du doute: l'individu atteint hésite à engager une affaire, à exécuter un acte, par crainte de ne pas réussir.

Folie gémellaire, f. Maladie mentale familiale présentant simultanément les mêmes caractères morbides que l'on observe chez deux ou plusieurs frères ou sœurs réunis ou séparés.

Folie induite, *f.* Addition d'idées délirantes nouvelles au délire primitif chez un aliéné sous l'influence de son contact avec d'autres mentaux.

Folie intermittente, *f.* Variété de folie à double forme dont les accès reviennent irrégulièrement, avec une intermittence plus ou moins longue.

Folie paralytique, *f.* Voir Syn. : *Paralysie générale.*

Folie périodique, *f.* Variété de folie à double forme revenant périodiquement.

Folie quérulante, *f.* Voir Syn. : *Délire de persécution.*

Folie raisonnante, *f.* Syn.: *Délire des persécutés-persécuteurs; Paranoia.*

Folie simultanée, *f.* Voir Syn. : *Folie à deux.*

Folliclis, *m.* (*folliculum,* petit sac). Tuberculide papulo-nécrotique siégeant aux extrémités (mains, poignets, pieds), au visage (oreilles), dont les éléments anatomo-pathologiques débutent dans le derme et en général aux extrémités.

Follicule tuberculeux, *m.* (*folliculum,* petit sac). Elément anatomique caractéristique du tubercule constitué par une cellule géante entourée d'une zone de cellules épithélioïdes et d'un cercle périphérique de cellules rondes (Roger).

Folliculite, *f.* (*folliculum,* petit sac). Inflammation du follicule pilo-sébacé pouvant se terminer par la suppuration.

Folliculite agminée en placards, *f.* Trichophytie des

parties glabres (cou, nuq[ue], poignet).

Fomentation, *f.* (*fove*[re], chauffer). Emploi thérape[u]tique d'une source de ch[a]leur : Eau chaude, compr[es]ses chaudes, cataplasmes.

Fongiforme, *adj.* (*fung*[us], champignon; *forma,* form[e]). Qui a la forme d'un cham[pi]gnon.

Fongique, *adj.* (*fung*[us], champignon). Qui a rapp[ort] aux champignons.

Fongosité, *f.* (*fung*[us], champignon). Proliférati[on] molle et irrégulière des t[is]sus de la surface des ulcèr[es], des plaies et de la synovi[ale] des cavités articulaires.

Fongus, *m.* (*fungus,* cha[m]pignon). Tumeur végéta[nte] ayant ulcéré la peau et pa[s]sant à travers celle-ci à [la] façon de la tête d'un cha[m]pignon.

Fontan, médecin franç[ais] contemporain. Voir : *Procé*[dé] *de Fontan.*

Fonte paralytique, *f.* E[tat] de cachexie généralisée q[ui] survient chez le paralytiq[ue] généralement à la pério[de] terminale de la maladie.

Forage, *m.* (*forare,* pe[r]cer). Procédé employé [en] chirurgie urinaire pour r[é]veler les saillies adénom[a]teuses de la prostate, rétab[lir] l'état rectiligne du canal ur[é]tral et permettre l'évacuati[on] complète de la vessie. Le fo[]rage se fait avec le galvan[o]cautère et mieux encore p[ar] l'électro-coagulation qui évi[te] les hémorragies. — *Ex.:* F[o]rage de la prostate.

Forceps, *m.* (*forceps,* t[e]naille). Instrument en form[e] de pince, avec tracteur, de[s]tiné à l'extraction du fœt[us] hors de la cavité utérine.

Forcipressure, *f.* (*forcep*[s],

tenaille). Emploi de pinces hémostatiques sur des vaisseaux qui saignent pour arrêter l'hémorragie.

Forlanini, médecin italien contemporain. Voir : *Méthode de Forlanini.*

Formication, *f.* (*formica,* fourmi). Syn. : *Fourmillement.* Sensation au niveau des membres d'un engourdissement plus ou moins douloureux comparable à la douleur occasionnée par des piqûres de fourmis.

Fornication, *f.* (*fornix,* chambre obscure où logeait la courtisane romaine). Commerce charnel entre deux personnes de sexe différent, non unies par le mariage.

Fourmillement, *m.* (*formica,* fourmi). Voir Syn. : *Formication.*

Fracture, *f.* (*frangere,* briser). Solution de continuité d'un os, déterminée par une violence extérieure ou une contraction musculaire exagérée.

Fracture articulaire, *f.* Fracture d'un ou des os constituant une articulation, dont le trait de fracture s'étend jusqu'à la surface articulaire de l'os traumatisé.

Fracture bi - malléolaire par adduction, *f.* Voir Syn.: *Fracture de Tillaux.*

Fracture compliquée, *f.* Voir Syn. : *Fracture ouverte.*

Fracture de Bennett, *f.* Fracture de l'extrémité supérieure du premier métacarpien, l'épiphyse étant séparée de la diaphyse.

Fracture de Dupuytren, *f.* Syn. : *Fracture en coup de hache.* Fracture bimalléolaire de la jambe avec saillie du fragment supérieur et dépression du fragment inférieur ressemblant à un coup de hache, due à un déplacement du fragment inférieur.

Fracture de Lefort, *f.* Fracture marginale antérieure résultant, dans l'entorse, de l'arrachement du point d'insertion osseuse du ligament péronéo-astragalien antérieur.

Fracture de Letenneur, *f.* Fracture de la lèvre antérieure du radius, avec luxation palmaire du carpe.

Fracture de Maisonneuve, *f.* Fracture très haute du péroné, au niveau du col de cet os.

Fracture de Pouteau, *f.* Syn. : *Fracture de Pouteau-Colles; Fracture en dos de fourchette.* Fracture de l'extrémité inférieure du radius, au niveau de la jonction de l'épiphyse avec la diaphyse.

Fracture de Pouteau renversée, *f.* Fracture de l'extrémité inférieure du radius, dans laquelle le fragment inférieur se trouve basculé en avant du fragment postérieur. La déformation en dos de fourchette n'en existe pas moins, mais est moins prononcée.

Fracture de Pouteau-Colles, *f.* Voir Syn. : *Fracture de Pouteau.*

Fracture de Rhea - Barton, *f.* Fracture de la lèvre postérieure du radius avec luxation du carpe en arrière et donnant l'aspect de la fracture en dos de fourchette.

Fracture de Rolando, *f.* Fracture de l'extrémité supérieure du premier métacarpien en Y. par écartement des deux fragments de l'épiphyse, l'un palmaire, l'autre dorsal, et pénétration entre eux de la diaphyse.

Fracture de Tillaux, *f.* Fracture bi-malléolaire par

adduction. Dans une entorse du pied, les ligaments résistent, la malléole externe cède, le péroné se fracture par adduction ; si l'effort est plus violent, les lésions vont plus loin, la malléole interne se fracture obliquement.

Fracture de Shepherd, *f.* Fracture du tubercule postéro-externe de l'astragale.

Fracture des boxeurs, *f.* Fracture de l'extrémité inférieure du premier métacarpien.

Fracture en baïonnette, *f.* Déformation du poignet caractérisée par le déplacement de la main en dehors avec encoche rappelant la forme de la baïonnette. S'observe dans les fractures du radius avec déplacement latéral des fragments inférieurs.

Fracture en coup de hache, *f.* Voir : *Fracture de Dupuytren.*

Fracture en dos de fourchette. *f.* Syn. : *Fracture de Pouteau.* Fracture de l'extrémité inférieure du radius avec déformation du poignet en dos de fourchette, décrite aussi par Velpeau.

Fracture en ergot, *f.* Fracture de l'extrémité inférieure du radius dans laquelle le scaphoïde ou le semi-lunaire se creusent une logette dans la surface articulaire radiale.

Fracture en soufflet. *f.* Fracture de l'extrémité inférieure du radius dans laquelle le condyle carpien refend l'épiphyse et y pénètre à la manière d'un coin dans du bois.

Fracture fermée, *f.* Fracture sans communication avec l'extérieur dont les fragments sont restés plus ou moins en contact sans déterminer d'ouverture de la peau.

Fracture ouverte, *f.* Fracture communiquant avec l'extérieur par une solution de continuité de la peau.

Fracture sous - périostée, *f.* Fracture dont les fragments ont occasionné un décollement partiel du périoste sans déchirure de cette enveloppe de l'os : cet état anatomique empêche le déplacement des fragments et assure une consolidation du membre en bonne position.

Flagellation, *f.* (*flagellare*, fouetter). *a*) *Méd. lég.* Emploi par un sadique, de fouets destinés à frapper un autre individu afin de provoquer de la douleur, des ecchymoses ou des plaies, manifestations seules capables d'obtenir le réveil du sens génital ; *b*) Répétition de tapotements sur les muscles pour y accélérer la circulation sanguine. Se fait au cours du massage.

Fränkel, médecin allemand contemporain. Voir : *Pneumocoque de Talamon - Fränkel ; Signe de Fränkel.*

Franklinisation. *f.* [Franklin, physicien américain de la fin du XVIII° siècle]. Elle comprend les traitements médicaux par les machines statiques : bain statique, douche statique, employés dans la neurasthénie, les insomnies pour calmer l'éréthisme nerveux.

Frémissement cataire. *m.* (*fremere*, frémir ; *catus*, bas latin, chat, analogue au ronronnement du chat). Sensation de frémissement produite par la colonne sanguine au sortir de l'orifice de l'aorte rétrécie que l'on observe en plaçant la main au niveau du deuxième espace intercostal droit, à la base du cœur. Voir: *Rétrécissement aortique.*

Frémissement hydatique

m. Syn.: *Bruit hydatique.* Sensation de tremblotement comparable à celui d'une masse gélatineuse, obtenue par la palpation d'un kyste hydatique.

Friction, *f.* (*fricare*, frotter). Frottement d'une région déterminant par excitation de la peau une dilatation réflexe des vaisseaux périphériques, une rubéfaction et par suite un bon fonctionnement des sécrétions de la peau. Faite avec un médicament, elle en favorise l'absorption.

Friedlander, médecin allemand de la deuxième moitié du xixe siècle. Voir: *Pneumobacille de Friedlander.*

Friedreich, médecin allemand de la deuxième moitié du xixe siècle. Voir: *Maladie de Friedreich; Paramyoclonus multiplex de Friedreich.*

Frigidité, *f.* (*frigus*, froid). Voir Syn.: *Anaphrodisie.* Indifférence ou aversion pour les rapports sexuels.

Frigothérapie, *f.* (*frigus*, froid; θεραπεία, thérapeutique). Méthode de traitement par le froid.

Frisson, *m.* (*frigere*, avoir froid). Tremblement involontaire, convulsif, rythmique de la plupart des muscles striés de l'organisme, accompagné d'une sensation de froid (Bichet). Il est dû en général à une intoxication bulbaire ou à une action réflexe par suite d'un refroidissement de la peau, ou bien il peut encore survenir à l'occasion d'un phénomène psychique (horreur, terreur).

Froidure, *f.* (*frigidum*, froid). Voir Syn.: *Gelure.*

Front en carène, *m.* (*frons*, front). Front bombé en avant avec saillie médiane à hauteur de la suture des fron-

taux, rappelant la carène des vaisseaux. Signe fréquent de syphilis héréditaire.

Front olympien, *m.* Front large, dégarni de cheveux, dû à un élargissement du crâne par hyperostose. Il s'observe dans la maladie de Paget, dans la syphilis héréditaire.

Frottement, *m.* (*fricare*, frotter). Bruit comparable à celui de deux lames de cuir qui se rencontrent, perçu à l'auscultation au niveau d'une séreuse à l'état d'inflammation.

Frottement péricardique, *m.* Syn.: *Bruit de cuir neuf.* Bruit qui donne à l'oreille une sensation analogue à celle que feraient deux morceaux de cuir neuf que l'on frotterait l'un contre l'autre. Il s'observe tantôt au premier temps de la révolution cardiaque, tantôt aux deux temps. Le frottement peut être doux, il rappelle beaucoup le souffle; il peut être rude, semblable au bruit de râpe. Il est pathognomonique de la péricardite à fausses membranes ou à concrétions calcaires. Il ne s'observe pas dans la péricardite exsudative avec épanchement de liquide.

Frottement pleural, *m.* Bruit anormal produit par le déplacement du poumon contre la plèvre revêtue de fausses membranes. Il s'observe dans la pleurésie.

Frottis, *m.* (*fricare*, frotter). Procédé de bactériologie et de microscopie, qui consiste à écraser doucement, à frotter entre deux lamelles de verre une parcelle de mucosités ou de crachats destinée à être examinée, avec ou sans coloration, au microscope, pour faire la recherche des microbes.

Fugue, *f.* (*fuga*, fuite).
Forme de dromomanie, ayant
pour caractères d'être impulsive, transitoire, et de s'accompagner de troubles plus
ou moins marqués et également transitoires de la cons-
cienne. Elle s'observe chez le
dégénérés, les épileptique-,
les hystériques.

Fugueur, *m.* (*fuga*, fuite).
Malade qui fait des fugues.

Fuite de la pensée, *m.*
(*fuga*, fuite). Hallucination
motrice verbale due à ce que
le sujet sent sa pensée se for-
muler verbalement en lui et
malgré lui, au fur et à mesure qu'elle se produit ; ce
qui l'amène à croire qu'il répète involontairement en lui
ou qu'on la répète en lui
(homme avec phonographe
dans le corps).

Fuite des idées, *f.* Défaut
d'enchaînement dans les idées
qui surgissent en foule, sans
interruption, sans rapport entre elles. Elle s'observe dans
la manie aiguë.

Fulgurant, *adj.* (*fulgur*,
éclair). Qui a la rapidité de
l'éclair. — *Ex.:* Douleur ful-
gurante.

Fulguration, *f.* (*fulgur*,
éclair). Accident causé par la
foudre déterminant soit la
mort immédiate, soit des lésions nerveuses (paralysie,
névrite, troubles mentaux,
névroses), soit des brûlures
banales ou de forme spéciale
en images dites de Lichten-
berg (Voir ce mot).

Fuliginosité, *f.* (*fuligo*,
suie). Enduit épais, noirâtre,
formé de croûtes sèches s'é-
tendant sur la langue, les
gencives, les lèvres, au cours
d'un état infectieux grave. —
Ex.: Fuliginosités de la fièvre
typhoïde.

Fumer la pipe, *v.* Expres-

sion employée en cliniq
pour désigner la respirati
de l'hémiplégique dont la jo
paralysée se gonfle à chaq
expiration. Le malade a l'
de fumer la pipe.

Fumigation, *f.* (*fulmina*
enfumer). Emploi thérapeu
que de vapeurs d'eau bou
lante le plus souvent ch
gées de médicaments qui
dégagent d'un récipient pe
d'un seul orifice.

Funiculite, *f.* (*funicul*
petite corde). Inflammati
du cordon spermatique.

Fureur, *f.* (*furor*, fureu
Incohérence des mouvemc
avec changement rapide de
pensée. — *Ex.:* Fureur m
niaque.

Furfur, *m.* (*furfur*, so
Pellicule desquamative de l
piderme, rappelant les squ
mes du son.

Furfuracé, *adj.* (*furf*
son). Qui a l'apparence
son. — *Ex.:* Desquamati
furfuracée.

Furoncle, *m.* (*furunculu*
petit larron). SYN.: *Clou.*
flammation d'un follicule pi
sébacé, due généralement
staphylocoque doré, carac
risée par l'existence d'
bourbillon jaune, jaune ve
dâtre qui s'élimine et f
place à une ulcération cra
riforme qui se comble len
ment jusqu'à guérison.

Furoncle guêpier, *m.* V
SYN.: *Anthrax.* Nom donné
l'anthrax par suite de sa r
semblance avec les gâtea
du nid de guêpes, les mul
ples bourbillons blanc ja
nâtre au fond de chaque cr
tère donnant l'impression d
alvéoles du nid.

Furonculose, *f.* (*furunc*
lum, petit larron). Maladie c
ractérisée par l'existence
nombreux furoncles, qui ré

divent longtemps. Elle s'observe surtout chez les surmenés, les débilités, les prédisposés constitutionnels, et entraîne quelquefois un état de déchéance sérieux de l'organisme.

Fusiforme, *adj.* (*fusus,* fuseau ; *forma,* forme). En forme de fuseau. — *Ex.:* Anévrysme artériel fusiforme.

Fuso-cellulaire, *adj.* SYN.: *Fasciculé.* Qui est composé de cellules fusiformes. — *Ex.:* Sarcome fuso-cellulaire.

Fuso-spirillaire, *adj.* (*fusus,* fuseau ; *spirilla,* spirille). Qui est formé d'une association de bacilles fusiformes et de spirilles. — *Ex.:* Ulcération fuso-spirillaire des grandes lèvres.

Galactagogue, *adj*. (γάλα, lait; ἀγω, je pousse). Qui produit ou augmente la sécrétion du lait. — *Ex.* : Médicament galactagogue.

Galactocèle, *f*. (γάλα, γάλακτος, lait; κήλη, tumeur). Kyste formé par la dilatation d'un canal galactophore et contenant du lait.

Galactomètre, *m*. (γάλα, lait; μέτρον, mesure). Appareil mesurant la densité du lait.

Galactophorite, *f*. (γάλα, lait; φέρω, je porte). Infection des canaux galactophores du sein, se traduisant par l'apparition de pus qui se mélange au lait. Elle peut se propager au sein et déterminer un abcès. Voir : *Galactophoromastite*.

Galactophoromastite, *f*. (γάλα, lait; φέρω, je porte; μαστός, mamelle). Inflammation du sein ayant débuté par une galactophorite.

Galactopoièse, *f*. (γάλα, lait; ποιέω, je fais). Sécrétion du lait.

Galactorrhée, *f*. (γάλα, γάλακτος, lait ; ῥέω, je coule). Ecoulement abondant et anormal du lait par les seins.

Galacturie, *f*. (γάλα, lait ; οὖρον, urine). Emission d'urine poisseuse rappelant la coloration du lait.

Gale, *f*. (*galla*, galle des végétaux). SYN. : *Gratelle ; Psore ; Acarie*. Maladie cutanée due à l'acarus scabiei, arachnide de l'ordre des aca-

riens, aussi dénommé sa copte ou acare. Elle est ca ractérisée par de petits si lons grisâtres, noirâtres, a niveau des plis de la pea des espaces interdigitaux, d poignet, des aisselles, des a nes, du scrotum, et s'accon pagne de prurit nocturne de lésions de grattage d'u polymorphisme facilement r connaissable. Elle respec toujours la face et le cu chevelu.

Gale bédouine, *f*. Vo SYN. : *Miliaire*.

Gale croûteuse, *f*. Vo SYN. : *Gale norvégienne*.

Gale des céréales, *f*. A fection cutanée prurigineu rappelant celle de l'urticai avec vésicules acuminées. n'y a pas de sillons. El s'observe chez les ouvrie qui manipulent le blé l'orge. Elle est due à u acare, le sphærogyna ventr cosa, parasite de ces céréale

Gale du ciment, *f*. Vo SYN. : *Gale professionnelle*.

Gale filarienne, *f*. Derm tose due à l'envahisseme du derme par des embryo d'onchocerca volvulus, rapp lant la gale scabieuse par s prurit intense, la pustulatio mais la topographie de l'éru tion permet de les différe cier. La face, le cuir chevel les organes génitaux, les f ces palmaires et plantaire les espaces interdigitaux, l poignets sont généraleme respectés. Le cou, la nuque, les régions parotidiennes sont souvent touchés. Elle s'observe chez les peuplades noires de l'Afrique.

Gale norvégienne, *f.* SYN.: *Gale croûteuse.* Forme de gale commune développée sur un terrain favorable à la pullulation des parasites (vagabonds, sujets cachectiques ou atteints d'anesthésie cutanée, lépreux) et à l'accumulation des sarcoptes dans les croûtes.

Gale professionnelle. *f.* SYN. : *Gale du ciment.* Dermite localisée aux mains et aux poignets, plus rarement aux avant-bras chez les cimentiers. Elle est caractérisée au début par des papules qui se rompent au cours du travail et du prurit. Si l'ouvrier continue à manipuler le ciment, les lésions tendent, suivant les individus, à former de l'eczéma chronique ou une dermite lichéniforme.

Galéanthropie, *f.* γαλῆ, chat; ἄνθρωπος, homme). Trouble psychique caractérisé par le fait que le malade se croit métamorphosé en chat.

Galénique, *adj.* Γαληνός, Galien). *a)* Qui a rapport à la doctrine de Galien: *b)* Synonyme de végétal. — *Ex.:* Remède galénique.

Galénisme, *m.* Γαληνός, Galien). Doctrine de Galien.

Galéphobie, *f.* γαλῆ, chat; φόβος, crainte). Peur des chats.

Gallinacé, *m.* (*gallus,* coq). Qui a l'allure, la démarche spasmodique d'un coq. — *Ex.:* Démarche gallinacée.

Galop systolique. *m.* goth.; *ga,* préf. ; *hlaupan,* courir ; συστολή, systole). Bruit de galop systolique. Voir SYN.: *Redoublement du premier bruit du cœur.*

Galvanisation, *f.* (*Galvani,* physicien). Emploi du courant galvanique en thérapeutique. Il suractive, à l'état stable, les oxydations dans les muscles, active la circulation; à l'état variable, il produit l'excitation des nerfs moteurs et des muscles. Il sert dans les bains hydro-électriques quand les électrodes métalliques ne possèdent pas d'intermédiaires entre elles et la peau: elles ont une action destructive des tissus.

Galvano - cautérisation, *f.* (*Galvani,* physicien: καίω, je brûle). Procédé thérapeutique consistant à employer un cautère porté à l'incandescence par un courant électrique.

Galvano - faradisation, *f.* Emploi simultané de courants galvaniques et faradiques.

Galvanopuncture, *f.* (*Galvani,* physicien; *pungere,* piquer). Méthode de traitement caractérisée par l'emploi de pointes rougies par un courant électrique.

Galvanotaxie, *f.* τάξις, arrangement). SYN.: *Galvanotropisme.* Action qu'exerce le courant galvanique sur le déplacement des électrons de la cellule.

Galvanothérapie. *f.* (*Galvani,* physicien italien de la deuxième moitié du XVIIIe siècle : θεραπεία, traitement). Traitement par le courant galvanique.

Galvanotonus, *m.* (*Galvani,* physicien; τόνος, tension). Contraction tonique par courant continu lentement ascendant appliqué sur le muscle qui est proportionnelle à l'intensité de ce courant. Un muscle gardant son tonus ou hypertonique peut être faradiquement inexcitable et galvaniquement excitable.

Galvanotropisme, *m.* (*Galvani*, physicien ; τρέπω, je tourne). Voir : *Galvanotaxie*.

Gammacisme, *m.* .γ. *gamma*). Difficulté de prononcer les mots contenant la lettre g.

Gamomanie, *f.* (γάμος. mariage ; μανία, folie). Impulsion obsédante à vouloir épouser toutes les femmes.

Gamète, *f.* (γάμος, mariage). Un des stades de l'évolution de l'hématozoaire, agent du paludisme.

Gampsodactylie, *f.* (γαμψός. crochu ; δάκτυλος, doigt). Déformation des orteils en forme de crochets, les 2es dernières phalanges étant en flexion sur la 1re phalange hyperétendue.

Gangliite, *f.* γάγγλιον, ganglion). Adéno-lipomatose symétrique.

Ganglion de Troisier, *m.* (γάγγλιον, ganglion). Adénite sus-claviculaire symptomatique d'un cancer viscéral, fréquente dans le cancer de l'estomac.

Ganglionnaire, *adj.* (γάγγλιον, ganglion). Qui a rapport aux ganglions. — *Ex. :* Inflammation ganglionnaire.

Gangrène, *f.* (γάγγραινα. destruction). Mortification ou putréfaction des tissus provenant de fermentations microbiennes.

Gangrène blanche, *f.* Gangrène de la peau de coloration blanc-nacrée.

Gangrène de Lasègue, *f.* Gangrène curable des bronches.

Gangrène du pharynx, *f.* Elle s'observe dans les angines infectieuses hypertoxiques (strepto-diphtérie).

Gangrène gazeuse, *f.* Infection due à plusieurs bacilles (bacillus sporogenes, ana

érobies), caractérisée par
gangrène des tissus et la p
duction de gaz qui pro
quent de vastes décollemen

Gangrène humide, *f.* Ga
grène s'accompagnant d'
filtration interstitielle des t
sus qui deviennent œdémati
se couvrent de phlyctènes,
finissent par se putréfier.

Gangrène nosocomiale
(νόσος, maladie ; κομέω, je s
gne). Voir Syn.: *Pourritu
d'hôpital*.

Gangrène pulmonaire.
Gangrène s'établissant dans
parenchyme pulmonaire so
des causes diverses (infecti
de dilatations bronchiqu
propagation de cancer
poumon, pneumonie chez l
diabétiques), caractérisée p
une odeur fétide de l'haleí
et des crachats, des hémopt
sies quelquefois foudroyant

Gangrène sèche, *f.* Ga
grène se caractérisant par u
dessiccation, un aspect n
râtre des tissus qui ont l'
d'être momifiés.

Gangrène symétrique d
extrémités, *f.* (γάγγραινα.
γράω. consumer). Elle est d
à un spasme vasculaire e
gendré par l'intoxication g
nérale (néphrite chronique,
cool, plomb, CO², fièvre t
phoïde, tuberculose, syphil
diabète) ; elle se caractér
par la suppression des batt
ments artériels des doigts, c
pâlissent, deviennent froi
insensibles, immobiles : c'
la syncope locale. Dans l
stade plus avancé, c'est
contraire la cyanose locale q
domine le tableau : tégumer
douloureux, bleuâtres, v
lacés, noirâtres, gonfleme
pseudo-œdémateux. Puis a
rive la gangrène, presque to
jours sèche. Les troubl
vaso-moteurs sont dus à l'i

tervention du sympathique péri-artériel.

Ganser, psychiâtre allemand contemporain. Voir : *Syndrome de Ganser*.

Garengeot, chirurgien français de la première moitié du XVIIIe siècle. Voir : *Clef de Garengeot*.

Gargarisme, *m.* γαργαρίζω, je me gargarise). Liquide médicamenteux le plus généralement employé chaud, que le malade fait circuler dans son pharynx et rejette ensuite par la bouche. Il s'emploie dans les angines et les inflammations buccales.

Gargouillement, *m.* Syn.: *Râle caverneux*. Succession de gros râles muqueux qui passent dans les rameaux bronchiques dilatés ou les cavernes pulmonaires.

Gasserectomie, *f.* (*gasser*, pour ganglion de Gasser ; ἐκτομή, excision). Extirpation du ganglion de Gasser, faite au cours de la névralgie faciale.

Gastralgie, *f.* (γαστήρ, estomac ; ἄλγος, douleur). Douleur d'estomac se manifestant sous différentes modalités (crampes, sensation de brûlures, de piqûres, de lourdeurs, de tiraillements).

Gastrectasie, *f.* γαστήρ, estomac ; ἔκτασις, dilatation). Dilatation de l'estomac.

Gastrectomie, *f.* (γαστήρ, estomac). Ablation totale ou partielle de l'estomac. Dans ce dernier cas, l'opération porte le nom de la région réséquée. Par ex. la pylorectomie.

Gastrite, *f.* γαστήρ, estomac). Inflammation de la muqueuse de l'estomac.

Gastrocèle, *f.* γαστήρ, estomac ; κήλη, hernie). Hernie de l'estomac.

Gastrochronorrhée, *f.* (γαστήρ, estomac ; χρόνος, temps ; ῥέω, je coule). Prolongation anormale de la durée de la sécrétion gastrique.

Gastrocoloptose, *f.* γαστήρ, estomac ; κῶλον, côlon ; πτῶσις, chute). Chute de l'estomac et du côlon transverse dans la cavité abdominale par suite de relâchements ligamentaires, d'affaissement des parois abdominales. Elle se manifeste par de la constipation, de la cardialgie, des troubles dyspeptiques, de l'amaigrissement, des troubles nerveux, conséquence de la traction exercée sur le plexus solaire.

Gastrodiaphanie, *f.* (γαστήρ, estomac ; διά, à travers ; φαίνω, je montre). Examen de l'estomac par transparence.

Gastrodiaphanoscopie, *f.* γαστήρ, estomac ; διαφανία, transparence ; σκοπεῖν, examen). Examen de l'estomac par transparence au moyen d'une lampe électrique placée au milieu de l'organe rempli d'eau, le corps tout entier étant placé dans une chambre noire.

Gastroduodénostomie, *f.* γαστήρ, estomac ; duodénum ; στόμα, bouche). Abouchement de l'estomac dans le duodénum.

Gastro-entérite, *f.* γαστήρ, estomac ; ἔντερον, intestin). Inflammation simultanée de l'estomac et de l'intestin.

Gastro-entérostomie, *f.* γαστήρ, estomac ; ἔντερον, intestin ; στόμα, bouche). Opération consistant à aboucher l'estomac à la partie supérieure du jéjunum.

Gastrolyse, *f.* γαστήρ, estomac ; λύσις, libération). Opération destinée à rompre les adhérences qui peuvent unir l'estomac aux organes voisins.

Gastromanométrie, *f.* (γαστήρ, estomac; μανός, peu dense; μέτρον, mesure). Mensuration de la pression de l'estomac.

Gastromèle, *m.* (γαστήρ, estomac; μέλος, membre). Monstruosité caractérisée par l'existence d'un membre inséré au niveau de la région stomacale.

Gastromyxorrhée, *f* (γαστήρ, estomac; μύξα, mucus; ρέω, je coule). Exagération de la sécrétion du mucus gastrique pouvant, dans certains cas, provoquer des vomissements muqueux.

Gastropexie, *f.* (γαστήρ, estomac; πήγνυμι, je couds). Fixation de l'estomac en bonne position à la paroi abdominale.

Gastroplastie, *f.* (γαστήρ, estomac; πλάσσειν, faire). Oblitération chirurgicale d'un ulcère d'estomac perforé ou non.

Gastroplégie, *f.* (γαστήρ, estomac; πλήσσειν, frapper). Paralysie de l'estomac.

Gastroplication, *f.* (γαστήρ, estomac; *plicare*, plier). Opération contre la dilatation d'estomac consistant à plisser la paroi de cet organe.

Gastroptose, *f.* (γαστήρ, estomac; πτῶσις, chute). Chute de l'estomac dans la cavité abdominale déterminée par le relâchement des ligaments gastro-diaphragmatique, gastro-hépatique, gastro-duodénal, la laxité des parois abdominales, l'amaigrissement et, chez la femme, le port du corset et la grossesse. La gastroptose, qui s'aggrave après la grossesse, du fait du relâchement des tissus, paraît moins douloureuse et en voie d'amélioration quand l'utérus gravide relève l'estomac à la manière d'une pelote interne.

Gastrorragie, *f.* (γαστήρ estomac; ῥήγνυμι, je romps). Hémorragie de l'estomac, sans qu'elle se manifeste nécessairement au dehors.

Gastrorraphie, *f.* (γαστήρ estomac; ῥαφή, suture). Suture de l'estomac.

Gastrorrhée, *f.* (γαστήρ, estomac; ῥέω, je coule). Exagération de la sécrétion de la muqueuse stomacale.

Gastroscopie, *f.* (γαστήρ, estomac; σκοπεῖν, examiner). Examen intérieur de l'estomac au moyen d'une petite ampoule électrique placée dans un appareil appelé gastroscope.

Gastrospasme, *m.* (γαστήρ, estomac; σπασμός, spasme). Spasme de l'estomac.

Gastrostomie, *f.* (γαστήρ, estomac; στόμα, bouche). Opération consistant à aboucher l'estomac à la paroi abdominale afin de permettre l'alimentation directe par cet organe.

Gastrosuccorrhée, *f.* (γαστήρ, estomac; suc; ῥέω, je coule). SYN.: *Hypersécrétion continue*; *Maladie de Reichmann*. Hypersécrétion du suc gastrique à jeun, en dehors de toute excitation alimentaire. Il existe une forme intermittente et une forme continue.

Gastrotomie, *f.* (γαστήρ, estomac; τομή, incision). Opération consistant à pratiquer l'ouverture de l'estomac.

Gastroxie, *f.* (γαστήρ, estomac; παροξυσμός, exagération). SYN.: *Gastroxynsis*. Douleur paroxystique de l'estomac avec augmentation de la sécrétion gastrique et de la céphalalgie.

Gâteau péritonéal, *m.* (*gastel*, dérivé de gaster, estomac). Masse indurée polymorphe que l'on sent par la palpation de l'abdomen dans la péritonite tuberculeuse.

Gâtisme, *m.* (*vastare*, dévaster, ravager). Etat de déchéance de l'organisme caractérisé par la perte involontaire (incontinence) des urines et des matières fécales. Il s'observe aussi dans certaines affections médullaires et cérébrales avec paralysie des sphincters.

Gavage, *m.* (gave, gésier). Syn. : *Tubo-gavage*. Moyen employé pour alimenter un malade présentant un obstacle mécanique de l'œsophage, du spasme de cet organe, ou atteint de sitio-phobie. Il consiste à introduire des aliments liquides dans l'estomac au moyen du tubage (Voir ce mot).

Gélose, *f.* (gelu, gelée). *Bact.* Sorte de gomme extraite d'une algue marine que l'on incorpore à chaud dans un bouillon de culture. En refroidissant, le bouillon se prend en une masse consistante rappelant la gelée de viande.

Gélovaccin, *m.* (gelu, gel; vacca, vache). Vaccin contenant de la gélatine.

Gelure, *f.* (gelu, gel). Lésion produite par l'action locale du froid, à laquelle s'ajoutent, dans les cas graves, des infections des tissus dues à des champignons. Voir : *Mycose; Pied de tranchée.*

Gémellaire, *adj.* (gemella, jumelle). Qui est constitué par deux fœtus. — *Ex.:* Grossesse gémellaire.

Géminé, *adj.* geminus, double). Qui est double, placé deux par deux. — *Ex.:* Pouls géminé.

Générateur, *m.* generator, même sens). Celui ou celle qui engendre, qui produit. — *Ex.:* Générateur masculin.

Génération, *f.* (generare, engendrer). Action d'engendrer.

Génétique, *f.* γεννάω, j'engendre). Science de l'hérédité et de la variation des espèces.

Génie épidémique, *m.* (genius, génie, démon bon ou mauvais). Ensemble plus ou moins bien déterminé des conditions météoriques qui expliquent le caractère spécial que les maladies épidémiques ou endémiques peuvent présenter à certains moments (Roger).

Génioplastie, *f.* (γένειον, menton; πλάσσειν, faire). Autoplastie du menton.

Génital, *adj.* (genitalis, de gigno, j'engendre). Qui a rapport aux organes de la reproduction. — *Ex.:* Maladie génitale.

Génito-dystrophie, *f.* (genitalis, génital; δύς. mauvais: τροφή, nourriture). Trouble de la nutrition des organes génitaux qui entraîne un trouble fonctionnel de la sécrétion interne des glandes génitales (testicule, ovaire).

Génitopathe, *m.* (genitalis, génital: πάθος. maladie). Malade qui est atteint d'affection génitale.

Génoplastie, *f.* (gena, joue: πλάσσειν, faire). Autoplastie de la joue.

Génosténique, *adj.* γεννάω, j'engendre: στένος, force). Qui donne la force d'engendrer. — *Ex.:* Médication génosthénique.

Genou à tiroir, *m.* (genu, genou). Dislocation du genou caractérisée par la possibilité, lorsque la jambe est demi-fléchie, de faire glisser le tibia d'avant en arrière ou d'arrière en avant sous les condyles fémoraux. Ce phénomène serait dû à un traumatisme grave avec rupture ou arrachement des ligaments croisés, quelquefois de la capsule et d'un ou deux ligaments latéraux.

Genou en bénitier, m. Déformation fort rare du genou qui présente, à la place de la rotule, une profonde dépression où l'on palpe les détails de l'articulation fémoro-tibiale. Elle est due à une atrophie du quadriceps fémoral avec allongement du tendon rotulien. Affection d'origine myopathique avec lésions conjonctives à caractère anormal.

Genu recurvatum, m. (*genu*, genou ; *recurvatum*, recourbé). Difformité du genou caractérisée par une courbe à concavité antérieure formée par la cuisse et la jambe.

Genu valgum, m. (*genu*, genou ; *valgum*, tourné en dehors). Difformité du genou caractérisée par une courbe à concavité externe, la jambe étant déjetée en dehors et le genou en dedans.

Genu varum, m. (*genu*, genou ; *varum*, tourné en dedans). Difformité du genou caractérisée par une courbe à concavité interne, la jambe étant déjetée en dedans et le genou en dehors.

Géode, f. (γεωδης, de γῆ, terre). *Radiol.* Terme emprunté à la minéralogie par les radiologues pour désigner les cavités plus ou moins sphériques, à bords peu denses, contenant ou non a leur intérieur des matières libres, que révèle la radiographie au niveau des tissus osseux ou pulmonaires.

Géophagie, f. (γῆ, terre ; φαγεῖν, manger). Perversion du goût chez certains aliénés qui mangent de la terre.

Géophobie, f. (γῆ, terre ; φόβος, crainte). Peur de la terre.

Géotaxie, f. (γῆ, terre ; τάξις, modification). Voir SYN.: *Géotropisme.*

Géotropisme, m. (γῆ, terre ; τρέπω, je tourne). SYN.: *Géotaxie.* Variation des molécule du protoplasma sous l'influence de la pesanteur.

Gerçure, f. (*carptiare*, arracher). Petite crevasse qui s produit au niveau de la peau.

Gerhardt, chimiste français de la première moitié du XIXᵉ siècle. Voir : *Ictère urobilinique de Gerhardt.* SYN. *Ictère métapigmentaire.*

Germe, m. (*germen*, germe de *gigno*, j'engendre). Toute cause de production d'un être vivant.

Gérodermie, f. (γέρων, vieillard ; δέρμα, peau). Maladie dystrophique caractérisée par l'état sénile de la peau qui es couleur de vieille cire, plissée, glabre ; par des malformations osseuses du crâne e des membres, de l'insuffisance intellectuelle et surtout un arrêt du développement des organes génitaux, qui fait rentrer cette affection dans le cadre nosologique des maladies à sécrétion interne insuffisante (myxœdème, acromégalie, etc.).

Gérodermie génito-dystrophique, f. Voir : *Maladie de Rummo.*

Géromorphisme, m. (γέρων, vieillard ; μορφή, forme). Aspect sénile. — *Ex.:* Géromorphisme de la face.

Gérontophilie, f. (γέρων, vieillard ; φιλέω, j'aime). Trouble génésique caractérisé par un amour exclusif pour les vieillards.

Gérotoxon, m. (γέρων, vieillard ; τόξον, arc). Ligne grisâtre constituée par le dépôt, autour de la cornée, de substance hyaline, en forme de cercle. Il s'observe chez les vieillards, les artérioscléreux.

Gestation, *f.* (*gestare,* porter). Etat fonctionnel particulier que présentent les femelles des mammifères qui, après avoir été fécondées, portent et nourrissent le ou les produits de conception (Pinard).

Giardia intestinalis, *f.* Protozoaire vivant en parasite dans l'intestin humain et déterminant une entérite chronique à caractère dysentériforme.

Giardiase, *f.* SYN.: *Lambliase.* Entérite occasionnée par le giardia intestinalis.

Gibert, dermatologiste français de la deuxième moitié du XIX° siècle. — Voir : *Pityriasis rosé de Gibert.*

Gibbosité, *f.* (*gibbosus,* bossu). Déformation de la colonne vertébrale constituée par le déplacement en saillie des vertèbres. Elle s'observe dans les affections ostéo-articulaires (mal de Pott, rachitisme).

Gigantisme, *m.* (γίγας, γίγαντος, géant). Développement exagéré de la taille dû à la continuation du travail ostéogénique des cartilages de conjugaison chez un adulte, sous l'influence d'une lésion de la glande pituitaire avec élargissement de la selle turcique.

Gilchrist. Voir : *Mycose de Gilchrist.*

Gingivite, *f.* (*gingiva,* gencive). Inflammation des gencives.

Gingivite de Comby, *f.* Voir SYN.: *Gingivite desquamative.*

Gingivite desquamative, *f.* SYN.: *Gingivite de Comby.* Prolifération desquamative de l'épithélium gingival, formant des placards blanchâtres qui épousent la forme du bord de la gencive et que l'on enlève ou déplace facilement avec le doigt ou l'abaisse-langue. Elle peut s'observer dans tous les états fébriles de l'enfance.

Gingivite expulsive, *f.* Voir SYN.: *Pyorrhée alvéolaire.*

Githagisme, *m.* (*gitare,* être couché). Intoxication due à la nielle du blé (Voir ce mot).

Gladiolé, *adj.* (*gladium,* glaive). En forme de glaive. — *Ex.:* Ecriture gladiolée.

Glabre, *adj.* (*glaber,* même sens; γλάφειν, tailler). Dépourvu de poils.

Glaire, *f.* (*clara pars ovi,* partie claire de l'œuf). Sécrétion pathologique des muqueuses caractérisée par un écoulement de liquide plus épais que le mucus, rappelant par son aspect et sa consistance le blanc d'œuf. — *Ex.:* Glaires intestinales.

Glaucome, *m.* (γλαυχός, glauque). Hypertonie du globe oculaire avec diminution de l'acuité visuelle pouvant aller jusqu'à la cécité, due à des causes multiples, mais le plus généralement à une hypersécrétion, caractérisée à l'examen ophtalmoscopique par une excavation de la papille avec atrophie des fibres optiques. Le glaucome est le plus souvent bilatéral; il est monoculaire, quand il est secondaire, consécutif à une affection oculaire ancienne.

Glaucurie intermittente, *f.* (γλαυχός, glauque ; οὖρον, urine). Elimination intermittente du bleu de méthylène. Elle se recherche dans l'anhépathie. Voir : *Epreuve du bleu de méthylène.*

Glandage, *m.* (*glanda,* glande). Engorgement ganglionnaire du cou que l'on observe au début de la morve et qui est dû à l'infection du naso-pharynx.

Gliome, *m.* (γλία, colle). Tumeur du tissu nerveux d'origine fœtale et ectodermique, qui se développe généralement dans l'enfance et la jeunesse au niveau du cerveau ou de la moelle. Elle est développée aux dépens de la névroglie.

Glio - myxome, *m.* (γλία, colle ; μύξα, mucosité). Tumeur du tissu nerveux ne différant du gliôme pur que par l'abondance du liquide interstitiel.

Glio - sarcome, *m.* (γλία, colle ; σάρξ, chair). Tumeur de même composition histologique que le gliôme pur, dans laquelle les cellules ramifiées sont très nombreuses, groupées en masses, rappelant la constitution du sarcome.

Gliose, *f.* (γλία, colle). Forme de réaction du tissu cérébral due à un processus inflammatoire caractérisé par une activité prolifératrice de la névroglie. Elle se rencontre sous forme de petites tumeurs cérébrales dans l'idiotie, l'hydrocéphalie congénitale, etc.

Globe de sûreté, *m.* (*globus*, globe). *Obst.* Etat de l'utérus qui a repris une consistance dure, globulée, après l'accouchement. Cet état de fermeté du muscle utérin empêche toute hémorragie de se produire.

Globe hystérique, *m.* (*globus*, globe ; ὑστέρα, matrice). Syn.: *Boule hystérique.* Sensation de boule qu'éprouvent certains malades nerveux au niveau de l'estomac avec ascension de cette masse globuleuse par l'œsophage jus-

qu'au pharynx, où elle pe provoquer une constricti angoissante allant jusqu l'apnée (crise hystérique).

Globulin, *m.* (*globulus*, f tit globe). Lymphocyte.

Globuline, *f.* (*globulus*, *globus*, globe). Albumine sérum sanguin. Elle se dif rencie de la sérine, en qu'elle possède la propriété précipiter par le sulfate magnésie à saturation en n lieu neutre.

Globulinurie, *f.* (*globuli* globule ; οὖρον, urine). Pr sence de globuline dans l' rine.

Globulolyse, *f.* (*globuli* globule ; λύσις, dissolutioi Voir Syn.: *Hématolyse.*

Glomérulite, *f.* (*glomu glomeris*, peloton). Syn.: *Gl mérulo - néphrite.* Inflamm tion des glomérules de Ma pighi dans la néphrite.

Glomérulo - néphrite, (*glomus*, *glomeris*, peloton νεφρός, rein). Inflammation a guë des glomérules du rei caractérisée par des hémat ries, des œdèmes, de l'hype tension et une insuffisance (la fonction rénale.

Glomérulo-néphrite pa cellaire de Volhard, *f.* Syn *Pédonéphrose.* Forme de n phrite chronique avec hém turie et albuminurie ; le fon tionnement rénal est respect On n'observe ni œdème, hypertension.

Glossalgie, *f.* (γλῶσσα, la gue ; ἄλγος, douleur). Douleu au niveau de la langue.

Glossanthrax, *m.* (γλῶσσ langue ; ἄνθραξ, charbon). L sion charbonneuse localisée la langue.

Glossite, *f.* (γλῶσσα, langue Inflammation de la langue.

Glossite des fumeurs, Voir Syn.: *Leucoplasie.*

Glossite exfoliatrice, *f.* Syn.: *Eczéma en aires de la langue ; Desquamation linguale en aires; Pityriasis lingual ; Glossodynie.* Inflammation de la muqueuse linguale caractérisée par une desquamation en aires, en plaques rougeâtres limitées par un bourrelet circiné ; fréquente chez les enfants. Son étiologie est mal connue.

Glossite gommeuse, *f.* Inflammation locale de la langue, due à une gomme syphilitique.

Glossite scléreuse, *f.* Syn.: *Cirrhose linguale ; Langue parquetée.* Induration superficielle ou profonde de la langue, avec plaques lisses, vernissées, rouge vif ou quelquefois blanchâtres, entremêlées de sillons peu profonds, s'étendant surtout sur le dos de la langue.

Glossocèle, *f.* (γλῶσσα, langue ; κήλη, hernie). Hernie de la langue hors de la bouche, par suite de macroglossite inflammatoire.

Glossodynie, *f.* (γλῶσσα, langue ; ὀδύνη, douleur). Glossite exfoliatrice en aires avec malformations congénitales ou acquises. Voir Syn.: *Glossite exfoliatrice.*

Glosso-labié, *adj.* (λῶσσα, langue ; *labium,* lèvre). Qui a rapport à la langue et aux lèvres. — *Ex.:* Plaie glosso-labiée.

Glossomanie, *f.* (γλῶσσα, langue ; μανία, manie). Préoccupation hypocondriaque concentrée par certains malades sur l'état saburral de leur langue qu'ils regardent constamment dans une glace.

Glossophytie, *f.* (γλῶσσα, langue ; φυτόν, plante). Voir Syn.: *Langue noire pileuse.*

Glossoplégie, *f.* (γλῶσσα,

langue. πλήσσειν, frapper). Paralysie de la langue due à une lésion du nerf hypoglosse, occasionnant des troubles de la parole et de la déglutition.

Glossotomie, *f.* (γλῶσσα, langue ; τομή, incision). Section partielle de la langue

Glossy-skin, *m.* (anglais : *glossy,* poli, lustré ; *skin,* peau). Peau lisse, fendillée, avec crevasses plus ou moins indolores, pouvant s'accompagner de troubles trophiques des ongles qui tombent à la suite de tournioles. Il s'observe dans la syringomyélie.

Glotte, *f.* (γλῶσσα, langue). Voir : *Œdème de la glotte ; Spasme de la glotte.*

Glucose, *m.* (γλύκος, doux). Sucre qui dévie à droite la lumière polarisée, du groupe des mono-saccharides ($C^6H^{12}O^6$. Il se trouve normalement dans les fruits et anormalement dans l'urine chez les diabétiques (glycosurie).

Glycémie, *f.* (γλύκος, doux ; αἷμα, sang). État du sang contenant normalement une faible proportion de glucose.

Glycogène, *m.* (γλυκύς, doux, sucré ; γεννάω, j'engendre). Matière de réserve accumulée dans le foie, fournie par l'arrêt dans cet organe des sucres absorbés. Elle a la propriété de pouvoir à nouveau se transformer en sucre pour les besoins de l'organisme.

Glycogénèse, *f.* (γλύκος, doux ; γεννάω, j'engendre). Propriété de fabriquer du sucre. Elle s'applique au foie.

Glycogénésie, *f.* (γλύκος, doux, sucré ; γεννάω, j'engendre). Formation du glycogène.

Glycolyse, *f.* (γλυκύς, sucré ; λύσις, dissolution). Disparition partielle ou totale du sucre contenu dans le sang.

Glyco-minéral, *adj.* Qui est composé de glucose et de sel. — *Ex. :* Sérum glyco-minéral.

Glycoronurie, *f.* (γλυκὺς, sucré ; οὖρον, urine). Emission d'urine contenant des dérivés glycoronuriques (acide glycoronurique). — *Ex.:* Glycoronurie du paludisme.

Glycosisme, *f.* (γλύκος, sucré). Intoxication par l'ingestion de quantité exagérée de sucre.

Glycosite, *m.* (γλύκος, doux). Ferment du suc pancréatique qui a la propriété de transformer le glucose.

Glycosurie, *f.* (γλύκος, doux ; οὖρον, urine). Voir Syn.: *Diabète.* Emission d'urine contenant du sucre (glucose).

Glycosurie alimentaire, *f.* Glycosurie qui se produit après les repas.

Glycosurie hépatique, *f.* Glycosurie engendrée par le mauvais fonctionnement du foie, soit par une formation de sucre dans cet organe, soit par une insuffisance de cette glande qui n'utilise pas le sucre provenant des aliments.

Glycosurie nerveuse, *f.* Glycosurie due à un trouble du système nerveux sur le foie. — Elle est souvent intermittente.

Gmelin, médecin allemand de la première moitié du XIXe siècle. Voir : *Réaction de Gmelin.*

Gnatho-dynamométrie, *f.* (γνάθος, mâchoire ; δύναμις, force ; μέτρον, mesure). Mesure de la force constrictive des mâchoires.

Goitre, *m.* (*guttur,* gosier). Hypertrophie du corps thy-roïde, portant sur un ou plusieurs lobes.

Goitre aérien, *m.* (*guttur,* gosier ; ἀήρ, air). Voir Syn. : *Trachéocèle.* Tumeur gazeuse, aérienne du cou, rappelant morphologiquement le goitre.

Goitre colloïde, *m.* Goitre volumineux pouvant atteindre quelquefois l'ombilic, formé de loges contenant une matière gélatineuse jaunâtre, poisseuse comme de la colle, sécrétée par les cellules.

Goitre erratique, *m.* Variété de goitre se développant en dehors du corps thyroïde lui-même, mais aux dépens d'organes de même nature que lui, comme les glandes thyroïdes accessoires (goitres rétro - pharyngiens, rétro-œsophagiens, endo-thoraciques) ou le tractus thyréo-glosse (goitres et kystes linguaux, buccaux, péri-hyoïdiens, d'origine congénitale).

Goitre exophtalmique, *m.* Syn. : *Maladie de Basedow ; Maladie de Graves.* Maladie caractérisée par une hypertrophie du corps thyroïde, de l'exophtalmie et de la tachycardie et assez souvent par un tremblement spécial des mains à oscillations brèves, régulières, ne s'accentuant pas aux mouvements intentionnels. A noter assez souvent des troubles psychiques (instabilité, irritabilité du caractère, dépression mélancolique). Due à un trouble de la sécrétion thyroïdienne.

Goitre plongeant, *m.* Goitre mobile qui plonge dans la cavité thoracique ; le plus souvent il est animé de mouvements de va-et-vient pendant la déglutition.

Goitre vésiculaire, *m.* (*guttur,* gosier ; *vesicula,* petite poche). Voir Syn. : *Tra-*

chéocèle. Tumeur gazeuse du cou, rappelant le goitre, dépressible comme une vésicule.

Gomme, f. (κόμμι. gomme). Production d'origine syphilitique, tuberculeuse ou mycosique, de localisation et de dimension fort variables, ayant l'aspect gommeux au début et tendant, suivant sa nature, à se transformer en matière caséeuse ou à s'ulcérer pour s'ouvrir à la peau et y laisser une cicatrice indélébile.

Gomme de la base, f. (κόμμι. gomme). La localisation de gommes syphilitiques à la base du cerveau est caractérisée par la paralysie des nerfs craniens. Le muscle oculomoteur commun est le plus souvent atteint; il entraîne du ptosis avec strabisme externe. La paralysie de ce nerf est la signature de la vérole (Ricord).

Gomme de la convexité, f. La localisation de gommes syphilitiques à la convexité du cerveau se traduit soit par des crises épileptiques généralisées ou jacksonniennes, soit par des paralysies des membres.

Gonagre, m. (γόνυ. genou: ἄγρα, piège). Goutteux dont l'accès est localisé aux genoux.

Gonalgie, f. (γόνυ. genou: ἄλγος, douleur). Douleur de la région du genou.

Gonimatique, f. (γόνιμος. qui engendre). Science de la génération.

Goniomètre, m. (γωνία. angle; μέτρον, mesure). Instrument servant à mesurer l'angle d'écartement formé par les deux bras d'une articulation dans des positions différentes.

Gonocèle, f. (γόνυ. genou; κήλη. tumeur). Arthropathie du genou.

Gonococcémie, f. (γόνος, semence, sperme; κόκκος, graine; αἷμα, sang). Infection généralisée due au gonocoque. Elle se manifeste le plus souvent sous forme de rhumatisme blennorragique, mais elle peut se localiser sur l'endocarde, la plèvre, les vaisseaux (phlébite, artérite).

Gonococcie, f. (γόνος, sperme; κόκκος, graine). Ce mot s'emploie pour désigner à la fois l'inflammation locale (blennorragie) et l'infection généralisée (gonococcémie) (voir ces mots).

Gonocoque, m. (γόνος, sperme; κόκκος. graine). Microbe découvert en 1879 par Neisser, agent infectieux spécifique de la blennorragie. Il a l'aspect d'un diplocoque dont les deux éléments, en forme de grains de café ou de haricots, larges de 0,4 à 0,6 μ, se regardent par leur face concave. Il se colore par les couleurs basiques d'aniline. Ne prend pas le Gram.

Gonorrhée, f. (γόνος, sperme: ῥέω. couler). Blennorragie chronique se manifestant par un écoulement muco-purulent ou muqueux à la suite d'une urétrite gonococcique aiguë.

Goundou, m. Néoformation hypertrophique de la face, de consistance dure, affectant la forme d'une corne, se développant souvent à la racine du nez et se développant assez pour menacer l'intégrité de l'œil. Elle peut s'observer sur les autres parties du corps beaucoup plus rarement. Elle est constituée par des lamelles osseuses au sein d'un foyer inflammatoire chronique. L'agent causal peut être un parasite local ou certains corps étrangers (poudres) employés dans les tatouages d'ordre rituel. Il s'observe chez les peuplades de l'Afrique occidentale.

Gourme, *f.* (*grume,* écorce; *groume.* gourme des chevaux). Maladie cutanée de l'enfance se localisant à la face et au cuir chevelu. Voir Syn.: *Impétigo.*

Goutte, *f.* (parce que les Anciens croyaient que l'humeur peccante était distillée goutte à goutte dans les articulations). Maladie diathésique caractérisée par des gonflements articulaires aigus ou chroniques avec tophus et des localisations secondaires viscérales et oculaires. L'accès aigu est caractérisé par la douleur aiguë du gros orteil « sub cantu galli », avec tuméfaction, rougeur pelure d'oignon et arthrite. L'excrétion urique diminue au début de l'accès, augmente à la fin de l'accès.

Goutte militaire, *f.* Blennorragie chronique caractérisée par l'existence d'une goutte muco-purulente à l'orifice du canal urétral le matin au réveil.

Goutte saturnine, *f.* Maladie ne relevant pas de la diathèse goutteuse propre, mais due à l'intoxication par le plomb chez les ouvriers peintres. Elle se comporte dans sa symptomatologie comme la goutte proprement dite, à l'exception des tophi qui font défaut.

Goutte sereine, *f.* Voir Syn. : *Amaurose.*

Gouttière, *f.* Appareil destiné à immobiliser un segment de membre (jambe), un membre (cuisse et jambe) ou toute autre partie du cor(ps) (tronc, bassin) qui a été l'occasion d'une fracture. L(es) gouttières sont en fil de fe(r), en aluminium, en zinc. (On) recherche la rigidité, la soli(dité) et la légèreté. On pe(ut) les matelasser suivant l(e) cas.

Gradenigo. Voir : *Sy(n)drome de Gradenigo.*

Grain de beauté, *m.* V(oir) Syn. : *Lentigo.*

Grains dentinaires, Petites masses dures que l'(on) trouve dans l'odontome constituées par un mélan(ge) de dentine (ivoire), de cime(nt) et d'émail.

Grall. Cachexie primai(re) de Grall. Voir Syn. : *Cache(xie) primitive hydrémique.*

Gram, bactériologiste a(n)glais contemporain. Voi(r) *Méthode de Gram. (Bact.).*

Grancher, médecin fra(n)çais de la fin du XIXe sièc(le). Voir : *Maladie de Grancher*

Grand mal, *m.* Syn. *Accès convulsif dans la cri(se) d'épilepsie essentielle.*

Granulation, *f.* (*granu(m,)* grain). Terme servant à dé(si)gner toute excroissance p(a)thologique, quelle qu'en so(it) la nature de la localisatio(n). — *Ex.* : Granulations du ph(a)rynx ; Granulations graisse(u)ses de l'ovaire.

Granulation grise, *f.* V(oir) Syn. : *Tubercule miliaire.*

Granulie, *f.* (*granulu(m)* de *granum,* grain). Syn. *Phtisie aiguë; Tuberculo(se) miliaire aiguë.* Tuberculos(e) aiguë évoluant très rapid(e)ment, à pronostic fatal, (se) manifestant par des poussé(es) inflammatoires généralisé(es) dans tous les viscères et e(n) particulier dans les poumon(s)

Granulome, *m.* (*gran(um*

lum, petite graine). Petite tumeur de forme arrondie quelle que soit sa nature (tuberculeuse, syphilitique, inflammatoire).

Granulomé vénérien, *m.* (*granulum*, petit grain ; *Vénus*, Vénus). Dermatose ulcéreuse ou végétante qui se localise presque toujours aux organes génitaux externes dont elle détruit la peau. Elle est due à une bactérie spéciale, le *Calymmatobacterium granulomatis*. Elle s'observe le plus souvent dans les pays chauds, dans l'Amérique du Sud en particulier.

Granulopexique, *adj.* (*granulum*, petit grain ; πῆξις, fixation). Qui a la propriété de fixer dans ses tissus les petits corps étrangers (pigments biliaires, par exemple) qui sont véhiculés par le sang. — *Ex. :* Fonction granulopexique.

Granulosis rubra nasi. Erythème de l'extrémité du nez avec persistance de gouttelettes de sueur au niveau des orifices des glandes sudoripares. S'observe chez les enfants.

Graphologie, *f.* (γράφειν, écrire ; λόγος, étude). Etude de l'écriture pour analyser le caractère et rechercher les relations entre les troubles de l'écriture et les phénomènes pathologiques d'ordre psychique et même physique. C'est un moyen de diagnostic en psychiatrie.

Graphomanie, *f.* (γράφειν, écrire ; μανία, folie). Habitude que prennent certains dégénérés et aliénés d'écrire sans interruption.

Graphométrie, *f.* (γράφειν, écrire ; μέτρον, mesure). Mesure de la hauteur, de la largeur des mots et des lettres, employée dans la police scientifique (falsification de testaments).

Graphophobie, *f.* (γράφειν, écrire ; φόβος, crainte). Phobie de l'écriture.

Graphorrhée, *f.* (γράφειν, écrire ; ῥέω, je coule). Voir Syn. : *Graphomanie*.

Gras de cadavre, *m.* Voir Syn. : *Adipocire*.

Gravatif, *adj.* (*gravatus*, qui pèse sur). Qui s'accompagne d'une sensation de pesanteur. — *Ex. :* Douleur gravative.

Gravelle, *f.* (*gravelle*, de grave, ou grève, synonyme de gravier). Voir Syn. : *Lithiase rénale*.

Graves, médecin irlandais de la première moitié du XIXᵉ siècle. Voir : *Maladie de Graves*.

Gravide, *adj.* (*gravis*, lourd). *Obst.* Qui est alourdi par le fœtus qu'il contient. — *Ex. :* Utérus gravide.

Gravidique, *adj.* (*gravis*, lourd). Qui a rapport à l'état de grossesse. — *Ex. :* Eclampsie gravidique.

Gravidité, *f.* (*gravis*, lourd). Etat de grossesse.

Greffe, *f.* (γραφίον, tige). Transplantation d'un greffon en un point quelconque du corps de même nature histologique que lui, dans un but de réparation de l'organisme.

Greffe de Thiersch, *f.* Greffe de l'épiderme sur le derme.

Greffe dentaire, *f.* (γραφίον, tige). Replacement dans une alvéole d'une dent qui a été arrachée accidentellement ou extraite sur un autre sujet dans un but de prothèse.

Greffe épidermique, *f.* Ablation aseptique d'un fragment de l'épiderme que l'on applique sur un ulcère, une large plaie, pour provoquer une épidermisation des surfaces à combler.

Greffe hétéroplastique, *f.* Voir Syn.: *Hétérogreffe.*

Greffe homéoplastique, *f.* Syn.: *Homéogreffe.*

Greffe homoplastique, *f.* Syn.: *Greffe homéoplastique; Homéogreffe* (Voir ce mot).

Greffe osseuse, *f.* Transplantation d'un fragment osseux au niveau d'une solution de continuité d'un os pour en obtenir la réparation.

Greffon, *m.* Portion de tissu osseux, cartilagineux, tendineux, prélevée sur un organe sain et destinée à réparer une perte de substance d'un autre organe de même constitution histo-anatomique. Le greffon se taille suivant les dimensions et les formes de la perte de substance à réparer. — *Ex.:* Greffon osseux dans la cranioplastie.

Grégarine, *f.* (*gregarius*, qui vit en troupeau). Parasite de la classe des sporozoaires qu'on rencontre chez les invertébrés et qu'on a trouvé quelquefois chez l'homme. Son rôle pathogénique n'est pas bien établi.

Grenouillette, *f.* (*rana*, grenouille). Syn.: *Ranule.* Tumeur enkystée des glandes salivaires du plancher de la bouche et de la région sublinguale. Elle s'observe dans la lithiase salivaire.

Grenouillette lacrymale, *f.* Voir Syn.: *Dacryops.*

Grenouillette pancréatique, *f.* Kyste par rétention du suc pancréatique.

Griffe nerveuse, *f.* (all.: *greifen*, saisir). Elle s'observe à la main. Elle est caractérisée par une extension des premières phalanges des doigts sur les

métacarpiens correspondan et une flexion des deuxièm et troisième phalanges. El s'accompagne d'atrophie d interosseux et des éminenc thénar et hypothénar. Elle e due à des lésions des ner cubital et médian ou à d contractures d'origine réfle ou physiopathique.

Grippe, *f.* (all.: *greife* saisir). Maladie infectieu due à un virus filtrant q permet, suivant les épidémie le développement de certai microbes avec une virulenc toute particulière (bacille (Pfeiffer, pneumocoque etc. La localisation est fort vari ble (appareil respiratoire, a pareil digestif, système ne veux), et les symptômes pr dominants varient suivant l organes plus spécialeme atteints.

Gros mollet, *m.* Le « gr mollet », consécutif à u traumatisme, en particulier une blessure de guerre, r sulte de la distension des ti sus par gêne circulatoire par infection post-traumat que. Les muscles de ces gr mollets bridés par leurs ap névroses font hernie dès qu'o les incise.

Gros ventre de guerre, *n* Voir Syn.: *Catiémo-phrénose Pseudo-tympanite abdomi nale.*

Grossesse, *f.* (bas latin *grossus*, gros). État fonctior nel particulier dans lequel s trouve la femme pendan toute la durée du développe ment de l'œuf humain (P nard).

Grossesse abdominale, Développement d'un œuf fé condé qui tombe dans la ca vité et s'y greffe d'emblé ou d'un fœtus qui tombe dan la cavité abdominale à l suite de la rupture d'une grossesse tubaire ou ovarique.

Grossesse ampullaire, *f.* Voir Syn. : *Grossesse tubo-abdominale*.

Grossesse ectopique, *f.* Voir Syn. : *Grossesse extra-utérine*.

Grossesse extra-utérine, *f.* Développement de l'œuf fécondé hors de l'utérus.

Grossesse fibreuse, *f.* Fibrome simulant la grossesse.

Grossesse gémellaire, *f.* Grossesse dans laquelle deux œufs se développent pour donner naissance à deux fœtus.

Grossesse interstitielle, *f.* Une des formes de la grossesse tubaire, dans laquelle l'œuf se développe dans la portion interne ou utérine de la trompe. Elle se reconnaît à l'un quelconque ou à la réunion des signes suivants : signe de Ruge-Simon (position plus ou moins verticale de l'utérus), asymétrie des annexes, insertion latérale du ligament rond par rapport à la tumeur fœtale.

Grossesse isthmique, *f.* Voir Syn. : *Grossesse tubaire*.

Grossesse molaire, *f.* Voir Syn.: *Môle*.

Grossesse multiple, *f.* Terme réservé à la grossesse au cours de laquelle trois fœtus se développent.

Grossesse ovarique, *f.* Développement d'un ovule fécondé au niveau d'une vésicule de Graaf. La grossesse ovarique est dite externe lorsque, le follicule de Graaf restant ouvert, elle se développe dans le péritoine; elle est dite interne quand le follicule se referme et que la grossesse évolue dans l'ovaire à la façon d'un kyste.

Grossesse tubaire, *f.* (*tuba*, trompe). Syn.: *Grossesse isthmique*. Développement de l'œuf fécondé dans le milieu de la trompe elle-même.

Grossesse tubo-abdominale, *f.* Syn.: *Grossesse ampullaire*. Développement de l'œuf dans la portion externe de la trompe.

Grutum, *m.* Voir Syn.: *Milium*.

Gryposè, *f.* (γρυπὸς, courbé). Voir Syn.: *Gryphose*.

Gryphose, *f.* (γρυπὸς, courbé). Syn.: *Grypose*. Incurvation des ongles.

Gübler. Voir : *Ictère hémaphéique de Gübler*. Syn.: *Ictère métapigmentaire* ; *Tumeur de Gübler*.

Guérison, *f.* (*curare*, avoir soin de). Retour d'un organisme malade à l'état de fonctionnement physiologique normal.

Gueule-de-loup, *f.* Bec de lièvre bilatéral avec division congénitale du palais formant une large solution de continuité au niveau de la partie médiane du maxillaire supérieur.

Guyon, chirurgien français contemporain. Voir : *Signe de Guyon*.

Gusarola, *f.* Dermatose mycosique observée dans la République dominicaine. Voir Syn.: *Caraté*.

Gustatif-ive, *adj.* (*gustare*, goûter). Qui a rapport au goût. — *Ex. :* Hallucination gustative.

Gymnastique médicale, *f.* (γύμναζω, j'exerce). Emploi des exercices physiques dans un but de traitement médical, pour diminuer certains troubles circulatoires de la nutrition et rééduquer la fonction motrice dans certaines lésions de la moelle. Son rôle est encore plus important dans les affections chirurgicales : scoliose, raideurs articulaires, etc.

Gymnastique suédoise, *f.* Emploi des exercices physiques dans un but de développement rationnel des muscles et par suite des os sur lesquels ils s'insèrent.

Gynandrie, *f.* (γυνή, femme ; ἀνήρ, ἄνδρος, homme). Aspect morphologique spécial du corps chez l'homme rappelant les formes extérieures de la femme par le développement exagéré des seins, la largeur du bassin.

Gynandroïde, *m.* (γυνή, femme ; ἀνήρ, ἄνδρος, homme ; εἶδος, ressemblance). Individu qui a les caractères de la gynandrie. — *Ex.:* Gynandroïde hérédosyphilitique.

Gynatrésie, *f.* (γυνή, femme ; α, priv.; τρῆσις, orifice). Tout rétrécissement des partiés génitales de la femme.

Gynécologie, *f.* (γυναίκη, qui a rapport à la femme ; λόγος, étude). Partie de la médecine qui étudie les maladies des organes génitaux de la femme.

Gynécomastie, *f.* (γυνή, femme ; μαστός, mamelle). Développement anormal chez l'homme des glandes mammaires qui se rapprochent morphologiquement des seins de la femme. Ces modifications des caractères sexuels sont liées à des troubles de la sécrétion interne testiculaire congénitaux ou acquis.

Gynécophobie, *f.* (γυναίκος, féminin ; φόβος, crainte). Crainte obsédante de se trouver en présence de la femme S'observe chez certains dégénérés.

Gypsose, *f.* (*gyps*, matière minérale). Pneumokoniose due à l'inhalation de poussières de sulfate de chaux, de gypse, chez les ouvriers travaillant ces matériaux.

Gyrographe, *m.* (γῦρος, mouvement circulaire ; γράφειν, écrire, enregistrer). Appareil de rééducation fonctionnelle, où l'effort de contraction des muscles et la cadence des mouvements peuvent être réglés à volonté et enregistrés.

H

Habitus extérieur (*habitus*, manière d'être). Expression d'ensemble de l'état extérieur d'un sujet. L'habitus extérieur d'un individu se modifie selon les variations de son état de santé.

Hachure, *f.* (*hacco*, crochet). Procédé de massage qui consiste à frapper la partie massée avec le bord cubital de la main, à la manière d'une hache.

Halisteresis, *m.* ἅλς, en masse; στέαρ. graisse). Fonte graisseuse en masse du tissu osseux. Voir SYN. : *Décalcification.*

Halistérique, *adj.* ἅλς. en masse; στέαρ. graisse). Qui a rapport à l'halisteresis. — *Ex. :* Fonte halistérique.

Halitueuse, *adj.* (*halitus*, vapeur. sueur). Qui a rapport à la sueur. — *Ex. :* Peau halitueuse.

Hallomégalie, *f.* (*hallus*, orteil; μέγας, grand). Hypertrophie des orteils.

Hallucination, *f.* (*hallucinatio*, de *hallucinari*, se tromper). Perception sans objet : idée projetée en dehors. L'hallucination est une perception extériorisée. Les hallucinations peuvent se classer, d'après la sensation perçue :

Hallucinations sensorielles : hallucination des cinq sens (ouïe, vue, goût, odorat, tact);

Hallucinations cénesthésiques : hallucination de la sensibilité interne;

Hallucinations motrices : perception de mouvements imaginaires du corps, partiels ou généraux. Par ex. : Sensation de chute dans un précipice, sensation du mouvement chez l'amputé.

Hallucinations antagonistes, *f.* Hallucinations bilatérales ou associées qui sont contradictoires par rapport à une même idée, l'une étant affirmative, l'autre négative.

Hallucinations aperceptives, *f.* Voir SYN. : *Hallucinations psychiques.*

Hallucinations associées, *f.* Hallucinations ayant un lien direct entre elles, mais n'ayant pas rapport au même objet. — *Ex. :* Un aliéné entend une voix lui annoncer qu'il va voir tel objet, qu'il voit aussitôt (Séglas).

Hallucinations autoscopiques, *f.* αὐτός, soi-même; σκοπεῖν, voir). Elles sont de deux sortes : internes, quand le malade voit lui-même au dedans de son corps; externes, quand le malade voit sa propre image au dehors, extériorisée comme dans un miroir.

Hallucinations cénesthésiques. *f.* Hallucination de la sensibilité interne. Elle s'observe dans les délires systématisés et hypocondriaques.

Hallucinations coexistantes, *f.* Hallucinations apparaissant au même moment, mais n'ayant aucun lien entre elles.

Hallucinations combinées, *f.* Hallucinations soit de même espèce, soit d'espèce différente, mais concernant au même moment le même objet. — *Ex. :* Hallucinations visuelles et auditives combinées. Un aliéné voit une personne et en même temps l'entend lui parler.

Hallucinations conscientes, *f.* Hallucination dont le caractère vrai (perception d'objet fictif) est reconnu par le sujet, qui par suite ne verse pas dans le délire (hallucination h y p n a g o g i q u e, toxique).

Hallucinations de la vue, *f.* Perception objective d'images visuelles irréelles.

Hallucinations visuelles élémentaires : perception d'objets bruts (couleur, ombre vague, flamme).

Hallucinations visuelles communes : perception d'objets différenciés et classés (animaux, fantômes).

Hallucinations visuelles verbales : perception de mots écrits (Régis).

Hallucinations de l'odorat, *f.* Perception d'odeurs irréelles à caractère généralement pénible (odeur de soufre, de cadavre).

Hallucinations de l'ouie, *f.* Perception de sons fictifs.

Hallucinations auditives élémentaires : perception de sons bruts indéfinis.

Hallucinations auditives communes : perception de bruits différenciés rapportés à des objets déterminés.

Hallucinations auditives verbales : perception de mots représentant des idées (Régis).

Hallucinations du goût, *f.* Perception de saveurs irréelles à caractère désagréable (goût d'arsenic, de brûlé). Ell s'observe surtout dans le psychoses systématisées.

Hallucinations du toucher *f.* Syn.: *Hallucinations de l sensibilité générale.* Perception sur la surface cutanée d'une sensation sans objet d'un frôlement, d'un choc d'une piqûre, d'un mouvement de reptation que le sujet attribue à un animal (pou araignée), à une effluve électrique; perception d'une sensation de chaleur ou de brûlure attribuée à une source calorique inexistante.

Hallucinations extra-campines, *f.* Hallucinations dans lesquelles l'aliéné transport l'origine de ses sensations en dehors du champ sensoriel Par ex.: Il sent courir sur sa peau des rats qu'il croit être dans les murs (Régis).

Hallucinations lilliputiennes, *f.* Syn. : *Hallucinations micropsiques.* Hallucinations visuelles caractérisée par la petitesse des personnages vus par l'halluciné, qui rappellent la taille des nains du royaume de Lilliput.

Hallucinations micropsiques, *f.* (μικρός, petit ; σκοπεῖν voir). Voir Syn. : *Hallucinations lilliputiennes.*

Hallucinations mixtes, *f.* Syn. : *Hallucinations sensoriomotrices* (voir ces mots).

Hallucinations motrices *f.* Perception de mouvements imaginaires du corps, partiels ou généraux.

Hallucinations motrices élémentaires : correspondent à des mouvements indéterminés.

Hallucinations motrices différenciées : correspondent à un acte déterminé (saut marche).

*Hallucinations motrices ver-

bales, orales, ou graphiques : correspondent à des images motrices du langage parlé ou écrit, perçues sans le secours d'aucun sens (Séglas).

Hallucinations motrices verbales, orales, *f.* Caractérisées par l'attitude de l'aliéné, qui a l'air de parler sa pensée.

Hallucination verbale kinesthétique simple : est celle où le malade n'a que la sensation de mots prononcés sans mouvements d'articulations perceptibles.

Hallucination verbale motrice proprement dite : est celle qui s'accompagne de mouvements d'articulations perceptibles, suivant leur intensité, soit par le malade seul, soit aussi par l'observateur.

Hallucination verbale impulsive : est celle dans laquelle le sujet articule nettement les mots (Séglas).

Hallucinations motrices verbales, graphiques, *f.* Caractérisées par l'attitude de l'aliéné, qui a l'air d'écrire ou écrit sa pensée.

Hallucination graphique kinesthésique simple : est celle où l'aliéné a la perception exacte des mots à l'aide des représentations des mouvements adaptés de l'écriture.

Hallucination graphique motrice proprement dite : est celle où il a en même temps la sensation que sa main exécute les mouvements nécessaires à l'écriture.

Hallucination graphique impulsive : est celle où le sujet se sent poussé à écrire malgré lui (impulsion graphique).

Hallucinations oniriques, *f.* Hallucinations se produisant la nuit, à l'état de demi-somnolence ou à l'état de rêve.

Elles peuvent se produire de jour, quand le sujet est dans une disposition spéciale (médium). Ces hallucinations sont généralement visuelles et s'observent chez les hystériques.

Hallucinations psychiques, *f.* Syn. : *Hallucinations aperceptives; Pseudohallucinations.* Perception de paroles sans le secours d'aucun sens. L'aliéné dit qu'on lui parle à l'intérieur du corps. Voir : *Hallucinations motrices verbales et graphiques.*

Hallucinations psychomotrices, *f.* Hallucinations que le malade localise dans son organisme et qui s'accompagnent ou non de symptômes verbaux moteurs. — *Ex. :* Le malade entend des sons hallucinatoires dans sa poitrine.

Hallucinations réflexes, *f.* Syn. : *Hallucinations transposées.* Hallucination sensorielle (auditive, par exemple) provoquant une autre hallucination sensorielle (tactile) ou motrice.

Hallucinations sensoriomotrices, *f.* Syn. : *Hallucinations mixtes.* Voir : *Hallucinations sensorielles et hallucinations motrices.*

Hallucinations transposées, *f.* Voir Syn.: *Hallucinations réflexes.*

Hallucinose, *f.* (*hallucinari,* se tromper). Syndrome caractérisé par des hallucinations des divers sens (psychosensorielles) évoluant pendant un plus ou moins grand nombre d'années sans interprétations délirantes ni affaiblissement intellectuel, chez des sujets non intoxiqués.

Hallus flexus, *m.* (*hallus,* orteil; *flexus,* fléchi). Voir Syn. : *Orteil en marteau.*

Hallus valgus, *m.* (*hallus*, gros orteil ; *valgus*, tourné en dehors). SYN. : *Orteil en équerre*. Déviation en dehors du gros orteil, avec saillie en dedans de la tête du premier métatarsien et déplacement des os sésamoïdes, l'interne passant à la face antérieure et l'externe se plaçant dans le premier espace intermétatarsien. Cette lésion est souvent observée aux deux pieds.

Halo, *m.* (ἄλως, aire). Cercle étincelant qui existe autour de la pupille. Il s'observe dans le glaucome.

Hanche à ressort, *f.* (*ancha*, hanche). Claquement sec et bruyant qui se produit dans certains mouvements de l'articulation coxo-fémorale et qui est dû à une contraction du muscle grand fessier.

Hanche bote, *f.* Voir SYN. : *Coxa vara*.

Hanot, médecin français de la fin du XIXᵉ siècle. Voir : *Maladie de Hanot ; Ictère urobilinique de Hanot* (SYN. : *Ictère métapigmentaire*).

Haphalgésie, *f.* (ἀφή, toucher ; ἄλγος, douleur). Voir SYN. : *Aphalgésie*.

Haricocèle, *f.* (haricot ; κήλη, tumeur). Se dit du testicule atrophié qui a le volume d'un haricot.

Harmozone, *f.* (ἁρμόζω, je règle). Produit des glandes endocrines ayant la propriété de régler les autres sécrétions.

Haschichisme, *m.* (arabe : *haschich*, herbe). Intoxication aiguë par le haschich.

Haschichomanie, *f.* (*haschich*, herbe ; μανία, agitation). Intoxication chronique par le haschich.

Haute fréquence, *f.* Les courants de haute fréquence sont obtenus par une puissante bobine de Rhumkorff munie d'un interrupteur spécial. Le courant induit charge deux condensateurs dont les armatures externes sont reliées entre elles par l'intermédiaire d'un solénoïde où passe alors un courant de haute fréquence (3 à 4 millions d'oscillations par seconde) et de haute tension (3 à 4.000 volts). Ils sont employés dans le traitement de l'hypertension artérielle et des maladies de ralentissement de la nutrition.

Haute tension, *f.* Courants de haute tension. Voir : *Haute fréquence*.

Haut mal, *m.* Voir SYN. : *Epilepsie*. — *Ex.:* Tomber du haut mal.

Hébéphrénie, *f.* (Ἥβη, jeunesse ; φρενῖτις, sous-entendu νόσος, maladie du cerveau, délire). Psychopathie de l'adolescence. Démence précoce de la puberté, constitutionnelle, caractérisée par des états de dépression et d'agitation, avec délires polymorphes, puérils, absurdes, mobiles (idées de grandeur, d'énormité, de mysticisme, d'hypocondrie, de culpabilité).

Hébéphréno-catatonie, *f.* (Ἥβη, jeunesse ; φρὴν, cerveau ; κράτουνος, tiré en bas). Attitude à forme cataleptoïde, au cours de la démence précoce.

Hébétude, *f.* (*hebes*, émoussé). Trouble psychique caractérisé par un arrêt des seules fonctions intellectuelles.

Hébotomie, *f.* (ἥβη, pubis ; τομή, incision). Voir SYN. : *Pubiotomie*.

Hébra, dermatologiste. Voir : *Prurigo de Hébra*.

Hecht, médecin autrichien contemporain. Voir : *Réaction de Hecht*.

Hecticité, *f.* (ἑκτικός, de ἔχειν

avoir). Etat morbide caractérisé par de l'amaigrissement progressif aboutissant à la cachexie, avec état fébrile à grandes oscillations.

Hectique, *adj.* (ἔχειν, avoir). Qui a rapport à l'hecticité. — *Ex.:* Fièvre hectique.

Hédon. Voir : *Sérum de Hédon.*

Hédrocèle, *f.* (ἕδρα, fondement ; κήλη, hernie). Hernie se faisant chemin dans l'épaisseur de la cloison vagino-rectale et repoussant la paroi antérieure du rectum en arrière.

Helcopode, *adj.* (ἕλκειν, traîner ; πούς, πόδος, pied). Dont le pied est traînant. — *Ex. :* Démarche helcopode.

Hélicopode, *adj.* (ἕλιξ, spirale ; πούς, πόδος, pied). Qui pose le pied en décrivant des spirales ou un demi-cercle. — *Ex.:* Démarche hélicopode.

Héliochromothérapie, *f.* (Ἥλιος, soleil ; χρῶμα, couleur : θεραπεύω, je soigne). Emploi de la lumière colorée et du soleil dans un but thérapeutique.

Héliophobie, *f.* (Ἥλιος, soleil ; φόβος, crainte). Obsession angoissante d'être en contact avec le soleil ou la lumière.

Hélio-thalassothérapie, *f.* (Ἥλιος, soleil ; θάλασσα, mer ; θεραπεία, traitement). Traitement par la cure de soleil associée à la cure marine.

Héliothérapie, *f.* (Ἥλιος, soleil ; θεραπεία, traitement). Méthode thérapeutique qui consiste à utiliser les rayons caloriques et chimiques du soleil, sous forme de bains prolongés, dans la tuberculose.

Héliotropisme, *m.* (Ἥλιος, soleil ; τρόπος, direction). Mouvement et transformation chimique du protoplasma cellulaire sous l'influence du soleil.

Helminthe, *m.* (ἕλμινθος, ver). Ver intestinal parasite.

Helminthiase, *f.* (ἕλμινθος, ver). Maladie caractérisée par la présence de vers dans l'intestin. Les symptômes varient suivant la nature des vers (tænias, ascarides, oxyures).

Helminthicide, *adj* (ἕλμινθος, ver ; cædere, tuer). Qui tue les vers. — *Ex.:* Poudre helminthicide.

Hémagogue, *adj.* (αἷμα, sang ; ἄγω, je pousse). Qui a la propriété de chasser le sang hors de l'organisme. — *Ex.:* Médicament hémagogue.

Hémangiome, *m.* (αἷμα, sang ; ἀγγεῖον, vaisseau). SYN.: *Nævus vasculaire lisse.* Petite tumeur de la peau formant une petite tache ponctuée rouge vif ou rouge violacé, le plus souvent localisée à la nuque ou à la face ou sur toute autre partie du corps et se répétant en nombreuses petites taches.

Hémaphéine, *f.* (αἷμα, sang ; φαιός, brun). Substance brune dérivée de l'hématine.

Hémaphéique, *adj.* (αἷμα, sang ; φαιός, brun). SYN.: *Métapigmentaire.* L'ictère hémaphéique est celui dont la coloration est due à des pigments anormaux (urobiline, pigment rouge brun).

Hémaphéisme, *m.* (αἷμα, sang ; φαιός, brun). Coloration brune, foncée de l'urine, qui prend une teinte acajou par l'addition d'acide nitrique.

Hémarthrose, *f.* (αἷμα, sang ; ἄρθρον, articulation). Epanchement de sang dans une articulation. Elle est généralement d'origine traumatique ; son siège le plus fréquent est le genou.

Hémasthiose, *f.* (αἷμα,

sang; ἐσθίειν, ronger). Affection due à l'ouverture d'un anévrysme artériel dans une articulation.

Hématangiome, *m*. (αἷμα, sang; ἀγγεῖον, vaisseau). Tumeur se développant au niveau de la tunique externe des vaisseaux sanguins.

Hématangiosarcome, *m*. (αἷμα, sang; ἀγγεῖον, vaisseau; σάρξ, chair). Tumeur qui, au point de vue histologique, se développe aux dépens du tissu conjonctif et des vaisseaux sanguins.

Hématémèse, *f*. (αἷμα, sang; ἐμεῖν, vomir). Vomissement de sang provenant d'une hémorragie de la muqueuse gastrique ou œsophagienne.

Hématidrose, *f*. (αἷμα, sang; ἱδρώς, sueur). Trouble sudoral, caractérisé par une coloration rouge brun de la peau rappelant la couleur du sang. Elle s'observe chez les hystériques et généralement au niveau des paupières. — *Ex.:* Hématidrose palpébrale.

Hématie, *f*. (αἷμα, sang). Globule rouge du sang.

Hématimètre, *m*. (αἷμα, sang; μέτρον, mesure). Appareil servant à compter le nombre des globules sanguins.

Hématimétrie, *f*. (αἷμα, sang; μέτρον, mesure). Numération des globules sanguins.

Hématine, *f*. (αἷμα, sang). Matière colorante des globules rouges du sang.

Hématique, *adj*. (αἷμα, sang). Qui a rapport au sang. — *Ex.:* Kyste hématique.

Hématoblaste, *m*. (αἷμα, sang; βλαστός, germe). Elément du sang encore imparfaitement connu se présentant sous l'aspect de plaquette sanguine dont la forme varie suivant la technique employée.

Hématobulbie, *f*. (αἷμα, sang; *bulba*, bulbe). Epanchement sanguin du bulbe.

Hématocatharsie, *f*. (αἷμα, sang; κατάρσις, lavage). Injection intraveineuse de sérum artificiel.

Hématocèle, *f*. (αἷμα, sang; κήλη, tumeur). Tumeur sanguine.

Hématocèle pelvienne, *f*. (αἷμα, sang; κήλη, tumeur). SYN. : *Hématocèle rétro-utérine*. Affection des organes génitaux de la femme, caractérisée par l'accumulation et l'enkystement de sang dans les culs-de-sac, en particulier dans le cul-de-sac de Douglas (rétro-utérin), à la suite de la rupture d'une grossesse tubaire.

Hématocèle rétro-utérine, *f*. Voir SYN.: *Hématocèle pelvienne*.

Hématocèle vaginale, *f*. SYN. : *Pachyvaginalite*. Affection des organes génitaux de l'homme : épanchement sanguin pathologique dans la vaginale du testicule.

Hématocéphalie, *f*. (αἷμα, sang; κεφαλή, tête). Tumeur vasculo-sanguine remplaçant le cerveau dans l'anencéphalie.

Hématochomètre, *m*. (αἷμα, sang ; τάχος, vitesse ; μέτρον, mesure). Appareil destiné à mesurer la vitesse du sang dans les artères.

Hématochylurie, *f*. (αἷμα, sang; χυλός, suc; οὖρον, urine). SYN.: *Filariose rénale*. Maladie des tropiques caractérisée par l'émission d'urine sanguinolente et chyleuse, due le plus souvent à une filaire parasite (filaria sanguinis hominis de Lewis).

Hématocolpos, *m*. (αἷμα, sang ; κόλπος, vagin). Accumulation de sang dans le vagin aux premières règles par suite de l'imperforation de l'hymen.

Hématocrite, *m.* (αἷμα, sang; κρίτεω, je sépare). Appareil centrifugateur séparant les globules rouges du plasma sanguin.

Hématocyste, *m.* (αἷμα, sang; κύστις, kyste). Kyste rempli de sang.

Hématodermite, *f.* (αἷμα, sang; δέρμα, peau). Toute dermite dont les éléments pathologiques sont constitués par des suffusions sanguines sous-épidermiques ou intra-dermiques.

Hématogène, *adj.* (αἷμα, sang; γεννάω, j'engendre). Qui prend naissance dans le sang.

Hématogénie, *f.* (αἷμα, sang; γεννάω, j'engendre). Groupe d'affections qui s'étend du purpura hémorragique aux hémorragies; elles se caractérisent essentiellement par une prolongation du temps de saignement.

Hématoïdine, *f.* (αἷμα, sang; εἶδος, ressemblance). Corps chimique composé de cristaux rhomboïdes de coloration rouge, dérivés de l'hémoglobine. Elle se trouve dans les foyers hémorragiques anciens.

Hématologie, *f.* (αἷμα, sang; λόγος, étude). Etude du sang dans ses différentes modalités histologique, chimique, biologique.

Hématolyse, *f.* (αἷμα, sang; λύσις, dissolution). SYN.: *Erythrolyse*. Dissolution des globules rouges du sang.

Hématolytique, *adj.* (αἷμα, sang; λύσις, dissolution). Qui a la propriété de dissoudre les globules rouges du sang.

Hématome, *m.* (αἱματοῦν, emplir de sang). Dépôt de sang, sans limites précises, résultant de la rupture d'un vaisseau d'assez gros calibre dont le sang s'accumule dans un tissu désorganisé par suite d'un choc. Cet amas sanguin laisse déposer sa fibrine à la périphérie et peut s'enkyster. — *Ex. :* Hématome sous-cutané, intra-musculaire.

Hématome anévrysmal, *m.* (αἱματοῦν, emplir de sang). Dû à la rupture d'un anévrysme artériel dans le tissu cellulaire; il entraîne la gangrène du membre dans la majorité des cas.

Hématométrie, *f.* (αἷμα, sang; μέτρα, matrice). Accumulation du sang dans l'utérus à la suite de malformations congénitales ou acquises de l'orifice du col utérin.

Hématomyélie, *f.* (αἷμα, sang; μυελός, moelle). Epanchement de sang au niveau de la moelle : hémorragie de la moelle. Dans l'hématomyélie spontanée, le siège de l'épanchement sanguin est au niveau de l'axe gris central ; dans l'hématomyélie traumatique par blessure de guerre, le segment médullaire entier (substance blanche et substance grise) est intéressé. Dans le premier cas, il y a paraplégie flasque avec dissociation syringomyélique de la sensibilité; dans le deuxième cas, la paraplégie s'accompagne souvent d'abolition de toutes les sensibilités; il y a, en plus, myélomalacie.

Hématonéphrose, *f.* (αἷμα, sang; νεφρός, rein). Hémorragie dans le bassinet du rein (presque toujours d'origine traumatique), avec imperméabilité de l'uretère et, le plus souvent, section de ce canal qui se referme spontanément sur sa section.

Hématopelvis, *m.* (αἷμα, sang; *pelvis*, bassin). Epanchement de sang dans le bassin.

Hématophage, *m.* (αἷμα, sang; φαγεῖν, manger). Qui mange, qui suce le sang. — *Ex.:* Insecte hématophage.

Hématophobie, *f.* (αἷμα, sang; φόβος, crainte). Crainte obsédante de voir le sang, de toucher du sang, qui fait fuir le phobique dès qu'il se trouve en présence d'un objet ensanglanté.

Hématophyte, *m.* (αἷμα, sang; φυτόν, plante). Parasite du sang.

Hématopoïèse, *f.* (αἷμα, sang; ποιεῖν. faire). SYN.: *Erythropoïèse*. Formation des globules du sang.

Hématoporphyrine, *f.* (αἷμα, sang; πόρφυρος, pourpre). Corps isomère de la bilirubine, qui coexiste dans l'urine souvent avec l'urobiline et l'uroérythrine dans les altérations de la fonction de la cellule hépatique. Il est dû à une transformation du pigment sanguin. Elle s'observe dans les empoisonnements, en particulier par le sulfonal.

Hématoporphyrinurie, *f.* (αἷμα, sang; πόρφυρος, pourpre; οὖρον. urine). Emission d'urine contenant de l'hématoporphyrine. Elle paraît être hématurique ou hémoglobinurique, mais elle ne donne pas le spectre de l'hémoglobine et la réaction de Meyer est négative.

Hématorachis, *m.* (αἷμα, sang; ῥάχις, colonne vertébrale). Epanchement de sang dans le canal vertébral ou rachidien.

Hématosalpinx, *m.* (αἷμα, sang; σάλπιγξ, trompe). Accumulation de sang dans les trompes, à la suite de malformations congénitales du col utérin ou le plus fréquemment

à la suite de rupture de grossesse tubaire. Ce terme s'emploie aussi pour désigner une salpingo-ovarite kystique dont le contenu est hématique.

Hématoscopie, *f.* (αἷμα, sang; σκοπεῖν, examen). Examen spectral du sang.

Hématose, *f.* (αἷμα, sang). Fonction physiologique normale du sang dont les globules rouges viennent s'oxygéner en passant au niveau des alvéoles pulmonaires au moment de la respiration.

Hématospectroscopie, *f.* αἷμα, sang; σπεκτρόν, spectre; σκοπεῖν, examiner). Examen du sang au moyen du spectroscope.

Hématospermie, *f.* αἷμα, sang; σπέρμα, sperme). SYN.: *Hémospermie*. Pertes séminales colorées par du sang. Elle s'observe dans la tuberculose génitale.

Hématothérapie, *f.* αἷμα, sang; θεραπεία, traitement). Traitement par l'emploi du sang (transfusion du sang, ingestion de sang par la bouche, injection sous-cutanée).

Hématozoaire, *m.* αἷμα, sang; ζῶον, animal). Parasite du sang humain dont l'un des plus fréquents occasionne le paludisme.

Hématurie, *f.* αἷμα, sang; οὐρέω, j'urine). Emission d'urine mêlée de sang. Elle peut être d'origine vésicale ou rénale. La cystoscopie permet à cet égard d'établir un diagnostic certain.

Héméralopie congénitale, *f.* Voir SYN.: *Rétinite ponctuée albescente*.

Hémiacéphale, *m.* (ἥμισυς, moitié; ἀκέφαλος, sans cerveau). Monstre sans production céphalique, la tête étant remplacée par une masse charnue recouverte de replis cutanés.

Hémiagueusie, *f.* ἥμισυς, moitié; γεῦσις, goût). Abolition de la sensation du goût sur la moitié de la langue. Elle s'observe dans l'hystérie.

Hémialgie, *f.* ἥμισυς, moitié; ἄλγος, douleur). Douleur localisée à une moitié du corps.

Hémianesthésie, *f.* ἥμισυς, demi; ἀν, priv.; αἴσθησις, sensibilité). Abolition totale de la sensibilité générale dans une des moitiés du corps.

Hémianopie, *f.* (ἥμισυς, demi; ἀ, priv.; ὄψις, vue). Voir SYN. : *Hémianopsie.*

Hémianopsie, *f.* ἥμισυς, demi; ἀ, priv.; ὄψις, vue). SYN. : *Hémianopie; Hémiopie.* Suppression complète ou incomplète de l'une des moitiés du champ visuel.

Hémianosmie, *f.* ἥμισυς, à moitié; ὀσμή, odorat). Perte de l'odorat d'une seule narine.

Hémiataxie, *f.* ἥμισυς, à moitié; ἀταξίς, désordre). Ataxie localisée à la moitié du corps.

Hémiataxie posthémiplégique, *f.* Incoordination des mouvements volontaires, rappelant celle des tabétiques, mais s'en différenciant par l'absence d'exagération de ces mouvements à l'occlusion des paupières.

Hémiathétose, *f.* ἥμισυς, moitié; ἄθετος, sans position fixe). Athétose localisée à une moitié du corps (voir ce mot). Elle est souvent associée à l'hémiplégie spasmodique infantile.

Hémiatrophie faciale, *f.* ἥμισυς, demi; ἀ, priv.; τροφή, nourriture). SYN. : *Aplasie lamineuse; Trophonévrose faciale; Trophonévrose de Rom-*

berg. Maladie dystrophique à caractère progressif caractérisée par une atrophie de tout un côté de la face, intéressant la peau, les muscles, les os, les dents qui finissent par tomber. Elle serait due à une lésion de la protubérance avec participation du sympathique cervical et notamment du ganglion cervical inférieur. Elle s'observe à tout âge, mais de préférence chez les neuro-arthritiques.

Hémiavestibule. ἥμισυς, moitié; ἀ, priv.; *vestibulum,* vestibule de l'oreille). Surdité d'une oreille.

Hémichorée, *f.* ἥμισυς, à moitié; χορεύω, je danse). Chorée localisée à un seul côté du corps.

Hémicranie. *f.* ἥμισυς, moitié; κρανίον, crâne). Céphalée ne s'étendant qu'à une seule moitié de la tête. — *Ex. :* Hémicranie droite.

Hémicraniose, *f.* ἥμισυς, moitié; κρανίον, crâne). Tumeur siégeant sur une des moitiés du crâne, caractérisée par une hémi-hypertrophie osseuse à laquelle correspond une tumeur intra-cranienne.

Hémidiaphorèse, *f.* ἥμισυς, moitié; διαφορέω, je répands). Transpiration exagérée de la moitié du corps.

Hémidrose, *f.* αἷμα, sang; ἱδρώς, sueur). Sueur de sang.

Hémiglossite, *f.* ἥμισυς, moitié; γλῶσσα, langue). Inflammation de la langue ne portant que sur une moitié latérale de cet organe.

Hémimélie, *f.* ἥμισυς, à moitié; μέλος, membre). Malformation congénitale caractérisée par l'absence de la moitié d'un membre.

Hémimie, *f.* ἥμισυς, moitié; μῖμος, mime). Mimique ne se faisant que dans la moitié de la face ou du corps, à la suite de paralysie ou de troubles mentaux (manie).

Hémine, *f.* (αἷμα, sang). *Méd. lég.* SYN. : *Chlorhydrate d'hématine.* Cristaux rhomboïdes de coloration brunâtre se trouvant dans le sang desséché.

Hémiopie, *f.* (ἥμισυς, demi ; ὤψις. vue). Voir SYN. : *Hémianopsie.*

Hémiopique, *adj.* (ἥμισυς, moitié ; ὤψις, vue). Restreint à une moitié du champ visuel.

Hémipage, *m.* (ἥμισυς, à moitié ; πάγεις, uni). Monstre double uni depuis la bouche jusqu'à l'ombilic.

Hémiparacousie, *f.* (ἥμισυς, à moitié ; παρὰ, à côté ; ακουῶ, j'entends). Paracousie unilatérale.

Hémiparaplégie spinale, *f.* Voir SYN. : *Syndrome de Brown-Séquard.*

Hémiparopsie, *f.* (ἥμισυς, à moitié ; παρὰ, à côté ; ὤψις, vision). Déformation des objets à la vue.

Hémiplégie, *f.* (ἥμισυς, à moitié ; πλήσσειν, frapper). Abolition totale de la motilité volontaire dans une moitié du corps.

Hémiplégie alterne, *f.* Voir SYN. : *Syndrome de Millard-Gubler.*

Héméralopie, *f.* (ἡμέρα, jour ; ὤψ, œil). Abaissement brusque et disproportionné de la vision dans les milieux faiblement éclairés. L'héméralope qui voit normalement en plein jour, ne peut plus se diriger la nuit. Le fond de l'œil est normal, sauf dans l'héméralopie due à de la rétinite pigmentaire.

Hémiplégie cérébelleuse, *f.* (Hémiplégie n'est pas synonyme ici de Hémiparalysie).

Maladie caractérisée par des troubles de l'équilibre, de la coordination, de latéropulsion, d'asynergie, de dysmétrie, d'adiadococinésie, qui surviennent dans une moitié du corps par suite du déficit unilatéral de la fonction cérébelleuse d'origine centrale (hémorragie, ramollissement, tumeur, gliôme, tubercule, abcès du cervelet ou lésion juxtacérébelleuse) et d'origine cordonale (lésion syphilitique des pédoncules).

Hémiplégie collatérale, *f.* Hémiplégie dont le siège se trouve du côté de l'hémisphère cérébral lésé.

Hémiplégie glosso-laryngo-scapulo-pharyngée, *f.* Paralysie des quatre derniers nerfs craniens. Celle de la 9e paire est caractérisée par des troubles moteurs et sensoriels. ceux-ci consistant en une hémiagueusie de la partie postérieure de la langue, ceux-là en une dysphagie des aliments solides et, au point de vue physique, en une sorte de translation « en rideau » de la paroi postérieure du pharynx vers le côté sain lors du déclenchement du réflexe pharyngien. La paralysie des 10e, 11e et 12e paires se traduit par de l'hémiparalysie du voile du palais, du larynx, du sterno-cleidomastoïdien et du trapèze (voir d'ailleurs *Syndrome de Jackson*) et du carrefour condylo-déchiré postérieur.

Hémiplégie hystérique, *f.* Hémiplégie d'origine non organique, mais d'origine fonctionnelle névrosique.

Hémiplégie organique, *f.* Hémiplégie due à une lésion organique du cerveau (foyer nécrobiotique ou hémorragique), caractérisée par des signes pathognomoniques : signes de l'adduction associée, de Babinski, de la griffe de la main, de la pronation, des orteils, des interosseux, du peaucier, du pouce (voir ces mots).

Hémiplégie spasmodique de l'enfance, *f.* Hémiplégie débutant par des attaques épileptiques auxquelles succède une période de paralysie flasque dépassant rarement quinze jours. Puis apparaît l'hémiplégie spasmodique qui est définitive avec contractures prononcées aux extrémités : l'avant-bras est fléchi sur le bras avec main en col de cygne ou en coup de poing ; le pied est en *varus equin* avec tendance à la luxation de l'astragale. L'atrophie musculaire est accentuée, elle s'étend assez souvent à la face. Il y a de l'atrophie osseuse portant sur les membres, le thorax et la face et déterminant de l'asymétrie et de la scoliose. Les troubles vaso-moteurs sont accentués.

Hémispasme, *m.* ἥμισυς, à moitié ; σπασμός, spasme). Contracture localisée à la moitié des muscles d'une région, les muscles correspondants de la même région du côté opposé restant à l'état de repos.

Hémispasme glosso-labié, *m.* Syndrome caractérisé par une contracture des muscles de la langue, des lèvres, pouvant s'étendre à l'orbiculaire des paupières, au peaucier et aux muscles du cou d'un seul côté. S'observe dans l'hystérie.

Hemispora stellata, *f.* Champignon parasite dont le mycélium a 2 à 3 μ de large, septé et ramifié, émettant des protoconidies à base étran-

glée qui portent des chaînettes de deutéroconidies fuligineuses quadrangulaires au nombre de 4 à 30 et mesurant de 2 μ 6 à 3 μ 5. Se cultive à froid sur milieu de Sabouraud (Gougerot). Agent de l'hémisporose.

Hémisporose, *f.* Mycose due à l'hemispora stellata, se contractant par contage. Maladie peu connue, elle a été observée sous la forme d'ostéite primitive hypertrophiante chronique de la diaphyse du tibia, de gommes sous-cutanées et cutanées, abcédées et fistulisées, rappelant l'aspect des tuberculides et des syphilides.

Hémispore, *m.* Mycose due à un champignon parasite, l'hemispora stellata.

Hémisystolie, *f.* (ἥμισυς, moitié ; συστολή, systole). Contraction d'un seul ventricule du cœur, ce qui détermine une hémisystole.

Hémithermie, *f.* ἥμισυς, moitié θερμός, chaleur). Elévation de la température de la moitié paralysée du corps chez les hémiplégiques.

Hemmage, *m.* (*hem,* onomatopée). Expectoration de petits crachats en boule, visqueux, gris noirâtres, provenant du larynx. Il s'observe dans la laryngite catarrhale.

Hémochromatose, *f.* (αἷμα, sang ; χρῶμα, couleur). Coloration brunâtre de la peau et des organes internes, due au pigment ocre du foie chez les intoxiqués chroniques.

Hémoclasie, *f.* αἷμα, sang ; κλάσις, action de briser). Perturbation de l'équilibre des globules sanguins, le plus souvent des leucocytes. Elle s'observe dans les maladies infectieuses, toxiques, d'origine anaphylactique.

Hémoclasie digestive, *f.* Exploration fonctionnelle du foie basée sur deux hypothèses (Widal) : 1° Qu'il existe une fonction protéopexique du foie, fonction très délicate et la première lésée dans les affections de la glande ; ; 2° Qu'une crise hémorragique est provoquée par des substances protéiques incomplètement désintégrées, pénétrant dans la circulation générale lorsque la fonction protéopexique est altérée (Zehnter).

Hémoclasique, *adj.* (αἷμα, sang ; κλάζω, je brise). Qui modifie l'équilibre des globules du sang. — *Ex. :* Crise hémoclasique.

Hémoconie, *f.* (αἷμα, sang ; κον α, poussière, granulation). Granulation animée de mouvements browniens, qui se trouve dans le sang. Elle s'observe à l'ultra-microscope. De 2 à 5 heures après l'ingestion de 30 grammes de beurre, le même examen montre une augmentation du nombre et du volume des hémoconies. Si ce phénomène ne se produit pas, il y a rétention des sels biliaires.

Hémoculture, *f.* (αἷμα, sang ; *colere*, cultiver). Ensemencement d'un milieu nutritif, en général un bouillon de culture, avec du sang prélevé sur un malade, afin de rechercher la nature des microbes pathogènes contenus dans ce sang et qui sont la cause de la maladie en cours. Le sang se prélève aseptiquement au niveau d'une veine, au moyen d'une seringue.

Hémodiagnostic, *m.* (αἷμα, sang ; δι-ά, à travers ; γιγνοσκω, je connais). Diagnostic établi d'après l'examen microscopique du sang.

Hémodromique, *adj.* (αἷμα, sang ; δρόμος, course). Qui régularise la circulation sanguine. — *Ex. :* Strophantus hémodromique.

Hémodromographique, *adj.* (αἷμα, sang ; δρόμος, course ; γράφειν, écrire). Qui enregistre les mouvements de la pression sanguine, des pulsations. — *Ex. :* Courbe hémodromographique.

Hémodromomètre, *m.* (αἷμα, sang ; δρόμος, course ; μέτρον, mesure). Appareil destiné à mesurer la vitesse du sang dans les vaisseaux.

Hémodynamique, *adj.* (αἷμα, sang ; δύναμις, force) Etude de la force de la pression sanguine.

Hémodynamomètre, *m.* (αἷμα, sang ; δύναμις, force ; μέτρον, mesure). Appareil destiné à mesurer la pression sanguine.

Hémogénie, *f.* (αἷμα, sang ; γεννάω, j'engendre). Variété d'hémophilie qui s'en distingue à un triple point de vue :

a) Etiologiquement, elle s'observe plus souvent chez les femmes présentant des troubles endocriniens (ovaire, thyroïde) ;

b) Cliniquement, elle se traduit par des accidents purpuriques chroniques ou hémorragiques mensuels ;

c) Hématologiquement, il y a de l'anémie sanguine, les hématoblastes sont rares ou absents ; la coagulation a une durée normale, mais le caillot est irrétractile. Maladie étudiée par P.-E. Weill (de Paris).

Hémoglobine, *f.* (αἷμα, sang ; *globulus*, petite boule). Substance de nature albuminoïde contenant du fer, agent de coloration des globules rouges du sang.

Hémoglobinémie, *f*. (hémoglobine ; αἷμα, sang). Production d'hémoglobine dans le sang, soit par destruction rapide des globules sanguins sous l'influence de toxines destructrices d'hématies, soit par la présence d'oxalates dans les urines qui agiraient comme les toxines dans le sang.

Hémoglobinobilie, *f*. Présence d'hémoglobine dans la bile.

Hémoglobinométrie, *f*. (hémoglobine ; μέτρον, mesure). Mesure de la quantité d'hémoglobine contenue dans le sang.

Hémoglobinurie, *f*. (hémoglobine ; οὖρον, urine). Maladie caractérisée par la présence d'hémoglobine dans les urines. Elle est le plus souvent paroxystique, avec crises survenant généralement à l'occasion du froid. Les urines sont couleur vin de Porto, non transparentes, laissant par le repos un dépôt rouge brun ; elles contiennent de l'albumine. A côté de l'hémoglobinurie paroxystique essentielle, on observe l'hémoglobinurie dans les maladies infectieuses et plus particulièrement dans la fièvre bilieuse et dans les empoisonnements (acide phénique, champignons, etc.).

Hémogregarina hominis, *f*. Hématozoaire endoglobulaire du sang humain. Elle a été observée dans le produit de la ponction d'une rate hypertrophique, pratiquée sur un jeune Chinois à Tien-Tsin.

Hémohydarthrose, *f*. αἷμα, sang ; ἄρθρον, articulation ; ὕδωρ, eau). Présence simultanée de sang et d'épanchements séreux dans une articulation. — *Ex.* : Hémohydarthrose du genou.

Hémoleucocytaire, *adj*. Qui a rapport au nombre et à la variété des leucocytes contenus dans le sang. — *Ex.* : Formule hémoleucocytaire.

Hémolysant, *adj*. (αἷμα, sang ; λύσις, dissolution). Poison hymolysant ; c'est un poison qui dissout les globules du sang.

Hémolyse, *f*. (αἷμα, sang ; λύσις, libération). Dissolution du sang en présence d'un corps surajouté ou plutôt passage de l'hémoglobine des hématies du sang dans un liquide ambiant. Par ex. : la phalline (alcaloïde) produit l'hémolyse du sang de l'homme.

Hémolysine, *f*. (αἷμα, sang ; λύσις, dissolution). Anticorps se trouvant dans le sérum du sang, ayant la propriété de se fixer par l'intermédiaire du complément sur les globules rouges de l'animal et de les détruire par une sorte de dissolution.

Hémoparasitisme, *m*. (αἷμα, sang ; *parasitus*, parasite). Etat d'un organisme dont le sang contient des parasites pathogènes.

Hémopéricarde, *m*. (αἷμα, sang ; περικάρδια, péricarde). Epanchement de sang dans le péricarde.

Hémophilie, *f*. (αἷμα, sang ; φιλία, amitié). Maladie caractérisée par la tendance aux hémorragies spontanées ou provoquées, mais en disproportion avec l'agent déterminant. Elle s'observe fréquemment chez les membres d'une même famille.

Hémophilie familiale, *f*. (αἷμα, sang ; φιλεῖν, aimer). Maladie héréditaire, se transmettant presque uniquement aux garçons par hérédité matriarcale, l'hémophilie familiale se caractérise cliniquement par sa tendance aux hémorragies : consécutives aux traumatismes les plus insignifiants, celles-ci sont remarquables par leur caractère incoercible, qu'elles se fassent par les cavités naturelles (épistaxis, gingivorragies, etc.), sous les téguments (ecchymoses, pétéchies), dans les tissus (hématomes), les articulations, etc. L'examen du sang ne montre aucune modification des globules ni des hématoblastes, mais un retard marqué de la coagulation (de 30 minutes à 12 heures), avec diminution de la coagulabilité ; le temps de saignement, par contre, est normal (Leconte).

Hémophilique, *adj*. Qui a les caractères de l'hémophilie. — *Ex.* : Diathèse hémophilique.

Hémophobie. *f*. (αἷμα, sang ; φόβος, crainte). Crainte obsédante de voir ou de toucher du sang. Elle s'observe chez les dégénérés qui, par exemple, ne passent jamais dans une rue où se trouve un boucher.

Hémophtalmie. *f*. (αἷμα, sang ; ὀφθαλμός, œil). Hémorragie interne du globe oculaire.

Hémopneumo - péricarde. *m*. (αἷμα, sang ; πνεῦμα, air ; περικαρδία, péricarde). Affection caractérisée par la présence de sang et d'air dans le péricarde.

Hémopneumothorax. *m*. (αἷμα, sang ; πνεῦμα, air ; θώραξ, thorax). Affection caractérisée par la présence de sang et d'air dans la cavité pleurale.

Hémopoièse, *f*. (αἷμα, sang). Production de sang.

Hémopoiétine, *f*. (αἷμα, sang ; ποιεῖν, faire). Substance qui se trouve dans le sérum après hémorragie abondante et qui provoque la formation nouvelle de globules rouges.

Hémoporteur, *m*. (αἷμα, sang ; *portare*, soutenir). Qui porte dans son sang. — *Ex.* : Hémoporteur de germes.

Hémoptoïque, *adj*. (αἷμα, sang ; πτύσις, crachement). Qui est semblable et de même origine que le crachement de sang. — *Ex.* : Crachats hémoptoïques.

Hémoptysie, *f*. (αἷμα, sang ; πτύσις, crachement). Crachement de sang provenant de l'appareil respiratoire.

Hémorragie, *f*. (αἱμορραγία, de αἷμα, sang ; ῥήγνυμι, je romps). Écoulement de sang hors d'un vaisseau.

Hémorragie cérébrale, *f*. (αἷμα, sang ; ῥήγνυμι, je romps). Rupture d'une artère cérébrale avec épanchement sanguin, caractérisée par de l'apoplexie et de l'hémiplégie du côté opposé à l'hémisphère lésé.

Hémorragie méningée. *f*. Rupture d'une artère superficielle ou corticale du cerveau, avec ou sans épanchement de sang dans les méninges et les ventricules.

Hémorragipare, *adj*. (hémorragie ; *parere*, enfanter). Qui produit des hémorragies.

Hémorroïdes, *f*. (αἱμορροΐς, de αἷμα, sang ; ῥέω, je coule). Varices des veines du rectum.

Hémosialémèse, *f*. (αἷμα, sang ; σίαλον, salive ; ἐμεῖν, vomir). Rejet de salive colorée de sang. Elle s'observe dans l'hystérie.

Hémosidérine, *f*. (αἷμα, sang ; σίδηρος, fer). Pigment ocre ou rouge brun, insoluble dans l'eau, l'alcool, les essences, ayant les réactions du fer. Se rencontre dans les extravasats sanguins, quand les hématies sont détruites (taches pigmentaires post-hémorragiques, cirrhoses pigmentaires, etc.).

Hémosidérose, *f.* (αἷμα, sang; σίδερος, fer). Trouble de l'évolution des composés ferrugineux provenant de la dégradation de l'hémoglobine. Le fer se précipite sous forme de rubigine. Elle s'observe dans la cirrhose bronzée.

Hémospermie, *f.* (αἷμα, sang; σπέρμα, sperme). Voir Syn. : *Hématospermie.*

Hémosporique, *adj.* (αἷμα, sang; σπορά, semence). Syn. : *Métastatique.* Qui est engendré par le sang et véhiculé par lui.

Hémostase, *f.* (αἷμα, sang; στάσις, arrêt). Arrêt du sang. Elle peut se faire spontanément par la formation d'un caillot; le plus généralement, l'hémorragie doit être arrêtée par des procédés d'hémostase artificielle (ligature, suture, compression directe ou indirecte, torsion, forcipressure).

Hémostatique, *adj.* (αἷμα, sang; στάω, j'arrête). Qui a rapport à l'hémostase. — *Ex.:* Médication hémostatique.

Hémothérapie, *f.* (αἷμα, sang; θεραπεύω, je soigne). Procédé de thérapeutique employant le sang sous toutes ses formes assimilables, principalement dans les anémies.

Hémothorax, *m.* (αἷμα, sang; θώραξ, thorax). Epanchement de sang dans la cavité pleurale.

Hémothorax chronique, *m.* (αἷμα, sang; θώραξ, thorax). Il présente les mêmes signes cliniques que l'hémothorax aigu. Reproduction incessante

de sérosité cruorique ou de sang presque pur entre la cage thoracique et le poumon, qui est plus ou moins rétracté et recouvert de fausses membranes épaisses. La ponction exploratrice reste souvent négative en raison même de l'épaississement pleural, des fausses membranes qui bouchent l'orifice de l'aiguille. Il s'observe à la suite des plaies du poumon.

Hémotoxine, *f.* (αἷμα, sang; τόξον, poison). Toxine qui se trouve dissoute dans le sang.

Henderson. Voir: *Théorie de Henderson sur le shock nerveux.*

Hennequin, chirurgien français contemporain. Voir : *Appareil de Hennequin.*

Hénoch, médecin allemand du milieu du XIXᵉ siècle. Voir: *Angine nécrotique d'Hénoch; Chorée électrique de Bergeron-Hénoch.*

Hépatalgie, *f.* (ἧπαρ, foie; ἄλγος, douleur). Douleur au niveau du foie.

Hépatargie, *f.* (ἧπαρ, foie; ἀργία, inaction). Diminution ou abolition de la fonction du foie.

Hépatectomie, *f.* (ἧπαρ, foie; ἐκτομή, excision). Ablation partielle du foie.

Hépatico-entérostomie, *f.* (ἡπατικός, hépatique ; ἔντερον, intestin ; στόμα, bouche). Abouchement du canal hépatique dans l'intestin.

Hépaticolithothripsie, *f.* (ἧπαρ, foie; λίθος, pierre; θρύψις, broiement). Broiement des calculs biliaires au cours d'une laparotomie.

Hépaticostomie, *f.* (ἧπαρ, foie ; στόμα, bouche). Abouchement à la paroi abdominale du canal hépatique formant fistule.

Hépaticotomie, *f.* (ἡπατικός,

hépatique ; τομή, incision).
Incision chirurgicale du canal hépatique dans le but d'enlever des calculs biliaires.

Hépatie, f. ἧπαρ, foie).
Fonction du foie. — *Hyperhépatie :* Fonctionnement exagéré du foie. — *Dyshépatie :* Fonctionnement pénible du foie.

Hépatique, *adj.* ἧπαρ, foie).
Qui a rapport au foie. — *Ex. :* Insuffisance hépatique.

Hépatisation, f. ἧπαρ, foie). Infiltration du parenchyme pulmonaire par un exsudat qui lui donne la consistance et la couleur rouge du foie dans la deuxième période de la pneumonie (hépatisation rouge). A la troisième période de cette maladie, ou stade de suppuration, le parenchyme pulmonaire prend un aspect grisâtre (hépatisation grise).

Hépatisme, m. ἧπαρ, foie).
Affection comprenant tous les troubles fonctionnels du foie et répondant assez bien à l'idée de diathèse biliaire.

Hépatite, f. ἧπαρ, foie).
SYN. : *Cirrhose du foie* (inflammation du foie).

Hépatocèle, f. ἧπαρ, foie ; κήλη, hernie). Hernie du foie.

Hépato-cholédocotomie, f.
Opération chirurgicale consistant à faire la taille du canal hépato-cholédoque au niveau de l'épiploon gastro-hépatique et à en extraire les calculs. Sutures du canal et drainage.

Hépatodyme, *adj.* ἧπαρ, foie ; δίδυμος, double). Qui est réuni par le foie. — *Ex. :* Xiphopage hépatodyme.

Hépatome, m. (ἧπαρ, foie).
Tumeur propre au foie qui se développe sous forme de petits foyers nombreux et disséminés aux dépens des cellules hépatiques revenues au stade embryonnaire.

Hépatomégalie, f. (ἧπαρ, foie ; μέγας, grand). SYN. : *Mégalhépatie.* Hypertrophie du foie.

Hépatomphale, m. ἧπαρ, foie ; ὀμφαλός, ombilic). Hernie du foie au niveau de l'ombilic.

Hépatonéphrite, f. ἧπαρ, foie ; νεφρός, rein). Intoxication de l'organisme déterminant des phénomènes d'hépatite et de néphrite. Elle s'accompagne le plus souvent d'anurie, d'hyperazotémie, d'ictère, de phénomènes urémiques et de modifications cytologiques caractérisées par la réaction myéloïde du sang (présence de myélocites neutrophiles et d'éléments anormaux).

Hépatonéphroptose, f. ἧπαρ, foie ; νεφρός, rein ; πτῶσις, chute). Ptose du foie et du rein.

Hépatopathie, f. ἧπαρ, foie ; πάθος, maladie). Toute affection ayant le foie pour localisation.

Hépatopexie, f. ἧπαρ, foie ; πήγνυμι, je couds). Fixation du foie soit à la paroi abdominale, soit aux cartilages costaux.

Hépatoptose, f. ἧπαρ, foie ; πτῶσις, chute). Foie mobile par relâchement des ligaments suspenseurs de cet organe. A la mobilité se surajoute souvent un certain degré de déformation.

Hépatoptose partielle, f.
SYN. : *Lobe flottant du foie.* Portion du tissu hépatique reliée à la masse principale par un pédicule et flottant dans l'abdomen.

Hépatorraphie, f. ἧπαρ, foie ; ῥαφή, suture). Suture du foie.

Hépatostomie, f. ἧπαρ, foie ; στόμα, bouche). Abouchement du foie à la paroi abdominale au moyen d'un drain, nécessité par l'obstruction totale et définitive des canaux excréteurs de cet organe.

Hépatotomie, *f.* (ἧπαρ, foie ; τομή, incision). Incision du foie.

Hépatotoxémie, *f.* (ἧπαρ, foie ; τόξον, poison). Intoxication de l'organisme due à une insuffisance ou à un arrêt des fonctions hépatiques.

Hépatotoxémie gravidique, *f.* ἧπαρ, foie ; τόξον, poison ; αἷμα, sang). SYN.: *Toxémie gravidique*. Intoxication de l'organisme chez la femme enceinte par suite de l'insuffisance hépatique : elle se traduit à la peau par des éruptions diverses, de la gingivite, des vomissements graves et incoercibles, de l'albuminurie, des hydropisies, des convulsions, des névrites, des troubles mentaux (manie puerpérale).

Hépatotoxine, *f.* (ἧπαρ, foie ; τόξον, poison). Toxine sécrétée par le foie.

Hérédité, *f.* (*hereditas*, de *heres*, héritier). Loi biologique d'après laquelle les êtres vivants tendent à se répéter dans leurs descendants et à leur transmettre leurs propriétés (Roger).

Hérédité syphilitique, *f.* SYN.: *Hérédo-syphilis*. Transmission des parents aux enfants de dystrophies et de dégénérescences non syphilitiques (Gastou). Ne pas confondre l'hérédité syphilitique avec la syphilis héréditaire.

Hérédo - ataxie cérébelleuse, *f.* SYN. : *Maladie de Pierre-Marie*. Maladie héréditaire, familiale, se développant tardivement dans la deuxième enfance ou l'âge adulte, à marche progressive, caractérisée par une atrophie du cervelet à laquelle s'ajoutent ou non des atrophies des centres nerveux et de la moelle. Elle se reconnaît au syndrome cérébelleux, aux troubles des réflexes qui généralement sont exagérés, aux troubles oculaires (diminution bilatérale et progressive de l'acuité visuelle, quelquefois atrophie papillaire, nystagmus), au tremblement intentionnel.

Hérédo-contagion, *f.* (*heres*, héritier ; *contagere*, être en contact avec). Maladie que présente un fœtus par suite de l'infection propagée par l'un des générateurs dans la semence génitale.

Hérédo-syphilis, *f.* (*heres*, héritier ; σύν. avec ; φιλέω, j'aime). SYN.: *Hérédité syphilitique*. Syphilis contractée par un des générateurs, et se caractérisant chez le descendant par des stigmates et des malformations congénitales d'ordre physique, des arrêts de développement, des troubles d'ordre psychique.

Hermaphrodisme, *m.* (Ἑρμῆς, Mercure ; Ἀφροδίτη, Vénus). Vice de conformation des organes génitaux caractérisé par la présence chez un même individu des organes mâle et femelle ; le plus souvent, l'un de ces organes reste à l'état rudimentaire.

Hermaphrodite, *m.* (Ἑρμῆς, Mercure ; Ἀφροδίτη, Vénus). Individu atteint d'hermaphrodisme.

Herniaire, *adj.* (*hernia*, descente). Qui a rapport à la hernie. — Ex.: Sac herniaire.

Hernie, *f.* (*hernia*, hernie). SYN.: *Descente*. Tumeur faisant issue hors de la cavité naturelle qui doit la contenir par un orifice normal ou anormal. Par ex. : Intestin s'échappant par le canal inguinal; muscle sortant de sa gaine aponévrotique.

Hernie congénitale, *f.* Hernie apparaissant dès la naissance ou à l'âge adulte, par suite de la persistance du canal vagino-péritonéal qui ne s'est pas fermé.

Hernie crurale, *f.* Hernie siégeant au niveau de l'anneau crural, plus fréquente chez la femme que chez l'homme.

Hernie d'Astley - Cooper, *f.* Hernie crurale à sac multi-lobulé.

Hernie de Béclard, *f.* Hernie se produisant au niveau de l'orifice de la veine saphène interne.

Hernie de Cloquet, *f.* Voir Syn.: *Hernie pectinéale.*

Hernie de J.-L. Petit, *f.* Hernie diaphragmatique.

Hernie de faiblesse, *f.* Hernie survenant par suite de faiblesse de la paroi abdominale. Elle survient sans effort ou à l'occasion d'un léger effort (défécation, soulèvement d'un poids léger, toux). Elle est cause de fréquents procès dans l'application de la loi de 1898 sur les accidents du travail.

Hernie de force, *f.* Hernie survenant brusquement à l'occasion d'un effort violent, s'accompagnant de ruptures de fibres musculaires et de perte de connaissance. Elle s'observe rarement.

Hernie diaphragmatique, *f.* Syn.: *Hernie de J.-L. Petit.* Hernie de l'intestin, généralement congénitale, qui se glisse entre des faisceaux musculaires du diaphragme.

Hernie funiculaire, *f.* Voir : Syn.: *Hernie scrotale.*

Hernie graisseuse, *f.* Lipome herniaire.

Hernie inguinale, *f.* Hernie localisée au niveau du canal inguinal, constituée soit par de l'intestin, soit par de l'épiploon, soit par ces deux parties viscérales.

Hernie irréductible, *f.* Hernie que le taxis ne peut remettre en place par suite d'adhérences anciennes, de constriction au niveau du collet, ou de l'énormité de son volume qui lui a fait perdre droit de domicile.

Hernie ischiatique, *f.* Hernie siégeant au niveau de la région ischiatique.

Hernie lombaire, *f.* Syn.: *Laparocèle.* Hernie siégeant au niveau des muscles lombaires.

Hernie marronnée, *f.* Petite hernie crurale rappelant par son volume et ses bosselures l'aspect d'un marron.

Hernie musculaire, *f.* Sortie des fibres musculaires de leur gaine aponévrotique résultant de la rupture spontanée ou traumatique de cette gaine.

Hernie obturatrice, *f.* Hernie siégeant au niveau du trou obturateur.

Hernie ombilicale, *f.* Hernie localisée au niveau de l'ombilic.

Hernie pectinéale, *f.* Syn.: *Hernie de Cloquet.* Hernie crurale qui perfore l'aponévrose du muscle pectiné et s'insinue entre ce muscle et son aponévrose.

Hernie périnéale, *f.* Hernie venant sortir au niveau du périnée.

Hernie propéritonéale, *f.* Hernie à sac double, l'un suivant le trajet herniaire, l'autre communiquant avec le sac principal et s'insérant entre

le péritoine et la paroi postérieure de l'abdomen.

Hernie scrotale, *f*. SYN. :
Hernie funiculaire. Hernie de
l'intestin descendant dans le
scrotum, ayant perdu le plus
souvent droit de domicile
(hernie irréductible).

Hernie vaginale, *f*. Voir :
Hernie vulvaire.

Hernie vagino-labiale, *f*.
Voir SYN. : *Hernie vulvaire*.

Hernie ventrale, *f*. Voir
SYN.: *Éventration*.

Hernie vulvaire, *f*. SYN.:
Hernie vaginale. Hernie de
l'intestin et de la vessie arrivant à la grande lèvre vulvaire et à la marge de l'anus.

Héroïnomanie, *f*. (*héroïne*;
μανία, folie). Toxicomanie
dans laquelle le sujet absorbe
de l'héroïne sous forme de
piqûres hypodermiques. L'héroïne est un succédané de la
morphine.

Herpès, *m*. ('ἕρπης, de ἕρπεω.
je rampe). Eruption de petites
vésicules transparentes groupées en nombre variable et
entourées d'une zone érythémateuse plus ou moins rougeâtre.

Herpès circiné. *m*. Voir
SYN.: *Tricophytie cutanée*.

Herpès de la cornée. *m*.
SYN.: *Kératite vésiculaire*.

Herpès du Nil. *m*. Voir
SYN.: *Bouton d'Orient*.

Herpès du pharynx. *m*.
Voir SYN.: *Angine herpétique*.

Herpes gestationis, *m*.
Dermatite survenant chez la
femme au cours de chaque
grossesse, disparaissant après
l'accouchement. Elle est caractérisée par un érythème
bulleux.

Herpès tonsurans, *m*. Voir
SYN.: *Teigne tondante à grosses spores*.

Herpès zoster. *m*. Voir
SYN.: *Zona*.

Herpétide, *f*. (ἕρπης, de
ἕρπεω, je rampe). Toute affection cutanée de nature érythémateuse attribuée à l'herpétisme.

Herpétisme, *m*. (ἕρπης. de
ἕρπεω, je rampe). Terme synonyme d'arthritisme (Voir ce
mot).

Hersage, *m*. (*hirpex*, herse).
Méthode de traitement chirurgical pratiquée sur les nerfs
que l'on dilacère à la façon
du hersage d'un champ.

Herxheimer. Voir : *Réaction d'Herxheimer*.

Hétéracéphale, *m*. ἕτερος.
autre; κεφαλή, tête). Monstre
à deux têtes d'inégales dimensions.

Hétéradelphe, *m*. (ἕτερος.
autre; ἀδελφός, frère). Monstre double dont l'un des sujets atrophié s'implante sur
l'autre.

Hétéro-accusation, *f*. (ἕτερος.
autre; *accusare*, accuser). Dé-
nonciation d'un délit ou d'un
crime vrai ou imaginaire.
Elle s'observe chez les hystériques. — *Ex*. : Délire d'hétéro-accusation.

Hétéro-auto-accusation, *f*.
ἕτερος. autre; αὐτός, soi-même). Fait qu'un individu s'accuse ou accuse un autre individu d'un délit ou d'un crime
vrai ou imaginaire. Fréquent
chez les hystériques. — *Ex.:*
Délire d'hétéro-auto-accusation.

Hétérocinésie. *f*. (ἕτερος.
autre: κίνεσις. mouvement).
Trouble dans l'exécution d'un
mouvement, le sujet faisant le
mouvement inverse de celui
qui lui est demandé.

Hétérochromie, *f*. ἕτερος.
autre; χρῶμα, couleur). Coloration différente. Se dit pour
les iris de couleur différente.

Hétérochronie, *f*. (ἕτερος.
autre; χρόνος. temps). Appari-

tion à une période anormale d'un tissu de néo-formation au milieu d'un autre tissu organique. — *Ex.:* Hétérochronie néoplasique.

Hétérodyme, *m.* (ἕτερος, autre ; δίδυμος, jumeau). Variété de monstre double rentrant dans la catégorie des hétérotypiens.

Hétéro-familial, *adj.* (ἕτερος, autre ; *familia,* famille). Qui a rapport à une famille autre que celle du sujet. — *Ex. :* Placement hétéro-familial des aliénés.

Hétérogène, *adj.* (ἕτερος, autre ; γεννάω, j'engendre). Qui est d'une autre espèce, d'une autre nature. — *Ex. :* Membrane hétérogène.

Hétérogénésie, *f.* (ἕτερος, autre ; γεννάω, j'engendre). Génération spontanée (doctrine qui n'est plus admise).

Hétérogreffe, *f.* (ἕτερος, autre ; γραφίον, greffoir). SYN.: *Hétéroplastie.* Greffe dont le greffon est pris sur un animal d'une autre espèce que le sujet greffé. Par ex.: Tendon d'animal transplanté entre les deux bouts d'un tendon humain détruit.

Hétéro-hémolysine, *f.* (ἕτερος, autre ; αἷμα, sang ; λύσις, dissolution). Hémolysine ayant la propriété de dissoudre les globules rouges d'individus d'une autre espèce.

Hétéro-infection, *f.* (ἕτερος, autre, différent). Infection due à une origine externe, par suite de l'introduction dans l'organisme de germes pathogènes.

Hétérologue, *adj.* (ἕτερος, autre ; λόγος, analogie). Qui n'a pas la même identité. Par ex. : Sérum de cheval hétérologue par rapport à l'espèce humaine.

Hétéro - négativisme, *m.* (ἕτερος, autre ; *negare,* nier). Opposition aux sollicitations étrangères. Le malade exécute le contraire de l'ordre donné. Il s'observe dans la démence précoce.

Hétéronyme, *adj.* (ἕτερος, autre ; ὄνομα, nom). Qui a rapport à des organes similaires placés de chaque côté du plan médian du corps. — *Ex.:* Lésion hétéronyme.

Hétéropage, *m.* (ἕτερος, autre ; παγείς, uni). Monstre double dont le sujet principal porte un autre sujet parasite ayant une tête et des membres distincts.

Hétérophtalmie, *f.* (ἕτερος, autre ; ὀφθαλμός, œil). Coloration différente des deux iris.

Hétéroplasie, *f.* (ἕτερος, autre ; πλάσσειν, faire). Production d'un tissu anormal, généralement pathologique, au milieu d'un tissu normal.

Hétéroplastie, *f.* (ἕτερος, autre ; πλάσσειν, faire). SYN.: *Hétérogreffe.*

Hétéropragique, *adj.* (ἕτερος, autre ; πλάσσω, fonctionner). Qui exerce son action d'une façon différente ou sur un organe différent. — *Ex.:* Opothérapie hétéropragique.

Hétéro - sérothérapie, *f.* (ἕτερος, différent ; *serum,* sérum ; θεραπεύω, je soigne). Méthode de traitement consistant à injecter à un individu un sérum d'animal d'espèce différente. Par ex.: Injection de sérum antidiphtérique, antitétanique chez l'homme.

Hétérotopie, *f.* (ἕτερος, autre ; τόπος, lieu). Théorie par laquelle une tumeur se développe aux dépens d'une portion aberrante d'un organe. Par ex.: Un lobe aberrant d'une capsule surrénale accessoire pénètre dans le rein et y produit une néoplasie.

Hétérotypien, *m.* (ἕτερος, autre ; τύπος, modèle). Monstre double dont le sujet principal porte sur la paroi antérieure un autre sujet parasite.

Hétéro-vaccin, *m.* ἕτερος, autre ; *vacca,* vache). Vaccin préparé à l'avance provenant d'un individu de la même espèce que le sujet qui reçoit le vaccin. Ce terme s'oppose à auto-vaccin.

Hétéro - vaccinothérapie, *f.* ἕτερος, autre ; *vacca,* vache ; θεραπεύω, je soigne). Méthode de traitement employant les hétéro-vaccins.

Heubner. Voir : *Pédonéphrose de Heubner.*

Hexacanthe, *adj.* ἕξ, six ; ἄκανθα, épine). Qui a six pointes ou crochets. — *Ex. :* Ver hexacanthe.

Hexadactylie, *f.* ἕξ, six ; δάκτυλος, doigt). Anomalie congénitale de la main ou du pied, qui porte six doigts.

Hidradénome, *m.* ἱδρώς, sueur ; ἀδήν, glande). Petit adénome contenant de petites tumeurs kystiques développées aux dépens des glandes sudoripares.

Hidrocystome, *m.* ἱδρώς, sueur ; κύστις, petite poche). Petit kyste transparent, bulleux, à contenu aqueux, siégeant aux paupières, au front, au nez et aux joues.

Hidrosadénite, *f.* ἱδρώς, sueur ; ἀδήν, glande). Voir SYN. : *Adénite sudoripare ; Abcès tubéreux.*

Hilaire, *adj.* (*hilum,* hile). Qui appartient au hile (hile du poumon, hile du foie).

Hildenbrand, médecin allemand de la fin du XIXe siè-

cle). Voir : *Typhus de Hildenbrand.*

Hippanthropie, *f.* (ἵππος, cheval ; ἄνθρωπος, homme). Obsession dans laquelle l'individu se croit transformé en cheval.

Hippocrate, médecin grec du Xe siècle avant J.-C. Voir : *Doigt hippocratique ; Facies d'Hippocrate ; Succussion hippocratique.*

Hippocratisme (des doigts). SYN. : *Doigt hippocratique.* Déformation des doigts caractérisée par une augmentation de volume de la seule phalangette, sans altérations osseuses, sous-jacentes. Elle est due à une dystrophie osseuse liée à l'état pulmonaire du sujet présentant une lésion chronique à forme dyspnéique (dilatation des bronches, emphysème, tuberculose à forme emphysémateuse).

Hippuric, *f.* ἵππος, cheval ; οὖρον, urine). Présence en excès d'acide hippurique dans l'urine.

Hippuropathie, *f.* ἵππος, cheval ; οὐρά, queue ; πάθος, maladie). Maladie localisée aux nerfs de la queue du cheval.

Hippus, *m.* Désordre moteur de l'iris, caractérisé par des alternatives de dilatation et de contraction de la pupille sans action de la lumière. Il est observé au cours de la chorée.

Hirschberg, médecin français contemporain. Voir : *Réflexe d'adduction du pied ; Signe de Hirschberg.*

Hirsutisme, *m.* (*hirsutus,* garni de longs poils). Anomalie du système pileux chez la femme, caractérisée par de l'hypertrichose à disposition masculine (femme à barbe), qui s'accompagne le plus souvent de virilisme. Elle est fonction de troubles endocriniens d'origine ovarique, associés à d'autres insuffisances endocriniennes (thyroïdienne le plus souvent).

Histamine, *f.* (ιστός, tissu). Base organique ayant la propriété de dilater les vaisseaux capillaires. Elle est produite abondamment lors de la destruction des tissus dans l'écrasement ou l'infection gangréneuse. Son action sur les capillaires expliquerait l'hypotension si considérable des shockés (Lereboullet).

Histidine, *f.* (ιστός, tissu). Acide aminé, produit de décomposition des aliments azotés, nécessaire pour permettre aux tissus de l'organisme de s'accroître. Son absence est une des causes d'insuffisance ou d'arrêt de croissance chez l'adolescent.

Histochimie, *f.* (ιστός, tissu; χυμία, chimie). Etude microscopique des réactions chimiques des tissus.

Histogénèse, *f.* (ιστός, tissu; γεννάω, j'engendre). Etude de la formation des tissus organiques.

Histogénétique, *adj.* (ιστός, tissu; γεννάω, j'engendre). Qui sert à l'édification des tissus. — *Ex. :* Aliment histogénétique.

Histogénique, *adj.* (ιστός, tissu; γεννάω, j'engendre). Qui dérive des tissus. Se dit des tumeurs qui se développent dans les tissus organisés (cellulaire, musculaire, nerveux, épithélial), par opposition à celles qui sont d'origine embryogénique.

Histologie, *f.* (ιστός, tissu; λόγος, étude). Science qui traite des tissus organiques.

Histolyse, *f.* (ιστός, tissu; λύσις, dissolution). Destruction des tissus.

Histo-physiologie, *f.* (ιστός, tissu; φύσις, nature; λόγος, étude). Etude des tissus organiques dans leur structure et dans leur fonctionnement.

Histopoièse, *f.* (ιστός, tissu; ποιεω, je fais). Transformation évolutive d'un tissu dans le but d'atteindre la forme et la fonction auxquelles il doit normalement arriver.

Histotripsie, *f.* (ιστός, tissu; τρίψις, écrasement). Ecrasement d'un tissu par un procédé chirurgical.

Hog-choléra, *m.* Maladie due à une bactérie invisible, un microbe filtrant. Cette bactérie inconnue permet le développement d'un autre bacille d'allure paratyphique qui peut être considéré comme un témoin spécifique du hog-choléra.

Hogdson, médecin anglais de la première moitié du XIXᵉ siècle. Voir : *Maladie de Hogdson.*

Holosystolique, *adj.* (ὅλος, entier; συστέλλω, je resserre). Qui s'entend pendant toute la durée de la systole. — *Ex. :* Souffle holosystolique.

Homéogreffe, *f.* (ὅμοιος, semblable; γραφίον, greffoir). Voir SYN. : *Homogreffe.*

Homicide, *m.* (*homo,* homme; *cædere,* tuer). Fait de tuer son semblable. Il est criminel, quand le mobile a l'intérêt à son origine; il est pathologique dans les autres cas et s'observe chez les épileptiques, les alcooliques, les délirants avec hallucinations.

Homicide-suicide, *m.* Homicide suivi du suicide de celui qui a tué. Il est surtout connu en pathologie mentale comme réaction à des idées délirantes mélancoliques ou mystiques.

Homochrone, *adj.* ὁμός, semblable; χρόνος, temps). Qui est de la même époque, qui apparaît à la même période, au même moment. — *Ex.* : Hérédité pathologique homochrone.

Homœomérologie, *f.* (ὅμοιος, semblable; μέρος, partie; λόγος, étude). Etude des systèmes ou parties similaires formées d'un même tissu.

Homœopathie, *f.* ὅμοιος, semblable; πάθος, maladie). Méthode de thérapeutique consistant à employer des médicaments que l'on suppose capables d'occasionner la maladie que l'on veut guérir.

Homofamilial, *adj.* (ὁμός, semblable; *familia*, famille). Qui a rapport à la famille même du sujet. — *Ex.* : Placement homofamilial d'un aliéné (placement dans la famille même de l'aliéné).

Homogénisation, *f.* (ὁμός, semblable; γεννάω, j'engendre). Procédé de laboratoire ou industriel qui permet de donner à une substance une consistance régulière par la dissociation de ses éléments moléculaires. — *Ex.* : Homogénisation du lait.

Homogreffe, *f.* (ὁμός, semblable; γραφίον, greffe). SYN. : *Greffe homoplastique; Homéogreffe*. Greffe dont le greffon est pris sur un sujet de la même espèce que le sujet greffé. Par ex. : Greffon pris sur un os de fœtus et placé au niveau d'une pseudarthrose de tibia d'adulte.

Homohémothérapie, *f.* (ὁμός, semblable; αἷμα, sang; θεραπεύω, je soigne). Méthode de traitement consistant à injecter par la voie sous-cuta-

née ou intra-veineuse, à un individu, une certaine quantité de sang prélevé sur un autre individu de la même espèce. Chez l'homme, l'homohémothérapie est jusqu'à ce jour employée pour combattre les diathèses hémorragiques avec purpura, hémophiliques ou certains états anémiques.

Homologue, *adj.* ὁμός, semblable; λόγος, rapport). Qui est semblable dans sa situation anatomique ou dans sa fonction. — *Ex.* : Organes homologues.

Homonyme, *adj.* (ὁμός, semblable; ὄνομα, nom). Qui est placé du même côté par rapport au plan médian du corps. — *Ex.* : Membres homonymes.

Homopragique, *adj.* ὁμός, semblable; πράσσω, fonctionner). Qui exerce son action semblablement, dans le même sens. — *Ex.* : Opothérapie homopragique.

Homosérothérapie, *f.* ὁμός semblable; *serum*, sérum; θεραπεύω, je soigne). Méthode de traitement consistant à injecter à un sujet du sérum prélevé sur un sujet de même espèce.

Homosexualité, *f.* ὁμός, semblable; *sexus*, sexe). Perversion du sens génital caractérisée par l'amour de deux individus du même sexe, sous des manifestations variées.

Homosexuel, *m.* (ὁμός, semblable; *sexus*, sexe). SYN. : *Uraniste*. Individu atteint d'homosexualité.

Hoquet, *m.* (onomatopée). Bruit caractéristique occasionné au niveau de la glotte par un spasme de cet organe, sous l'influence de contractions du diaphragme, d'origine fort variable (bulbe, nerfs pneumogastrique et phrénique). Aussi, le hoquet, s'il est souvent banal, et sans conséquence, peut-il être le symptôme d'affections graves d'appareils divers : poumons, plèvres, foie, péritoine, intestin.

Hoquet épidémique, *m.* Hoquet spasmodique intense durant de 2 à 4 jours, dû à un trouble du nerf phrénique causé par les toxines au cours de l'encéphalite épidémique. Il s'observe quelquefois au début de l'encéphalite léthargique.

Hordéiforme, *adj.* (*hordeum,* orge; *forma,* forme). Qui a la forme d'un grain d'orge. — *Ex. :* Grain hordéiforme articulaire.

Hormone, *f.* (ὁρμάω, j'excite). Produit des sécrétions internes des glandes vasculaires sanguines (thyroïde, ovaire, testicule, hypophyse, surrénales, etc.) ayant un rôle excitateur. Les hormones s'opposent aux chalones.

Hormonique, *adj.* ὁρμάω, j'excite). Qui appartient à la sécrétion d'une glande endocrine. — *Ex. :* Hyperfonction hormonique de la thyroïde.

Horripilation, *f.* (*horrere,* se hérisser;; *pilus,* poil). SYN. : *Chair de poule.* Relèvement des poils dans le frisson.

Horse-pox (anglais : *horse,* cheval; *pox,* variole). Vaccine du cheval.

Hottentotisme, *m.* (hottentot). Anomalie de forme et de fonction chez certains dégénérés, rappelant la morphologie des hottentots callipyges.

Humanisé, *adj.* Qui a les propriétés et les caractères se rapprochant de ceux de l'homme. Voir : *Lait humanisé.*

Huntington, médecin américain du milieu du XIXᵉ siècle. Voir : *Chorée de Huntington.*

Hutchinson, médecin anglais du milieu du XIXᵉ siècle Voir : *Dent de Hutchinson; Facies de Hutchinson; Triade de Hutchinson; Prurigo de Hutchinson.*

Hyalin, *adj.* ὕαλος, verre) Qui a la transparence du verre. — *Ex. :* Liquide hyalin.

Hyalite, *f.* ὕαλος, verre) Voir SYN. : *Hyalitis.*

Hyalitis, *m.* ὕαλος, verre) SYN. : *Hyalite.* Inflammation du corps vitré de l'œil. Elle se traduit par la formation d'opacités qui deviennent purulentes (hyalitis suppurative), ou qui s'organisent en tissu cellulaire (hyalitis condensante).

Hyaloïde, *adj.* ὕαλος, verre; εἶδος, ressemblance). Qui ressemble au tissu hyalin.

Hybride, *m.,* *subst.* et *adj.* ὕβρις, ὕβριδος, oiseau de nuit. *a*) Animal dont le père et la mère sont de deux espèces différentes; *b*) Qui est formé de tissus pathologiques d'espèces différentes.

Hydarthrose, *f.* ὕδωρ, eau; ἄρθρον, articulation). Réaction inflammatoire aiguë ou chronique de la séreuse d'une articulation. — *Ex. :* Hydarthrose du genou.

Hydatide, *f.* ὑδατίς, poche d'eau). Vésicule enkystée contenant un échinocoque au milieu d'un liquide aqueux, limpide, transparent.

Hydatidémèse, *f.* (ὑδατίς, poche d'eau; ἐμέω, je vomis). Vomissement contenant des hydatides.

Hydatidentérie, *f.* (ὑδατίς, poche d'eau; ἔντερον, intestin). Selle contenant des hydatides.

Hydatidocèle, *f.* (ὑδατίς, poche d'eau; κήλη, tumeur). Tumeur formée par des hydatides.

Hydatiforme, *adj.* (ὑδατίς, poche d'eau; *forma,* forme). Qui a la forme d'une poche d'eau. — *Ex. :* Môle hydatiforme.

Hydatique, *adj.* (ὑδατίς, poche d'eau). Qui a rapport aux hydatides, à l'échinococcose. — *Ex. :* Kyste hydatique.

Hydragogue, *adj.* (ὕδωρ, eau; ἀγωγός, qui chasse). Qui amène une sécrétion aqueuse et par suite chasse l'eau de l'organisme. — *Ex. :* Purgatif hydragogue.

Hydramnios, *m.* (ὕδωρ, eau; ἀμνίον, membrane de fœtus). Hydropisie de l'amnios, due le plus souvent à la syphilis ou aux vices de conformation du fœtus. Elle est fréquente dans la grossesse gémellaire.

Hydrargyrie, *f.* (ὑδράργυρος, mercure). Éruption d'origine mercurielle.

Hydrargyrisme, *m.* (ὑδράργυρος, mercure). SYN. : *Mercurialisme.* Intoxication par le mercure. Elle peut être professionnelle, médicamenteuse ou criminelle.

Hydrate de carbone, *m.* (ὕδωρ, eau). Principe neutre qui entre dans la constitution des corps végétaux, composé de carbone, d'oxygène, d'hydrogène. Les hydrates de carbone constituent trois groupes : les monosaccharides, les dissaccharides, les polysaccharides.

Hydrémie, *f.* (ὕδωρ, eau; αἷμα, sang). Anémie du sang par diminution de ses globules et augmentation considérable de son eau de constitution.

Hydrencéphalie, *f.* (ὕδωρ, eau; ἐγκέφαλος, encéphale). Méningite tuberculeuse

Hydrencéphalique, *adj.* (ὕδωρ, eau; ἐγκέφαλος, encéphale). Qui a rapport à l'hydrencéphalie. — *Ex. :* Cri hydrencéphalique.

Hydrencéphalocèle, *f.* (ὕδωρ, eau; ἐγκέφαλος, encéphale : κήλη, hernie). Voir SYN. : *Hydro-encéphalocèle.*

Hydroa. *m.* (ὕδωρ, eau). SYN. : *Hydroa vacciniforme; Hydroa estival.* Affection éruptive de la peau, généralement localisée autour de la bouche, du cou, des oreilles et du dos des mains, caractérisée par des éruptions bulleuses. Certains auteurs pensent que cette maladie pourrait être due à l'hématoporphyrinurie.

Hydro-appendicitose, *f.* (ὕδωρ, eau; *appendere,* pendre). Inflammation chronique de l'appendice avec tuméfaction séreuse, assez souvent de nature tuberculeuse.

Hydro - aérique, *adj.* Qui contient de l'eau et de l'air. — *Ex. :* Bruit hydro-aérique du pneumothorax.

Hydro - carburisme, *m.* Intoxication le plus souvent chronique et professionnelle par les hydrocarbures et ses dérivés. Chaque hydrocarbure ou dérivé donne son nom à la maladie qu'il détermine : anilisme (intoxication par les couleurs d'aniline), etc.

Hydrocèle. *f.* (ὕδωρ, eau; κήλη, tumeur). SYN. : *Hydrocèle vaginale : Vaginalite.* Épanchement de liquide dans la séreuse vaginale du testicule.

Hydrocèle enkystée, *f.* SYN. : *Kyste du canal de Nück.* Kyste qui se développe au contact du ligament rond, chez la femme, et qui envoie un prolongement dans le canal inguinal, formant une petite tumeur du volume d'un œuf de pigeon à la partie supérieure de la grande lèvre. Pour d'autres auteurs, le kyste est dû à la persistance du canal de Nück.

Hydrocèle vaginale, *f.* Syn. : *Hydrocèle; Vaginalite.* Epanchement de liquide transparent dans la séreuse vaginale du testicule.

Hydrocéphale, *m.* (ὕδωρ, eau; κεφαλή, tête). Individu atteint d'hydrocéphalie.

Hydrocéphalie, *f.* (ὕδωρ, eau; κεφαλή, tête). Maladie congénitale ou acquise caractérisée par une exagération de production du liquide céphalo-rachidien qui détermine une distension des os du crâne avec impossibilité de leur soudure, ou un élargissement de ces os avec conformation toute particulière de la voûte cranienne.

Hydrocéphalie congénitale familiale, *f.* Syn. : *Maladie de Mya.*

Hydrocéphalite, *f.* (ὕδωρ, eau; κεφαλή, tête). Voir Syn. : *Méningite tuberculeuse.*

Hydrocholécyste, *m.* (ὕδωρ, eau; χολή, bile;; κύστις, vessie). Tumeur parfois volumineuse sous-hépatique, formée par la vésicule biliaire dilatée par suite d'obstruction à soupape du canal cystique permettant à la bile d'entrer dans la vésicule, mais non d'en sortir. Cette masse peut rétrocéder ou aboutir à la sclérose atrophique de la vésicule.

Hydroencéphalocèle (ὕδωρ, eau; ἐνκέφαλη, cerveau; κήλη, tumeur). Syn. : *Hydrencéphalocèle.* Malformation congéni-

tale caractérisée par une hernie partielle des méninges et du cerveau hors du crâne. Elle présente de plus un diverticule ventriculaire contenant du liquide, ce qui différencie cette tumeur de l'encéphalocèle.

Hydroépiplocèle, *f.* ὕδωρ, eau; ἐπίπλοον, épiploon; κήλη, hernie). Hernie de l'épiploon dont le collet du sac est oblitéré et qui réagit par la production de liquide séreux.

Hydrogastrie, *f.* (ὕδωρ, eau; γαστήρ, estomac). Syn. : *Dilatation de l'estomac.*

Hydrogène arsénié (ὕδωρ, eau; γεννάω, j'engendre). Voir: *Intoxication par l'hydrogène arsénié.*

Hydrogène sulfuré. Voir: *Intoxication par l'hydrogène sulfuré.*

Hydro-hémarthrose, *f.* (ὕδωρ, eau; αἷμα, sang; ἄρθρον, articulation). Epanchement de sang et de liquide sécrété par la synoviale dans une articulation.

Hydrolat, *m.* ὕδωρ, eau; *latum,* supin de *fero,* porter). Dissolution dans de l'eau du principe actif d'un médicament.

Hydrolé, *m.* ὕδωρ, eau; *latum,* de *fero,* porter). Médicament constitué par de l'eau tenant en dissolution un principe actif.

Hydrologie, *f.* (ὕδωρ, eau; λόγος, étude). Etude des eaux employées comme moyen thérapeutique.

Hydromanie, *f.* (ὕδωρ, eau; μανία, folie). Besoin obsédant de boire de l'eau.

Hydrométrie, *f.* (ὕδωρ, eau; μέτρα, utérus). Sécrétion de liquide séreux dans la cavité utérine.

Hydromphale, *f.* (ὕδωρ, eau; ὀμφαλός, ombilic). Distension de l'ombilic par le liquide ascitique.

Hydroméningocèle, *f.* (ὕδωρ, eau ; μῆνιγξ, méninge ; κήλη, hernie). Hernie des méninges hydropiques au niveau d'une solution de continuité osseuse.

Hydromyélie, *f.* ὕδωρ, eau ; μυελός, moelle). Dilatation du canal épendymaire par le liquide céphalo-rachidien, quand il est perméable, ou par de la sérosité inflammatoire.

Hydronéphrose, *f.* ὕδωρ, eau ; νεφρός, rein). Voir SYN.: *Uronéphrose.*

Hydropéricardite, *f.* (ὕδωρ, eau ; περί, autour ; καρδία, cœur). Épanchement séreux dans le péricarde enflammé.

Hydro-péritonite subaiguë, *f.* (ὕδωρ, eau). Voir SYN. : *Ascite.*

Hydrophile, *adj.* ὕδωρ, eau ; φίλος, ami). Qui a de l'affinité pour l'eau, qui conserve l'eau. — *Ex. :* Coton hydrophile.

Hydrophobie, *f.* (ὕδωρ, eau ; φόβος, crainte).

a) Peur de l'eau chez les mentaux phobiques ;

b) Dans la rage furieuse, difficulté de la déglutition due à des troubles bulbaires qui provoquent un spasme pharyngé ne permettant pas de boire. Il s'ensuit des scènes terrifiantes où le malade épouvanté, casse, brise tout ce qu'il rencontre, crie, hurle, gesticule et mord ses couvertures ou son entourage.

Hydrophore, *m.* (ὕδωρ, eau ; φέρω, je porte). Médicament dans lequel un poids minime de matière donne une consistance semi-solide à une grande quantité d'eau. Par ex.: la gomme adragante.

Hydrophtalmie congénitale. *f.* (ὕδωρ, eau ; ὀφθαλμος, œil). Distension du globe oculaire, conséquence d'un glaucome congénital. Voir SYN. : *Buphtalmie.*

Hydropigène, *adj.* (ὕδωρ, eau ; γεννάω, j'engendre). Qui occasionne de l'eau et, par extension, de l'œdème et de l'anasarque. — *Ex. :* Hépatite hydropigène.

Hydropisie, *f.* (ὕδωρ, eau ; ωψ, idée de collection). Voir SYN. : *Ascite.*

Hydropisie du sinus maxillaire, *f.* Sinusite du maxillaire supérieur caractérisée par la production d'un liquide clair, séreux, non purulent.

Hydropneumocyste, *m.* ὕδωρ, eau ; πνεῦμα, air ; κύστις, vessie). Toute poche naturelle ou artificielle contenant de l'air et du liquide clair (eau, sérosité).

Hydropneumo-péricarde, *m.* (ὕδωρ, eau ; πνεῦμα, air). Péricarde contenant du liquide séreux et de l'air.

Hydropneumothorax, *m.* (ὕδωρ, eau ; πνεῦμα, air ; θώραξ, thorax). Affection caractérisée par la présence de liquide, de sérosité et d'air dans la cavité pleurale.

Hydrops tuberculosus, *m.* Arthrite tuberculeuse avec épanchement, qui peut contenir ou non des grains rhiziformes.

Hydrorachis, *m.* (ὕδωρ, eau ; ῥάχις, colonne vertébrale). Hydropisie du canal rachidien.

Hydrorrhée, *f.* (ὕδωρ, eau ; ῥέω, je coule). Ecoulement d'un liquide séreux par les voies naturelles. Il s'observe dans les fibromes et le cancer de l'utérus dans les derniers mois de la grossesse, à la suite d'inflammation des glandes de la caduque, ou avant l'expulsion du fœtus (il est dû alors à l'écoulement du liquide amniotique), dans certaines affections nasales.

Hydrosadénite, *f*. (ἱδρώς, sueur; ἀδήν, glande, devrait grammaticalement s'écrire idroadénite). Inflammation aiguë des glandes sudoripares. Elle s'observe le plus fréquemment au niveau de l'aisselle.

Hydrosalpinx, *f*. ὕδωρ eau; *salpinx*, trompe). SYN. : *Salpingo-ovarite kystique*. Tumeur kystique se développant au niveau d'une trompe, contenant un liquide clair plus ou moins filant, reliquat de salpingite chronique ayant perdu toute activité inflammatoire.

Hydrosoluble, *adj*. ὕδωρ, eau). Qui est soluble dans l'eau. — *Ex.:* Vitamine hydrosoluble.

Hydrothérapie, *f*. ὕδωρ, eau; θεραπεύω, je soigne). Méthode de traitement dans laquelle l'eau est employée sous toutes ses formes : bains, douches, aspersions, lotions, pulvérisations, à tous les degrés de température : froide, tiède, chaude; dans ses différentes modalités chimiques: arsenicales, chlorurées, sodiques, ferrugineuses, sulfureuses.

Hydrothermothérapie, *f*. (ὕδωρ, eau; θερμός, chaleur: θεραπεύω, je soigne). Procédé de thérapeutique basé sur l'emploi de l'eau chaude (bains, douches, etc.).

Hydrothorax, *m*. ὕδωρ. eau: θώραξ, thorax). Epanchement liquide dans la plèvre sans inflammation de la séreuse. Il s'observe dans l'anasarque.

Hydrosimétrie, *f*. ὕδωρ, eau; τιμή, qualité; μέτρον, mesure). Détermination de la qualité d'une eau au point de vue alimentaire par le dosage des sels de chaux, de magnésie.

Hydrotite, *f*. (ὕδωρ, eau; οὖς, ωτός, oreille). Sécrétion séreuse de l'oreille externe au niveau du tympan.

Hydruretère, *m*. ὕδωρ. eau; οὐρητήρ, uretère). Dilatation de l'uretère par l'urine sécrétée par le rein, par suite de l'obturation de ce canal.

Hydrurie, *f*. ὕδωρ. eau; οὖρον. urine). SYN. : *Polyurie*.

Hygide, *adj*. (ὑγιής, sain). Qui a rapport à la santé.

Hygiène, *f*. ὑγιεία, santé). *a*) Santé. et, par extension, tout ce qui contribue à maintenir le bon état de l'organisme individuel et social ; *b*) Partie de la médecine qui traite des éléments propres à conserver le bon état de santé et à préserver des maladies.

Hygrologie, *f*. ὑγρός, humide; λόγος, étude). Étude des humeurs de l'organisme.

Hygroma aigu, *m*. ὑγρός, humide). SYN.: *Bursite*. Inflammation d'une bourse séreuse sous l'influence d'une plaie pénétrante de cette bourse séreuse ou d'une infection de voisinage.

Hygroma chronique, *m*. Inflammation chronique d'une bourse séreuse, caractérisée par un épaississement des parois et la production d'un liquide plus ou moins abondant sous l'influence de traumatismes répétés généralement d'ordre professionnel.

Hymenolepis murina, *m*. Voir SYN.: *Tænia nana*.

Hyosciamomanie, *f*. Toxicomanie peu fréquente dans laquelle le malade fume des feuilles de jusquiame, caractérisée par des tintements de cloches dans les oreilles, des hallucinations, des cauchemars.

Hypémie, *f.* ὑπο, en dessous; αἷμα, sang). Anémie légère.

Hyperacanthose, *f.* (ὑπέρ, xcès de; ἄκανθα, épine). Hypertrophie de l'épiderme dans la couche de Malpighi au cours des productions néoplasiques (végétations verruqueuses, papillomateuses).

Hyperacousie, *f.* (ὑπέρ, au-dessus, au delà, excès de; κούειν, entendre). Exaltation de l'acuité auditive, s'accompagnant le plus souvent de sensation douloureuse.

Hyperalbuminose, *f.* ὑπέρ, au delà : *albumen*, blanc d'œuf). Présence d'albumine en grande quantité dans le liquide céphalo-rachidien. Elle s'observe dans la paralysie générale.

Hyperalgésie, *f.* ὑπέρ, excès de; ἄλγος, douleur). SYN.: *hyperalgie.* Exagération de la sensibilité à la douleur.

Hyperalgie, *f.* ὑπέρ, au delà: ἄλγος, douleur). SYN. : *hyperalgésie.* Douleur excessive.

Hyperazoturie, *f.* ὑπέρ, au-dessus: azote; οὐρεῖν, j'urine). Élimination exagérée de produits azotés d'urée (40, 50, 60 grammes par jour), malgré une alimentation normale ou restreinte. C'est un signe de dénutrition générale.

Hyperbradysphygmie, *f.* ὑπέρ, au delà: βραδύς, lent; σφυγμός, pouls). Ralentissement exagéré du pouls.

Hypercapnie, *f.* ὑπέρ, excès de; καπνός, sans fumée). Accumulation exagérée de oxyde de carbone dans le sang, cause d'asphyxie par anoxhémie.

Hyperchlorhydrie, *f.* ὑπέρ, au delà; χλωρός, verdâtre; ὕδωρ, eau). Dyspepsie gastrique caractérisée par une exagération de la sécrétion chlorhydrique dans un estomac dont la muqueuse est hyperesthésiée et dont l'évacuation est retardée.

Hyperchloruration, *f.* ὑπέρ, au delà; χλωρός, verdâtre). Excès des chlorures apportés dans l'organisme par la nutrition.

Hyperchlorurie, *f.* ὑπέρ, au delà; χλωρός, verdâtre; οὐρεῖν, uriner). Élimination en grande quantité des chlorures dans l'urine.

Hyperchlorurémie, *f.* ὑπέρ, au delà; χλωρός, verdâtre; αἷμα, sang). Augmentation du taux normal du chlore dans le sang. Elle s'observe dans certains troubles rénaux.

Hypercholestérinémie, *f.* ὑπέρ, au delà; χολή, bile; στερεός, solide; αἷμα, sang). *a)* État du sang dans lequel la cholestérine est en excès ; *b)* Méthode thérapeutique employée pour la mise en état de défense de l'organisme infecté. On injecte de la cholestérine (lipoïde) dans une solution d'huile camphrée.

Hypercholie, *f.* (ὑπέρ, au delà; χολή, bile). Exagération de la sécrétion biliaire.

Hyperchondroplasie, *f.* ὑπέρ, au delà; χόνδρος, cartilage; πλάσσειν, faire). Exagération de volume des cartilages de conjugaison des os longs et par suite allongement anormal des membres.

Hyperchromie, *f.* ὑπέρ, au delà; χρῶμα, couleur). Exagération de la coloration normale d'un tissu ou d'un organe. — *Ex. :* Hyperchromie de l'ongle.

Hypercinèse, *f.* ὑπέρ, au delà; κίνησις, mouvement). Voir SYN. : *Hyperkinésie.*

Hypercrinie, *f*. (ὑπὲρ, excès de; κρίνειν, séparation). Exagération d'une sécrétion sans altération anatomique visible. — *Ex. :* Hypercrinie cérumineuse.

Hyperémèse, *f*. (ὑπὲρ, excès de; ἐμεῖν, vomir). Vomissement incoercible.

Hyperémie, *f*. (ὑπὲρ, excès de; αἷμα, sang). Voir: *Hyperhémie*.

Hyperémotivité, *f*. (ὑπὲρ, excès de; *emotus*, émotif). Exagération de l'émotivité survenant chez des traumatisés, du crâne en particulier (trépanés), des accidentés, des psychasthéniques, des hystériques, caractérisée par des troubles vaso-moteurs de la face (rougeur ou pâleur), des troubles cardio-vasculaires (accélération, arythmie, vertiges), des troubles psychiques (hébétude, obnubilation passagère, impossibilité de fixer l'attention, dysmnésie d'évocation).

Hyperencéphale, *m*. (ὑπὲρ, au-dessus; ἐγκέφαλος, encéphale). Monstre dont l'encéphale fait issue de la boîte cranienne dont la voûte est absente.

Hyperéphidrose, *f*. (ὑπὲρ, excès de; ἐπί, sur; ἱδρώς, sueur). Exagération de la sécrétion sudorale.

Hyperépidose, *f*. (ὑπὲρ, au delà; ἐπίδοσις, accroissement). Toute exagération de développement d'un organe.

Hyperépinéphrie, *f*. (ὑπὲρ, au-dessus; ἐπί, sur; νεφρός, rein). Exagération en quantité ou en qualité de la sécrétion surrénale.

Hyperesthésie, *f*. (ὑπὲρ, au delà; αἴσθησις, sensibilité). Exagération de la sensibilité normale.

Hyperexcitabilité galva- nique, *f*. L'excitation d'un nerf moteur ou d'un muscle malade apparaît avec un courant plus faible que celle de l'organe homologue. Quand l'hyperexcitabilité galvanique se trouve associée à l'hyperexcitabilité faradique, elle sont caractéristiques de lésions probables dégénérative du nerf.

Hyperexcitabilité faradique, *f*. Il y a hyperexcitabilité faradique quand l'excitation d'un nerf moteur ou d'un muscle malade se manifeste avec un courant plus faible que celui qui est nécessaire pour mettre en mouvement le muscle homologue.

Hypergénèse, *f*. (ὑπὲρ, excès de; γεννάω, j'engendre). Voir SYN. : *Hyperplasie*.

Hyperglobulie, *f*. (ὑπὲρ, excès de ; *globulus*, petite sphère). Augmentation générale du diamètre des hématies

Hyperglycémie, *f*. (ὑπὲρ, au-dessus; γλύκος, doux ; αἷμα, sang). Etat du sang contenant une proportion exagéré de sucre. Cet état aboutit en général à la glycosurie.

Hyperglycistie, *f*. (ὑπὲρ, excès de; γλύκος, sucré; ἱστός, tissu). Augmentation exagéré du glycose contenu dans le tissus de l'organisme. Elle s'observe chez les diabétique

Hyperglycorachie, *f*. (ὑπὲρ, excès de; γλύκος, sucre; ῥάχις, rachis). Augmentation de la teneur en sucre du liquide céphalo-rachidien, due à l'irritation des méninges, d'origine microbienne. Elle s'observe dans la méningite syphilitique, l'épilepsie essentielle.

Hypergueusie, *f*. (ὑπὲρ, excès de; γεῦσις, goût). Augmentation de la sensibilité gustative.

Hyperhémie, *f.* (ὑπέρ, excès de; αἷμα, sang). Augmentation de la quantité de sang contenue dans les vaisseaux d'un organe ou d'un tissu, par suite : congestion de ce tissu ou de cet organe.

Hyperhépatie, *f.* (ὑπέρ, excès de; ἧπαρ, foie). Exagération des fonctions du foie.

Hyperidéation, *f.* (ὑπέρ, excès de; ἰδέα, image). Exaltation des facultés psychiques caractérisée par les chants, la logorrhée, la joie morbide, la colère.

Hyperidrose, *f.* (ὑπέρ, au-dessus; ἱδρώς, sueur). SYN. : *Polyhidrose.* Exagération de la sueur.

Hyperidrose plantaire, *f.* Exagération de la sueur de la plante des pieds.

Hyperimmunité, *f.* (ὑπέρ, excès de). Etat d'un organisme immunisé par un vaccin et capable de résister à des doses toxiques des milliers de fois plus grandes que la dose mortelle pour un individu non immunisé.

Hyperinose, *f.* (ὑπέρ, au delà; ἴς, ἰνός, fibre). Exagération de la fibrine du sang.

Hyperkératose, *f.* (ὑπέρ, excès de; κέρας, corne). Toute maladie cutanée caractérisée par une prolifération de la couche cornée de l'épiderme sous forme d'écailles, de lamelles, ou de papillomes cornés.

Hyperkinésie, *f.* (ὑπέρ, au delà; κίνησις, mouvement). SYN. : *Hypercinèse.* Exagération désordonnée des mouvements par excitation anormale.

Hyperkinésie réflexe, *f.* S'observe dans la paralysie du membre supérieur. Elle est caractérisée par des mouvements réflexes déterminés par la piqûre, le pincement ou la pression des masses musculaires.

Hyperkinétique, *adj.* (ὑπέρ, excès de; κίνησις, mouvement). Qui s'accompagne de mouvements exagérés, anormaux au cours d'une période d'excitation. — *Ex.* : Forme hyperkinétique de l'encéphalite léthargique.

Hyperleucocytose, *f.* (ὑπέρ, excès de; λευκός, blanc; κύτος, cellule). Augmentation anormale du nombre des leucocytes dans le sang. Il y a leucocytose, quand ce chiffre dépasse 10.000. Le chiffre normal est de 6.000.

Hypermacroskèle, *m.* (ὑπέρ, au delà; μακρός, grand; σκέλος, jambe). Individu dont les jambes ont une longueur exagérée par rapport au reste du corps.

Hypermastie, *f.* (ὑπέρ, au delà; μαστός, mamelle). Développement exagéré des glandes mammaires.

Hypermésie, *f.* (ὑπέρ, au delà; ἐμέω, je vomis). SYN. : *Hyperémèse.* Vomissement incoercible.

Hypermétropie, *f.* (ὑπέρ, au delà; μέτρον, mesure; ὤψ, vue). Vue anormale dans laquelle l'œil au repos n'est pas adapté pour la vision à l'infini, les rayons réfractés allant former leur foyer en arrière de la rétine.

Hypermimie, *f.* (ὑπέρ, excès de; μῖμος, mime). Exagération des troubles de la mimique. Elle s'observe dans la manie anxieuse.

Hypermnésie, *f.* (ὑπέρ, excès de; μνῆσις, mémoire). Suractivité fonctionnelle morbide de la mémoire.

Hypermyosthénie, *f.* (ὑπέρ, excès de; μῦς, muscle; σθένος, force). Accroissement de la force musculaire avec besoin incessant de mouvement. Il s'observe dans la manie.

Hypernéphrome, *m.* (ὑπέρ, au-dessus ; νεφρὸς, rein). Toute tumeur des capsules surrénales, quelle qu'en soit la nature.

Hyperosmie, *f.* (ὑπέρ, excès de ; ὀσμή, odorat). Développement exagéré de l'odorat.

Hyperostose, *f.* (ὑπέρ, excès de ; ὀστέον, os). Augmentation de volume du tissu osseux sur une surface bien localisée, en général au niveau d'une épiphyse.

Hyperostose « en coulée », *f.* Voir Syn. : *Mélorhéostose.*

Hyperparotidie, *f.* (ὑπέρ, excès de ; παρά, auprès de ; οὖς, ὠτὸς, oreille). Augmentation anormale du volume des glandes parotides, liée à un trouble des sécrétions des glandes endocriniennes.

Hyperpepsie, *f.* (ὑπέρ, excès de ; ; πέψις, digestion). Augmentation exagérée de la sécrétion gastrique, occasionnant au début une augmentation de l'appétit puis des troubles gastriques (hyperchlorhydrie).

Hyperpituitarisme, *m.* (ὑπέρ, excès de ; *pituitaria,* pituitaire). Exagération de la fonction de la glande pituitaire ou hypophysaire.

Hyperplasie, *f.* (ὑπέρ, au-dessus, au delà ; πλάσις, formation). Syn. : *Hypergénèse.* Prolifération d'un tissu, d'un organe ou d'une partie d'organe, par suite de l'augmentation des éléments qui constituent ce tissu ou cet organe.

Hyperplasique, *adj.* (ὑπέρ, au delà ; πλάσις, formation). Syn. : *Hyperplastique.* Qui a rapport à l'hyperplasie. — *Ex. :* Inflammation hyperplasique.

Hyperprosexie, *f.* (ὑπέρ, excès de ; προσέψις, attention). Exagération morbide de l'attention.

Hyperpyrexie, *f.* (ὑπέρ, au delà ; πύρεξις, fièvre). Etat maximum de fièvre.

Hyperréflectivité, *f.* (ὑπέρ, excès de ; *reflectare,* réfléchir). Syn. : *Hyperréflexie.* Exagération des réflexes.

Hyperréflexie, *f.* (ὑπέρ, excès de ; *reflectare,* réfléchir). Syn. : *Hyperréflectivité.* Exagération des réflexes.

Hypersarcose, *f.* (ὑπέρ, au delà ; σάρξ, chair). Développement rapide et exagéré des tissus musculaires de néoformation.

Hypersécrétion, *f.* (ὑπέρ, excès de ; *secretare,* sécréter). Exagération de la sécrétion d'un organe.

Hypersplénie, *f.* (ὑπέρ, excès de ; σπλήν, rate). Voir Syn. : *Hypersplénomégalie.*

Hypersplénomégalie, *f.* (ὑπέρ, au delà ; σπλήν, rate ; μέγας, grand). Etat morbide de la rate, caractérisé par une augmentation de volume très considérable de cet organe perceptible à la palpation et à la percussion.

Hypersthénie, *f.* (ὑπέρ, excès de ; σθένος, force). Augmentation exagérée et par suite anormale de la force d'un organe, d'une maladie.

Hypertension, *f.* (ὑπέρ, au delà ; τόνος, tension). Etat de la colonne de liquide sanguin dans les vaisseaux, qui se trouve dans un état de tension supérieure à la normale.

Hyperthermie, *f.* (ὑπέρ, au delà ; θερμὸς, chaleur). Syn. *Fièvre.* Etat de l'organisme caractérisé par une surélévation de la chaleur physiologique normale.

Hyperthymie, *f.* (ὑπέρ, au

delà; θυμός, colère). Période d'excitation au cours de la psychose circulaire.

Hyperthyroïdation, f. ὑπέρ, au delà; θυρεός, bouclier). Exagération de la quantité de suc thyroïdien contenu dans l'organisme, provoquant des phénomènes de thyroïdisme.

Hyperthyroïdisme, m. ὑπέρ, au delà; θυρεός, bouclier). Augmentation dans la production des hormones thyroïdiennes, occasionnant des troubles cardiaques et nerveux.

Hypertonie, f. ὑπέρ, au delà; τόνος, tension). Trouble de la contractilité, caractérisé par une tension, une contracture d'un muscle ou d'un groupe de muscles ou la constriction d'un vaisseau. — *Ex. :* Hypertonie musculaire; Hypertonie vasculaire.

Hypertonique, adj. ὑπέρ, au dessus; τόνος, tension). Qui présente une pression supérieure. Par ex. : Solution hypertonique : solution dont la pression osmotique est supérieure à celle de la solution avec laquelle elle est mise en contact. Elle s'emploie en injections intra-veineuses, car, injectée sous la peau, cette solution occasionne des douleurs et de l'œdème.

Hypertrichose, f. ὑπέρ, au delà; θρίξ, poil). Syn. : *Polytrichie; Trichauxis.* Développement exagéré du système pileux, localisé ou généralisé.

Hypertrophie, f. ὑπέρ, excès de; τροφή, nourriture). Augmentation de volume d'une partie d'organe ou d'un organe. — *Ex. :* Hypertrophie du mollet.

Hypertrophie des amygdales, f. Causée par une augmentation du tissu adénoïde, elle s'observe chez les enfants lymphatiques et coexiste presque toujours avec les végétations adénoïdes.

Hypertrophie de l'amygdale pharyngée. f. Syn.: *Végétations adénoïdes.*

Hypinose, f. ὑπο, en dessous; ἴς, ἰνός, fibre). Diminution de la fibrine dans le sang.

Hypnagogique, adj. ὕπνος, sommeil; ἄγω, je pousse). Qui se passe pendant l'état de sommeil. — *Ex. :* Hallucination hypnagogique.

Hypnalgie, f. ὕπνος, sommeil; ἄλγος, douleur). Douleur survenant pendant le sommeil.

Hypnobatase. f. ὕπνος, sommeil; βαίνω, je marche). Voir Syn. : *Somnambulisme.*

Hypnoanesthésie, f. ὕπνος, sommeil; ἀνεσθησία, anesthésie). Anesthésie générale, conséquence du sommeil, d'origine médicamenteuse (chlor. d'étyle, éther, chloroforme, etc.).

Hypnogène, adj. (ὕπνος, sommeil; γεννάω, j'engendre). Qui détermine le sommeil. — *Ex. :* Zone hypnogène.

Hypnose, f. (ὕπνος, sommeil). Sommeil hystérique provoqué.

Hypnosie, f. (ὕπνος, sommeil). Voir Syn. : *Maladie du sommeil.*

Hypnotisme. f. (ὕπνος, sommeil). Sommeil provoqué chez un sujet plus ou moins suggestible par un procédé physique ou psychique.

Hypoacousie. f. ὑπο, en dessous; ἀκούω, j'entends). Diminution de l'acuité de l'ouïe.

Hypoalgésie, f. ὑπο, audessous; ἄλγος, douleur). Diminution de la sensibilité à la douleur.

Hypoazoturie, *f.* (ὑπο, au-dessous; ἀ, priv.; ζώειν, vivre; οὖρειν, uriner). Diminution de l'élimination des produits azotés (urée, urates, acide urique) par l'urine.

Hypochlorhydrie, *f.* (ὑπο, au-dessous; χλωρός, verdâtre). Diminution de la sécrétion de l'acide chlorhydrique du suc gastrique par la muqueuse de l'estomac.

Hypochloruration, *f.* (ὑπο, au-dessous; χλωρός, verdâtre). Insuffisance des chlorures apportés à l'organisme par la nutrition.

Hypochlorurie, *f.* (ὑπο, au-dessous; χλωρός, verdâtre; οὖρειν, uriner). Insuffisance de l'élimination des chlorures par l'urine.

Hypocholestérinémie, *f.* (ὑπο, au-dessous; χολή, bile; αἷμα, sang). Diminution de la quantité de cholestérine contenue dans le sang.

Hypocholie, *f.* (ὑπο, au-dessous; χολή, bile). Diminution de la sécrétion de la bile.

Hypochromie, *f.* (ὑπο, au-dessous; χρῶμα, couleur). Toute diminution de la coloration normale d'un tissu ou d'un organe.

Hypocinétique, *adj.* (ὑπο, au-dessous; κίνημα, mouvement). Qui provoque une diminution des mouvements, et par extension de la fonction d'un organe.

Hypochondriaque, *m.* (ὑπο, sous; χόνδρος, cartilage). Malade atteint d'hypochondrie.

Hypochondrie, *f.* (ὑπο, sous; χόνδρος, cartilage). Syndrome dans lequel le sujet est atteint de préoccupations exagérées ou sans fondement relatives à son état de santé. Les troubles de la cénesthé-

sie sont généralement à la base de ces états hypochondriaques.

Hypocrinie, *f.* (ὑπο, au-dessous; κρίνω, je sépare). Diminution de la sécrétion glandulaire.

Hypoderma bovis, *m.* (ὑπο, en dessous; δέρμα, peau). Larve d'une mouche de la famille des œstrides, insectes diptères cuticoles, qui produit des petites tumeurs qui s'ouvrent spontanément au moment où la larve subit sa métamorphose. Elle se rencontre en Europe.

Hypodermique, *adj.* (ὑπο, en dessous; δέρμα, peau). Qui est sous la peau. — *Ex.:* Injection hypodermique.

Hypodermoclyse, *f.* (ὑπο, en dessous; δέρμα, peau; κλύζω, je lave). Injection sous-cutanée de sérum.

Hypoépinéphrie, *f.* (ὑπο, dessous; ἐπί, sur; νεφρός, rein). Insuffisance des capsules surrénales.

Hypoesthésie, *f.* (ὑπο, en dessous; αἴσθησις, sensibilité). Diminution de la sensibilité.

Hypoexcitabilité faradique, *f.* Affaiblissement de l'excitabilité d'un nerf moteur ou d'un muscle au courant faradique.

Hypofonction, *f.* (ὑπο, en dessous; *fungere,* s'acquitter de). Etat d'insuffisance fonctionnelle d'un organe.

Hypogalactie, *f.* (ὑπο, au-dessous; γάλα, lait). Diminution de la sécrétion lactée.

Hypoglobulie, *f.* (ὑπο, au-dessous; *globulus,* globule). Diminution du nombre normal des globules rouges du sang (hématies); c'est un des caractères de l'anémie.

Hypoglycorachie, *f.* (ὑπο, au-dessous; γλύκος, sucré; ῥάχις, rachis). Diminution de la teneur en sucre du liquide céphalo-rachidien, déterminée par l'irritation des méninges d'origine microbienne. Elle s'observe dans la méningite cérébro-spinale.

Hypognathie, *f.* (ὑπο, en dessous; γνάθος, mâchoire). Tumeur s'insérant au niveau de la mâchoire inférieure.

Hypographophobie, *f.* (ὑπο, en dessous; γραφός, écriture; φόβος, crainte). Crainte morbide de donner sa signature.

Hypogueusie, *f.* (ὑπο, au-dessous; γεῦσις, goût). SYN. : *Hypogueustie*. Diminution de la sensibilité gustative.

Hypogueustie, *f.* (ὑπο, au-dessous; γεῦσις, goût). SYN. : *Hypogueusie*. Diminution de l'acuité gustative.

Hypohéma, *m.* (ὑπο, au-dessous; αἷμα, sang). Epanchement de sang dans la chambre antérieure de l'œil.

Hypohématose, *f.* (ὑπο, au-dessous; αἷμα, sang). Insuffisance d'oxygénation du sang.

Hypohépatie, *f.* (ὑπο, au-dessous; ἧπαρ, foie). Insuffisance de fonction du foie.

Hypoleucocytose, *f.* (ὑπο, au-dessous; λευκός, blanc; κύτος, cellule). Voir SYN. : *Leucopénie.*

Hypomaniaque, *adj.* (ὑπο, au-dessous; ; μανία, manie). Qui présente les caractères de la manie d'une façon atténuée, intermittente. — *Ex.* : *Etat hypomaniaque.*

Hypomanie, *f.* (ὑπο, au-dessous; μανία, folie). Voir SYN. : *Manie subaiguë; Excitation maniaque.*

Hypomimie, *f.* (ὑπο, au-dessous ; μῖμος, mime). Diminution des fonctions de l'expression mimique. Elle s'observe dans la dépression mélancolique.

Hyponarthécie, *f.* (ὑπο, en dessous; νάρθηξ, attelle). Traitement des fractures par des attelles.

Hypoosmie, *f.* (ὑπο, au-dessous; ὀσμή, odorat). Diminution de la sensibilité de l'odorat.

Hypopepsie, *f.* (ὑπο, au-dessous de; πέψις, digestion). Insuffisance de la sécrétion gastrique.

Hypophobie, *f.* (ὑπο, au-dessous de; φόβος, crainte). Diminution de la crainte, de l'appréhension normales que doit éprouver un sujet en présence d'un accident ou d'une entreprise difficultueuse.

Hypophosphaturie, *f.* (ὑπο, au-dessous; φῶς, lumière; φαίνω, je brille; οὖρον, urine). Diminution avec insuffisance des phosphates éliminés par l'urine.

Hypophysectomie, *f.* (hypophyse; ἐκτομή, excision). Ablation chirurgicale de l'hypophyse.

Hypophysite, *f.* (ὑπο, au-dessous; hypophyse). Inflammation de la glande hypophyse.

Hypopituitarisme, *m.* (ὑπο, au-dessous; *pituitaria*, pituitaire). Diminution de la fonction de l'hypophyse. Elle s'accompagne d'obésité, de polyurie. Elle s'observe dans le diabète insipide, l'acromicrie.

Hypoplasie, *f.* (ὑπο, au-dessous; πλάσις, formation). Diminution de la texture d'un organe, de la composition histologique d'un tissu. — *Ex.* : Hypoplasie artérielle.

Hypoprosexie, *f.* (ὑπο, au-dessous; προσέχω, je suis attentif). Diminution de l'attention qui se fatigue rapidement.

Hypopyon, *m.* (ὑπο, en dessous ; πῦον, pus). Infection de la cornée avec présence de pus dans la chambre antérieure de l'œil.

Hyporéflectivité, *f.* (ὑπο, au-dessous ; *reflectare*, réfléchir). SYN. : *Hyporéflexie.* Diminution des réflexes.

Hyporéflexie, *f.* (ὑπο, au-dessous ; *reflectare*, réfléchir). Voir SYN. : *Hyporéflectivité.*

Hyposémie, *f.* (ὑπο, au-dessous ; σῆμα, signe). Diminution de la mimique. Elle s'observe surtout chez les mélancoliques.

Hypospadias, *m.* (ὑπο, au-dessous ; σπάω, je déchire). Malformation congénitale de la paroi inférieure de l'urètre chez l'homme, qui s'ouvre en des points différents de ce canal. Il porte, suivant la localisation de l'ouverture, les noms de : hypospadias balanique, pénien, ou périnéal.

Hyposphyxie, *f.* (ὑπο, au-dessous ; σφύξις, pulsation). Ralentissement de la circulation, se traduisant par des troubles circulatoires et trophiques des extrémités (cyanose, refroidissement, etc.).

Hypostase, *f.* (ὑπο, au-dessous ; στάω, se tenir). Fait de tomber au fond, de former un dépôt). — *Ex. :* Congestion par hypostase.

Hypostatique, *adj.* (ὑπο, au-dessous ; στάω, se tenir debout). Qui a rapport à l'hypostase. — *Ex. :* Congestion hypostatique.

Hypostéatolyse, *f.* (ὑπο, au-dessous ; στέαρ, graisse ; λύσις, dissolution). Digestion imparfaite des graisses par l'intestin, qui restent non dédoublées par suite de l'absence ou de l'insuffisance de sécrétion du pancréas.

Hyposthénie, *f.* (ὑπο, en dessous ; σθένος, force). Affaiblissement.

Hyposystolie, *f.* (ὑπο, au-dessous ; συστολή, systole). Asystolie à forme bénigne où les troubles cardiaques et circulatoires ne sont qu'ébauchés.

Hypotension, *f.* (ὑπο, au-dessous ; τόνος, tension). Diminution de la tension. — *Ex. :* Hypotension artérielle.

Hypothermie, *f.* (ὑπο, au-dessous ; θερμός, chaleur). Diminution de la température normale. Quand l'hypothermie est *générale*, elle est due à une perturbation d'origine bulbo-spinale toxique ou infectieuse du mécanisme régulateur de la chaleur centrale ; quand elle est *locale*, associée à des troubles vaso-moteurs, elle apparaît généralement comme indépendante de lésions vasculo-nerveuses, et s'explique par une excitation des centres ganglionnaires sympathiques.

Hypothymie, *f.* (ὑπο, en dessous ; θυμός, colère pathologique). Période de dépression au cours de la psychose circulaire.

Hypothyroïdation, *f.* (ὑπο, en dessous ; θυρεός, bouclier). Diminution avec insuffisance de la sécrétion thyroïdienne.

Hypothyroïdie, *f.* (ὑπο, en dessous ; θυρεός, bouclier). Petite insuffisance thyroïdienne qui se traduit par les formes frustes du myxœdème.

Hypotonie, *f.* (ὑπο, au-dessous ; τόνος, tension). Trouble de la motilité, caractérisé par une diminution de la tension, de la contraction normale d'un muscle ou d'un groupe de muscles. — *Ex. :* Hypotonie musculaire.

Hypotonie musculaire, *f.*

Etat de flaccidité musculaire permettant aux membres d'exagérer leurs mouvements physiologiques normaux et d'arriver à des attitudes anormales. Il s'observe dans le tabès, la maladie de Friedreich, la myotonie congénitale d'Oppenheim.

Hypotonique, *adj.* (υπο, au-dessous; τόνος, tension). Qui présente une pression inférieure. Par ex.: Solution hypotonique: solution dont la pression osmotique est inférieure à celle de la solution avec laquelle elle est mise en contact.

Hypotrophie, *f.* (υπο, au-dessous; τροφή, nourriture). Etat de l'organisme qui n'assimile pas normalement et par suite assimile avec insuffisance les aliments ingérés nécessaires à son bon fonctionnement.

Hypsocéphalie, *f.* (ὕψος, hauteur; κεφαλή, tête). Voir SYN. : *Acrocéphalie*.

Hystéralgie, *f.* (ὑστέρα, utérus; ἄλγος, douleur). Névralgie de l'utérus.

Hystérectomie, *f.* (ὑστέρα, utérus; ἐκτομή, excision). Extirpation de l'utérus; elle se fait par voie vaginale ou par voie abdominale.

Hystérectomie fundique, *f.* Opération chirurgicale consistant à enlever le fond de l'utérus et les deux trompes, avec conservation d'un ovaire ou d'un fragment d'ovaire et d'une certaine quantité de muqueuse utérine, ce qui assure la fonction endocrinienne de l'ovaire et celle des menstrues.

Hystérie, *f.* (ὑστέρα, utérus). Etat pathologique se manifestant : 1° par des troubles qu'il est possible de reproduire par suggestion, chez certains sujets, avec une exactitude parfaite et qui sont susceptibles de disparaître sous l'influence de la persuasion (contre-suggestion). Ces troubles (crises convulsives, paralysies, contractures, mouvements choréiques, tremblements, troubles de la phonation, de la sensibilité, troubles sensoriels) constituent un premier groupe de symptômes pour lequel Babinski a proposé le terme de pithiatisme; 2° et par des troubles sur lesquels la suggestion et la contre-suggestion n'ont aucune influence, ce sont : le dermographisme, la tachycardie, les érythèmes, l'hypersécrétion sudorale intestinale.

Hystérie épileptiforme, *f.* SYN. : *Crise hystérique épileptiforme*. Présente des caractères communs à la crise épileptique, caractères qui peuvent être imités consciemment ou inconsciemment : cri initial, chute brusque, perte objective de connaissance, morsure de la langue, écume aux lèvres, émission d'urine, abattement consécutif. Mais il y manque la cyanose du visage avec lividité des lèvres, les hémorragies sous-conjonctivales, le piqueté hémorragique sous-cutané, le réflexe cutané plantaire en extension; elle peut se reproduire par suggestion et disparaître par contre-suggestion.

Hystérie traumatique, *f.* (ὑστέρα, utérus; τραῦμα, choc). Hystérie avec grandes crises convulsives, paralysies, contractures survenant à la suite d'un traumatisme. Elle s'observe chez les prédisposés et assez rarement à la suite d'accidents du travail.

Hystérocèle, *f.* (ὑστέρα, utérus ; κήλη, tumeur). Hernie de l'utérus gravide à travers la paroi abdominale éventrée ou dans la cavité d'une ancienne hernie ombilicale.

Hystérocléisis, *m.* (ὑστέρα, utérus ; κλεῖσις, fermeture). Fermeture des deux lèvres du col de l'utérus au moyen d'une suture.

Hystéroépilepsie, *f.* (ὑστρέα, utérus ; ἐπιλαμβάνειν, saisir). Crises séparées et alternantes d'épilepsie et d'hystérie.

Hystérogène, *adj.* (ὑστέρα, utérus ; γεννάω, j'engendre). Qui engendre des crises d'hystérie. — *Ex. :* Emotion hystérogène.

Hystérographie, *f.* (ὑστέρα, matrice ; γράφειν, écrire). Radiographie de l'utérus dans un but de diagnostic, pour étudier, par exemple, la disposition anatomo - topographique des fibromes.

Hystéromanie, *f.* (ὑστέρα, matrice ; μανία, agitation). Voir SYN. : *Nymphomanie.*

Hystérome, *m.* ὑστέρα, utérus). Corps fibreux de l'utérus.

Hystérométrie, *f.* (ὑστέρα, utérus ; μέτρον, mesure). Mensuration du corps de l'utérus au moyen d'une sonde pleine, mince et graduée en centimètres, nommée hystéromètre.

Hystéro-organique, *adj.* Qui est déterminé par des lésions organiques auxquelles se surajoute un ensemble de symptômes d'origine hystérique.

Hystéropexie, *f.* ὑστέρα, utérus ; πήγνυμι, je couds). Fixation de l'utérus à la paroi abdominale dans le cas de prolapsus utérin.

Hystérophore, *f.* ὑστέρα, utérus ; φέρω, je porte). Pessaire à tige, servant à maintenir l'utérus prolabé.

Hystéroptose, *f.* ὑστέρα, utérus ; πτῶσις, chute). Chute de la matrice par allongement des ligaments utérins.

Hystérorragie, *f.* ὑστέρα, utérus ; ῥήγνυμι, je romps). Hémorragie de l'utérus.

Hystérotomie, *f.* ὑστέρα, utérus ; τομή, incision). Voir SYN. : *Opération césarienne.*

Hystéro - neurasthénie traumatique, *f.* ὑστέρα, utérus ; νεῦρον, nerf ; ἀσθένεια, sans force). Voir SYN. : *Hystéro-traumatisme.*

Hystéro-traumatisme, *m.* ὑστέρα, utérus ; τραῦμα, coup). SYN. : *Névrose traumatique ; Hystéro-neurasthénie traumatique.* Syndrome composé de manifestations hystériques et neurasthéniques polymorphes survenant à la suite d'un traumatisme physique ou psychique (accident de travail, commotion, suite de bombardement, choc moral violent) chez des individus nerveux prédisposés.

Hystricisme, *m.* (ὑστρίξ, porc-épic). Voir SYN. : *Ichtyose hystrix.*

Iatrolepsie, *f.* (ιατρεία, médecine ; ἄλειπτος, graisse à frotter). Médication faisant pénétrer les graisses par friction.

Iatroliptique, *adj.* (ιατρεία, médecine; ἄλειπτος, graisse à frotter). Qui sert à la guérison par son emploi sur la peau en applications et en frictions. — *Ex.:* Médicament iatroliptique.

Icard, médecin légiste français contemporain. Voir: *Procédé de Icard* (par la forcipressure, par la fluorescéine) ; *Signe de Icard* (signe chimique de la forcipressure).

Ichor, *m.* (ἰχώρ, sang corrompu). Sérosité plus ou moins odorante, séro-sanguinolente, qui recouvre les vieux ulcères.

Ichoreux, *adj.* (ἰχώρ, sang corrompu). Qui a les caractères de l'ichor.

Ichthyose, *f.* (ἰχθύς, poisson). SYN.: *Ichtyose.* Maladie cutanée héréditaire caractérisée par une desquamation incessante de l'épiderme sous forme d'écailles rappelant celles des poissons, de la sécheresse de la peau, de l'atrophie des poils qui sont peu fournis, secs et cassants. Cette lésion est une forme d'hyperkératose avec atrophie des couches profondes de l'épiderme. Suivant la couleur des squasmes, l'ichtyose est dite alba (blanc), nigra (noire), nacrée.

Ichtyose, *f.* (ἰχθύς, poisson). Voir SYN.: *Ichthyose.*

Ichtyose ansérine, *f.* Voir SYN. : *Kératose pilaire.* Les papules serrées de la kératose pilaire donnent à la main la sensation d'une râpe et rappellent l'aspect de la « chair de poule ».

Ichtyose hystrix, *f.* (ἰχθύς, poisson ; ὕστριξ, porc-épic). SYN. : *Hystricisme.* Ichtyose formant des saillies verruqueuses irrégulières rappelant les piquants du porc-épic.

Ichthyosisme, *m.* (ἰχθύς, poisson). Intoxication par l'ingestion de poissons avariés.

Iconoclaste, *m.* (εἴκων, image ; κλάω, je brise). Briseur d'images, le plus souvent religieuses. Cet état s'observe chez certains délirants.

Ictère, *m.* (ἴκτερος, jaunisse). SYN.: *Jaunisse; Ictère biliaire; Ictère hépatique.* Maladie du foie caractérisée par la coloration jaune des téguments, due à la rétention et à la résorption intrahépatique des pigments biliaires normaux ou modifiés.

Ictère biliaire, *m.* Voir SYN.: *Ictère.*

Ictère biliphéïque, *m.* Voir SYN. : *Ictère orthopigmentaire.*

Ictère bleu, *m.* Voir SYN.: *Maladie bleue.*

Ictère catarrhal, *m.* SYN.: *Catarrhe des voies biliaires.* Etat inflammatoire des voies biliaires, accompagnant l'inflammation ou catarrhe aigu des voies digestives, caractérisé par une turgescence de la muqueuse, une sécrétion visqueuse qui forme avec des débris épithéliaux un véritable bouchon capable, en obstruant les voies biliaires, de produire l'ictère. Affection bénigne.

Ictère du nouveau-né, *m.* SYN.: *Pigmenthémie.* Il s'observe à la naissance, chez le nouveau-né, dont la destruction des hématies est exagérée; les pigments sanguins sont incomplètement transformés par le foie et repassent dans le sang, sous forme de métapigments. L'ictère peut être dû à une atteinte possible de la glande hépatique, par des toxines maternelles, à l'action du refroidissement sur des globules rouges congénitalement fragiles chez des prématurés le plus souvent syphilitiques, à des phénomènes de compression par des ganglions hilaires résultant de gomme du foie, à des phénomènes toxi-infectieux propres à l'enfant, presque toujours syphilitique.

Ictère émotif, *m.* Ictère se produisant à la suite d'une émotion. Son mécanisme est fort variable. Il peut être dû à un spasme des voies biliaires, à leur excitation sécrétoire, à une différence de pression des capillaires sanguins du foie et des capillaires biliaires occasionnant un passage de la bile dans le sang sus-hépatique.

Ictère essentiel hémorragique, *m.* Voir SYN.: *Ictère grave.*

Ictère grave, *m.* SYN.: *Ictère typhoïde; Ictère malin; Ictère essentiel hémorragique;*

Fièvre jaune nostras; Atrophie jaune aiguë du foie. Il est l'expression de la destruction rapide de la cellule hépatique se traduisant par un état typhoïde avec ictère et hémorragies (Boix).

Ictère hémaphéique, *m.* Voir SYN.: *Ictère méta-pigmentaire.*

Ictère hématique, *m.* Voir SYN.: *Ictère hémolytique.*

Ictère hémolytique SYN.: *Ictère hématique.* Ictère paraissant dû à la formation dans le sang lui-même des pigments qui résultent de la mise en liberté de l'hémoglobine en trop grande abondance pour qu'un foie, même normal, puisse suffire à les transformer et à les éliminer dans l'intestin sous forme de bile (Boix). L'ictère est ortho et méta-pigmentaire, les matières fécales ne sont jamais décolorées, les urines ont le type hémaphéique. Il existe de la diminution de la résistance globulaire, de l'auto-agglutination des hématies, des hématies granuleuses. Le sérum possède un pouvoir hémolytique. Le foie est le plus souvent indemne, mais la rate, agent où se produit l'hémolyse, est augmenté de volume.

Ictère hépatique, *m.* SYN.: *Ictère.* Ictère dû à la résorption des pigments biliaires.

Ictère infectieux, *m.* Voir: *Spirochétose; Ictère grave.*

Ictère malin, *m.* Voir SYN.: *Ictère grave.*

Ictère méta-pigmentaire, *m.* SYN.: *Faux ictère; Ictère hémaphéique, urobilique, bilirubidique.* Ictère dû à la résorption de pigments biliaires modifiés (urobiline, pigment rouge brun), caractérisé par une coloration de la peau jaune sale tirant sur le rouge.

Ictère noir, *m.* Il s'observe chez le nouveau-né. Voir SYN. : *Tubulhématie.*

Ictère orthopigmentaire, *m.* SYN. : *Ictère vrai, ordinaire, biliphéique, bilirubique.* Ictère dû à la résorption des pigments biliaires normaux (bilirubine, biliverdine). Il est caractérisé par une teinte de la peau jaune franche tirant sur le vert.

Ictère picrique, *m.* Coloration de la peau due à son imprégnation par l'acide picrique. Elle est due en général à l'ingestion stomacale dans un but de simulation de l'ictère biliaire. L'acide picrique se décèle au moyen d'une des trois réactions suivantes : la teinture d'une filoche de laine, la réaction à l'isopurpurate, celle au sulfate ferreux tartrique.

Ictère toxique, *m.* Ictère occasionné par une intoxication lente à la suite d'une infection de l'organisme ou par l'empoisonnement du sang à la suite de manipulation de substances chimiques par les ouvriers d'usines, en particulier dans la fabrication des poudres, des matières colorantes, etc.

Ictère typhoïde, *m.* Voir SYN. : *Ictère grave.*

Ictère urobilinurique, *m.* Coloration de la peau due à son imprégnation par l'urobiline.

Ictère violet, *m.* Voir SYN. : *Maladie bleue.*

Ictérigène, *adj.* (ἴκτερος, jaunisse; γεννάω, j'engendre). Qui occasionne de l'ictère. — *Ex. :* Anémie pernicieuse ictérigène.

Ictérique, *adj.* (ἴκτερος,

jaunisse) Qui a rapport à l'ictère. — *Ex. :* Coloration ictérique.

Ictérode, *adj.* (ἴκτερος, jaunisse; εἶδος, ressemblance). Voir SYN. : *Ictéroïde.*

Ictéroïde, *adj.* (ἴκτερος, jaunisse; εἶδος, ressemblance). SYN. : Qui ressemble à la jaunisse. — *Ex. :* Typhus ictéroïde.

Ictus, *m.* (*ictus,* coup). Tout phénomène pathologique qui survient brusquement.

Ictus apoplectique, *m.* (*ictus,* coup). Voir SYN. : *Apoplexie cérébrale.*

Ictus laryngé, *m.* Perte de connaissance passagère précédée de chatouillements au larynx et de secousse de toux.

Idéation, *f.* (εἶδος, image). Activité du cerveau qui préside à la formation des idées.

Idée délirante, *f.* Idée erronée jusque dans son fondement.

Idée de négation, *f.* Idée hypochondriaque caractérisée par ce fait que le malade nie l'existence ou le fonctionnement de ses organes.

Idée d'indignité, *f.* Idée délirante triste, dans laquelle le sujet se croit indigne de vivre, confesse des fautes imaginaires, et attend le châtiment de ses délits supposés. Elle s'observe dans la dépression mélancolique.

Idée fixe, *f.* SYN. : *Idée prévalente.* Idée délirante rudimentaire acceptée par celui qui l'émet comme vraie et identifiée à la conscience.

Idée fixe subconsciente, *f.* Idée fixe née dans le subconscient de la personnalité. Elle est l'occasion de troubles somatiques (troubles de la sensibilité) et psychiques (impulsions, hallucinations, délires) dont le sujet ne peut s'expliquer l'origine. Elle s'observe le plus souvent chez les hystériques.

Idée obsédante, *f.* Idée fixe, délirante, apparaissant involontairement dans la conscience du sujet, reconnue fausse par lui, mais revenant sans cesse à son esprit malgré les efforts qu'il fait pour l'en chasser.

Idée post-onirique, *f.* Idée fixe survenant à la suite d'un accès de délire onirique, se rapportant à une phase du délire. Elle s'atténue progressivement ou peut être le début d'un délire systématisé chronique.

Idée prévalente, *f.* Voir SYN.: *Idée fixe.*

Identification, *f.* (*idem,* le même; *facere,* faire). Fait de reconnaître l'identité d'un individu ou d'un cadavre, de l'identifier au moyen de recherches médico-légales et anthropométriques (photographies, anthropométrie, dactyloscopie, portrait parlé).

Identité, *f.* La recherche de l'identité est du ressort de la médecine légale. Elle consiste, après avoir dressé le signalement d'un individu ou d'un corps, sans omettre aucun signe particulier (vices de conformation, tatouages, stigmates professionnels, signes anthropométriques, empreintes digitales), de l'identifier, c'est-à-dire de faire connaître son âge, son sexe, sa taille, sa profession.

Idéologie, *f.* (εἶδος, image; λόγος, étude). Analyse de l'esprit humain; étude de la formation de la pensée.

Idio-musculaire, *adj.* (ἴδιος, qui appartient en propre; μῦς, muscle). Qui appartient au muscle proprement dit. — *Ex. :* Contraction idio-musculaire.

Idiopathie, *f.* (ἴδιος, propre; πάθος, maladie). Maladie qui a son évolution propre et qui n'est pas influencée par les maladies concomitantes.

Idiosyncrasie, *f.* (ἴδιος, propre; σύν, avec; κρᾶσις, tempérament). Intolérance primitive et congénitale d'un organisme vis-à-vis de tel aliment ou de tel médicament, avec réactions biologiques spéciales, propres à l'individu, en face de l'intoxication provoquée (production d'urticaire, par ex.).

Idiosyncrasique, *adj.* (ἴδιος, propre; σύν, avec; κρᾶσις, tempérament). Constitutionnel, qui appartient en propre à la constitution, au tempérament de l'individu.

Idiotie, *f.* (ἰδιώτης, qui n'est propre à aucun emploi). Infirmité mentale caractérisée par une absence de développement de l'intelligence et par des vices de conformation portant sur le crâne, les organes génitaux, le squelette. L'idiot a un vocabulaire de quelques mots, il n'a pas de conversations, son instruction est nulle. Les instincts remplacent les actes volontaires. L'instinct génital est généralement très développé. La plupart des idiots sont épileptiques ou sujets à des crises de colère avec agitation, actes de violence à caractère bestial. A côté de cette forme d'idiotie, voisine de l'imbécillité, existe l'idiotie complète avec arrêt de développement physique. A 20 ans, l'idiot paraît avoir 4 ou 5 ans. Il a une vie purement végétative réduite aux seules fonctions animales. Il ne dépasse guère 25 ou 30 ans.

Idiotie amaurotique familiale, *f.* Maladie familiale très rare en France, qui paraît affecter presqu'uniquement les juifs polonais. Elle est caractérisée par un arrêt de développement, de l'affaiblissement intellectuel, de l'atonie musculaire généralisée par affaiblissement progressif des muscles, à laquelle succède un état spasmodique, de l'amaurose totale (la région maculaire présente une tache blanche avec un point rouge central, puis le nerf optique s'atrophie). Ces enfants dépassent rarement l'âge de deux ans, la mort survient dans le marasme.

Idiotie morale, *f.* Psychose de certains dégénérés atteints d'amoralité.

Idiotie myxœdémateuse, *f.* Idiotie généralement congénitale, déterminée par une insuffisance de sécrétion des glandes thyroïdes et parathyroïdes.

Idiotisme, *m.* Voir Syn. : *Idiotie.*

Idroadénite, *f.* (ἱδρὼς, sueur; ἀδήν, glande). Voir Syn. : *Hydroadénite.*

Igasurine, *f.* Alcaloïde toxique contenu dans les strychnées (noix vomique, fève de Saint-Ignace, écorce de fausse augusture), cause d'empoisonnement.

Ignipuncture, *f.* (*ignis,* feu; *punctare,* faire des points). Méthode de traitement par le thermocautère dont on emploie les pointes portées au rouge.

Iléadelphe, *m.* (ἴλιον, iléon; ἀδελφὸς, frère). Monstre double caractérisé par une tête, un tronc, un bassin et quatre membres inférieurs.

Iléite, *f.* (ἴλιον, iléon). Inflammation de l'iléon.

Iléo-colostomie, *f.* (*ileum,* iléon; χῶλον, gros intestin; στόμα, bouche). Abouchement de l'iléon au côlon.

Iléo-iléostomie, *f.* (*ileum,* iléon; στόμα, bouche). Abouchement d'une anse intestinale grêle à une autre anse intestinale grêle.

Iléo-rectostomie, *f.* (ἴλιον, iléon; rectum; στόμα, bouche). Abouchement de l'iléon dans le rectum.

Iléus, *m.* (*ileum,* iléon). Occlusion intestinale au niveau de l'intestin grêle.

Iliopsoïte, *f.* (ἴλιον, iléon; *psoas,* psoas). Inflammation du muscle psoas-iliaque.

Illusion, *f.* (*illudere,* se moquer). Perception fausse, erronée d'un objet ayant une base sensorielle. Par ex.: Un individu entendant un son de cloche, perçoit, au lieu de ce son, une voix qui parle (Régis).

Illusion planétoscopique, *f.* (πλανέτης, de πλάνος, errant; σκοπεῖν, voir, ressembler). Déformation sphérique des plans, due à la convulsion du muscle ciliaire, à la suite de vertige labyrinthique, par suite des rapports du noyau de Deiters avec les centres oculomoteurs.

Imbécillité, *f.* (*in,* part. priv.; *bacillus,* bâton, appui: qui est sans appui). Infirmité mentale caractérisée par une intelligence globalement restreinte ou partiellement développée, mais compatible, chez certains individus, avec des aptitudes artistiques quelquefois brillantes, des qualités de mémoire, de calcul presque exagérées, contrastant avec les lacunes si profondes de l'intelligence. La plupart des imbéciles sont des vicieux, des amoraux, des impulsifs; ils présentent le plus souvent des anomalies physiques du crâne et des membres.

Immum, *m.* (*in*. priv.; *munus*, charge). Individu immunisé.

Immunisation, *f.* (*in*, priv.; *munus*, charge, impôts: exempté de charges). Etat d'un individu qui se trouve incapable de contracter une maladie pour laquelle il a subi un traitement préventif (vaccination, par ex.).

Immunisé, *adj.* (*in*, priv.; *munus*, charge). Qui est devenu inapte à contracter une infection donnée par suite de la réaction humorale de l'organisme, à la suite de l'injection du vaccin prépare avec le microbe, cause de cette infection. — *Ex.:* Immunisé contre la fièvre typhoïde.

Immunisme. *f.* (*immunus*, exempté de charges). Toute substance capable d'immuniser un organisme contre une maladie donnée et douée d'un pouvoir vaccinant.

Immunité, *f.* (*in*, priv.; *munus*, charge). Pouvoir d'un organisme de ne pas contracter une maladie à laquelle il est exposé.

Immuno-transfusion. *f.* Procédé de sérothérapie caractérisé par une transfusion de sang que l'on immunise *in vitro* contre un microbe donné, sang pris sur le malade avant de le réinjecter.

Immun-sérum, *m.* Sérum conférant l'immunité et employé à titre préventif, provenant d'un individu ou d'un animal déjà immunisé.

Impaludisme. *m.* Voir SYN. : *Paludisme*.

Imperforation, *f.* (*in*, priv.; *perforare*, percer). Etat d'un organe qui ne présente pas la solution de continuité qui devrait normalement exister. Elle est le plus souvent congénitale. — *Ex.:* Imperforation du rectum.

Impétigineux, *adj.* (*impetu*, qui procède par poussées). Qui a l'aspect ou qui est de même nature que l'impétigo. — *Ex.:* Lésion impétigineuse.

Impétigo, *m.* (*ab impetu*, qui procède par poussées). SYN. : *Gourme*. Dermite contagieuse et inoculable, due au streptocoque, au staphylocoque, caractérisée par l'apparition en séries de phlyctènes dont le contenu se sèche en formant des croûtes jaunâtres. Elle ne laisse pas de cicatrices cutanées après guérison. Maladie fréquente chez les enfants tenus mal proprement.

Impétigo herpétiforme. *m.* Maladie de la peau que l'on observe presque exclusivement chez les femmes enceintes, caractérisée par des grands placards croûteux et suintants. d'odeur plus ou moins fétide. Les muqueuses présentent des ulcérations grisâtres. De la fièvre, du délire. de la prostration accompagnent ces pustules, le coma précède la mort qui survient dans la plupart des cas.

Impétigoïde, *adj.* (*ab impetu*. qui procède par poussées: εἶδος. ressemblance). Qui a l'aspect. qui ressemble à l'impétigo.

Imprégnation. *f.* (*prægnans*, femme grosse). Marque. empreinte que laisse le premier mâle qui a fécondé une femelle sur les produits de cette même femelle quand bien même ils seraient nés d'un autre mâle.

Impuissance, *f.* (*in*, priv.; *potentia*, puissance). Impossibilité d'exercer le coït par absence d'érections ou par suite de malformations congénitales de la verge, avec conservation des désirs sexuels.

Impulse, *m.* (*impellere*, pousser sur). Acte impulsif.

Impulsif, *m.* (*in*, sur; *pellere*, pousser). Individu qui obéit à ses impulsions et commet des actes répréhensibles et même délictueux, étant dans l'impossibilité de soumettre son acte au critère de son jugement.

Impulsion, *f.* (*in*, sur; *pellere*, pousser). Besoin impérieux de mettre l'organisme en action. Les impulsions peuvent se diviser en *impulsion motrice pure ou à réflexe direct*, impulsion dans laquelle l'acte suit immédiatement et fatalement la stimulation sans aucune action inhibitoire intermédiaire; *psycho-motrice ou à réflexe retardé*, impulsion dans laquelle l'acte suit fatalement mais non toujours immédiatement la stimulation avec intermédiaire émotif ou même idéo-émotif, mais sans action sérieuse d'inhibition; *psychique ou à réflexe interrompu*, impulsion dans laquelle, entre la stimulation et l'acte, qui n'est ni immédiat ni même natal, s'interpose un intermédiaire idéo-émotif long, compliqué, douloureux, accompagné d'une lutte d'inhibition souvent victorieuse (Brécy).

Impulsion graphique, *f.* Voir Syn.: *Hallucination motrice verbale graphique impulsive.*

Impulsion verbale, *f.* Voir Syn. : *Hallucination motrice verbale impulsive.*

Impulsivité, *f.* (*in*, sur; *pellere*, pousser). Disposition morbide irrésistible, très fréquente chez les dégénérés, à accomplir un acte automatiquement à la manière d'un réflexe.

Inanition, *f.* (*inanitio*, de *inanis*, vide). Phénomène par lequel un être privé de nourriture continue à puiser sur ses réserves cellulaires jusqu'à ce que la désassimilation lui ait fait perdre 40 p. 100 de son poids. A ce moment, la mort survient.

Inappétence, *f.* (*in*, priv.; *petere*, demander). Abolition de l'appétit.

Incapacité de travail, *f.* Etat d'impossibilité d'exécuter le travail professionnel par suite d'un accident du travail. La réduction de la capacité de travail s'exprime en fractions pour 100. L'indemnisation se fait en appliquant la fraction d'incapacité de travail permanente et partielle (20 p. 100) réduite de moitié (10 p. 100) au salaire de l'ouvrier avant l'accident.

Incarnation, *f.* (*in*, dans; *caro, carnis*, chair). L'idée pathologique hallucinatoire d'incarnation s'observe chez les mystiques, qui éprouvent une sensation voluptueuse et extatique d'être possédées corporellement par Dieu.

Incinération, *f.* (*in*, dans; *cinis*, cendre). Réduction en cendres d'un corps ou d'un objet. — *Ex.:* Incinération d'un cadavre, d'un objet contaminé.

Incision, *f.* (*incidere*, trancher). Ouverture d'un tissu au moyen d'un instrument tranchant (bistouri, couteau, scalpel).

Incisive en tournevis, *f.*

Dent médiane ayant l'aspect d'un tournevis par absence de dentine. Elle est un stigmate d'hérédo-syphilis.

Inclination, *f.* (*inclinare*, baisser). *Elect.* Dans la recherche du vertige voltaïque, le passage du courant entraîne une inclination de la tête vers le pôle positif, qui s'accompagne d'un nystagmus rotatoire, surtout net dans le regard en bas. C'est le *phénomène dit de « l'Inclination »*.

Inclusion, *f.* (*includere*, enfermer). Etat d'un objet qui est inclus dans un autre. Voir : *Théorie de l'inclusion; Inclusion fœtale.*

Incoagulabilité, *f.* (*in*, priv.; *coagulare*, cailler). Etat d'un liquide qui ne peut se coaguler. Elle peut être normale, elle peut être provoquée. Par ex.: Le sang devient incoagulable en y ajoutant du fluorure de sodium et en le centrifugeant ensuite.

Incoercible, *adj.* (*in*, idée de négation; *coercere,* contenir). Qu'on ne peut arrêter, qu'on ne peut contenir. — *Ex.:* Vomissements incoercibles de la grossesse.

Incomplétude, *f.* (*in,* priv.; *complerere,* remplir). Idée vraie ou fausse que se fait un individu de son insuffisance mentale, de son aboulie. Elle s'observe dans la psychasthénie.

Inconscience, *f.* (*in,* priv.; *cum,* avec; *scire,* savoir). Abolition totale de la conscience. Elle se manifeste dans le coma ou l'état de stupeur.

Incontenance de l'urine, *f.* SYN. : *Fausse incontinence.* Impossibilité de conserver de l'urine dans la vessie par suite d'inflammation de la muqueuse (cystite) et obliga-

tion impérieuse de l'émission dès que le besoin se fait sentir.

Incontinence d'urine, *f.* (*in*, priv. ; *continere*, contenir, retenir). Ecoulement involontaire de l'urine par l'urètre; elle a lieu par regorgement, par paralysie du sphincter ou par fausse incontinence. Voir : *Incontenance.*

Incoordination, *f.* (*in,* priv.; *coordinare*, aller en ordre, en mesure). SYN.: *Ataxie.* Absence de coordination. Se dit des troubles moteurs. — *Ex.:* Incoordination motrice.

Incubation, *f.* (*incubare,* couver). Période qui s'écoule entre le moment où un organisme est infecté et celui où se manifestent les premiers symptômes de la maladie contractée.

Incubation, *f.* (*incubare,* couver). Dans l'étude de l'anaphylaxie, la période d'incubation est le temps nécessaire à la production en excès d'une substance que l'organisme contient normalement en quantité strictement utile : c'est l'anticorps normal qui dans les phénomènes d'anaphylaxie devient l'anticorps en excès.

Incurabilité, *f.* (*in,* priv.; *cura,* soin). Impossibilité de guérir une affection ou de modifier une lésion existante. *Méd. lég.* L'incurabilité, en médecine légale militaire, entraîne le droit à la pension militaire (loi de 1831), à la réforme n° 1 avec pension définitive (loi de 1920).

Indican, *m.* (*indicum.* indien). Produit d'oxydation de l'indol qui se trouve normalement dans l'urine en très petite quantité.

Indicanurie, *f.* (*indicum,*

indien ; ούρον, urine). Présence d'indican dans l'urine.

Indice céphalique, *m.* (*indicare*, indiquer). Résultat de la comparaison entre le diamètre antéro-postérieur maximum de la tête et le diamètre transversal maximum.

Indice de Pignet, *m.* Rapport entre la taille, le poids et le périmètre thoracique permettant d'établir un coefficient *au-dessous* duquel l'individu peut être déclaré apte au service militaire. Ce coefficient oscille entre 25 (très bon) et 35 (médiocre). Quand l'indice atteint 35, le sujet (sauf exception rare due à la taille élevée) est à exclure de l'armée. Le coefficient de Pignet s'obtient : 1° en soustrayant les centimètres de la taille du poids ; par ex. : 1ᵐ 70 de taille et 60 kilogs donnent un coefficient de 10 ; 2° en soustrayant le chiffre du périmètre thoracique du chiffre 100 ; par ex. : 0ᵐ 80 de périmètre thoracique donnent 100 — 80 = 20 ; enfin, en additionnant les deux résultats obtenus : 10+20 = 30. Ainsi l'indice de Pignet d'un homme de 1ᵐ 70 de taille, de 60 kilogs de poids et de 0ᵐ 80 de périmètre thoracique est : 30.

Indice opsonique (de Wright), *m.* Rapport entre le nombre de microbes phagocités par des leucocytes vivants, *in vitro*, en présence du sérum du malade, et le nombre de microbes phagocytés dans les mêmes conditions, en présence d'un sérum humain normal (Hallion et Carriou).

Indigestion, *f.* (*in*, priv. ; *digerere*, digérer). Trouble de la digestion se caractérisant, une heure ou deux après le repas, par des vomissements alimentaires précédés de malaise général avec céphalée, nausées, bâillements, sueurs froides. Quelquefois, les vomissements ne soulagent qu'incomplètement le malade qui est en proie à des évacuations alvines abondantes et fétides qui terminent alors l'indigestion.

Indol, *m.* Produit toxique résultant de la fermentation des matières albuminoïdes dans l'intestin.

Induration, *f.* (*indurare*, rendre dur). Epaississement avec durcissement ou sclérose plus ou moins accentuée du tissu d'un organe. — *Ex. :* Induration du poumon.

Induré, *adj.* (*indurare*, rendre dur). Qui a les caractères de l'induration. — *Ex. :* Chancre induré.

Inégalité pupillaire, *f.* (*in*, priv. ; *æqualis*, semblable). SYN. : *Anisocorie*. Inégalité des pupilles avec ou sans déformation. Elle s'observe dans la paralysie générale, le tabès.

Inertie utérine, *f.* (*in*, négatif, sans ; *ars, artis,* moyen, action). Absence de contractions de l'utérus au moment de l'accouchement ou de la délivrance.

Infanticide, *f.* (*infans*, enfant ; *cædes,* meurtre). Fait de tuer un fœtus né à terme ou près du terme, qui avait déjà respiré et par conséquent vécu. L'article 300 du code pénal est ainsi conçu : « L'infanticide est le meurtre ou l'assassinat d'un enfant nouveau-né. »

Infanticulture, *f.* (*infans*, enfant ; *colere*, cultiver). Voir SYN. : *Puériculture*.

Infantile, *m.* (*infans*, enfant). Sujet atteint d'infantilisme.

Infantilisme, *m.* (*infans*, enfant). Anomalie du développement caractérisée par la persistance chez un sujet ayant atteint ou dépassé l'âge de la puberté de caractères morphologiques appartenant à l'enfance. Ce retard du développement physique s'accompagne en général d'un retard de développement psychique (H. Meige).

Infantilisme (type Lorrain), *m.* Voir Syn.: *Chétivisme*.

Infantilisme cœliaque, *m.* Voir Syn. : *Maladie cœliaque*.

Infarctus, *m.* (*in*, dans ; *farcire*, farcir). Infiltration d'un tissu par une hémorragie sanguine. — *Ex.:* Infarctus pulmonaire.

Infarctus hémoptoïque de Laënnec, *m.* Hémorragie interstitielle du parenchyme pulmonaire correspondant au territoire d'un rameau de l'artère pulmonaire, oblitéré par une thrombose ou une embolie d'origine presque toujours cardio-vasculaire.

Infectieux, *adj.* (*inficere*, gâter). Qui a rapport à l'infection. — *Ex.:* Maladie infectieuse.

Infection, *f.* (*inficere*, gâter). Etat d'un organisme qui se trouve sous l'influence de toxines, produites par des bactéries, des champignons ou tout autre agent pathogène, et dont la première réaction est la fièvre.

Infection puerpérale, *f.* Infection de l'utérus, après l'accouchement, se généralisant à tout l'organisme.

Infection purulente, *f.* Voir Syn.: *Pyohémie; Septicémie*.

Infection urinaire, *f.* Maladie caractérisée par une infection de l'appareil urinaire pouvant aller jusqu'à la suppuration, gagnant par propa-

gation les organes du petit bassin et déterminant une infection générale de l'organisme.

Inférence, *f.* (*inferere*, porter dans le raisonnement une proposition tirée d'une autre. Voir : *Délire d'inférence*.

Infestation, *f.* (*infestare*, ravager). Terme synonyme d'infection, avec un sens de gravité et de rapide peut-être moindre que le mot infection lui-même. — *Ex.:* Infestation anophélienne.

Infiltration d'urine, *f.* (*infiltrartio*, infiltrer). Epanchement de l'urine hors du canal de l'urètre dans les tissus périurétraux où il détermine un abcès urineux circonscrit ou une infection aiguë, diffuse, pouvant gagner le petit bassin.

Infiltration gommeuse périsynoviale, *f.* Dénomination donnée par Lancereaux à la pseudo-tumeur blanche syphilitique (Voir ce mot).

Inflammation, *f.* (*in*, dans; *flamma*, flamme). Réaction d'un tissu au contact d'un agent pathogène. Elle est caractérisée par les quatre signes cardinaux locaux: douleur, rougeur, chaleur, tuméfaction et par des réactions générales : fièvre, courbature, céphalée, troubles digestifs (langue saburrale).

Infléchi, *adj.* (*in*, dans ; *flexus*, flexion). Qui se trouve dans la position de flexion et le plus souvent de flexion forcée. — *Obst.* Cette expression s'oppose à celle de défléchi. — *Ex.:* Tête infléchie.

Influenza, *f.* (italien : *influenza*, grippe). Terme synonyme de grippe. A été employé au moment de l'épidémie de 1889.

Inframastite, *f.* (*infra*, en

dessous ; μαστός, mamelle). Inflammation suppurée du tissu cellulaire placé sous le sein, entre cette glande et la paroi thoracique.

Infundibuliforme, *adj.* (*infundibulum,* entonnoir ; *forma,* forme). En forme d'entonnoir. — *Ex.:* Anus infundibuliforme.

Ingesta, *m.* (*ingesta,* aliments). Aliments.

Inguinocèle, *adj.* (*inguen,* aine ; κήλη, tumeur). Hernie au niveau du canal inguinal.

Inhibition, *f.* (*inhibere,* arrêter). Arrêt subit des fonctions d'un organe sous l'influence d'une excitation imprévue de cet organe ou d'une région même éloignée de cet organe. L'axe cérébro-spinal est le point de départ des phénomènes inhibitoires, le bulbe y joue le rôle prépondérant.

Inhibition maniaque, *f.* *Path. ment.* Etat maniaque avec hypoactivité.

Inhibition segmentaire des artères, *f.* Voir Syn. : *Stupeur artérielle.*

Iniencéphale, *m.* (ἰνίον, nuque ; κεφαλή, tête). Monstre présentant une solution de continuité au niveau de la nuque (occipital et premières vertèbres).

Iniodyme, *m.* (ἰνίον, nuque ; δίδυμος, jumeau). Monstre présentant deux têtes soudées au niveau de la nuque.

Iniope, *m.* (ἰνίον, nuque ; ὤψ, œil). Monstre double soudé au niveau du thorax, présentant quatre faces incomplètes.

Injection, *f.* (*in,* dans ; *jacere,* jeter). Fait d'envoyer dans une cavité naturelle, un tissu (muscle, nerf), une articulation, un vaisseau, un liquide chargé ou non de substances médicamenteuses dans un but thérapeutique au moyen d'instruments (seringues, aiguilles avec ampoules, trocarts, etc.).

Injection déchaînante, *f.* Injection de sérum faite après une première injection préparante (voir ce mot), qui déchaînera des phénomènes d'ordre anaphylactique. Voir : *Apotoxine.*

Injection intra-veineuse, *f.* Syn. : *Phléboclyse.* Injection à l'intérieur d'une veine, d'un médicament, d'un sérum.

Injection préparante, *f.* Injection primitive d'un sérum (sérum de cheval, par exemple) qui prépare l'organisme à subir une modification lors d'une deuxième injection du même sérum. Voir : *Toxogénine.*

Innéité, *f.* (*in,* dans ; *natus,* né). Etat particulier de chaque individu, relatif à sa prédisposition à contracter les maladies, résultant des conditions héréditaires ou acquises pendant la vie intra-utérine.

Innervation, *f.* (*in,* dans ; νεῦρον, nerf). Passage de l'influx nerveux dans un tissu ou un organe. — *Ex. :* Innervation du cœur.

Inoculable, *adj.* (*inoculare,* greffer en écusson). Qui peut communiquer artificiellement une maladie. — *Ex.:* Syphilis inoculable.

Inoculation directe, *f.* (*inoculare,* greffer en écusson, de *in,* dans, et *oculus,* œil). Pénétration dans l'organisme d'un germe pathogène par l'intermédiaire d'une piqûre des tissus, ou de la souillure d'une plaie ouverte.

Inoculation en bactériologie, *f.* Procédé de bactériologie qui consiste à injecter à des animaux des produits pathogènes dans un but de recherche diagnostique. Après un temps déterminé, l'animal est sacrifié, les lésions produites sont alors examinées par les procédés habituels de bactériologie et de microscopie.

Inodulaire, *adj.* (ἰνώδης, fibreux). Qui a les caractères du tissu fibreux cicatriciel. — *Ex.* : Réparation inodulaire.

Inopexie, *f.* (ἴς, ἰνός, fibre; πῆξις, coagulation). Coagulabilité exagérée du sang.

Inoscopie, *f.* (*in*, dans; σκοπεῖν, regarder) Méthode de laboratoire consistant à provoquer la production d'un caillot en ajoutant de la fibrine au liquide à examiner; le caillot ayant la propriété d'emprisonner les bacilles de Koch. Ce procédé permet, après condensation et expression du caillot, une recherche plus facile des bacilles, quand ils sont rares.

Inosculation, *f.* (*in*, dans; *osculari*, baiser). Abouchement total de deux vaisseaux.

Inosite, *f.* (ἴς, ἰνός, fibre). Principe sucré contenu dans les tissus animaux et végétaux (viande, légumes, feuilles de noyer).

Inosurie, *f.* ἴς, ἰνός, fibre; οὖρον, urine). Emission d'urine contenant de l'inosite.

Inotrope, *adj.* ἴς, fibre musculaire; τρέπω, je tourne). Qui a rapport à la contractilité musculaire.

Inructation, *f.* (*in*, dans; *ructare*, avaler). Avalement d'air.

Insalubrité, *f.* (*in*, priv.; *salubris*, sain). Etat d'un milieu nuisible à la santé. — *Ex.* : Insalubrité d'une maison, d'un climat.

Insanité, *f.* (*in*, priv.; *sanus*, sain). Voir Syn. : *Perte du bon sens.*

Insertion marginale, *f.* (*inserere*, insérer). *Obst.* Ce terme s'applique à l'insertion du cordon ombilical sur le bord du placenta. Cette insertion anormale est aussi dite insertion vicieuse du cordon.

Insertion vélamenteuse, *f. Obst.* Ce terme s'applique à l'insertion anormale du cordon ombilical sur les membranes, l'insertion normale devant se faire sur le placenta.

Insertion vicieuse, *f. Obst.* Se dit du placenta qui, inséré sur le segment inférieur, présente un cordon avec insertion marginale ou vélamenteuse (voir ces mots).

Insolation, *f.* (*in*, dans; *sol, soleil*). Syn. : *Coup de chaleur.* Maladie déterminée par une action prolongée du corps et en particulier de la tête aux rayons solaires. Elle est caractérisée par des accidents de gravité fort variable, depuis le simple malaise avec état vertigineux, angoisse précordiale, gêne respiratoire, jusqu'au coma précédé de respiration suspirieuse avec râles congestifs des poumons, convulsions généralisées. Dans certains cas, la mort est foudroyante, le visage devient pâle, l'homme s'abat sans connaissance.

Insomnie, *f.* (*in*, priv.; *somnus*, sommeil). Absence de sommeil. Elle s'observe au cours des maladies infectieuses, des intoxications, des traumatismes graves, des psychopathies.

Inspection, *f.* (*in*, dans; *spectare*, regarder). L'inspection est l'examen par la vue des parties extérieures du corps; elle sert au diagnostic des maladies externes, mais aussi à celui des maladies internes, par suite de la reconnaissance de certaines déformations extérieures caractéristiques d'affections internes, comme la pleurésie (rétraction thoracique), l'emphysème pulmonaire (thorax dilaté, globuleux).

Inspiration, *f.* (*in,* dans ; *spirare,* respirer). Premier temps du bruit respiratoire naturel caractéristique de l'entrée de l'air dans les alvéoles pulmonaires perméables. Il est doux, moelleux, non saccadé, prolongé par rapport à l'expiration.

Instable, *m.* (*in,* priv. ; *stabilis,* solide, stable). Dégénéré atteint de déséquilibration, de désharmonie mentale, caractérisée par le manque d'esprit de suite, le besoin de changement.

Instabilité, *f.* (*in,* priv. ; *stare,* se tenir immobile). *a*) Fait de ne pouvoir rester immobile. — *Ex.:* Instabilité motrice: secousses ataxiformes ; *b*) *Psych.* Déséquilibration mentale. — *Ex.:* Instabilité psychique.

Instillation, *f.* (*in,* dans ; *stilla,* goutte). Action de faire tomber un liquide goutte à goutte.

Insuffisance aortique, *f.* (*in,* négatif ; *sufficio,* être suffisant). Maladie de l'orifice aortique caractérisée par l'occlusion incomplète des valvules sigmoïdes pendant la diastole, avec reflux du sang de l'aorte dans le ventricule. Le ventricule s'hypertrophie, puis l'oreillette, le cœur devient très gros et présente l'aspect rappelant celui du « cœur de bœuf ». Elle est soit d'origine artérielle (endartérite), soit d'origine ventriculaire (endocardite). Elle se traduit à l'auscultation par un souffle diastolique à la base

du cœur, au niveau du troisième espace intercostal droit, se prolongeant le long du sternum jusqu'à l'appendice xiphoïde. Ce souffle est humé, aspiratif, il débute brusquement dans la diastole, s'éteint progressivement dans le grand silence.

Insuffisance glycolytique, *f.* Dissolution incomplète du sucre par le foie. Elle constitue le syndrome diabétique qui peut se réduire à une simple hyperglycémie.

Insuffisance cardiaque, *f.* (*in,* négatif ; *sufficio,* être suffisant, être en état). Voir SYN.: *Asystolie ; Hyposystolie.*

Insuffisance hépatique, *f.* SYN. : *Anhépatie.* Diminution de la fonction biliaire, soit d'origine organique, soit d'origine physiologique, caractérisée dans la petite insuffisance par de l'urobilinurie, de l'indicanurie, de l'hypoazoturie, de la décoloration des fèces et dans la grande insuffisance par de l'ictère grave.

Insuffisance mitrale, *f.* Occlusion incomplète de la valvule mitrale pendant la systole qui laisse passer une certaine quantité de sang du ventricule dans l'oreillette. Elle est due à des lésions des valvules qui sont « insuffisantes ». Cette affection est caractérisée par un souffle systolique à la pointe du cœur, souffle en jet de vapeur qui se propage vers l'aisselle et dans le dos.

Insuffisance tricuspide ou **tricuspidienne,** *f.* Occlusion incomplète de la valvule tricuspide.

Insufflation, *f.* (*in,* dans ; *sufflare,* souffler). *Obst.* Projection d'air dans l'appareil pulmonaire du nouveau-né en état de mort apparente. Elle se fait au moyen d'un insufflateur spécial, en son absence de bouche en bouche.

Insufflation de l'estomac, *f.* (*in*, dans; *sufflare*, souffler). Procédé d'examen de l'estomac consistant à introduire dans l'œsophage une petite sonde urétrale à laquelle on adapte une soufflerie de thermocautère. On insuffle progressivement de l'air dans l'estomac qui se déplisse, se dilate, ce qui permet d'en apprécier la forme et le volume et de constater l'existence et la localisation d'une tumeur de cet organe soupçonnée ou déjà perçue à la palpation.

Intercostal, *adj.* (*inter*, entre; *costa*, côte). Qui appartient à la région comprise entre deux côtes. Voir : *Névralgie intercostale.*

Intercurrent, *adj.* (*intercurrere*, courir entre deux). Qui survient au cours d'une maladie. — *Ex.:* Maladie intercurrente: maladie qui survient au cours d'une affection aiguë en évolution ou d'une affection chronique.

Interdiction, *f.* (*interdicere*, interdire). *Méd. lég.* Mesure légale qui enlève à un individu l'exercice de tout droit civil et lui donne un tuteur qui prend soin de sa personne et de ses biens (Régis). Par application de l'article 489 du Code civil : « Le majeur qui est dans un état habituel d'imbécillité, de démence ou de fureur, doit être interdit, même lorsque cet état présente des intervalles lucides. »

Interférence psychique, *f.* (*inter*, entre; *ferere*, porter). SYN. : *Négatisme*. Arrêt automatique de l'exécution d'un acte à la demande de son exé-

cution. C'est une forme de perversion de la volonté.

Interlobite, *f.* (*inter*, entre; *lobula*, lobe). Inflammation aiguë ou chronique de l'interlobe pulmonaire.

Intermission, *f.* (*intermissio*, de *intermittere*, suspendre, interrompre une action). SYN. : *Intermittence*. Retour complet à l'état normal compris entre deux accès de maladie somatique (fièvre paludéenne) ou de maladie mentale (mélancolie).

Intermittence, *f.* Voir SYN. : *Intermission*.

Intermittence cardiaque (fausse), *f.* SYN.: *Faux pas du cœur*. Elle est caractérisée par l'absence de la pulsation artérielle et la conservation de la systole cardiaque.

Intermittence cardiaque (vraie), *f.* (*intermittere*, suspendre, interrompre). Arrêt du cœur dont la durée égale celle d'un battement entier: en même temps, la pulsation artérielle est absente.

Intermittente (Fièvre). *f.* Voir SYN. : *Paludisme*.

Internement, *m.* (*internus*, de *intus*, au dedans). Placement d'un individu atteint d'une maladie mentale dans une maison spéciale d'aliénés. L'internement peut être volontaire, c'est-à-dire opéré avec le consentement du malade ou de sa famille; il peut aussi être effectué par l'autorité administrative (le préfet), l'internement se fait alors d'office, en vertu de la loi de 1838.

Interprétateur, *m.* (*interpretare*, expliquer). Individu atteint d'interprétation délirante.

Interprétation délirante, *f.* (*interpres*, qui explique).

Idée à point de départ exact dont le malade tire faussement des déductions et des conséquences illogiques. Par ex.: Un individu perçoit nettement un son de cloche mais l'interprète et se figure qu'il est destiné à le signaler à la malignité publique.

Interpsychologie, *f.* (*inter*, entre; γυψή, esprit; λόγος, étude). Étude des réactions mutuelles des individus vivant en commun, de la société avec l'individu, des malades et de leur entourage.

Interstitiel, *adj.* (*inter*, entre; *stare*, se tenir). Qui se tient dans les interstices; se dit du tissu conjonctif ou interstitiel qui relie les autres tissus (musculaire, vasculaire) entre eux.

Intersystole, *f.* (*inter*, entre; συστολή, systole). Période de temps s'écoulant entre la systole auriculaire et la systole ventriculaire.

Intertrigineux, *adj.* (*inter*, entre; *tero*, frotter). Qui a l'aspect de l'intertrigo. — *Ex. :* Dermite intertrigineuse.

Intertrigo, *m.* (*inter*, entre; *tero*, frotter). Dermite caractérisée par de la rougeur avec exagération des sécrétions sébacées amenant de la macération de la peau avec odeur quelquefois fétide. Elle siège dans les plis et sillons de la peau (aine, aisselle, glande mammaire, pavillons de l'oreille) et provient du frottement des parties en contact.

Intervalle lucide, *m.* Retour temporaire, passager et plus ou moins complet de la raison chez les aliénés (Régis). Il s'observe au cours d'une rémission, d'un moment lucide, d'une intermission.

Intervention, *f.* (*intervenire*, se mettre entre). Voir Syn. : *Opération*. — *Ex. :* Intervention chirurgicale; Intervention opératoire.

Intestinal, *adj.* (ἐντός, au dedans; στάω, je suis placé). Qui a rapport à l'intestin. — *Ex. :* Occlusion intestinale.

Intoxication, *f.* (*in*, dans; τοξικόν, poison). Trouble apporté aux fonctions des tissus et des organes par les produits d'excrétion des tissus et des organes eux-mêmes ou par une substance chimique, organique ou minérale, qui arrive à leur contact.

Intoxication par l'acide cyanhydrique, *f.* Certains cyanures se décomposent dans l'estomac par le moyen de l'acide chlorhydrique en acide cyanhydrique (cyanures de cuivre, de mercure, de plomb, de potassium) et ont une action toxique rapidement mortelle. L'ingestion de quelques centigrammes de cyanure est foudroyante. Dans d'autres cas, au bout de quelques minutes, l'intoxiqué perd connaissance, la respiration se suspend, le corps a quelques convulsions avant la mort.

Intoxication par l'aniline, *f.* (du portugais *anil*, indigo). Liquide huileux, d'odeur aromatique particulière; l'aniline est un poison méthomaglobinisant et nerveux, toxique à la dose de 0 gr. 50, mortel à 4 à 5 grammes, par ingestion stomacale. Cette intoxication s'observe chez les ouvriers d'usines de produits chimiques, inhalant les vapeurs d'aniline, chez les individus portant des objets (chaussures) teints avec des couleurs à base d'aniline.

Intoxication par l'antimoine, *f.* Elle est due le plus

souvent à l'émétique ou tartre stibié et à un accident. Elle est caractérisée par des vomissements avec saveur métallique dans la bouche, des nausées avec sensation d'ivresse, des phénomènes gastro-intestinaux avec diarrhée. Les urines se suppriment, la peau se couvre d'une éruption vésiculo-pustuleuse ; si le malade doit mourir, l'algidité survient.

Intoxication par l'arsenic, *f.* (ἀρσενικόν, de ἄρσην, mâle). Elle peut être due soit à l'acide arsénieux, que l'on rencontre dans les pâtes à tuer les rats et les mouches, soit à l'acide arsénique employé dans l'industrie des papiers peints, la teinturerie ou les préparations médicinales.

Forme suraiguë : mort en quelques heures, soif ardente, vomissements blanchâtres, quelquefois noirs, verdâtres, sanguinolents, évacuations alvines, le cœur faiblit et s'arrête.

Forme subaiguë : gastro-intestinale avec bronchite, laryngite, méningite cérébro-spinale.

Forme chronique : troubles gastro-intestinaux, bronchite avec coryza muco-purulent, éruptions polymorphes, bouffissure de la face, paralysies avec troubles dyesthésiques.

Intoxication par l'atropine, *f.* Atropine : alcaloïde contenu dans les baies de belladone. Voir Syn. : *Intoxication par la belladone.*

Intoxication par la belladone, *f.* (*belladona,* belladone). Les accidents sont généralement dus à l'extrait de belladone et à l'atropine, ils sont caractérisés par la céphalalgie frontale, la dilatation de la pupille, la chaleur et la sécheresse des mains avec sensation de chatouillement, puis la sécheresse de la bouche. Il existe de la surexcitation psychique avec gesticulation, de l'accélération du pouls et de la respiration, de la perte de connaissance ; la mort survient dans le coma.

Intoxication par la benzine, *f.* Elle se produit par ingestion, mais le plus souvent par inhalation. A faible dose, elle provoque une sorte d'ivresse avec céphalée, bourdonnements d'oreilles, tremblements convulsifs, gêne de la respiration, embarras de la parole. A la forte dose, par ingestion, il se produit de la mydriase, des convulsions avec trismus, de la dyspnée, des paralysies. Le coma entraîne généralement la mort.

Intoxication par le bismuth, *f.* S'observe à la suite d'absorption de bismuth par la voie gastrique, mais surtout par la voie sanguine (injection intra-musculaire de tartro-bismuthate dans le traitement de la syphilis). Elle est caractérisée par une gingivite avec liseré rappelant celui de l'intoxication mercurielle, du gonflement des glandes parotides et sublinguales, la présence de bismuth dans le liquide céphalo-rachidien et dans les urines qui sont de coloration noirâtre.

Intoxication par le cuivre. *f.* Intoxication le plus souvent accidentelle (ingestion de sulfate de cuivre ou d'aliments cuits dans des casseroles de cuivre) ou professionnelle (vignerons qui emploient le sulfate de cuivre, tourneurs sur cuivre), avec le vert-de-gris.

Intoxication aiguë : caractérisée par des vomissements

coloration verte, des coliques, de la diarrhée avec ténesme. Céphalée, ictère, convulsions et coma.

Intoxication chronique : caractérisée par coloration verte de la barbe et des cheveux, gingivite avec ulcérations, douleurs articulaires, toux sans signes à l'auscultation, coliques rappelant les coliques de plomb, anémie, amaigrissement.

Intoxication par l'hydrogène arsenié, *f.* Elle est rare. Elle s'observe dans les accidents de laboratoire et l'emploi d'obus et de gaz asphyxiants. La mort est foudroyante. En cas de survie, on observe surtout des vomissements, de l'ictère, de l'hémoglobinurie et de l'angoisse précordiale.

Intoxication par l'hydrogène sulfuré, *f.* Elle s'observe surtout chez les vidangeurs au moment de l'épuisement des fosses d'aisance. La mort peut être foudroyante ou précédée d'une période d'ébriété délirante, ce que l'on appelle le plomb des vidangeurs. Dans l'intoxication lente, il existe des vertiges, de la dyspepsie, des paralysies et des coliques violentes ; la mort peut survenir quelques heures après la cessation des symptômes par œdème suffocant du poumon.

Intoxication par le mercure, *f.* SYN. : *Intoxication mercurielle ; Hydrargyrisme, mercurialisme.*

Intoxication aiguë : caractérisée par une sensation de brûlure dans la gorge, l'œsophage, l'estomac, accompagnée de vomissements sanguinolents, bilieux, de selles dysentériformes. La salivation est abondante avec goût métallique dans la bouche.

Les phénomènes généraux s'aggravent : pouls rapide, filiforme, respiration anxieuse, sueurs généralisées, puis refroidissement et syncope terminale.

Intoxication chronique : caractérisée par de la stomatite avec gingivite, du ptyalisme, de la gastro-entérite avec diarrhée, néphrite, névrites périphériques frappant les muscles extenseurs des muscles inférieurs, anémie plus ou moins grave.

Intoxication par la noix vomique, *f.* La noix vomique est de la famille des strychnées. Voir : *Intoxication par la strychnine.*

Intoxication par l'opium, *f.* Voir: *Morphinisme, Morphinomanie ; Opiumisme ; Opiophagie ; Opiomanie.*

Intoxication par l'oxyde de carbone, *f.* Très fréquente, elle peut être volontaire (suicide), accidentelle (gaz d'éclairage), ou professionnelle (pâtissiers, cuisinières). Due au dégagement de l'oxyde et sa fixation sur l'hémoglobine, elle est caractérisée par des lividités cadavériques de coloration rosée ; le sang est généralement liquide, rosé, le poumon est œdématié et, à la coupe, il laisse sourdre du sang de coloration carminée. La recherche de l'oxyde de carbone dans le sang se fait au moyen du spectroscope où l'on note, entre les raies D et E du spectre, les deux bandes d'absorption de l'hémoglobine réduite.

Intoxication par le phosphore, *f.* Intoxication aiguë accidentelle ou volontaire (suicide), la dose est mortelle à partir de 20 centigr. de phosphore ingéré. L'haleine a une odeur alliacée, les vomissements ont une coloration phosphorescente, visible dans l'obscurité, la diarrhée est sanguinolente et phosphorescente, il peut exister de la constipation. L'ictère, avec gros foie, s'installe sans décoloration des matières fécales, l'albumine apparaît ainsi que la fièvre, des crampes, des convulsions, des paralysies motrices. La mort survient par syncope (défaillance du cœur) ou dans le coma.

Intoxication par le plomb, *f.* SYN. : *Saturnisme.* L'intoxication aiguë est très rare, l'intoxication chronique, professionnelle, celle des peintres en bâtiment qui emploient la céruse est la plus connue. Elle est caractérisée par de la gingivite (liséré de Burton), des coliques de plomb, une anémie profonde, de la goutte saturnine. Dans les formes plus graves, apparaissent l'encéphalopathie saturnine et des paralysies périphériques.

Intoxication par la strychnine, *f.* SYN. : *Intoxication par la noix vomique.* Produit de saveur amère, la strychnine provoque, après une période très courte d'angoisse et d'agitation, des spasmes et des contractions toniques, le malade est pris d'un accès tétaniforme débutant par la raideur des muscles de la nuque, des gouttières vertébrales, le malade est en opisthotonos, puis les masseters se contractent, le malade assoiffé ne peut ingurgiter aucun liquide par suite du trismus. À un premier accès tétaniforme succède un autre accès plus violent, la respiration s'arrête, le muscle cardiaque bat irrégulièrement, les pupilles se dilatent, le

malade meurt au cours d'un accès

Intoxication par le sublimé. *f.* Elle s'observe à la suite d'absorption par la bouche, le plus souvent à la suite de tentative de suicide. Elle s'observait autrefois à la suite d'injections vaginales chez les accouchées. Elle est caractérisée par des accidents digestifs (vomissements avec douleur à l'épigastre, le plus souvent sanguinolents, diarrhée muco-sanglante, dysentériforme, stomatite mercurielle), par des accidents rénaux (anurie par ingestion rénale avec nécrose épithéliale), par des accidents généraux (dépression, anxiété). La mort peut être rapide et survient en un ou deux jours, le plus souvent elle s'observe du huitième au douzième jour et est due aux lésions rénales.

Intoxication par le sulfure de carbone. *f.* SYN. *Sulfocarbonisme.*

Intoxication aiguë : exceptionnelle, caractérisée par des nausées, des vomissements d'odeur sui generis, des selles noirâtres, l'urine est rare sanguinolente. A la période d'excitation, succède le collapsus.

Intoxication chronique : s'observe chez les ouvriers travaillant le caoutchouc. Elle est caractérisée par de la céphalée frontale, des nausées, de la faiblesse musculaire, du liséré gingival noirâtre, des troubles polynévritiques et des troubles mentaux variés depuis la simple ivresse sulfocarbonée, l'excitation maniaque jusqu'à la mélancolie et la démence irrémédiable.

Intoxication par le zinc. Intoxication très rare, le plus souvent accidentelle, par l'ingestion de sulfate de zinc. Elle est caractérisée par des phénomènes gastro-intestinaux avec selles cholériformes, refroidissement des extrémités.

Intra-dermique. *adj. intra*, à l'intérieur: δέρμα, peau'. SYN. : *Endermique*. Qui se passe à travers, dans le derme. — *Ex. :* Anesthésie intra-dermique.

Intradermo-réaction. *f. intra*, à l'intérieur: δέρμα, peau: *reagere*, réagir'. Rougeur au niveau du point d'inoculation intra-dermique de toute toxine et en particulier de la tuberculine.

Intra-utérin. *adj. intra*, à l'intérieur: ὑστέρα, utérus'. *a* Qui pénètre à l'intérieur de l'utérus: *b* Qui a rapport à l'intérieur de la cavité utérine. — *Ex. :* Injection intra-utérine.

Intra-veineux. *adj. intra*, à l'intérieur: *vena*, veine'. Qui se passe à l'intérieur d'une veine. — *Ex.:* Injection intra-veineuse : passage d'un liquide extérieur dans le sang en ponctionnant une veine avec une aiguille, qui se trouve alors placée dans le calibre du vaisseau.

Intrinsèque. *adj. intrinsecus, de intus*, en dedans. SYN : *Interne*. — *Ex. :* Ophtalmoplégie intrinsèque ou interne.

Introspection. *f. intus*, à l'intérieur: *spectare*, regarder. Méthode d'analyse dans laquelle le sujet fait lui-même l'observation de sa propre personnalité.

Intubation. *f. in*, dans: *tuba*, trompette, tube'. Voir SYN. : *Tubage*.

Intubation. *f. in*, dans: *tuba*, tube). Procédé consistant à introduire un tube dans les voies aériennes supérieures afin de procéder à l'anesthésie générale en faisant respirer un anesthésique au patient au moyen de ce tube. Ce procédé d'anesthésie est employé dans les opérations sur la face et la cavité buccale.

Intumescent. *adj. intumescere*, enfler. Qui commence à enfler, à gonfler. — *Ex. :* Abdomen intumescent.

Intussusception. *f. intus*, au-dedans: *suscipere*, recevoir). Introduction d'une portion d'intestin dans une autre.

Invagination. *f. in*, dans: *vagina*, gaine'. Mode de déplacement d'un organe qui consiste dans l'introduction d'une portion de cet organe dans celle qui lui fait suite, à la manière d'un doigt de gant. — *Ex. :* Invagination intestinale.

Invasion. *f. invadere*, envahir'. Période de début d'une maladie.

Inversion électrique. *f. invertere*, transposer. Elle consiste dans le fait que la secousse de fermeture avec le pôle positif est plus fort que la secousse de fermeture au pôle négatif : PFS > NFS.

Inversion épididymaire. *f.* SYN. : *Inversion de l'épididyme*. Voir : *Inversion testiculaire*.

Inversion sexuelle. *f.* Voir SYN. : *Homosexualité*.

Inversion testiculaire. *f.* Anomalie congénitale dans laquelle le testicule et l'épididyme ne sont pas placés dans leur position normale : la verticale. Le testicule et l'épididyme peuvent être horizontaux. L'épididyme peut être placé soit en avant, soit sur le côté du testicule.

Inversion utérine. *f.* Retournement de l'utérus à la façon d'un doigt de gant, la muqueuse devant externe. S'observe pendant la délivrance.

Inversion viscérale, *f.* Voir SYN. : *Transposition viscérale*.

Invertine, *f.* (*invertere*, tourner). Ferment digestif dont l'action se fait sentir non seulement dans l'intestin grêle, mais aussi dans la première portion du gros intestin, au niveau du cæcum.

Involution, *f.* (*involvere*, replier dans). Tout retour en arrière dans l'évolution anatomique et fonctionnelle d'un tissu, d'un organe.

Involution sénile, *f.* (*involvere*, replier dans). Etat de l'organisme du vieillard qui perd lentement ses forces, avec modifications lentes des organes qui tendent les uns vers la sclérose, les autres ver l'atrophie.

Involution utérine, *f.* (*in*, dans ; *volvere*, rouler, replier). Modification de l'utérus, après l'expulsion du fœtus, qui reprend lentement le volume et la forme qu'il avait avant d'être gravide.

Iodisme, *m.* (ἰώδης, violet). Intoxication par l'iode.

Iodothyrine, *f.* (ἰώδης, violet ; θύρεος, bouclier). Produit de sécrétion de la glande thyroïde.

Ion, *m.* (ἰών, allant). Molécule formée d'atomes, due à la décomposition d'un corps soumis à un courant électrique.

Ionisation, *f.* (ἰών, allant). Passage d'un courant électrique à travers un corps mettant en mouvement les molécules composant ce corps. Les unes se portent vers l'anode (anions), les autres vers la cathode (cathions). — *Ex.* : Ionisation de l'eau.

Ionomètre, *m.* (ἰών, ion ; μέτρον, mesure). Appareil dosimétrique des ions. *Radio*. Appareil destiné à mesurer la quantité de rayons de Rœntgen émise par une ampoule de Crokes. Il est constitué par un électroscope, un conducteur souple et une chambre d'ionisation. — *Ex.* : Ionomètre radiologique.

Ionothérapie, *f.* (ἰών, ion ; θεραπεύω, je soigne). Procédé de thérapeutique basé sur l'ionisation, qui permet, au moyen d'un courant électrique, de faire pénétrer des ions médicamenteux à travers la peau.

Iophobie, *f.* (ἰός, poison ; φόβος, crainte). Crainte obsédante d'être empoisonné.

Iotacisme, *m.* (*i, iota*). Prononciation vicieuse de la lettre *l*.

Iridectomie, *f.* (ἶρις, iris ; ἐκτομή, excision). Opération consistant à enlever une portion de l'iris dans un but thérapeutique (cataracte, glaucome, etc.).

Iridencleisis, *m.* (ἶρις, iris ; ἐγκλείω, j'enferme). Opération faite dans le glaucome, caractérisé par le fait de placer un lambeau irien entre la conjonctive et la sclérotique.

Iridérémie, *f.* (ἶρις, iris). Absence partielle ou totale l'iris.

Iridocèle, *f.* (ἶρις, iris ; κήλη, tumeur). Hernie de l'iris à travers la cornée.

Irido-choroïdite, *f.* (ἶρις, iris ; χόριον, cuir ; εἶδος, ressemblance). Inflammation simultanée de l'iris et de la cornée.

Irido-cyclite, *f.* (ἶρις, iris ; κύκλος, cercle). *Opht.* Inflammation de l'iris et du corps ciliaire, maladie fréquente.

Elle s'observe dans la syphilis, les diathèses (arthritisme, diabète, goutte), les maladies infectieuses (méningite cérébro-spinale, fièvre typhoïde).

Irido-cyclite sympathique, *f.* Voir Syn. : *Ophtalmie sympathique.*

Iridodésis, *m.* (ἶρις, iris ; δεω, je lie). Opération consistant à déplacer l'ouverture de la pupille.

Iridodialyse, *f.* (ἶρις, iris ; διάλυειν, détacher). Arrachement traumatique de l'iris par rupture de la sclérotique ou désinsertion de l'iris du corps ciliaire, d'origine patholo-gique (ectasie de la sclérotique sous l'influence de néoplasmes du corps ciliaire). L'iridodialyse peut aussi être congénitale.

Iridodonèse, *f.* (ἶρις, iris ; δονειν, trembler). Syn. : *Iridodénésis ; Iris tremblant.* Trem-blement physiologique de l'iris. Il ne s'observe que sur l'œil en accommodation forcée et sa mise en évidence ne peut être obtenue qu'en invitant le sujet à suivre un objet animé de mouvements saccadés et situé tout près de l'œil.

Iridodonésis, *m.* (ἶρις, iris ; δονειν, trembler). Syn. : *Iridodonèse.*

Iridoplégie, *f.* (ἶρις, iris ; πλήσσειν, frapper). Paralysie de l'iris.

Irisopsie, *f.* (ἶρις, arc-en-ciel ; ὄψις, vision). Trouble de la vision décomposant la lumière blanche qui apparaît avec l'aspect spectroscopique de l'arc-en-ciel.

Iridorhexis, *f.* (ἶρις, iris ; ῥήγνυμι, j'arrache). Opération à peu près semblable à l'iri-dectomie, n'en différant que par l'arrachement de l'iris avec des pinces pour l'attirer

hors de la plaie et l'exciser, en raison des synéchies qui le rendent adhérent au cristallin.

Iridotomie, *f.* (ἶρις, iris ; τομή, incision). Voir Syn. : *Iritomie.*

Iris trémulant, *m.* (ἶρις, iris ; *tremulare,* trembler). Voir Syn.: *Iridodonèse.*

Iritis, *f.* (ἶρις, iris). Inflam-mation de l'iris caractérisé par de la rougeur sous-con-jonctivale, avec zone inflam-matoire autour de la cornée, du larmoiement, de la photo-phobie. La pupille est étroite, réagit peu ou pas à la lu-mière. A un stade plus avancé, l'iris s'infiltre, change de cou-leur ; il s'établit des syné-chies, du trouble de l'humeur aqueuse et de la diminution de l'acuité visuelle.

Iritomie, *f.* (ἶρις, iris ; τομή, incision). Syn. : *Iridotomie ;* Section de l'iris.

Irradiation, *f.* (*in,* dans ; *radiare,* rayonner). Propaga-tion d'un phénomène physique ou physiologique. — *Ex.:* Ir-radiation des rayons X ; irra-diation de la douleur.

Irréductibilité, *f.* (*in,* priv. ; *reducere,* ramener). Impossi-bilité de rétablir le contact d'os fracturés et de les met-tre en position normale, par suite d'une interposition mus-culaire ou aponévrotique ou d'interposition de fragments osseux ou capsulaire dans les luxations.

Irréductible, *m.* (*in,* priv. ; *reducere,* ramener). Que l'on peut réduire, c'est-à-dire re-placer dans sa position pre-mière. — *Ex.:* Hernie irré-ductible : hernie que, malgré le taxis, on ne peut faire ren-trer dans l'abdomen. Pied bot irréductible : pied bot que l'on ne peut réduire.

Irréflectivité. (*in*, priv.: *reflexio*, mouvement de retour). Absence de réflexe.

Irresponsabilité. *f.* Fait de ne pas pouvoir soumettre ses actes à sa propre critique ou de ne pas avoir à répondre des délits que l'on commet devant la justice, en raison d'une psychopathie contrôlée. L'irresponsabilité est consacrée par le Code pénal, art. 64 : « Il n'y a ni crime, ni délit, lorsque le prévenu était en état de démence au moment de l'action. »

Irritabilité, *f.* Mode du caractère qui est difficile et acariâtre. Elle s'observe au moment de la ménopause, dans l'épilepsie, au début de la paralysie générale.

Irritation trigémino-occipitale, *f.* (*irritare*, provoquer). Crise douloureuse augmentée par la pression, localisée dans le territoire du trijumeau, mais s'irradiant jusque dans la nuque et la région occipitale. Elle s'observe dans la névrite du trijumeau avec paralysie de ce nerf.

Ischémie, *f.* ἴσχειν, arrêter; αἷμα, sang). Arrivée insuffisante ou arrêt du sang artériel dans un tissu ou un organe, et par suite, anémie de cet organe.

Ischiadelphe. *m.* ἰσχίον, ischion; ἀδελφός, frère). Voir Syn.: *Ischiopage*.

Ischiagre, *f.* (ἰσχίον. ischion : ἄγρα. douleur). Douleur de la région ischiatique. terme employé par quelques auteurs pour désigner la névralgie sciatique.

Ischiocèle, *f.* ἰσχίον, hanche; κήλη, tumeur). Hernie ischiatique.

Ischiopage, *m.* ἰσχίον, ischion ; παγείς, unis). Monstre double uni au niveau du bassin et de l'abdomen.

Ischio-pubiotomie, *f.* Syn.: *Opération de Farabeuf; Pelvitomie*. Opération consistant à scier verticalement la branche pubienne et la branche ischiatique dans le but d'agrandir un bassin vicié (généralement oblique ovalaire avec ankylose sacro-iliaque unilatérale) au moment de l'accouchement). opération très rarement pratiquée.

Ischochymie. *f.* ἴσχω. j'arrête; χυμός. chyme). Diminution ou arrêt des fonctions digestives de l'estomac occasionnant une stase des aliments. Elle s'observe dans la dilatation de l'estomac.

Ischurie, *f.* ἴσχω. j'arrête; οὖρον, urine). Syn.: *Rétention d'urine*. Arrêt des urines par trouble sphinctérien

Isocorie, *f.* ἴσος. semblable; κόρη. pupille). État normal des deux pupilles qui sont de la même dimension.

Isodactylie. *f.* ἴσος. semblable; δάκτυλος. doigt). Malformation de la main dont tous les doigts sont de longueur égale et généralement plus gros qu'à l'état normal.

Isodynamie. *f.* ἴσος. égal : δύναμις. force). État d'énergie physiologique de quantité égale dans deux substances données sans que la nature en soit absolument et forcément semblable.

Isohémolysine, *f.* ἴσος. semblable; λύσις. sang: αἷμα. dissolution). Hémolysine qui a la propriété de dissoudre les globules rouges du sang des individus de la même espèce.

Isolement, *m.* (ital.: *isola*, île). Fait de placer seul dans une chambre, ou dans un service hospitalier spécial un malade atteint soit de maladie contagieuse, soit de maladie mentale, dans un but de prophylaxie ou de traitement.

Isolysine, *f.* (ἴσος, semblable; λύσις, dissolution). Voir SYN.: *Isohémolysine.*

Isopathie, *f.* (ἴσος, semblable; πάθος, maladie). Action pour un organisme de produire des substances (antitoxines) capables de lutter contre la maladie dont il est atteint.

Isothermie, *f.* (ἴσος, semblable; θερμός, chaleur). Egalité de chaleur répartie dans un objet.

Isotonie, *f.* (ἴσος, égal; τόνος, tension). Egalité de la tension osmotique de deux ou plusieurs liquides.

Isotonique, *adj.* (ἴσος, égal; τόνος, tension). De pression semblable. — *Ex.:* Solution isotonique: Solution dont la pression osmotique est égale à celle de la solution avec laquelle elle va être mise en contact. Il s'en suit que si la pression osmotique est égale, la concentration moléculaire est égale et le point cryoscopique (abaissement du point de congélation) est égal. Elle s'emploie en injections sous-cutanées.

...Ite. Suffixe qui, accolé à la dénomination anatomique d'un organe, sert à exprimer l'inflammation de cet organe. — *Ex.:* Péricard...ite.

Itératif, *adj.* (*iterare*, faire de nouveau). Qui se fait de nouveau. — *Ex.:* Fracture itérative.

Ivresse, *f.* (*ebrietas*, ivresse). Intoxication aiguë par l'alcool (vin, apéritifs, liqueurs). Elle est caractérisée par trois périodes :

1° *Période d'excitation* avec demi-conscience, loquacité ou tristesse;

2° *Période ébrieuse* avec exaltation, perturbation de l'intelligence, incohérence du langage, troubles sensoriels (diplopie). quelquefois délire;

3° *Période comateuse*, caractérisée par un sommeil profond avec sueurs profuses, inertie physique, inconscience.

A cette forme commune de l'ivresse s'ajoutent l'ivresse convulsive et l'ivresse amnésique.

Ixode, *m.* (ἰξώδης, tenace comme la glu). SYN.: *Ixode ricin; Tique.* Parasite de la peau, de la famille des acariens. La femelle seule s'attaque à l'homme, mais surtout aux animaux. Quand elle est gorgée de sang, elle ressemble à une graine de ricin ou à un molluscum pendulum, et elle tombe d'elle-même.

J

Jaccoud, médecin français contemporain. Voir: *Signe de Jaccoud.*

Jackson, médecin anglais de la fin du XIXᵉ siècle. Voir: *Syndrome de Jackson.*

Jacksonnien, *adj.* Qui a rapport à l'épilepsie jacksonnienne.

Jacquemier, accoucheur français du milieu du XIXᵉ siècle. Voir : *Manœuvre de Jacquemier.*

Jactation, *f.* (*jactare*, jeter en désordre). Agitation anxieuse.

Jalousie, *f.* Trouble de l'idéation avec idées de persécution affective. Elle s'observe sous forme de délire chez les alcooliques, les dégénérés, les persécutés, les hystériques.

Janiceps, *m.* (*Janus*, dieu à deux faces; *caput*, tête). Monstre à une tête et deux faces, un thorax et deux corps sous-ombilicaux.

Jargonagraphie, *f.* (jargon; γράφειν, écrire). Emploi dans l'écriture des mots les uns pour les autres, alors que le sujet comprend le langage parlé et répond verbalement avec netteté. La dictée écrite et la copie d'un texte sont impossibles. Symptôme de même ordre que la cécité verbale (Voir ce mot).

Jargonaphasie, *f.* (jargon; φάσις, langage). Langage incompréhensible d'un aphasique, qui emploie des mots incorrects sans rapport avec l'idée qui les fait émettre. Ce langage incompréhensible peut faire prendre l'aphasique pour un dément ou un étranger parlant une langue inconnue.

Jaunisse, *f.* Teinte jaune des téguments. Elle peut être due soit à une hépatite (Voir: *Ictère*), soit à une absorption de substance colorante acide picrique).

Javellisation, *f.* (Eau de Javel). Procédé de stérilisation des eaux traitées par l'eau de Javel (hypochlorite de soude).

Jéjunostomie, *f.* (*jejunum*; στόμα, bouche). Opération consistant à ouvrir un orifice sur le jéjunum.

Jenner, médecin anglais de la fin du XVIIIᵉ et du commencement du XIXᵉ siècle. Voir : *Maladie de Jenner.*

Jennérien, *adj.* Qui a rapport à Jenner et plus spécialement à la vaccination de bras à bras. — *Ex.:* Vaccination jennérienne.

Jetage, *m.* (*jactus*, jet). Sécrétion nasale du cheval, contenant des microbes variés, que l'animal, dans des mouvements expiratoires violents, chasse hors de ses naseaux et projette en les contaminant sur les objets de son entourage et les gardiens d'écurie. Elle peut s'observer chez l'homme, dans les cas d'angines à fausses membranes purulentes ayant envahi tout le naso-pharynx. — *Ex.:* Jetage de la morve.

Joffroy, aliéniste français de la fin du XIXe et du commencement du XXe siècle. Voir : *Signe de Joffroy.*

Jolly. Voir : *Réaction myasthénique de Jolly.*

Jumenteuse, *adj. (jumentum,* bête de somme). Voir : *Urine jumenteuse.*

Juvénilisme, *m. (juvenes,* jeune homme). Voir SYN. : *Infantilisme.*

Juxta - épiphysaire, *adj. (juxta,* à côté de, épiphyse). Partie réunissant l'épiphyse à la diaphyse. — *Ex.:* Fracture juxta-épiphysaire.

K

Kakké, *m.* Voir Syn.: *Béri-béri*.

Kakké coccus, *m.* (*kakké*, *coccus*, graine). Variété de diplocoque que l'on trouverait dans les excrétats des malades atteints du kakké.

Kala-azar indien, *m.* Syn.: *Fièvre noire ; Fièvre dum-dum*). Maladie épidémique des pays chauds et asiatiques due à la leishmania donovani, caractérisée par une fièvre irrégulière avec splénomégalie, hépatomégalie, diarrhée dysentériforme, ulcérations de tout le tube digestif et péritonite perforatrice. La mort survient en général par cachexie et anémie profonde.

Kala-azar infantile, *m.* Anémie grave avec augmentation de volume de la rate et du foie causée par un parasite du groupe des leishmanies. Cette maladie s'observe chez les enfants vivant dans la région de la Méditerranée (Italie, Tunisie). Le chien paraît infecté par les leishmanies et porte la contagion. Elle ressemble au kala-azar indien, d'où son nom actuel.

Kalisme, *m.* (*kali*, potasse). Syn.: *Potassisme*. Intoxication par les sels de potasse, aboutissant dans les cas chroniques et graves à la cachexie alcaline de Trousseau.

Kaposi, médecin autrichien de la fin du XIX⁰ siècle. Voir: *Maladie de Kaposi*.

Karyocyte, *m.* κάρυον, noyau: κύτος, cellule). Syn.: *Caryocyte*. Cellule à noyau.

Karyokinèse, *f.* (κάρυον, noyau: κίνησις, mouvement). Mouvement du noyau de la cellule en voie de scissiparité.

Karyolyse, *f.* κάρυον, noyau: λύσις, dissolution). Dissolution du noyau d'une cellule.

Karyoschise, *f.* κάρυον, noyau: σχίζω, je sépare). Mode d'excrétion du noyau cellulaire sous forme de substances plus ou moins définies.

Kataphasie, *f.* κατά, à nouveau: φάσις, parole). Répétition sans arrêt par un psychopathe d'un mot en réponse à une demande qu'on lui a faite. Elle s'observe chez les déments précoces.

Kataphylaxie, *f.* κατά, avec: φυλάσσειν, protéger). Transport des agents phylactiques au siège de l'infection.

Kéfir, *m.* Syn.: *Képhir*. Produit de fermentation du lait à la suite de sa mise en contact avec une graine provenant du Caucase. La fermentation est due au bacillus caucasicus et au saccharomyces kéfir, levure analogue aux levures de bière et de raisin. Ces deux micro-organismes vivent en symbiose.

Kéloïde, *adj.* χηλή, pince d'écrevisse: εἶδος, ressemblance). Voir Syn.: *Chéloïde*.

Kélotomie, *f.* κήλη, hernie: τομή, incision). Opération de la hernie étranglée.

Kénophobie, *f.* κένος, vide; φόβος, crainte). Peur du vide.

Kentomanie, *f.* (χεντεω, je pique ; μανία, folie). Obsession avec besoin de s'introduire une aiguille à injection sous la peau et de s'injecter un toxique ou de piquer ses voisins.

Kentrotomie, *f.* (χεντρον, pointe ; τομή, incision). Incision d'une fistule stercorale

Képhyr, *m.* Voir SYN. : *Kéfir.*

Képhyrothérapie, *f.* (képhir ; θεραπευω, je soigne). Moyen de traitement des affections gastro-intestinales par le képhir.

Kératectasie, *f.* (χέρας, cornée ; έχτασις, distension). Distension de la cornée.

Kératectomie, *f.* (χέρας, cornée ; έχτομή, excision). Ablation de la cornée.

Kératite, *f.* (χέρας, corne). Inflammation de la cornée avec ou sans ulcération. Elle peut s'accompagner d'hypopyon, d'iritis et de perforation de la cornée.

Kératite aspergillaire, *f.* SYN. : *Kératite des moissonneurs.* Kératite occasionnée par la pénétration de l'aspergillus fumigatus dans la cornée à la suite de blessure par épi de blé, de seigle.

Kératite calcaire, *f.* Kératite avec plaques grisâtres sans localisation particulière.

Kératite infectieuse, *f.* Inflammation de la cornée primitive quand il y a eu traumatisme direct de la cornée, ou secondaire, quand elle succède à une inflammation de la conjonctive ou du bord des paupières, ou à une maladie infectieuse (rougeole, typhoïde).

Kératite interstitielle, *f.* SYN. : *Kératite parenchymateuse.* Kératite caractérisée par des lésions diffuses du parenchyme lamellaire de la cornée.

Kératite parenchymateuse, *f.* Voir SYN. : *Kératite interstitielle.*

Kératite phlycténulaire, *f.* SYN. : *Kératite pustuleuse.* Kératite superficielle avec production d'une petite phlyctène entourée d'une zone inflammatoire, occasionnant une photophobie intense.

Kératite ponctuée, *f.* SYN : *Descemétite.* Inflammation de la membrane de Descemet (couche profonde de la cornée) avec troubles iriens et de tension oculaire.

Kératite pustuleuse, *f.* Voir SYN. : *Kératite phylcténulaire.*

Kératite vasculaire, *f.* SYN. : *Pannus de la cornée.* Tache de la cornée par un réseau vasculaire d'origine inflammatoire.

Kératite vésiculaire, *f.* SYN. : *Herpès de la cornée.* Kératite caractérisée par l'apparition d'une ou de plusieurs petites vésicules sur la cornée.

Keratocèle, *f.* (χέρας, cornée ; χήλη, hernie). Hernie de la cornée dont il ne reste plus que la membrane de Descemet, à la suite de destruction des lames de la cornée, d'origine inflammatoire.

Kératocone, *m.* (χέρας, corne ; χῶνος, cône). SYN. : *Staphylome pellucide.* Distension conique de la cornée, due à un staphylome épithélial.

Kératoconjonctivite, *f.* Inflammation phlycténulaire de la cornée s'étendant à la conjonctivite et déterminant du larmoiement, de la photophobie, du spasme des paupières.

Kératodermie, *f.* (χέρας, corne ; δέρμα, peau). SYN. :

Kératose. Epaississement de la couche cornée de l'épiderme.

Kératoglobe, *m.* SYN. : *Buphtalmie*. Distension sphérique de la cornée plus ou moins transparente. Elle peut être d'origine congénitale ou être le résultat d'une diminution de résistance de la cornée à la suite d'une inflammation.

Kératolyse, *f.* (κέρας, corne ; λύσις, disparition). Desquamation de l'épiderme plus ou moins épais et quelquefois kératinisé, des nouveau-nés à la naissance.

Kératolytique, *adj.* (κέρας, ατος, corne ; λύσις, dissolution). Qui dissout, qui fait disparaître les productions cornées. — *Ex. :* Collodion kératolytique pour le traitement des verrues.

Kératomalacie, *f.* (κέρας, cornée ; μαλαγία, ramollissement). Ramollissement de la cornée consécutive à un état de déchéance organique progressive. S'observe chez les enfants du premier âge atteints d'athrepsie, d'hérédosyphilis.

Kératome sénile, *m.* (κέρας, corne). SYN. : *Epithélioma acnéiforme ; Acné sébacée concrète*. Affection cutanée des vieillards, au niveau du nez et des joues, caractérisée par une dilatation des glandes séborrhéiques dont le canal est rempli d'une production sébacée et cornée que recouvrent des croûtelles jaunâtres. Cette affection dégénère souvent en épithélioma cutané.

Kératomycose, *f.* (κέρας, cornée ; μύκης, champignon). Mycose de la cornée aboutissant le plus souvent à une ulcération, qui se cicatrise en formant un leucome.

Kératonyxis, *m.* (κέρας, cornée ; νύσσεω, je perce). Ponction de la cornée.

Kératonyxie, *f.* (κέρας, cornée ; ὄνυξ, nacre de perle ; νύσσω, je perce). Opération de la cataracte.

Kérato-papillome, *m.* (κέρας, corne ; *papilla*, papille). Papillome corné qui se trouve sur la verge.

Kératoplastie, *f.* (κέρας, cornée ; πλάσσειν, façonner). Restauration de la cornée au moyen d'un autre lambeau cornéen.

Kératoplastique, *adj.* (κέρας, corne ; πλάσσειν, faire). Qui régénère ou reconstitue l'épiderme et la peau. — *Ex. :* Topique kératoplastique.

Kératose, *f.* (κέρας, corne). Epaississement de l'épiderme par plaques dures et cornées.

Kératose blanche, *f.* Kératose pilaire ayant la coloration de la peau normale.

Kératose obturante, *f.* Voir SYN. : *Otite externe desquamatrice*.

Kératose pilaire, *f.* SYN. : *Xérodermie pilaire*. Dermatose fréquente sur les membres, à la face postérieure, caractérisée par des papules sèches, dures, cornées, surmontées souvent d'une petite squame, de la grosseur d'une tête d'épingle, siégeant au niveau d'un poil cassé, dont la glande sébacée est atrophiée.

Kératose rouge, *f.* (κέρας, corne). Kératose pilaire où chaque papule présente une coloration rouge à sa base, par suite de la dilatation de petits vaisseaux superficiels cutanés.

Kératosis, *f.* (κέρας, κέρατος, corne). Transformation cornée de la muqueuse buccale.

Kératotomie, *f.* (κέρας, cornée ; τομή, incision). SYN. :

Cératotomie. Incision de la cornée : premier temps de l'opération de la cataracte.

Kérauno-paralysie, *f.* (κεραυνός, foudre). Paralysie déterminée par la foudre. Elle peut être organique par suite de lésions anatomiques hémorragiques des centres nerveux, en particulier du bulbe, ou émotionnelle et de nature pithiatique.

Kéraunophobie, *f.* (κεραυνός, foudre ; φόβος, crainte). Peur de l'orage et de ses manifestations : éclairs, tonnerre.

Kérion, *m.* Trichophytie suppurée folliculaire (sycosis) du cuir chevelu de l'adulte et de l'enfant.

Kernig, médecin russe contemporain. Voir : *Signe de Kernig.*

Kif, *m.* Mélange de chanvre de Bône et de tabac de Biskra. L'abus de ce tabac amène la kifomanie.

Kifomanie, *f.* (*kif,* chanvre algérien ; μανία, folie). Intoxication chronique par le chanvre algérien que fument les indigènes. Elle est caractérisée par un état continuel d'hébétude sans jamais présenter de délire, ni de violence, une sorte d'ivresse calme, sans amaigrissement. Le kifomane présente assez souvent une raie de coloration jaune s'étendant transversalement sur le globe oculaire, d'un canthus à l'autre, constitué par un dépôt pigmentaire de substances toxiques véhiculées par la sécrétion lacrymale.

Kinase, *f.* (κίνησις, mouvement). Ferment soluble dont l'action permet à d'autres ferments d'agir.

Kinéplastique, *adj.* (κίνεμα, mouvement ; πλάσσειν, former). Qui a rapport à une restauration capable de permettre le mouvement (opération, par exemple, sur un moignon qui ne supporte pas le port d'un appareil de prothèse). — *Ex. :* Amputation kinéplastique.

Kinésalgie, *f.* (κίνησις, mouvement ; ἄλγος, douleur). Douleur aux mouvements.

Kinésisme, *m.* (κίνησις, mouvement). Auto-intoxication consécutive à la fatigue.

Kinésithérapie, *f.* (κίνησις, mouvement ; θεραπεία, traitement). Mode de traitement basé sur l'emploi des mouvements actifs et passifs pour récupérer l'usage d'un membre, du tronc, et en général des fonctions musculaires et articulaires

Kinésodique, *adj.* (κίνησις, mouvement ; ὁδός, chemin). Qui parcourt, emprunte la voie du mouvement. Se dit des nerfs moteurs. — *Ex. :* Nerf kinésodique.

Kinesthésie, *f.* (κίνησις, mouvement ; αἴσθησις, sensation). Sensation du mouvement qu'éprouve l'individu par la mise en marche de ses muscles.

Kinnier Wilson, médecin neurologiste contemporain. Voir : *Maladie de Kinnier Wilson.*

Kirmisson, chirurgien français contemporain. Voir : *Signe de Kirmisson.*

Klebs, médecin allemand de la fin du XIXᵉ siècle. Voir : *Bacille de la diphtérie (Klebs-Löffler).*

Kleptomanie, *f.* (κλέπτειν, voler ; μανία, manie). Impulsion au vol dont le sujet a conscience, mais dont il ne peut ne se rendre maître. Le type de la kleptomanie est le vol à l'étalage ou dans les grands magasins.

Kleptophobie, *f.* (κλέπτειν, voler; φόβος. crainte). Crainte obsédante qu'accuse un dégénéré d'être pris pour un voleur et d'avoir la tentation de voler.

Klippel, neurologiste français contemporain. Voir : *Maladie de Klippel; Signe de Klippel et Weil.*

Koch, médecin allemand contemporain. Voir : *Bacille de Koch; Vibrion cholérique de Koch.*

Kocher, chirurgien suisse de la fin du XIXe siècle. Voir : *Procédé de Kocher.*

Köhler, chirurgien allemand contemporain. Voir : *Maladie de Köhler.*

Komma-bacille, *m.* (κόμμα, virgule; *bacillus,* bâtonnet). Bacille virgule du choléra asiatique.

Kopiopie, *f.* (κόπος, fatigue; ὤψ, œil). SYN. : *Fatigue de la vue.*

Koplik, médecin américain contemporain. Voir : *Signe de Koplik.*

Korsakoff, médecin russe contemporain. Voir : *Polynévrite de Korsakoff.*

Koumys, *m.* Lait de jument fermenté, employé dans la gastro-entérite.

Kraske, chirurgien de la fin du XIXe siècle. Voir : *Opération de Kraske.*

Kraurosis vulvœ. *m.* (ξραυρόω. je dessèche). Lésion de la muqueuse vulvaire, rappelant la leucoplasie, avec abolition de la sécrétion, prurit intense, aboutissant à l'atrophie lente des organes génitaux externes. Elle est due à une insuffisance de la fonction ovarienne associée ou non à des troubles nerveux relevant du système sympathique.

Krouomanie, *f.* (κρούειν. co-

gner; μανία, folie). Manie obsédante et souvent simple habitude qu'ont certains aliénés de se frapper la tête contre les murs ou les objets résistants placés près d'eux.

Kummel. Voir : *Achroocytose de Kummel; Maladie de Kummel.*

Kyllopodie, *f.* (κυλλός. boiteux; πούς,. pied). Torsion des pieds-bots.

Kyste. *m.* (κύστις. vessie). Tumeur à contenu liquide, semi-liquide ou pâteux.

Kyste branchial du cou, *m.* Kyste se développant au niveau du cou et de la parotide, sur les arcs branchiaux du fœtus inclus à ce niveau. Ces kystes, suivant le revêtement des arcs branchiaux, peuvent être dermoïdes au dehors et mucoïdes en dedans, ou mixtes. Ils apparaissent la plupart du temps dans l'enfance, mais peuvent rester latents et ne se développer qu'à l'adolescence.

Kyste de l'ovaire, *m.* Kyste dont le contenu est d'aspect variable, liquide clair, citrin, vert ou brun, visqueux, pâteux, de capacité quelquefois considérable (40 litres), se développant au niveau de l'ovaire insidieusement par prolifération des cellules épithéliales (kyste mucoïde), soit par suite d'inclusion fœtale de débris ectodermiques (kyste dermoïde).

Kyste dentifère, *m.* Kyste du corps des mâchoires, dans lequel se trouve une dent complète, ou simplement la couronne de la dent. Le début est insidieux, le kyste se développe lentement; à la longue. la coque osseuse s'amincit, la pression du doigt perçoit une crépitation parcheminée caractéristique.

Kyste dermoïde. *m.* Kyste contenant des productions variées, des poils, des dents, de la graisse; des parties musculaires.

Kyste du canal de Nuck. *m.* Voir SYN. : *Hydrocèle enkystée.*

Kyste gazeux de l'intestin et du péritoine. *m.* Kyste rempli de gaz, dont l'origine est encore inconnue, qui se forme par suite de l'oblitération d'un vaisseau lymphatique (chyliférite oblitérante) de l'intestin ou du péritoine.

Kyste hydatique. *m.* Kyste produit par le développement de l'hydatide, larve du tænia échinocoque. Son siège est fort variable (foie, poumon).

Kyste lutéinique (κύστις, kyste; *lutum*, boue). Kyste dont le contenu a l'aspect boueux. Il s'observe dans certaines variétés de kystes de l'ovaire.

Kyste mucoïde. *m.* Kyste de consistance visqueuse contenant le plus souvent de la paralbumine.

Kyste paradentaire. *m.* Kyste dû à une prolifération de débris épithéliaux d'origine congénitale, inclus dans les maxillaires.

Kyste parovarien. *m.* Tumeur liquide qui se développe aux dépens du parovaire et des nombreux débris embryonnaire du corps de Wolf. Il siège entre les deux feuillets du ligament large.

Kyste sacculaire. *m.* Sérosité enfermée dans le sac d'une hernie et formant kyste.

Kyste sanguin. *m.* Poche kystique contenant du sang.

Kyste sébacé. — *m.* SYN. : *Loupe; Tanne.* Kyste dû à la rétention des produits d'une glande sébacée de la peau.

Kyste séreux de la conjonctive. *m.* Il siège au niveau des culs-de-sac et s'observe au cours des conjonctivites; il a pour point de départ les vaisseaux sanguins ou lymphatiques et peut contenir des dépôts calcaires ou des débris épithéliomateux.

Kyste séreux du cou. *m.* Lymphangiome kystique, toujours congénital. Il s'observe à la région carotidienne ou sousmaxillaire. Toujours composé de plusieurs poches contenant un liquide transparent, albumineux ou sanguin, leur paroi est formée par un endothélium entouré de tissu conjonctif. Il paraît dû à un arrêt de développement et être une transformation des fentes lymphatiques que possède le fœtus à deux et trois mois.

Kyste synovial. *m.* Kyste développé dans la synoviale d'une articulation.

Kyste wolffien. *m.* Kyste développé aux dépens du corps de Wolff.

Kystectomie. *f.* κύστις, kyste; ἐκτομή, excision. Extirpation d'un kyste.

Kystitomie. *f.* κύστις, capsule; τομή, incision. Incision de la cristalloïde antérieure dans l'opération de la cataracte.

L

Lab-ferment. *m.* Ferment du suc gastrique qui coagule l'albumine.

Labialite. *f.* (*labium*, lèvre). Inflammation d'une ou des deux lèvres.

Labialite tertiaire. *f.* Lésion syphilitique des lèvres, caractérisée tantôt par l'existence de gommes, tantôt par une hypertrophie scléreuse, avec ou sans ulcération, tantôt par une forme mixte scléro-gommeuse.

Labiologie, *f.* (*labium*, lèvre : λόγος, étude). Etude des mouvements des lèvres, destinée, par exemple, à l'éducation des sourds-muets qui arrivent à lire sur les lèvres.

Labimètre, *m.* (λαβίς, forceps ; μέτρον, mesure). Instrument destiné à mesurer l'écartement des branches du forceps.

Labyrinthique, *adj.* Qui a rapport au labyrinthe. — *Ex.:* Aura labyrinthique.

Labyrinthite, *f.* (λαβύρινθος, lieu à détours). Lésion du labyrinthe, avec retentissement méningitique, convulsions éclamptiques et surdité définitive. Chez les petits enfants, elle peut être une cause de surdi-mutité. Elle est une complication de la méningite cérébro-spinale, de la scarlatine, de la variole et de l'otite moyenne.

La Chapelle. accoucheuse en chef de la Maternité de Paris, fin du XIXᵉ siècle. Voir : *Manœuvre de Madame La Chapelle.*

Lacrymal. *adj.* (*lacryma*, larmes). Qui a rapport à l'appareil sécréteur des larmes. — *Ex. :* Tumeur lacrymale.

Lacrymogène. *adj.* (*lacryma*, larmes : γεννάω, j'engendre). Qui provoque le larmoiement. — *Ex. :* Gaz lacrymogène.

Lactacidogène. *m.* (*lactacide* : γεννάω, j'engendre). Substance inconnue du muscle qui donne, en une réaction exothermique, sous l'influence d'un enzyme spécial, de l'acide lactique qui s'oxyde avec formation de CO^2. Il se reproduit du lactacidogène dans ce processus d'oxydation.

Lactation. *f.* (*lac, lactis,* lait). Fonction de sécrétion des glandes mammaires produisant le lait.

Lactescent. *adj.* (*lactescere,* se transformer en lait). Qui a l'aspect du lait. — *Ex. :* Sérum lactescent.

Lacticémie. *f.* (*lac, lactis,* lait : αἷμα, sang). Intoxication due à une accumulation d'acide lactique dans le sang, déterminant des troubles gastro-intestinaux, des douleurs articulaires, résultat d'un trouble dans les oxydations occasionné par des maladies infectieuses, les intoxications (CO^2Ph) ou les diathèses (diabète).

Lactosurie. *f.* (*lac,* lait : οὖρον, urine). Emission d'urine contenant de la lactose.

Lacunaire. adj. (*lacuna,* mare). Qui présente une lacune. — *Ex. :* Amnésie lacunaire : perte de la mémoire qui présente un trou très net dans les souvenirs.

Ladrerie, *f.* (*ladre* désignait autrefois le lépreux). Maladie fréquente chez le porc, assez rare chez l'homme, caractérisée par la présence de cysticerques (état larvaire) du tænia solium, dans les différentes parties de l'organisme. Généralement localisée dans le tissu cellulaire et les muscles, les vésicules de cysticerques peuvent arriver jusque dans le cerveau.

Laënnec, médecin français du commencement du ·XIXᵉ siècle. Voir : *Maladie de Laënnec; Catarrhe suffocant de Laënnec.*

Lagophtalmie, *f.* (λαγὼς, lièvre; ὀφθαλμὸς, œil). SYN. : *Lagophtalmos.* Occlusion incomplète des paupières, résultant de brides cicatricielles traumatiques, de pertes de substance ou de paralysie faciale.

Lagophtalmos, *m.* (λαγὼς, lièvre; ὀφθαλμὸς, œil). Voir SYN.: *Lagophtalmie.*

Lagostome, *m.* (λαγὼς, lièvre; στόμα, bouche). Bec de lièvre.

Lait concentré, *m.* Voir SYN.: *Lait condensé.*

Lait condensé, *m.* SYN. : *Lait concentré.* Lait réduit à un plus petit volume par évaporation de son eau de constitution. Il est souvent additionné de sucre. Les procédés de fabrication sont nombreux. La qualité de ce lait tient à son mode de préparation.

Lait de beurre, *m.* Voir SYN.: *Babeurre.*

Lait homogénisé, *m.* Lait qui a été soumis à une forte compression à travers des tubes capillaires de façon à dissocier les éléments molé-

culaires de ses graisses et à le rendre d'une consistance fluide régulière, même après un repos prolongé, la crème et le beurre dissous ne se séparant plus du petit lait.

Lait humanisé, *m.* Voir SYN.: *Lait maternisé.*

Lait maternisé, *m.* SYN. : *Lait humanisé.* Lait de vache débarrassé par la centrifugation de sa caséine et de son beurre. Il se rapproche ainsi beaucoup du lait de femme, de la mère (il est maternisé). On y ajoute assez souvent de la lactose. Il n'est pas à employer chez les nourrissons, car il est scorbutigène.

Lait pasteurisé, *m.* Lait ayant subi la pasteurisation.

Lait (petit), *m.* Voir: *Petit lait.*

Laitmatophobie, *f.* (λαίτμα, gouffre; φόβος, crainte). Crainte morbide des gouffres.

Laloneurose, *f.* (λαλεῖν, parler; νεῦρον, nerf). Terme général caractérisant le trouble du langage d'origine nerveuse.

Lalopathie, *f.* (λαλεῖν, causer; πάθος, maladie). Troubles du langage phonétique portant plus spécialement sur la parole.

Laloplégie, *f.* λαλεῖν, parler; πλήσσειν, frapper). Paralysie psychique du langage sans troubles moteurs de la phonation.

Lambdacisme, *m.* (λ, *lambda*). Défaut de prononciation portant sur la lettre *l.*

Lamblia intestinalis, *f.* Protozoaire vivant en parasite dans l'intestin humain et déterminant une entérite chronique à caractère dysentériforme.

Lambliase, *f.* SYN.: *Giardiase.* Entérite chronique parasitaire à caractère dysentériforme due au lamblia intestinalis.

Laminectomie, *f.* (*lamina*, lame). Opération chirurgicale consistant à sectionner les lamelles vertébrales, à la suite de fracture de la colonne vertébrale ou de lésion de compression de la moelle.

Lancereaux, médecin français de la deuxième moitié du XIXe siècle. Voir: *Maladie de Lancereaux.*

Lancinant, *adj.* (λογχή, lance). Qui se fait sentir par élancement. — *Ex.:* Douleur lancinante.

Landau. Voir: *Réaction de Landau* (pour la recherche de la syphilis).

Landouzy, médecin français contemporain, 1845-1917. Voir : *Myopathie progressive à type facio-scapulo-huméral.*

Landouzy-Déjerine. Voir: *Atrophie musculaire progressive de l'enfance à type facio-scapulo-huméral.*

Landry, médecin français du milieu du XIXe siècle. Voir : *Maladie de Landry.*

Langue de Clarke. *f.* Langue de coloration rougeâtre, desquamée, que l'on observe dans la syphilis.

Langue de perroquet, *f.* Langue sèche, arrondie, rappelant la forme et l'aspect de la langue de perroquet. Elle s'observe dans les états typhiques.

Langue écarlate. *f.* Coloration de la langue d'un rouge vif, carminé, qui est comme ripolinisée. Elle s'étend souvent à la muqueuse des joues, des gencives et du voile du palais. Elle s'observe dans les néoplasmes viscéraux.

Langue fendillée, *f.* Elle s'observe dans la syphilis et l'hérédo-syphilis.

Langue fissurée, *f.* Elle s'observe dans la syphilis et l'hérédo-syphilis.

Langue framboisée, *f.* SYN.: *Langue scarlatineuse.* Langue dépouillée de son épithélium, rouge vif, vernissée, hérissée de grosses papilles rouges, que l'on observe dans la première semaine de la scarlatine, pendant l'exanthème.

Langue montagneuse, *f.* Voir SYN.: *Langue scrotale.*

Langue noire pileuse. *f.* SYN.: *Mélanoglossie; Glossophytie.* Maladie parasitaire de la langue, due à un champignon du genre oospora, caractérisée par l'apparition en avant du V lingual d'une tache noire plus ou moins grande constituée par des papilles hypertrophiées, recouvertes d'un enduit brun noirâtre rappelant l'aspect d'une touffe de poils.

Langue parquetée. *f.* Voir SYN.: *Glossite scléreuse.*

Langue plicaturée congénitale. *f.* Voir SYN.: *Langue scrotale.*

Langue rénale. *f.* Langue brunâtre, sèche, rouge sur les bords. Elle s'observe dans l'insuffisance du rein.

Langue scarlatineuse. *f.* Voir SYN.: *Langue framboisée.*

Langue scrotale (*scrotum*, bourses). Langue présentant des fendillements ou des fissures, des sillons sineux profonds, entre-croisés : altérations dystrophiques de syphilis acquise ou héréditaire, rappelant l'aspect du scrotum.

Lannelongue, chirurgien français de la fin du XIXe et du commencement du XXe siècle. Voir : *Méthode de Lannelongue ; Tibia de Lannelongue.*

Lanugo, *m.* (*lanugo,* duvet).

duvet qui recouvre le corps du fœtus.

Lanugineux. *adj. lanugo, duvet*. Qui porte du duvet, des poils.

Laparocèle. *f. λαπάρα, lombes; κήλη, hernie*). Hernie lombaire.

Laparoélytrotomie. *f. λάπαρον, flanc; ἔλυτρον, vagin; τομή, incision*). Opération consistant à inciser l'abdomen, à récliner le péritoine après décollement et à aborder l'utérus, au cours de l'opération césarienne, par le vagin.

Laparahystérotomie. *f. λάπαρον, flanc; ὑστέρα, utérus; τομή, incision*). Voir Syn.: *Opération césarienne*.

Laparoscopie. *f. λάπαρον, flanc; σκοπεῖν, examiner*). Examen visuel de la cavité abdominale au moyen d'un appareil construit comme le cystoscope, que l'on introduit au moyen d'un trocart.

Laparotomie. *f. λάπαρον, flanc; τομή, incision*). Syn.: *Cœliotomie*. Opération chirurgicale consistant dans l'ouverture de la paroi abdominale. Elle n'est que le premier temps d'une opération sur un organe contenu dans l'abdomen proprement dit ou la cavité pelvienne. Elle est dite *exploratrice* quand l'ouverture de l'abdomen n'a pour but que de s'assurer de l'état de l'organe supposé malade et de l'explorer.

Lardacé. *adj. laridum, lard*). Qui a l'aspect du lard, de graisse fumée. — *Ex.:* Tissu lardacé. Il s'observe dans certaines plaies à cicatrisation anormale.

Larmoiement. *m. lacryma, larmes*). Syn.: *Epiphora*. Exagération de la sécrétion lacrymale de cause fort variable telle que les larmes coulent hors des paupières. Il peut aussi être dû à une obstruction du canal lacrymal par où s'écoulent normalement les larmes. Les causes d'hypersécrétion lacrymale les plus fréquentes sont : l'excitation réflexe de l'œil et de ses annexes conjonctivites, kératites, etc.), le tabès, l'hystérie, le goitre exophtalmique.

Larmoiement tabétique. *m.* Il s'observe dans le tabès et peut être dû à l'une des deux causes suivantes: 1° Paralysie du muscle de Horner qui préside au clignement et à la dilatation du sac lacrymal; 2° Hypersécrétion lacrymale tabétique de même ordre que les hypersécrétions salivaire gastrique, intestinale, sudorale, que l'on observe dans certaines formes de tabès.

Larvé. *adj. larva, masque*). Qui appartient par ses symptômes à plusieurs maladies. — *Ex.:* Affection larvée.

Laryngé. *adj. λάρυγξ, larynx*. Syn.: *Laryngien*. Qui a rapport au larynx. — *Ex.:* Stridor laryngé.

Laryngectomie. *m. λάρυγξ, larynx; ἐκτομή, couper*). Extirpation du larynx.

Laryngien. *adj. λάρυγξ, larynx*). Voir Syn.: *Laryngé*.

Laryngisme. *m. λάρυγξ, larynx*. Contraction spasmodique du larynx pouvant provoquer des crises de suffocation et d'asphyxie.

Laryngite aiguë. *f. λάρυγξ, larynx*. Inflammation de la muqueuse du larynx et des articulations sous-jacentes. Elle se caractérise par la toux rauque, puis grasse, avec rejet de mucosités. L'extinction de voix est due soit à une congestion et à de l'œdème des cordes vocales, soit à une arthrite arythénoïdienne qui détermine la parésie des muscles périarticulaires. Dans le cas où l'arthrite amène la contraction des mêmes muscles, la voix prend un timbre élevé, un voix de fausset.

Laryngite chronique, *f.* Hypertrophie avec rougeur, vascularisation, épaississement de la muqueuse laryngée. Les cordes vocales s'épaississent irrégulièrement, formant des nodosités par frottement, de véritables durillons qui sont le siège de poussées inflammatoires. La muqueuse sécrète ou se dessèche, déterminant du catarrhe ou de la dessiccation ; les troubles de la phonation sont fréquents. La laryngite chronique est souvent due à une cause diathésique.

Laryngite diphtérique, *f.* Voir Syn.: *Croup.*

Laryngite sèche, *f.* Etat de rougeur inflammatoire du larynx sans production de mucosités. Il s'observe dans certaines formes d'asthme.

Laryngite striduleuse, *f.* Syn.: *Faux croup; Laryngite catarrhale suffocante; Asthme de Wickmann.* Laryngite avec spasme de la glotte et dyspnée paroxystique, caractérisée par la soudaineté de la crise, toujours nocturne, la raucité de la voix, la toux retentissante, aboyante. Le larynx est simplement rouge, sans fausse membrane. Au bout d'une heure ou deux, la crise est terminée, l'enfant s'endort et, le lendemain, la voix a repris son timbre habituel.

Laryngite syphilitique, *f.* Caractérisée, *à la période secondaire,* par des syphilides ulcéreuses de la muqueuse laryngée, déterminant de l'enrouement de la voix (la voix est plutôt éteinte, brisée, que rauque) ; *à la période tertiaire,* par des gommes circonscrites ou diffuses avec œdème diffus, ulcérations et nécrose des cartilages laryngés et de l'épiglotte. Toutes ces lésions s'accompagnent fréquemment de douleurs.

Laryngite tuberculeuse, *f.* Caractérisée surtout par de l'infiltration siégeant dans la région interaryténoïdienne, des ulcérations ou des végétations s'installant de préférence sur les cordes vocales. Ces lésions s'accompagnent à un stade avancé de dysphagie très douloureuse ; l'évolution fatale est assez rapide et dépasse rarement deux ans.

Laryngocèle, *f.* (λάρυγξ, larynx ; κήλη, tumeur). Hernie du larynx. Elle se produit à l'extérieur, mais aussi à l'intérieur du larynx, à la suite de trachéotomie ou de plaie accidentelle, d'effort violent. Elle est une cause de dyspnée. Elle peut aussi être d'origine congénitale et rappelle la poche laryngée de certains vertébrés.

Laryngo-œsophagien, *adj.* Qui a rapport au larynx et à l'œsophage. — *Ex.:* Tumeur laryngo-œsophagienne.

Laryngo-fissure, *f.* (λάρυγξ, larynx ; *fissura,* fente). Voir Syn.: *Laryngotomie.*

Laryngologie, *f.* (λάρυγξ, larynx ; λόγος, étude). Etude de l'anatomie, de la physiologie et de la pathologie du larynx.

Laryngoplégie, *f.* (λάρυγξ, larynx ; πλήσσειν, frapper). Paralysie du larynx.

Laryngo-puncture, *f.* (λάρυγξ, larynx ; *punctura,* ponction). Ponction du larynx.

Laryngosclérome, *m.* (λάρυγξ, larynx ; σκληρός, dur).

Infiltration dure comme du cartilage, formée de masses bosselées, arrondies avec crouelles suintantes, purulentes, due au sclérome. Elle succède en général au rhinosclérome. Elle est une cause de dyspnée qui nécessite le tubage ou la trachéotomie.

Laryngoscopie, *f.* (λάρυγξ, larynx ; σκοπεῖν, regarder). Examen du larynx au moyen d'une instrumentation spéciale avec éclairage électrique.

Laryngo-sténose, *f.* (λάρυγξ, larynx ; στενός, rétrécissement). Rétrécissement du larynx.

Laryngostomie, *f.* (λάρυγξ, larynx ; στόμα, bouche). Opération chirurgicale consistant à ouvrir le larynx et à le laisser ouvert le temps nécessaire pour amener la guérison des lésions. Cette ouverture peut devenir permanente. Quand l'ouverture porte aussi sur la trachée, l'opération porte le nom de laryngo-trachéostomie.

Laryngotomie, *f.* (λάρυγξ, larynx ; τομή, incision. SYN. : *Laryngo-fissure*. Opération chirurgicale consistant à ouvrir le larynx pour enlever des lésions et à le refermer avec suture immédiate.

Laryngo-trachéostomie, *f.* Voir : *Laryngostomie*.

Laryngo-typhus, *m.* (λάρυγξ, larynx ; τῦφος, hébété). Fièvre typhoïde accompagnée d'ulcérations laryngées.

Lasègue, médecin français du milieu du XIXe siècle. Voir : *Maladie de Lasègue; Signe de Lasègue; Gangrène de Lasègue*.

Latent, *adj.* (*latere*, être caché). Qui est encore caché, sans signes caractéristiques. — *Ex.:* Etat latent d'une maladie.

Latérocèle, *f.* (*latus*, côté ; κήλη, hernie). Hernie siégeant sur la partie latérale de l'abdomen.

Latérocidence, *f.* (*latus*, de côté ; *cædere*, tomber). Attitude vicieuse des membres du fœtus qui se placent à côté de la présentation.

Latérocline, *adj.* (*latus*, côté ; *clinare*, pencher). Qui détermine des mouvements de latéralité. — *Ex.* : Appareil latérocline.

Latéroflexion, *f.* (*latus*, côté ; *flexare*, pencher). Déviation d'un organe qui est incliné sur le côté par rapport à sa position normale. — Ex.: Latéroflexion de l'utérus.

Latéropulsion, *f.* (*latus*, de côté ; *pulsare*, pousser). Impulsion s'exerçant sur la paroi latérale d'un organe. — *Ex.:* Latéropulsion du fœtus.

Latéroversion, *f.* (*latus*, teris, flanc, côté ; *vertere*, tourner). Anomalie de direction d'un organe qui est placé sur le côté par rapport à sa position normale.

Lathyrisme, *m.* (*lathyrus*, gesse). Intoxication déterminée par l'ingestion de gesse contenant un alcaloïde: la lathyrine, caractérisée par de la paraplégie, avec douleurs irradiées dans les jambes; puis s'installent des contractures avec démarche spasmodique à tendance chronique.

Latique, *adj.* (*latere*, être caché). Qui est caché, qui n'apparaît pas régulièrement. — *Ex.* : Fièvre latique (Voir ce mot).

Laudanum, *m.* (Intoxication par). Voir : *Opium*.

Laudanomanie, *f.* (*laudanum*; μανία, manie). Forme de toxicomanie dans laquelle le sujet s'injecte du laudanum sous la peau.

Laugier, chirurgien français du XIXᵉ siècle. Voir : *Signe de Laugier*.

Launois, médecin français de la fin du XIXᵉ siècle et du commencement du XXᵉ siècle. Voir : SYN. : *Syndrome de Launois*.

Lavage, m. (*lavare*, laver). Procédé de traitement consistant à laver un conduit naturel au moyen de solutions aqueuse ou médicamenteuse. — *Ex.* : Lavage urétro-vésical.

Laxité, f. (*laxitas*, relâchement). Relâchement d'un tissu, d'un organe. — *Ex.* : Laxité articulaire.

Lecha-Marzo, médecin légiste espagnol contemporain. Voir : *Réaction de Lecha-Marzo*.

Lécithine, f. λέχιθος, jaune d'œuf. Dérivé de l'acide glycéro-phosphorée, elle se trouve dans le jaune d'œuf, la cervelle.

Lécithoïde (λέχιθος, jaune d'œuf ; εἶδος, ressemblance). Qui ressemble au jaune d'œuf.

Lefort, chirurgien français de la première moitié du XIXᵉ siècle. Voir : *Fracture de Lefort*.

Legg, chirurgien américain contemporain. Voir : *Maladie de Legg-Perthes*.

Leïomyôme, m. λεῖος, lisse ; μῦς, muscle). SYN. : *Liomyome*. Tumeur formée par du tissu musculaire lisse.

Léiopode, m. λεῖος, plat, lisse ; πούς, pied). SYN. : *Liopode*. Pied plat.

Leishman, médecin anglais contemporain qui a donné son nom à tout un groupe de protozoaires vivant en parasites dans l'organisme humain : les leishmania. Voir : *Leishmaniose*.

Leishmania Donavani, f. Protozoaire vivant en parasite dans le sang humain, agent du kala-azar.

Leishmania furunculosa, f. Protozoaire agent de production du bouton d'Orient.

Leishmaniose, f. Toute maladie causée par un parasite du genre leishmania. — *Ex.* : Leishmaniose du foie.

Leishmaniose cutanée, f. (dénomination provenant de l'agent producteur). Maladie parasitaire existant au Pérou et dans l'Amérique du Sud, à l'état endémique sous deux formes : forme bénigne Bouton d'Orient ou de Biskra, forme grave ulcère brésilien, Bauru, Soundia) qui entraîne des troubles cutanés graves et destructifs, avec mutilations irrémédiables des muqueuses de la bouche, du nez et de la peau. Elle est due à des leishmania, petits corps arrondis, de 2 à 4 μ, à protoplasma de structure alvéolaire avec deux noyaux. Aucune forme flagellée n'a été observée.

Lénitif, adj. *lenire*, adoucir). Adoucissant. — *Ex.* : Lavement lénitif.

Lente, f. *lens, lentis*, lentille). Œuf de pou.

Lenteur de la secousse musculaire, f. Elle s'observe dans les cas de réaction de dégénérescence (paralysie et dans les cas où il existe des troubles profonds de la régulation vaso-motrice et thermique, principalement quand la température est basse (contractions et parésie d'origine physiopathique.

Lenticulaire, adj. (*lens*, lentille). Qui a la forme d'une lentille.

Lentiforme, adj. (*lens*, lente ; *forma*, forme). Qui a la forme d'une lente.

Lentigine, f. (*lens*, lentille). Voir SYN. : *Lentigo*.

Lentigo, *m.* (*lens*, lentille). SYN. : *Grain de beauté; Lentigine.* Nævus pigmentaire lisse, punctiforme ou lenticulaire, d'origine congénitale et de localisation fort variable. Certains lentigos portent des poils en bouquet (nævi pilaires).

Léontiasis, *m.* (λέων, lion). Toute déformation hypertrophique de la face, provenant du squelette (acromégalie) ou du tissu cutané (lèpre léonine).

Lépipoïde, *adj.* (λεπίς, écaille; εἶδος, ressemblance). Qui a l'aspect d'une écaille.

Lépothrix, *m.* (λεπίς, écaille; θρίξ, poil). Maladie du système pileux des aisselles et du pubis, caractérisée par des concrétions qui font saillie autour des poils qui deviennent secs, noueux et durs au toucher. Ces concrétions sont constituées par des amas de bactéries.

Lépralgie, *f.* (λέπρα, lèpre; ἄλγος, douleur). Douleur accusée dans les muscles au cours de la lèpre.

Lèpre, *f.* (λέπρα, lèpre). SYN. : *Léprose.* Maladie contagieuse due au bacille de Hansen, se présentant sous deux formes : une forme tégumentaire et une forme nerveuse. Les foyers de contagion sont surtout en Asie (Chine, Indo-Chine, Japon).

Lèpre anesthésique, *f.* Voir SYN. : *Lèpre nerveuse.*

Lèpre blanche, *f.* (λεύκη, lèpre blanche des Grecs). SYN. : *Lèpre achromique.* Variété de lèpre nerveuse dont les macules couvrant la plus grande partie du corps et respectant généralement la face, ne présentent aucune coloration.

Lèpre éléphantiasique, *f.* Variété de lèpre tégumentaire, surtout localisée aux membres inférieurs qui disparaissent sous un œdème dur, éléphantiasique.

Lèpre escarrotique, *f.* Lèpre nerveuse caractérisée par l'existence d'escarres sèches et persistantes dues à la rupture de bulles de phemphigus.

Lèpre léonine, *f.* Lèpre localisée à la face qui a perdu ses caractères d'âge et de sexe, par suite de la présence de lépromes qui ne respectent que le cuir chevelu et les tempes et qui ont détruit l'appareil pileux (barbe, sourcils, cils).

Lèpre lazarine, *f.* Voir SYN. : *Lèpre escarrotique.* Variété de lèpre nerveuse dont était atteint Lazare, caractérisée par des cicatrices irrégulières, déprimées, anesthésiques d'ulcères guéris.

Lèpre mixte, *f.* SYN. : *Lèpre complète.* Lèpre présentant des modalités associées de la lèpre tégumentaire et de la lèpre nerveuse (voir ces mots).

Lèpre mutilante, *f.* Modalité de la lèpre nerveuse arrivée à un de ses derniers stades d'évolution, caractérisée par des artérites oblitérantes déterminant de la gangrène sèche avec élimination des orteils ou des phalanges, par des panaris analgésiques, et des résorptions osseuses spontanées.

Lèpre nerveuse, *f.* SYN. : *Lèpre anesthésique.* Elle débute par des poussées successives de macules rappelant celles de la lèpre tégumentaire, mais respectant la face; leur coloration rappelle celle des syphilides pigmentaires.

Puis apparaissent des bulles de pemphigus, qui par leur rupture, laissent des cicatrices blanchâtres ou des escarres sèches. En même temps s'installent des démangeaisons prurigineuses et des phénomènes de névrite avec hyperesthésie exagérée des névromes douloureux, apparaissent en particulier au coude sur le nerf cubital. A l'hyperesthésie succède l'analgésie quand le nerf est dégénéré, puis les troubles trophiques s'installent. L'atrophie musculaire débute par les extrémités et gagne la racine des membres, elle peut se manifester à la face (masque Antonin : voir ce mot). Les troubles trophiques se caractérisent par des ulcérations, la chute des ongles, l'apparition de durillons avec maux perforants (Voir *Maladie de Morvan*), de la nécrose osseuse, de la gangrène sèche (Voir *Lèpre mutilante*). Les lépreux meurent dans le marasme ; la maladie évolue lentement et peut durer de 18 à 60 ans.

Lèpre tégumentaire, *f.* SYN. : *Lèpre tuberculeuse, léonine.* Lèpre se localisant dans le derme, aux différentes parties du corps et sur les muqueuses, procédant par poussées fébriles avec production de macules, détruisant les glandes sudoripares, les poils, exagérant la sécrétion sébacée, si bien que la peau a un aspect huileux. Après des poussées successives et très espacées, apparaissent des lépromes toujours plus envahissants, se terminant par des suppurations affaiblissant le malade qui meurt souvent d'infection surajoutée et en particulier de tuberculose.

Lèpre tuberculeuse, *f.* Voir SYN. : *Lèpre tégumentaire.*

Lépreux, *adj.* (λεπρός, écailleux). Qui est atteint de la lèpre, qui a les caractères de la lèpre.

Léprome, *m.* (λεπρός, écailleux). SYN. : *Tubercule lépreux ; Léproïde, lépride tuberculeuses.* Nodosité intradermique dont le volume varie entre la dimension d'un petit pois et celle d'un œuf, se reliant souvent à une autre nodosité formant un véritable placard qui donne la sensation de l'œdème dur. Ces nodosités, caractéristiques de la lèpre, rouges au début, prennent une coloration cuivrée, et se transforment soit en nodosités fibreuses, soit en ulcérations à pus jaune épais, d'odeur fade et cadavérique. Ces lépromes présentent dans leur voisinage des zones d'anesthésie pathognomonique. L'évolution des lépromes dure des années.

Léprose, *f.* (λέπρα, lèvre). Voir SYN. : *Lèpre.*

Lepte automnal, *m.* (λεπτός, menu). Voir SYN. : *Trombidium holosericum.*

Leptoméningite, *f.* (λεπτός, menu ; μένιγξ, membrane). Inflammation chronique de la pie-mère. Elle s'observe dans la paralysie générale, le tabès, la maladie du sommeil, la syphilis et les suites de méningites aiguës (cérébro-spinale, zostérienne, etc.).

Leptophonie, *f.* (λεπτός, menu ; φωνή, voix). Faiblesse de la voix, par extension, aphonie.

Leptorchidie, *f.* (λεπτός, mince ; ὄρχις, testicule). Petitesse des testicules.

Leptorrhine, *m.* (λεπτός, mince ; ῥίν, nez). Individu qui a le nez mince.

Leptothrix. *m.* (λεπτός. menu: θρίξ. cheveu). Bactérie se présentant sous la forme d'un long filament cloisonné.

Leptothrix astéroïde, *m.* Microbe anaérobie isolé des exsudats pyorrhéiques de la cavité buccale. Dans sa forme typique, il est constitué par un filament simple, non ramifié, portant à son extrémité un massif disposé en rosace. Il est immobile, ne prend pas le Gram, ne donne pas de réaction de la granulose: il liquéfie la gélatine, fermente le glucose, le lactose, pas la mannite. Injecté sous la peau, il détermine un œdème marqué suivi d'adhérences qui se résorbent lentement. Par sa faculté de produire des formations radiées, il se rapprocherait du genre streptothrix, mais il s'en éloigne par l'absence de ramifications vraies.

Leptunsie. *f.* (λεπτύνειν, atténuer). Maladie endémique de l'amaigrissement, constatée pendant la guerre de 1914 à 1918, caractérisée par de la fatigue générale, de l'apathie, de la nonchalance. Certains auteurs l'attribuent à des influences météorologiques, telluriques, cosmiques.

Lésion. *f.* (*læsio,* lésion, de *lædere,* blesser). Tout changement, de caractère pathologique, se produisant dans un tissu ou un organe sains.

Le Tenneur, chirurgien français contemporain. Voir : *Fracture de Le Tenneur.*

Léthal, *adj.* (*lethum,* mort). Syn. : *Léthifère.* Mortel.

Léthalité, *f.* (λήθη, oubli, mort). Syn. : *Mortalité.*

Léthargie, *f.* (λήθη, oubli, mort; ἀργία, engourdissement). Etat de mort apparente caractérisé par la résolution du corps et une insensibilité générale. Le malade paraît dormir ; les paupières sont fermées mais animées de petites contractions continues. La pression en un point du corps amène une contracture du muscle correspondant. Les poumons et le cœur fonctionnent normalement. Elle s'observe chez les hystériques.

Léthargie d'Afrique, *f.* Voir Syn.: *Maladie du sommeil.*

Léthifère, *adj.* (*lethum,* mort ; *fero,* porter). Qui apporte la mort.

Leucanémie, *f.* (λευκός, blanc; α. priv.; αἷμα, sang). Leucémie avec anémie aiguë rapidement mortelle.

Leucémie, *f.* (λευκός, blanc; αἷμα, sang). Etat morbide caractérisé par une augmentation dans le sang des globules blancs et de cellules anormales, accompagnée de troubles des organes hématopoïétiques (ganglions, rate et moelle).

Leucémie aiguë, *f.* Maladie caractérisée par de la fièvre, de l'hypertrophie amygdalienne, de la tuméfaction de la rate et des ganglions, des hémorragies fréquentes et variées (stomatite, purpura, rétinite, hématurie, entérorragie). L'examen du sang révèle de l'hyperleucocytose et de l'hypoglobulie.

Leucémie lymphoïde, *f.* Maladie caractérisée par de l'adénopathie généralisée, déterminant des compressions viscérales thoraciques, abdominales), de la tendance aux hémorragies, de l'albuminurie. L'examen du sang montre de l'hyperleucocytose avec lymphocytes, de la diminution des hématies, les myélocytes font défaut.

Leucémie myéloïde, *f.* Leucémie caractérisée par de la splénomégalie accompagnée en général d'hépatomégalie. Les ganglions ne sont pas hypertrophiés. L'examen du sang montre de l'hyperleucocytose, due à des leucocytes nouveaux et à des variétés nombreuses de myélocytes (neutrophiles, éosinophiles, basophiles). Cette maladie est d'évolution lente et insidieuse.

Leucémique, *adj.* (λευκός, blanc ; αἷμα, sang). Qui a rapport à la leucémie. — *Ex. :* Hypertrophie leucémique de la rate.

Leucoblastique, *adj.* (λευκός, blanc : βλαστός, germe). Qui a rapport à la formation des leucocytes.

Leucocidine, *f.* (λευκός, blanc : *cœdere,* tuer). SYN. : *Leucocytolysine.* Substance qui a la propriété de dissoudre les leucocytes.

Leucocytaire, *adj.* (λευκός, blanc ; κύτος, cavité, cellule). Qui a rapport aux leucocytes. — *Ex. :* Formule leucocytaire.

Leucocyte, *m.* (λευκός, blanc ; κύτος, cellule). Globule blanc du sang.

Leucocytémie, *f.* (λευκός, blanc ; κύτος, cellule, globule ; αἷμα, sang). SYN. : *Leucémie : Leucohémie.* Maladie du sang caractérisée par une augmentation permanente du nombre des leucocytes dans le sang avec augmentation plus ou moins marquée des organes lymphoïdes.

Leucocytolyse, *f.* (λευκός, blanc ; κύτος, cellule ; λύσις, dissolution). Voir SYN. : *Leucolyse.*

Leucocytolysine, *f.* (λευκός, blanc : κύτος, cellule ; λύσις, dissolution). SYN. : *Leucoci-*

dine. Substance qui a la propriété de dissoudre les leucocytes.

Leucocytométrie. *f.* (λευκός, blanc : κύτος. globule : μέτρον, mesure). Numération des globules blancs.

Leucocytose, *f.* (λευκός, blanc : κύτος. cavité). Expression numérique des leucocytes ou globules blancs dans le sang. La leucocytose normale est de 6.000 globules.

Leucocytose qualitative, *f.* Sur 100 leucocytes du sang normal de l'homme adulte, il y a :
63 à 65 polynucléaires neutrophiles,
29 à 30 lymphocytes,
5 à 6 macrophages,
1 à 2 éosinophiles,
0 à 0,5 mastzellen.

Leucocytose quantitative, *f.* Le sang contient normalement 6.000 leucocytes par centimètre. Au-dessus de ce taux, on dit qu'il y a hyperleucocytose ; au-dessous, il y a leucopénie.

Leucodermie syphilitique, *f.* (λευκός, blanc : δέρμα, peau). Voir SYN. : *Syphilide pigmentaire ; Collier de Vénus.*

Leucohémie, *f.* (λευκός, blanc : αἷμα, sang). Voir SYN. : *Leucocytémie.*

Leucokératose, *f.* (λευκός, blanc ; κέρας, corne). Voir SYN. : *Leucoplasie.*

Leucolyse, *f.* (λευκός, blanc : globule) ; λύειν, dissoudre). SYN. : *Leucocytolyse.* Destruction par dissolution des globules blancs.

Leucomaïne, *f.* (λεύκωμα, blanc d'œuf). Alcaloïde qui se forme dans les tissus vivants par suite de la transformation intra-cellulaire des substances albuminoïdes. L'accumulation dans le sang peut produire des effets toxiques.

Leucomatose, *f.* (λεύχωμα, blanc d'œuf). Dégénérescence amyloïde.

Leucome, *m.* (λευκός, blanc). SYN:: *Taie.* Opacité de la cornée sous forme de tache blanche, épaisse, consécutive à une kératite traumatique.

Leucomélanodermie, *f.* (λευκός, blanc ; μέλας, noir ; δέρμα, peau). SYN.: *Collier de Vénus.* Lésion de la peau d'origine syphilitique, caractérisée par l'existence simultanée de plaques de coloration blanche et noire, dues à des troubles de la pigmentation.

Leucomyélite, *f.* (λευκός, blanc ; μυελός, moelle). Inflammation des cordons blancs de la moelle.

Leucomyélite postérieure, *f.* (λευκός, blanc ; μυελός, moelle). Voir SYN.: *Tabès.*

Leuconychie, *f.* (λευκός, blanc ; ὄνυξ, ongle). SYN. : *Ongle marbré.* Trouble trophique de l'ongle caractérisé par l'existence de petites marbrures blanchâtres de forme et de dimensions variables.

Leucopathie, *f.* (λευκός, blanc ; πάθος, maladie). Voir SYN.: *Albinisme.*

Leucopémie, *f.* (λευκοποιός, qui rend blanc ; αἷμα, sang). Augmentation du nombre des globules blancs du sang.

Leucopénie, *f.* (λευκός, blanc globule) ; πενία, pauvreté). SYN.: *Hypoleucocytose.* Diminution des leucocytes au-dessous du chiffre normal, qui est de 6.000.

Leucophlegmasie, *f.* (λευκός, blanc ; φλέγμα, inflammation). Infiltration du tissu cellulaire de coloration blanchâtre.

Leucoplasie, *f.* (λευκός, blanc ; πλάσσειν, former). SYN : *Leucokératose ; Psoria-*

sis buccal ; Glossite des fumeurs. Affection des muqueuses et en particulier de la muqueuse buccale, caractérisée par des plaques blanc-nacré avec légère induration superficielle, sur lesquelles se produisent parfois des ulcérations à tendance épithéliomateuse. La plupart du temps, l'origine est syphilitique.

Leucoprophylaxie, *f.* (λευκός, blanc ; προφυλάσσειν, prévenir). Moyen de défense de l'organisme provoqué par l'injection de substances capables d'amener de l'hyperleucocytose.

Leucorragie, *f.* (λευκός, blanc ; ῥήγνυμι, je romps). Hémorragie des vaisseaux lymphatiques.

Leucorrhée, *f.* (λευκός, blanc ; ῥέω, je coule). SYN. : *Pertes blanches.* Produit des sécrétions des glandes vulvo-vaginales caractérisé par un écoulement clair et filant dans les cas normaux ; visqueux, blanchâtre et abondant dans les cas d'inflammation légère ; glaireux et épais avec flore bactérienne virulente dans les cas d'infection glandulaire.

Leucorrhéique, *adj.* (λευκός, blanc ; ῥέω, je coule). Qui a rapport à la leucorrhée.

Leuco - sarcome choroïdien, *m.* Tumeur de la choroïde, siégeant généralement à la moitié antérieure de la choroïde et au voisinage de la papille.

Leucose, *f.* (λευκός, blanc). Voir SYN. : *Albinisme.*

Leucothérapie, *f.* (λευκός, blanc ; θεραπεύω, je soigne). Emploi de substances (médicaments, sérums) en injections, capables de provoquer de la leucocytose, dans le but de lutter contre un état infectieux. Voir : *Transfusion blanche.*

Leucotoxique, *adj.* (λευκὸς, blanc ; τόξον, poison). Qui est toxique pour les globules blancs et par suite les détruit. — *Ex:* Pouvoir leucotoxique du streptocoque.

Levée de corps, *f.* (*levare*, lever). Examen d'un cadavre dont le signalement est consigné dans un rapport médico-médical, à la suite duquel la levée du corps pour l'enterrement est ou n'est pas autorisée par l'autorité judiciaire.

Levier, *m.* (*levare*, soulever). Instrument semblable à une cuiller de forceps, employé pour l'extraction du fœtus. Le levier-préhenseur mensurateur, instrument plus compliqué, dû à Farabeuf, se rapproche du forceps.

Lévogyre, *adj.* (*lævus*, gauche ; *girare*, tourner). SYN.: *Senestrogyre.* Qui tourne à gauche. — *Ex.:* Polarisation lévogyre.

Levret, accoucheur français du milieu du XIXe siècle. Voir : *Loi de Levret.*

Lévulosurie, *f.* (*levulose*, sucre de canne ; οὖρον, urine). Emission d'urine contenant de la lévulose.

Levure, *f.* (*levare*, lever). Champignon de la famille des Exoascées (Voir ce mot). Les levures employées en médecine (levures de bière et de raisin) continuent à cultiver dans l'estomac et l'intestin, et par leurs propriétés bactéricides et antitoxiques, entravent la prolifération des bactéries et neutralisent les toxines intestinales. Elles s'emploient surtout dans la furonculose.

Leyden, médecin allemand de la fin du XIXe siècle. Voir: *Myélite bulbaire aiguë de* Leyden ; *Cristaux de Charcot-Leyden.*

Libido, *f.* (*libido*, désir). Instinct sexuel, désir génital (Freud) accompagné de ce désir de bonheur ou de jouissance qui est le principe de notre activité (Claparède). un des mobiles fondamentaux des actions humaines. Les tendances anormales de la libido sont une des causes de l'hystérie, de la psycho-névropathie.

Lichen, *m.* (λειχήν, lichen). Terme employé pour désigner plusieurs dermatoses. Employé seul, il sert actuellement à désigner le lichen plan.

Lichen de Wilson, *m.* Voir SYN.: *Lichen plan.*

Lichen pilaris, *m.* Maladie de l'ancienne classification des dermatoses actuellement démembrée. Voir SYN.: *Kératose pilaire ; Xérodermie.*

Lichen plan, *m.* SYN.: *Lichen ruber planus ; Lichen de Wilson.* Dermatose caractérisée par de petites papules, aplaties, brillantes, ordinairement polygonales, de coloration rouge jaunâtre. Elles siègent sur tout le corps et la muqueuse bucco-linguale ; elles respectent les ongles et s'accompagnent de prurit d'intensité variable. Mal connue dans son étiologie, elle serait due à des troubles nerveux (névro-dermite de Brocq).

Lichen ruber acuminatus, *m.* Voir SYN.: *Pityriasis rubra pilaire.*

Lichen ruber planus, *m.* Voir SYN.: *Lichen plan.*

Lichen scrofulosorum, *m.* Tuberculide à forme lichenoïde, caractérisée par des papules miliaires gris-brunâtres, coniques, surmontées d'une minuscule croutelle ayant un poil en son centre. Elle siège au tronc, en particulier sur les flancs, quelquefois sur les membres. Elle s'observe surtout chez les enfants et adolescents atteints de tuberculose externe ou interne.

Lichen simplex aigu, *m.* Maladie de l'ancienne classification des dermatoses actuellement démembrée. Voir Syn. : *Prurigo*.

Lichen tropicus, *m.* Maladie de l'ancienne classification des dermatoses rattachée actuellement aux éruptions sudorales. Voir Syn. : *Miliaire*.

Lichen urticatus, *m.* Maladie de l'ancienne classification des dermatoses actuellement démembrée. Voir Syn. : *Prurigo*.

Lichenification, *f.* (λιχήν, lichen : *facere*, produire). Dermatose qui prend les caractères morphologiques du lichen plan.

Lichenoïde, *adj.* (lichen, lichen : εἶδος, forme). Qui a l'aspect du lichen. — *Ex.* : État lichenoïde lingual (Voir ce mot).

Liénal, *adj.* (lien, rate). Qui a rapport à la rate. — *Ex.:* Hypertrophie liénale.

Liénase, *f.* (lien, rate). Substance qui détruit les globules rouges malades à leur passage dans la rate.

Liencéphale, *m.* λεῖος, lisse : ἐγκεφαλή, encéphale). Monstre dont l'encéphale est lisse, sans circonvolution.

Liénite, *f.* (lien, rate). Syn.: *Splénite*.

Lientérie, *f.* (λεῖος, glissant ; ἔντερον, intestin). Diarrhée blanche, graisseuse, contenant des particules alimentaires à demi-digérées ; fréquente chez les enfants.

Lientérique, *adj.* (λεῖος, glissant ; ἔντερον, intestin). Qui a les caractères de la lientérie. — *Ex.:* Diarrhée lientérique.

Ligamentopexie, *f.* (*ligamentum*, ligament ; πήγνυμι, je couds). Suture des ligaments de l'utérus à la paroi abdominale dans le but de redresser et de fixer l'utérus dans une position normale.

Ligature, *f.* (*ligare*, lier). Opération qui a pour but de poser un lien (fil d'argent, catgut, crin de Florence) dans un but thérapeutique. — *Ex.:* Ligature osseuse vasculaire.

Ligne de Calot, *f.* Voir Syn. : *Ligne ilio-coccygienne*.

Ligne de Nélaton, *f.* Voir Syn.: *Ligne ilio-ischiatique*.

Ligne ilio-coccygienne, *f.* Syn.: *Ligne de Calot*. Ligne tirée de l'épine iliaque antéro-supérieure jusqu'à la pointe du coccyx. Elle répond au bord supérieur du cotyle et marque aussi la frontière supérieure normale de la tête fémorale. Elle répond aussi à l'angle postéro-supérieur du grand trochanter et à l'épine sciatique. Quand on sent la tête fémorale au-dessus de cette ligne, il y a luxation de la hanche.

Ligne ilio-ischiatique, *f.* Syn.: *Ligne de Nélaton*. Ligne partant de l'épine iliaque antéro-supérieure et finissant à l'ischion. On l'établit dans la recherche de la luxation de la hanche.

Liminaire. *adj.* (*limen*, seuil d'une porte). Qui atteint le seuil, et par suite le point de départ d'une action. — *Ex.:* Dose liminaire.

Limnoea truncatula. *f.* Petit gastéropode des eaux douces, se tenant sur les plantes hors de l'eau. Il sert d'hôte intermédiaire à la douve du foie.

Limoctonie, *f.* (λιμοκτονία, inanition). Inanition par privation d'aliments.

Linite, *f.* (λίνον, lin). Gastrite avec inflammation du réseau périvasculaire de l'estomac.

Linite plastique, *f.* Syn. : *Maladie fibreuse du pylore.* Gastrite chronique avec sclérose sous-muqueuse hypertrophique et rétro-péritonite calleuse, siégeant au niveau du pylore, mais pouvant s'étendre sur les parois du corps de l'estomac.

Liomyome, *m.* (λεῖος, lisse; μῦς, muscle). Syn. : *Leiomyome.* Tumeur formée par du tissu musculaire lisse.

Liopode, *m.* (λεῖος, plat; πούς, pied). Syn. : *Leiopode.* Pied plat.

Liparocèle, *f.* (λιπαρός, gras; κήλη, tumeur). Voir Syn. : *Lipome.*

Lipase, *f.* (λίπος, graisse). Ferment digestif dont l'action se fait sentir au niveau de l'intestin grêle. Il saponifie les graisses.

Lipectomie, *f.* (λίπος, graisse; ἐκτομή, excision). Excision d'un pannicule graisseux.

Lipémie, *f.* (λίπος, graisse; αἷμα, sang). Présence de corps gras dans le sang. Par exemple, dans le coma diabétique le sérum du sang est lactescent. Cet aspect spécial est dû à l'accumulation de particules graisseuses, formant une fine émulsion que révèle l'ultra-microscope.

Lipocèle, *f.* (λίπος, gras; κήλη, hernie). Hernie constituée par de la graisse.

Lipochrome, *m.* (λίπος, graisse; χρῶμα, couleur). Pigment de la graisse qui lui donne une coloration jaunâtre caractéristique. Il serait constitué par de la graisse soluble contenue dans les vitamines liposolubles.

Lipodiérèse, *f.* (λίπος, graisse; διαιρεῖν, diviser). Diminution de la graisse dans un tissu organique. — *Ex.:* Lipodiérèse sanguine.

Lipodystrophie progressive, *f.* (λίπος, graisse; δύς, difficile; τροφή, nourriture). Syn. : *Maladie de Barraquer-Simon.* Affection débutant dans l'enfance, entre 5 et 12 ans, plus fréquente chez les petites filles, caractérisée par une émaciation progressive au niveau de la face, du cou, des épaules, des membres supérieurs et du tronc, les membres inférieurs restant normaux. Les auteurs sont partagés sur l'origine de cette affection : tuberculose, action du sympathique, des glandes endocrines, amyotrophie primitive.

Lipofibrome, *m.* (λίπος, graisse; *fibra,* fibre). Tumeur formée de tissus qui, histologiquement, sont ceux du lipome et du fibrome.

Lipoïde, *m.* (λίπος, gras; εἶδος, ressemblance). Tumeur qui ressemble à de la graisse.

Lipoïdes cérébraux, *m.* (λίπος, graisse). Ils peuvent être divisés en trois grandes catégories : 1° Les lipoïdes azotés et phosphorés; 2° Les lipoïdes azotés non phosphorés; 3° Les lipoïdes non azotés, ni phosphorés (cholestérine, savons, acides gras). La formule de ces lipoïdes varie chez les animaux anaphylactisés et se caractérise par l'augmentation des savons.

Lipolyse, *f.* (λίπος, graisse; λύσις, dissolution). Dissolution physiologique des graisses à leur passage dans l'intestin, par dédoublement.

Lipoma pendulum caudiforme, *m.* Lipome ayant tendance à se pédiculer et siégeant au niveau du coccyx.

Lipomatose symétrique douloureuse, *f.* Voir SYN. : *Adipose douloureuse; Maladie de Dercum.*

Lipome, *m.* (λίπος, graisse). SYN. : *Liparocèle.* Tumeur bénigne se développant aux dépens du tissu adipeux et constituée par des cellules graisseuses.

Lipopexie, *f.* (λίπος, graisse; πῆξις, fixation). Fixation des graisses dans un tissu organique. — *Ex. :* Lipopexie pulmonaire.

Lipopsychie, *f.* (λείπω, je manque; ψυχή, âme, esprit). Défaillance intellectuelle.

Liposarcome, *m.* (λίπος, graisse; σάρξ, chair). Tumeur formée de tissus qui histologiquement sont ceux du lipome et du sarcome. — *Ex. :* Liposarcome du genou.

Liposoluble, *adj.* (λίπος, graisse; *solvere,* dissoudre). Dont la graisse est soluble. — *Ex. :* Vitamine liposoluble.

Lipothymie, *f.* (λείπειν, manquer; θυμός, âme). Perte de connaissance sans arrêt des battements cardiaques.

Lipotrope, *adj.* (λίπος, graisse; τρέπω, je tourne). Qui a la propriété de se fixer sur les graisses ou le tissu graisseux. — *Ex. :* Substance lipotrope.

Lipovaccin, *m.* (λίπος, graisse; *vacca,* vache). Vaccin dont le véhicule est huileux, ce qui lui donne l'avantage d'être absorbé lentement par l'organisme auquel il est inoculé.

Lipovaccin T. A. B., *m.* (λίπος, graisse; *vacca,* vache). Vaccin contre la fièvre typhoïde (T), les fièvres para-typhoïdes (A et B), préparé en milieu gras et plus particulièrement en milieu huileux.

Lipurie, *f.* (λίπος graisse; οὖρον, urine). Emission d'urine contenant des gouttelettes graisseuses non émulsionnées.

Liquide amniotique. *m.* Liquide physiologique dans lequel baigne le fœtus contenu dans la membrane amnios, *opalescent* à l'état normal, il contient des parcelles de l'enduit sébacé du fœtus, le vernix caseosa. Il devient *vert* par suite des souffrances du fœtus qui expulse son méconium. Il devient *sanguinolent,* quand le fœtus meurt et se couvre de phlyctènes sanguinolentes. Il devient *brun chocolaté,* quand le fœtus macère et exsude des pigments sanguins.

Liquide de Muller. *m.* Solution de bichromate de potasse et de sulfate de soude, servant à durcir et à fixer les éléments histologiques d'un tissu destiné à subir des coupes microscopiques pour en permettre l'examen.

Liséré bismuthé, *m.* Gingivite déterminée par l'absorption de sel de bismuth en grande quantité, le plus souvent par la voie intramusculaire, dans le traitement de la syphilis (tartrobismuthate), caractérisée par l'apparition d'un liséré au pourtour des gencives, rappelant celui de l'intoxication mercurielle.

Liséré de Burton. *m.* SYN. : *Signe de Burton.* Liséré de coloration bleu-ardoisée, dû au sulfure de plomb siégeant au bord libre des gencives, principalement au maxillaire inférieur, occasionné par l'intoxication chronique par le plomb. Il s'observe chez les peintres, dans le saturnisme.

Lissencéphale, *m.* (λεῖον, lisse ; ἐνκεφαλή, encéphale). Voir SYN.: *Liencéphale.*

Lithagogue, *adj.* (λίθος, pierre ; ἄγω, je chasse). Qui chasse les concrétions lithiasiques. — *Ex.:* Médicament lithagogue.

Lithiase, *f.* (λίθος, pierre). Toute formation de calcul en un point quelconque de l'organisme.

Lithiase appendiculaire, *f.* Formation de calculs dans l'appendice iléo-cæcal ; ces calculs constitués par des sels de chaux (phosphates, carbonates) sont le plus souvent amalgamés avec des matières stercorales.

Lithiase biliaire, *f.* (λίθος, pierre). Maladie des voies biliaires, caractérisée par la présence de calculs dans les canaux et plus particulièrement dans la vésicule biliaire. Elle s'observe chez certains prédisposés, mais a une origine microbienne : à l'angiocholécystite primitive succède le processus lithogène favorisé par la réaction individuelle.

Lithiase broncho-pulmonaire, *f.* SYN.: *Phtisie calculeuse.* Constituée par la présence de calculs dans les poumons et les bronches. Ces calculs sont formés par l'infiltration des tissus par des granulations de phosphate tribasique et de carbonate de chaux. Plus rarement les corps étrangers sont d'origine cartilagineuse ou osseuse.

Lithiase intestinale, *f.* Production de petits calculs ou de sable rejetés dans les selles, accompagnée presque toujours d'entéro-colite. Elle

s'observe chez les arthritiques.

Lithiase pancréatique, *f.* Présence de calculs dans les canaux du pancréas.

Lithiase rénale, *f.* Constituée par la présence, dans les voies urinaires, de calculs qui se forment dans le rein et émigrent par l'uretère dans la vessie. Ces calculs sont composés le plus souvent d'urates, d'oxalates de chaux et plus rarement de phosphates. Ils occasionnent par leur migration des coliques néphrétiques avec ou sans hématurie, par l'obstruction du bassinet, de l'hydronéphrose. (Voir ces mots).

Lithiase salivaire, *f.* Développement de calculs dans les glandes salivaires ou leurs canaux excréteurs.

Lithiasique, *adj.* (λίθος, pierre). Qui a rapport à la lithiase.

Lithocénose, *f.* (λίθος, pierre : κένωσις, évacuation). Evacuation d'un calcul par l'uretère.

Lithoclastie, *f.* (λίθος, pierre ; κλάω, je romps). Voir SYN.: *Lithothritie.*

Lithodrassique, *adj.* (λίθος, pierre ; δράσσω, je saisis). Qui saisit la pierre, le calcul. — *Ex.:* Pince lithodrassique.

Litholabe, *m.* (λίθος, pierre ; λαμβάνειν, saisir). Instrument en forme de pince employé pour saisir les calculs vésicaux.

Litholapaxie, *f.* (λίθος, pierre ; λάπαξις, évacuation). Opération consistant à broyer les calculs en petits fragments et à les aspirer en dehors de la vessie.

Lithontriptique, *adj.* (λίθος, pierre ; τριβή, broiement). Qui dissout les calculs urinaires.

— *Ex.* : Médicament lithontriptique.

Lithopœdion, *m.* (λίθος,
pierre; παιδίον, enfant). Fœtus
mort, le plus souvent ma-
céré et incrusté de sels calcaires.

Lithothripsie, *f.* (λίθος,
pierre ; τρίψις, broiement).
Voir Syn.: *Lithothritie.*

Lithothriteur, *m.* (λίθος,
pierre; τρίψις, broiement). Instrument destiné à broyer les
calculs vésicaux.

Lithothritie, *f.* (λίθος, pierre; τρίψις, broiement). Syn.:
Lithoclastie ; Lithothripsie.
Opération consistant à broyer
et à extraire les calculs de
la vessie.

Lithotomie, *f.* (λίθος, pierre: τομή, incision). Taille vésicale pour extraction de calculs.

Little, médecin anglais du
milieu du xixᵉ siècle. Voir :
Maladie de Little.

Livedo, *f.* Syn. : *Cyanose
réticulaire; Livedo annularis.*
Rougeur de la peau de coloration plus ou moins cyanotique, affectant l'aspect d'un
réseau à mailles plus ou
moins larges, survenant à la
suite d'exposition au froid
chez les sujets à circulation
ralentie.

Lividité, *f.* (*lividus,* livide).
Etat des téguments présen-
tant une coloration violacée
allant du bleu foncé au noir.
Il s'observe à la suite de
contusions, du froid, et après
la mort. — *Ex.:* Lividité cadavérique.

Lixiviation, *f.* (*lixivium,*
lessive). Procédé employé en
pharmacie consistant à faire
traverser par un liquide une
couche médicamenteuse pour
que ce liquide se charge des
principes qu'elle contient.

Loa loa, *m.* Ver nématode,
parasite de l'homme. Il a été
trouvé dans une néoformation
de la grosseur d'un haricot
qui s'était développée chez
une paysanne de 21 ans, entre la paroi de l'orbite et le
globe oculaire.

Lobe flottant du foie, *m.*
(λοβός, lobe). Voir Syn.: *Hépatoptose partielle.*

Lobstein, médecin français
du premier tiers du xixᵉ s.
Voir : *Maladie de Lobstein.*

Lobulé, *adj.* (λοβός, lobe).
Qui est formé par des lobules.
— *Ex.:* Aspect lobulé.

Lochial, *adj.* (λοχός, femme
en couches). Qui a rapport
aux lochies. — *Ex.:* Ecoulement lochial.

Lochies, *f.* (λοχός, femme
en couches). Ecoulement vaginal qui s'observe pendant les
suites de couches et qui est le
résultat de l'expulsion de débris de la muqueuse utérine
et de produits de sécrétion de
l'utérus et du vagin.

Lochiométrie, *f.* (λοχός,
femme en couches; μήτρα, utérus). Rétention des lochies
dans l'utérus.

Loëffler, médecin allemand
contemporain. Voir: *Bacille de
la diphtérie (Klebs-Loëffler).*

Lœmique, *adj.* (λοιμός,
peste). Qui a rapport à la
peste. — *Ex.:* Contagion lœmique.

Logagnosie, *f.* (λόγος, langage; α, priv.; γνῶσις, connaissance). Impossibilité de
reconnaître le langage parlé
ou écrit.

Logoclonie, *f.* (λόγος, langage; κλόνος, agitation). Trouble du langage caractérisé par
la répétition rythmique et
sans ton du même mot, qui
rend la conversation incompréhensible. Il s'observe chez
les déments séniles, les paralytiques.

Logocophose, *f.* (λόγος, langage ; κωφος, sourd). Voir SYN.: *Surdité verbale.*

Logoneurose, *f.* (λόγος, langage ; νεῦρον, nerf). Voir SYN.: *Dyslogie.*

Logopathie, *f.* (λόγος, langage ; πάθος, maladie). Trouble du langage. Voir SYN. : *Dyslogie.*

Logophobie, *f.* (λόγος, langage ; φοβος, crainte). Peur de parler.

Logoplégie, *f.* (λόγος, langage ; πλήσσειν, frapper). Paralysie du langage : impossibilité d'énoncer les mots qui expriment la pensée.

Logorrhée, *f.* (λόγος, discours ; ῥέω, je coule). Afflux de la parole avec besoin irrésistible de parler.

Logospasme, *m.* (λόγος, parole ; σπασμός, contraction). Répétition d'un mot ou de plusieurs mots, généralement les mêmes. Elle s'observe au cours de l'épilepsie.

Loi de Baumès, *f.* : Tout enfant né d'un père syphilitique ne peut contaminer sa mère qui l'allaite, bien que celle-ci n'ait eu aucune manifestation de la syphilis, mais cet enfant peut contaminer une nourrice mercenaire, qui lui donne le sein.

Loi de Bell, *f.* Voir SYN. : *Loi de Magendie.*

Loi de Bergonié-Tribondeau, *f.* : *Radiol.* Les rayons X et les corps radio-actifs possèdent des propriétés modificatrices d'autant plus intenses que les cellules ont une activité de reproduction plus grande, que leurs transformations karyokinétiques sont plus longues, que leur structure et leur fonctionnement physiologique sont moins définitivement fixés.

Loi de Boudin, *f.* Boudin admettait que le paludéen ne devenait pas tuberculeux.

Loi de Colles, *f.* Voir SYN.: *Loi de Baumès.*

Loi de Diday, *f.* SYN.: *Loi de la syphilis conceptionnelle :* « Un fœtus syphilitique *in utero* peut, par l'intermédiaire des vaisseaux placentaires, contaminer sa mère, chez laquelle apparaissent, au cours de la grossesse, des accidents secondaires, sans qu'on ait jamais constaté d'acidents primitifs. »

Loi de Hunter, *f.* : Deux maladies fébriles ne peuvent coexister. Cette loi a été reconnue fausse.

Loi de Levret, *f.* : En présence d'un placenta prœvia, l'insertion du cordon est marginale.

Loi de Magendie, *f.* SYN.: *Loi de Bell :* Les racines antérieures de la moelle sont motrices, les racines postérieures sont sensitives.

Loi de Marey, *f.* : L'hypertension artérielle provoque un ralentissement du muscle cardiaque, au contraire l'hypotension artérielle amène une augmentation des battements cardiaques.

Loi de Max Schuller, *f.* : Le traumatisme peut localiser une infection latente à son niveau. Elle s'applique en médecine légale pour l'indemnisation des blessés et a été un sujet de controverses dans le cas de la tuberculose traumatique.

Loi de Profeta, *f.* : « L'enfant reconnu sain, né d'une mère syphilitique, ne peut contracter la syphilis par l'allaitement, ni par tout autre contact. Cette immunité ne s'étend d'ailleurs pas à toute l'existence. » Tel est le principe de Boehrend (1860),

formulé par Profeta (1865).
La réaction de Bordet-Wassermann permet de contrôler si l'enfant est sain.

Loi de Stokes, *f.* : Il existe de la paralysie des muscles sous-jacents aux muqueuses enflammées ou des muscles en contact avec les séreuses enflammées.

Loi de Vulpian, *f.* : Dans les hémorragies cérébrales, le malade dévie la tête et les yeux du côté de l'hémisphère atteint.

Loi du Karma, *f.* Loi de la bonne hérédité, qui tend à rétablir l'harmonie et le bon équilibre dans l'organisme.

Lombaire, *adj.* (*lumbi*, lombes). Qui a rapport à la région des lombes. — *Ex.* : Névralgie lombaire.

Lombalgie, *f.* (*lumbi*, lombes; ἄλγος, douleur). Voir SYN.: *Lumbalgie*.

Lombarthrie, *f.* (*lumbi*, lombes; ἄρθρον, articulation). Rhumatisme vertébral chronique de la région lombaire, caractérisé par une prolifération ostéophytique avec ou sans décalcification et ostéoporose, procédant par poussées inflammatoires douloureuses. Elle occasionne de la camptocormie, qui se réduit quand le malade se couche sur le dos; la contracture des muscles paravertébraux et l'immobilisation rachidienne font défaut.

Lombricoïde, *adj.* (*lumbricus*, lombric; εἶδος, ressemblance). Qui ressemble, qui a les caractères du lombric.

Lombricose, *f.* (*lumbricus*, lombric). Affection parasitaire due aux lombrics.

Lophotriche, *adj.* (λόφος, crinière; θρίξ, poil, cil vibratile). Qui présente une touffe de poils ou cils vibratiles. — *Ex.* : Bacille lophotriche.

Lorain, médecin français du milieu du XIXe siècle. Voir: *Infantilisme type Lorain*.

Lordose, *f.* (λορδός, courbé). Déformation de la colonne vertébrale, caractérisée par une courbure à convexité antérieure. Elle siège le plus généralement à la région lombaire ou lombo-dorsale qui présente de l'ensellure. Elle s'observe dans les lésions de la hanche, le rachitisme, la paralysie infantile.

Lota, *m.* Dermatose mycosique observée à la Martinique. Voir SYN.: *Caraté*.

Loupe, *f.* (*lupia*, loupe). Kyste sébacé généralement volumineux qui se développe au niveau du cuir chevelu.

Loxarthre, *m.* (λοξός, oblique; ἄρθρον articulation). Direction vicieuse d'un membre au niveau d'une articulation.

Lucidité, *f.* (*lux*, lumière). Suspension temporaire et complète des symptômes de la folie au cours d'un même accès.

Lucilia hominivorax, *f.* Insecte dont la larve se trouve dans certaines tumeurs bénignes et parasitaires du sac et des canaux lacrymaux.

Ludwig, médecin allemand de la fin du XIXe siècle. Voir: *Angine de Ludwig*.

Luérien, *adj.* (*lues*, contagion). Contagieux. S'emploie comme synonyme de syphilitique. — *Ex.* : Germe luérien.

Luétine, *f.* (*lues*, contagion). Substance sécrétée par l'agent spécifique de la syphilis.

Luétine-réaction, *f.* Voir SYN.: *Réaction de Noguchi*.

Lugol, médecin français de la première moitié du XIXe

siècle. Voir : *Solution de Lugol*.

Lumbago, *m.* (*lumbi*, lombes). Douleur au niveau de la région lombaire, s'étendant des deux côtés de la colonne vertébrale, rendant le redressement du tronc impossible, s'accompagnant quelquefois de fièvre et de léger embarras gastrique, due à une poussée rhumatismale des articulations vertébrales s'irradiant aux muscles de la masse lombaire, qui se mettent en état de contracture de défense pour immobiliser le tronc.

Lumbago traumatique, Douleur de la région lombaire, unie ou bilatérale, subite, imprévue, survenant à l'occasion d'un effort violent au cours du travail, localisée au point où les fibres musculaires et aponévrotiques de la masse sacro-lombaire se sont rompues.

Lumbalgie, *f.* (*lumbi*, lombes ; ἄλγος, douleur). Douleur de la région lombaire, localisée aux muscles vertébraux et d'origine rhumatismale.

Lupique, *adj.* (*lupus*, loup). Qui a rapport au lupus. — *Ex. :* Tubercule lupique.

Lupoïde miliaire, *m.* Voir SYN. : *Sarcoïde*.

Lupome, *m.* (*lupus*, loup). Tubercule à l'état non évolutif qui se trouve dans les tissus cicatriciels de lupus et reste stationnaire quelquefois des années, mais qui peut subir une recrudescence sans cause bien apparente.

Lupus, *m.* (*lupus*, loup et comme cet animal : qui dévore). SYN.: *Lupus de Willan*. Dénomination qui a servi pendant longtemps à désigner de nombreuses maladies cuta-nées à caractère ulcéreux et rongeant, mais qui est réservée exclusivement aujourd'hui à une forme de tuberculose de la peau. Le lupus dû à la localisation cutanée du bacille de Koch peut se présenter sous forme de bouton non ulcéré formé par des tubercules, ou sous forme de placards ulcérés ayant tendance à s'agrandir sur les bords tout en se cicatrisant au centre. Le lupus se présente sous la forme plane, élevée ou végétante. Son siège le plus fréquent est la face, et en particulier le nez, il peut s'observer sur toutes les muqueuses, surtout sur les muqueuses nasales, palpébrales pharyngées. La marche de l'affection est très lente.

Lupus de Willan, *m.* Voir SYN.: *Lupus*.

Lupus érythémateux, *m.* SYN.: *Dartre rongeante (Biett* : *Scrofulide érythémateuse (Bazin)* ; *Ulérythème centrifuge (Kaposi-Linna)*. Dermatose caractérisée par des plaques rouges, unies, parsemées de petites dilatations vasculaires, formant une légère saillie sous le doigt, présentant sur leurs bords une hyperkératose qui s'étend progressivement. Le centre de la plaque érythémateuse se cicatrise sans s'ulcérer et la lésion d'hyperkératose se poursuit sur les bords. Le lupus érythémateux se localise principalement à la face, au cuir chevelu, à la face dorsale des mains. Certains auteurs le considèrent comme une affection tuberculeuse ; pour d'autres, ce serait une angionévrose ou le résultat d'une toxi-infection.

Lupus érythémato-tuberculeux, *m.* Lupus mixte où

l'on trouve des lésions du lupus de Willan et du lupus érythémateux.

Lupus pernio, *m.* (*lupus*, loup ; *pernio*, engelure). Syn. : *Lymphogranulome.* Variété de lupus survenant chez des sujets à circulation ralentie aux extrémités, de nature tuberculeuse, rappelant l'aspect des engelures, s'ulcérant facilement, guérissant lentement et persistant été comme hiver.

Lurideux, *adj.* (*luror*, jaune pâle). Qui a les caractères de la luridité. — *Ex. :* Peau lurideuse.

Luridité, *f.* (*luror*, jaune pâle). Etat de la peau, caractérisé par sa coloration jaune pâle spéciale. Elle s'observe dans les cachexies.

Lutéamine, *f.* Protéamine qui se trouve dans le corps jaune de l'ovaire en voie de développement.

Luxation. *f.* (*luxare*, déboiter). Déplacement des surfaces articulaires des os formant une articulation. Il peut être congénital ou acquis. — *Ex. :* Luxation de la hanche.

Lycanthropie, *f.* λύκος, loup ; ἄνθρωπος, homme). Déformation de la personnalité dans laquelle le sujet se croit transformé en loup.

Lycorexie, *f.* λύκος, loup ; ὄρεξις, appétit). Syn. : *Boulimie ; Faim de loup.* Déformation de l'appétit qui devient pathologique par son exagération pour les viandes, quelle qu'en soit la qualité.

Lymphadénie, *f.* (*lympha*, lymphe ; ἀδήν, glande). Hypertrophie du tissu lymphatique, quelle que soit sa localisation (glandes, ganglions), et prolifération des éléments constitutifs de la lymphe (cel-

lules de différents types : myélocytes, hématies nucléées, lymphocytes).

Lymphadénie maligne, *f.* Syn. : *Lympho-sarcomatose.*

Lymphadénisme, *m.* (*lympha*, lymphe ; ἀδήν. glande). Etat de l'organisme qui tend à faire de la lymphadénie.

Lymphadénite, *f.* (*lympha*, lymphe ; ἀδήν, glande). Voir Syn. : *Adénite.*

Lymphadénome, *m.* (*lympha*, lymphe ; ἀδήν, glande). Syn. : *Lymphome.* Tumeur maligne qui est constituée par un réticulum comparable à celui des ganglions lymphatiques, formant des mailles remplies de cellules rappelant les lymphocytes. — *Ex. :* Lymphadénome du cou.

Lymphadénose. *f.* (*lympha*, lymphe ; ἀδήν. glande). Forme de leucémie avec localisation ganglionnaire.

Lymphagogue, *adj.* (*lympha*, lymphe ; ἄγω, je pousse). Qui tend à augmenter la quantité de la lymphe. — *Ex. :* Médicament lymphagogue.

Lymphangiectasie, *f.* (*lympha*, lymphe ; ἀγγείον, vaisseau ; ἔκτασις. dilatation). Dilatation des vaisseaux lymphatiques. — *Ex. :* Lymphangiectasie inguino-scrotale.

Lymphangiome, *m.* (*lympha*, lymphe ; ἀγγείον, vaisseau). Tumeur ayant tendance à se transformer en tumeur maligne, constituée par une dilatation des vaisseaux lymphatiques qui sont agglomérés en masse.

Lymphangioplastie, (*lympha*, lymphe ; ἀγγείον, vaisseau ; πλάσσειν. faire). Drainage des œdèmes cutanés au moyen de fils de soie passés sous la peau.

Lymphangio-sarcome, *m.* (*lympha*, lymphe; ἀγγεῖον, vaisseau; σάρξ, chair). Tumeur constituée par néoformation, rappelant la structure histologique du lymphangiome et du sarcome. — *Ex.:* Lymphangio-sarcome du nasopharynx.

Lymphangite, *f.* (*lympha*, lymphe; ἀγγεῖον, vaisseau). SYN.: *Angioleucite; Lymphite; Lymphatite.* Inflammation des vaisseaux lymphatiques qui se traduit par des trainées douloureuses rougeâtres, chaudes, au niveau des vaisseaux infectés qui véhiculent le microbe infectant, introduit au niveau d'une solution de continuité des téguments par traumatisme ou lésion ancienne de la peau. La lymphangite s'accompagne de fièvre, frisson, céphalée, inappétence.

Lymphatique, *adj.* (*lympha*, lymphe). *a)* Qui a rapport à la lymphe. *Ex.:* Tissu lymphatique; *b)* Qui a les caractères du lymphatisme. *Ex.:* Etat lymphatique.

Lymphatisme, *m.* (*lympha*, lymphe). SYN.: *Scrofule.* Etat constitutionnel d'un organisme dans lequel le système lymphatique et en particulier le système lymphatique ganglionnaire est anormalement développé sous l'influence d'une diathèse ou d'une infection chronique, en général tuberculeuse.

Lymphatite, *f.* (*lympha*, lymphe). Terme peu employé. Voir SYN.: *Lymphangite.*

Lymphatocèle, *f.* (*lympha*, lymphe; κήλη, tumeur). Tumeur formée par la dilatation d'un vaisseau lymphatique et l'accumulation de lymphe à son niveau.

Lymphémie, *f.* (*lympha*, lymphe; αἷμα, sang). Voir SYN.: *Leucémie.*

Lymphite, *f.* (*lympha*, lymphe). Terme peu employé. Voir SYN.: *Lymphangite.*

Lymphoblaste, *m.* (*lympha*, lymphe; βλαστός. germe). Lymphocyte anormal du sang présentant la forme lymphocitaire la plus simple, se distinguant du myéloblaste par la structure moins réticulée de son noyau (Alb. Lemaire).

Lymphocyte, *m.* (*lympha*, lymphe; κύτος, cellule). Leucocyte à gros noyau.

Lymphocytémie, *f.* (*lympha*, lymphe: κύτος. cellule; αἷμα, sang). Etat pathologique du sang qui présente une formule leucocytaire dans laquelle prédomine nettement la variété lymphocytaire. Elle s'observe notamment dans certaines hépatites. splénomégalies et adénopathies généralisées.

Lymphocytomatose, *f.* (*lympha*, lymphe; κύτος. cellule: αἷμα, sang). Processus pathologique caractérisé par une multiplication anormale des lymphocytes. Il s'observe dans la lymphadénie.

Lymphocytome, *m.* (*lympha*, lymphe: κύτος, cellule). Type d'hyperplasie des lymphocytes des ganglions. Il s'observe dans la lymphadénie.

Lymphocytose, *f.* (*lympha*, eau, lymphe: κύτος, cellule). Etat numératif des lymphocytes par champ de microscope trouvés dans le liquide céphalo-rachidien. A l'état normal, ce chiffre est 1, 2 ou 3 lymphocytes; la lymphocytose devient pathologique quand les lymphocytes dépassent 6 à 8 par champ de microscope.

Lymphodermie perni-

cieuse, *f.* (*lympha*, lymphe; δέρμα, peau). Dermatose généralisée, caractérisée par une infiltration de la peau, de coloration rouge bistre, donnant la sensation de l'œdème dur, plus accentuée en certains points, formant de véritables tumeurs. Le prurit, comme dans le mycosis fongoïde, est très accentué, intolérable. Le malade meurt généralement de cachexie.

Lymphogangline, *f.* (*lympha*, lymphe; γάγγλιον, ganglion). Produit de sécrétion interne des ganglions lymphatiques. Son action serait antagoniste de celle de l'adrénaline.

Lymphogène, *adj.* (*lympha*, lymphe; γεννάω, j'engendre). Qui engendre la lymphe. — *Ex.:* Leucémie lymphogène.

Lymphogénèse, *f.* (*lympha*, lymphe; γεννάω, j'engendre). Formation de la lymphe.

Lymphogranulomatose, *f.* (*lympha*, lymphe; *granula*, petite graine). Variété d'inflammation des ganglions pouvant aboutir à la suppuration.

Lymphogranulome, *m.* (*lympha*, lymphe; *granulum*, petite graine). Voir Syn.: *Lupus pernio*.

Lymphoïde, *adj.* (*lympha*, lymphe; εἶδος, ressemblance). Qui a l'aspect de la lymphe. — *Ex.:* Tissu lymphoïde.

Lymphôme, *m.* (*lympha*, lymphe). Tumeur constituée par du tissu lymphoïde avec zones nécrotiques et hémorragiques. — *Ex.:* Lymphôme du jéjunum.

Lymphopoièse, *f.* (*lympha*, lymphe; ποιέω, je fais). Formation de la lymphe.

Lymphorragie, *f.* (*lympha*, lymphe; ῥήγνυμι, je romps). Écoulement de la lymphe par un vaisseau lymphatique rompu.

Lympho-sarcomatose, *f.* (*lympha*, lymphe; σάρξ, chair). Syn.: *Lymphadénie maligne*. Maladie ayant tendance à se généraliser, se localisant sur tous les organes dans la constitution desquels entre du tissu lymphoïde et formant des tumeurs constituées par du lympho-sarcome.

Lympho-sarcome, *m.* (*lympha*, lymphe; σάρξ, chair). Tumeur mixte constituée par du lymphome et du sarcome.

Lymphothérapie, *f.* (*lympha*, lymphe; θεραπεύω, je soigne). Syn.: *Sérothérapie*.

Lyngode, *adj.* (λυγγώδης, sanglotant). Qui sanglote avec ou sans hoquets.

Lypémanie, *f.* (λύπη, tristesse; μανία, folie). Voir Syn.: *Mélancolie*.

Lysine, *f.* (λύσις, solution). Substance du sang capable de dissoudre les microbes et même les cellules ou les tissus introduits expérimentalement dans le corps d'un animal ou de l'homme.

Lysine, *f.* (λύσις, solution). Acide amidé produit de décomposition des aliments azotés, nécessaire pour permettre aux tissus de l'organisme de s'accroître. Son absence est une des causes d'insuffisance ou d'arrêt de croissance chez l'enfant.

Lysis, *f.* (λύσις, solution). État qui s'améliore lentement, progressivement. — *Ex.:* Chute en lysis (en parlant de la fièvre).

Lysse, *f.* (λύσσα, rage). Pustule qui se développe sous la langue, dans certains cas de rage humaine.

Lyssophobie, *f.* (λύσσα, rage; φόβος, crainte). Crainte pathologique de la rage.

M

Mac - Burney, chirurgien américain contemporain. Voir: *Point de Mac-Burney.*

Macération, *f.* (*macerare,* même sens). Mise en contact d'un corps avec un liquide. — *Pharm.* Dissolution dans de l'eau froide des parties solubles d'une plante. — *Ex.:* Macération de feuilles de digitale. — *Obst.* Imbibition par le liquide amniotique d'un fœtus mort.

Mâchonnement, *m.* (μασάομαι, mâcher). Action d'articuler les mâchoires sans motif. — *Ex.:* Mâchonnement dans la paralysie générale.

Macilence, *f.* (*macilentia,* maigreur). Amaigrissement.

Macrobie, *f.* (μακρός, grand; βίος, vie). Longévité.

Macrocéphalie, *f.* (μακρος, grand; κεφαλή, tête). Hypertrophie de la tête.

Macrobiotique, *s. f.* (μακρος, long; βίος, vie). Partie de l'art médical qui traite des moyens d'assurer la longévité.

Macrocheilie, *f.* (μακρος, large; χεῖλος, lèvre). Hypertrophie congénitale des lèvres due à des dilatations des vaisseaux lymphatiques. Quand la macrocheilie est angiomateuse, elle est due à la néoformation de capillaires sanguins.

Macrochirie, *f.* (μακρος, large; χείρ, main). Développement exagéré, pathologique des mains. Il s'observe dans l'acromégalie.

Macrocytase, *f.* (μακρος, grand; κύτος, cellule). Ferment sécrété par le protoplasme d'un macrophage qui digère et détruit les particules englobées par et dans le protoplasma.

Macrodactylie, *f.* (μακρος, grand; δάκτυλος, doigt). Hypertrophie des doigts.

Macrogamète, *m.* (μακρος, grand). Phase de développement de l'hématozoaire. Corps flagellé muni de longs prolongements grêles et libres qui pénètre, jouant le rôle d'élément mâle, dans la microgamète et va la féconder pour donner naissance à un zygote.

Macrogastre, *m.* (μακρος, grand; γαστήρ, estomac). Dilatation de l'estomac.

Macrogénitosomie, *f.* (μακρος, grand; *genitalis,* génital: σῶμα, corps). Développement exagéré et souvent prématuré des organes génitaux.

Macroglossie, *f.* (μακρος, grand; γλῶσσα, langue). Hypertrophie de la langue. Ce terme employé seul sert à désigner une affection congénitale de la langue d'origine lymphatique; on a affaire alors à un véritable lymphangiome qui peut affecter la forme simple, caverneuse, kystique, ou hémato-kystique.

Macro-lymphocytomatose, *f.* (μακρος, grand; *lympha,* lymphe; κύτος, cellule; αἷμα, sang). Surproduction de grands lymphocytes dans le sang. Elle s'observe dans la leucémie aiguë.

Macromélie, *f.* (μαχρος, grand; μέλος, membre). Développement exagéré des membres.

Macrophage, *m.* (μαχρος, grand; φαγεῖν, manger). Cellule lympho-conjonctive de 10 à 50 μ, à noyau unique, capable de digérer des microbes et des débris cellulaires épithéliaux ou musculaires. « A l'état normal, les grands mononucléaires du sang, de la lymphe et des tissus hématopoïétiques sont presque les seuls macrophages. Sous l'influence de l'inflammation, toutes les cellules conjonctives et lymphatiques, cellules fixes, cellules endothéliales des séreuses et des vaisseaux, peuvent, en s'hypertrophiant et en se libérant, devenir macrophages. » (Dominici.)

Macrophagie, *f.* (μαχρος, grand; φαγεῖν, manger). Voir Syn.: *Macrophagocytose*.

Macrophagocytose, *f.* (μαχρος, grand; φαγεῖν, manger; χύτος, cellule). Syn.: *Macrophagie*. Fait, pour les macrophages, d'être à l'état actif.

Macropie, *f.* (μαχρος, grand; ὄψις, vue). Voir Syn.: *Macropsie*.

Macropodie, *f.* (μαχρος, grand; πούς, πόδος, pied). Développement exagéré, pathologique des pieds. S'observe dans l'acromégalie.

Macroprosopie, *f.* (μαχρος, grand; πρόσωπον, face). Développement exagéré, pathologique de la face.

Macropsie. *f.* (μαχρος, grand; ὄψις, vue). Syn.: *Macropie*. Trouble de l'accommodation dans lequel les objets sont vus plus grands que leur grandeur réelle.

Macroscopique, *adj.* (μαχρος, grand; σκοπεω, je re-garde). Qui peut être vu à l'œil nu. — *Ex.:* Lésion macroscopique.

Macroskélie, *f.* (μαχρος, grand; σκέλος, jambe). Développement exagéré des jambes.

Macrosomatie, *f.* (μαχρος, grand; σῶμα, corps). Développement exagéré du corps en longueur et en grosseur.

Macrostomie, *f.* (μαχρος, grand; στόμα, bouche). Syn.: *Gueule de loup*. Bec de lièvre double compliqué par l'absence de l'os incisif intermaxillaire et de la lèvre qui le recouvre.

Maculaire, *adj.* (macula, petite tache). Qui appartient à la macula. — *Ex.:* Choroïdite maculaire.

Macula, *f.* (macula, tache). Tache qui tranche sur la peau par sa coloration plus foncée que la peau elle-même et qui s'observe dans certains exanthèmes.

Madarose, *f.* (μαδάω, je tombe). Voir Syn.: *Madarosis*.

Madarosis, *m.* (μαδάω, tomber). Syn.: *Madarose*. Perte partielle ou totale des cils ou des cheveux.

Madelung. Voir: *Maladie de Madelung; Radius curvus*.

Madura, ville de l'Inde. Voir: *Pied de Madura*.

Magendie, médecin français de la première moitié du XIXᵉ siècle. Voir: *Loi de Magendie*.

Magitot, dentiste français contemporain. Voir: *Maladie de Magitot*.

Magma, *m.* (μάσσειν, exprimer). Agglomération de matières épaisses privées de leur eau de constitution.

Magnan, aliéniste français de la fin du XIXᵉ siècle et commencement du XXᵉ siècle. Voir: *Signe de Magnan; Encépha-*

lite chronique interstitielle diffuse.

Magnétisme, *m.* (μάγνης, aimant). Ensemble des actions capables de provoquer le somnambulisme chez certains névropathes.

Magnétothérapie, *f.* (μάγ-νης, aimant: θεραπευω, je soigne). Méthode de traitement par les aimants.

Magnicide, *m.* (*magnus,* grand; *cædere,* tuer). Voir Syn.: *Régicide.*

Main d'accoucheur, *f.* (*manus,* main). *Neur.* Main figée par acrocontracture, caractérisée par le resserrement des doigts en fuseau analogue à celui de l'accoucheur. *Obst.* Pour introduire la main dans le vagin, le pouce, en adduction et opposition, vient se placer au centre de la face palmaire du médius et de l'annulaire, l'index et le petit doigt en adduction forcée, se placent à la face palmaire du médius et de l'annulaire.

Main de bénisseur, *f.* *Neur.* Variété de main figée par contracture, caractérisée par une légère flexion du poignet, les doigts en extension presque complète, le pouce accolé contre l'index dans la position semblable à celle que prend le prêtre qui bénit la foule.

Main bote, *f.* Déformation congénitale de la main qui fait un angle aigu ou droit avec l'avant-bras. Elle peut s'observer sous deux modalités : 1° Avec intégrité du squelette: elle est due alors à une compression subie par le fœtus pendant sa vie intra-utérine; 2° Avec malformation des os de l'avant-bras, en général du radius ; elle est due, dans ce cas, à l'arrêt du développement du squelette

osseux produit par les replis amniotiques.

Main de cadavre, *f.* Syn.: *Main de squelette. Neur.* Main décharnée caractérisée par l'atrophie des muscles des régions thénarienne et hypothénarienne, des espaces interosseux, reconnaissant les mêmes causes que la main du singe.

Main de fakir, *f.* *Neur.* Main dont les doigts sont en flexion forcée dans la paume de la main, avec pénétration des ongles dans les éminences thénar et hypothénar. Elle s'observe dans les contractures organiques et hystériques.

Main de prédicateur, *f.* *Neur.* Main décharnée dont le poignet est relevé en extension à angle presque droit sur l'avant-bras, les premières phalanges en extension sur les métacarpiens, les deuxième et troisième phalanges en flexion à angle droit sur les premières phalanges. Le radial est généralement intact. Elle s'observe dans la syringomyélie.

Main de Rœntgen, *f.* État de la main d'un individu employant depuis longtemps les rayons de Rœntgen sans avoir pris les précautions nécessaires pour éviter l'action nocive des rayons X. La main de Rœntgen est diminuée de volume par atrophie des parties molles, les articulations sont soudées. La peau est glabre, fendillée, lisse, couverte de petites taches pigmentaires ou cornées. A un stade plus avancé, l'os subit une fonte avec orifice fistuleux, des phénomènes de névrite ascendante avec ulcérations s'installent définitivement.

Main de singe, *f.* Syn.: *Main simienne ; Main de Du-*

chenne-Aran. *Neur.* Caractérisée par le décharnement de la main, dû à des atrophies des muscles des éminences thénar, hypothénar, et des espaces interrosseux: elle s'accompagne le plus souvent de griffe. Elle s'observe dans l'atrophie musculaire progressive, dans de nombreuses affections médullaires, névritiques ou traumatiques du plexus brachial.

Main émotive, *f.* État particulier de la main que l'on observe chez les hyperémotifs. Elle se caractérise par: 1° une moiteur de la paume, phénomène d'hypersécrétion sudorale, produisant dans le creux de la main des gouttes de sueur perlant à l'extrémité des canaux sudoripares: 2° de la rougeur des lignes palmaires; 3° de l'onychophagie; 4° une trémulation plus ou moins forte des extrémités ; 5° une douceur particulière de l'épiderme.

Main en bénitier. *f. Neur.* Variété de main figée par acrocontracture caractérisée par la flexion des articulations métacarpo-phalangiennes avec les trois phalanges en extension, le pouce restant en extension et en opposition contre la face externe de la première phalange de l'index de façon à ce que la paume de la main reste creusée à la façon d'un bénitier.

Main en col de cygne, *f.* Voir Syn.: *Acrocontracture: Main figée. Neur.* Main contracturée sur l'avant-bras, le poignet formant et rappelant le col d'un cygne. Trouble d'ordre réflexe.

Main en coup de poing, *f. Neur.* Variété de main figée par acrocontracture dont les doigts sont fléchis avec force et dans la position que prend la main pour donner un coup de poing.

Main en pince de homard, *f. Neur.* Main dont le pouce écarté et l'index à demifléchi forme une sorte de pince, les trois autres doigts étant en flexion forcée. Elle s'observe dans la syringomyélie.

Main figée. *f.* Syn.: *Acrocontracture: Main en col de cygne. Neur.* Main figée, main immobilisée comme si elle avait été figée. Contracture de la main d'ordre réflexe, dite encore d'ordre physiopathique.

Main sensitive corticale, *f. Neur.* Syndrome de lésion corticale caractérisée à la main par de l'hypoesthésie tactile douloureuse et thermique, élargissement des cercles de Weber, perte totale et absolue des sensibilités profondes et du sens stéréognostique. Elle s'observe chez l'individu atteint de blessure du crâne limitée du lobe pariétal.

Main succulente, *f. Neur.* Main potelée, œdématiée au niveau de la face dorsale; cette boursoufflure peut envahir les premières phalanges des doigts qui sont accolés les uns contre les autres. Elle s'observe dans la syringomyélie.

Maïsme, *m.* Intoxication par l'ingestion de maïs altéré, soit que ce maïs produise un alcaloïde spécial, soit qu'il soit contaminé par le verdet. Les symptômes sont ceux de la pellagre.

Maisonneuve, chirurgien français du milieu du XIXe siècle. Voir: *Fracture de Maisonneuve.*

Mal caduc. *m.* (*malum,* mal: *cadere,* tomber). Voir Syn. : *Épilepsie.* Ainsi dénommée parce que la chute de l'épileptique est un des premiers symptômes de la crise.

Mal comitial, *m*. (*morbus comitialis*). Voir Syn.: *Epilepsie*. Ainsi dénommé parce que les Romains arrêtaient la réunion des comices quand un épileptique avait une crise pendant l'assemblée.

Mal de Bright, *m*. Voir : *Néphrite chronique albumineuse*.

Mal de Budd, *m*. Voir Syn. : *Ictère grave*.

Mal de bulpiss, *m*. Voir Syn.: *Caraté*.

Mal de cativi, *m*. Voir Syn.: *Caraté*.

Mal de Caderas, *m*. Maladie du sommeil qui frappe les équidés de l'Amérique du Sud.

Mal de cute, *m*. Voir Syn.: *Caraté*.

Mal de los pintos, *m*. Voir Syn.: *Caraté*.

Mal de mer, *m*. Syn.: *Thalasie; Naupathie*. Etat d'abord de malaise avec vertiges, céphalée, sueurs froides, irrégularité du pouls, auquel succède un état nauséeux suivi de vomissements difficultueux, pénibles, de relâchement des réservoirs et d'anéantissement de tout l'organisme avec apathie psychique survenant chez les voyageurs sur mer. La gravité, la durée de ces symptômes sont fort variables suivant les sujets, et l'état de la mer, chez les prédisposés, n'a pas beaucoup d'influence sur eux. Il serait un vertige d'origine labyrinthique dû à l'excitation anormale de l'appareil vestibulaire par les changements incessants de l'attitude du corps sur le bateau en mouvement. L'excitation du nerf vestibulaire influence les nerfs bulbaires, centrifuges voisins ; l'intermédiaire de Wrisberg, le glosso-pharyngien et surtout le pneumogastrique.

Mal de Pott, *m*. Syn.: *Spondylarthrocace*. Tuberculose des vertèbres et des articulations intervertébrales. Elle occasionne des abcès par congestion, de la gibbosité, des compressions de la moelle quelquefois mortelles ou avec troubles paralytiques des membres inférieurs. Elle peut, dans certains cas, amener la cachexie, et, par suite, entraîner la mort.

Mal de puna, *m*. Voir Syn.: *Marco*.

Mal de quirica, *m*. Voir Syn.: *Caraté*.

Mal de tina, *m*. Voir Syn.: *Caraté*.

Mal des ardents, *m*. Voir Syn.: *Ergotisme*.

Mal des montagnes. *m*. Etat d'abord de malaise caractérisé par de la céphalée, de l'accélération du pouls, de la difficulté à respirer qui survient chez les ascensionnistes à partir de 3.000 ou 4.000 mètres, suivant les sujets. A partir de cette hauteur, des troubles circulatoires avec palpitations, cyanose des lèvres apparaissent : ils peuvent s'accompagner de ruptures vasculaires déterminant des hémorragies nasales, auriculaires (surdité consécutive) et d'autres organes, de lipothymies ou d'une somnolence invincible, de troubles gastro-intestinaux avec vomissements, diarrhée. La mort peut survenir, le plus souvent par asphyxie (insuffisance d'oxygène dans le sang) ou de CO_2 (acapnie).

Mal (haut), *m*. Voir : *Haut mal*.

Mal perforant. *m*. Ulcération peu douloureuse plus ou

moins circulaire pouvant se localiser à la face, au sacrum, sur le tube digestif (œsophage), sur l'appareil pulmonaire (trachée), sur l'appareil cardiaque (valvules du cœur), due à une névrite dégénérative.

Mal perforant buccal, m. Résorption du rebord alvéolaire supérieur avec aplatissement de la voûte palatine, atrophie des maxillaires, ulcération de la muqueuse et perforation de la voûte palatine avec anesthésie tactile et douloureuse à ce niveau. Il s'observe chez les tabétiques et surtout chez les tabétiques porteurs de dentiers.

Mal perforant plantaire, m. Ulcération ronde, indolore, avec zone périphérique anesthésique, siégeant au niveau des points de contact du pied avec le sol (tête des 1er et 5e métatarsiens), pouvant aller jusqu'à l'os, déterminant de la dislocation articulaire avec craquements, quelquefois de l'infection avec phlegmon, due à une névrite dégénérative. Il s'observe dans les névrites toxiques (alcool, plomb), les lésions traumatiques du sciatique, les lésions de la moelle et en particulier dans le tabès.

Mal (petit), m. Voir : *Petit mal.*

Mal sacré, m. *(morbus sacer*). Voir Syn.: *Epilepsie.*

Mal sénile des articulations, m. Voir Syn.: *Arthrite sèche déformante.*

Mal sous-occipital, m. Variété de mal de Pott dans laquelle la tuberculose s'est localisée aux articulations de l'atlas et de l'axis avec le crâne. Elle occasionne une luxation toujours grave de l'atlas qui se porte en avant et dont on sent les masses la-

térales par la palpation du pharynx; la douleur est très vive, l'immobilisation de la tête sur la colonne vertébrale est caractéristique. Les lésions de compression de la moelle peuvent déterminer de la paralysie des quatre membres ou seulement des membres inférieurs. La guérison par ankylose peut s'obtenir. La mort est fréquente.

Malacia, f. (μαλαχία. mollesse; par extension, μαλαχία, défaut d'appétit). Perversion du goût avec désir de n'ingérer que des substances non alimentaires telles que du sable, du charbon, des objets dégoûtants, des matières fécales, des poux, des araignées. Elle s'observe chez certains aliénés, les femmes enceintes.

Malacie, f. (μαλαχία, ramollissement). Ramollissement

Malacique, adj. (μαλαχία, ramollissement). Qui est ramolli. — *Ex.:* Os malacique.

Malacoplasie, f. (μαλαχία, mollesse: πλάσσειν, faire). Formation de plaques de formes variées, plus ou moins saillantes, siégeant sur la muqueuse de la vessie, ayant tendance à se ramollir et même à s'ulcérer.

Maladie, f. (*malum,* mauvais). Toute perturbation physiologique d'un organisme due à un élément ou agent pathogène.

Maladie (quatrième, cinquième), f. Voir : *Quatrième maladie, cinquième maladie.* Les première, deuxième et troisième maladies sont : la rougeole, la scarlatine, la rubéole.

Maladie amyloïde, f. Voir: Syn. : *Amyloïdisme.*

Maladie ansérine, f. (*anser,* oie). Amaigrissement observé dans la pellagre et portant plus spécialement sur le tissu adipeux des doigts qui, par leur maigreur, rappellent l'aspect de la patte d'oie.

Maladie bleue, *f.* SYN.: *Cyanose congénitale.* Dénomination due à la coloration bleue cyanotique des téguments. Occasionnée par un rétrécissement congénital de l'artère pulmonaire et la persistance du septum interventriculaire ou du trou de Botal, caractérisée à l'auscultation par deux souffles systoliques qui souvent se confondent avec frémissement cataire, de la cyanose exagérée par l'effort, de la dyspnée, des troubles de la nutrition surtout accusée au niveau des os.

Maladie bronzée [d'Addison], *f.* SYN.: *Addisonisme.* Due à une lésion des capsules surrénales d'origine tuberculeuse, cancéreuse ou scléreuse, caractérisée par une asthénie générale, des douleurs d'allure rhumatoïde, des troubles gastro-intestinaux, de la mélanodermie de la peau (teinte bronzée) et quelquefois des muqueuses; la cachexie est l'aboutissant terminal de la maladie.

Maladie bronzée hématique, *f.* Voir SYN.: *Tubulhématie; Maladie de Winckel.*

Maladie cœliaque, *f.* SYN.: *Infantilisme cœliaque.* Maladie de l'enfance caractérisée par trois symptômes : augmentation de volume de l'abdomen sans signe d'affection organique; diarrhée chronique avec selles pâles et graisseuses; retard de développement.

Maladie d'Adams-Stokes. *f.* Pouls lent permanent avec périodes de ralentissement plus prononcé coïncidant avec des crises syncopales, épileptiformes ou apoplectiformes.

Maladie d'Addison, *f.* SYN.: *Maladie bronzée.* Tuberculose des capsules surrénales.

Maladie d'Alibert, *f.* Voir: *Sclérodermie ; Mycosis fongoïde.*

Maladie d'Alzheimer, *f.* Une des formes de la démence sénile artério-scléreuse dans lesquelles les troubles du langage sont très profonds avec bavardage insensé (logoclonie), puis s'amendent pour faire place à la démence totale et au gâtisme.

Maladie d'Aran-Duchenne. *f.* Voir SYN. : *Atrophie musculaire progressive.*

Maladie d'Arbuthnot-Lane, *f.* Stase intestinale chronique dont le siège peut être localisé au moyen d'épreuves radioscopiques, après un repas bismuthé. A un stade plus avancé, il s'établit des adhérences intestinales, provoquant des coudures de l'intestin, justiciables d'une intervention chirurgicale. Cette affection provoque une intoxication générale qui agit sur la nutrition générale, provoquant l'artério-sclérose, la tuberculose, et sur le système nerveux occasionnant de la neurasthénie.

Maladie d'Astley Cooper, *f.* Névralgie du testicule avec exacerbations intolérables au moindre frottement.

Maladie de Babès, *f.* SYN. : *Piroplasmose; Babesiose.*

Maladie de Balfour, *f.* Voir SYN.: *Lymphadénie.*

Maladie de Bamberger, *f.* Voir : *Chorée.*

Maladie de Banti, *f.* Voir SYN.: *Cirrhose spléno-mégalique.*

Maladie de Barlow, *f.* Voir: *Scorbut infantile.*

Maladie de Barraquer-Simons, *f.* Voir SYN.: *Lipodystrophie.*

Maladie de Basedow, *f.* Voir SYN.: *Goitre exophtalmique.*

Maladie de Bayle, *f.* Voir SYN.: *Paralysie générale.*

Maladie de Bazin, *f.* Voir SYN.: *Scrofulide érythémateuse.*

Maladie de Beard, *f.* Voir SYN.: *Neurasthénie.*

Maladie de Bechterew, *f.* Ankylose de la colonne vertébrale survenant après la quarantaine.

Maladie de Bell, *f.* Voir SYN.: *Paralysie du nerf facial.*

Maladie de Bergeron, *f.* Voir SYN.: *Chorée électrique de Henoch-Bergeron.*

Maladie de Bernhardt, *f.* SYN.: *Méralgie paresthésique.* Troubles paresthésiques dans la région du nerf fémorocutané d'origine toxique ou infectieuse.

Maladie de Besnier, *f.* Voir SYN. : *Pityriasis rubrapilaire.*

Maladie de Biermer, *f.* Voir SYN.: *Anémie pernicieuse progressive.*

Maladie de Blocq, *f.* Voir SYN.: *Astasie-abasie.*

Maladie de Bonfils, *f.* Voir SYN. : *Lymphadénie.*

Maladie de Bouillaud, *f.* Voir SYN.: *Endocardite.*

Maladie de Bouveret, *f.* Voir SYN.: *Tachycardie paroxystique.*

Maladie Bravais-Jackson, *f.* Voir SYN.: *Epilepsie jacksonnienne.*

Maladie de Bretonneau, *f.* Voir SYN.: *Diphtérie.*

Maladie de Bright, *f.* Voir SYN.: *Mal de Bright; Néphrite chronique.*

Maladie de Brinton, *f.* Voir SYN. : *Linite plastique.*

Maladie de Brodie, *f.* Coxalgie hystérique.

Maladie de Busquet, *f.* Ostéopériostite ossifiante des métatarsiens.

Maladie de De Brun, *f.* Paludisme accompagné de pneumonie comme manifestation prédominante.

Maladie de Cardarelli, *f.* Voir SYN.: *Subglossite diphtérique.*

Maladie de Carrion, *f.* Voir SYN.: *Verruga.*

Maladie de Charcot, *f.* Voir SYN. : *Sclérose latérale amyotrophique.*

Maladie de Cheadle-Barlow, *f.* Voir SYN.: *Scorbut.*

Maladie de Cherchewky, *f.* Maladie de l'intestin observée chez certains psychasthéniques, caractérisée par une constipation opiniâtre résultant d'atonie intestinale, pouvant aller exceptionnement jusqu'à l'obstruction intestinale.

Maladie de Corrigan, *f.* Voir SYN.: *Insuffisance aortique.*

Maladie de Corvisart, *f.* Voir SYN.: *Hypertrophie du cœur.*

Maladie de Cruveilhier, *f.* Voir SYN. : *Ulcère simple de l'estomac.*

Maladie de Cruveilhier-Baumgarten, *f.* Cirrhose avec énorme splénomégalie et coexistence de la perméabilité de la veine ombilicale, occasionnant des souffles veineux intenses juxta-ombilicaux.

Maladie de Darier, *f.* SYN.: *Psorospermose végétante.* Maladie de la peau, déterminée par des coccidies (psorospermies), caractérisée par une éruption en placards de papules qui s'hypertrophient, rappelant les poussées d'acné.

Maladie de Debove, *f.* Splénomégalie primitive.

Maladie de de Brun, *f.* Pneumo-paludisme.

Maladie de Dercum, *f.* Voir Syn.: *Adipose douloureuse.*

Maladie de Donders, *f.* Voir Syn.: *Glaucome.*

Maladie de Dubini, *f.* Voir Syn.: *Chorée électrique de Dubini.*

Maladie de Duchenne de Boulogne, *f.* Voir Syn.: *Paralysie labio-glosso-laryngée.*

Maladie de Duhring-Brocq, *f.* Dermatite polymorphe, douloureuse, caractérisée par des poussées éruptives, érythémateuses, affectant toutes les formes: papules, vésicules, bulles, pustules, urticaire, avec accès paroxystique récidivant et douloureux.

Maladie de Dukes, *f.* Syn.: *Quatrième maladie; Rubéole scarlatiniforme; Scarlatinéole.* Forme scarlatineuse de la rubéole dont la contagiosité dure de 14 à 21 jours. L'incubation est de 9 à 21 jours, la durée de la fièvre de 3 jours au maximum.

Maladie de Dupuytren, *f.* Voir Syn.: *Rétraction. de l'aponévrose palmaire.*

Maladie de Duroziez, *f.* Voir Syn.: *Rétrécissement mitral pur.*

Maladie de Eichhorst, *f.* Voir Syn.: *Myopathie à type fémoro-tibial.*

Maladie de Eichstedt, *f.* Voir Syn.: *Pityriasis versicolor.*

Maladie de Empis, *f.* Voir Syn.: *Granulie.*

Maladie de Erb-Charcot,

f. Voir Syn.: *Tabès dorsal spasmodique.*

Maladie de Fallot, *f.* Voir Syn.: *Maladie bleue.*

Maladie de Fauchard, *f.* Voir Syn.: *Pyorrhée alvéolodentaire.*

Maladie de Fède, *f.* Syn.: *Subglossite diphtéroïde ; Maladie de Riga.*

Maladie de Fordyce, *f.* Hypertrophie des glandes de la muqueuse buccale qui font saillie sur la face interne des joues, sous forme de petits points jaunâtres plus ou moins agglomérés.

Maladie de Fothergill, *f.* Voir Syn.: *Névralgie du trijumeau.*

Maladie de Freud, *f.* Voir : *Diplégie cérébrale infantile familiale.*

Maladie de Friedreich. *f.* Syn. : *Ataxie héréditaire.* Maladie familiale débutant dans l'adolescence, due à un arrêt de développement des cellules de la colonne de Clarke, entraînant de la sclérose des faisceaux cérébelleux direct et de Gowers, des cordons postérieurs, caractérisée par des troubles de la motilité avec démarche titubante, mouvements choréiformes, tremblement intentionnel, parole traînante et saccadée, nystagmus.

L'asthénie est un des symptômes capitaux. La force musculaire, l'intelligence sont conservées. A signaler l'apparition assez tardive d'un pied bot à caractère spécial avec pied creux bilatéral et relèvement du gros orteil.

Maladie de Gaucher, *f.* Epithélioma primitif de la rate.

Maladie de Gayet-Wernicke, *f.* Polioencéphalite au niveau du plancher du 3e ventricule et de l'aqueduc de Sylvius, déterminant un sommeil prolongé pouvant atteindre des semaines et même des mois.

Maladie de Genson. *f.* Phlegmon de la région sus-hyoïdienne.

Maladie de Gerlier, *f.* Voir Syn.: *Vertige paralysant.*

Maladie de Gilles de la Tourette, *f.* Maladie des tics.

Maladie de Glénard, *f.* Syn.: *Ptose abdominale.* Elle peut être générale (panto-ptose) et atteindre tous les organes abdominaux, ou par-tielle. Elle s'observe surtout au niveau de l'estomac et du côlon transverse.

Maladie de Glisson, *f.* Voir Syn.: *Rachitisme.*

Maladie de Grancher, *f.* Voir Syn.: *Spléno-pneumonie.*

Maladie de Graves, *f.* Voir Syn.: *Goitre exophtalmique.*

Maladie de Hallopeau, *f.* Voir Syn.: *Pemphigus.*

Maladie de Hammond, *f.* Voir Syn.: *Athétose.*

Maladie de Hanot, *f.* Voir Syn. : *Cirrhose biliaire hyper-trophique splénomégalique.*

Maladie de Hansen, *f.* Voir : *Lèpre.*

Maladie de Harleg, *f.* Hémoglobinurie paroxystique.

Maladie de Heine-Médin, *f.* Voir Syn.: *Poliomyélite an-térieure aiguë.*

Maladie de Hénoch-Ber-geron, *f.* Voir Syn.: *Chorée électrique de Hénoch-Berge-ron.*

Maladie de Hirschsprung, *f.* Voir Syn.: *Mégacôlon.*

Maladie de Hodgkin. *f.* Affection portant sur tout le système lymphatique, carac-térisée surtout par une poly-adénite cervicale indolore. avec hypertrophie possible du foie et de la rate, pouvant affecter la forme maligne

(lympadénome, lympho-sar-come) et aboutissant à la ca-chexie.

Maladie de Hogdson, *f.* Voir Syn.: *Insuffisance aor-tique.* Insuffisance aortique d'origine artérielle.

Maladie de Huchard, *f.* Voir Syn.: *Artériosclérose.*

Maladie de Huntington, *f.* Voir Syn.: *Chorée chro-nique.*

Maladie de Jenner, *f.* Voir Syn.: *Vaccine.*

Maladie de Kahler, *f.* Sar-come diffus, de la variété myélogène.

Maladie de Kaposi, *f.* Voir Syn.: *Xeroderma pig-mentosum.*

Maladie de Kinnier Wil-son, *f.* Dégénération lenticu-laire progressive du corps strié. se traduisant par de l'asthénie musculaire asso-ciée à l'hypertonie, par un tremblement régulier à type parkinsonien. par des troubles mentaux relevant de lésions corticales simultanées.

Maladie de Klippel, *f.* Voir : *Pseudo-paralysie gé-nérale.*

Maladie de Köhler. *f.* Voir Syn.: *Scaphoïdite tarsienne.*

Maladie de Korsakow, *f.* Voir Syn. : *Polynévrite de Korsakow*

Maladie de Krishaber, *f.* Névropathie cérébro-car-diaque.

Maladie de Kümmel. *f.* Voir Syn.: *Cyphose hérédo-traumatique.*

Maladie de Laennec. *f.* Voir Syn. : *Cirrhose atro-phique.*

Maladie de Lancereaux, *f.* Diabète maigre dû à une lésion du pancréas.

Maladie de Landry. *f.* Syn.: *Myélite diffuse: Para-lysie ascendante aiguë.*

Maladie de Lane, *f.* Syn.: *Stase intestinale chronique.* Maladie de l'intestin, caractérisée par des troubles d'auto-intoxication dus à la constipation chronique avec retard du transit intestinal. Il s'établit des brides entre les intestins, des plicatures qui justifient un traitement chirurgical.

Maladie de Lasègue, *f.* Voir Syn.: *Délire systématisé.*

Maladie de Legg-Perthes, *f.* Voir Syn.: *Ostéochondrite infantile de la tête du fémur.*

Maladie de Little, *f.* Maladie congénitale du système nerveux, caractérisée par de la paraplégie (rigidité spasmodique plutôt que paralysie) dans la forme la plus commune: on peut aussi observer de la rigidité des quatre membres et de la face. Il n'y a pas de troubles sphinctériens ni vaso-moteurs, la sensibilité et l'intelligence sont intactes. Ces symptômes sont dus à une agénésie du faisceau pyramidal, chez les enfants nés avant terme. Ils sont susceptibles d'amélioration.

Maladie de Lobstein. *f.* Syn.: *Ostéopsathyrosis.* Friabilité constitutionnelle des os qui se fracturent au moindre traumatisme.

Maladie de Madelung, *f.* Subluxation congénitale du poignet, s'accompagnant ou non de griffe de la main.

Maladie de Mœbius, *f.* Voir Syn.: *Migraine ophtalmique.*

Maladie de Magitot, *f.* Ostéopériostite alvéolo-dentaire.

Maladie de Malassez, *f.* Maladie kystique du testicule.

Maladie de Marsh, *f.* Voir Syn. : *Goître exophtalmique.*

Maladie de Mathieu, *f.* Syn.: *Typhus hépatique.* Ic-

tère grave, infectieux, fébrile, rechutant fréquemment.

Maladie de Meige, *f.* Voir Syn. : *Trophœdème; Tic.*

Maladie de Menière, *f.* Syn.: *Hémorragie labyrinthique.* Elle est due à une rupture des anévrysmes miliaires du labyrinthe au cours de maladies dyscrasiques (mal de Bright), elle est surtout caractérisée par le vertige de Menière.

Maladie de Mikulicz, *f.* Tumeur lymphadénoïde des glandes lacrymales qui peuvent s'étendre aux glandes salivaires et dont l'étiologie est encore mal connue.

Maladie de Millar, *f.* Voir Syn.: *Laryngite striduleuse.*

Maladie de Milroy, *f.* Maladie héréditaire avec trouble du système lymphoïde.

Maladie de Minor, *f.* Hématomyélie centrale.

Maladie de Morton, *f.* Voir Syn.: *Métatarsalgie.*

Maladie de Morvan, *f.* Syn. : *Panaris analgésique.* Modalité de la lèpre nerveuse, arrivée à un stade avancé, caractérisée par la présence de panaris analgésiques allant jusqu'à la nécrose des phalanges ou des orteils.

Maladie de Mya, *f.* Voir: *Hydrocéphalie congénitale familiale.*

Maladie de Oppenheim, *f.* Voir Syn.: *Myatonie congénitale.*

Maladie d'Osgood-Schlatter. *f.* Voir Syn.: *Maladie de Schlatter.*

Maladie de Paget, *f.* Syn.: *Rachitisme des vieillards.* Maladie osseuse qui s'observe à partir de la quarantaine chez les neuro-arthritiques. Elle est due à une trophonévrose où des phénomènes d'ostéoporose s'observent en même temps que la production d'os jeune, d'hyperostose quelquefois considérable. Ce processus aboutit à une déformation des os, surtout accentuée au niveau des os longs et des membres inférieurs qui sont arqués. Au niveau du crâne, le front est large, dégagé, prend l'aspect « olympien ». Cette hypertrophie osseuse s'accompagne de douleur. L'évolution est très lente.

Maladie de Paget, *f.* Psorospermose du mamelon.

Maladie de Parkinson, *f.* Voir SYN.: *Paralysie agitante.*

Maladie de Parrot, *f.* Voir SYN.: *Athrepsie.*

Maladie de Pauzat, *f.* Périostite des métatarsiens avec tendance spontanée à la régénération osseuse.

Maladie de Pavy, *f.* Voir SYN.: *Albuminurie cyclique.*

Maladie de Perrin-Ferraton, *f.* Voir SYN.: *Hanche à ressort.*

Maladie de Pierre Marie, *f.* Voir SYN. : *Hérédo-ataxie cérébelleuse; Acromégalie.*

Maladie de Pott, *f.* Voir SYN.: *Mal de Pott.*

Maladie de Quinke, *f.* Œdème aigu, cutané et sous-cutané. Voir: *Œdème angio-neurotique.*

Maladie de Raynaud, *f.* Voir SYN.: *Gangrène symétrique des extrémités.*

Maladie de Recklinghausen, *f.* Voir SYN.: *Neurofibromatose.*

Maladie de Reclus, *f.* SYN.: *Maladie kystique.* Mastite chronique des deux mamelles, dans laquelle sont inclus des petits kystes intraglandulaires, de volume variable, depuis la tête d'épingle jusqu'au volume d'un œuf de pigeon. La maladie est indo-

lore, évolue lentement, il n'y a pas ou presque pas de réaction ganglionnaire. La dégénérescence maligne épithéliomateuse secondaire est rare.

Maladie de Reichmann, *f.* Voir SYN.: *Gastrosuccorhée.*

Maladie de Riga, *f.* SYN.: *Subglossite diphtéroïde.* Ulcération du frein de la langue

Maladie de Rivalta, *f.* Voir SYN.: *Actinomycose.*

Maladie de Roger, *f.* Communication entre les deux ventricules du cœur, caractérisée, à l'auscultation, par un souffle intense, rude, systolique; se propageant transversalement au niveau du 3e espace intercostal gauche (souffle de Roger). Il existe, à l'effort, de la dyspnée et de la cyanose intermittente par refoulement du sang du ventricule droit dans le ventricule gauche.

Maladie de Rokitansky, *f.* Néphrite avec dégénérescence amyloïde du rein.

Maladie de Rosenbach, *f.* Voir SYN.: *Signe de Rosenbach.* Abolition du réflexe abdominal.

Maladie de Roth, *f.* Névralgie paresthésique.

Maladie de Rougnon-Heberden, *f.* Voir SYN.: *Angine de poitrine.*

Maladie de Rummo, *f.* SYN.: *Gérodermie génito-dystrophique.* Gérodermie avec impuissance prématurée.

Maladie de Salaam, *f.* Voir SYN.: *Tic de Salaam.*

Maladie de Schanz, *f.* Inflammation du tendon d'Achille, avec tuméfaction douloureuse.

Maladie de Schlatter et Osgood, *f.* Affection caractérisée par une douleur et une tuméfaction au niveau de la tubérosité tibiale. Elle s'observe surtout chez les adolescents et les garçons. Elle est occasionnée soit par une fracture complète ou partielle de la tubérosité tibiale, soit par un arrachement dû à la contraction brusque du muscle quadriceps, au niveau de son point d'insertion au tibia avec le tendon rotulien, soit par un foyer d'ostéite.

Maladie de Schœnlein, *f.* Voir Syn.: *Péliose rhumatismale.*

Maladie de Stokes-Adam, *f.* Voir Syn.: *Pouls lent permanent.*

Maladie de Sydenham, *f.* Voir Syn.: *Chorée.*

Maladie de Tay-Sachs, *f.* Atrophie optique dans l'idiotie amaurotique familiale qu'accompagnent des troubles de la motilité empêchant le malade de se tenir debout ou assis, par arrêt de développement des cellules pyramides de l'écorce cérébrale, des noyaux centraux et des cornes antérieures de la moelle.

Maladie de Thomsen, *f.* Syn.: *Myotonie congénitale.* Maladie familiale débutant dans l'enfance, caractérisée surtout aux membres et pouvant atteindre tous les muscles (face, langue, larynx) par une raideur spasmodique des muscles volontaires quand ils entrent en action. Elle cesse rapidement, mais se reproduit si le mouvement est exécuté à nouveau. L'examen électrique provoque la réaction « myotonique » avec contraction lente et durable, résultant de la substitution du processus tonique au processus chronique dans le fonctionnement du muscle strié sous l'influence de l'excitation électrique.

Maladie de Thornwald, *f.* Syn. : *Angine de Thornwald.* Inflammation de la glande de Luschka dans le pharynx.

Maladie de Unverricht, *f.* Voir: *Myoclonie familiale.*

Maladie de Volkmann, *f.* Rétraction fibreuse ischémique des muscles antérieurs de l'avant-bras avec déformation rigide en flexion de la main et des doigts, complication des fractures basses de l'humérus et des fractures des deux os de l'avant-bras chez l'enfant.

Maladie de von Jahsk-Luzet, *f.* Splénomégalie avec myélémie. Voir: *Leucémie myélogène.*

Maladie de Wardrop, *f.* Syn.: *Onychia maligna.* Onyxis scrofuleuse de l'enfance.

Maladie de Vaquez, *f.* Voir Syn.: *Erythrémie.*

Maladie de Variot, *f.* Petitesse permanente du pouls.

Maladie de Wehrlofl, *f.* Purpura hémorragique débutant par des épistaxis, récidivantes, avec ecchymoses de grandes dimensions. Elle s'observe surtout chez les enfants et paraît rentrer dans les maladies scorbutiques par carence.

Maladie de Weil, *f.* Voir Syn. : *Spirochétose ictérohémorragique.*

Maladie de Weir-Mitchell, *f.* Voir Syn.: *Causalgie.*

Maladie de West, *f.* Chorée molle.

Maladie de Wickmann, *f.* Voir Syn.: *Laryngite striduleuse.*

Maladie de Widal-Brocq, *f.* Voir: *Mycosis fongoïde de type spécial.*

Maladie de Willan, *f.* Syn.: *Prurigo.*

Maladie de Wilson, *f.* Dégénération juvénile progressive et symétrique du noyau lenticulaire. Maladie du système moteur, elle peut prendre l'aspect choréiforme, spasmodique, tétanoïde. La rigidité musculaire constante frappe les muscles du corps, à l'exception de la musculature extrinsèque de l'œil et s'accompagne de tremblements. Voir Syn. : *Athétose double*.

Maladie de Winckel, *f.* Voir Syn.: *Tubulhématie rénale*.

Maladie de Woillez, *f.* Congestion pulmonaire aiguë, évoluant rapidement à la façon d'une pneumonie atténuée.

Maladie de Zimmerlin, *f.* Voir Syn.: *Atrophie musculaire progressive d'origine familiale*.

Maladie des caissons, *f.* Maladie observée chez les ouvriers travaillant dans les caissons. Voir Syn.: *Maladie des scaphandriers ; Aérémie ; Aéropiésisme*.

Maladie des gaveurs de pigeons, *f.* Voir Syn.: *Aspergillose pulmonaire*.

Maladie des plongeurs, *f.* Syn.: *Aéropiésisme ; Aérémie ; Maladie des scaphandriers*. Maladie observée chez les ouvriers qui plongent dans les cloches, les caissons à air comprimé.

Maladie des vagabonds. *f.* Phtiriase invétérée des malheureux (vagabonds, trimardeurs, romanichels, prisonniers) avec le plus souvent un épaississement du derme, une mélanodermie occasionnée par le venin inoculé par les poux.

Maladie du coït. *f.* Voir Syn.: *Dourine*. S'observe chez le cheval.

Maladie du scrupule. *f.* Obsession idéative de mal faire. Ce n'est pas une maladie proprement dite, mais une variété d'obsession que l'on rencontre dans les psychoses des dégénérés.

Maladie du sommeil, *f.* Syn.: *Trypanosomiase ; Somnose ; Hypnosie ; Léthargie d'Afrique*. Maladie de la région équatoriale africaine, due à un trypanosome qui est inoculé à l'homme par la mouche tsé-tsé. Elle est caractérisée par une méningite du cerveau et de la moelle, avec sommeil presque continu. L'évolution est longue (1 à 2 ans), la marche est progressive, quelquefois avec des rémissions.

Maladie fibreuse du pylore. *f.* Voir Syn.: *Linite plastique*.

Maladie kystique de la glande de Bartholin, *f.* Tumeur bénigne comparable à la maladie kystique du sein, siégeant au niveau de la glande de Bartholin.

Maladie kystique du sein, *f.* Voir: *Maladie de Reclus*.

Maladie noueuse de Tillaux, *f.* Syn.: *Maladie noueuse de la mamelle ; Maladie de Reclus*.

Maladie mentale, *f.* Tout déséquilibre de la fonction idéative avec troubles sensoriels, sensitifs, depuis la simple dégénérescence jusqu'à la démence.

Maladie mitrale, *f.* Association de l'insuffisance mitrale et du rétrécissement mitral, caractérisée, à l'auscultation, par un souffle systolique, un roulement présystolique et un dédoublement du 2e temps. Elle s'observe à la suite de l'endo-péricardite, de la pancardite rhumatismale.

Maladie professionnelle. *f.* Maladie qui survient lentement au cours d'une profession, par répétition d'un même acte (hygroma des parqueteurs) ou l'exposition à une même substance toxique (nécrose phosphorée des allumettiers).

Maladie vénérienne, *f.* (*venus, veneris*, Vénus). Toute affection ayant pour la cause les rapprochements sexuels (chancre, chancrelle, blennorragie, syphilis). Ce terme employé seul est synonyme de syphilis.

Malaire. *f.* (*mala*, joue). Qui a rapport à la joue. — *Ex.:* Ecchymose malaire.

Malaria, *f.* (*mala*, mauvais; *aria*, air). Voir Syn.: *Paludisme.* Ce terme a été longtemps employé pour désigner les accès paludéens contractés dans la campagne romaine.

Malassez, physiologiste français contemporain. Voir : *Maladie de Malassez.*

Malformation, *f.* (*malum*, mauvais; *forma*, forme). Etat d'un tissu, d'un organe ou d'un individu qui n'a pas la forme normale. — *Ex.:* Malformation congénitale.

Malformation de l'anus, *f.* (*anus*, mot latin, même sens). Les malformations sont d'origine congénitale et de plusieurs sortes : rétrécissement, imperforation, absence, abouchement anormal au périnée, au scrotum, à l'urètre chez l'homme, à l'utérus, au vagin, à la vulve chez la femme. Exceptionnellement l'anus a été vu s'abouchant à la paroi antérieure de l'abdomen. Elles sont dues à des anomalies de développement.

Malignité. *f.* (*malignitas*, inclination à faire mal). Etat de gravité d'une maladie qui évolue dans un sens fatal. —

Ex.: Malignité de la grippe.

Malin, *adj.* (*malignus*, mauvais). Qui a un début à caractère insidieux et une évolution avec symptômes anormaux, graves et souvent mortels. — *Ex.:* Angine maligne.

Malléaire, *adj.* (*malleus*, marteau). Qui a rapport au marteau, osselet de l'oreille moyenne.

Malléine, *f.* (μαλλός, maladie des chevaux). Extrait stérile de culture du bacille de la morve, employé sous forme de vaccin préventif chez les animaux.

Malléolaire, *adj.* (*malleolus*, malléole, de *malleus*, marteau). Qui a rapport aux malléoles. — *Ex.:* OEdème malléolaire.

Malthusianisme, *m.* [*Malthus*, écrivain anglais]. Théorie qui engage les géniteurs à ne pas procréer et au besoin à recourir à des pratiques abortives.

Mamillaire, *adj.* (*mamilla*, mamelon). En forme de mamelon. — *Ex.:* Eminence mamillaire.

Mamillaplastie *f.* (*mamilla*, mamelon ; πλάσσειν, former). Opération consistant à faire saillir le mamelon mal conformé, afin qu'il puisse être saisi par la bouche du nourrisson.

Mammaire, *adj.* (*mamma*, mamelle). Qui a rapport aux seins. — *Ex.:* Lymphangite mammaire.

Mammite. *f.* (*mamma*, mamelle). Syn.: *Mastite.* Inflammation aiguë ou chronique de la glande mammaire.

Mammite paludéenne. *f.* (*mamma*, mamelle). Inflammation des glandes mammaires qui s'installe dans le paludisme secondaire. Elle ne provoque aucune réaction générale, ni fébrile. La douleur, la tuméfaction avec adénopathie axillaire, la pigmentation de l'aréole du mamelon sont les signes principaux de l'affection.

Mammuleux, *adj.* (*mammula*, petit mamelon). Qui porte de petits mamelons.

Manchonnage. *m.* (*manica*, manche). Technique opératoire employée par certains chirurgiens pour isoler les troncs nerveux après leur libération. Elle consiste à appliquer des manchons de caoutchouc autour des nerfs, le caoutchouc paraissant d'autant mieux toléré par les tissus qu'il est enfoui avec le nerf plus profondément.

Manducation. *f.* (*manducare*, manger). Action de manger.

Maniaque, *m.* et *adj.* 'μανία, fureur). *a*) Qui est atteint de manie. — *Ex.:* Un maniaque ; *b*) Qui a rapport à la manie. — *Ex.:* Accès maniaques.

Manie, *f.* (μανία. fureur). Cette maladie mentale peut être aiguë ou chronique. *La manie aiguë* est une psychose caractérisée par une surexcitation psychique violente et désordonnée avec réaction adéquate de l'activité générale et de toutes les fonctions de l'organisme. — *La manie chronique* présente sensiblement les mêmes caractères généraux que la manie aiguë; ce qui la distingue essentiellement c'est son délire à idées moins mobiles, ayant tendance à se systématiser, et par son évolution à se transformer en délire systématisé (délire systématisé secondaire post-maniaque).

Manie aiguë, *f.* Psychose généralisée caractérisée par une surexcitation psychique violente et désordonnée, avec réaction adéquate de l'activité générale et de toutes les fonctions de l'organisme (Régis).

Manie chronique, *f.* Maladie mentale caractérisée par la persistance indéfinie et sous forme atténuée des symptômes de la manie aiguë. L'état général du malade est bon. Il existe de la surexcitation désordonnée des facultés, de l'hyperfonctionnement de l'association cérébrale automatique, des illusions, de la logorrhée et de la graphorrée incohérentes, de l'exubérance des actes aux phases de paroxysmes rappelant la manie aiguë.

Manie coléreuse, *f.* Excitation avec nuance dépressive de l'humeur.

Manie cyclique, *f.* Manie aiguë dont les accès se reproduisent d'une façon plus ou moins régulière, identiques les uns aux autres, à début et terminaison brusques, à durée d'alternance indéfinie, n'aboutissant qu'à la longue à la manie chronique et à la démence. Variétés : Manie cyclique rémittente; Manie cyclique intermittente.

Manie dépressive, *f.* Excitation motrice avec dépression idéo-affective; état dans lequel les malades prennent l'apparence de débiles ou d'affaiblis psychiques (Régis).

Manie improductive, *f.* Hyperthymie avec agitation sans suite d'idées.

Manie intermittente, *f.* Variété de manie aiguë, caractérisée par des intervalles de retour complet à l'état normal ou intermissions. C'est une folie par accès, alternant avec l'état normal.

Manie-mélancolie, *f*. Voir Syn.: *Folie à double forme*.

Manie rémittente, *f*. Variété de manie continue, caractérisée par le retour plus ou moins régulier de crises aiguës ou paroxysmes, séparées par des périodes d'atténuation ou rémissions. C'est une folie continue avec exacerbations.

Manie subaiguë, *f*. Voir Syn. : *Excitation maniaque ; Hypomanie*.

Maniérisme, *m*. (*maniera*, manière). Mimique caractéristique que l'on observe chez certains névropathes (hystérie) ou psychopathes (démence précoce), rappelant les manières de certains âges (puérilisme) ou de certaines situations sociales.

Maniment, *m*. (*manicare*, toucher avec la main). Dépôt adipeux cutané.

Maniphobie, *f*. (ϱανία, folie ; ϱόϐος, crainte). Voir Syn.: *Psychopathophobie*.

Manœuvre, *f*. (*manus*, main ; *operare*, travailler). Manière d'opérer bien définie et classique en présence d'un cas pathologique donné.

Manœuvre d'Amussat, *f*. Elle consiste à pincer le méat au moment où l'on provoque la miction pour élargir le canal de l'urètre et permettre l'expulsion d'un corps étranger qu'il contient (gravier, par exemple).

Manœuvre de Champetier de Ribes, *f*. *Obst*. Elle a pour but l'engagement de la tête dernière dans les bassins étroits.

Manœuvre de Gordon, *f*.: Elle consiste à pratiquer une pression de la masse des ju-

meaux. Elle provoque le signe de Babinski.

Manœuvre de Jacquemier, *f*. *Obst*. Procédé destiné à dégager les épaules du fœtus au moment de l'accouchement. Il s'agit de diminuer le diamètre transversal des épaules (bi-acromial) ; on y parvient en abaissant le bras postérieur au-dessous du promontoire.

Manœuvre de Jendrassik, *f*. Elle consiste à faire tirer le malade sur ses deux mains, les doigts fléchis et serrés les uns contre les autres, de façon à détourner son attention et à rendre flasques ses membres inférieurs pour rechercher l'état des réflexes rotuliens ou achiléens.

Manœuvre de Kocher, *f*. *Chir*. Elle s'emploie dans la réduction de la luxation de l'épaule. Voir Syn. : *Procédé de Kocher*.

Manœuvre de Madame La Chapelle, *f*. *Obst*. Procédé d'emploi du forceps consistant à faire exécuter un mouvement de spire à la branche antérieure dans les applications de cet instrument.

Manœuvre de Mauriceau, *f*. *Obst*. Elle s'emploie dans la présentation par le siège. C'est un procédé de dégagement de la tête fœtale retenue dans l'excavation pelvienne ou le bassin mou.

Manœuvre de Mothe, *f*. Voir Syn.: *Procédé de Mothe*.

Manœuvre d'Oppenheim, *f*. Elle consiste à pratiquer une friction de la masse musculaire antérieure de la jambe et de la face interne du tibia. Elle provoque l'extension des orteils, l'abduction des orteils (signe de Babinski).

Manœuvre de Pilcher, *f*.

Chir. Manœuvre en deux temps employée dans la réduction de la fracture de l'extrémité inférieure du radius. Le premier temps porte le poignet en hypertension, le fragment inférieur étant maintenu par le pouce de la main opposée de l'opérateur, le deuxième temps porte le poignet en flexion, le pouce de l'opérateur continuant à maintenir le fragment inférieur.

Manœuvre de Pinard, *f. Obst.* Elle s'emploie dans la présentation du siège décomplété (mode des fesses). Il consiste à abaisser préventivement le pied.

Manœuvre de Schœfer, *f.* Elle consiste à pratiquer une pression du tendon d'Achille. Elle provoque l'extension des orteils, du gros orteil, l'abduction des orteils (signe de Babinski).

Manœuvre de Valsalva, *f. Otol.* Elle s'emploie pour constater la perméabilité des trompes d'Eustache. Après une inspiration profonde, on fait une expiration forcée en bouchant en même temps les cavités nasale et buccale: si les trompes sont perméables, on sent l'air pénétrer dans les oreilles moyennes. *Path.* Cette méthode est employée en cardiologie. Après une inspiration profonde, on tente de faire une expiration forcée en fermant la glotte dès le début même de l'expiration. Cette manœuvre a semblé être d'une utilité réelle dans deux circonstances : 1° *Pour distinguer entre un souffle organique et un souffle anorganique.* Par l'immobilisation du poumon d'un côté et par le ralentissement des battements du cœur de l'autre, elle constitue le meilleur procédé pour distinguer un souffle organique d'avec un souffle anorganique (cardio - pulmonaire) ; 2° *Pour le diagnostic de la péricardite.* Par le contact plus intime des feuillets du péricarde, cette manœuvre peut en effet faire apparaître un frottement péricardique que l'on n'entendait pas jusqu'alors; ou bien le frottement mal caractérisé peut prendre parfois le caractère du frottement bien caractérisé.

Manœuvre de Van Huevel, *f. Obst.* Elle s'emploie dans le cas d'hydrocéphalie fœtale. Elle consiste à sectionner la colonne vertébrale et à cathétériser le canal rachidien pour évacuer le liquide endocranien et permettre l'extraction du fœtus.

Manœuvre de Yendrassik, *f.* Elle consiste à imprimer au pied une secousse en portant l'effort de la pression sur la tête des métatarsiens, à leur face plantaire, à maintenir une pression d'entretien, de façon à déterminer ou non le clonus du pied.

Manuluve, *m.* (*manus,* main ; *lavare,* laver). Bain des mains.

Manustupration, *f.* (*manus,* main ; *stuprare,* souiller). Voir Syn.: *Masturbation.*

Marasme, *m.* (μαραίνω, je dessèche). État d'amaigrissement des tissus avec misère physiologique, consécutif, le plus souvent, aux maladies infectieuses graves et survenant à la période ultime des maladies chroniques.

Marastique, *adj.* (μαραίνω, je dessèche). Qui dessèche, et par extension dont la fonction est insuffisante ou anormale. — *Ex.:* Lésion d'ordre marastique.

Mareo, *m.* Syn. : *Mal de puna; Sorroche.* Maladie des hauts plateaux de l'Amérique du Sud caractérisée par une fièvre passagère qui s'observe chez les individus non acclimatés. Agent infectieux non encore déterminé.

Marginal, *adj.* (*margo, inis,* marge). Qui est placé en marge d'un orifice, d'un feuillet. — *Ex.:* Insertion marginale.

Marie (Pierre), neurologiste français contemporain. Voir : *Maladie de Pierre Marie.*

Marisque, *f.* (*marisca,* figue). Tumeur de l'anus due à une hémorroïde ancienne procidente dont les veines sont plus ou moins oblitérées et dont les poussées congestives sont rares.

Marsupialisation, *f.* (μαρσύπιον, poche). Procédé de chirurgie opératoire consistant à suturer à la paroi abdominale les bords d'une poche dont le contenu peut s'écouler lentement à l'extérieur. *Ex. :* Marsupialisation d'un kyste ovarique.

Martelage, *m.* (*martellum,* marteau). Procédé de percussion employé dans l'exploration des points douloureux de l'abdomen.

Martial, *adj.* (*Mars,* dieu Mars). Ferrugineux. — *Ex.:* Préparation martiale.

Masculinité, *f.* (*masculus,* masculin). Terme employé en démographie. C'est le rapport du nombre des naissances masculines à celui des naissances féminines. Ce dernier sert de terme de comparaison et est égal à 100.

Masculisme, *m.* (*masculus,* masculin). Etat d'une femme présentant les attributs de l'homme (poils sur la face,

atrophie des seins). Il est dû à une hypofonction endocrinienne.

Masochisme, *m.* (*Sacher-Masoch,* romancier). Perversion du sens génital dans laquelle le perverti ne peut avoir de jouissance génésique que si le coït est accompagné de souffrance éprouvée par lui et occasionnée par l'objet de son amour. La flagellation est le moyen le plus communément employé.

Masque Amaril, *m.* (*mascha,* sorcière). Masque donné par la fièvre jaune, dans lequel la face est vultueuse, congestionnée, l'œil brillant et humide, les pupilles dilatées.

Masque Antonin, *m.* Aspect particulier de la face dans la lèpre nerveuse, au moment où l'atrophie musculaire atteint les muscles du visage. Le faciès est inerte, les muscles ne se contractent plus, le front est lisse, l'orbiculaire des paupières paralysé laisse la paupière supérieure tombante, l'inférieure présente de l'ectropion, les lèvres ne retiennent plus la salive, la phonation est gênée. Des inflammations de l'œil et des ulcérations s'installent, donnant au malade un aspect repoussant.

Masque des femmes enceintes. *m.* Syn.: *Masque de grossesse; Chloasma* (Voir ce mot).

Masque de grossesse, *m.* Voir Syn.: *Chloasma.*

Masque ecchymotique, *m.* Taches et pointillé rougeâtres, ecchymotiques, que l'on observe à la face chez les sujets ayant présenté des phénomènes de compression abdomino-thoracique.

Masque léonin, *m.* Syn. : *Léontiasis lépreux.* Infiltration de la face avec accentuation des plis de la peau rappelant la face du lion, due au développement des tubercules de la lèpre.

Masque paralytique, *m.* Faciès spécial du paralytique général caractérisé par une flaccidité des joues avec effacement des sillons naso-labiaux, une teinte terreuse des téguments qui donnent au visage un aspect terne et sans expression.

Massage, *m.* (μασσω, je pétris). Méthode de thérapeutique consistant en manipulations des organes malades sous des formes diverses dont les plus employées sont: l'effleurage, la friction, le pétrissage, dans le but d'activer la circulation et les échanges nutritifs. — *Ex.:* Massage abdominal.

Massage vibratoire, *m.* Syn.: *Sismothérapie; Trémulothérapie; Vibrothérapie.* Massage au moyen de vibrations électriques rapides, régulières, de peu d'amplitude et très courtes.

Massothérapie, *f.* (μασσω, je pétris: θεραπευω je guéris). Procédé de thérapeutique qui emploie le massage seul ou associé à un autre mode de traitement.

Mastic-réaction, *m.* Syn.: *Réaction de la résine.* Emulsion résineuse employée selon la technique d'Emmanuel pour l'étude du liquide céphalo-rachidien et la recherche de la nature syphilitique des affections du système nerveux central. Elle remplace le réactif d'or colloïdal en solution.

Mastication, *f.* (*masticatio,* mastication). Action de broyer les aliments, de les mâcher en les imprégnant de salive.

Mastite, *f.* (μαστός, mamelle). Voir Syn.: *Mammite.*

Mastodynie, *f.* (μαστός, mamelle; ὀδύνη, douleur). Douleur au niveau du sein.

Mastoïdectomie, *f.* (μαστός, mamelle; εἶδος, forme: ἐκτομή, excision). Opération chirurgicale consistant à trépaner la mastoïde.

Mastoïdien, *adj.* (μαστός, mamelle; εἶδος, forme). Qui a rapport à la mastoïde. — *Ex.:* Evidement mastoïdien.

Mastoïdite, *f.* (μαστός, mamelle; εἶδος, forme). Inflammation de cellules osseuses de l'apophyse mastoïde. Généralement consécutive à une otite moyenne suppurée, elle peut, par propagation, déterminer de la méningite suppurée.

Mastopexie, *f.* (μαστός, mamelle; πήγνυμι, je couds). Fixation du sein à l'aponévrose du grand pectoral dans le cas de chute de cet organe par suite d'hypertrophie.

Mastoptose, *f.* (μαστός, mamelle; πτῶσις, chute). Chute des seins par hypertrophie mammaire ou à la suite de fonte adipeuse par amaigrissement.

Mastzellen, *f.* (allem.: *mast,* engraissement: *zellen,* cellules). Cellules dont le noyau est entouré de grosses granulations, ne se colorant que par les couleurs basiques. Elles se trouvent dans le tissu conjonctif.

Masturbation, *f.* (*manus,* main: *stuprare,* souiller). Syn.: *Manustupration.* Perversion du sens génital, consistant à provoquer la jouissance en excitant la verge ou le clitoris par des attouchements manuels.

Matérialisation, *f.* Terme de métapsychie. Voir Syn.: *Ectoplasme.*

Maternisé, *adj*. Qui rappelle les caractères maternels. Voir : *Lait maternisé*.

Matière amyloïde, *f*. (ἄμυλον, amidon ; εἶδος, forme). Substance quaternaire azotée qui, par infiltration, s'installe dans des tissus déjà malades, et crée des états de dégénérescence de ces tissus. Elle se voit surtout dans la tuberculose et la syphilis.

Matière médicale, *f*. Partie de la thérapeutique qui étudie les agents médicamenteux.

Matité, *f*. (allem.: *matt*, sans vigueur). Signe physique de la percussion, caractérisé par l'absence de sonorité de la région percutée, indice d'une lésion sous-jacente. — *Ex.:* Matité du thorax dans la pleurésie.

Matité en brioche, *f*. Zone de matité affectant la forme d'une brioche au niveau de la région cardiaque que la percussion décèle au cours de la péricardite avec épanchement.

Maturation, *f*. (*maturare*, mûrir). Etat évolutif d'une inflammation qui arrive au stade où elle doit s'ouvrir extérieurement. — *Ex.:* Abcès à maturation.

Mauriceau, *accoucheur français du XVIIe siècle (1631-1709). Voir: *Manœuvre de Mauriceau*.

Méatotomie, *f*. (*meare*, couler ; τομή, incision). Incision du méat urinaire, faite généralement pour obvier à un vice de conformation.

Mécanothérapie, *f*. μηχανή, machine ; θεραπεύω, je soigne). Méthode thérapeutique consistant à employer des machines spéciales pour rendre la souplesse aux articulations, régénérer le tonus musculaire dans les raideurs articulaires, les atrophies musculaires post-traumatiques. La mécanothérapie est un des agents de la physiothérapie.

Méconium, *m*. μηκώνιον, suc de pavot). Produit de mucus intestinal, de graisse, de pigments biliaires, de desquamation de l'intestin formant une masse noire verdâtre, de consistance épaisse et pâteuse, qui se trouve dans l'intestin du fœtus et qui est expulsé pendant les premiers jours de la vie. Il est quelquefois expulsé pendant le travail de l'accouchement.

Médecine, *f*. μήδομαι, avoir soin de ; μήδος, soin). Art de soigner les malades dans le but de les guérir de leurs maladies.

Médecine légale, *f*. (*medeor*, je soigne ; *lex*, *legis*, loi). Partie de la médecine qui traite de l'application de certaines lois et du Code à certains cas de pathologie d'origine traumatique, criminelle ou toxique.

Médecine mentale, *f*. (*medeor*, je soigne ; *mens*, *mentis*, esprit). Voir SYN.: *Psychiatrie*.

Médiastinal, *adj*. (*mediastinum*, milieu ; *stare*, se tenir à). Qui a rapport au médiastin. — *Ex.:* Tumeur médiastinale.

Médiastinite, *f*. (*medium*, milieu ; *stare*, se tenir). SYN.: *Abcès du médiastin*. Inflammation du médiastin. Elle peut être aiguë et est caractérisée par des symptômes généraux à caractère impressionnant: fièvre, frissons, céphalalgie, dyspnée très marquée, et la mort peut même survenir avant que le pus ait eu le temps de se collecter. Elle peut être chronique :

L'abcès évolue lentement avec gêne respiratoire sans phénomènes bien marqués de réaction générale et il aboutit à la peau, près du sternum, où il s'ouvre spontanément. Ces abcès sont dus à des lésions du voisinage du tissu cellulaire du cou, de l'œsophage, de la plèvre ou des os de la cage thoracique.

Médiastinotomie, *f.* (*medium*, milieu; *stare*, se tenir; τομή, incision). Ouverture chirurgicale du médiastin avec résection de côtes ou d'une portion du sternum.

Médiat, *adj.* (*mediare*, tenir le milieu). Qui n'est pas en contact direct avec un objet déterminé. Ce terme s'oppose à immédiat. — *Ex.:* Auscultation médiate.

Médical, *adj.* (*medeor*, je soigne). Qui a rapport à la médecine. — *Ex. :* Art médical.

Médicament, *m.* (*medeor*, je soigne). Toute substance employée dans le but de soulager ou de guérir.

Médication, *f.* (*medeor*, je soigne). Usage d'un ou de plusieurs agents médicamenteux dans un but physiologique déterminé (diurèse, etc.). — *Ex. :* Médication diurétique.

Médicinal, *adj.* (*medeor*, je soigne). Qui présente des propriétés médicamenteuses. — *Ex. :* Plante médicinale.

Médico-légal, *adj.* (*medeor*, je soigne; *lex*, loi). Qui a rapport à la médecine légale. — *Ex.:* Rapport médico-légal.

Médico-psychologique, *adj.* (*medeor*, je soigne; ψυχή, esprit; λόγος, étude). Qui a rapport à la médecine mentale. — *Ex.:* Examen médico-psychologique.

Médium, *m.* (*medium*, milieu). Individu qui sert d'intermédiaire en métapsychie entre les choses présentes et celles de l'au-delà.

Médullaire, *adj.* (*medulla*, moelle). Qui a rapport à la moelle. — *Ex.:* Lésion médullaire.

Médullisation, *f.* (*medulla*, moelle). Hypertrophie de la moelle dans les os longs aux dépens du tissu osseux.

Médullite, *f.* (*medulla*, moelle). Inflammation de la moelle osseuse.

Médullocelle, *f.* (*medulla*, moelle; *cella*, cellule). Cellule de la moelle osseuse.

Mégacaryocyte, *m.* (μέγας, grand, gros; κάρυον, noyau; κύτος, cellule). Cellule géante de la moelle contenant un gros noyau.

Mégacéphalie, *f.* (μέγας, gros; κεφαλή, tête). Syn.: *Mégalocéphalie*. Hypertrophie de la tête.

Mégacôlon, *m.* (μέγας, grand). Syn. : *Maladie de Hirschsprung*. Dilatation idiopathique du côlon, généralement d'origine congénitale. Elle s'accompagne généralement de constipation.

Mégalérythème, *m.* (μέγας, grand; ἐρύθημα, rougeur). Voir Syn. : *Cinquième maladie*.

Mégalique (μέγας, grand). Suffixe qui, placé à la fin d'un mot, traduit le volume exagéré de l'organe ou l'exagération de la fonction de l'organe que désigne ce mot. — *Ex.:* Splénomégalique.

Mégaloblaste, *m.* (μέγας, gros; βλαστός, cellule). Hématie à gros noyau.

Mégalocéphalie, *f.* (μέγας, grand; κεφαλή, tête). Syn. : *Mégacéphalie*. Exagération du volume de la tête.

Mégalochirie, *f.* (μέγας, grand ; χείρ, main). Voir SYN. : *Chiromégalie.*

Mégalo-clyno-dactylie, *f.* (μέγας, grand ; δάκτυλος, doigt). Anomalie congénitale des doigts avec hypertrophie considérable portant non seulement sur le squelette, mais sur le tissu cellulo-adipeux sous-cutané.

Mégalocornée, *f.* (μέγας, grand ; κέρας, cornée). Maladie de l'enfance, dans laquelle la cornée transparente ou opaque, suivant les cas, atteint dans ses diamètres les dimensions de la sclérotique. La mégalocornée est un des symptômes observés au cours de l'hydrophtalmie congénitale.

Mégalocyte, *m.* (μέγας, grand ; κύτος, cellule). Globule rouge, de grande dimension.

Mégalomanie, *f.* (μέγας, grand ; μανία, agitation). Folie systématisée ambitieuse, caractérisée par des idées délirantes de satisfaction, de grandeur, de richesse, d'invention.

Mégalo-mélancolie, *f.* (μέγας, grand ; μέλας, noir ; χολή, bile). Mélancolie avec idées délirantes d'énormité. Voir : *Délire d'énormité.*

Mégalophtalmie, *f.* (μέγας, grand ; ὀφθαλμός, œil). Exagération des dimensions du volume du globe oculaire et de ses organes annexes.

Mégalopodie, *f.* (μέγας, grand ; πούς, pied). Hypertrophie des pieds.

Mégalopsie, *f.* (μέγας, grand ; ὄψις, vue). Trouble de la vue, caractérisé par la vision plus grande qu'à l'état normal des objets frappant la rétine.

Mégalosplénie, *f.* (μέγας, grand ; σπλήν, rate). Voir SYN. : *Splénomégalie.*

Méga-œsophage, *m.* (μέγας, grand). Dilatation de l'œsophage. Elle peut être d'origine congénitale ou acquise consécutivement à un cardiospasme.

Mégarectum, *m.* (μέγας, grand ; rectum, rectum). Dilatation idiopathique du rectum, d'origine congénitale. Elle s'accompagne de pollakioprose (voir ce mot). Mégarectum et mégacôlon sont souvent associés.

Mégastrie, *f.* (μέγας, grand ; γαστήρ, estomac). Estomac de grande dimension.

Meibomien, *adj.* (Meibomius, médecin hollandais du XVIIe siècle). Qui a rapport aux glandes de Meibomius.

Meidjonna, *f.* Confiture de haschich, faite avec de l'extrait frais du cannabis, incorporé soit à de la confiture, soit à de la pâte de dattes. Elle occasionne une ivresse toxique plus violente que la kifomanie (voir ce mot).

Méiopragie, *f.* (μείων, moindre ; πράσσω, fonctionner). SYN. : *Miopragie.* Diminution de la capacité de fonction d'un organe. En parlant d'un muscle, la méiopragie est caractérisée par une réduction de la force musculaire et par l'impossibilité de prolonger les efforts physiques.

Melæna, *m.* (μέλας, noir ; νόσος, maladie). SYN. : *Meléna.* Selle noirâtre, épaisse, rappelant la consistance et la couleur du marc de café, déterminée par une hémorragie sur le tube digestif (œsophage, estomac, intestin) dont le sang a présenté un commencement de digestion qui lui donne cette coloration spéciale noirâtre.

Melæna spuria, *m.* Hématémèse et melæna dus au

jet, par la bouche ou par anus, de sang dégluti (Marfan), consécutifs aux ulcérations nasales, buccales ou laryngées chez l'enfant syphilitique par exemple.

Melæna vera, *m.* Voir SYN.: *Melæna*.

Mélanique, *adj.* (μέλας, noir). Qui a rapport au melæna. — *Ex.:* Selle mélanique.

Mélagre, *f.* (μέλος, membre; ἄγρα, douleur). Douleur des membres.

Mélalgie, *f.* (μέλος, membre; ἄλγος, douleur). Douleur des membres.

Mélampyrisme, *m.* (μέλας, noir; πυρός, blé). Intoxication par une scrofulariacée, le mélampyre du blé.

Mélancolie, *f.* (μέλας, noir; χολή, bile). Maladie mentale caractérisée par une concentration psychique douloureuse d'origine cénesthique avec réaction adéquate de l'activité générale et de toutes les fonctions de l'organisme (abattement, tristesse, insomnie, refus d'aliments, suicide).

Mélancolique, *adj. et subst.* (μέλας, noir; χολή, bile). 1. Qui a rapport à la mélancolie. *Ex.:* Accès mélancolique; b) Individu atteint de mélancolie.

Mélanémie, *f.* (μέλας, noir; αἷμα, sang). Coloration noirâtre du sang, due à des granulations pigmentaires.

Mélanidrose, *f.* (μέλας, noir; ἱδρώς, sueur). Sueur noire.

Mélanine, *f.* (μέλας, noir). Pigment normal de l'épiderme, des poils, de la choroïde.

Mélanique, *adj.* (μέλας, noir). Qui a l'aspect noirâtre. *Ex.:* Sarcome mélanique.

Mélanisme, *m.* (μέλας, noir). Voir SYN.: *Mélanodermie*.

Mélanodermie, *f.* (μέλας, noir; δέρμα, peau). SYN.: *Mélanisme*. Pigmentation noirâtre de la peau, d'origine pathologique.

Mélanocyte, *m.* (μέλας, noir; κύτος, cellule). Leucocyte de coloration noirâtre due à un pigment de même coloration.

Mélanoglossie, *f.* (μέλας, noir; γλῶσσα, langue). Voir SYN.: *Langue noire pileuse*.

Mélanome, *m.* (μέλας, noir). Tumeur cancéreuse, de coloration noirâtre.

Mélanophore, *m.* (μέλας, noir; φέρω, je porte). Cellule pigmentaire sous-épidermique.

Mélanose, *f.* (μέλας, noir). Coloration noirâtre d'un tissu, d'un organe, d'origine fort variée. — *Ex.:* Mélanose de la rate.

Mélanose conjonctivale, *f.* (μέλας, noir). Petites tumeurs voisines des sarcomes mélaniques se rencontrant au niveau des conjonctives bulbaire et palpébrale chez les vieillards.

Mélanose des paupières, *f.* (μέλας, noir). SYN.: *Lentigo malin des vieillards*. Petites tumeurs à allure progressive et lente, se rapprochant des sarcomes mélaniques et siégeant chez les vieillards, au niveau des paupières.

Mélanotrichie, *f.* (μέλας, noir; θρίξ, poil). Production pileuse, de coloration noirâtre.

Mélanotrique, *adj.* (μέλας, noir; θρίξ, cheveu). Qui a les cheveux, les poils noirs.

Mélanurie, *f.* (μέλας, noir; οὖρον, urine). Coloration brun-noirâtre que prend l'urine émise avec une teinte normale chez les sujets atteints de mélanome du foie. On met rapidement ce symptôme en évidence en ajoutant à l'urine de l'acide azotique ou de l'acide chromique en solution à 1/10.

Mélasme, *m.* (μέλας, noir). Tache noirâtre cutanée due à une pigmentation exagérée de la peau. Elle subit une desquamation furfuracée et s'observe en général chez les vieillards. Elle siège de préférence aux membres inférieurs.

Mélastéarrhée, *f.* (μέλας, noir; στέαρ, suif; ῥέω, couler). Voir Syn.: *Chromidrose*.

Méléna, *m.* (μέλας, noir). Voir Syn.: *Melæna*.

Mélicéris, *m.* (μελικηρον, rayon de miel). Kyste sébacé dont le contenu graisseux coloré en jaune rappelle l'aspect du miel.

Mélitagreux, *adj.* (μέλι, miel; ἄγρα, prise). Qui ressemble à la sécrétion jaunâtre, rappelant la couleur du miel de certaines affections cutanées. — *Ex.:* Eczéma mélitagreux.

Mélitococcie, *f.* Syn.: *Fièvre de Malte; Fièvre méditerranéenne; Fièvre ondulante.* Maladie infectieuse due au micrococcus melitensis, transmise par le lait des chèvres du bassin de la Méditerranée, où elle sévit à l'état épidémique et endémique. Elle rappelle les formes anormales de la fièvre typhoïde, avec constipation, sueurs profuses, douleurs articulaires, et est remarquable par ses rechutes fréquentes, qui rendent la maladie très longue. Le diagnostic différentiel, avec les formes anormales de la fièvre typhoïde, les paratyphoïdes, se fait surtout par l'hémoculture.

Mélitoptyalisme, *m.* (μέλι, miel; πτυαλον, salive). Salivation sucrée.

Méliturie, *f.* (μέλι, miel; οὖρον, urine). Emission d'urine sucrée. Voir : *Diabète*.

Mélomèle, *m.* (μέλος, membre). Monstre à plusieurs membres.

Méloplastie, *f.* (μῆλον, joue; πλάσσειν, former). Restauration de la joue par un procédé plastique.

Mélorhéostose, *f.* (μέλος, membre; ῥέω, je coule; ὀστέον, os). Syn.: *Hyperostose « en coulée ».* Maladie de l'ossification caractérisée par une hyperostose irrégulière, mamelonnée, très dense, presque linéaire, s'étendant sur toute la longueur d'un membre comme si on avait laissé « couler » une bougie, d'os compact, de la racine du membre à son extrémité.

Mélotomie, *f.* (μέλος, membre; τομή, incision). Amputation d'un membre. Ce terme s'emploie en obstétrique plutôt qu'en chirurgie.

Membrane caduque, *f.* (*cadere*, tomber). Membrane externe de l'œuf humain, qui est expulsée au moment de l'accouchement.

Ménagogue, *adj.* (μήν, mois; ἀγωγός, qui chasse). Voir Syn.: *Emménagogue*.

Mendacité, *f.* (*mendacium*, mensonge). Mensonge. — *Ex.:* Mendacité hystérique.

Mendélien, *adj.* (Mendel). *Théorie mendélienne :* Elle codifie en un certain nombre de formules mathématiques les lois de proportion de transmission des caractères normaux et pathologiques, suivant les croisements, les générations et les sexes.

Menidrose, *f.* (μήν, mois; ἱδρώς, sueur). Sueur menstruelle.

Menière, médecin français du milieu du XIXe siècle. Voir:

Vertige de Menière; Syndrome de Menière.

Méningé, *adj.* (μήνιγξ, membrane). Qui a rapport aux méninges. — *Ex.:* Hémorragie méningée.

Méningisme, *m.* (μήνιγξ, membrane). Trouble fonctionnel des méninges, dû à l'existence de toxines qui s'accumulent dans le liquide céphalo-rachidien sans qu'il y ait de lésions anatomiques. Les symptômes passagers qu'elles déterminent rappellent ceux de la méningite.

Méningite, *f.* (μήνιγξ, membrane). Inflammation des méninges. Elle est dite *cérébrale* pour l'inflammation des méninges du cerveau, *spinale* pour celle des méninges de la moelle, et *cérébro-spinale* quand l'inflammation s'étend aux méninges de l'axe cérébro-spinal. Les causes de la méningite aiguë sont aussi nombreuses que les causes des maladies infectieuses. On la retrouve au cours de la pneumonie, de la fièvre typhoïde, du rhumatisme, etc.

Méningite cérébro - spinale, *f.* Syn.: *Méningite épidémique.* Inflammation aiguë des méninges, du cerveau et de la moelle, due au diplocoque de Weichselbaum, caractérisée par de la fièvre, de la céphalée, de la constipation, des réactions nerveuses (raideur de la nuque, signe de Kernig, hyperesthésie cutanée et des globes oculaires, etc.). Elle a le plus souvent une allure épidémique, frappant le plus fréquemment les enfants, les jeunes soldats.

Méningite chronique, *f.* Réaction des méninges (dure-mère, arachnoïde ou pie-mère) à une infection chronique (sy-

philis, cancer, tuberculose osseuse), se traduisant, suivant les cas, par de la pachyméningite ou de la leptoméningite. La localisation peut être cérébrale, spinale, partielle ou totale.

Méningite épidémique, *f.* Voir Syn.: *Méningite cérébrospinale.*

Méningite gommeuse, *f.* Méningite caractérisée par l'apparition de gommes syphilitiques généralement localisées à la pie-mère ou dans l'épaisseur de la dure-mère, capables de déterminer des phénomènes de compression variables suivant leur localisation (base du cerveau ou convexité des hémisphères).

Méningite tuberculeuse, *f.* Maladie fréquente chez l'enfant, surtout entre deux et dix ans. Les symptômes capitaux sont : la céphalée, la constipation, la raideur de la nuque. La maladie évolue en trois périodes : 1° période d'excitation caractérisée par les troubles du sommeil avec mâchonnement, hyperesthésie cutanée, décubitus en chien de fusil; 2° période d'état avec céphalalgie intense, contractures (raideur de la nuque, abdomen contracté en forme de bateau, signe de Kernig), hyperesthésie généralisée, cri hydrencéphalique, raie méningitique, convulsions; 3° période paralytique, caractérisée par la respiration irrégulière, suspirieuse, paralysie des membres, des sphincters, somnolence, amaigrissement considérable, coma terminal.

Méningite typhique, *f.* Méningite due à une localisation du bacille d'Eberth et de ses toxines dans le liquide céphalo-rachidien et sur les méninges.

Méningitique, *adj.* (μῆνιγξ, membrane). Qui a rapport à la méningite. — *Ex.:* Forme méningitique de la fièvre typhoïde.

Méningocèle. *f.* (μῆνιγξ, membrane ; κήλη, tumeur). Malformation congénitale caractérisée par une hernie partielle des méninges au niveau d'une solution de continuité du crâne, arrêté dans son développement. Son siège se trouve généralement au niveau des lignes de sutures des parties embryonnaires du crâne.

Méningococcémie, *f.* (*méningocoque; αἷμα, sang*). Voir SYN.: *Méningococcie.*

Méningococcie, *f.* (μῆνιγξ, membrane ; κόκκος, graine). SYN.: *Méningococcémie; Septicémie à méningocoques.* Infection aiguë de l'organisme, due au méningocoque. Elle peut : ne jamais se localiser sur les méninges; s'y localiser dès le début; ou s'y localiser tardivement. Dans ce dernier cas, l'affection a été aussi décrite sous le nom de fièvre pseudo-palustre. Dans les septicémies à méningocoques, sans méningite, les microbes ne sont pas en communication avec les espaces arachnoïdiens, mais à leur contact. Si l'on ne retrouve pas le méningocoque dans le liquide céphalo-rachidien, il existe de l'hyperalbuminose et une réaction polynucléaire légère, mais nette; l'infection a donc toujours un foyer tout au moins paraméningé.

Méningococcique, *adj.* (μῆνιγξ, membrane ; κόκκος graine). Qui a rapport à l'infection due au méningocoque. — *Ex.:* Endocardite méningococcique.

Méningocoque, m. (μῆνιγξ, membrane ; κόκκος, graine). SYN.: *Diplococcus intra-cellularis meningitidis.* Coccus dont les éléments accolés ont la forme de grains de café. Il ne prend pas le Gram, pousse facilement dans les milieux albumineux et contient une endotoxine virulente. Agent provoquant la méningite cérébro-spinale. Il a été décrit en 1887 par Weichselbaum.

Méningo-encéphalite diffuse, *f.* (μῆνιγξ, membrane ; ἐγκέφαλος, encéphale). Voir SYN.: *Paralysie générale.*

Méningo-malacie, *f.* (μῆνιγξ, membrane ; μαλακία, ramollissement). Ramollissement des méninges.

Méningo-myélite, *f.* (μῆνιγξ, membrane ; μυελός, moelle). Inflammation aiguë des méninges, à laquelle succède rapidement de l'inflammation de la moelle, caractérisée par des troubles moteurs (engourdissement, raideur, dérobement des jambes à la marche), des troubles sphinctériens (incontinence), des troubles génitaux (impuissance), avec exagération des réflexes rotuliens, clonus du pied. Il n'y a pas de paralysie vraie. Les troubles de la sensibilité avec syndrome de Brown-Séquard sont inconstants. Véritable parésie, paraplégie ou hémi-paraplégie spasmodique, cette maladie est presque toujours d'origine syphilitique.

Méningo-résistance. *f.* État d'un organisme atteint de syphilis, qui malgré un traitement antisyphilitique intensif et prolongé, continue à présenter une réaction de Bordet-Wassermann positive.

Méningorragie, *f.* (μῆνιγξ, membrane ; ῥήγνυμι, je romps). Hémorragie méningée.

Méningurie, *f.* (μῆνιγξ,

membrane; οὖρον, urine).
Émission d'urine contenant
les pseudo-membranes mu-
queuses ou fibrineuses.

Méniscectomie, *f.* (μηνισκός,
croissant; ἐκτομή, excision).
Ablation chirurgicale d'un ou
de plusieurs ménisques.

Méniscite, *f.* (μηνισκός,
croissant). Inflammation d'un
ménisque articulaire.

Ménopause, *f.* (μήν, mois;
παῦσις, arrêt). SYN.: *Retour
d'âge; Age critique.* Arrêt définitif des menstrues; l'âge
moyen est entre 45 et 55 ans.

Ménorragie. *f.* (μήν, mois;
ῥήγνυμι, je romps). Hémorragie utérine survenant à la période des menstrues, mais
dont l'abondance dépasse la
perte de sang normale physiologique. Au-dessus de 80 gr.,
les règles revêtent le caractère pathologique auquel s'applique le terme de ménor-
ragie.

Ménorragique, *adj.* (μήν,
mois; ῥήγνυμι, je romps). Qui
a rapport à la ménorragie.
— *Ex.:* Flux ménorragique.

Ménorrhée, *f.* (μήν, mois;
ῥέω, je coule). Voir SYN.:
Menstrues.

Ménoxénie, *f.* (μήν, mois;
ξένος, étranger). Hémorragie
de remplacement survenant à
l'époque où doivent venir les
règles (hématémèses, hémoptysie).

Menstruation, *f.* (menstrua, menstrues). Période pendant laquelle la femme a ses
menstrues. Elle dure, suivant
les femmes, de 3 à 6 jours,
elle se reproduit tous les
28 jours.

Menstruel, *adj.* (menstrua,
membres). Qui a rapport aux
menstrues. — *Ex.:* Écoulement menstruel.

Menstrues, *f.* (menstrua,
menstrues). SYN.: *Règles;*

Epoques; Ménorrhée. Hémorragie utérine se reproduisant
périodiquement tous les 28
jours, chez la femme, depuis
la puberté jusqu'à la ménopause.

Mensuration, *f.* (mensura,
mesure). La mensuration est
la pratique qui consiste à mesurer, à l'aide d'un mètre ou
de tout autre instrument, les
dimensions des diverses parties du corps.

Mentagre, *f.* (mentum,
menton; ἄγρα, prise, capture).
Maladie parasitaire des poils
de la barbe, et en particulier
de ceux du menton, due le
plus souvent au trichophyton.

Mental, *adj.* (mens, mentis,
esprit). Qui a rapport à l'intelligence. — *Ex.:* Maladie
mentale.

Mental, *adj.* (mentum,
menton). SYN.: *Mentonnier.*
Qui a rapport au menton. —
Ex.: Point mental dans la
névralgie du trijumeau.

Mentisme, *m.* (mens, esprit). SYN.: *Etat mental.* —
Ex.: Mentisme obsédant.

Mentulagre, *f.* (mentula-
guere, causer l'impuissance).
Impuissance caractérisée, chez
les eunuques, par une érection douloureuse spasmodique
des corps caverneux.

Méphitique, *adj.* (mephitis,
odeur nauséabonde). Qui a
une odeur nauséabonde, infecte, irrespirable.

Méphitisme, *m.* (mephitis,
odeur infecte). Viciation de
l'air qui a une odeur infecte,
nauséabonde, irrespirable.

Méralgie, *f.* (μηρός, cuisse;
ἄλγος, douleur). Douleur au
niveau de la cuisse.

Méralgie paresthésique,
f. (μηρός, cuisse; ἄλγος, douleur; παρά, à côté de; αἴσθησις,
sensibilité). SYN.: *Maladie de
Bernhardt.* Troubles de la

sensibilité, caractérisés par de l'engourdissement, des fourmillements, de la cryesthésie, de l'anesthésie ou de l'hypoesthésie, en forme de raquette, au niveau de la face antérieure de la cuisse, ils sont accompagnés de phénomènes douloureux qui obligent le malade à s'arrêter. Ils correspondent topographiquement à la région innervée par le nerf fémoro-cutané. Ils sont dus à une compression du nerf au niveau de l'épine iliaque antérieure, à une névrite, ou à la syphilis du diabète.

Mercurialisation, *f.* (*mercurius,* mercure). Saturation de l'organisme par doses fractionnées de mercure.

Mercurialisme, *m.* (*mercurius,* mercure). Voir Syn.: *Hydrargyrisme.* Intoxication par le mercure.

Mérocèle, *f.* (μηρός, cuisse; κήλη, hernie). Syn.: *Hernie crurale.*

Mérogonie, *f.* (μέρος, partie; γεννάω, j'engendre). Fécondation imparfaite.

Mérosystolique, *adj.* (μέρος, partie; συστολή, systole). *a)* Qui a rapport à une systole incomplète; *b)* Qui ne dure que pendant une partie de la systole.

Mérotomie, *f.* (μέρος, partie; τομή, incision). Incision d'une portion de tissu ou d'organe.

Mérozoïte, *m.* (μέρος, partie; ζῶον, animal). Partie excisée d'un tissu vivant.

Mérycisme, *m.* (μηρυκάζω, je rumine). Acte réflexe qui ramène dans la bouche le contenu de l'estomac, qui est ensuite rejeté ou dégluti à nouveau. Il n'est pas l'équivalent complet de la rumination.

Mésartérite, *f.* (μέσος, milieu; ἀρτηρία, artère). Inflammation de la tunique moyenne d'une artère.

Mésaticéphale, *m.* (μέσος pour μέσος, qui est au milieu; κεφαλή, tête). Tête dont l'indice céphalique est compris entre 77,7 p. 100 et 8[...] p. 100, entre l'indice du dolichocéphale et du brachycéphale.

Mésentérite, *f.* (μεσεντέριον, mésentère). Inflammation du mésentère.

Mésodiastolique, *adj.* (μέσος, milieu; διαστολή, diastole). Qui a rapport au milieu de la diastole. — *Ex.:* Souffle mésodiastolique.

Mésologie, *f.* (μέσος, milieu; λόγος, étude). Étude des milieux.

Mésonévrite, *f.* (μέσος, milieu; νεῦρον, nerf). Inflammation du tissu conjonctif d'un nerf.

Mésosigmoïdite, *f.* (μέσος, milieu; σιγμα, anse en forme de Σ). Inflammation du mésentère, au niveau de l'anse sigmoïde.

Méso-systolique, *adj.* (μέσος, milieu; συστολή, systole). Qui a rapport au milieu de la systole. — *Ex.:* Souffle mésosystolique.

Métabolique, *adj.* (μεταβολή, changement). Qui ne perçoit plus les êtres et les choses du dehors sous leur aspect réel (Régis), qui les voit transformés. — *Ex.:* Délire métabolique de la personnalité.

Métabolisme, *m.* (μεταβολή, changement). Toute transformation physiologique des substances introduites dans l'organisme, ou des sécrétions des organes et des tissus eux-mêmes.

Métabolisme basal, *m.* Le

« basal metabolism » des Américains est la « production de chaleur minima de l'organisme, le minimum d'échanges d'un sujet *soumis à un repos de 20 à 60 minutes* (pour éliminer les échanges dus à l'action musculaire) et *à jeun depuis 12 à 18 heures* (pour éliminer le métabolisme de la digestion). La moyenne de cette production de chaleur minima est de 39,7 calories chez l'homme et de 36,9 chez la femme. On la mesure soit au moyen d'un calorimètre, soit directement par le calcul de la production de chaleur en analysant les produits de désassimilation provenant de l'oxydation des tissus (O exhalé et CO_2 inhalé). Le métabolisme basal est très augmenté dans le goitre exophtalmique.

Métachromatisme, m. (μετά. préfixe indiquant le changement; χρῶμα. couleur). Modification dans la coloration d'un tissu, d'un organe. — *Ex.:* Métachromatisme des poils.

Métagmique, *adj.* (μετά. après; άγμος. fracture). Qui survient après une fracture. — *Ex.:* Arthropathie métagmique.

Métallophobie, *f.* (μέταλλον. métal; φόβος. crainte). Crainte obsédante d'entrer en contact avec des métaux.

Métallothérapie, *f.* (μέταλλον. métal; θεραπεύω. je soigne). Méthode de traitement employant les métaux sous leurs différents états.

Métamérie, *f.* (μετά. préfixe qui indique le changement; μέρος. partie). Division en segments de la corde dorsale primitive où se trouve le centre du segment qui s'étend jusqu'à la périphérie du corps.

Métamorphopsie, *f.* (μετά-μορφή. changement; ὄψ. vision). Trouble de la vision dans laquelle les objets sont vus de forme et de dimension différentes à la réalité.

Métapigmentaire, *adj.* (μετά. à côté). SYN.: *Hémaphéïque.* Qui appartient à un pigment anormal de la bile (urobiline, pigment rouge-brun). — *Ex.:* Ictère métapigmentaire.

Métaplasie, *f.* (μετά. au delà; πλάσσειν. façonner). Transformation d'un tissu en un autre tissu après avoir fait retour au stade embryonnaire. Par exemple: Sous l'influence d'un traumatisme, retour du tissu musculaire à l'état embryonnaire conjonctival (atrophie proliférative, voir ce mot) et transformation par exemple en tissu osseux, ce qui produit un ostéome intra-musculaire.

Métapsychie, *f.* (μετά. à côté; ψυχή. esprit). Étude des états subconscients appelés autrefois occultes.

Métastase, *f.* (μεθίστημι. je change de place). Transport d'une maladie d'un organe à un autre, avec disparition ou atténuation des symptômes morbides, au niveau de la première localisation.

Métastatique, *adj.* (μεθίστημι. je change de place). Qui a rapport à la métastase. — *Ex.:* Tumeur métastatique.

Métatarsalgie, *f.* (μετά. après; ταρσός. tarse: άλγος. douleur). SYN.: *Maladie de Morton.* Douleur violente au niveau des articulations métatarsiennes antérieures, due à une ostéoarthrite de ces articulations, d'origine rhumatismale, goutteuse, et quelquefois blennorragique.

Métatarsus varus, *m.* Déviation du métatarse en dedans.

Métatopie, *f.* (μετά, préfixe de mouvement, de changement; τόπος, lieu. Prolifération d'un tissu primitivement peu dense au milieu d'un autre tissu abondant, capable de modifier l'aspect et la nature du tissu primitivement prédominant.

Métatrophique, *adj.* (μετά, à côté de; τροφή, nourriture). Qui est capable de modifier la nutrition par son action juxtaposée. — *Ex.:* Médicament métatrophique.

Métatypique, *adj.* (μετά, à côté ; τυπικός, de τύπος, modèle). Qui est d'un type différent, mais très voisin du type normal. — *Ex.:* Tumeur métatypique.

Météorisation, *f.* (μετέωρος, augmenté). Production du météorisme.

Météorisme, *m.* (μετέωρος, augmenté). Ballonnement du ventre, dû à une accumulation des gaz, dont l'issue se fait mal ou est incapable de se faire, comme dans l'occlusion intestinale, par exemple.

Méthode bipolaire, *f.* (μετά, par; ὁδός, chemin). Méthode d'examen électrique d'un muscle ou d'un groupe de muscles par le courant faradique tétanisant, consistant à placer les pôles positif et négatif en deux points rapprochés, dont l'un sur le point moteur du muscle que l'on étudie.

Méthode d'Abbott, *f.* Méthode relative à la correction des différentes scolioses. Elle lonne vertébrale et du thorax des différentes scolioses. Elle est caractérisée par l'application de bandes de compression d'inclinaisons variées, moulant le thorax ; détermi-

nant des pressions de forces égales ou directement opposées. Ces bandes sont plâtrées, des fenêtres sont ouvertes dans le corset plâtré qu'elles forment.

Méthode de Bier, *f.* Rachicocaïnisation pour provoquer l'anesthésie générale. Suivant la dose de cocaïne employée, de 0,005 milligr. à 2 centigr., l'anesthésie dure de 30 minutes à 2 heures.

Méthode de Brand, *f.* Procédé de balnéation froide employé dans la fièvre typhoïde pour lutter contre l'hyperthermie et consistant à donner un bain à 20° toutes les trois heures, en prenant la température du malade, avant et après le bain. La durée variable, suivant les réactions du malade, ne dépassera pas 10 minutes; le danger du bain froid est le collapsus cardiaque.

Méthode de Finsen, *f.* Emploi des rayons lumineux colorés ou non dans le traitement des maladies et éruptions cutanées.

Méthode de Fochier, *f.* Elle consiste à réaliser un abcès de fixation au moyen de l'injection sous-cutanée de 1 centimètre cube d'essence de térébenthine dans le cas de maladies infectieuses graves (fièvre typhoïde, grippe).

Méthode de Forlanini, *f.* Méthode de traitement employée dans la tuberculose pulmonaire cavitaire. Elle consiste à créer un pneumo-thorax artificiel, qui détermine un fonctionnement compensateur du côté sain, après l'annihilement des fonctions du côté malade.

Méthode de Gram, *f.* Procédé employé en bactériologie pour différencier certains microbes qui seront colorés en violet foncé s'ils prennent le Gram, alors que ceux qui ne sont pas colorés par cette méthode restent colorés en rouge. Procédé en 7 temps : 1° Violet de gentiane phéniqué: 30 à 45 secondes ; 2° Sans lavage préalable, verser sur la préparation la liqueur de Lugol, jeter le mélange noirâtre qui se produit, verser à nouveau du Lugol; contact: 1 à 2 minutes; 3° Laver à l'eau; 4° Décolorer par l'alcool absolu jusqu'à ce que le fond de la préparation soit devenu grisâtre; 5° Laver à l'eau; 6° Colorer le fond de la préparation avec une solution de fuchsine phéniquée étendue; 7° Laver à l'eau, sécher, examiner avec l'objectif à immersion.

Méthode de Lannelongue, *f.* SYN.: *Méthode sclérogène.* Procédé de traitement consistant à injecter une solution de chlorure de zinc dans les tissus pour provoquer la formation de tissu fibreux. Elle s'emploie par exemple pour provoquer l'ankylose d'une articulation ou fermer le canal inguinal.

Méthode de Milne, *f.* Méthode qui a pour but d'éviter la contagion des malades atteints de maladies éruptives et de supprimer l'isolement. Elle consiste en : 1° Badigeonnage de la gorge toutes les deux heures durant les 24 premières heures avec de l'huile d'olive phéniquée à 10 p. 100; 2° Onctions cutanées à l'essence d'eucalyptus pure sur toute la surface du corps, matin et soir, pendant les quatre premiers jours, puis, une fois par jour, jusqu'au dixième jour ; 3° Placer au-dessus de la tête et de la poitrine du malade un grand cerceau recouvert d'une gaze légère qui retombe sur le lit et qu'on asperge de temps en temps d'essence d'eucalyptus, de façon à protéger l'entourage contre la toux du malade.

Méthode de Naunyn et Minkowski, *f.* Méthode d'examen du rein. On fait prendre au malade un lavement gazeux pour distendre le côlon et l'on explore le rein.

Méthode sclérogène, *f.* Voir SYN.: *Méthode de Lannelongue.*

Méthode unipolaire, *f.* Méthode d'examen électrique d'un muscle ou d'un groupe de muscles communs par le courant faradique tétanique, consistant à placer l'un des pôles sur la région médiane du corps, loin de la région à examiner, et l'autre au niveau du point moteur du muscle que l'on étudie. Le courant diffuse à travers tout le membre examiné et il peut se produire les phénomènes de contraction paradoxale (Voir ce mot).

Méthomanie, *f.* (μέθυ. vin; μανία. manie). Voir SYN.: *Dipsomanie.*

Métopage, *m.* (μέτωπον, front; παγείς, réuni). Difformité congénitale à caractère monstrueux dans laquelle deux fœtus à corps distincts sont réunis par le front.

Métopique, *adj.* (μέτωπον, front). Qui a rapport au front. — *Ex.:* Suture métopique.

Métralgie, *f.* (μήτρα, utérus; ἄλγος, douleur). SYN.: *Métrodynie.* Douleur de l'utérus.

Métrite, *f.* (μήτρα, matrice). Inflammation de l'utérus; elle peut être aiguë ou chronique. Aiguë, elle est due à une infection aiguë et se présente avec de la fièvre et des symptômes généraux graves (fièvre puerpérale) ; chronique, elle s'accuse par de la douleur locale, des écoulements utérins (leucorrhée, muco-pus, hémorragies) ; il peut y avoir ou non ulcération du col. Dans ce dernier cas, on dit qu'il y a métrite du col.

Métrocampsie, *f.* μήτρα, matrice ; καμπτω, je courbe). Déviation de la matrice qui se trouve infléchie.

Métrocèle, *f.* μήτρα. matrice ; κήλη. hernie). SYN.: *Hystérocèle.* Hernie de la matrice.

Métrodynie, *f.* μήτρα, utérus ; οδυνη. douleur). Douleur de l'utérus.

Métroélytrorraphie, *f.* μήτρα, utérus ; ἐλυτρον. vagin ; ραφή. suture). Suture du col utérin à la paroi vaginale.

Métromanie, *f.* (μήτρα, utérus ; μανία, agitation). Perversion du sens génital chez la femme qui pratique l'onanisme. Elle s'observe le plus fréquemment chez les aliénées.

Métropathie, *f.* (μήτρα, utérus ; πάθος. maladie). Toute affection relative à l'utérus.

Métroptose, *f.* (μήτρα. utérus ; πτῶσις. chute). Prolapsus de l'utérus.

Métrorragie, *f.* (μήτρα. utérus ; ῥήγνυμι, je romps). SYN.: *Perte.* Hémorragie de l'utérus intermenstruelle.

Métrorrhée, *f.* μήτρα, matrice ; ῥεω, je coule). Ecoulement muqueux ou aqueux de la matrice.

Métrorrhexie, *f.* (μήτρα, utérus ; ῥήγνυμι, je romps avec violence). Rupture de l'utérus.

Métroscope, *m.* (μέτρον, règle ; σκοπεῖν, examiner). Voir SYN.: *Vaginoscope.*

Métrotomie, *f.* μήτρα. utérus ; τομή. incision). Voir SYN.: *Hystérotomie.*

Meurtrissure, *f.* (goth.: *maurthr,* meurtre). Tache ecchymotique avec froissement des éléments anatomiques sous-jacents résultant d'une contusion.

Meynet, médecin français du milieu du XIXe siècle. Voir: *Nodules de Meynet.*

Miasme, *m.* (μίασμα, miasme). Produit de décomposition des matières animales et végétales dans les terrains non cultivés.

Micro... (μικρός, petit). Préfixe qui, placé devant un mot, traduit la petitesse de l'organe ou la diminution fonctionnelle de l'organe que désigne ce mot.

Micro-angioscopie, *f.* (μικρός. petit ; ἀγγεῖον, vaisseau ; σκοπεῖν, examiner). On examine au microscope, avec grossissement de 30 à 50 diamètres, les capillaires de la peau de la face dorsale de la dernière phalange près de la naissance de l'ongle, après avoir rendu cette peau transparente par une goutte d'huile de cèdre ; le doigt doit être immobilisé dans une platine spéciale. On éclaire tangentiellement par une lampe à ultra-microscope ; mais, comme une chaleur trop forte dilaterait les capillaires, il faut filtrer les rayons par une cuve pleine d'eau colorée en jaune. On use généralement d'une lampe de 50 bougies dont les rayons sont recueillis par une lentille convergente, et dont il suffit de graduer l'éloignement. En maniant la vis micrométrique, on aperçoit d'abord le quadrillage des losanges épidermiques et immédiatement après les anses capillaires se détachant sur un fond rose constitué par les capillaires plus profonds.

Microbe, *m.* (μιχρος, petit; βίος, vie). Terme générique pouvant être donné à tous les êtres microscopiques. Il s'emploie généralement pour désigner des bactéries dans l'ordre végétal et les protozoaires dans l'ordre animal.

Microbe de sortie, *m.* Microbe qui ne se développe dans l'organisme qu'à l'occasion de la présence d'une bactérie invisible et qui est le témoin spécifique de cette maladie. Ce microbe de sortie détruit, le microbe invisible paraît perdre de sa virulence. Tous les microbes hôtes ordinaires de l'organisme : pneumocoques, streptocoques, entérocoques, bacilles de Pfeiffer, etc., en présence d'une bactérie invisible, *sortent* des tissus sains où ils habitent et acquièrent une virulence particulière. Par exemple : Le pneumocoque dans la grippe.

Microbicide, *adj.* (μιχρος, petit; βίος, vie; *cædere,* tuer). Qui a la propriété de détruire les microbes. — *Ex.:* Médicament microbicide.

Microbien, *adj.* (μιχρος, petit; βίος, vie). Qui a rapport aux microbes. — *Ex.:* Intoxication microbienne.

Microbiologie, *f.* (μιχρος, petit; βίος, vie; λόγος, étude). Etude de la morphologie des microbes et de leurs réactions vitales.

Microbiophobie, *f.* (μιχρος, petit; βίος, vie; φόβος, crainte). Syn. : *Bacillophobie.* Phobie des microbes et des maladies infectieuses.

Microbiose, *f.* (μιχρος, petit; βίος, vie). Etude de la vie des microbes et des modifications pathologiques que leur

présence détermine dans l'organisme.

Microbisme, *m.* (μιχρος, petit; βίος, vie). Présence de microbes pathogènes dans l'organisme. — *Ex.:* Microbisme latent.

Microblaste, *m.* (μιχρος, petit; βλαστός, germe). Hématie dont la dimension est plus petite que celle du globule rouge normal.

Microcaulie, *f.* (μιχρος, petit; χαυλός, tige). Absence de développement du pénis.

Micro-céphalie, *f.* (μιχρος, petit; κεφαλή, crâne). Petitesse du crâne.

Micrococcus melitensis, *m.* Microbe spécifique de la mélitococcie. Il se présente sous forme de coccus isolé ayant l'apparence de petites taches d'un blanc de perle sur le bouillon de bœuf gélosé avec peptone, inoculé en surface.

Micrococcus rubroviscosus, *m.* Micrococque producteur du « rouge » des salaisons, indice du commencement de la putréfaction de ces aliments.

Micro-colorimètre, *m.* (μιχρος, petit; *color,* couleur; μέτρον, mesure). Appareil servant à mesurer la coloration des éléments figurés du sang.

Micrococque, *m.* (μιχρος, petit; χόχχος, graine). Petite sphère, généralement immobile et dépourvue de cils vibratiles, se reproduisant par scissiparité et ne donnant pas de spores. Elle fait partie du groupe de bactéries.

Microcyte, *m.* (μιχρος, petit; χύτος, cellule). Globule sanguin diminué de volume par suite d'altérations pathologiques.

Microcythémie, *f.* (μιχρος,

petit; κύτος, globule: αἷμα, sang). Diminution de la dimension des globules sanguins.

Microdactylie, *f.* (μικρος, petit; δάκτυλος, doigt). Petitesse des doigts.

Microdontisme, *m.* (μικρος, petit; ὀδούς, dent). Etat de la dentition caractérisé par des dents naines. Il peut être partiel ou total. C'est un signe d'hérédo-syphilis.

Microesthésie, *f.* (μικρος, petit; αἰσθησις, sensibilité). Trouble de la sensibilité, caractérisé par la diminution de la sensation de volume et de poids d'un objet.

Microgamète, *m.* (μικρος, petit; γαμός, mariage). Phase de développement de l'hématozoaire, agent du paludisme : corps sphérique libre né d'un corps en croissant différencié et qui constitue l'élément femelle nécessaire à la reproduction.

Microgastrie, *f.* (μικρος, petit; γαστήρ, estomac). Estomac dont la capacité est moindre que celle de l'estomac normal.

Microglossie, *f.* (μικρος, petit; γλῶσσα, langue). Petit volume de la langue, au-dessous de la normale.

Micrognathie, *f.* (μικρος, petit; γνάθος, mâchoire). Petit volume de la mâchoire, le plus souvent localisé à la mâchoire inférieure par arrêt de développement.

Micrographie, *f.* (μικρος, petit; γράφειν, écrire). Etude de tout ce qui ne se voit qu'à l'aide du microscope et qui concerne la bactériologie, l'histologie microscopique.

Microgyrie, *f.* (μικρος, petit; γῦρος, circonvolution). Diminution de volume des circonvolutions cérébrales, le plus souvent d'origine congénitale.

Micro-maniaque, *adj.* (μικρος, petit; μανία, folie). Dont le délire fait voir les choses en petit. Il s'observe dans la paralysie générale.

Micromélie, *f.* (μικρος, petit; μέλος, membre). Malformation congénitale caractérisée par l'arrêt de développement des membres.

Micromélie rhizomélique, *f.* (μικρος, petit; μέλος, membre; ῥίζα, racine; μέλος, membre). Micromélie siégeant à la racine des membres.

Micromycose, *f.* (μικρος, petit; μύκης, champignon). Mycose due à un champignon pathogène de l'homme, de la famille des oospora : le micromyces.

Micron, *m.* (μικρος, petit). Mesure équivalant à un millième de millimètre, qui s'emploie en micrographie.

Microophtalmie congénitale, *f.* (μικρος, petit; ὀφθαλμός, œil). Arrêt de développement de l'œil et de ses annexes, caractérisé par une réduction du volume de l'œil, avec ou sans kératite, diminution de la fente palpébrale, auxquels s'ajoutent parfois de l'hémiatrophie faciale et des troubles intellectuels et nerveux. Cette lésion est le plus souvent unilatérale; elle peut être bilatérale.

Micro-orchidie, *f.* (μικρος, petit; ὄρχις, testicule). Atrophie des testicules, elle peut être congénitale ou consécutive le plus souvent aux oreillons.

Micro-organisme, *m.* SYN.: *Microbe.* Etre infiniment petit, que l'on ne peut déceler qu'au moyen du microscope.

Micropolyadénite, *f.* (μικρος, petit: πολύς, plusieurs;

ἀδὴν, glande). Pléiade de petits ganglions sous-cutanés engorgés, mais indolents et sans tendance à la suppuration. Elle s'observe chez les enfants prédisposés à la tuberculose, les lymphatiques, les anémiés.

Micropsie, *f.* (μιχρος, petit; ὄψις, vue). Trouble de vision, dans lequel les objets apparaissent plus petits qu'ils ne le sont en réalité.

Micropsique, *adj.* (μιχρος, petit; σχοπεῖν, voir). Qui voit petit, qui a rapport à la micropsie. — *Ex.:* Hallucinations micropsiques.

Microphage, *m.* (μιχρος, petit; φαγεῖν, manger). Petit leucocyte.

Microscopie, *f.* (μιχρος, petit; σχοπεῖν, regarder). Etude des infiniments petits au moyen du microscope.

Microscopique, *adj.* (μιχρος, petit; σχοπεῖν, examiner). Qui a rapport à l'examen fait avec le microscope. — *Ex.:* Analyse microscopique.

Microscosporie, *f.* (μιχρος, petit; σπορά, spore). SYN.: *Teigne.* Dermatose mycosique commune à l'homme et aux animaux, due à un microsporum; champignon parasite: le microsporum audouini chez l'homme, le microsporum lanosum ou canis chez les animaux.

Microsiphonose, *f.* (*Microsiphon*). Mycose occasionnée par un champignon parasite: le microsiphon, de la famille des oospora.

Microsphygmie, *f.* (μιχρος, petit; σφυγμος, pouls). Diminution de l'amplitude des oscillations du pouls, due à un état de contraction des vaisseaux par suite de phénomènes vaso-constricteurs.

Microsporidie, *f.* (μιχρος, petit; σπορά, graine; εἶδος, forme). Parasite de la famille des sporozoaires que l'on trouve chez les vers et les insectes. Il détermine, chez les vers à soie, la maladie appelée pébrine.

Microsporie, *f.* (μιχρος, petit; σπορά, graine). SYN.: *Microscosporie.* Mycose due à un microsporon.

Microsporon Audouini, *m.* Champignon parasite à spores très petites (2 à 3 μ), égales, de coloration gris-blanchâtre, occasionnant une teigne tondante.

Microsporon furfur, *m.* (μιχρος, petit; σπορά, semence). Champignon parasite se développant sous la peau, entre les cellules de la couche cornée, sans pénétrer jusqu'à la couche muqueuse, occasionnant le pityriasis versicolor.

Microsporon gracile, *m.* Voir SYN.: *Microsporum minutissimum.*

Microsporon minutissimum, *m.* SYN.: *Microsporon gracile.* Champignon parasite occasionnant l'érythrasma.

Miction, *f.* (*misso,* j'envoie). Action d'émettre l'urine par le canal de l'urètre et de vider la vessie.

Miction par regorgement, *f.* SYN.: *Fausse incontinence.* Emission d'urine involontaire par trop-plein de la vessie et relâchement du sphincter vésical.

Micturition, *f.* (*micturire,* avoir envie d'uriner). Envie fréquente d'uriner.

Migraine, *f.* (ἥμισυς. moitié; χρανίον, crâne). Syndrome revenant par intermittence et sous forme d'accès. Il est caractérisé par un malaise général, une céphalalgie tenace et violente de la région orbitotemporale avec photophobie, état nauséeux, vertigineux et quelquefois vomissements. Il peut s'accompagner de troubles oculaires, d'œdème chaud unilatéral de la face. Il serait dû à un spasme des vaisseaux de la scissure de Sylvius, à une action réflexe d'origine oculaire (asthénopie), à des troubles de sécrétion endocrinienne (thyroïde, ovaire).

Migraine ophtalmique, *f.* SYN. : *Migraine ophtalmique de Charcot; Maladie de Mœbius.* Migraine simple qui se complique de troubles oculaires variés : hémianopsie transitoire, amblyopie passagère, scotome scintillant (voir ces mots).

Migraine ophtalmoplégique, *f.* Migraine compliquée de paralysie passagère des nerfs moteurs de l'œil, en particulier du moteur oculaire commun (3ᵉ paire) qui peut devenir définitive si les accès se répètent fréquemment.

Mikulicz, chirurgien allemand contemporain. Voir : *Maladie de Mikulicz.*

Miliaire, *f.* (*milium,* grain de millet). SYN. : *Gale bédouine; Bourbouille; Lichen tropicus.* Eruption à forme de vésicules très fines survenant à la suite de sueurs abondantes et qui ne sont que de petits kystes sudoraux. Ces vésicules sont transparentes, se troublent et deviennent purulentes, d'où les noms de miliaire cristalline, miliaire blanche, miliaire jaune. Elles siègent de préférence au tronc et aux bras. Les miliaires s'observent surtout chez les indigènes des pays chauds.

Millard-Gubler, médecin français de la fin du XIXᵉ siècle. Voir : *Syndrome d Millard-Gubler.*

Millet, *m.* (*millium,* grai de millet). Petite tumeur, d coloration jaunâtre, de l grosseur d'un grain de mille localisée sur les paupières e d'origine glandulo-sébacée.

Millium, *f.* (*millium,* grai de millet). SYN. : *Acné miliaire* Kyste se produisant au nivea des paupières, d'aspect blan perlé, du volume d'un grai de millet, renfermant de l graisse, des cristaux de cho lestérine, des cellules épithé liales. Il est dû à la rétentio d'une glande sébacée.

Milphose, *f.* (μίλφωσις chute des cils). Chute des cil sans altération des paupières

Mimique, *f.* (μῖμος, mime) Etat des attitudes et des mouvements corporels correspondant à l'état de la pensée. Le troubles de la mimique son fréquents dans les psychopathies et sont des éléments d diagnostic importants à analyser.

Minerve, *f.* (*minerva,* minerve). Appareil d'immobilisation de la colonne cervicale Il s'emploie dans le mal de Pott, le torticolis musculaire permanent.

Minor, médecin russe contemporain. Voir : *Maladie de Minor.*

Minoratif, *m.* (*minorare,* diminuer). Purgatif doux.

Miopragie, *f.* (μεῖον, moindre; πλάσσω, fonctionner). Voir SYN. : *Méiopragie.*

Miostagmine, *f.* (μεῖον, moindre; σταγμα, goutte). Voir : *Réaction de la miostagmine.*

Miringite, *f.* (*miringa,* tympan). Inflammation du tympan.

Misanthropie, *f.* (μισεῖν, avoir horreur de; ἄνθρωπος, homme). Aversion pour le monde avec recherche de la solitude. Elle s'observe dans la mélancolie.

Misanthropique, *adj.* (μι-σέω, je hais; ἄνθρωπος, homme). Qui a pris le monde en horreur. S'observe dans la dépression mélancolique avec conscience. — *Ex.:* Mélancolie misanthropique.

Miserere (*miserere,* ayez pitié). Voir : *Coliques de miserere.*

Misocapnie, *f.* (μισεῖν, avoir horreur de; χαπνός, fumée). Aversion pour la fumée.

Misogynie, *f.* (μισεῖν, avoir horreur de; γυνή, femme). Perversion du sens génital, caractérisée par l'aversion qu'éprouvent certains hommes pour les rapports sexuels.

Misonéisme, *f.* (μισεῖν, avoir horreur; νέος, nouveau). Horreur obsédante des nouveau-nés.

Misopsychie, *f.* (μισεῖν, avoir horreur; ψύχη, vie). Dégoût de la vie.

Mithridatisme, *m.* (*Mithridate,* roi de l'Antiquité). Immunité artificielle aux poisons, créée par l'accoutumance.

Mitochondrie, *f.* (μίτος, filament). SYN. : *Symbiote.* Formation micro - organique contenue dans le protoplasma de chaque cellule, bactérie symbiotique, ou symbiote, qui serait le subtratum de toute synthèse. Si les symbiotes font défaut, la vie s'éteint, l'être vivant étant dans l'impossibilité de procéder seul à la réparation soit de ses réserves, soit de son protoplasma.

Mitose, *f.* (μίτος, filament). SYN. : *Karyokinèse.*

Mitral, *adj.* (*mitra,* mitre, bonnet). Qui a rapport à l'orifice mitral du cœur. — *Ex.* : Facies mitral; Insuffisance mitrale; Rétrécissement mitral; Maladie mitrale (voir ces mots).

Mnésique, *adj.* (μνῆσις, mémoire). Qui a rapport à la mémoire; dont le sujet se souvient. — *Ex.:* Attaque épileptiforme mnésique.

Mœbius, médecin allemand contemporain. Voir : *Signe de Mœbius; Maladie de Mœbius.*

Mogiarthrie, *f.* (μόγις, avec peine; ἄρθρον, articulation). Difficulté d'articuler les mots.

Mogigraphie, *f.* (μόγις, avec peine; γράφω, j'écris). Crampe des écrivains.

Mogilalisme, *m.* (μόγις, avec peine; λαλεῖν, parler). Bégayement.

Mogiphonie, *f.* (μόγις, avec peine; φωνή, voix). Difficulté de l'élocution d'ordre phonétique.

Moignon, *m.* (*manica,* manche). Extrémité amputée d'un membre.

Moiteur, *f.* (*musteus,* juteux). Sécrétion sudorale généralisée de tout le corps survenant dans les périodes fébriles des maladies aiguës, au cours de la convalescence, chez les affaiblis.

Molaire rocheuse, *f.* (*mola,* meule). Dent dont la couronne est d'aspect inégal, tourmenté, rappelant des aspérités rocheuses : stigmate d'hérédosyphilis.

Môle, *f.* (μύλη, faux germe). Tumeur de l'utérus survenant au cours de la grossesse, qui est en général expulsée avant son terme. Suivant les auteurs, on accole à ce terme les épithètes de vésiculaire, hydatiforme, hydatique. Voir: *Môle vésiculaire.*

Môle hydatiforme, *f.* Voir SYN.: *Môle vésiculaire.*

Môle vésiculaire, *f.* (μυλή, faux germe). Syn. : *Môle hydatiforme.* Tumeur composée de nombreux kystes pédiculés résultant de la dégénérescence des villosités choriales et survenant au cours de la grossesse. Elle détermine, outre un développement anormal de l'utérus, des pertes séro-sanguinolentes, des phénomènes d'auto - intoxication gravidique et de la cachexie que seule l'interruption spontanée ou provoquée de la grossesse peut arrêter.

Molimen menstruel, *m.* (*molimen,* masse ; *menstrua,* menstrues). Voir Syn. : *Menstrues.*

Mollet (gros) (*mollis,* mou). Voir : *Gros mollet.*

Molluscum contagiosum, (*molluscum*). Syn. : *Acné varioliforme.* Dermatose constituée par des petites tumeurs sessiles ou pédiculées, blanchâtres, marquées en leur centre par une dépression, siégeant de préférence sur les paupières, le cou, les régions mammaire et génitale. Elles sont indolentes. Elles seraient causées par des parasites (de l'ordre des grégarines pour certains auteurs) qui provoquent un processus de dégénérescence du type corné, des cellules épithéliales et la contagion.

Moment lucide, *m.* (*movimentum,* moment ; *lucidus,* lumineux). Suspension complète, mais momentanée des symptômes de la folie (Régis).

Momification, *f.* (*mumia,* momie). *a)* Dessiccation naturelle ou artificielle d'un cadavre ; *b)* Dessiccation d'un tissu vivant atteint de gangrène sèche.

Momification du fœtus, *f.* (*mumia,* momie ; *facere,* faire).

Racornissement, ratatinement d'un fœtus mort sous l'action de la solution saline du liquide amniotique qui le baigne et qui s'épaissit, se résorbe au point de disparaître complètement.

Mongolisme, *m.* (Mongol, habitant de la Mongolie (Asie). Dégénérescence physique caractérisée par la déformation des paupières qui rappelle le type normal de la race jaune, avec bradycéphalie, prognathisme. La plupart du temps une dégénérescence mentale congénitale, de l'idiotie accompagnent la dégénérescence physique. Le mongolisme serait dû à une insuffisance des glandes endocrines.

Monilethrix, *m.* (*monile,* collier ; θρίξ, poil). Affection non parasitaire, le plus souvent congénitale, caractérisée par des renflements et des rétrécissements du poil qui a l'aspect d'un collier de perles et qui est cassant.

Moniliase bronchique, *f.* (*monile,* collier). Mycose des bronches, due à un champignon du genre monilia. Elle simule la tuberculose pulmonaire et guérit par le traitement iodé.

Moniliforme, *adj.* (*monile,* collier ; *forma,* forme). En forme de chapelet. — *Ex.:* Aspect moniliforme d'une artère.

Monoblepsie, *f.* (μόνος, seul ; βλέπω, je vois). Vision nette avec un seul œil, trouble avec les deux yeux.

Monocère, *adj.* (μόνος, seul ; κέρας, corne). Syn.: *Unicorne.* Qui porte une corne.

Monocle, *m.* (μόνος, seul ; *oculus,* œil). Bandage de tête recouvrant un seul œil.

Monocoque, *m.* (μόνος, seul : κόκκος, graine). Microcoque se présentant sous l'aspect d'une petite sphère bien isolée.

Monocrote, *adj.* (μόνος, seul; κρότος, battement). Qui ne présente qu'un seul battement. — *Ex. :* Pouls monocrote.

Monoculaire, *adj.* (μόνος, seul; *oculus*, œil). Qui a rapport à un seul œil. — *Ex.:* Lésion monoculaire.

Monodactyle, *adj.* (μόνος, seul; δάκτυλος, doigt). Qui n'a qu'un seul doigt.

Mono-klepto-collectionniste, *m.* (μόνος, un seul; κλέπτω, je vole; *colligere*, rassembler). *Path. ment.* Collectionniste qui ne se sent attiré que par une sorte d'objets (parapluie, pipe ou porte-monnaie, etc.).

Monomanie, *f.* (μόνος, unique; μανία, manie). Obsession d'une idée, phobie d'un seul objet, d'un seul et même sujet.

Monomphalien, *m.* (μόνος, un seul; ὀμφαλός, nombril). Monstre double n'ayant qu'un ombilic.

Mononucléaire, *adj.* (μόνος, seul; *nucleus*, noyau). Qui ne contient qu'un noyau. — *Ex.:* Cellule mononucléaire.

Mononucléose, *f.* (μόνος, seul; *nucleus*, noyau). Variété de leucocytose caractérisée par la présence de nombreux mononucléaires. Elle s'observe dans les leucémies et au cours de la convalescence des maladies infectieuses.

Monoovarien, *adj.* (μόνος, seul; *ovum*, œuf). Qui a rapport à un seul ovaire.

Monopède, *m.* (μόνος, seul; πούς, pied). Monstre qui n'a qu'un seul pied, le plus souvent par la fusion des deux membres inférieurs.

Monopégie, *f.* (μόνος, seul; πήγνυω, je fixe). Douleur nettement localisée en un seul point.

Monophobie, *f.* (μόνος, seul; φόβος, crainte). SYN. : *Phobie systématisée*. Phobie qui se fixe plus ou moins longtemps sur un même objet.

Monophtalmie, *f.* (μόνος, seul; ὀφθαλμός, œil). Ophtalmie d'un seul œil.

Monoplégie, *f.* (μόνος, seul: πλήσσειν, frapper). Paralysie d'un seul membre, d'un seul organe, quand il est double. — *Ex.:* Monoplégie brachiale.

Monopodie, *f.* (μόνος, seul; πούς, pied). Monstruosité caractérisée par la présence d'un seul pied, résultant de la fusion des deux membres inférieurs.

Monopse, *m.* (μόνος, seul; ὤψ, œil). Monstre qui n'a qu'un seul œil.

Monopsie, *f.* (μόνος, seul; ὤψ, œil). Monstruosité caractérisée par la présence d'un œil unique par suite de malformation des os du crâne, de l'ethmoïde en particulier.

Monorchidie, *f.* (μόνος, seul; ὄρχις, testicule). Malformation congénitale caractérisée par la présence d'un seul testicule dans le scrotum, le second testicule étant resté dans la cavité abdominale, le canal inguinal ou crural, ou le périnée.

Monosaccharide, *f.* ($C^6H^{12}O^6$). Hydrate de carbone constituant un groupe dans lequel rentrent le glycose et le lévulose.

Monosomien, *m.* (μόνος, un seul; σῶμα, corps). Monstre double uni par un seul corps.

Monothermie, *f.* (μόνος, seul; θερμός, chaleur). Température uniforme d'un organisme, égale matin et soir. Elle s'observe dans les maladies où la nutrition est ralentie (troubles gastro-hépatiques).

Monotriche, *m.* (μόνος, seul; θρίξ, poil). Bactérie dont l'extrémité ne présente qu'un cil vibratile.

Monovalent, *adj.* (μόνος, seul; *valere*, valoir). Se dit d'un vaccin préparé avec une seule espèce de microbes.

Monstre, *m.* (*monstrare*, montrer). Individu se différenciant des autres individus de la même espèce par des difformités, des malformations compatibles ou non avec la vie.

Monstre autositaire, *m.* (*monstrum*, monstre: αὐτος, soi-même; σῖτος, aliment). Monstre double dont les organes permettent à chaque individu d'avoir sa vie propre.

Monstre parasitaire, *m.* (*monstrum*, monstre; παρά, à côté; σῖτος, nourriture). Monstre double dont le plus petit sujet est obligé de se nourrir aux dépens du sujet principal.

Monstre par inclusion, *m.* (*monstrare*, montrer). SYN.: *Enadelphe*. Fœtus ou partie fœtale qu'un vice de fécondation a fait développer anormalement dans un autre fœtus et qui a les caractères d'un monstre. Quand la partie fœtale se développe dans un organe superficiel, elle se manifeste simplement sous forme de tumeur, au cou, au périnée, par exemple. Quand la partie fœtale est incluse dans un viscère, le monstre n'est pas viable.

Monstruosité, *f.* (*monstrare*, montrer). Toute production anormale dans sa forme, d'origine congénitale.

Moral, *adj.* (*mos, moris*, usage, coutume). *Psych.* S'emploie comme synonyme de perverti, d'anormal, d'immoral, de vicieux. — *Ex.:* Folie morale; Dégénéré moral.

Morax, ophtalmologiste français contemporain. Voir: *Bacille de Morax*.

Morbide, *adj.* (*morbus*, maladie). Qui a rapport à la maladie. — *Ex.:* État morbide.

Morbidité, *f.* (*morbus*, maladie). Etat des maladies qu'a présenté un individu, dont a été atteint une collectivité. — *Ex.:* Morbidité humaine au XIXᵉ siècle.

Morbifique, *adj.* (*morbus*, maladie; *facere*, faire). Qui occasionne la maladie. — *Ex.:* Poison morbifique.

Morbilleux, *adj.* (*morbillus*, de *morbus*, maladie). — Qui a rapport à la rougeole. *Ex.:* Eruption morbilleuse.

Morbilliforme, *adj.* (*morbus*, maladie; *forma*, forme). Qui a l'aspect de la rougeole. — *Ex.:* Eruption morbilliforme.

Morbus, *m.* (*morbus*, maladie). Maladie.

Morbus coxæ senilis, *m.* (*morbus*, maladie; *coxa*, hanche; *senilis*, sénile). Voir SYN. : *Rhumatisme coxo-fémoral.*

Morbus sacer, *m.* (*morbus*, maladie; *sacer*, sacré). Voir SYN. : *Epilepsie essentielle.*

Mordicant, *adj.* (*mordicare*, picoter). Qui provoque des picotements. — *Ex.:* Chaleur mordicante.

Morgue, *f.* (goth.: *mornan*, être triste). SYN. : *Obitoire.* Dépôt de cadavres.

Moria, *f.* (*morio*, bouffon). Disposition particulière à l'ironie, à la farce, avec jovialité frivole, que l'on rencontre dans les tumeurs du lobe frontal du cerveau (Régis).

Morocoque de Unna, *m.*
Voir Syn.: *Coccus butyricus.*

Morosité, *f.* (*morositas,*
humeur chagrine). Tristesse.

Morphée, *f.* (*Morphœa,*
Morphée). Plaque de sclérodermie de couleur ivoire qui
se détache nettement sur le
tégument, entourée d'une
zone violacée de quelques
millimètres de largeur. Elle
guérit totalement et il persiste à sa place une tache
avec flétrissement de l'épiderme.

Morphinisme, *m.* (*Morpheus,* Morphée, dieu du
sommeil). [La morphine est
retirée de l'opium]. Intoxication aiguë par la morphine à
la suite d'absorption de cet
alcaloïde dans un but thérapeutique ou accidentellement. Elle est caractérisée
par une excitation psycho-
motrice agréable à laquelle
succèdent des vertiges avec
chute de la fréquence du
pouls, des nausées, du myosis caractéristique ; l'intoxiqué
s'endort et tombe dans le
coma.

Morphinomanie, *f.* (*Morpheus,* Morphée ; μανία, folie).
Intoxication chronique par la
morphine avec obsession et
besoin de prendre de cet alcaloïde généralement sous
forme d'injections hypodermiques. L'absorption se répète plus souvent, les doses
vont croissantes et l'intoxication détermine des troubles
psychiques et somatiques
pouvant aller jusqu'au délire
et la cachexie.

Morphologie, *f.* (μορφή,
forme ; λογος, étude). Etude
de la forme extérieure des
organes et des individus.

Morphologique, *adj.* (μορφή,
forme ; λόγος, étude). Qui a

rapport à la morphologie.
— *Ex. :* Aspect morphologique.

Morphophobie, *f.* (μορφή,
forme ; φόβος, crainte). Peur
des anomalies de formes
(corps, visage).

Morpion, *m.* Voir Syn. :
Pou du pubis.

Morsure, *f.* (*mordere,* mordre). Plaie contuse faite par
les dents, caractérisée par
l'écrasement, l'arrachement
ou le broiement des tissus
profonds, suivant la dentition
de l'animal qui a mordu.

Mort, *f.* (*mors, mortis,*
mort). Cessation des fonctions physiologiques présidant à l'ensemble de la vie
des organes d'un individu.

Mort apparente, *f.* (*mors,*
mort). Etat d'un organisme
en état de résolution musculaire, avec anesthésie générale, respiration et battements
du cœur imperceptibles. Elle
s'observe chez les hystériques,
les individus en état de léthargie.

Mort-né, *m.* (*mors, mortis,*
mort ; *natus,* né). Fœtus qui
est déjà mort au moment de
son expulsion hors des organes génitaux. La mort peut
survenir dans l'utérus avant
l'expulsion, ou au passage
pendant l'expulsion.

Mort réelle, *f.* Signes de
la mort réelle. Voir : *Procédés
de Icard ; Procédé de Terson ;
Réaction d'Ambard et Brisse-
morel ; Réaction d'Halluin ;
Signe de Lecha-Marzo ; Signe
de Lorain.*

**Mort réelle (diagnostic
de la),** *f.* Voir : *Fluorescéine ;
Instillation d'éther.* Procédé
de la forcipressure : entre les
mors d'une pince à forcipressure, serrer fortement le bord
de la lèvre inférieure, puis
enlever la pince. Chez le vi-

vant, la zone d'ischémie est passagère ; chez le mort, la partie comprimée conserve l'empreinte des mors de la pince et le parcheminement persiste.

Mortalité, *f.* (*mors*, mort). Rapport entre le nombre de décès d'une agglomération déterminée et le nombre des individus qui la composent, dans un temps donné. — *Ex.:* Mortalité annuelle d'une ville.

Mortification, *f.* (*mors*, mort ; *facere*, faire). État de décomposition d'un tissu ou d'un organe par suite de gangrène.

Mortinatalité, *f.* (*mors*, mort ; *natus*, né). Rapport entre le nombre des naissances et celui des mort-nés dans une agglomération et dans un temps donné.

Morton, médecin américain du xixᵉ siècle. Voir : *Maladie de Morton*.

Morvan, médecin français de la fin du xixᵉ siècle. Voir : *Chorée fibrillaire de Morvan ; Panaris analgésique de Morvan*.

Morve, *f.* (*morbus*, maladie (du cheval). Maladie contagieuse commune à l'homme et aux animaux. Exceptionnelle chez l'homme, elle est très fréquente chez les chevaux, ânes et mulets. Elle est due au bacillus mallei (voir ce mot). Débutant par des phénomènes généraux graves, la morve aiguë provoque une rougeur érysipélateuse sans bourrelet de la face, avec ou sans plaques de gangrène ; le naso-pharynx se couvre de plaques ulcéreuses, le jetage s'installe ; les ganglions augmentent de volume, les glandes salivaires se tuméfient. Il s'ensuit de la pneumonie par déglutition

avec délire. La mort, en général, survient dans le coma.

Mothe. Voir : *Procédé de Mothe* pour la réduction de la luxation de l'épaule.

Motilité, *f.* (*movere*, mouvoir). Faculté de se mouvoir. — *Ex.:* Troubles de la motilité.

Motricité, *f.* (*movere*, mouvoir). Faculté de produire le mouvement. — *Ex.:* Troubles de la motricité.

Mouches, *f.* (*musca*, mouche). Premières douleurs de l'accouchement, comparables au chatouillement que font les mouches sur la peau : indice de l'effacement du col utérin.

Mouches volantes, *f.* (*musca*, mouche). Voir Syn.: *Myodésopsie*.

Moucheture, *f.* (*musca*, mouche). Scarification superficielle de la peau faite dans le but de laisser écouler la sérosité de l'œdème cutané.

Mouillage, *m.* (*molliare*, rendre mou). Procédé frauduleux de falsification du lait auquel on ajoute une certaine quantité d'eau. Le mouillage se pratique souvent sur les laits écrémés, qui sont d'autant plus denses que l'on a soustrait plus de crème ; il donne ainsi au lait une densité voisine de la normale.

Moulage. *m.* (*modulum*, moulage). Prise de la forme d'un segment du corps ou d'un organe au moyen de plâtre que l'on fait adhérer et sécher sur la partie dont on veut garder l'empreinte. — *Ex.:* Moulage de la face, d'une dent.

Moustique, *m.* (*musca*, mouche). Syn. : *Cousin*. Insecte diptère suceur qui comprend trois genres principaux : culex, anophèle et stegomya. Les larves éclosent dans les flaques d'eau ; la femelle, à la tombée de la nuit, recherche la peau de l'homme pour se nourrir de son sang. La piqûre détermine localement une lésion urticarienne et transmet par inoculation les agents du paludisme, de la fièvre jaune ou de la filariose (Voir ces mots).

Mouvement de trombone de Magnan, m. Voir : *Signe de Magnan.*

Mucilage, m. (*mucus,* mucus). Médicament de consistance visqueuse fait avec une solution aqueuse de gomme dans laquelle on incorpore la substance active.

Mucinase, f. (*mucus,* mucus). Ferment soluble de l'intestin grêle qui coagule le mucus. La bile contient des substances qui neutralisent ce ferment et qui par suite empêchent les muco-membranes de se produire dans la partie de l'intestin où se déverse la bile. Aussi les muco-membranes se forment-elles surtout dans le gros intestin.

Mucine, f. (*mucus,* mucus). Substance produite par le tissu muqueux, coagulable par l'acide acétique, incoagulable par la chaleur.

Mucipare, adj. (*mucus,* mucus ; *parere,* enfanter). Qui produit du mucus. — *Ex.:* Glande mucipare.

Mucocèle, f. (*mucus,* mucus ; κήλη, tumeur). Tumeur lacrymale par rétention, contenant un liquide plus ou moins muqueux mêlé aux larmes.

Mucométrie, f. (*mucus,* mucosité ; μήτρα, utérus). Hypersécrétion des glandes muqueuses de l'utérus avec ré-

tention par suite de l'occlusion du col utérin.

Muco-purulent, adj. (*mucus, de mungere,* moucher ; *pus, puris,* pus). Mélange de mucus et de pus. — *Ex. :* Crachat muco-purulent.

Muco-pus, m. (*mucus,* mucus ; *pus, puris,* pus). Mucus mélangé de pus.

Mucor corymbifer, m. Champignon parasite. pathogène que l'on a trouvé chez l'homme dans certaines otites et affections pulmonaires.

Mucormycose, f. (*mucor,* moisissure ; μύκης, champignon). Mycose à localisation fort variable, due à un champignon parasite de la famille des mucorinées. Le mucor le plus connu actuellement comme agent pathogène est le mucor corymbifer.

Mucosité, f. (*mucus,* mucus). Sécrétion de mucus à laquelle s'incorporent des cellules épithéliales des canaux excréteurs et tous éléments microscopiques contenus dans ces canaux.

Mucus, m. (μύξα, mucus). Produit de sécrétion des membranes et glandes muqueuses.

Muguet, m. (*musquetum, de muscus,* musc). SYN. : *Stomatite crémeuse.* Affection de la muqueuse buccale, due à l'oïdium (endomyces) albicans. Elle s'observe surtout chez l'enfant et le vieillard, chez l'adulte au cours d'infections graves, et est caractérisée par un enduit blanchâtre en plaques s'étalant sur la langue, le voile du palais, les joues.

Multi (*multus,* plusieurs). Préfixe qui, placé au commencement d'un mot, indique la pluralité de l'objet désigné. — *Ex. :* Multicellulaire : qui est formé de plusieurs cellules.

Multipare, *adj.* (*multus*, plusieurs ; *parere*, enfanter). Qui a eu plusieurs enfants. — *Ex. :* Femme multipare.

Multipolaire, *adj.* (*multus*, plusieurs). Qui a plusieurs pôles, plusieurs prolongements. — *Ex. :* Cellule multipolaire.

Muqueux, *adj.* (*mucus*, mucus). *a)* Qui est formé par du mucus ; *b)* Qui a rapport au mucus. — *Ex. :* Matière muqueuse.

Murexide, *f.* (*murex*, coquillage rouge pourpre). Purpurate d'ammoniaque. Voir : *Réaction de la murexide*.

Murmure vésiculaire, *m.* SYN. : *Bruit vésiculaire*. Bruit que font l'entrée et la sortie de l'air dans les alvéoles pulmonaires, lorsque les voies aériennes sont libres, les poumons souples, élastiques, compressibles, expansibles, la plèvre lisse. Le murmure vésiculaire est doux, moelleux à l'oreille, il est plus fort et plus prolongé à l'inspiration, plus faible, plus court à l'expiration ; le rapport entre les valeurs de durée et d'intensité entre les deux temps du bruit respiratoire naturel est de 3 à 1.

Muscarine, *f.* (*muscarium*, ombelle). Alcaloïde toxique des champignons vénéneux simplement dangereux, cristallisable comme la morphine, l'atropine ; il peut être combattu par les mêmes antidotes. Il agit sur le cœur, le système nerveux, le tube digestif et s'élimine par les urines. Il possède une action purgative et vomitive. Une dose de 5 milligrammes produit des accidents graves avec contractions tétaniques.

Musculaire, *adj.* (μῦς, muscle). Qui a rapport aux muscles. — *Ex. :* Hernie musculaire.

Musculo-cutané, *adj.* (μῦς, muscle ; *cutis*, peau). Qui a rapport aux muscles et à la peau.

Musset, poète français du XIXe siècle. Voir : *Signe de Musset*.

Mussitation, *f.* (*mussitare*, marmoter entre les dents). Marmottement caractérisé par un mouvement des lèvres sans émission de sons articulés. Elle s'observe dans le délire et chez certains aliénés.

Mutacisme, *m.* (*mutus*, muet). Vice de prononciation qui fait remplacer dans la conversation les lettres M, B, P par d'autres lettres.

Mutilation, *f.* (*mutilare*, mutiler). Toute perte accidentelle ou volontaire de substance musculaire ou osseuse, déformant l'organe, objet du traumatisme.

Mutisme (*mutus*, muet). Impossibilité d'articuler un mot à haute voix ou à voix basse et même d'émettre un son laryngé, avec persistance d'une mimique intelligente et de l'écriture, qui servent de moyen de communication avec l'entourage. — *Ex. :* Mutisme hystérique.

Mutité, *f.* (*mutus*, muet). Fait de ne pouvoir émettre aucun son phonétique, le plus souvent d'origine congénitale.

Mya. Voir : *Hydrocéphalie congénitale familiale*.

Myalgie, *f.* (μῦς, muscle ; ἄλγος, douleur). Douleur musculaire.

Myasthénie, *f.* (μῦς, muscle ; ἀσθένεια, faiblesse). Sensation de fatigue dans les muscles ou un groupe de muscles.

Myasthénie grave, pseudo-paralytique, *f.* (μῦς, muscle; ἀσθενος, sans force). Voir Syn.: *Paralysie bulbaire asthénique.*

Myatonie, *f.* (μῦς, muscle; α, priv.; τόνος, tonicité). Absence de la tonicité musculaire.

Myatonie congénitale, *f.* (μῦς, muscle; α, priv.; τόνος, tonicité). Syn. : *Maladie d'Oppenheim.* Maladie congénitale très rare, allant de la simple atonie musculaire avec lenteur des mouvements, fatigue rapide jusqu'à la paralysie complète. Elle se localise surtout aux membres inférieurs, au cou. Les muscles sont mous, peu atrophiés, l'excitabilité électrique est diminuée ou abolie sans réaction de dégénérescence. La guérison ou tout au moins l'amélioration est assez fréquente.

Myatrophie, *f.* (μῦς, muscles; α, priv.; τροφή, nourriture). Syn. : *Amyotrophie.* Atrophie musculaire.

Mycelium, *m.* (μύκης, champignon). Filaments nés de la végétation des spores de champignons et constituant la plante souterraine.

Mycétome, *m.* (μύκης, μύκητος, champignon). Syn.: *Pied de Madura; Pied de Tranchée.* Affection parasitaire due à un champignon rappelant l'actynomyces, qui se localise aux pieds ou aux mains.

Mycétose, *f.* (μύκης, champignon). Voir Syn.: *Mycose.*

Mycobacillus synovialis, *m.* Microbe siégeant au point de vue botanique entre le groupe des bactériacées proprement dit et celui des champignons. Il préfère la vie aérobie, mais il peut vivre aussi à l'état anaérobie. Dans les cultures âgées et surtout au contact de l'air, il prend un aspect filamenteux de véritable mycelium, forme des spores par enkystement partiel. Le filament qui va sporuler se fragmente en bâtonnets qui restent bout à bout ou se désarticulent. Il détermine une infection générale, une septicémie avec fièvre, arthropathie, endocardite, encéphalopathie et une sorte de rhumatisme articulaire aigu.

Mycoderme, *m.* (μύκης, champignon; δέρμα, peau). Champignon parasite de la peau.

Mycologie, *f.* (μύκης, champignon; λόγος, étude). Etude des champignons.

Mycomycète, *m.* (μύκης, champignon). Terme générique d'une famille de champignons.

Mycomyringite, *f.* (μύκης, champignon; μῆνιγξ, membrane). Syn. : *Myringomycose.* Inflammation du tympan, due à un champignon parasite (aspergillus auricularis, mucor corymbifer, etc.).

Mycose, *f.* (μύκης, champignon). Syn. : *Mycétose, Teigne.* Toute maladie occasionnée par un champignon parasite, se développant sur ou dans un organisme humain ou animal. L'infection peut être localisée ou généralisée, le champignon sécrète des toxines et même des endotoxines; il détermine des réactions humorales d'agglutination, de fixation, de précipitation, qui tendent de plus en plus à rapprocher dans leur action pathogène, les champignons parasites des bactéries.

Mycose de Gilchrist, *f.*

(μύκης, champignon). SYN. :
Zymonématose de Gilchrist.
Variété de mycose due au zy-
monéma, champignon patho-
gène de l'homme, de la famille
des exoascées (voir ce mot).

Mycose intertrigineuse, *f.*
(μύκης, champignon). SYN. :
Eczéma marginatum. Maladie
cutanée rappelant l'intertrigo,
causée par un champignon,
l'épidermophyton intertriginis,
siégeant dans les plis ré-
gionaux, en particulier au pli
inguinal, dans les plis interdigitaux des pieds, caractérisée par des vésicules entre
cuir et chair, des squamules
rassemblées en forme de
larges placards secs ou humides. L'affection est chronique d'emblée. Le traitement
avec décapage de la peau réservé aux teignes est le seul
efficace.

Mycosis fongoïde, *m.* (μύχης, champignon). Dermatose
dont la cause est mal connue,
rappelant par ses manifestations la lèpre et la syphilis.
Elle peut être localisée ou généralisée. Le symptôme qui
domine est le prurit. Les
plaques érythémateuses prennent, suivant l'évolution de la
maladie, un aspect eczéma-
toïde, lichenoïde, ou de tumeurs infiltrées du derme. Il
peut se surajouter de l'infection de ces plaques avec adénites de voisinage. La fièvre
est fréquente, la cachexie détermine la mort au bout de
plusieurs années.

Mycothérapie, *f.* (μύκης,
champignon ; θεραπευω, je soigne). Emploi thérapeutique
sous forme d'injections répétées d'émulsions de cultures
stérilisées de champignons
pathogènes. — *Ex.:* Mycothérapie spécifique de la lymphangite épizootique.

Mydaléine, *f.* (μυδαλέος,
putride). Substance toxique
produite par la putréfaction
des cadavres.

Mydriase, *f.* (μυδρίασις, mydriase). Dilatation de la pupille qui, par suite, est de
dimension exagérée.

Mydriatique, *adj.* (μυδρίασις,
mydriase). Qui a rapport à la
mydriase. — *Ex. :* Médicament mydriatique.

Myélasthénie, *f.* (μυελός,
moelle ; α, priv. ; σθένος,
force). Affaiblissement médullaire. Terme employé par
quelques auteurs pour désigner la neurasthénie.

Myélatélie, *f.* (μυελός,
moelle ; ἀτελής, incomplet).
Arrêt de développement de la
moelle.

Myélémie, *f.* (μυελός,
moelle ; αἷμα, sang). Présence
dans le sang de myélocytes et
d'hématies nuclées. Elle s'observe dans les infections graves de l'organisme (ictère
grave, par exemple).

Myélencéphale, *m.* (μυελός,
moelle ; ἐνκέφαλος, encéphale).
Ensemble de la moelle et de
l'encéphale.

Myélinique, *adj.* (μυελός,
moelle). Constitué par de la
myéline. — *Ex. :* Fibre myélinique sensible ou motrice
d'origine cérébro-spinale.

Myélite, *f.* (μυελός, moelle).
Inflammation de la moelle
épinière.

**Myélite aiguë syphili-
tique**, *f.* Due à un ramollissement de la moelle par artérite, elle peut avoir un début
brusque apoplectiforme avec
chute et attaque de paraplégie
sans perte de connaissance,
ou s'installer lentement sous
forme de paraplégie flasque
vraie, motrice et sensitive. La
mort peut survenir par paralysie ascendante qui gagne le

bulbe. En cas d'amélioration assez fréquente, la paraplégie flasque se transforme en paraplégie spasmodique. La guérison, quand elle survient, est toujours incomplète.

Myélite bulbaire aiguë de Leyden, *f.* SYN. : *Polioencéphalite inférieure aiguë.* Encéphalite à forme bulbo-protubérantielle.

Myélite diffuse, *f.* SYN. : *Paralysie ascendante aiguë.*

Myélite transverse aiguë, *f.* Inflammation aiguë de la moelle à la suite d'une maladie infectieuse. Sa symptomatologie varie suivant la portion de la moelle qui est atteinte : cervicale, dorsale ou lombaire. — *Ex. :* Myélite transverse aiguë morbilleuse.

Myélite transverse chronique, *f.* D'origine syphilitique, elle succède à la myélite aiguë sous forme de paraplégie spasmodique chronique. La contracture musculaire, en particulier des extenseurs, domine la symptomatologie ; la démarche varie suivant la localisation du spasme musculaire : traînante, saccadée, sautillante, en canard. Les membres inférieurs sont généralement contracturés en extension. Il n'y a pas d'atrophie musculaire. Les troubles sphinctériens se bornent à des envies impérieuses d'uriner. Le plus souvent il coexiste des paralysies oculaires, des lésions papillaires, des troubles pupillaires (signe d'Argyll Robertson).

Myélocystocèle, *f.* (μυελός, moelle ; κύστις, vessie ; κήλη, hernie). Dilatation du canal médullaire dans le spina-bifida.

Myélocyte, *m.* (μυελός, moelle ; κύτος, cellule). Cellule de la moelle.

Myélocythémie, *f.* (μυελός, moelle ; κύτος, cellule ; αἷμα, sang). Voir SYN. : *Myelémie.*

Myélocytome, *m.* (μυελός, moelle ; κύτος, cellule). Tumeur osseuse constituée par des myélocytes.

Myélocytose, *f.* (μυελός, moelle ; κύτος, cellule). Présence de myélocytes ou cellules médullaires dans le sang. Elle s'observe dans la leucémie myéloïde, la variole, et les injections à formes hémorragique et purpurique.

Myélogène, *adj.* (μυελός, moelle ; γεννάω, j'engendre). Qui produit de la moelle ou qui vient de la moelle. — *Ex. :* Leucémie myélogène.

Myéloïde, *adj.* (μυελός, moelle ; εἶδος, forme). Qui a l'aspect de la moelle, qui est constitué par des cellules de la moelle. — *Ex. :* Tumeur myéloïde.

Myélomalacie, *f.* (μυελός, moelle ; μαλακία, ramollissement). Ramollissement de la moelle.

Myélomatose, *f.* (μυελός, moelle ; αἷμα, sang). Processus pathologique caractérisé par une multiplication anormale des myélocytes et des hématies nucléées de la moelle osseuse. Elle s'observe dans la lymphadénie.

Myélome, *m.* (μυελός, moelle). Type d'hyperplasie des myélocytes et des hématies nucléées contenues dans la moelle osseuse. Il s'observe dans la lymphadénie.

Myéloméningocèle, *f.* (μυελός, moelle ; μῆνιγξ, membrane ; κήλη, tumeur). Hernie de la moelle et des méninges. Elle s'observe au cours d'arrêt de développement de la colonne vertébrale, dans le spina bifida.

Myélopathie, *f.* (μυελός, moelle; πάθος. maladie). Toute maladie aiguë ou chronique ayant pour siège la moelle.

Myélopathique, *adj.* (μυελός, moelle; πάθος, lésion). Qui est déterminé par une lésion des fibres à myéline de la moelle. — *Ex.*: Amyotrophie myélopathique.

Myéloplaxe, *m.* (μυελός, moelle; πλάξ, plaque). Cellule géante de la moelle, à noyaux nombreux. — *Ex.*: Sarcome à myéloplaxes.

Myéloplaxome, *m.* (μυελός, moelle; πλάξ, plaque). Tumeur à myéloplaxes.

Myélosarcome, *m.* (μυελός, moelle; σάρξ. chair). Sarcome à myéloplaxes.

Myélosclérose, *f.* (μυελός, moelle; σκληρός, dur). Sclérose de la moelle.

Myélose, *f.* (μυελός, moelle). Maladie des globules blancs du sang, due à un trouble de la myélopoièse.

Myiase, *f.* (μυῖα, mouche). SYN.: *Myasis*. Maladie occasionnée par les larves de mouches, quel qu'en soit le siège : peau, orifices naturels, intestin.

Myiasis, *m.* (μυῖα, mouche). Voir SYN. : *Myiase*.

Myiodopsie, *f.* (μυῖα, mouche; ὄψις, vision). SYN.: *Myodésopsie*. Visions de mouches volantes sous forme de points brillants, plus ou moins colorés de taches.

Myitis, *f.* (μῦς, muscle). Voir SYN. : *Myosite*.

Mylacéphale, *m.* (μύλη, masse; α, priv.; κεφαλή, tête). Monstre sans tête et sans forme humaine.

Myléen, *adj.* (μύλος, meule, dent molaire). Qui a rapport aux molaires.

Mylotoxine, *f.* (μύλος, moule; τόξον, poison). Toxine d'origine alimentaire sécrété par les moules, qui aurait un pouvoir sclérosant du foi considérable. (Cirrhose du foi de certaines peuplades de l Terre de Feu ne s'alimentan qu'avec des moules).

Myocardite. *f.* (μῦς, muscle; καρδία, cœur). Inflamma tion aigue ou chronique di myocarde.

Myocarditique, *adj.* (μῦ muscle; καρδία, cœur). Qui ap partient au myocarde. — *Ex.* Syndrome myocarditique.

Myocèle, *f.* (μῦς, muscle; κήλη, tumeur). Hernie des fi bres musculaires à traver l'aponévrose du muscle.

Myochymie, *f.* (μῦς, muscle; κύμα, ondulation). Myo clonie survenant chez des ner veux prédisposés, caractérisé par des secousses fibrillaire plus généralement localisée dans les muscles des mollets des extrémités et du tronc, ac compagnées ou non de dou leurs et de troubles sécré toires (hyperhydrose).

Myoclonie, *f.* (μῦς, muscle; κλόνος, contractions). SYN. *Chorée électrique ; Pseudo chorée; Myoclonus*. Syndrom caractérisé par des contrac tions musculaires brusque involontaires, rappelant le secousses provoquées pa l'excitation électrique, surve nant chez les prédisposés ner veux, d'abord sur un group de muscles, puis ayant ten dance à se répéter sur c même groupe musculaire Les contractions sont clon ques, mais aussi toniques e peuvent avoir l'apparence té tanique. Le moindre heur les traumatismes moraux le exagèrent.

Myoclonie familiale, SYN.: *Maladie de Anverrich* Maladie familiale survenan chez les prédisposés, le plus souvent d'hérédité alcoolique, caractérisée dans l'enfance par des crises épileptiformes auxquelles succèdent peu à peu des symptômes de myoclonie plus accentués aux membres inférieurs, sans altération de l'excitabilité électrique, qui finissent par nécessiter l'alitement continu. On note chez ces malades assez souvent du bégaiement. Elle paraît due à une infection médullaire mal connue. La mort survient dans le marasme et la cachexie.

Myoclonus, *m.* (μῦς, muscle; κλόνος, contraction). Voir Syn.: *Myoclonie.*

Myodémie, *f.* (μῦς, muscle; δημὸς, graisse). Infiltration graisseuse d'un muscle.

Myodésopsie, *f.* (μυῖα, mouche; ὄψις, vue). Syn.: *Mouche volante ; Myodopsie ; Myiodopsie.* Sensation de mouches volantes, de points brillants, devant les yeux, due à la projection des parties solides du corps vitré sur la rétine.

Myodiastasis, *m.* (μῦς, muscle; διάστασις, Allongement sans rupture des fibres constituantes d'un muscle à la suite d'un effort.

Myodopsie, *f.* (μυῖα, mouche; ὄψίς, vue). Voir Syn.: *Myodésopsie.*

Myodynamie, *f.* (μῦς, muscle; δύναμις, force). Force musculaire.

Myodynie, *f.* (μῦς, muscle; ὀδύνη, douleur). Syn.: *Myalgie.* Douleur dans un muscle.

Myofibrille, *f.* (μῦς, muscle; *fibrilla*, petite fibre). Un des deux éléments fondamentaux du muscle strié (l'autre étant le sarcoplasme). Il paraît être l'organe du raccourcissement clonique du muscle.

Myognathe, *m.* (μῦς, muscle; γνάθος, mâchoire). Monstre double dont la tête du sujet parasite est insérée sur le menton du sujet principal par un lambeau musculo-cutané.

Myogramme, *m.* (μῦς, muscle). Enregistrement graphique de la contraction musculaire.

Myographie, *f.* (μῦς, muscle; γράφειν, écrire). Etude de l'enregistrement des contractions musculaires à l'aide d'un appareil spécial: le myographe.

Myoïde, *adj.* (μῦς, muscle; εἶδος, ressemblance). Qui ressemble au muscle.

Myoïdème, *m.* (μῦς, muscle; οἴδημα, gonflement). Syn.: *Contraction idio - musculaire: Signe du biceps; Myo-œdème.* Etat de contraction sous forme de nodosités ou de ruban, que provoque la percussion ou le pincement en masse du muscle chez les cachectiques (tuberculeux) ou les grands infectés (fièvre typhoïde).

Myokymie, *f.* (μῦς, muscle; κῦμα, ondulation). Voir Syn.: *Myochymie.*

Myolemme, *m.* (μῦς, muscle; λέμμα, enveloppe). Syn.: *Sarcolemme.* Enveloppe de la fibre musculaire striée.

Myologie, *f.* (μῦς, muscle; λόγος, étude). Partie de l'anatomie descriptive s'occupant de l'étude des muscles et des aponévroses.

Myolyse, *f.* (μῦς, muscle; λύειν, dissoudre). Retour de la fibre musculaire à un stade embryonnaire par suite de fusion dégénérative de ses éléments musculaires proprement dits.

Myomalacie, *f.* (μῦς, muscle; μαλακία, ramollissement). Ramollissement des masses musculaires.

Myomalacia cordis, *f.* Foyer de ramollissement du cœur.

Myomatose, *f.* (μῦς, muscle). Développement de myômes dans l'organisme.

Myôme, *m.* (μῦς, muscle). Tumeur formée par du tissu musculaire. — *Ex.* : Myome utérin.

Myomectomie, *f.* (μῦς, muscle; ἐκτομή, excision). Extirpation d'une tumeur d'origine musculaire, d'un fibrome, par exemple.

Myomotomie, *f.* (μῦς, muscle; τομή, incision). Opération consistant à énucléer un myome du muscle utérin.

Myo-œdème, *m.* (μῦς, muscle; οἴδημα, gonflement). Voir SYN. : *Myoïdème ; Signe du biceps*.

Myopathie, *f.* (μῦς, muscle; πάθος, maladie). Maladie d'un muscle ou d'un groupe de muscles. Ce terme est généralement réservé pour désigner une affection musculaire dégénérative primitive commençant par le muscle lui-même et s'oppose à l'affection musculaire d'origine myélopathique.

Myopathie à forme facio-scapulo-humérale, *f.* SYN. : *Type Landouzy-Dejerine*. Forme de myopathie débutant dans l'enfance par la face et se généralisant progressivement et lentement à l'épaule, puis au bras.

Myopathie à forme fémoro-tibiale, *f.* SYN. : *Type Eichhorst*. Atrophie musculaire primitive et progressive, commençant par les membres inférieurs, puis gagnant le tronc, les membres supérieurs, sans toucher à la face.

Myopathie à forme inférieure, *f.* SYN. : *Type Ley-den-Möbius*. Forme de myopathie progressive débutant dans l'enfance et par les membres inférieurs.

Myopathie à forme pseudo-hypertrophique, *f.* SYN. : *Type Duchenne ; Paralysie pseudo-hypertrophique*. Forme de myopathie progressive débutant dans l'enfance, caractérisée par une pseudo-hypertrophie des muscles des membres inférieurs donnant à l'enfant l'aspect des jambes d'un colosse. Les membres supérieurs, par contre, présentent l'atrophie caractéristique de la maladie.

Myopathie à forme scapulo-humérale, *f.* SYN. : *Type juvénile d'Erb*. Forme de myopathie débutant généralement dans l'enfance et se localisant à l'épaule et au bras. La face peut se prendre mais tardivement.

Myopathie à forme thoraco-brachiale, *f.* SYN. : *Type Zimmerlin*. Forme de myopathie débutant par les muscles du thorax et des bras au moment de la puberté.

Myopathie primitive progressive, *f.* SYN. : *Dystrophie musculaire progressive ; Amyotrophie musculaire progressive*. Maladie caractérisée par une atrophie musculaire progressive symétrique, les racines des membres étant plus atteintes que les extrémités, les muscles de la mimique plus atrophiés que ceux de la mastication, généralement intacts, avec réflexes normaux, absence de réaction de dégénérescence. Elle est due à une lésion primitive dégénérative du muscle (Charcot, Dejerine-Landouzy) ou à une trophonévrose musculaire due à une lésion centrale (Erb).

Myopathique, *adj.* (μῦς, muscle; πάθος, maladie). Qui a rapport à la myopathie. — *Ex.:* Facies myopathique.

Myopie, *f.* (μύειν, serrer, fermer; ὤψ, œil). Vue anormale dans laquelle l'œil au repos n'est pas adapté pour la vision à l'infini, mais pour celle des objets rapprochés, en raison de la situation du foyer principal des rayons réfractés, qui se trouve en avant de la rétine.

Myopie spasmodique, *f.* SYN.: *Spasme accommodatif.* Il s'observe dans l'hystérie. Myopie spéciale que l'on fait disparaître en paralysant l'accommodation au moyen de l'atropine pour que la réfraction redevienne normale.

Myoplastie, *f.* (μῦς, muscle; πλάσσειν, faire). Restauration chirurgicale d'un muscle.

Myoplégie familiale, *f.* (μῦς, muscle; πλήσσειν, frapper). Paralysie temporaire des muscles volontaires survenant par périodes chez des individus dont les parents ont déjà présenté ces phénomènes.

Myopsychie, *f.* (μῦς, muscle; ψυχή, esprit). Névrose avec participation de troubles moteurs.

Myorraphie, *f.* μῦς, muscle; ῥαφή, couture). Suture musculaire.

Myosalgie, *f.* (μῦς, muscle; ἄλγος, douleur). Douleur au niveau d'un muscle ou d'un groupe de muscles.

Myose, *f.* (μυέω, je cligne de l'œil). Voir SYN.: *Myosis.*

Myosérum, *m.* (μῦς, muscle; serum, sérum). Sérum musculaire, principe actif de la zomothérapie.

Myosine, *f.* (μῦς, muscle). Substance albuminoïde constitutive des muscles.

Myosis, *m.* (μυέω, je cligne de l'œil). SYN.: *Myose.* Rétrécissement de la pupille, qui, par suite, est de dimension très réduite.

Myosismie, *f.* (μῦς, muscle; σεισμος, trémulation). Trémulation des fibres musculaires, survenant par suite d'une irritation corticale.

Myosite, *f.* (μῦς, muscle). Inflammation aiguë ou chronique d'un muscle. Elle peut succéder à un traumatisme et s'accompagner d'hématome intra-musculaire, s'installer lentement sous forme de myosite scléreuse dans laquelle la néoformation de travées fibreuses remplace peu à peu les fibres musculaires. Elle se présente aussi sous forme de gomme syphilitique qui s'ulcère et détruit partiellement le muscle.

Myosite ossifiante, *f.* Voir SYN.: *Ostéome.*

Myosite ossifiante progressive diffuse, *f.* Ilots d'ossification débutant dans le tissu conjonctif péri-fasciculaire des muscles, augmentant progressivement en étendue et en volume, se localisant le plus souvent aux muscles du dos et de la nuque, pouvant gagner tout le tronc, les membres, les muscles du thorax et des joues, entravant la respiration et la mastication. Maladie débutant dans l'enfance, à marche progressive, avec des arrêts dans l'évolution souvent fort longs.

Myotexie, *f.* (μῦς, muscle; τῆξις, fonte). Fonte des fibres et fibrilles d'un muscle.

Myotique, *adj.* (μυέω, je cligne de l'œil). Qui occasionne de la contraction de la pupille, qui a rapport au myosis. — *Ex.:* Collyre myotique.

Myotomie, *f.* (μῦς, muscle ; τομή, incision). Section d'un muscle.

Myotonie, *f.* (μῦς, muscle ; τόνος, tension). Affection caractérisée par une rigidité musculaire passagère, avec réaction de dégénérescence du muscle, due à la prévalence du sarcoplasme qui s'accompagne d'augmentation de taux d'élimination de la créatinine.

Myotonie congénitale, *f.* Voir SYN. : *Maladie de Thomsen.*

Myotonique, *adj.* (μῦς, muscle ; τόνος tension). Qui a rapport à la contraction musculaire. — *Ex.:* Réaction myotonique : modification .de l'excitabilité électrique des muscles, caractéristique de la maladie de Thomsen. Cette réaction consiste dans l'augmentation de l'excitabilité faradique et persistance de la contraction, même après la cessation de l'excitation, dans l'augmentation de l'excitabilité galvanique avec inversion de la formule telle qu'on la retrouve dans la réaction de dégénérescence, dans la lenteur de la contraction avec des courants faibles, la secousse brusque, la décontraction lente et la persistance du tonus musculaire avec les courants forts. La réaction myotonique a pour cause l'exaltation fonctionnelle du sarcoplasme par suite de la multiplication des noyaux et de la prolifération sarcoplasmique coïncidant avec une dégénérescence des myofibrilles. Voir : *Maladie de Thomsen.*

Myringite, *f.* (μῆνιγξ, membrane). Inflammation aiguë ou chronique du tympan.

Myringomycose, *f.* (μῆνιγξ membrane ; μύκης, champignon). Voir SYN. : *Mycomyringite.*

Myringotomie, *f.* (μῆνιγξ, membrane ; τομή, incision). Incision du tympan.

Myristication, *f.* (*myristica,* noix muscade). Aspect de noix muscade que présente une coupe du foie dans la cirrhose cardiaque.

Mysophobie, *f.* (ρύσαζω, souiller ; φόβος, crainte). Phobie de la poussière et des contacts.

Mysticisme, *m.* (μύστης, initié). Exaltation des idées religieuses avec actes de dévotion exagérée. Elle s'observe chez les prédisposés à l'occasion d'une maladie infectieuse, chez les femmes au moment de la ménopause.

Mystique, *adj.* Qui a rapport aux mystères de la religion et par suite aux exagérations des idées religieuses, aux troubles psychopathiques empruntant à la religion la couleur de leurs manifestations.

Mytacisme, *m.* (ρυταχίζω, employer fréquemment la lettre *m*). Défaut de prononciation consistant à répéter les lettres *b, m, p* et à les placer dans les mots à la place d'autres lettres.

Mythomanie, *f.* (μῦθος, mensonge ; μανία, folie). Tendance constitutionnelle à l'altération de la vérité, au mensonge.

Mythomanie délirante, *f* SYN. : *Délire d'imagination.*

Mythoplastie, *f.* (μῦθος, mensonge ; πλάσσειν, façonner). Aptitude à reproduire les phénomènes pathologiques en les imitant frauduleusement. Elle se trouve réalisée dans l'hystérie.

Mytilotoxine, *f.* (μυτίλος, moule ; τόξον, poison). Toxine sécrétée par les moules, dont les propriétés se rapprochent de celles du curare, et qui est la cause d'intoxication à la suite d'ingestion de ces mollusques.

Myxochondrome, *m.* (μύξα, mucus ; γόνδρος. cartilage). Tumeur cartilagineuse dans laquelle on trouve du tissu muqueux.

Myxodermie, *f.* (μύξα, mucus ; δέρμα, peau). Altération de la peau qui se ramollit et garde l'empreinte digitale ou la forme qu'on veut lui imprimer. Elle s'observe dans une maladie infectieuse coloniale à forme hémorragique.

Myxœdémateux, *adj.* (μύξα, mucus ; οἴδημα. œdème). Qui a rapport au myxœdème.

Myxœdème, *m.* (μύξα, mucosité ; οἴδημα. gonflement). SYN. : *Cachexie pachydermique*. Maladie due à une insufisance fonctionnelle, une atrophie ou une absence de la glande thyroïde et caractérisée par une infiltration des tissus donnant aux malades un aspect bouffi, une coloration de la peau blafarde, cireuse, sans que la pression digitale détermine les godets de l'œdème vrai, de la gérodermie (Voir ce mot). La torpeur intellectuelle est de règle, l'asthénie physique l'accompagne. Quand le myxœdème est congénital avec atrophie totale de la glande thyroïde, il entraîne l'idiotie.

Myxœdème congénital, *m.* Myxœdème dû à une insuffisance ou une absence de sécrétion des glandes thyroïdes, dès la naissance. Il s'accompagne toujours d'infantilisme avec idiotie.

Myxome, *m.* (μύξα, mucosité). Tumeur molle, pédiculée, rappelant le polype, souvent kystique, constituée par du tissu muqueux.

Myxomycète, *m.* (μύξα, mucus ; μύχης, champignon). Terme générique d'une famille de champignons.

Myxopoïèse, *f.* (μύξα, mucus ; ποίειν, faire). Formation de mucus.

Myxorrhée, *f.* (μύξα, mucosité ; ῥέω, je coule). Exagération de la sécrétion des mucosités intestinales.

Myxosarcome, *m.* (μύξα, mucus ; σάρξ, chair). Tumeur du scrotum et du testicule à forme colloïde.

Myxosporidie, *f.* (μύξα, mucosité ; σπορά, graine ; εἶδος, forme). Parasite de la famille des sporozoaires que l'on rencontre chez les poissons.

Naboth, médecin allemand du XVIIIᵉ siècle. Voir : *OEuf de Naboth*.

Nævus, m. (*nævus,* tache). SYN.: *Envie; Tache de vin.* Difformité congénitale circonscrite de la peau, de coloration variant entre la couleur café au lait pâle jusqu'au rouge vif.

Nagana, f. Maladie du sommeil chez les bovidés, due au trypanosome brucei, transmise par la mouche tsé-tsé.

Nanisme, m. (*nanus,* nain). Etat d'un individu dont la taille est plus petite que celle de la moyenne des individus du même âge. Les principales causes du nanisme sont : le rachitisme, l'achondroplasie, le myxœdème congénital, l'infantilisme, le chétivisme.

Nanocéphalie, f. (νάνος, nain; κεφαλή, tête). Voir SYN.: *Microcéphalie.*

Nanocormie, f. (νάνος, nain; κορμός, tronc). Raccourcissement anormal du tronc.

Nanomélie, f. (νάνος, nain; μέλος, membre). Raccourcissement anormal des membres.

Narcolepsie, f. (νάρκη, engourdissement; λαμβάνω, je prends). Manifestation morbide, commune à des états pathologiques variés, qui a pour élément fondamental un besoin impérieux irrésistible de dormir, auquel le sujet succombe, quelle que soit sa volonté de n'y pas céder (Lhermitte).

Narcose, f. (νάρκωσις, assoupissement). SYN.: *Narcotisme.* Etat d'un individu qui dort sous l'influence d'un agent extérieur, chimique (anesthésique) ou psychique (hypnotisme).

Narcotique, adj. (νάρκωσις, assoupissement). Qui a la faculté de produire le sommeil — *Ex.:* Substance narcotique

Narcotisme, m. (νάρκωσις, assoupissement). Voir SYN.: *Narcose.*

Nasillement, m. (*nasus,* nez). Voir SYN. : *Nasonnement.*

Naso-cardiaque, adj. Qui a rapport au nez et au cœur Voir *Réflexe sympathique naso-cardio-facial.*

Naso-facial, adj. Voir: *Réflexe sympathique naso-cardio-facial; Réflexe sympathique naso-facial; Réflexe naso-cardiaque.*

Nasonnement, m. (*nasus,* nez). SYN.: *Nasillement.* Action de parler avec un timbre particulier de la voix qui paraît provenir du nez.

Naso-pharyngien, adj (*nanus,* nez; φάρυγξ, pharynx) Qui a rapport au nez et au pharynx. Voir: *Polype naso-pharyngien.*

Natalité, f. (*natus,* né). Etude du nombre des naissances par rapport au nombre des habitants.

Naticéphalie, f. (*nates,* fesses; κεφαλή, tête). Malformation cranienne caractérisée par une saillie des bosses frontales avec dépression médiane.

Natiforme, *adj.* (*nates*, fesses; *forma*, forme). Qui a la forme des fesses, c'est-à-dire de deux saillies séparées par une dépression médiane. — *Ex.:* Crâne natiforme.

Naturisme, *m.* (*natura*, nature). Doctrine médicale basée sur l'évolution naturelle des maladies et qui laisse se développer les réactions de l'organisme sans les contrarier par la thérapeutique.

Naupathie, *f.* (ναῦς, vaisseau; πάθος, maladie). Mal de mer.

Nausée, *f.* (ναυσία, envie de vomir). SYN.: *Mal de cœur*. Trouble du tube digestif caractérisé par une envie de vomir s'accompagnant ou non d'éructations, d'état vertigineux avec malaise général aboutissant ou non au vomissement.

Nauséeux, *adj.* (ναυσία, envie de vomir). Qui a rapport à la nausée. — *Ex.:* Etat nauséeux.

Néarthrose, *f.* (νέος, nouveau; ἄρθρον, articulation). Articulation nouvelle qui s'établit entre deux os à la suite de fracture, de résection osseuse ou de luxation non réduite.

Nécrobiose, *f.* (νεκρός, mort; βίος, vie). SYN.: *Sphacèle aseptique*. Arrêt de la vie dans un tissu organisé. — *Ex.:* Nécrobiose d'un fibrome.

Nécrobiotique, *adj.* (νεκρός, mort; βίος, vie). Qui a rapport à la nécrobiose. — *Ex.:* Effet nécrobiotique d'une substance.

Nécrophilie, *f.* (νεκρός, mort; φίλος, ami). SYN.: *Vampirisme*. Perversion du sens génital dans laquelle le perverti se livre au coït sur des cadavres.

Nécrophobie, *f.* (νεκρός, mort; φόβος, crainte). Crainte obsédante de la mort.

Nécropsie, *f.* (νεκρός, mort; ὄψις, vue). Voir SYN.: *Autopsie*.

Nécrose, *f.* (νεκρός, mort). Mortification d'un tissu. — *Ex.:* Nécrose osseuse.

Nécrose phosphorée, *f.* (νεκρός, mort). SYN.: *Ostéite nécrosante phosphorée*. Ostéite suppurée des maxillaires, observée chez les ouvriers des fabriques d'allumettes où l'on employait autrefois le phosphore blanc. Cet agent chimique n'était qu'une cause prédisposante à l'infection dentaire; mais elle favorisait l'extension progressive des lésions, l'os se nécrosait, formait des séquestres, la mort survenait assez fréquemment.

Nécrosémiotique, *adj.* (νεκρός, mort; σημεῖον, signe). Qui a rapport aux signes de la mort.

Nécrosique, *adj.* (νεκρός, mort). Qui a rapport à la nécrose. — *Ex.:* Altération nécrosique.

Nécrostéose, *f.* (νεκρός, mort; ὀστέον, os). Nécrose osseuse.

Nécrotomie, *f.* (νεκρός, mort; τομή, incision). Dissection, autopsie.

Négation, *f.* (*negare*, nier). Voir: *Idée de négation*.

Négativation, *f.* (*negare*, nier). Fait de rendre négatif une réaction humorale. — *Ex.:* Négativation d'une séro-réaction.

Négativisme, *m.* (*negare*, nier). SYN.: *Nihilisme; Folie d'opposition*. Tendance permanente et instinctive à se raidir contre toute sollicitation venue de l'extérieur, quelle qu'en soit la nature. Le sujet refuse de manger, de se vêtir, de se coucher, de parler, d'écrire (*hétéro - négatisme*). si on l'en sollicite; il résiste à ses propres désirs et à ses propres besoins, il se refuse de boire, de manger, d'avaler sa salive, d'uriner, d'aller à la garde-robe (*autonégativisme*).

Neigeux, *adj.* Qui a l'aspect ou qui donne la sensation de la neige. — *Ex. :* Crépitation neigeuse.

Neisser, médecin allemand contemporain. Voir : *Gonocoque de Neisser*.

Nélaton, chirurgien français de la fin du XIXe siècle. Voir : *Ligne de Nélaton*.

Némathelminthe. *m.* (νῆμα, fil; ἕλμινς, ver). Ver rond, cylindrique.

Nématode, *m.* (νῆμα, fil; εἶδος, forme). Ver cylindrique, plus effilé à ses extrémités, parasite de l'intestin et des différents tissus de l'homme. Dans la classe des nématodes prennent place : l'anchylostomum duodénale, l'ascaris lombricoïdes, l'oxyuris vermicularis, hôtes du tube digestif; le strongylus gigas, hôte des reins; les filaires, hôtes du tissu cellulaire sous-cutané ou sous-conjonctival.

Nématoïde. *adj.* (νῆμα, fil; εἶδος, ressemblance). Qui a l'aspect rond d'un ver.

Néocytémie, *f.* (νέος, nouvau; κύτος, cellule; αἷμα, sang). Présence dans le sang de cellules de néoformation pathologique (cellules cancéreuses).

Néoformation, *f.* (νέος, nouveau; *formare*, former). Nouvelle formation. — *Ex.:* Néoformation osseuse.

Néologisme, *m.* (νέος, nouveau; λόγος, langage). Fabrication d'un mot nouveau. Chez les aliénés cette habitude est assez fréquente. Le néologisme n'a souvent aucun sens. Il s'observe principalement chez les déments précoces et plus rarement chez les persécutés. les mystiques.

Néomembrane, *f.* (νέος, jeune; *membrana*, membrane). Membrane vasculaire de nouvelle formation qui se développe à la suite d'inflammation sur les séreuses. — *Ex.:* Néomembrane péritonéale.

Néoplasie, *f.* (νέος, nouveau; πλάσσειν, former). Production d'un tissu nouveau, le plus souvent d'origine maligne.

Néoplasique, *adj.* (νέος, nouveau; πλάσσειν, former). Qui a rapport à la néoplasie ou au néoplasme. — *Ex. :* Pleurésie néoplasique.

Néoplasme. *m.* (νέος, nouveau; πλάσσειν, former). Tumeur formée d'un tissu nouveau d'origine maligne.

Néostomie, *f.* (νέος, nouveau; στόμα, bouche). Formation chirurgicale d'une nouvelle bouche à un canal obstrué ou malade.

Néphélion, *m.* (νεφέλη, nuage). Petite tache transparente située sur la cornée et à travers laquelle la lumière passe voilée comme à travers un nuage.

Néphralgie, *f.* (νεφρός, rein; ἄλγος. douleur). Douleur du ou des reins.

Néphrectomie. *f.* (νεφρός, rein; ἐκτομή, excision). Ablation chirurgicale du rein.

Néphremphraxis. *m.* (νεφρός. rein; ἐμφράσσω. j'obstrue). Obstruction d'un ou des reins.

Néphrétique, *adj.* (νεφρός, rein). Qui a rapport au rein. — *Ex.:* Colique néphrétique.

Néphrite, *f.* (νεφρός, rein). Inflammation aiguë ou chronique du rein.

Néphrocèle, *f.* (νεφρός, rein ; κήλη, tumeur). Hernie du rein.

Néphrolithe, *m.* (νεφρός, rein ; λίθος, pierre). Calcul rénal.

Néphrolithiase, *f.* (νεφρός, rein ; λίθος, pierre). Lithiase rénale.

Néphrolithique, *adj.* (νεφρός, rein ; λίθος, pierre). Qui a rapport aux calculs du rein. — *Ex.:* Accès néphrolithique.

Néphrolithotomie, *f.* (νεφρός, rein ; λίθος, pierre ; τομή, incision). Ouverture d'un rein calculeux.

Néphrolysine, *f.* (νεφρός, rein ; λύσις, dissolution). Substance amenant la dissolution, a fonte des cellules du rein.

Néphronévrose, *f.* (νεφρός, rein ; νεῦρον, nerf). Trouble nerveux de la sécrétion rénale caractérisé par son irrégularité quantitative.

Néphropathie, *f.* (νεφρός, rein ; πάθος, maladie). Toute affection ayant pour siège l'appareil urinaire.

Néphropexie, *f.* (νεφρός, rein ; πήγνυμι, coudre). SYN. : *Néphrorraphie.* Suture du rein avec fixation à la paroi abdominale postérieure.

Néphrophlegmasie, *f.* (νεφρός, rein ; φλέγω, je brûle). SYN. : *Néphrite.* Inflammation les reins.

Néphroplégie, *f.* (νεφρός, rein ; πλήσσειν, frapper). Arrêt les fonctions sécrétoires des reins.

Néphroptose, *f.* (νεφρός, rein ; πτῶσις, chute). Chute du rein dans l'abdomen, due à un relâchement des organes le fixation de cet organe.

Néphropyique, *adj.* (νεφρός, rein ; πύον, pus). Qui a rapport à la suppuration du rein. — *Ex. :* Accident néphropyique.

Néphropyose, *f.* (νεφρός, rein ; πύον, pus). Suppuration du rein.

Néphrorrhagie, *f.* (νεφρός, rein ; ῥαγεῖν, couler avec force). Hémorragie rénale.

Néphrorraphie, *f.* (νεφρός, rein ; ῥαφή, suture). Voir SYN. : *Néphropexie.*

Néphrosclérose, *f.* (νεφρός, rein ; σκληρός, dur). Sclérose du rein ; elle s'accompagne toujours d'hypertension artérielle.

Néphrostomie, *f.* (νεφρός, rein ; στόμα, bouche). Procédé opératoire consistant à fistuliser le rein pour dériver passagèrement ou définitivement l'urine. Il s'emploie dans certaines affections vésicales.

Néphrotomie, *f.* (νεφρός, rein ; τομή, incision). Ouverture chirurgicale du rein par incision.

Néphrotyphus, *m.* (νεφρός, rein ; τῦφος, obnubilé). Fièvre typhoïde avec hémorragie rénale souvent très grave. La localisation du bacille d'Eberth sur les reins est souvent primitive et l'hématurie est un des premiers symptômes de l'infection.

Nerveux, *adj.* et *subst.* (*nervosus*, nerveux) a) *Adj.* Qui a rapport aux nerfs. — *Ex. :* Maladie nerveuse ; b) *Subst.* Syn. de névropathe. — *Ex.:* Un nerveux.

Nervosisme, *m.* (νεῦρον, nerf). État pathologique mal limité, caractérisé par des troubles psychiques, moteurs et sensitifs, intermittents, inégaux en durée et en amplitude, sous la dépendance du système nerveux.

Nervotabès, *m*. (νευρον, nerf : *tabès*, liquéfaction). Voir Syn. : *Tabès périphérique*.

Neurasthénie, *f*. (νευρον, nerf ; ἀσθενεία, faiblesse). Syn. : *Maladie de Beard*. Maladie affectant le domaine cérébro-médullaire, sans lésion anatomique connue, due à une intoxication du système nerveux et caractérisée par de la céphalée en casque, des vertiges, de l'insomnie, de l'asthénie musculaire, de la cœnesthésie, de la rachialgie (plaque lombo-sacrée), des troubles gastro-intestinaux (dyspepsie, constipation), des troubles circulatoires (palpitations), des troubles génitaux inconstants, des troubles sensoriels de la vue (rétrécissement du champ visuel, des brouillards, etc.).

Neurasthénie traumatique, *f*. (νευρον, nerf ; ἀσθενος, sans force ; τραῦμα, choc). Neurasthénie survenant à la suite d'un accident (accident de chemin de fer, accident du travail), à laquelle s'ajoutent souvent des phobies se rapportant à l'accident. Elle tend, quand le procès engagé dure longtemps, à se confondre avec la sinistrose.

Neurasthénie tropicale, *f*. Voir Syn.: *Soudanite*.

Neuraxite, *f*. (νευρον, nerf). Voir Syn.: *Névraxite*.

Neurite, *f*. (νευρον, nerf). Voir Syn.: *Névrite*.

Neuro-arthritisme, *m*. (νευρον, nerf ; ἄρθρον, articulation). Etat de l'organisme présentant des troubles névropathiques et des symptômes d'arthritisme associés où les poussées congestives et les fluxions actives occupent le premier plan.

Neurofibromatose, *f*. (νευρον, nerf ; *fibra*, fibre). Syn.: *Maladie de Recklinghausen*. Maladie caractérisée par l'existence de petites tumeurs de la peau en nombre considérable, de névromes des nerfs superficiels (membres et thorax), du lentigo au niveau du corps, respectant le visage, très serré, au point qu'il peut arriver à constituer une véritable mélanodermie, d'une asthénie psychique et physique, et assez souvent de dystrophie osseuse. La maladie est généralement congénitale et le plus souvent héréditaire et serait due à une dystrophie d'origine polyglandulaire (surrénales, testicule, ovaire, thyroïde).

Neurofibrosarcomatose, *f*. (νευρον, nerf ; *fibra*, fibre ; σάρξ, chair). Tumeur du système nerveux central et périphérique dont la nature n'est bien déterminée que par un examen histologique où l'on constate la nature sarcomateuse de la lésion.

Neurogliome, *m*. (νευρον, tissu nerveux ; γλία, colle). Prolifération des neurites centraux (névrome) et des gaines de Schwann (gliome) d'un nerf qui permet à ce nerf sectionné de se réparer.

Neuro-gliome, *m*. Voir Syn.: *Cérébrome*.

Neurogliome ganglionnaire, *m*. (νευρον, nerf ; γλία, colle). Syn.: *Encéphalite tubéreuse*. Tumeur du tissu nerveux, d'aspect gélatineux à la coupe, due à une hyperplasie des tissus névrogliques de la substance corticale ou ganglionnaire, siégeant sous la pie-mère, ou l'épendyme ventriculaire, comme le gliome d'origine fœtale.

Neuroïde, *adj.* (νευρον, nerf : εἶδος, ressemblance). SYN. : *Nodal*. Qui ressemble au nerf, qui se rapproche de la substance nerveuse anatomiquement ou physiologiquement. — *Ex.:* Tissu neuroïde.

Neuro-lépride, *f.* (νευρον, nerf ; λέπρα, lèpre). Affection cutanée que l'on rencontre dans la lèpre, due à une névrite déterminée par le bacille de Hansen.

Neurologie, *f.* (νευρον, nerf : λόγος, étude). Partie de la médecine qui étudie les maladies des nerfs et de la moelle.

Neurolysie, *f.* (νευρον, nerf ; λύσις, relâchement). Relâchement des nerfs.

Neuro-musculaire, *adj.* SYN.: *Nodal*. Qui appartient à la substance nerveuse et à la substance musculaire anatomiquement ou physiologiquement. — *Ex. :* Tissu neuro-musculaire.

Neuronophagie, *f.* (νευρον, nerf : φάγειν, manger). Destruction des neurones par les phagocytes.

Neuro-papillite, *f.* (νευρον, nerf ; *papilla*, papille). Voir SYN.: *Névrite optique*.

Neuropathie, *f.* (νευρον, nerf : πάθος, maladie). Toute affection localisée sur le système nerveux.

Neuropathologie, *f.* (νευρον, nerf : πάθος, maladie ; λόγος, étude). Étude des maladies localisées au système nerveux.

Neurorraphie, *f.* (νευρον, nerf ; ῥαφή, suture). Suture des nerfs.

Neuro-tabès, *m.* (νευρον, nerf ; *tabès*, liquéfaction). Voir SYN.: *Tabès périphérique*.

Neurotisation, *f.* (νευρον, nerf). Régénérescence des deux bouts d'un nerf sectionné.

Neurotomie, *f.* (νευρον, nerf ; τομή, incision). Section chirurgicale d'un nerf. — *Ex.:* Neurotomie rétro-gassérienne.

Neurotoxine, *f.* (νευρον, nerf ; τόξον, poison). Toxine qui agit nocivement sur le tissu nerveux.

Neurotripsie, *f.* (νευρον, nerf ; τρίψις, broiement). Ecrasement d'un nerf.

Neurotrope, *adj.* (νευρον, nerf ; τρέπω, je tourne). Qui a de l'affinité pour le tissu nerveux. — *Ex.:* Bacille lépreux neurotrope.

Neurotropique, *adj.* (νευρον, nerf ; τρέπω, je tourne). Qui a rapport au neurotropisme. — *Ex.:* Accident neurotropique.

Neurotropisme, *m.* (νευρον, nerf ; τρέπω, je tourne). Affinité pour le tissu nerveux (d'un bacille, par exemple).

Neutrophile, *adj.* (*neuter*, neutre ; φίλος, ami). Qui est indifférent à. Se dit des grains protoplasmiques des leucocytes qui se colorent dans certaines conditions par des couleurs acides ou neutres et par extension, le mot s'applique aux leucocytes eux-mêmes, porteurs de ces granulations.

Névragmie, *f.* (νευρον, nerf ; ἄγμος, fracture). Arrachement traumatique d'un nerf.

Névralgie, *f.* (νευρον, nerf ; ἄλγος, douleur). Douleur au niveau d'un nerf sensitif ou d'un nerf mixte, le plus souvent vive et lancinante, revenant par intermittence et sous forme paroxystique, due à un trouble général de la nutrition. Elle peut s'accompagner de troubles vaso-moteurs, sécrétoires, trophiques et moteurs.

Névralgie cervico-brachiale, *f.* Elle occupe le territoire des quatre derniers nerfs cervicaux (circonflexe, radial, cubital, médian) et en parties celui du premier nerf dorsal. Points de recherche de la douleur : Pour le nerf circonflexe, entre les muscles grand et petit rond ; pour le nerf radial, au niveau de la gouttière de torsion de l'humérus ; pour le nerf cubital, au niveau de la gouttière épitrochléenne ; pour le nerf médian, au niveau du bord interne du biceps.

Névralgie cervico-occipitale, *f.* Elle occupe le territoire des quatre premières paires des nerfs cervicaux, et principalement le nerf grand occipital (branche postérieure du deuxième nerf cervical). Points de recherche de la douleur : point occipital : à égale distance de l'apophyse mastoïde et des premières vertèbres cervicales ; point de la mastoïde ; point de la bosse pariétale, point des apophyses épineuses des deux premières vertèbres.

Névralgie crurale, *f.* Douleur siégeant à la partie antéro-interne de la cuisse et du genou, due à une irritation du nerf crural par lésions des os du bassin, de l'utérus et à la suite de compressions par hernie ou tumeurs crurales.

Névralgie d'Arnold, *f.* Névralgie du nerf sous-occipital (deuxième branche cervicale postérieure d'Arnold).

Névralgie de la face, *f.* Syn.: *Névralgie du trijumeau ; Névralgie faciale ; Prosopalgie, mal de Fothergill.* Douleur localisée à une ou plusieurs des branches du trijumeau, au niveau des points de Valleix, correspondant aux émergences des nerfs.

Névralgie de Morton, *f.*

Névralgie de l'articulation métatarso-phalangienne du quatrième orteil.

Névralgie du trijumeau, *f.* Voir Syn.: *Névralgie de la face.*

Névralgie épileptiforme, *f.* Tic douloureux de la face.

Névralgie faciale, *f.* Voir Syn.: *Névralgie de la face.*

Névralgie fémoro-cutanée, *f.* Douleur siégeant au niveau de la moitié supérieure des régions externe et postérieure de la cuisse. Le point douloureux se trouve entre les deux épines iliaques antérieures. Ce nerf dépend du plexus lombaire.

Névralgie iléo-scrotale, *f.* Syn.: *Testicule irritable.* Douleur au niveau de la crête iliaque, du canal inguinal, du scrotum ou des grandes lèvres, points terminaux du nerf. Les points douloureux à la pression sont localisés: point lombaire (au niveau des trous de conjugaison) ; point iliaque (milieu de la crête iliaque) ; point inguinal (orifice cutané du canal inguinal) ; point abdominal ou suspubien (au-dessus de la symphyse, près de la ligne blanche).

Névralgie intercostale, *f.* Douleur généralement unilatérale localisée au niveau des nerfs intercostaux et plus particulièrement au niveau des 5e, 6e, 7e, 8e nerfs à leur point d'émergence, soit antérieur (sternal), soit latéral (axillaire), soit postérieur (vertébral).

Névralgie lombo-abdominale, *f.* Douleur siégeant à la région lombaire, la paroi antérieure de l'abdomen, la fesse et les organes génitaux externes ; elle occupe les branches collatérales du plexus lombaire. Elle est occasionnée par les lésions des vertèbres lombaires et de l'os iliaque, des reins, du mésentère, du cæcum, de l'S iliaque.

Névralgie obturatrice, *f.* Douleur surtout déterminée par la hernie obturatrice ; elle s'étend du trou ovale au genou, le long des muscles adducteurs de la cuisse.

Névralgie phrénique, *f.* Névralgie du nerf phrénique caractérisée par une douleur vive, angoissante, exaspérée par la toux, les inspirations profondes, obligeant le · malade à s'asseoir sur son lit, à immobiliser son thorax. Elle présente des points douloureux à la pression, en avant du scalène antérieur et des 3ᵉ et 4ᵉ vertèbres cervicales (points cervicaux), au niveau de la 2ᵉ ou 3ᵉ articulation chondro-sternale (point sternal), au niveau des insertions du diaphragme au niveau des côtes (7ᵉ, 8ᵉ, 9ᵉ, 10ᵉ côtes). Elle s'observe dans la . pleuro-pneumonie de la base, la pleurésie diaphragmatique, la péricardite.

Névralgie traumatique, *f.* SYN.: *Névrite irradiante.* Douleur survenant à la suite d'une contusion, d'une fracture ; elle est accompagnée souvent d'atrophie musculaire, · de décalcification osseuse, mais il n'existe ni troubles vaso-moteurs ou sécrétoires, ni hypotonie, symptômes constants dans les troubles physiopathiques. La pathogénie de la névralgie traumatique est encore obscure.

Névralgique, *adj.* (νευρον, nerf ; ἀλγὸς, douleur). Qui a rapport à la douleur d'un nerf. — *Ex.:* Médication névralgique.

Névralgisme, *m.* (νευρον,

nerf ; ἄλγος, douleur). Paresthésie douloureuse, accompagnée le plus souvent de réactions de défense. Elle s'observe en pathologie mentale.

Névrasthénie, *f.* (νευρον, nerf ; ἀσθενεία, faiblesse). Voir SYN.: *Neurasthénie.*

Névraxite, *f.* (νευρον, nerf ; ἄζων. axe). SYN. : *Neuraxite.* Inflammation du névraxe. — *Ex.:* Névraxite épidémique.

Névraxitique, *m.* (νευρον, nerf ; ἄζων, axe). Malade atteint d'une affection du névraxe.

Névrectomie, *f.* (νευρον, nerf ; ἐκτορή, excision). Résection d'un nerf.

Névrilematique, *adj.* (νευρον, nerf ; εἴλημα, enveloppe). Qui a rapport au névrilème. — *Ex.:* Suture névrilematique.

Névrilémite, *f.* (νευρον. nerf ; εἴλημα, enveloppe d'un nerf). Inflammation de l'enveloppe d'un nerf (névrilème).

Névrilité, *f.* (νευρον, nerf). Faculté active propre au tissu nerveux.

Névrilome, *m.* (νευρον, nerf ; εἴλημα, enveloppe). Tumeur du névrilème.

Névrite, *f.* (νευρον, . nerf). SYN. : *Neurite.* Inflammation d'un nerf.

Névrite hypertrophique interstitielle, *f.* Maladie familiale débutant dans l'enfance, caractérisée par de l'amyotrophie des extrémités, de l'abolition des règles et de l'hyposthénie. Comme l'indique le nom de la maladie, les nerfs sont hypertrophiés.

Névrite descendante, *f.* Ce terme s'appliquant à l'œil est synonyme de névrite optique (Voir ce mot).

Névrite intra-oculaire, *f.* Voir SYN.: *Névrite optique.*

Névrite irradiante, *f.* Voir SYN. : *Névralgie traumatique.*

Névrite optique œdéma-

teuse, *f.* Syn.: *OEdème de la papille; Stase papillaire.* Névrite du nerf optique due, le plus souvent, à une tumeur cérébrale (myxogliome, gomme syphilitique, etc.), le plus souvent bilatérale. Elle est caractérisée par une papille qui fait saillie, de coloration blanchâtre ou gris rougeâtre; les artères centrales sont diminuées de volume, en partie, recouvertes d'exsudat. Elle se complique de lésions de la macule. Elle aboutit à l'atrophie et par suite à la cécité.

Névrite optique, *f.* Syn.: *Papillite; Neuro-papillite; Névrite descendante; Névrite intra-oculaire.* Névrite du nerf optique caractérisée par des lésions de la papille, grise ou rougeâtre, à bords flous, striés, avec veines dilatées, flexueuses, lésion pouvant aller jusqu'à son atrophie. L'acuité visuelle est diminuée, mais ne correspond pas toujours à l'étendue des lésions; la dyschromatopsie est accentuée. Elle s'observe à la suite des maladies infectieuses, dans les intoxications, les lésions de l'encéphale et à la suite de lésions oculaires proprement dites (chorio-rétinite).

Névrite optique rétro-bulbaire, *f.* Forme clinique caractérisée par l'absence de troubles du fond de l'œil appréciables à l'examen et par un scotome central traduisant des lésions du faisceau papillo-maculaire et, dans certains cas, par une lésion de l'artère maculo-papillaire. Elle s'observe le plus souvent dans l'intoxication alcoolo-nicotinique. Les troubles de la vision sont graves, l'amblyopie est souvent rapide, ils peuvent aboutir à la cécité.

Névrite périphérique, *f.*

Syn.: *Paralysie périphérique.* Caractérisée par l'affaiblissement ou l'abolition des réflexes osso-tendineux, l'atrophie musculaire, la réaction de dégénérescence complète ou partielle, l'hypotonie, la localisation des troubles de motilité, d'amyotrophie dégénérative et de troubles de la sensibilité répondant exactement à la distribution anatomique d'un ou de plusieurs nerfs.

Névritique, *adj.* (νευρον, nerf). Qui a rapport aux nerfs. — *Ex.:* Douleur névritique.

Névro-choroïdite, *f.* (νευρον, nerf; χόριον, cuir; εἶδος, ressemblance). Choroïdite avec participation inflammatoire des nerfs ciliaires.

Névrodermie, *f.* (νευρον, nerf; δέρμα, peau). Névrose de la peau, caractérisée par des démangeaisons prurigineuses sans lésions cutanées appréciables.

Névrodermite, *f.* (νευρον, nerf; δέρμα, peau). Toute affection cutanée caractérisée par du prurit.

Névrodermite de Brocq, *f.* Dermatose qui aboutit au lichen plan.

Névrodocite, *f.* (νευρον, nerf; δέχων, canal qui reçoit). Inflammation des canaux qui reçoivent, qui logent les nerfs. — *Ex.:* Paralysie cubitale par névrodocite dans sa traversée olécranienne par compression résultant d'une réaction fibreuse périarticulaire d'origine rhumatismale ou traumatique.

Névrologie, *f.* (νευρον, nerf; λόγος, étude). Partie de l'anatomie descriptive qui étudie le système nerveux central (cerveau et moelle) et le système nerveux périphérique (nerfs).

Névrome, *m.* (νευρον, nerf).
Tumeur nerveuse due à la
prolifération des neurites centraux d'un nerf. Elle survient
à la suite d'une lésion traumatique du nerf. — *Ex.:* Névrome du cubital.

Névropathie, *f.* (νευρον,
nerf; πάθος, maladie). Toute
affection occasionnée par le
système nerveux déficient.

Névropathique, *adj.* (νευρον,
nerf; πάθος, maladie). Qui a
rapport aux maladies du système nerveux. — *Ex.:* Constitution névropathique.

Névrosclérose, *f.* (νευρον,
nerf; σκληρός, dur). Sclérose
du système nerveux.

Névrose, *f.* (νευρον, nerf).
Toute maladie du système
nerveux (encéphale, moelle,
nerfs) dont on ne connaît pas
la lésion anatomique et qu'on
considère comme occasionnée
par un trouble fonctionnel
d'origine toxique endogène.

Névrose d'angoisse, *f.*
SYN.: *Anxiété paroxystique.*
Syndrome à forme angoissante
caractérisé par un état d'anxiété chronique entrecoupé
d'accès aigus d'angoisse avec
phobies, obsessions. Il se rencontre dans la mélancolie, la
neurasthénie. Il a été attribué
par Hartenberg à une névrose
du sympathique, pour d'autres à une origine sexuelle.

Névrose de Rente, *f.* Voir
SYN.: *Sinistrose.*

Névrose traumatique, *f.*
Voir SYN.: *Hystéro-traumatisme.*

Névrosique, *adj.* (νευρον,
nerf). Qui est d'origine nerveuse, qui a rapport à une névrose. — *Ex.:* Tachycardie
névrosique.

Névrosisme, *m.* (νευρον,
nerf). Voir SYN.: *Nervosisme.*

Névrosthénie, *f.* (νευρον,
nerf; σθένος, force). Excitation
du système nerveux.

Névrosthénique, *adj.* (νευρον,
nerf; σθένος, force). Qui for-
tifie le système nerveux. —
Ex. : Médicament névrosthénique.

Névrotomie, *f.* (νευρον, nerf;
τομή, incision). Section d'un
nerf. — *Ex.:* Névrotomie rétro-gassérienne.

Névrotrophique, *adj.*
(νευρον, nerf; τροφή, nourriture). SYN. : *Trophonévrotique.* Qui a rapport à des troubles de la nutrition d'origine
nerveuse.

Nez en bec de canard, *m.*
Nez dont le lobule fait une
saillie disgracieuse par suite
de la sous-cloison qui est
droite. L'opération de la sous-
cloison permet de corriger
cette malformation.

Nez en lorgnette, *m.* SYN.:
Nez en selle. Difformité du
nez aplati à sa partie moyenne,
due à la destruction des os
minces de la face et de la
voûte palatine dans la syphilis.

Nez en pied de marmite,
m. Nez dont le lobule fait une
saillie disgracieuse par suite
de la sous-cloison qui est
presque verticale. L'opération
de la sous-cloison permet de
corriger cette malformation.

Nez en selle, *m.* Voir SYN.:
Nez en lorgnette.

Nicolaier, médecin allemand contemporain. Voir: *Bacille de Nicolaier.*

Nicotinisme, *m.* Nicot, in-
génieur agronome. Voir SYN.:
Tabagisme.

Nictation, *f.* (*nictare*, cli-
gnoter). Clignotement.

Nidoreux, *adj.* (*nidorosus*,
qui a l'odeur de viande brûlée). Qui a l'odeur de viande
brûlée, d'œufs pourris. —
Ex.: Eructation nidoreuse.

Nielle du blé, *f.* Petite anguillule qui envahit le grain de froment et lui donne une coloration noirâtre. Elle est une cause d'intoxication.

Nigritie, *f.* (*niger*, noir). Coloration noire.

Nihilisme, *m.* (*nihil*, rien). Voir Syn.: *Négativisme.*

Nikolsky. Voir: *Signe de Nikolsky* dans le pemphigus.

Nitritoïde, *adj.* (νίτρον, nitre, qui fait effervescence; εἶδος, ressemblance). Qui rappelle la congestion provoquée par le nitrate d'amyle.— *Ex.:* Crise nitritoïde: Crise caractérisée par la rougeur de la face, un état anxieux, quelquefois de la rachialgie et des douleurs intestinales, plus rarement un état lipothymique.

Nocard, vétérinaire français de la fin du XIXe siècle. Voir: *Nocardose; Bacille de Preisz-Nocard; Bacille de Nocard (psittacose).*

Nocardose, *f.* (Nocard, vétérinaire français). Mycose due à un champignon de la famille des oospora : le nocardia, ainsi dénommé en souvenir du professeur Nocard, d'Alfort.

Noctambulisme, *m.* (*nox, noctis*, nuit; *ambulare*, se promener). Somnambulisme essentiel que l'on observe chez les nerveux.

Nodal, *adj.* Syn. : *Neuromusculaire ; Neuroïde.* Voir : *Tissu nodal.*

Nodosité, *f.* (*nodus*, nœud). Néoformation plus ou moins arrondie, dure au toucher, qui s'observe sur tous les tissus.

Nodosités de Bouchard, *f.* Petites exostoses situées au niveau des articulations des phalangines avec les phalangettes, dues à des troubles nutritifs de l'os, qui sont eux-mêmes occasionnés par des troubles fonctionnels de l'estomac. Elles s'observent en particulier dans la dilatation stomacale.

Nodosités d'Eberden, *f.* Petites exostoses situées à la base des phalangettes et dues au rhumatisme.

Nodosités de Féréol, *f.* Nodosités intra-dermiques observées dans le rhumatisme articulaire aigu.

Nodosités de Meynet, *f.* Nodosités sous-cutanées d'origine rhumatismale.

Nodule, *m.* (*nodulus*, petit nœud). Petite nodosité.

Nodules de Meynet, *m.* Lésions cutanées qui s'observent dans l'endocardite maligne à évolution lente et plus rarement dans le rhumatisme.

Nœud vital de Flourens, *m.* Syn. : *Centre respiratoire de Legallois.* Situé de chaque côté, près du bec du calamus scriptorius, il correspond au noyau du nerf pneumogastrique. Sa piqûre provoque la mort subite par arrêt de la respiration.

Noma, *m.* (νόμη, ulcération rongeante). Gangrène de la bouche se localisant aux joues. Elle s'observe à la suite de maladies infectieuses graves et plus fréquemment chez les enfants.

Nonane, *adj.* (*nonanus*, qui revient tous les neuf jours). Qui réapparaît tous les neuf jours. — *Ex.:* Fièvre nonane.

Nona, *f.* (ital.: *nonna*, vieille femme). Maladie épidémique qui a été observée en Hongrie, en Dalmatie, en Haute-Italie, vers 1890, caractérisée par une léthargie souvent mortelle. On peut rapprocher cette maladie de l'encéphalite léthargique épidémique et peut-être l'identifier avec celle-ci.

Noopsyche, *f.* (*noos,* raison ; ψυχή, âme). Désordre de la sphère intellectuelle avec affaiblissement des facultés mentales.

No restraint, *m.* (anglais : *no,* ne pas ; *restraint,* contraint). *Psych.* Méthode de traitement employée chez les aliénés qui supprime tous les moyens de contention (camisole de force, liens, entraves), autrefois employés chez les agités.

Normotope, *adj.* (*norma,* règle ; τόπος, lieu). Qui agit suivant une règle déterminée. — *Ex.:* Accélération normotope du cœur.

Nosencéphale, *m.* (νόσος, maladie ; ἐγκέφαλος, encéphale). Monstre dont le crâne est ouvert au niveau de la région frontopariétale, mettant à nu une tumeur vasculaire à la place du cerveau.

Nosochtonologie, *f.* (νόσος, maladie ; χθών, terre ; λόγος, étude). Etude des différentes contrées et des maladies qui leur sont propres.

Nosocome, *m.* (νόσος, maladie ; κομέω, je soigne). Celui qui soigne les malades.

Nosocomial, *adj.* (νόσος, maladie ; κομέω, je soigne). Qui a rapport aux hôpitaux ; qui se contracte à l'hôpital. — *Ex. :* Typhus nosocomial.

Nosogénie, *f.* (νόσος, maladie ; γεννάω, j'engendre). Etude de l'étiologie des maladies.

Nosographie, *f.* (νόσος, maladie ; γράφειν, écrire). Classification méthodique des maladies.

Nosohémie, *f.* (νόσος, maladie ; αἷμα, sang). Maladie du sang.

Nosologie, *f.* (νόσος, maladie ; λόγος, étude). Etude com-plète des maladies, depuis leur apparition jusqu'à leur cessation par guérison ou par mort.

Nosomanie, *f.* (νόσος, maladie ; μανία, manie). Trouble psychique caractérisé par des préoccupations du malade au sujet de son état de santé, avec préoccupations pouvant aller jusqu'au délire.

Nosophobie, *f.* (νόσος, maladie ; φόβος, crainte). Peur des maladies.

Nosophore, *adj.* (νόσος, maladie ; φέρω, je porte). Qui porte un malade. — *Ex.:* Lit nosophore.

Nosotoxicose, *f.* (νόσος, maladie ; τοξικόν, poison). Intoxication consécutive à une maladie.

Nostalgie, *f.* (νόστος, retour ; ἄλγος, ennui). SYN.: *Nostomanie.* Préoccupation obsédante de revoir son pays d'origine.

Nostomanie, *f.* (νόστος, retour ; μανία, folie). Voir SYN.: *Nostalgie.*

Nostras, *adj.* (*nostras,* de notre pays). Qui a rapport aux choses de notre pays. — *Ex.:* Choléra nostras.

Notalgie, *f.* (νῶτος, dos ; ἄλγος, douleur). Douleur du dos.

Notencéphale, *m.* (νῶτος, dos ; ἐγκέφαλος, encéphale). Monstre dont le cerveau fait hernie en arrière de la tête et vient reposer sur les premières vertèbres du dos.

Notomèle, *m.* (νῶτος, dos ; μέλος, membre). Monstre qui présente des membres insérés dans le dos.

Nouure, *f.* (*nodare,* nouer). Déformation épiphysaire que l'on observe dans le rachitisme chez l'enfant.

Noyade, *f.* (*necare,* tuer). Submersion dans une rivière d'une ou plusieurs personnes.

Nubile, *adj.* (*nubilis*, nubile). Qui est apte au mariage, à la reproduction.

Nubilité, *f.* (*nubilis*, nubile). Etat d'un individu apte à la reproduction.

Nucléaire, *adj.* (*nucleus*, noyau). Qui appartient ou à rapport au noyau, quelle que soit l'origine du noyau : noyau cellulaire, noyau bulbaire, protubérantiel. — *Ex.* : Ophtalmoplégie nucléaire.

Nucléine, *f.* (*nucleus*, noyau). Substance qui se trouve dans le noyau des cellules.

Nullipare, *adj.* (*nullus*, aucun ; *parere*, enfanter). Qui n'a pas eu d'enfant. — *Ex.* : Femme nullipare.

Numération, *f.* (*numeratio*, numération). Fait de compter et d'additionner. — *Ex.* : Numération des globules sanguins.

Nummulaire, *adj.* (*nummulus*, menue monnaie). Qui a la forme et la dimension d'une pièce de monnaie. — *Ex.* : Crachat nummulaire.

Nutation, *f.* (*nutare*, pencher). Oscillation de la tête.

Nutrition, *f.* (*nutrire*, nourrir). Principale propriété de la matière vivante ; elle comprend deux sortes de phénomènes : l'assimilation et la désassimilation.

Nyctalophobie, *f.* (νύξ, nuit ; φόϐος, crainte). Peur de la nuit.

Nyctalopie, *f.* (νύξ, nuit ; ὤψ, œil). Abaissement de la vision en plein jour avec perception nette des objets le soir et à un faible éclairage. Il s'observe dans l'éblouissement de la rétine résultant de névrite rétrobulbaire toxique, ou à la suite d'un séjour prolongé dans l'obscurité.

Nyctation, *f.* (νύξ, νύκτος, nuit). Clignotement.

Nyctémère, *adj.* (νύξ, nuit ; ἡμέρα, jour). SYN. : *Nychthémère*. Succession du jour et de la nuit dans un espace de vingt quatre heures.

Nyctérin, *adj.* (νύξ, nuit). Qui ne se produit que la nuit. — *Ex.* : Symptôme nyctérin.

Nychthéméral *adj.* (νύξ, nuit ; ἡμέρα, jour). Qui a rapport au jour et à la nuit. — *Ex.* : Cycle nycthéméral.

Nychthémère, *m.* (νύξ, nuit ; ἡμέρα, jour). SYN. : *Nyctémère*. Période qui comprend un jour et une nuit.

Nyctitant, *adj.* (νύξ, nuit). Clignotant.

Nyctotyphlose, *f.* (νύξ, nuit ; τυφλός, aveugle). Voir SYN. : *Héméralopie*.

Nycturie, *f.* (νύξ, nuit ; οὑρεῖν, uriner). Fréquence de la miction urinaire pendant la nuit. Elle s'observe dans les scléroses rénale et cardiaque.

Nygmatomanie, *f.* (νύγμα, piqûre ; μανία, folie). SYN. : *Signe de Rodet*. Obsession impulsive de se piquer la peau. Elle s'observe chez les morphinomanes.

Nymphite, *f.* (νύμφη, nymphe). Inflammation des petites lèvres de la vulve ou nymphes.

Nymphomanie, *f.* (νύμφη, nymphe ; μανία, folie). Perversion du sens génital chez la femme qui pratique l'onanisme sur elle-même ou se livre au premier individu venu. Elle s'observe le plus souvent dans la manie aiguë, la folie mystique.

Nymphotomie, *f.* (νύμφη, nymphe ; τομή, section). Section des grandes et des petites lèvres de la vulve. Elle se pratique couramment chez certaines peuplades nègres.

Nystagmoïde, *adj.* (νυστάζω, clignotement). Qui a les caractères du nystagmus. — *Ex. :* Mouvements nystagmoïdes.

Nystagmus, *m.* νυσταγμός, je cligne des paupières). Trouble fonctionnel de l'œil caractérisé par des mouvements de latéralité du globe oculaire, tantôt à ressort, tantôt ondulatoires ou sans rythme, dus à des secousses musculaires déterminées par des lésions oculaires (altérations congénitales des deux yeux ou vices de réfraction ou labyrinthiques (lésions irritatives du labyrinthe ou épreuves vestibulaires), ou d'origine centrale. Dans cette dernière origine, le nystagmus s'accompagne de secousses des muscles orbiculaires, des muscles du cou et de la nuque.

Nystagmus céphalique, *m.* *Elect.* L'excitation électrique pour la recherche du vertige voltaïque provoque quelquefois des oscillations latérales de la tête et du tronc que certains auteurs (Babinski) ont qualifié de nystagmus céphalique.

Nystagmus des mineurs, *m.* Tic ou crampe professionnelle des muscles de l'œil.

Nystagmus-myoclonie, *m.* Voir SYN. : *Nystagmus*.

O

Obermeier, médecin allemand du milieu du xixᵉ siècle. Voir : *Spirille d'Obermeier.*

Obésité, *f.* (*obesus*, gras, de *ob*, en face de; *edere*, manger). Hypertrophie du tissu cellulo-adipeux s'étendant à tout l'organisme, mais plus manifeste au niveau du tissu cellulaire sous-cutané où le développement du tissu adipeux peut arriver à être une véritable monstruosité. Les causes de l'obésité sont fort variables : neuro-arthritisme sous ses différentes modalités (ralentissement de la nutrition, troubles de la digestion, de l'oxydation cellulaire, des centres nerveux, bulbaires), insuffisance de glandes endocrines, etc.

Obitoire, *m.* (*obitus*, mort). Syn. : *Morgue.* Local où l'on dépose les cadavres.

Oblitérant, *adj* (*oblitterare*, oblitérer). Qui oblitère, qui obstrue. — *Ex.:* Artérite oblitérante : Inflammation d'une artère qui obstrue la lumière de ce vaisseau.

Obnubilation, *f.* (*obnubilatus*, qui est enveloppé comme dans un nuage). Trouble de la circulation de l'encéphale qui rend moins nette la perception d'un objet, l'association des idées, qui peut s'accompagner de vertiges, d'éblouissements.

Obsédant, *adj.* (*obsedere*, obséder). Qui a les caractères de l'obsession. — *Ex. :* Idée obsédante des mélancoliques.

Obsédé, *m.* (*ob*, en face de; *sedere*, s'asseoir). Individu atteint d'obsession.

Obsession, *f.* (*ob*, en face de; *sedere*, s'asseoir, s'installer). Syndrome morbide caractérisé par l'apparition involontaire et anxieuse dans la conscience de sentiments ou de pensées parasites qui tendent à s'imposer au *moi*, évoluent à côté de lui et créent ainsi une variété de dissociation psychique dont le dernier terme est le dédoublement conscient de la personnalité (Régis).

Obsession-crainte, *f.* Voir Syn. : *Phobie.*

Obsession idéative, *f.* Voir Syn. : *Obsession proprement dite.*

Obsession proprement dite, *f.* Syn. : *Obsession idéative.* Idée consciente, mais involontaire, parasite, irrésistible, discordante avec le cours régulier des pensées, généralement vraisemblable.

Obstétrical, *adj.* (*ob*, en face de; *stare*, se tenir debout). Qui a rapport à l'obstétrique.

Obstétricie, *f.* (*ob*, en face de; *stare*, se tenir debout). Syn.: *Obstétrique.* Art d'assister les femmes en couches et, par extension, étude de tous les phénomènes biologiques ayant rapport à la génération humaine.

Obstétrique, *f.* (*ob*, en face de; *stare*, se tenir debout).

Partie de la médecine qui traite des accouchements.

Obstipum, *adj.* (*obstipum,* resserré). Qui est resserré. — *Ex.:* Abdomen obstipum : Ventre dont la paroi est resserrée, rentrée en elle-même par suite de l'insuffisance de développement d'un muscle droit de l'abdomen (anomalie congénitale).

Obstruction, *f.* (*obstruere,* boucher). Obstacle à la circulation dans un organe.

Obstruction intestinale, *f.* SYN. : *Occlusion intestinale.*

Obturation, *f.* (*obturare,* boucher). Opération consistant à combler un orifice. — *Ex.:* Obturation dentaire. Elle consiste à boucher une carie dentaire aseptisée avec des pâtes (gutta-percha), des ciments ou des métaux (plomb associé au mercure, or, platine).

Obtusion, *f.* (*obtusus,* obtus). Etat confus, dissocié, incoordonné de la pensée, avec quelquefois désorientation dans le temps et l'espace. Il s'observe dans la confusion mentale.

Occlusion, *f.* (*occludere,* fermer). Oblitération d'un orifice naturel par un agent extérieur, par une néoformation interne ou une compression voisine.

Occlusion intestinale, *f.* (*occludere,* fermer). Arrêt du cours des matières fécales au niveau d'un point particulier de l'intestin, résultant de la production d'un obstacle sur le canal intestinal par suite de coudure de l'intestin, de compression, d'obturation ou de rétrécissement de cet organe.

Ochlophobie, *f.* (ὄχλος, foule ; φόβος, crainte). Peur des foules.

Ochrodermie, *f.* (ὠχρός,

pâle ; δέρμα, peau). Pâleur de la peau.

Ochronose, *f.* (ὠχρός, jaune). Coloration jaunâtre des cartilages, tendons, visible par transparence de la peau, au niveau du nez par exemple.

Octane, *adj.* (*octo,* huit). Qui revient tous les huit jours. — *Ex.:* Fièvre octane.

Oculaire, *adj.* (*oculus,* œil). Qui a rapport à l'œil. — *Ex.:* Lésion oculaire.

Oculistique, *f.* (*oculus,* œil). Etude des maladies de l'œil.

Oculogyre, *adj.* (*oculus,* œil ; *gyrare,* tourner). Qui occasionne un mouvement rotatoire des yeux, comme le nystagmus. — *Ex. :* Appareil oculogyre.

Oculo-réaction, *f.* (*oculus,* œil ; *reagere,* réagir). Voir SYN.: *Ophtalmo-réaction.*

Ocytocique, *adj.* (ὠκὺς, prompt ; τόκος, accouchement). Qui rend plus prompt l'accouchement. — *Ex.:* Médicament ocytocique.

Odaxesme, *m.* (ὀδαξᾶν, être mordicant). Douleur mordicante au niveau des gencives, au moment de l'éruption dentaire.

Odontalgie, *f.* (ὀδούς, dent ; ἄλγος, douleur). Douleur dentaire.

Odontiase, *f.* (ὀδούς, dent). Dentition.

Odontocie, *f.* (ὀδούς, dent ; ὠκὺς, léger). Décalcification dentaire.

Odontogénie, *f.* (ὀδούς, dent ; γεννάω, j'engendre). Génération des dents.

Odontolithe, *m.* (ὀδούς, dent ; λίθος, pierre). Tartre dentaire.

Odontologie, *f.* (ὀδούς, dent ; λόγος, étude). Partie de la médecine consacrée à l'étude des dents au point de vue anatomique, physiologique, pathologique et thérapeutique.

Odontome, *m.* (ὀδούς, dent). Tumeur dure constituée par de la dentine, du cément et de l'émail (grains dentinaires) se développant au contact d'une dent ou dans le corps d'un maxillaire (de préférence à la mâchoire inférieure). L'évolution est très lente et passe inaperçue, la plupart du temps, jusqu'à ce que l'odontome fasse saillie à l'extérieur.

Odontome embryoplastique, *m.* SYN.: *Odontome mou.* Tumeur molle constituée par du tissu fibreux, ne paraissant être qu'un fibrome des mâchoires.

Odontorragie, *f.* (ὀδούς, dent: ῥήγνυμι, je romps). Hémorragie dentaire.

Odontotechnie, *f.* (ὀδούς, dent; τέχνη, art). Art dentaire.

Odynophagie, *f.* (ὀδύνη, douleur ; φαγεῖν, manger). SYN.: *Dysphagie.* Déglutition occasionnant de la douleur.

Odynopoiétique, *adj.* (ὀδύνη, douleur; ποιέω, je fais). Qui occasionne la douleur.

Œdémateux, *adj.* (οἴδημα, gonflement). Qui a rapport à l'œdème. — *Ex.*: Gonflement œdémateux.

Œdème, *m.* (οἴδημα, gonflement). Infiltration du tissu cellulaire sous-cutané et du tissu cellulaire splanchnique par de la sérosité. Elle peut être diffuse dans les maladies générales ou segmentaire dans les affections locales.

Œdème aigu, *m,* (οἴδημα, gonflement). Voir SYN.: *Œdème angio-neurotique.*

Œdème aigu du poumon, *m.* (οἴδημα, gonflement). Infiltration de sérosité dans le tissu pulmonaire caractérisée par une angoisse avec dyspnée, expectoration abondante. L'auscultation révèle l'existence de râles fins dans les deux poumons avec râles sous-crépitants dans les bronches et la percussion une sonorité exagérée due à de l'emphysème compensateur. Il s'observe chez les artério-scléreux avec néphrite.

Œdème angio - neurotique, *m.* (οἴδημα, gonflement : ἀγγεῖον, vaisseau: νεῦρον, nerf). SYN. : *Maladie de Quinke : Œdème aigu.* Œdème survenant brusquement aux extrémités et au niveau des muqueuses. Une des localisations les plus fréquentes est l'œdème essentiel des paupières. Il s'observe chez les prédisposés, les neuro-arthritiques, il est le plus souvent héréditaire et familial.

Œdème bleu, *m.* Œdème de la peau, dur, de coloration bleu-violacé, s'observant sur les membres en état de contracture ou de paralysie.

Œdème carminé, *m.* Œdème qui s'observe au niveau du poumon dans l'intoxication aiguë par l'oxyde de carbone. La coupe du poumon laisse sourdre du sang de coloration carminée.

Œdème d'alimentation, *m.* SYN. : *Œdème de guerre; Œdème épidémique.* Œdème mou débutant aux membres inférieurs, gagnant le ventre et la face, s'accompagnant parfois d'ascite, rarement d'hydrothorax. Les urines sont pâles, abondantes ; le sang présente de l'hydrémie avec hypoalbuminose, de l'anémie globulaire ; il existe de la bradycardie. Cet état résulte d'une alimentation défectueuse qui n'apporte pas à l'organisme pendant longtemps un nombre de caloriques sous forme d'albumine.

Œdème de guerre, *m.* Voir Syn.: *OEdème d'alimentation.*

Œdème de la glotte, *m.* Infiltration séreuse de la muqueuse laryngée au niveau des repris aryténo-épiglottiques, des aryténoïdes et des cordales vocales ; elle peut s'étendre à la muqueuse trachéale. Elle est d'ordre local (brûlures) ou d'ordre général (brightisme). Elle se traduit par la dyspnée, l'extinction de la voix. Dans les cas graves avec étouffements, il y a lieu de pratiquer le tubage ou la trachéotomie.

Œdème de la papille, *m.* Voir Syn. : *Névrite optique œdémateuse.*

Œdème épidémique, *m.* Voir Syn.: *OEdème d'alimentation.* Il s'observe sur toute une population soumise à une alimentation défectueuse pendant un temps prolongé au cours d'occupation de guerre, de disette.

Œdème malin, *m.* S'observe dans l'infection charbonneuse: il est caractérisé par la présence de phlyctènes à contenu sanguinolent qui forment des eschares. Il siège à la face et le plus particulièrement au niveau des paupières.

Œdème nerveux, *m.* Voir Syn.: *Trophœdème.*

Œdème rhumatismal chronique, *m.* Voir Syn. : *Trophœdème.*

Œdème segmentaire, *m.* OEdème qui occupe un segment du corps ou d'un membre. Il peut être occasionné :

1° par une simple striction déterminant un ralentissement ou un arrêt à peu près total de la circulation sanguine ; 2° par des troubles sympathiques pouvant résulter eux-mêmes soit d'une atteinte des organes intramédullaires du sympathique, soit de son trajet radiculaire, à la suite d'hématorachis comprimant la moelle.

Œdipisme, *m.* OEdipe, roi de Thèbes). Enucléation volontaire d'un ou des deux yeux. Elle s'observe dans les états mélancoliques.

Œil à ressort, *m.* (*oculus,* œil). Déviation spasmodique de l'œil.

Œil de lièvre, *m.* Voir : *Lagophtalmos.*

Œil de perdrix, *m.* Petit cor siégeant entre les orteils, plus ou moins ramolli par la macération due à la sécrétion sudorale des pieds.

Œil émotif, *m.* Etat particulier de l'œil que l'on observe chez les hyperémotifs, caractérisé par : 1° l'éclat mouillé du regard; 2° du blépharospasme dans l'occlusion modérée des paupières.

Œnilisme, *m.* (οἶνος, vin). Intoxication alcoolique à base de vin.

Œnomanie, *f.* (οἶνος, vin ; μανία, agitation). Délire alcoolique. Syn.: *Delirium tremens.*

Œsophagectomie, *f.* (οἰσέω, je porte ; φάγω, je mange) ; ἐκτομή, excision). Résection de l'œsophage. Opération rare que l'on tente dans les tumeurs de cet organe.

Œsophagien, *adj.* (οἰσοφάγος, œsophage). Qui a rapport à l'œsophage. — *Ex.:* Spasme œsophagien.

Œsophagisme, *m.* (οἰσοφάγος, œsophage). Rétrécissement spasmodique de l'œsophage. Il s'observe dans les maladies infectieuses (rage, tétanos), les intoxications aiguës (arsenic, belladone, strychnine), les névroses (hystérie, émotions chez les névropathes).

Œsophagite, *f.* (οἰσοφάγος, œsophage). Inflammation aiguë de l'œsophage.

Œsophago - entérostomie, *f.* (οἰσοφάγος, œsophage ; ἔντερον, intestin ; στόμα, bouche). Opération chirurgicale consistant à aboucher le cardia dans l'intestin grêle, le plus souvent dans le jéjunum.

Œsophagomalacie, *f.* οἰσοφάγος, œsophage ; μαλαχία, ramollissement). Ramollissement de l'œsophage pouvant déterminer une perforation.

Œsophagorragie, *f.* (οἰσοφάγος, œsophage ; ῥήγνυμι, je romps). Hémorragie de l'œsophage.

Œsophagoscopie, *f.* οἰσοφάγος, œsophage : σκοπεῖν, examiner). Examen direct de l'œsophage au moyen d'une instrumentation spéciale.

Œsophagostomie, *f.* (οἰσοφάγος, œsophage ; στόμα, bouche). Opération chirurgicale consistant à créer une bouche au niveau de l'œsophage.

Œsophagotomie, *f.* (οἰσοφάγος, œsophage ; τομή, incision). Incision de l'œsophage. Elle se fait pour aller à la recherche d'un corps étranger.

Œstromanie, *f.* (οἶστρος, taon, par suite fureur ; μανία, agitation). Exacerbation du sens génital. Voir : *Nymphomanie; Satyriasis.*

Œuf de Naboth, *m.* (ὠόν, œuf). Dilatation du cul-de-sac d'une glande de la surface du col utérin. Elle s'observe dans la cervicite.

Oicophobie, f. (οἶκος, maison ; φόβος, crainte). Crainte morbide de se trouver seul dans la maison, dans un intérieur isolé ou non.

Oïdiomycose, *f.* (oïdium, oïdium ; μύκης, champignon). Mycose due à un champignon pathogène de la famille des oïdium.

Oïdium, *m.* Champignon de la famille de ce nom, caractérisé par un mycelium ramifié cloisonné. Les spores de reproduction naissent par cloisonnement à l'extrémité des filaments mycéliens.

Oïdium albicans, *m.* SYN.: *Saccharomyces albicans.* Blastomycète déterminant une affection locale de la muqueuse buccale : le muguet. Dans certains cas, l'oïdium peut envahir l'organisme et créer une infection générale avec nodules oïdiens dans le cerveau, les reins, les poumons. D'après les plus récentes classifications, l'oïdium albicans est un faux oïdium et doit être rangé parmi les endomyces (Voir ce mot).

Olfactif-ive, *adj.* (olfacere, oleo-facere, flairer, sentir). Qui a rapport à l'odorat. *Ex.*: Hallucination olfactive.

Olfaction, *f.* (olfacere, sentir). Faculté de sentir. — *Ex.*: Troubles de l'olfaction.

Olighémie, *f.* ὀλίγος, peu ; αἷμα, sang). Anémie.

Olighydramnios, *m.* ὀλίγος, peu ; ὕδωρ, eau ; ἄμνιον, membrane entourant le fœtus). SYN. : *Oligoamnios.* Insuffisance du liquide amniotique occasionnant le plus souvent des « couches sèches » et par suite pénibles.

Oligoamnios, *m.* ὀλίγος, peu ; ἄμνιον, membrane). Voir SYN.: *Olighydramnios.*

Oligo-chromémie, *f.* (ὀλί-γος, peu nombreux; χρῶμα, couleur; αἷμα, sang). Abaissement du taux de l'hémoglobine dans le sang. C'est un des caractères de l'anémie.

Oligochyle, *adj* (ὀλίγος, peu; χυλός, suc). Qui est peu nutritif.

Oligocythémie, *f.* (ὀλίγος, quelques; κύτος, cellule; αἷμα, sang). Diminution du nombre des globules sanguins.

Oligodypsie, *f.* (ὀλίγος, peu; δίψα, soif). Diminution du besoin de boire.

Oligosidérémie, *f.* (ὀλίγος, peu; σίδηρος, fer; αἷμα, sang). Diminution du taux de l'hémoglobine des globules sanguins, sans diminution quantitative notable de ces globules au cours de la chlorose ou de l'anémie aiguë des grands blessés de guerre. Elle s'accompagne en général de leucocytose polynucléaire.

Oligotrichie, *f.* (ὀλίγος, peu; θρίξ, poil). Raréfaction des poils, des cheveux.

Oligotrophie, *f.* (ὀλίγος, peu; τροφή, nourriture). Diminution des phénomènes de la nutrition.

Oligurie, *f.* (ὀλίγος, peu; οὖρον, urine). Émission rare des urines par suite d'insuffisance sécrétoire du rein.

Olympien, *adj.* Voir: *Front olympien.*

Omagre, *f.* (ὦμος, épaule; ἄγρα, proie). Goutte localisée à l'épaule.

Omacéphale, *m.* (ὦμος, épaule; α, priv.; κεφαλή, tête). Monstre sans tête, ni bras; ces derniers n'existant qu'à l'état de vestiges et n'étant représentés que par un moignon d'épaule.

Omalgie, *f.* (ὦμος, épaule; ἄλγος, douleur). Douleur de l'épaule.

Ombilical, *adj.* (ὀμφαλός, ombilic). Qui a rapport à l'ombilic. — *Ex.:* Hernie ombilicale.

Ombilication, *f.* (ὀμφαλός, ombilic). Malformation cutanée rappelant la forme de l'ombilic. — *Ex.:* Ombilication du mamelon.

Omental, *adj.* (omentum, épiploon). Qui a rapport à l'épiploon. — *Ex.:* Hernie omentale.

Omentite, *f.* (omentum, épiploon). Inflammation de l'épiploon.

Omentofixation, *f.* (omentum, épiploon). Voir SYN.: *Omentopexie.*

Omentopexie, *f.* (omentum, épiploon; πήγνυμι, coudre). SYN.: *Omentofixation; Opération de Talma.* Laparotomie consistant à fixer l'épiploon à la paroi abdominale, de façon à établir des anastomoses entre le système porte et le système cave par les veines épiploïques et les veines de la paroi abdominale pour dévier la circulation porte dans la circulation générale.

Omninosus (decubitus), *f.* Voir SYN.: *Decubitus acutus.*

Omophagie, *f.* (ὠμός, cru; φαγεῖν, manger). Ingestion de viande crue avec satisfaction.

Omotocie, *f.* (ὠμός, cru; τόκος, accouchement). Accouchement avant le neuvième mois.

Omphalectomie, *f.* (ὀμφαλός, nombril; ἐκτομή, excision). Résection de l'ombilic.

Omphalite, *f.* (ὀμφαλός, ombilic). Inflammation de l'ombilic chez le nouveau-né. Elle peut se manifester par une simple lymphangite, mais aussi aboutir à un phlegmon, toujours grave à cet âge.

Omphalocèle. *f.* (ὀμφαλός, ombilic; κήλη, hernie). Hernie d'un ou de plusieurs viscères abdominaux (épiploon, intestin, foie, estomac) au niveau de l'ombilic.

Omphalome, *m.* SYN. : *Adénome de l'ombilic; Exomphale diverticulaire innervé.* Tumeur de l'ombilic développé aux dépens des débris embryonnaires omphalo-mésentériques ou allantoïdiens.

Omphaloncie, *f.* (ὀμφαλός, ombilic; ὄγκος, tumeur). Toute tumeur survenant au niveau de l'ombilic.

Omphalophlébite, *f.* (ὀμφαλός, ombilic; φλέψ, φλεβός, veine). Phlébite de la veine ombilicale.

Omphaloproptose, *f.* (ὀμφαλός, nombril; προπτῶσις chute en avant). Hernie ombilicale.

Omphalorragie, *f.* (ὀμφαλός, ombilic; ῥαγή, rupture). Hémorragie de l'ombilic.

Omphalorrhée. *f.* (ὀμφαλός, ombilic; ῥέω, je coule). Tout écoulement se produisant par l'ombilic (ascite, lymphe, urine).

Omphalosite, *m.* (ὀμφαλός, ombilic; σῖτος, nourriture). Monstre ne vivant que par l'intermédiaire du cordon ombilical qui le relie à sa mère, incapable d'assurer sa nutrition en raison de l'absence d'organes nécessaires à la vie.

Omphalotomie, *f.* (ὀμφαλός, ombilic; τομή, incision). Section du cordon ombilical.

Omphalotripsie, *f.* (ὀμφαλός, ombilic; τριβῶ je brois). Écrasement du cordon ombilical. Il se fait au moyen d'une pince spéciale (omphalotribe).

Onanisme, *m.* (*Onan*, personnage biblique). Masturba-tion qui chez l'enfant jusqu'à la puberté n'est souvent qu'une habitude mauvaise dont le point de départ a été le plus souvent un prurit local et qui chez l'adolescent pubère et l'adulte est une véritable perversion du sens génital, le sujet recherchant dans ces pratiques contre nature un élément de jouissance.

Onchocerca cœcutiens. *f.* *cœcutiens*, aveuglant. Filaire formant des petits kystes sous la peau avec réaction locale et générale. Elle occasionne l'érysipèle de la Cordillière.

Onchocerca volvulus, *f.* Micro-filaire siégeant dans les couches superficielles de la peau, dans le derme, en plein tissu conjonctif, absolument en dehors du réseau vasculaire. Les embryons, causes de la gale filarienne, ne se retrouvent pas dans le sang, empruntent la voie lymphatique, créant des adéno-pathies.

Onchocercose. *f.* Maladie due à l'onchocerca.

Oncologie, *f.* (ὄγκος, tumeur ; λόγος, étude). Étude des tumeurs.

Oncome, *m.* (ὄγκος, tumeur). Tumeur.

Oncotomie, *f.* (ὄγκος, tumeur; τομή, incision). Incision d'une tumeur.

Ongle grêlé, *m.* (ὄνυξ, ongle). SYN. : *Ongle ponctué.* Ongle dont la table externe est parsemée de trous multiples, comme s'il avait reçu des grêlons ayant laissé leur empreinte.

Ongle hippocratique, *m.* Déformation de l'ongle avec incurvation, s'observant chez les tuberculeux pulmonaires caractérisés.

Ongle incarné, *m.* (ὄνυξ,

ongle). SYN.: *Onyxis*. Maladie caractérisée par la pénétration du rebord latéral de l'ongle dans les tissus musculaires avec écorchure, ulcération le plus généralement bourgeonnante, suppuration. L'ongle incarné est souvent le résultat du port d'une chaussure mal faite, et s'observe presque toujours au gros orteil.

Ongle - marbré, *m*. Voir SYN.: *Leuconychie*.

Ongle ostréacé, *m*. Ongle marqué de stries transversales et hélicoïdales à la façon des stries des coquilles d'huîtres.

Ongle ponctué, *m*. Voir SYN.: *Ongle grêlé*.

Onglée, *f*. (ὄνυξ, ongle). Syncope locale de l'extrémité des doigts, caractérisée par une sensation douloureuse avec engourdissement. Elle est occasionnée par le froid.

Onglet, *m*. (ὄνυξ, ongle). Voir SYN.: *Ptérygion*.

Oniomanie, *f*. (ὠνή, achat; μανία, excitation). Obsession impulsive caractérisée par le besoin impérieux de faire des achats le plus souvent irraisonnés.

Onirique, *adj*. (ὄναρ, ὄνειρος, rêve). Qui a rapport au rêve. Voir : *Délire onirique*.

Onirisme, *m*. (ὄναρ, ὄνειρος, rêve). Etat de rêve.

Onirodynie, *f*. (ὄναρ, rêve; ὀδύνη, douleur). Rêve douloureux : cauchemar.

Onirogme, *m*. (ὀνειρώσσειν, avoir une pollution en rêvant). Pollution voluptueuse pendant le sommeil à l'occasion d'un rêve à caractère érotique.

Onomatomanie, *f*. (ὄνομα, nom; μανία, agitation). Manie obsédante de rechercher ou

de prononcer un mot. Elle s'observe dans les psychoses. Le plus souvent ce mot est grossier, injurieux ou a une signification pour l'obsédé caractéristique, suivant les cas, de bonheur ou de malheur.

Ontogénie, *f*. (ὄν, être; γεννάω, j'engendre). Etude de l'évolution de l'individu en soi.

Ontogénique, *adj*. ὄν, être; γεννάω, j'engendre). Qui a rapport à l'évolution de l'être en soi (règne animal et végétal). — *Ex.:* Série ontogénique.

Onychatrophie, *f*. (ὄνυξ, ongle; α. priv.; τροφή, nourriture). Atrophie de l'ongle.

Onychauxis, *m*. (ὄνυξ, ongle; αὔξη, accroissement). Accroissement exagéré des ongles.

Onychia maligna, *f*. SYN.: *Maladie de Wardrop*. Onyxis scrofuleuse de l'enfance.

Onychie, *f*. (ὄνυξ, ongle). Voir SYN.: *Onyxis*.

Onychographie, *f*. (ὄνυξ, ongle; γράφειν, écrire). Enregistrement du pouls unguéal au moyen de l'onychographe (variété de sphygmographe).

Onychogryphose, *f*. (ὄνυξ, ongle; γρυπός, recourbé). Affection des ongles qui se recourbent à la façon d'une griffe ou qui s'épaississent en hauteur de productions cornées. Elle s'observe surtout au niveau des ongles des pieds.

Onychomycose, *f*. (ὄνυξ, ὄνυχος, ongle; μύκης, champignon). Affection parasitaire due à un champignon, localisée au pourtour ou sous l'ongle d'un orteil; elle ne s'observe pas aux mains.

Onychopathie, *f*. (ὄνυξ, ongle) ; πάθος, maladie). Toute maladie se rapportant aux ongles.

Onychophagie, *f*. (ὄνυξ,

ὄνυχος, ongle ; φαγεῖν, manger).
Tic observé chez les dégénérés, consistant à se ronger
constamment les ongles.

Onychophyme, *m.* (ὄνυξ,
ongle ; φῦμα, excroissance). Excroissance calleuse de l'ongle.

Onychorrhexis, *m.* (ὄνυξ,
ongle ; ῥῆξις, rupture). Ongle
marqué de fines striations
longitudinales avec fissura-
tions qui le rendent fragile.

Onychose, *f.* (ὄνυξ, ongle).
Maladie de l'ongle en lui-
même dans ses éléments constitutifs d'origine épidermique.

Onyx, *m.* (ὄνυξ, ongle). Abcès de la cornée, occupant le
voisinage de sa circonférence
inférieure, ayant la forme
d'une demi-lune qui rappelle
la plaque blanche que l'on
trouve à la racine de l'ongle.
La position de la tête du malade, atteint d'onyx, ne modifie pas la situation de cet abcès, ce en quoi il peut être
différencié de l'hypopion.

Onyxis, *f.* (ὄνυξ, ongle).
Voir Syn.: *Ongle incarné;
Onychie.* Inflammation de
l'ongle.

Oogénèse, *f.* (ὠόν, œuf ;
γεννάω, j'engendre). Génération par des œufs.

Oophoralgie, *f.* (ὠόν, œuf ;
φέρω, je porte ; ἄλγος, douleur).
Douleur de l'ovaire.

Oophorectomie, *f.* (ὠόν,
œuf ; φέρω, je porte ; ἐκτομή,
excision). Ablation de l'ovaire.

Oophorite, *f.* (ὠόν, œuf ;
φέρω, je porte). Inflammation
de l'ovaire.

Oophoromanie, *f.* (ὠόν,
œuf ; μανία, agitation). Troubles neuro-psychiques sous
la dépendance de lésions de
l'ovaire.

Oophoro-salpingectomie,
f. (ὠόν, œuf ; σάλπιγξ, trompe ;
ἐκτομή, excision). Ablation de
l'ovaire et de la trompe correspondante. — *Ex.:* Oophoro-
salpingectomie unilatérale.

Oophoro-salpingite, *f.*
(ὠόν, œuf ; φέρω, je porte ;
σάλπιγξ, trompe). Inflammation de l'ovaire et de la
trompe utérine.

Oophorrhapie, *f.* (ὠόν,
œuf ; φέρω, je porte ; ῥαφή, suture). Suture fixant l'ovaire
prolabé.

Oospora Foersteri, *m.*
Champignon parasite se trouvant dans les concrétions des
canalicules lacrymaux et simulant l'actinomycose.

Oospora Perieri, *m.* Champignon infectant des plaies de
guerre, déterminant la formation d'une fausse mem-
brane à la surface de la plaie.
Il est aussi pathogène pour le
cobaye et le lapin.

Oospore, *f.* (ὠόν, œuf ;
σπορά, spore). Syn.: *Oosporose.*
Mycose due à un oospora.

Oosporose, *f.* (ὠόν, œuf ;
σπορά, spore). Syn.: *Oospore.*

Open-door, *f.* (anglais :
open, ouvert ; *door,* porte).
Méthode de traitement des
aliénés qui leur laisse la plus
grande liberté, les sort des
salles d'asile pour les occuper
dans les champs. Le type de
l'open-door est la colonie familiale.

Opération césarienne, *f.*
Syn.: *Hystérotomie.* Opération
ayant pour but l'extraction
du fœtus par incision de la
paroi utérine.

Opération de Chopart, *f.*
Désarticulation médio-tar-
sienne.

Opération de Czerny, *f.*
Voir Syn.: *Cholécystopexie.*

Opération d'Estlander, *f.*
Résection d'une ou plusieurs
côtes au cours d'une pleurésie
purulente.

Opération de Farabeuf, *f.* Voir Syn.: *Ischiopubiotomie.*

Opération de Kraske, *f.* Résection du rectum après évidement du sacrum, ce qui permet de conserver intacte la fonction du sphincter anal. Elle se fait dans le cancer du rectum.

Opération de Pirogoff, *f.* Amputation partielle du pied au niveau du calcanéum et de l'extrémité inférieure des os de la jambe, qui sont abrasés de façon à produire une ankylose du calcanéum avec le tibia et le péroné.

Opération de Porro, *f.* Opération césarienne suivie d'hystérectomie.

Opération de Pozzi, *f.* Pozzi, chirurgien français de la fin du XIXe et commencement du XXe siècle. Voir Syn.: *Stomatoplastie.*

Opération de Simon, *f.* Voir Syn.: *Colpocléisis.*

Ophiasis, *f.* ὄφις, serpent). Syn.: *Pelade ophiasique.* Pelade dont les plaques se localisent sur le bord marginal des cheveux, se réunissent entre elles et forment une couronne dénudée : seul le sommet de la tête reste recouvert de poils.

Ophidisme, *m.* ὄφις, serpent). Intoxication occasionnée par le venin des morsures de serpents.

Ophryte, *f.* ὀφρύς, sourcil . Inflammation de la région sourcilière.

Ophtalmalgie, *f.* ὀφθαλμος, œil; ἄλγος, douleur). Douleur, le plus souvent névralgique, de l'œil ou des yeux.

Ophtalmectomie, *f.* ὀφθαλμος, œil; ἐκτομή, excision). Énucléation de l'œil.

Ophtalmie, *f.* ὀφθαλμος, œil). Inflammation du globe oculaire, quelles qu'en soient la localisation ou la nature.

Ophtalmie granuleuse, *f.* Syn. : *Conjonctivite granuleuse.* Affection chronique, généralement grave, caractérisée par le développement, sur la conjonctive, de granulations ou trachomes. Elle est contagieuse, épidémique et s'observe surtout dans l'Afrique du Nord et chez les miséreux Elle se complique souvent de lésions de la cornée et de rétractions cicatricielles de la conjonctivite avec entropion et trichiasis.

Ophtalmie migratrice, *f.* Voir Syn.: *Ophtalmie sympathique.*

Ophtalmie purulente, *f.* Syn. : *Ophtalmo - blennorrhée.* Inflammation purulente de la conjonctivite pouvant déterminer des ulcérations cornéennes, des perforations, de la fonte de l'œil et aboutir à la perte de cet organe. Elle est occasionnée généralement par le gonocoque. Elle s'observe fréquemment chez le nouveau-né.

Ophtalmie sympathique, *f.* Syn.: *Iridocyclite sympathique; Ophtalmie migratrice.* Apparition de troubles oculaires variés dans l'œil sain à la suite d'un traumatisme de l'autre œil (blessures de la région scléro-cornéenne, en particulier du corps ciliaire, et présence de corps étrangers dans l'œil).

Ophtalmite, *f.* ὀφθαλμος, œil). Inflammation aiguë et le plus souvent suppurée, de l'œil, dans toutes ses parties constituantes.

Ophtalmo-blennorrhée, *f.* ὀφθαλμος, œil; βλέννα, pus, ῥέω, je coule). Voir Syn. : *Ophtalmie purulente.*

Ophtalmocèle, *f.* (οφθαλμος, œil ; κήλη, hernie). SYN. : *Exophtalmie*. Hernie de l'œil hors de l'orbite.

Ophtalmocopie, *f.* (ὀφθαλμος, œil ; κόπος, affaiblissement). Diminution de l'acuité visuelle.

Ophtalmodynie, *f.* (ὀφθαλμος, œil ; ὀδύνη, douleur). Douleur névralgique de l'œil.

Ophtalmolithe, *m.* (ὀφθαλμος, œil ; λίθος, pierre). Production calculeuse intra-oculaire.

Ophtalmologie, *f.* (ὀφθαλμος, œil ; λόγος, étude). Etude des maladies de l'œil.

Ophtalmomalacie, *f.* (ὀφθαλμος, œil ; μαλαχία, mollesse). SYN. : *Phtisie oculaire*. Ramollissement de l'œil aboutissant à l'atrophie oculaire.

Ophtalmométrie, *f.* (ὀφθαλμος, œil ; μέτρον, mesure). Mesure des milieux réfringents de l'œil.

Ophtalmoplastie, *f.* (ὀφθαλμος, œil ; πλάσσειν, former). Prothèse oculaire.

Ophtalmoplégie, *f.* (ὀφθαλμος, œil ; πλήσσειν, frapper). Paralysie partielle ou totale de l'œil, aiguë ou chronique.

Ophtalmoplégie nucléaire progressive familiale, *f.* Maladie la plupart du temps héréditaire, rare, dont la terminologie suffit à faire connaître les symptômes et l'étiologie. Voir : *Paralysie nucléaire*.

Ophtalmo-réaction, *f.* (ὀφθαλμος, œil ; reactio, réaction). SYN. : *Oculo-réaction*. Rougeur conjonctivale qui suit l'instillation d'une goutte de solution aqueuse de tuberculine dans l'œil.

Ophtalmorragie, *f.* (ὀφθαλμος, œil ; ῥαγεῖν, faire irruption). Hémorragie de l'œil.

Ophtalmoscope, *m.* (ὀφθαλμος, œil ; σκοπεῖν, regarder). Miroir concave d'environ 5 centimètres de diamètre, percé en son centre d'un trou au travers duquel se fait l'observation, permettant de réfléchir la lumière dans l'œil en examen et d'en examiner le fond.

Ophtalmoscopie, *f.* (ὀφθαλμος, œil ; σκοπεῖν, examiner). Examen de l'œil au moyen d'un instrument spécial : l'ophtalmoscope.

Ophtalmotomie, *f.* (ὀφθαλμος, œil ; τομή, incision). Incision de l'œil.

Ophtalmoxyse, *f.* (ὀφθαλμος, œil ; ξύω, je racle). Scarification de la conjonctive.

Ophtalmozoaire, *m.* (ὀφθαλμος, œil ; ζῶον, animal). Parasite de l'œil.

Opiomanie, *f.* (ὀπός, suc ; μανία, agitation). Habitude obsédante d'absorber de l'opium, sous ses différentes formes (opiophagie, fumerie d'opium).

Opiophage, *m.* (ὀπός, suc ; φαγεῖν, manger). Mangeur d'opium.

Opiophagie, *f.* (ὀπός, suc ; φαγεῖν, manger). Absorption d'opium déterminant de l'ivresse thébaïque, des psychoses à forme hallucinatoire suivant les doses ingérées et l'habitude de prises d'opium répétées.

Opisthotonos, *m.* (ὄπισθεν, en arrière ; τόνος, tension). Etat de contracture des muscles extenseurs. Le corps forme un arc de cercle à concavité dorsale, détaché du lit, il ne repose que par la tête et les talons. Il s'observe dans le tétanos.

Opiumisme, *m.* Intoxication d'opium par la fumerie. Elle provoque le sommeil ou le demi-sommeil avec rêves hallucinatoires, un rêve avec sensation d'immatérialité à l'état de veille. Puis apparaissent la déchéance physique avec dyspepsie gastro-intestinale, amaigrissement, paraplégie, et l'obscurcissement de l'intelligence.

Opocéphale, *m.* ὤψ, visage; (κεφαλή, tête). Monstre dont la tête ne présente qu'une cavité orbitaire avec raccourcissement de la partie inférieure du visage.

Opodidyme, *m.* (ὤψ, visage; δίδυμος, double). Voir Syn.: *Opodyme.*

Opodyme, *m.* ὤψ, visage; (δίδυμος, double). Syn.: *Opodidyme*. Monstre à un seul corps, une seule tête, mais à face double.

Oposique, *adj.* (ὀπός, suc). Qui est constitué par des organes ou les sucs de ces organes. — *Ex.:* Thérapeutique oposique.

Opothérapie, *f.* (ὀπός, suc; θεραπεύω, je soigne). Méthode thérapeutique consistant à employer les sucs, les sécrétions des glandes d'animaux pour suppléer ou remplacer l'insuffisance ou l'absence de sécrétions des mêmes glandes chez l'homme. — *Ex. :* Opothérapie thyroïdienne.

Oppenheim. Voir: *Myatonie congénitale* ou *Maladie de Oppenheim.*

Oppression, *f.* (opprimere, accabler d'un poids). Difficulté de respirer déterminée par des troubles respiratoires ou circulatoires. — *Ex. :* Oppression des cardio-rénaux.

Opsiométrie, *f.* ὤψις, vision; (μέτρον, mesure). Mesure de l'acuité visuelle.

Opsionose, *f.* (ὤψις, vision). Maladie de la vision.

Opsiurie, *f.* (ὀψέ, tard;

ὦρον, urine). Retard dans l'émission des urines.

Opsomanie, *f.* (ὄψον, aliment; μανία, agitation). Obsession irrésistible à manger certains aliments.

Opsonine, *f.* (ὀπσονεῖν, préparer). Substance spécifique que produit l'organisme infecté en présence d'un microbe donné. Cette substance prépare les microbes à se laisser absorber par les phagocytes.

Opsonique, *adj.* Qui a rapport à l'opsonine. — *Ex.:* Indice opsonique.

Optique, *adj.* (ὤψ, œil). *a)* Qui a rapport à l'œil en général; *b)* Qui a rapport au nerf optique. — *Ex.:* Atrophie optique.

Optométrie, *f.* (ὤψ, œil; μέτρον, mesure). Voir Syn.: *Opsiométrie.*

Orbitocèle, *f.* (orbis, cercle; κήλη, hernie). Syn.: *Exophtalmie*. Hernie de l'œil hors de l'orbite.

Orbitotomie, *f.* (orbis, cercle; τομή, incision). Ouverture de l'orbite.

Orchialgie, *f.* ὄρχις, testicule; (ἄλγος, douleur). Douleur névralgique du testicule.

Orchidectomie, *f.* (ὄρχις, testicule; ἐκτομή, excision). Ablation d'un ou des deux testicules.

Orchidopexie, *f.* ὄρχις, testicule; (πῆξις, fixation). Fixation du testicule ectopié dans le scrotum.

Orchidothérapie, *f.* ὄρχις, testicule; (θεραπεύω je soigne). Méthode de traitement par le suc testiculaire.

Orchiectomie, *f.* (ὄρχις, testicule; ἐκτομή, incision). Syn.: *Castration*. Ablation d'un ou des deux testicules.

Orchi-épididymite, *f*. (ὄρ-χις, testicule; ἐπί, sur; δίδυμος, testicule). Inflammation du testicule et de l'épididyme, qui commence presque toujours par l'épididyme. Sa nature est fort variable. Tuberculose, syphilis, blennorrhagie, oreillons, etc., sont les causes les plus fréquentes).

Orchiocèle, *f*. (ὄρχις, testicule; κήλη, tumeur). Tumeur du testicule.

Orchite, *f*. (ὄρχις, testicule). Inflammation aiguë ou chronique du testicule.

Orchitomie, *f*. (ὄρχις, testicule; τομή, incision). Incision sur le testicule.

Oreillons, *m*. SYN.: *Fièvre ourlienne; Parotide ourlienne*. Maladie aiguë, contagieuse, épidémique, sévissant chez les enfants, les jeunes soldats, caractérisée par une inflammation bilatérale des glandes parotides pouvant se généraliser aux autres glandes de l'organisme (sous-maxillaire, testicule, pancréas), caractérisée par le gonflement de ces glandes, de la douleur et une réaction fébrile en général légère. La bactérie, cause de l'infection, est encore inconnue.

Organicité, *f*. (ὄργανον, organe). Ensemble des phénomènes physiologiques ou pathologiques déterminés par la fonction d'un organe.

Organique, *adj*. (ὄργανον, organe). *a)* Qui appartient à un organe; *b)* Qui est occasionné par un organe — est souvent opposé à fonctionnel. — *Ex.:* Souffle organique par opposition à souffle extra-cardiaque.

Organogénèse, *f*. (ὄργανον, organe ; γεννάω, j'engendre). Formation normale évolutive des organes. — *Ex.:* Organogénèse fœtale.

Organogénie, *f*. (ὄργανον, organe ; γεννάω, j'engendre). Etude du développement des organes.

Organoleptique, *adj*. (ὄργανον, organe ; λεπτίκος, de λαμβάνω, je prends). Qui manifeste ses propriétés sur les sens et les organes. — *Ex.:* Caractère organoleptique d'un aliment.

Organologie, *f*. (ὄργανον, organe ; λόγος, étude). Etude des organes.

Organopathie, *f*. (ὄργανον, organe ; πάθος, maladie). Maladie organique.

Organophysie, *f*. ὄργανον, organe ; φύσις, nature). Science qui détermine la nature des fonctions des organes.

Organoplastie, *f*. (ὄργανον, organe ; πλασσῶ, je fais). *Chirurg*. Restauration de la forme des organes. *Phys*. Développement des organes.

Organoscopie, *f*. (ὄργανον, organe ; σκοπέω, j'examine). Examen des organes.

Organotaxie, *f*. (ὄργανον, organe ; τάξις, ordre). Groupement des êtres vivants d'après les rapports de leurs organes.

Organothérapie, *f*. (ὄργανον, organe ; θεραπεύω, je soigne). Voir SYN.: *Opothérapie*.

Organotrope, *adj*. (ὄργανον, organe ; τρέπω, je tourne). Qui a une affinité particulière pour les organes; qui se localise plus spécialement sur les organes. — *Ex.:* Syphilis organotrope.

Orgasme, *m*. (ὀργᾶν, être excité). Etat d'excitation congénitale portée à son plus haut degré.

Orgelet, *m*. (*hordeum*, orge). Folliculite suppurée

d'une glande pilo-sébacée; il est dit externe, quand elle atteint les glandes de Zeiss (follicule pileux); il est dit interne, quand elle atteint les glandes de Meibomius et porte alors le nom de chalazion.

Orientation, *f.* (*oriens, orient*). Localisation du corps dans l'espace avec déplacement vers un point donné. Le cervelet est l'organe de l'orientation en raison de son travail de coordination dont il emprunte les éléments aux différents organes sensoriels : sensibilité musculaire, sensibilité tactile, sensibilité visuelle; sensibilité otique ou mieux labyrinthique.

Orientation allopsychique, *f.* (*oriens*, orient; ἄλλος, autre; ψυχή, esprit). Notion que tout individu normal a du lieu où il se trouve et par extension du monde extérieur.

Orientation autopsychique, *f.* (*oriens*, orient; αὐτός, soi-même, ψυχή, esprit). Notion que tout individu normal a de sa propre personnalité.

Orificiel, *adj.* (*os, oris, bouche; facere,* faire). Qui appartient à un orifice et plus spécialement à un des orifices du cœur (mitral, tricuspidien, aortique, artère pulmonaire).

Original, *m.* (*origo,* origine). Individu en état de déséquilibration mentale qui cherche par des manifestations extérieures dans sa tenue, son langage, ses écrits, à se singulariser de ses semblables. L'originalité est souvent impérieuse, obsédante, morbide.

Orizanine, *f.* SYN. : *Vitamine.* Substance extraite du son de riz, qui existerait aussi dans le cerveau, la levure, le jus de citron et qui, par son absence, est capable de provoquer des polynévrites par « carence ». Au point de vue chimique, c'est une base pyrimidique fondant à 233°, dont la formule provisoire serait $C^{11}H^{20}Az^2O^7$. Elle serait un des constituants de l'acide nucléique et par là voisine des purines.

Orophobie, *f.* (ὄρος, montagne; φόβος, crainte). Peur des montagnes, de l'altitude.

Orrochézie, *f.* (ὀῤῥός, sérum; χέζειν, aller à la selle). Diarrhée séreuse.

Orrocyste, *f.* (ὀῤῥός, sérosité ; κύστις, vessie). Kyste séreux.

Orrologie, *f.* (ὀῤῥός, sérosité; λόγος, étude). Étude des produits liquides ou séreux sécrétés par l'organisme.

Orrorrhée, *f.* (ὀῤῥός, sérosité; ῥέω, je coule). Écoulement de sérosité.

Orteil en équerre, *m.* Voir SYN.: *Hallux valgus.*

Orteil en marteau, *m.* SYN.: *Hallus flexus.* Déviation congénitale ou acquise d'un orteil, caractérisée par l'extension forcée de la première phalange avec flexion des deux dernières phalanges sur la première.

Orthodiagraphie, *f.* (ὀρθός, droit; διά, à travers; γράφειν, écrire). Procédé de radiographie d'un organe permettant d'en connaître les dimensions exactes.

Orthodiascopie, *f.* (ὀρθός, droit; διάσκοπεῖν, examiner à travers). Projection radioscopique d'un organe sur un écran pour en mesurer le volume.

Orthodontie, *f.* (ὀρθός, droit; ὀδούς, dent). Partie de la stomatologie ayant pour but le redressement des déviations dentaires.

Orthométrie, *f.* ὀρθός, droit: μήτρα, matrice). *Chir.* Redressement de l'utérus dans la position normale.

Orthomorphisme, *m.* ὀρθός, droit; μορφή, forme). Redressement des difformités pour les placer dans leur position rationnelle et leur donner leur forme normale.

Orthopédie, *f.* (ὀρθός, droit; παῖς, enfant). Méthode thérapeutique ayant pour but de redresser les difformités anatomiques osseuses fréquentes chez l'enfant.

Orthopédie mentale, *f.* Voir SYN.: *Orthophrénopédie*.

Orthophonique, *adj.* ὀρθός, droit; φωνή, voix). Qui a rapport à la correction des défauts de prononciation. - *Ex.:* Méthode orthophonique.

Orthophrénie, *f.* ὀρθός, droit; φρήν, esprit). Voir SYN.: *Orthophrénopédie*.

Orthophrénique, *adj.* ὀρθός, droit; φρήν, esprit). Qui a rapport au redressement des troubles mentaux. — *Ex.:* Institut orthophrénique.

Orthophrénopédie, *f.* ὀρθός, droit; φρήν, esprit: παῖς, enfant). SYN.: *Orthophrénie*: *Orthopédie mentale*. Méthode de traitement par le raisonnement, la réglementation des actes de la vie, la discipline, destinée à redresser les écarts de conduite et de langage des dégénérés.

Orthopigmentaire, *adj.* (ὀρθός, droit; *pigmentum*, pigment). Qui appartient à un pigment normal (bilirubine, biliverdine). — *Ex.:* Ictère orthopigmentaire.

Orthopnée, *f.* (ὀρθός, droit; πνεῖν, respirer). Dyspnée avec angoisse obligeant le malade à respirer dans la position droite, assis ou debout.

Orthostatique, *adj.* ὀρθός, droit: στάω, se tenir). Qui survient du fait de la position debout. *Ex.:* Albuminurie orthostatique.

Orthotonos, *m.* ὀρθός, droit: τόνος, tension). État de contracture des extenseurs et des fléchisseurs dont les effets physiologiques se contre-balancent et mettent le corps dans la situation de rectitude du nageur qui fait la planche. Il s'observe dans le tétanos.

Ortié, *adj.* *urtica*, ortie. SYN.: *Urticarien*. Qui est occasionné par l'ortie, qui ressemble aux lésions dues à l'irritation de l'ortie. *Ex.:* Fièvre ortiée.

Oschéocèle, *f.* ὄσχεον, scrotum: κήλη, tumeur). Hernie scrotale.

Oschéotomie, *f.* ὄσχεον, scrotum; τομή, incision). Extirpation d'une tumeur du scrotum.

Oscillogramme, *m.* *oscillatio*, oscillation; γράμμα, tracé écrit). Tracé obtenu avec un oscillographe, appareil qui enregistre les oscillations du pouls.

Oscillographie, *f.* *oscillatio*, oscillation; γράφειν, écrire). Méthode consistant à enregistrer les oscillations du pouls. Elle est un des moyens d'exploration de l'appareil cardio-vasculaire.

Oscillographique, *adj.* (*oscillatio*, oscillation ; γράφειν, écrire). Qui a rapport à l'oscillographie. — *Ex.:* Courbe oscillographique.

Oscillométrie, *f.* (*oscillatio*, oscillation ; μέτρον, mesure). Méthode consistant à mesurer les oscillations du pouls.

Osgood, chirurgien amériain de Boston, contemporain. Voir: *Maladie de De Schlatter-Osgood.*

Osmidrose, *f.* (ὀσμή, odeur: ἱδρώς, sueur). SYN.: *Bromirose*. Etat de la sueur qui présente un caractère odorant, le plus souvent désagréable. Il est dû à l'ingestion de certains aliments contenant des acides volatiles de la série grasse, ou à des troubles physiologiques chez certains fébricitants.

Os péronier, *m.* SYN.: *Os peroneum*. Existant dans environ 8 à 9 p. 100 des cas, l'os péronier est situé à la partie postéro-externe du cuboïde. Il apparaît, sur les radiographies de profil, comme une ombre allongée au bord externe du pied et prolongeant en arrière l'ombre du cuboïde sous le calcanéum. Il peut donc faire songer à une fracture parcellaire du cuboïde ou du calcaneum.

Ossiculectomie, *f.* (*ossicuum*, osselet: ἐκτομή, excision). Ablation des osselets de l'oreille.

Ossification, *f.* (ὀστέον, os; *facere*, faire). Etat d'un tissu dont les ostéoblastes augmentent à tel point qu'il prend la consistance et la morphologie histologique de l'os. — *Ex.*: Ossification d'un cartilage.

Ossifluent, *adj.* (ὀστέον os; *fluere*, couler). Qui liquéfie l'os. — *Ex.*: Abcès ossifluent.

Ostéalgie, *f.* (ὀστέον, os; ἄλγος, douleur). Douleur osseuse.

Ostectomie, *f.* (ὀστέον, os; ἐκτομή, excision). Evidement à la gouge, au ciseau ou à la curette, d'un foyer d'ostéite, le plus souvent ancien et fistulisé.

Ostéide, *f.* (ὀστέον, os; εἶδος,

ressemblance). Dépôt de sels calcaires dans les tissus.

Ostéite, *f.* (ὀστέον, os). Inflammation de l'os.

Ostéite apophysaire, *f.* Voir SYN.: *Apophysite.*

Ostéite de croissance, *f.* Voir SYN.: *Ostéomyélite aiguë.*

Ostéite des nacriers, *f.* Maladie professionnelle caractérisée par des phénomènes inflammatoires des os longs en particulier, débutant par la moelle. La conchicoline, poussière de nacre absorbée par le poumon au contact de CO_2 du sang, se transforme, se fixe sur la moelle osseuse et détermine de l'ostéomyélite. Cette affection est d'autant plus fréquente que l'ouvrier est plus jeune et adolescent.

Ostéite nécrosante phosphorée, *f.* Voir SYN.: *Nécrose phosphorée.*

Ostéo-arthrite, *f.* (ὀστέον, os; ἄρθρον, articulation). Inflammation des extrémités osseuses d'une articulation avec propagation à l'articulation elle-même.

Ostéo-arthrite déformante, *f.* Variété de rhumatisme dans laquelle les articulations se déforment et s'hypertrophient.

Ostéo-arthropathie hypertrophiante pneumique, *f.* SYN.: *Ostéopathie pneumique.* Ostéo-arthrite localisée surtout aux extrémités: doigts, poignet, orteils, cou-de-pied, caractérisée par la déformation hypertrophiante des phalanges terminales en baguettes de tambour, des ongles en forme de verre de montre, par un épaississement des os du poignet, du cou-de-pied. La colonne vertébrale s'incurve en une cyphose dorsale inférieure. Elle s'observe dans les affections pulmonaires chroniques à forme dyspnéique, emphysème, dilatation des bronches, tuberculose, et dans les cardiopathies chroniques dyspnéiques.

Ostéo-articulaire, *adj.* (ὀστέον, os : ἄρθρον, articulation). Qui a rapport à l'os et à l'articulation connexe. — *Ex.* : Tuberculose ostéo-articulaire.

Ostéoblaste, *m.* (ὀστεον, os ; βλαστός, germe). Cellule productive de la substance osseuse se trouvant dans la moelle des os.

Ostéochondrite, *f.* (ὀστέον, os : χόνδρος, cartilage). Inflammation de l'os et du cartilage qui le recouvre. — *Ex.* : Ostéochondrite de la hanche.

Ostéochondrite déformante juvénile, *f.* Voir Syn. : *Coxa plana.*

Ostéochondrite infantile de la tête du fémur, *f.* Syn. : *Maladie de Legg-Perthes.* Subluxation congénitale larvée, méconnue, de la tête fémorale par suite de malformations congénitales du cotyle, entraînant une déformation de la tête du fémur. Les symptômes rappellent ceux de la coxalgie, et la radiographie seule permet le diagnostic différentiel. Ce syndrome n'est pas admis par tous les auteurs.

Ostéochondro - arthropathie, *f.* (ὀστέον, os ; χόνδρος, cartilage). D'origine syphilitique, elle s'observe à la période tertiaire. Les lésions atteignent l'os, le cartilage, la synoviale. Elles débutent par une gomme épiphysaire, qui se ramollit, s'ulcère, creuse des canaux dans l'os, pendant que d'autres parties osseuses réagissent et s'hypertrophient. **La synoviale réagit, l'hydar-**

throse s'installe et devient suppurée, quand une gomme s'ouvre dans l'articulation. Des fractures spontanées peuvent se produire.

Ostéochondrome, *f.* (ὀστέον, os ; χόνδρος, cartilage). Voir Syn. : *Chondrome.*

Ostéocie. *f.* (ὀστέον, os ; ὠκύς, léger). Décalcification osseuse.

Ostéoclasie. *f.* (ὀστέον, os : κλάζειν, briser). Opération qui consiste à fracturer un os dans un but thérapeutique.

Ostéocope, *adj.* (ὀστέον, os : κοπτέω, je brise). Qui est térébrant, qui présente de la douleur avec exacerbation nocturne au niveau de l'os. *Ex.* : Douleur ostéocope.

Ostéodynie, *f.* (ὀστέον, os : ὀδύνη, douleur). Douleur osseuse.

Ostéogenèse, *f.* (ὀστέον, os : γεννάω, j'engendre). Production d'os nouveau.

Ostéoïde, *adj.* (ὀστέον, os : εἶδος, ressemblance). Qui a l'apparence de l'os.

Ostéologie, *f.* (ὀστέον, os : λόγος, étude). Partie de l'anatomie descriptive s'occupant de l'étude des os.

Ostéolyse, *f.* (ὀστέον, os : λύσις, dissolution). Résorption osseuse.

Ostéomalacie, *f.* (ὀστέον, os ; μαλακία, mollesse). Ramollissement des os du squelette qui deviennent flexibles comme du caoutchouc, survenant surtout chez la femme et le plus souvent à l'occasion de la grossesse. Il est dû à la décalcification des os, vraisemblablement occasionnée par des troubles endocriniques (dysovarie, dyssurrénalie).

Ostéome, *m.* (ὀστέον, os). Syn. : *Myosite ossifiante.* Néoformation osseuse survenant dans un muscle, le plus souvent à la suite d'un traumatisme. Le tissu conjonctif périfasciculaire subit une dégénérescence et ses cellules jeunes se différencient pour former des ostéoblastes et ensuite du tissu osseux spongieux.

Ostéométrique, *adj.* (ὀστέον. os; μέτρον. mesure). Qui sert à mesurer un os. — *Ex.:* Planche ostéométrique (employée en médecine légale).

Ostéome ostéogénique, *m.* ὀστέον. os ; γεννάω, j'engendre. Exostose d'un os au cours de son développement.

Ostéomyélite, *f.* ὀστέον os; μυελός, moelle). Inflammation de la moelle osseuse.

Ostéomyélite aiguë, *f.* ὀστέον. os ; μυελός. moelle). SYN. : *Ostéite de croissance.* Maladie infectieuse des os s'observant chez l'enfant, mais pouvant récidiver chez l'adulte, due, le plus souvent, au staphylocoque doré, quelquefois au streptocoque. se localisant dans les os longs. au niveau du cartilage de conjugaison. déterminant des phénomènes généraux graves, de la suppuration locale. la formation de séquestres, le décollement de l'épiphyse de la diaphyse.

Ostéomyélite chronique. *f.* ὀστέον. os ; μυελός. moelle). SYN.: *Ostéomyélite prolongée.* Ostéomyélite datant de l'enfance procédant chez l'adulte par poussées successives avec des périodes de rémission fort longues (10, 15, 20 ans).

Ostéomyélite prolongée, *f.* Voir SYN.: *Ostéomyélite chronique.*

Ostéopathie. *f.* ὀστέον. os; πάθος, maladie). Toute affection de l'os.

Ostéopathie pneumique, *f.* ὀστέον. os ; πάθος. maladie; πνεῦμα, souffle, vent). Voir SYN. : *Ostéo-arthropathie hypertrophiante pneumique.*

Ostéo-périosté. *adj.* ὀστέον. os: περί, autour; ὀστέον. os). Qui a rapport à l'os et au périoste. — *Ex.:* Greffe ostéopériostée.

Ostéo-périostite, *f.* ὀστέον. os: περί, autour; ὀστέον. os). Inflammation de l'os et du périoste. Elle s'observe au cours de la croissance et de toutes les maladies infectieuses. Elle est surtout fréquente dans la fièvre typhoïde et est due à des bacilles associés.

Ostéophyte, *m.* ὀστέον. os; φύειν, croître). Prolifération osseuse d'origine inflammatoire chronique se développant principalement au niveau des articulations. Elle s'observe surtout dans le rhumatisme chronique.

Ostéoplastie. *f.* ὀστέον. os; πλάσσειν. faire). Restauration osseuse.

Ostéoplastique, *adj.* Qui a rapport à l'ostéoplastie. — *Ex.* : Fermeture ostéoplastique.

Ostéoporose. *f.* ὀστέον. os: πόρος, pore). Raréfaction du tissu osseux qui s'observe chez les vieillards. Elle se caractérise sur les os longs par une augmentation du calibre du canal médullaire, entraînant par suite une fragilité de l'os qui explique les fractures spontanées si fréquentes chez les vieillards.

Ostéopsathyrosis. *m.* ὀστέον. os : ψαθυρός. friable). SYN. : *Maladie de Lobstein.* Fragilité osseuse congénitale.

Ostéosarcome, *m.* ὀστέον. os ; σάρξ. chair). Tumeur du tissu osseux à caractère malin, ayant tendance à s'infiltrer et à produire des métastases.

Ostéostéatome, *m.* (ὀστέον, os ; στέαρ, graisse). Tumeur de la moelle osseuse.

Ostéosynthèse, *f.* (ὀστέον, os ; σύν, avec : τίθημι, je place). Opération chirurgicale consistant à mettre en place les fragments d'une fracture et à les fixer au moyen de procédés variables : suture osseuse par fils métalliques, plaque métallique à vis de Lane-Lambotte, plaque métallique à griffes de Bec.

Ostéotomie, *f.* (ὀστέον, os ; τομή, incision). Section chirurgicale partielle, superficielle ou profonde d'un os faite dans un but thérapeutique.

Ostéotropisme, *m.* (ὀστέον, os ; τρέπω, je tourne). Attraction réciproque de fragments, de bourgeons osseux qui tendent à se souder pour reconstituer un os.

Ostéotrope, *adj.* (ὀστέον, os ; τρέπω, je tourne). Qui a de l'affinité pour les os. — *Ex.:* Tuberculose ostéotrope.

Os tibiale externum, *m.* L'os tibiale externum de Luschka, découvert par Bauhin en 1605, est de tous les os tarsiens, celui qui offre le plus grand intérêt pratique. Il se rencontre, en effet, fréquemment, puisqu'il existe chez au moins 12 p. 100 des sujets examinés radiologiquement. Il est le plus souvent bilatéral : chez 40 sujets qui en étaient porteurs, on le rencontrait 23 fois sur les deux pieds, 17 fois sur un seul (Pfitzner). Il se présente d'ordinaire sous l'aspect suivant : c'est un petit os sphérique ou triangulaire à base antérieure, situé à la partie postérieure et interne du scaphoïde, dont il continue la tubérosité.

Os trigone, *m.* Situé à la partie postérieure de l'astragale, cet os n'apparaît bien que sur des radiographies prises de profil. Sa fréquence est assez grande (8 p. 100 des cas environ, d'après Pfitzner), et il est ordinairement bilatéral. Il représente le tubercule postéro - externe de l'astragale qui, pour une raison indéterminée, est resté isolé du reste de l'os.

Os vésalien, *m.* SYN.: *Os vesalianum.* Très rare, l'os vésalien est situé immédiatement en arrière de l'extrémité postérieure du cinquième métatarsien, dont il représente sans doute le tubercule postérieur qui serait resté isolé du corps de l'os. Il apparaît, sur les radiographies de profil, prolongeant en arrière le cinquième métatarsien, en dehors du cuboïde. Il peut donc simuler une fracture de l'extrémité postérieure du cinquième métatarsien.

Otalgie, *f.* (οὖς, oreille ; ἄλγος, douleur). Douleur d'oreille.

Othématome, *m.* (οὖς, oreille ; αἷμα, sang). Bosse sanguine qui se développe à la partie supérieure du pavillon de l'oreille, le plus souvent à la suite d'un traumatisme.

Otiatrique, *f.* (οὖς, oreille ; ἰατρεία, traitement). Traitement des maladies de l'oreille.

Oticodinose, *f.* (οὖς, oreille ; δίνη, vertige). Vertige auriculaire.

Otite, *f.* (οὖς, ὠτός, oreille). Toute inflammation aiguë ou chronique de l'oreille.

Otite externe, *f.* Inflammation du conduit auditif externe, le plus souvent d'origine furonculeuse ou consécutive à une otorrhée.

Otite externe desquamatrice, *f.* Desquamation prononcée de l'épiderme du conduit auditif externe et de la membrane du tympan. Ces produits desquamatifs non extraits peuvent former avec le cérumen des bouchons diminuant l'audition.

Otite interne, *f.* Inflammation de l'oreille interne, fréquente chez les enfants.

Otite labyrintique, *f.* Syn.: *Maladie de Ménière.*

Otite moyenne, *f.* Inflammation de l'oreille moyenne aboutissant le plus souvent à la suppuration avec perforation du tympan.

Otitique, *adj.* (οὖς, ὠτὸς, oreille). Qui a rapport à l'otite. — *Ex.:* Méningite otitique.

Otocéphale, *m.* (οὖς, oreille; κεφαλή, tête). Monstre dont les deux oreilles accolées sont placées sous le maxillaire inférieur. L'otocéphalie peut ou non être associée à d'autres formes de monstruosités de la face.

Otogène, *adj.* (οὖς, ὠτὸς, oreille; γεννάω, j'engendre). Qui est occasionné par l'oreille ou une lésion de l'oreille. — *Ex.:* Méningite otogène.

Otolithe, *m.* (οὖς, ὠτὸς, oreille; λίθος, pierre). Concrétion calcaire de l'oreille.

Otologie, *f.* (οὖς, ὠτὸς, oreille; λόγος, étude). Etude des maladies de l'oreille.

Otomycose, *f.* (οὖς, oreille; μύκης, champignon). Affection parasitaire due à un champignon et localisée au conduit auditif externe de l'oreille.

Otopathie, *f.* (οὖς, oreille; πάθος, maladie). Maladie des oreilles.

Otoplastie, *f.* (οὖς, oreille; πλάσσειν, faire). Restauration du pavillon de l'oreille.

Otorragie, *f.* (οὖς, oreille; ῥαγή, rupture). Hémorragie par le conduit auditif.

Otorrhée, *f.* (οὖς, oreille; ῥέω, je coule). Ecoulement généralement purulent, de l'oreille.

Otosclérose, *f.* (οὖς, oreille; σκληρός, dur). Sclérose de l'oreille caractérisée par une ossification du labyrinthe et se traduisant par de la surdité, des vertiges.

Otoscopie, *f.* (οὖς, ὠτὸς, oreille; σκοπεῖν, examiner). Examen du conduit auditif et de la membrane du tympan au moyen d'un petit appareil appelé otoscope.

Oulome, *m.* (οὐλή, cicatrice). Cicatrice chéloïdienne.

Ourles, *f.* (vieux franç.: *orle,* repli). Voir Syn.: *Oreillons.*

Ourlien, *adj.* a) Qui est occasionné par les oreillons; b) Qui a les caractères des oreillons. — *Ex.:* Parotidite ourlienne.

Outrage public à la pudeur, *m.* Tout acte attentatoire à la pudeur commis dans un endroit public par intention, par négligence ou par inconscience. Dans ce dernier cas, le délinquant relève généralement de l'asile, c'est un dément sénile ou un dégénéré perverti exhibitionniste. Le délit d'outrage public à la pudeur est puni par l'article 330 du Code pénal.

Ouvert, *m.* Voir: *Fracture ouverte.*

Ouverture du courant galvanique, *f.* C'est le moment où le muscle est mis hors du courant, où le contact cesse. La formule d'ouverture varie suivant que le pôle positif ou le pôle négatif est en contact avec le muscle NOS et POS. Pour les abréviations, voir : *Electriques (réactions)*.

Ovaralgie, *f.* (ὠάριον, petit œuf ; ἄλγος, douleur). Douleur névralgique de l'ovaire.

Ovariectomie, *f.* (ὠάριον, petit œuf ; ἐκτομή, excision). Ablation de l'ovaire.

Ovarien, *adj.* (*ovum*, œuf). Qui a rapport à l'ovaire. — *Ex.:* Kyste ovarien.

Ovariocèle, *f.* (ὠάριον, petit œuf ; κήλη, tumeur). Hernie de l'ovaire.

Ovarioncie, *f.* (ὠάριον, petit œuf ; ὄγκος, grosseur). Hernie de l'ovaire.

Ovariothérapie, *f.* (ὠάριον, petit œuf ; θεραπεύειν, soigner). Emploi thérapeutique des sucs d'ovaire.

Ovariotomie, *f.* (ὠάριον, petit œuf ; τεμνω, je coupe). Opération chirurgicale consistant à pratiquer l'ablation de l'ovaire.

Ovarique, *adj.* (ὠάριον, petit œuf). Qui a rapport à l'ovaire. — *Ex. :* Capsule ovarique.

Ovarite, *f.* (ὠάριον, petit œuf). Inflammation de l'ovaire.

Ovillé, *adj.* (*ovis*, brebis). Qui a rapport à la brebis. — *Ex.:* Matières ovillées : Selles dures, rondes, ayant la forme des excréments d'ovidés (chèvre, mouton).

Ovogénie, *f.* (*ovum*, œuf ; γεννάω, j'engendre). Etude du développement de l'œuf.

Ovulation, *f.* (*ovum*, œuf). Rupture périodique de l'ovisac au niveau de l'ovaire, mettant l'ovule en liberté.

Oxalémie, *f.* (*oxalis*, oseille ; αἷμα, sang). Présence en excès d'acide oxalique dans le sang.

Oxalurie, *f.* (*oxalis*, oseille ; οὖρον, urine). Emission exagérée d'oxalate de chaux dans l'urine.

Oxycarbonisme, *m.* (ὀξύς, acide ; *carbo*, charbon). Intoxication aiguë ou chronique et le plus souvent professionnelle par les vapeurs d'oxyde de carbone dégagées par les poêles, calorifères. A l'état aigu, le malade présente de la confusion mentale avec amnésie rétrograde.

Oxycéphalie, *f.* (ὀξύς, pointu ; κεφαλή, tête). Voir SYN.: *Acrocéphalie*. Allongement du front qui reste saillant et élevé, s'accompagnant le plus souvent de troubles oculaires, par suite de synostose prématurée des sutures du crâne qui se développe en hauteur (crâne en tour).

Oxydase, *f.* (ὀξύς, acide). Ferment soluble contenu dans le plasma des tissus vivants, ayant la propriété d'en activer la combustion sous forme de dédoublement.

Oxyde de carbone, *m.* (ὀξύς, acide ; *carbo*, charbon). Voir : *Intoxication par l'oxyde de carbone*.

Oxydone, *f.* (ὀξύς, acide). Ferment vecteur de l'oxygène dans les tissus vivants.

Oxydothérapie, *f.* (ὀξύς, acide ; θεραπεία, traitement). Traitement par les substances oxydantes.

Oxyhémoglobine, *f.* (ὀξύς, acide ; αἷμα, sang). Combinaison de l'hémoglobine avec l'oxygène de l'air au niveau des poumons.

Oxyosmie, *f.* (ὀξύς, pointu, aigu ; ὀσμή, odorat). Finesse de l'odorat.

Oxyregmie, *f.* ('οξύς, aigu ; ἐρευγμός, renvoi). Eructation à saveur acide.

Oxytuberculine,, *f.* (οξύς, acide ; *tuberculum,* petite tumeur). Tuberculine rendue moins active par son contact avec du peroxyde d'hydrogène.

Oxyure, *m.* (*oxyurus vermicularis*). Petit ver nématode, de coloration blanchâtre, long de 12 mm. Il habite l'intestin grêle, où il s'accouple ; le mâle meurt et la femelle descend dans le cæcum, y pond ses œufs et s'échappe par l'anus où on la trouve en grand nombre, formant des petits paquets ayant l'aspect du vermicelle et où elle occasionne un prurit caractéristique.

Oxyurien, *adj.* (οξύς, pointu ; οὐρά, queue). Qui a rapport aux oxyures, qui est occasionné par les oxyures. — *Ex. :* Appendicite oxyurienne.

Oxyurose, *f.* (οξύς, pointu ; οὐρά, queue). Maladie des enfants, occasionnée localement par un prurit anal intense qui s'accentue vers le soir, par des phénomènes nerveux à caractère quelquefois impressionnant : attaques épileptiformes, méningisme, des actions réflexes comme l'incontinence d'urine. Elle s'observe plus rarement chez les adolescents et exceptionnellement chez les adultes.

Ozène, *m.* (ὄζειν, sentir mauvais). Syn. : *Punaisie.* Maladie des fosses nasales caractérisée par l'existence de croûtes verdâtres d'odeur fétide, rappelant celle de la punaise, avec troubles de sécrétion et modification de la muqueuse nasale, due au développement d'un diplococcus. L'ozène peut s'étendre aux voies respiratoires supérieures, pharynx et trachée, la présence du malade est alors intolérable pour son entourage.

Ozéneux, *adj.* (ὄζειν, sentir mauvais). Qui a les caractères fétides de l'ozène. — *Ex. :* Pleurésie ozéneuse.

P

Pachycéphalie, *f.* (παχύς, épais; κεφαλή, tête). Epaississement de la boîte cranienne, accompagné le plus souvent de soudure prématurée des os.

Pachydermatocèle, *f.* (παχύς, épais; δέρμα, peau; κήλη, tumeur). SYN.: *Dermatolysis*. Affection cutanée caractérisée par la présence de petites tumeurs fibreuses, quelquefois pédiculées, rappelant l'aspect du molluscum.

Pachydermie, *f.* (παχύς, épais; δέρμα, peau). Epaississement de la peau, dû le plus souvent, à une infiltration du derme.

Pachydermie vorticellée du cuir chevelu, *f.* SYN.: *Cutis verticis gyrata*. Lésion du cuir chevelu caractérisée par l'apparition de bourrelets cutanés séparés par des sillons profonds, rappelant grossièrement l'aspect des circonvolutions cérébrales. L'accumulation des sécrétions dans les sillons provoque un suintement à odeur fétide. La maladie peut être congénitale et rappelle par sa constitution anatomo-pathologique le nævus; acquise, elle résulte d'un simple processus inflammatoire.

Pachyméningite, *f.* (παχύς, épais; μῆνιγξ, membrane). Inflammation chronique de la dure-mère, et plus souvent de la dure-mère rachidienne. Elle s'observe dans la syphilis, le cancer (par propagation lymphatique), le mal de Pott, certaines myélites.

Pachyonychose, *f.* (παχύς, épais; ὄνυξ, ongle). Epaississement de l'ongle comparable à la moelle de jonc, la table externe étant normale.

Pachy-pelvi-péritonite, *f.* (παχύς, épais; *pelvis*, bassin; περιτείνω, tendre autour). Péritonite fibreuse du petit bassin le plus souvent compliquée d'hémorragies des vaisseaux néoformés au cours de l'inflammation.

Pachypleurite, *f.* (παχύς, épais; πλεῦρον, plèvre). Epaississement de la plèvre, dû à une inflammation le plus souvent chronique.

Pachysalpingite, *f.* (παχύς, épais; σάλπιγξ, trompe). Inflammation chronique de la trompe avec épaississement parenchymateux.

Pachyvaginalite, *f.* (παχύς, épais; *vagina*, gaine). Voir SYN.: *Hématocèle vaginale*.

Pachyvaginite, *f.* (παχύς, épais; *vagina*, gaine). Inflammation chronique du vagin.

Pædiatrie, *f.* (παῖς, enfant; ἰατρεία, guérison). Voir SYN.: *Pédiatrie*.

Pædométrie, *f.* (παῖς, enfant; μέτρον, mensuration). Mensuration de la taille des enfants.

Paget, chirurgien français de la deuxième moitié du XIXᵉ siècle. Voir: *Maladie de Paget*.

Palatite, *f.* (*palatum*, palais). Inflammation de la muqueuse du palais.

Palatoplastie, *f*. (*palatum*, palais ; πλάσσειν, façonner). Syn. : *Staphyloplastie*. Restauration prothétique du palais.

Palatoschizis, *f*. (*palatum*, palais ; σχίζεω, je divise). Division congénitale de la voûte du palais.

Palicinésie, *f*. (πάλιν, de nouveau ; κίνησις, mouvement). Syn. : *Palincinésie*. Répétition des mêmes gestes.

Palilalie, *f*. (πάλιν, de nouveau ; λαλία, langage). Syn. : *Palinlalie*. Sorte de parler spasmodique due à une sorte de cristallisation de la pensée autour des mots à prononcer, enchaînant la volonté des malades et les rendant un moment incapables de s'arrêter de les prononcer : ils répètent un même mot, une même phrase. Elle s'observe chez les pseudo-bulbaires, avec hémiplégie, dysarthrie ou dysphonie, à diminution intellectuelle constante.

Palimphrasie, *f*. (πάλιν, de nouveau ; φράσις, discours). Répétition d'un même mot, d'une même phrase dans le discours.

Palincinésie, *f*. (πάλιν, de nouveau ; κίνησις, mouvement). Voir Syn. : *Palicinésie*.

Palingénésie, *f*. (πάλιν, de nouveau ; γεννάω, j'engendre). Génération répétée.

Palingnostique, *adj*. (πάλιν, de nouveau ; γιγνώσκω, je connais). Qui a rapport à des reconnaissances qui sont fausses. — *Ex.* : Délire palingnostique.

Palinlalie, *f*. (πάλιν, de nouveau ; λαλία, langage). Voir Syn. : *Palilalie*.

Palite, *f*. (terminaison du mot munici-palite, parce que le gaz toxique, cause d'intoxication, a été découvert par le laboratoire *municipal* de Paris). Intoxication par un gaz suffocant : l'oxychlorure de carbone. Il a une odeur rappelant le chocolat cuit ou le pain grillé. Incolore, il est très désagréable à l'odeur. Il détermine des accès de suffocation souvent mortels. Ses effets sont rapides. Après quelques heures tout danger a disparu.

Pallanesthésie, *f*. (παλλεῖν, agiter ; αἴσθησις sensibilité). Trouble de la sensibilité, caractérisé par la perte de l'enregistrement des secousses vibratoires.

Pallidal, *adj*. (*pallidum*, pallidum). Qui a rapport au globus pallidus, un des segments du noyau lenticulaire du corps strié. — *Ex.* : Syndrome pallidal.

Palmature, *f*. (*palmatus*, palmé). Voir Syn. : *Syndactylie*.

Palmospasme, *m*. (*palma*, paume de la main ; σπασμός, agitation). Agitation de la main quand on interrompt un courant galvanique ou faradique traversant les muscles atrophiés du membre supérieur.

Palpation, *f*. (*palpere*, palper). Syn. : *Palper*. La palpation est l'art d'explorer par le toucher les parties extérieures du corps et les cavités accessibles, pour apprécier les qualités physiques des tissus et pour se renseigner sur la consistance, l'élasticité, la mobilité, les vibrations, la température, ainsi que sur la sensibilité des divers organes (Barth et Henri Roger).

Palpébral, *adj*. (*palpebrum*, paupière). Qui a rapport à la paupière. — *Ex.:* Inflammation palpébrale.

Palper, *m.* (*palpere,* palper). Voir Syn. : *Palpation.* — *Ex.:* Palper abdominal.

Palper mensurateur, *m.* Palper bimanuel employé en obstétrique. Il consiste, lorsque la tête fœtale est arrêtée au-dessus du détroit supérieur, à la saisir entre les deux mains et à en apprécier le volume. Ce palper ne s'applique qu'aux bassins dont le seul détroit supérieur est étroit (bassin rachitique).

Palpitation, *f.* (*palpitare,* palpiter). Augmentation passagère, intermittente de la fréquence et de l'intensité des contractions cardiaques.

Paludéen, *adj.* (*palus,* marais). Qui a rapport au paludisme. — *Ex. :* Accès paludéen.

Paludisme, *m.* (*palus,* marais). Syn. : *Fièvre intermittente; Malaria.* Maladie infectieuse, endémique, dans les régions de marais, due à l'hématozoaire de Laveran transmis à l'homme par l'anophèle. Elle est caractérisée par des accès de fièvre intermittente, tierce, quarte, etc., caractéristiques de la variété d'hématozoaires infectante, de l'hypertrophie de la rate, du foie, un frisson prolongé (1 heure) avec vomissements, auquel succèdent des bouffées de chaleur (2 heures), puis des sueurs abondantes. Le paludisme entraîne de l'anémie profonde pouvant aller jusqu'à la cachexie.

Paludisme congénital, *m.* Paludisme s'observant chez le nouveau-né dont la mère est atteinte d'infection paludéenne.

Paludisme primaire, *m.* Période prémonitoire du palu-

disme caractérisée par de la courbature fébrile, à degré thermique peu élevé, dont le sujet en état d'infestation anophélienne, n'a pas cru devoir s'occuper.

Panaris, *m.* (*panaricium,* panaris). Inflammation phlegmoneuse des différentes parties constituantes du doigt qui fait diviser cette affection en : 1° panaris superficiel ou sous-cutané; 2° panaris des gaines [tendons fléchisseurs et extenseurs]; 3° panaris profond ou ostéopériostique.

Panaris analgésique de Morvan, *m.* Voir Syn. : *Maladie de Morvan; Lèpre nerveuse.* Panaris indolore avec troubles trophiques (ulcérations, phlyctènes) se terminant par la nécrose de l'os. Il s'observe la plupart du temps à plusieurs doigts et s'accompagne de parésie avec atrophie, analgésie de l'avant-bras. Il a été rattaché longtemps à la syringomyélie. Il paraît actuellement devoir être considéré comme une manifestation de la lèpre.

Panaris péri-unguéal, *m.* Voir Syn. : *Tourniole.*

Panartérite, *f.* πᾶν, tout entier; ἀρτηρία, artère. Inflammation artérielle débutant par une poussée généralisée à toutes les tuniques artérielles en même temps.

Pancardite, *f.* πᾶν, tout; καρδία, cœur). Syn. : *Endomyo-péricardite.* Inflammation globale des différentes régions du cœur (endocarde, myocarde, péricarde). Elle s'observe surtout au cours du rhumatisme.

Pancréatectomie, *f.* (πάγκρεας, pancréas; ἐκτομή, excision). Ablation partielle ou totale du pancréas.

Pancréaticostomie, *f.* (παγ-κρεατίκος, canal pancréatique ; στόμα, bouche). Abouchement du canal pancréatique à l'abdomen.

Pancréaticotomie, *f.* (παγ-κρεατίκος, canal pancréatique ; τομή, incision). Incision chirurgicale du canal pancréatique.

Pancréatite, *f.* (πάγκρεας, pancréas). Inflammation aiguë ou chronique du pancréas.

Pancréatotomie, *f.* (πάγ-κρεας, pancréas ; τομή, incision). Incision chirurgicale du pancréas.

Pandémie, *f.* (πᾶν, tout ; δημός, peuple). Maladie contagieuse qui ne sévit pas seulement sur une région, mais sur une contrée, un continent tout entier. — *Ex.:* Pandémie de grippe européenne.

Pandiculation, *f.* (*pendere*, pendre). Extension des bras avec renversement de la tête et du tronc en arrière, provoquée par un besoin de délassement musculaire. Elle peut s'accompagner ou non de bâillement.

Panier de de Græfe, *m.* Instrument en forme de panier à bascule, monté sur une longue tige, destiné à retirer les corps étrangers de l'œsophage.

Panmastite, *f.* (πᾶν, tout ; μαστός, mamelle). Inflammation aiguë et totale du sein, déterminant un phlegmon diffus de la glande mammaire et des tissus sous-cutané et rétro-mammaire.

Panniculite, *f.* (*panniculus*, petite couche). Inflammation d'un pannicule de graisse.

Pannus, *m.* (*pannus*, étoffe). Tache formée d'un réseau vasculaire de la conjonctive ou de la cornée, d'origine inflammatoire.

Pannus carateus, *m.* Voir SYN. : *Caraté.*

Panophobie, *f.* (πᾶν, tout ; φόβος, crainte). SYN. : *Phobie diffuse; Pantophobie.* Crainte de tout ce qui entoure le sujet, des phénomènes qui peuvent se produire en sa présence. Elle peut arriver à la frayeur, se compliquer d'hallucinations terrifiantes. Elle s'observe dans l'alcoolisme aigu.

Panophtalmie, *f.* (πᾶν, tout entier ; ὀφθαλμός, œil). Inflammation s'étendant à toutes les parties constituantes du globe oculaire.

Panostéite, *f.* (πᾶν, tout ; ὀστέον, os). Inflammation aiguë et généralisée d'un os.

Panphlegmon, *m.* (πᾶν, tout ; φλεγμονή, phlegmon). Phlegmons diffus, généralisés, indices de septicémie.

Pansement, *m.* Emploi de médicaments et d'objets manufacturés (coton, gaze, toile) destinés à soustraire une plaie du contact de l'extérieur et à l'amener à guérison complète.

Pansinusite, *f.* (πᾶν, tout entier ; *sinus*, sinus). Inflammation généralisée des sinus de la face.

Pantophobie, *f.* (πᾶν, tout ; φόβος, crainte). Voir SYN. : *Panophobie.*

Pantoptose, *f.* (πᾶν, tout ; πτῶσις, chute). Voir SYN. : *Maladie de Glénard.*

Papillaire, *adj.* (*papilla*, papille). Qui a rapport à la papille du fond de l'œil. — *Ex.:* Atrophie papillaire.

Papillite, *f.* (*papilla*, papille). Voir SYN. : *Névrite optique.*

Papillite, *f.* (*papilla*, papille). Inflammation des papilles de la langue ou des muqueuses. — *Ex.:* Papillite linguale.

Papillome, *m.* (*papilla*, papille). SYN. : *Acrothymion; Verrue.* Petite tumeur se développant aux dépens des papilles de la peau ou des muqueuses.

Papillome de la conjonctive, *m.* Petite tumeur due à l'hypertrophie du corps papillaire. Son épithélium normal peut proliférer à son tour et masquer le papillome.

Papule, *f.* (*papula*, papule). Épaississement de la peau, de la grosseur d'une tête d'épingle à celle d'un petit pois, de forme et de coloration variables, due à une infiltration dermique.

Paracentèse. *f.* (παρά, à travers; κεντέω, je pique). Ponction dans une cavité remplie de liquide pour en faire l'évaluation. — *Ex.:* Paracentèse de l'abdomen.

Paracholie. *f.* παρά à côté de: χολή, bile). Trouble sécrétoire de la bile, d'ordre réflexe.

Paracolibacille, *m.* Bacille ayant la morphologie du colibacille, mais n'ayant pas le pouvoir de faire fermenter la lactose du lait et ne produisant pas d'indol dans le bouillon peptoné.

Paracousie de Willis. *f.* (παρά, à côté: ἀκούω, j'entends). SYN. : *Surdité paradoxale.* Perception plus nette des sons dans le bruit que dans le silence.

Paracyésie. *f.* παρά, à côté: κύος, fœtus). Grossesse extra-utérine.

Paradoxal. *adj.* παρά, à côté: δόξα, opinion). Voir : *Contraction paradoxale: Surdité paradoxale.*

Paraffinome. *m.* (paraffine : variété d'hydro-carbure). Tumeur de grosseur variant entre la dimension d'un pois et celle d'une orange, constituée par de la paraffine injectée sous la peau dans un but généralement esthétique, de coloration blanchâtre à la coupe et pouvant en imposer par sa consistance et son siège pour une tumeur maligne (sarcome) (la paraffine pouvant fuser loin du point injecté).

Parage. *m.* parare, préparer). Expression empruntée au langage de la boucherie. Le parage d'une pièce de viande consiste à exciser les lambeaux d'aponévrose, de graisse, de façon à présenter un morceau de viande à section nette et débarrassé de ses parties peu comestibles. Par analogie, le parage d'une plaie consiste à en faire le nettoyage complet avec ablation d'esquilles, excision de lambeaux mortifiés.

Paragonimus Westermanni. *m.* Douve du poumon provoquant des hémoptysies, assez fréquente chez les Indo-Chinois. Les œufs de ce parasite se retrouvent dans les expectorations. Cette bronchite hémoptoïque détermine des troubles analogues à celle de la spirochétose broncho-pulmonaire et peut être confondue avec elle.

Paragraphie. *f.* παρά, à côté: γράφειν, écrire). Trouble de l'écriture caractérisé par un graphisme irréprochable, mais par l'emploi d'un mot pour un autre, ce qui détermine l'absence d'enchaînement des idées. Elle s'observe dans les compressions du cerveau à la suite de traumatismes ou de tumeurs crâniennes.

Paraguestie. *f.* παρά, à côté: γεῦσις, goût). Voir SYN. : *Paraguesie.*

Paragueusie, *f.* (παρὰ, à côté ; γεῦσις, goût). Syn. : *Paraguestie*. Perversion de la sensibilité gustative. Elle s'observe dans les délires toxiques, névropathiques, dans la mélancolie.

Para-infectieux, *adj.* (παρὰ, à côté ; *inficere*, gâter). Qui est une conséquence indirecte d'une infection. — *Ex.* : Accidents para-infectieux.

Parakératose, *f.* (παρὰ, à côté ; κέρας, corne). Maladie cutanée caractérisée par des lésions de l'épiderme au niveau de la couche cornée.

Parakératose papillomateuse, *f.* (παρὰ, qui marque quelque chose d'incomplet ; κέρας, corne). Elle siège principalement à la face palmaire des mains et à la plante des pieds. Elle est constituée par de minuscules papillomes cornés, d'abord inclus dans l'épaisseur de l'épiderme, où ils forment des grains noirâtres. Ces grains s'éliminent ensuite et laissent à leur place des pertes de substance qui ponctuent la surface des mains et des pieds de petits points semblables à des pores démesurément accrus. Ces éléments peuvent, en s'affermissant, former des placards hyperkératosiques.

Parakinésie, *f.* (παρὰ, préfixe péjoratif ; κίνημα, mouvement). Trouble dans la coordination des mouvements.

Paralalie, *f.* (παρὰ, préfixe péjoratif ; λαλεῖν, parler). Trouble du langage.

Paralexie, *f.* (παρὰ, à côté ; λέξις, mot). Trouble de la lecture caractérisé par la substitution de mots inexacts et sans suite aux mots du texte en lecture.

Paralogie, *f.* (παρὰ, préfixe péjoratif ; λόγος, discours). Trouble de la parole par ralentissement de la pensée.

Paralysie, *f.* (παράλυσις, de παραλύειν, relâcher). Abolition totale ou partielle de la contractilité volontaire ou involontaire des muscles de l'organisme. Elle s'observe surtout aux membres.

Paralysie agitante, *f.* Syn. : *Maladie de Parkinson*. Maladie de l'âge mûr et de la vieillesse caractérisée par une raideur généralisée (le corps semble soudé dans toutes ses parties), un facies spécial (voir *Facies parkinsonien*), un tremblement caractéristique qui s'exagère sous l'influence de l'idée d'un mouvement à exécuter, mais qui s'arrête au moment où l'acte s'accomplit. Cette véritable agitation atteint tous les muscles du corps, sauf ceux de la tête. Il y a de la festination de la marche et des troubles de thermoesthésie ; le parkinsonien craint la chaleur et couche avec un drap. La maladie est lente et progressive. La nature de la maladie est mal connue.

Paralysie alterne inférieure, *f.* Voir Syn. : *Syndrome de Millard-Gubler*.

Paralysie alterne supérieure, *f.* Voir Syn. : *Syndrome de Weber*.

Paralysie amyotrophique du quadriceps, *f.* Forme classique d'atrophie réflexe (physiopathique), consécutive à l'arthrite du genou. Elle s'observe aussi à la suite d'une blessure de la cuisse ou de la région du genou.

Paralysie ascendante aiguë, *f.* Syn. : *Maladie de Landry*. Paralysie à marche rapide débutant par les membres inférieurs, gagnant rapidement les membres supérieurs, puis les muscles du thorax et le diaphragme, déterminant l'asphyxie sans que l'intelligence soit touchée. Elle est due à une infection se localisant sur la moelle ou sur les nerfs périphériques. Le neurone moteur est atteint soit dans sa cellule, soit dans son prolongement cylindraxile.

Paralysie brachiale radiculaire, *f.* Paralysie partielle ou totale du plexus brachial. Les symptômes varient suivant les racines atteintes.

Paralysie bulbaire asthénique, *f.* Syn. : *Myasthénie pseudo - paralytique ; Syndrome d'Erb-Godflam.* Maladie caractérisée par de la myasthénie qui disparaît par le repos, mais fait place à de l'impotence, à une véritable paralysie si l'effort persiste. Après repos, les mouvements redeviennent possibles. A la face, il y a du ptosis, de la paralysie des muscles des lèvres. La langue est paralysée partiellement. Les muscles de la nuque et du cou sont presques toujours paralysés, ceux des membres sont quelquefois atteints. Ils présentent à l'examen électrique la réaction myasthénique de Jolly.

Paralysie bulbaire progressive, *f.* Voir Syn.: *Paralysie labio-glosso-laryngée.*

Paralysie bulbaire progressive infantile et familiale, *f.* La terminologie de cette affection, la plupart du temps héréditaire, suffit à faire connaître l'étiologie de cette maladie, très rare, qui est surtout caractérisée par de l'amyotrophie.

Paralysie de la 3ᵉ paire. *f.* Voir Syn.: *Paralysie du moteur oculaire commun.*

Paralysie de la 4ᵉ paire, *f.* Voir Syn. : *Paralysie du grand oblique de l'œil.*

Paralysie de la 5ᵉ paire. Voir Syn. : *Paralysie du trijumeau.*

Paralysie de la 6ᵉ paire, *f.* Voir Syn. : *Paralysie du moteur oculaire externe de l'œil.*

Paralysie de la 7ᵉ paire. *f.* Syn.: *Maladie de Bell; Paralysie du nerf facial.*

Paralysie de Parrot, *f.* Voir : *Pseudo-paralysie douloureuse des membres inférieurs.*

Paralysie des nerfs craniens, *f.* Voir: *Syndrome du carrefour condylo déchiré postérieur; Syndrome du trou déchiré postérieur.*

Paralysie du nerf circonflexe, *f.* (*circum,* autour : *flexus,* plié). Nerf provenant des 5ᵉ et 6ᵉ paires cervicales. La paralysie est caractérisée par une atrophie marquée des muscles deltoïde, petit rond: l'acromion fait saillie, le bras pend le long du corps, dans l'impossibilité de faire un mouvement au niveau de l'articulation de l'épaule.

Paralysie du facial, *f.* Syn.: *Paralysie de la 7ᵉ paire cranienne.* Paralysie périphérique du nerf facial, nerf de la mimique. Elle est due à des lésions de compression dans son trajet (plancher du 4ᵉ ventricule, cerveau, rocher, parotide) ou à des phénomènes de congestion du névrilemme d'origine infectieuse ou diathésique (syphilis, tuberculose, saturnisme, diabète, alcoolisme), au froid, au traumatisme. Elle se caractérise par une asymétrie faciale, une disparition de tous les plis du visage du côté atteint, une déviation du nez, de la bouche, de la langue du côté sain.

Paralysie du facial inférieur, *f.* Paralysie incomplète du nerf facial dans laquelle l'orbiculaire des paupières est indemne.

Paralysie du glosso-pharingien, *f.* Elle est caractérisée par une paralysie du constricteur supérieur du pharynx : mouvement de rideau de la paroi postérieure du pharynx, troubles de déglutition des aliments solides, des troubles de goût dans le tiers postérieur de la langue.

Paralysie du grand oblique, *f.* Syn.: *Paralysie de la 4e paire.* Paralysie de l'œil caractérisée par l'inclinaison de la tête en bas du côté paralysé, le regard tourné en bas et en dedans.

Paralysie du médian, *f.* Paralysie du nerf médian, fléchisseur des doigts et du poignet, caractérisée par l'extension permanente des doigts. Les mouvements de pronation et de supination sont diminués d'amplitude.

Paralysie du moteur oculaire commun, *f.* Syn.: *Paralysie de la 3e paire.* Paralysie de l'œil, caractérisée quand elle est complète par : le ptosis, l'immobilité presque complète de l'œil, qui est dirigé en bas et en dehors, la mydriase, la diplopie, la perte de l'accommodation.

Paralysie du moteur oculaire externe, *f.* Syn.: *Paralysie de la 6e paire.* Paralysie de l'œil caractérisée par l'inclinaison de la tête du côté paralysé avec strabisme convergent et diplopie homonyme.

Paralysie du plexus brachial, *f.* Elle peut porter sur le plexus en entier ou sur l'une ou plusieurs de ses branches, suivant la hauteur de la lésion nerveuse. Ces paralysies se divisent en : 1° paralysie radiculaire totale; 2° paralysie radiculaire supérieure (type Duchenne-Erb); 3° paralysie radiculaire inférieure (type Djerine-Klemphe) (Voir ces mots); 4° paralysie du plexus proprement dit.

Paralysie du pneumogastrique, *f. a)* Elle est caractérisée par des troubles de la sensibilité de la moitié du voile du palais, du pharynx, du larynx, de la branche auriculaire; *b)* par des troubles de salivation; *c)* de la toux; *d)* des troubles de respiration (tachypnée intermittente et pseudo-asthme).

Paralysie du spinal, *f.* Elle est caractérisée par de la paralysie de la moitié du palais, de la moitié du larynx, de l'accélération du pouls; de la paralysie du sternocléidomastoïdien et du trapèze.

Paralysie du trijumeau, *f.* Paralysie du nerf de la 5e paire caractérisée par une abolition des mouvements des muscles masticateurs avec atrophie du temporal et du masséter (une anesthésie de toute la zone de ce nerf, soit de la face nettement délimitée en arrière par les territoires cutanés du plexus cervical et du grand nerf sous-occipital; anesthésie des lèvres, des gencives, des dents, de la voûte palatine, de la fosse nasale, du globe oculaire, de la face dorsale de la langue, du côté droit; abolition du goût dans les deux tiers antérieurs de la muqueuse linguale; des troubles vaso-moteurs de la face, du côté paralysé. Un nouveau signe décrit est la déformation oblique ovalaire de la bouche due à l'action du muscle mylo - thyroïdien.

La paralysie, souvent véritable névrite, s'accompagne
alors de douleurs dans la zone
trigémino-occipitale (Voir ce
mot).

Paralysie générale. *f.* Voir
Syn.: *Paralysie générale progressive.*

**Paralysie générale juvé-
nile,** *f.* Méningoencéphalite
diffuse survenant chez des
jeunes gens. Son évolution est
en général plus rapide.

**Paralysie générale pro-
gressive,** *f.* Syn.: *Maladie de
Bayle; Arachnitis chronique;
Méningo-encéphalite diffuse;
Démence paralytique ; Folie
paralytique; Encéphalite chronique interstitielle diffuse ;
Périencéphalo-méningite chronique diffuse.* Maladie organique des méninges et du cerveau, due le plus souvent à la
syphilis, caractérisée par un
affaiblissement progressif des
facultés intellectuelles aboutissant à la démence, au cours
duquel on constate le plus
souvent de l'euphorie, du délire ambitieux. Les signes somatiques les plus constants
sont : l'inégalité pupillaire,
l'abolition du réflexe lumineux, la dysarthrie. La maladie a une évolution progressive et fatale d'une durée de
2 à 3 ans.

Paralysie infantile. *f.*
Voir Syn. : *Poliomyélite antérieure aiguë.*

**Paralysie ischémique de
Volkmann,** *f.* Syn. : *Contracture ischémique de Volkmann;
Myosite rétractile.* Affection
fréquente chez l'enfant, entre
5 à 10 ans. Elle s'observe
aussi chez l'adulte, à la suite
de l'application d'un appareil
trop serré pour fracture de
l'avant-bras. Elle atteint les
fléchisseurs des doigts et les
pronateurs. Elle entraîne une

limitation des mouvements
des doigts et de la main, des
rétractions fibreuses de consistance ligneuse, de l'hypothermie, de l'anesthésie en
gant et souvent une coloration rouge de la peau.

**Paralysie labio-glosso-la-
ryngée,** *f.* Syn. : *Paralysie
bulbaire progressive; Polio
encéphalite inférieure chronique.* Paralysie des muscles
des lèvres, de la langue, des
maxillaires, du pharynx, du
larynx, caractérisée par des
troubles de la phonation, de
la mastication, de la déglutition. Elle est due en général
à des lésions du bulbe, et
quelquefois à des lésions cérébrales ou névritiques.

Paralysie médiane. *f.*
Voir Syn.: *Paralysie du nerf
médian.*

Paralysie nucléaire. *f.*
Paralysie due à une altération
des noyaux d'origine dans le
cerveau

**Paralysie par névrodo-
cite,** *f.* Paralysie par compression résultant de réaction
fibreuse au niveau de la sortie d'un nerf d'une gouttière
ou d'un trou osseux. Voir :
Névrodocite. On peut considérer comme faisant partie de
ce groupe d'ensemble :

la paralysie faciale (aqueduc de Fallope);

la névralgie sciatique (gouttière ischio-trochantérienne et
trous de conjugaison);

la névralgie du trijumeau
(trous et canaux du massif
osseux facial);

la névralgie intercostale
(gouttière costale et trous de
conjugaison);

la paralysie radiale (gouttière de torsion);

la paralysie cubitale (traversée ostéofibreuse olécranienne).

Paralysie pseudo-bulbaire, *f*. Paralysie d'origine névritique, mais déterminant les mêmes symptômes que la paralysie bulbaire. On rencontre cette forme dans la paralysie labio-glosso-laryngée.

Paralysie pseudo-hypertrophique. *f*. Voir SYN. : *Myopathie à type pseudo-hypertrophique.*

Paralysie radiale, *f*. Paralysie du nerf radial, nerf de l'extension. *Attitude de la main :* les doigts sont fléchis dans la paume de la main, celle-ci est en flexion sur le poignet, avec impossibilité d'étendre ni la main, ni les doigts. Le pouce est en flexion et en adduction, il ne peut se mettre ni en extension ni en abduction. Quand le siège de la paralysie (par compression ou section) est au bras ou dans l'aisselle, le coude peut être privé de son extension.

Paralysie radiculaire, *f*. (Type supérieur: Duchenne-Erb). Elle est due à une lésion des 5e et 6e paires cervicales et est caractérisée par des lésions des nerfs circonflexe et musculo-cutané avec paralysie du deltoïde (nerf circonflexe), du brachial antérieur, du biceps (nerf musculo-cutané) et du long supinateur, par de l'atrophie musculaire. L'anesthésie fréquente au début avec troubles névralgiques disparaît rapidement.

Paralysie radiculaire, *f*. (Type inférieur : Déjerine-Klumpke). Elle est due à une lésion des 7e et 8e paires cervicales, de la 1re paire dorsale qui s'anastomose avec le sympathique et est caractérisée par des lésions du cubital, du brachial cutané interne, de son accessoire, des troubles oculo-pupillaires (myosis, ré-trécissement de la fente palpébrale, diminution du réflexe pupillaire), de la gêne du mouvement de fermeture des doigts, de l'atrophie musculaire. L'anesthésie est de règle et persiste. Type moins fréquent que le type supérieur.

Paralysie spinale aiguë, *f*. Voir SYN. : *Poliomyélite antérieure aiguë.*

Paramastite, *f*. (παρά, à côté; μαστός, mamelle). Toute inflammation aiguë du sein qui n'intéresse pas directement la glande mammaire : abcès du mamelon, de l'aréole, du tissu conjonctif sous-cutané, de l'espace rétro-mammaire.

Paraméningocoque, *f*. Variété de méningocoque.

Paramétrite, *f*. (παρά, à côté; μήτρα, utérus). Inflammation péri-utérine s'étendant aux ligaments larges.

Paramimie, *f*. (παρά, à côté; μῖμος, mime). Troubles de la mimique caractérisés par des gestes intempestifs, exagérés ou amoindris. Elle s'observe chez les aliénés atteints d'affaiblissement mental.

Paramnésie, *f*. (παρά, préfixe péjoratif; μνῆσις, mémoire). Perversion de la mémoire, caractérisée par des troubles de localisation des souvenirs dans le temps.

Paramusie, *f*. (παρά, à côté; μοῦσα, muse). Trouble inconscient des données musicales portant sur la valeur des notes, le ton, etc.

Paramyoclonie, *f*. (παρά, préf.; μῦς, muscle; κλόνος, contraction). Contractions musculaires involontaires, brusques, rappelant la décharge électrique, localisées à deux membres, pouvant se généraliser aux quatre membres et au tronc.

Paramyoclonus multiplex de Friedreich, *m.* Névrose caractérisée par des contractions musculaires cloniques de courte amplitude aux quatre membres.

Paramyotonie congénitale, *f.* (παρά, préfixe; μῦς, muscle; τόνος, tension). Maladie nerveuse congénitale caractérisée par de la raideur musculaire spasmodique localisée à des muscles ou groupes de muscles semblables.

Paranéphrétique, *adj.* (παρά, à côté de; νεφρός, rein). Qui a rapport à un tissu ou à une lésion avoisinant le rein. — *Ex. :* Tumeur paranéphrétique.

Paranéphrome, *m.* (παρά, juxtaposé à; νεφρός, rein). Tumeur solide ou kystique, de formation indifférente, qui se développe dans la loge périrénale.

Paranoïa, *f.* (παρά, de travers; νοέω, penser). Voir SYN. : *Délire systématisé; Délire des persécutés persécuteurs; Folie raisonnante.*

Paranoïde, *adj.* (παρανοέω, délirer). Qui dérive de la paranoïa.

Délire paranoïde : Délire plus ou moins bien systématisé; délire à tendance niaise, à trame peu serrée. — *Ex.:* Démence précoce à forme paranoïde.

Paranomia, *f.* (παρά, de travers; νομίζειν, nommer). Emploi impropre d'un mot pour désigner un objet.

Parapaludisme, *m.* (παρά, à côté de; *palus*, marais). Fièvre des pays chauds rappelant par son évolution la fièvre paludéenne, n'étant pas occasionnée par l'hématozoaire de Laveran.

Paraparésie, *f.* (παρά, préfixe péjoratif; πάρεσις, faiblesse). Trouble fonctionnel caractérisé par de la pesanteur du membre atteint.

Paraphasie, *f.* (παρά, à côté; φάσις, parole). Trouble intellectuel qui consiste à employer les mots les uns pour les autres.

Paraphémie, *f.* (παρά, de travers; φήμι, je parle). Confusion dans l'emploi des mots.

Paraphimosis, *f.* (παρά, contraire de; φιμός, bride). Etranglement de la verge au niveau de la couronne, résultant de la constriction de l'orifice préputial trop étroit qui reste immobile derrière le gland et que l'on ne peut ramener à sa place normale.

Paraphonie, *f.* (παρά, préfixe péjoratif; φωνή, voix). Trouble de la voix qui passe de la raucité à une tonalité élevée.

Paraphrasie, *f.* (παρά, préfixe péjoratif; φράσις, locution). Trouble du langage, caractérisé par l'impossibilité d'appeler par son nom un objet évoqué.

Paraphrénie, *f.* (παρά, à côté; φρήν, esprit). Forme de psychose hallucinatoire où les troubles d'ordre émotif priment ceux d'ordre sensitif et sont confondus intimement.

Paraphronique, *adj.* (παρά, de travers; φρήν, esprit). Délirant.

Paraphtisique, *adj.* (παρά, à côté; φθίω, détruire). Qui survient au cours de la phtisie. — *Ex.:* Gastrite paraphtisique.

Paraplégie, *f.* (παρά, à côté, et par suite incomplètement; πλήσσειν, frapper). Paralysie du segment inférieur du corps comprenant les membres inférieurs, la vessie, le rectum.

Paraplégie cervicale, *f.* Paraplégie dont la lésion anatomique siège au niveau de la moelle cervicale. Elle entraîne soit une impotence des membres supérieurs seuls, soit une impotence des quatre membres.

Paraplégie des membres inférieurs, *f.* Paralysie des deux membres inférieurs avec intégrité de la vessie et du rectum ; le terme de paraplégie employé seul indique que la paralysie du segment inférieur du corps est complète.

Paraplégie spastique d'Erb, *f.* Paraplégie spasmodique chronique d'emblée l'origine syphilitique. Elle est caractérisée par une contracture musculaire progressive. On retrouve tous les symptômes de la myélite transverse, avec absence de troubles objectifs et subjectifs de la sensibilité.

Paraplégique, *adj.* (παρά, à côté ; πλήσσειν, frapper). Qui a rapport à la paraplégie. — *Ex. :* Démarche paraplégique.

Paraplexie, *f.* παρά, à côté : πλήσσειν, frapper). Paralysie totale du corps.

Parapneumonique, *adj.* παρά, à côté de ; πνεύμων, poumon. Qui survient à l'occasion d'une pneumonie et se surajoute à elle. — *Ex. :* Pleurésie parapneumonique.

Paraproctite, *f.* (παρά, auprès : πρωκτός, anus. Inflammation péri-rectale.

Parapsoriasis, *m.* (παρά, à côté de ; ψώρα, gale). Affection cutanée qui, par ses caractères, rappelle le psoriasis et le pityriasis.

Parapubère, *adj.* (παρά, à côté ; *pubes*, poil). Qui est presque contemporain de la puberté, soit avant, soit après

son éclosion. — *Ex. :* Psychoses parapubères.

Parasaccharomycose, *f.* (μύκης, champignon). Infection localisée, due à un champignon pathogène de l'homme : le parasaccharomyces, de la famille des exoascées (voir ce mot).

Parasitaire, *adj.* (παρά, auprès ; σῖτος, nourriture). Qui vit aux dépens d'un autre individu. — *Ex. :* Monstre parasitaire.

Parasite, *m.* (παρά, auprès : σῖτος, nourriture). Individu de la série animale ou végétale qui vit aux dépens de l'homme.

Parasiticide, *adj.* (παρά, auprès ; σῖτος, nourriture : *cœdere*, tuer). Qui a la propriété de tuer les parasites. — *Ex. :* Lotion parasiticide.

Parasitisme, *m.* (παρά, auprès ; σῖτος, nourriture). État dans lequel se trouve un individu au moment où des parasites vivent à ses dépens et lui occasionnent par suite des maladies typiques.

Parasitologie, *f.* (παράσιτος, parasite ; λόγος, étude). Étude des animaux et des végétaux vivant en parasites dans l'organisme humain.

Parasitophobie, *f.* (παράσιτος, parasite ; φόβος, crainte). Crainte obsédante de gagner par contact des parasites cutanés (poux, puces, acares, sarcoptes, etc.).

Parasitose, *f.* (παρά, auprès de ; σῖτος, nourriture). Toute affection déterminée par des parasites.

Paraspadias, *m.* παρά, à côté : σπάω, je déchire). Anomalie congénitale de la verge, caractérisée par l'ouverture du canal de l'urètre sur un des côtés du pénis.

Parastrume, *f.* (παρά, à côté ;

στρυμα, goitre). Goitre localisé sur les glandes parathyroïdes.

Parasyphilis, *f*. (παρά, à côté : σύν, avec ; φίλεω, j'aime). SYN. : *Syphilis quaternaire*. Affection qui peut être rattachée à la syphilis soit par hérédité (hérédo-syphilis), soit par une contamination lointaine et souvent ignorée (tabès).

Parasyphilitique, *adj.* (παρά, à côté ; σύν, avec ; φίλεω, j'aime). Qui paraît être d'origine syphilitique ou produite par la syphilis. *Ex.* : Affection parasyphilitique (tabès).

Parathyroïdite, *f*. (παρά, à côté ; θύρεος, bouclier). Inflammation des glandes parathyroïdes.

Parathyroïdome, *m*. (παρά, à côté ; θύρεος, bouclier). Tumeur des glandes parathyroïdes.

Paratonie, *f*. (παρά, à côté : τόνος, tension). Syndrome de débilité motrice, caractérisée par la diminution de la force dynamométrique des muscles, leur peu de développement, leur flaccidité.

Paratrimme, *m*. (παρά, à côté de : *terere*, frotter). Intertrigo du pli fessier et du périnée.

Paratyphlite, *f*. (παρά, auprès : τυφλός, cæcum). Inflammation péri-cæcale aboutissant le plus souvent à un phlegmon de la fosse iliaque.

Paratyphoïde, *f*. (παρά, à côté ; τύφος, stupeur). Maladie infectieuse due à un bacille paratyphique A de Bryon et Kaiser ou B de Conradi ou aux bacilles de Gaertner, de Breslau, de Plügge et Kansche dont les manifestations cliniques se rapprochent beaucoup de celles de la fièvre typhoïde. Pour différencier ces deux maladies, il est le plus souvent utile de recourir à l'analyse du sang.

Paratyphus, *m*. (παρά, à côté : τύφος, stupeur). SYN. : *Fièvre paratyphoïde*.

Parcheminé, *adj.* (*pergamenum*, qui est fabriqué à Pergame). Qui a l'aspect du parchemin. — *Ex.* : Eraflure parcheminée.

Parectropie, *f*. (παρεκτροπείν, chasser de). Exécution inexacte d'un ordre bien compris par le sujet.

Parenchymateux, *ad* (παρά, auprès de : έγχυμα, sécrétion). Qui a rapport au parenchyme, élément fondamental d'un organe. — *Ex.* : Néphrite parenchymateuse.

Parenchymatose, *f*. (παρά, auprès de : έγχυμα, sécrétion). Inflammation du parenchyme d'un organe avec dégénérescence granulo-graisseuse.

Parendomycose, *f*. (μύκης, champignon). Mycose occasionnée par un parendomyces champignon voisin des endomyces (voir ce mot).

Parentéral, *adj.* (παρά, à côté : έντερον, intestin). Qui est à côté de l'intestin. — *Ex.* : Injection parentérale.

Parésie, *f*. (πάρεσις, relâchement, faiblesse). Paralysie incomplète. — *Ex.* : Parésie des membres inférieurs.

Paresthésie, *f*. (παρά, préfixe péjoratif : αἴσθησις, sensibilité). Diminution de la sensibilité par modification dans la perception objective autre que l'anesthésie ou l'hyperesthésie (Déjerine), comme le retard des sensations, les erreurs de localisation.

Parhépatie, *f*. (παρά, à côté ; ἧπαρ, foie). Viciation des fonctions du foie.

Parhormone, *f.* (παρά, à côté; ὁρμάω, j'excite). Substance accompagnante des hormones ayant un rôle d'excitant fonctionnel.

Pariétal, *adj.* (paries, etis, mur). Qui s'étend aux parois d'un organe. — *Ex.:* Artérite pariétale: inflammation de l'artère au niveau de ses parois.

Parkinson, médecin anglais du début du XIXᵉ siècle. A décrit, en 1817, la maladie qui porte son nom. Voir: *Maladie de Parkinson; Paralysie agitante.*

Parkinsonien, *adj.* Qui a rapport à la maladie de Parkinson, à la paralysie agitante. — *Ex.:* Tremblement parkinsonien.

Parodontis, *f.* (παρά, à côté; ὀδούς, ὀδόντος, dent). Inflammation gingivale.

Parodynie, *f.* (parere, enfanter; ὀδύνη, douleur). Douleur de l'accouchement.

Paromphalocèle, *f.* (παρά, auprès; ὀμφαλός, nombril; κήλη, hernie). Hernie ombilicale.

Parophtalmie, *f.* (παρά, à côté; ὀφθαλμός, œil). Lésion avoisinant le globe oculaire.

Paronychie, *f.* παρά, à côté; ὄνυξ, ongle). Inflammation avoisinant l'ongle. Voir SYN.: *Tourniole.*

Paropsie, *f.* παρά, préfixe péjoratif; ὄψις, vision). Vision défectueuse.

Parorchidie, *f.* (παρά, préfixe péjoratif; ὄρχις, testicule). Ectopie testiculaire.

Parorexie, *f.* (παρά, à côté; ὄρεξις, appétit). Perversion de l'appétit qui pousse l'individu à manger des substances nuisibles.

Parosmie, *f.* (παρά, préfixe péjoratif; ὀσμή, odorat). Perversion de l'odorat.

Parotidite, *f.* (παρά, auprès; οὖς, ὠτός, oreille). Inflammation de la glande parotide. Elle s'observe à l'état aigu le plus souvent dans les oreillons, et aussi dans les maladies infectieuses (fièvre typhoïde, scarlatine, spirochétose ictéro-hémorragique). L'inflammation de la glande peut aussi être chronique.

Parovarien, *adj.* (παρά, auprès; ὠόν, œuf). Qui touche à l'ovaire. — *Ex.:* Kyste parovarien.

Paroxysme, *m.* (παροξυσμός, exagération). Maximum d'intensité d'une crise ou de symptômes.

Parrot, médecin français du milieu du XIXᵉ siècle. Voir: *Maladie de Parrot. Plaques ptérygoïdiennes de Parrot. Pseudo-paralysie douloureuse des membres inférieurs.*

Parthénogénèse, *f.* (παρθένος, vierge; γεννάω, j'engendre). Développement d'un être de la série animale inférieure (protozoaires) sans fécondation.

Partigène, *m.* (pars, partie; γεννάω, j'engendre). Antigène partiel.

Partigénothérapie, *f.* (pars, partie; γεννάω, j'engendre; θεραπεύω, je soigne). Méthode de traitement qui emploie les partigènes, par exemple dans la vaccination antituberculeuse.

Parturiente, *f.* (parere, enfanter). Femme en couches.

Parturition, *f.* (parturire, accoucher). Accouchement normal.

Parulie, *f.* (παρά, à côté de; οὖλον, gencive). Inflammation phlegmoneuse des gencives, d'origine dentaire.

Parvicollis, *adj.* (parvus, petit; collis, col). Dont le col est atrésié. Se dit de l'utérus. — *Ex.:* Utérus parvicollis.

Passivisme, *m.* (*passivum,* de *pâti,* souffrir). Perversion génitale, variété d'homosexualite caractérisée par la nature passive de l'un des invertis qui obéit et se prête à tous les désirs amoureux anormaux du sujet actif.

Pasteurella, *f.* Pasteur, savant français du XIXᵉ siècle. Variété de coco-bacille de très petite dimension occasionnant des maladies infectieuses chez les animaux : le choléra des poules, la pneumoentérite du mouton.

Pasteurellose, *f.* Pasteur, savant français du XIXᵉ siècle. Toute maladie occasionnée par les pasteurella (cocco-bacilles), caractérisée par une infection à type hémorragique. Elle s'observe surtout chez les animaux. — *Ex.:* Pasteurellose aviaire.

Pasteurisation, *f.* Pasteur, savant français du XIXᵉ siècle. Procédé industriel qui consiste à soumettre le lait à une température de 65 à 85° C. et à le ramener brusquement à la plus basse température possible afin d'éviter la pullulation des germes qui peut se produire entre 40 et 30°. Ce procédé n'assure pas une stérilisation complète, n'atteignant pas tous les agents pathologiques, ni leurs spores.

Patellaire, *adj.* (*patella,* rotule). Voir SYN. : *Rotulien.* — *Ex.:* Réflexe patellaire.

...Pathie (πάθος, maladie). Suffixe qui, placé à la fin du nom d'un organe indique que cet organe est atteint de maladie. — *Ex. :* Psychopathie.

Pathogénèse. *f.* (πάθος, maladie ; γεννάω, j'engendre). Voir SYN. : *Pathogénie.*

Pathogénie, *f.* (πάθος, maladie : γεννάω, j'engendre). SYN. : *Pathogénèse.* Etude de la succession des symptômes qui concourent à occasionner une maladie déterminée.

Pathogénique, *adj.* (πάθος, maladie ; γεννάω, j'engendre). Qui a rapport à la pathogénie. — *Ex.:* Explication pathogénique d'un syndrome.

Pathognomonie, *f.* πάθος, maladie ; γνώμων, indicateur). Etude des signes évolutifs et caractéristiques d'une maladie donnée.

Pathognomonique. *adj.* (πάθος, maladie ; γνώμων, indicateur). Qui est caractéristique, spécifique d'une maladie. — *Ex.:* Symptôme pathognomonique.

Pathologie, *f.* πάθος, maladie ; λόγος, étude). Partie de la médecine qui étudie les maladies.

Pathologie générale, *f.* (πάθος, maladie ; λόγος, étude). Etude des causes et des symptômes des maladies envisagés dans leurs relations avec tous les êtres vivants ainsi que des modifications anatomo-pathologiques qui en résultent.

Pathomimie. *f.* (πάθος, maladie ; μιμέομαι, je simule). Simulation d'une maladie.

Pathophobie. *f.* πάθος, maladie ; φόβος, crainte). Phobie des maladies.

Pavy, médecin anglais contemporain. Voir : *Maladie de Pavy.*

Pébrine. *f.* (du provençal *pebré,* poivre, parce que la peau des vers malades est parsemée de grains noirs rappelant les grains de poivre). Maladie des vers à soie, due aux microsporidies.

Péchyagre, *m.* πῆχυς, avant-bras ; ἄγρα, douleur). Poussée douloureuse de goutte au niveau du coude.

Pectoriloquie, *f.* (*pectus*, poitrine; *loquor*, je parle). SYN. : *Voix caverneuse*. Exagération du retentissement de la voix du patient quand on le fait compter ou causer au moment de l'auscultation. Elle s'observe quand les poumons contiennent des excavations assez larges, à parois assez résistantes pour que le son se répercute avec force.

Pectoriloquie aphone, *f.* Elle s'observe dans la pleurésie avec épanchement. L'oreille qui ausculte perçoit nettement les paroles que l'on fait prononcer au malade à voix basse, mais elles semblent chuchotétes.

Pédérastie, *f.* (παῖς, enfant; ἐραω, j'aime). Perversion du sens génital, caractérisée par de l'homosexualité avec masturbation ou du coït anal effectué sur l'homme ou sur la femme.

Pédiatrie, *f.* (παῖς, enfant; ιατρεία, guérison). SYN. : *Pædiatrie*. Partie de la médecine qui traite des maladies des enfants et de leur thérapeutique.

Pédiculaire, *adj.* (*pediculus*, pou). Qui a rapport à la pédiculose. — *Ex.:* Eruption pédiculaire.

Pédicule, *m.* (*pediculus*, petit pied). Trajet membraneux, fibreux ou vasculaire, plus ou moins volumineux, qui relie une tumeur à l'organe ou au tissu dont elle dépend.

Pédiculose, *f.* (*pediculus*, pou). Maladie cutanée parasitaire due aux pédiculus (poux de tête, de corps), occasionnant des lésions de grattage et pouvant être l'occasion d'infection de l'organisme, quand les poux sont vecteurs d'a-gents microbiens comme celui du typhus.

Pediculus vestimenti, *m.* Pou de corps, se nourrissant exclusivement de sang humain. Agent de contagion et de propagation du typhus exanthématique. Le germe infectieux puisé par le pou sur un malade atteint de typhus conserve sa virulence dans le tube digestif du parasite pendant quatre à sept jours. Le pou peut transmettre la maladie soit par inoculation directe, soit par ses excréments, déposés sur une excoriation cutanée ou une lésion de grattage.

Pédiluve, *m.* (*pes*, pied; *luere*, laver). Bain de pied. Les bains de pieds ont une action décongestionnante; ils se donnent chauds avec ou sans adjonctions de médicaments (farine de moutarde, chlorure de sodium, etc.)

Pédiométrie, *f.* (παίδιον, petit enfant ; μέτρον, mesure). Mensuration de la taille d'un enfant avec enregistrement régulier de son poids pour suivre sa croissance.

Pédionalgie, *f.* (πούς, πόδος, pied; ἄλγος, douleur). Douleur névralgique du pied.

Pédonéphrose de Heubner, *f.* SYN.: *Glomérulonéphrite parcellaire chronique de Volhard.*

Pelade, *f.* (*pilare*, ôter le poil). Maladie du cuir chevelu non contagieuse, d'origine dystrophique (Jacquet), fixée par des irritations locales périphériques (dent cariée, amygdalite, otite ou simple bouchon de cérumen) ou viscérales (pleurite), caractérisée par la chute des cheveux en placards occupant de préférence les régions occipitales et temporo-occipitales. Quand les cheveux repoussent, ils restent assez souvent blancs.

Peladique, *adj.* (*pilare*, ôter le poil). Qui a rapport à la pelade. — *Ex. :* Alopécie peladique.

Peladoïde, *f.* (*pilare*, ôter le poil; εἶδος, ressemblance). Chute des cheveux en placards d'origine tropho-névrotique rappelant par son aspect la pelade.

Peladogène, *adj.* (*pilare*, ôter le poil; γεννάω, j'engendre). Qui engendre la pelade. — *Ex.:* Réflexe peladogène.

Pelagisme, *m.* (*pelagus*, mer). Mal de mer.

Péliome, *m.* (πέλιος, livide). Tache purpurique polymorphe, généralement de coloration peu accentuée, de teinte jaunâtre.

Péliose, *f.* (πελίωσις, lividité). Voir Syn.: *Purpura*.

Péliose rhumatismale, *f.* (πελίωσις, lividité). Syn.: *Maladie de Schœnlein*. Erythème purpurique polymorphe, le plus souvent d'origine rhumatismale.

Pellagre, *f.* (*pellis*, peau; *œgra*, maladie). Maladie par carence, qui a été longtemps et est encore par certains auteurs reconnue comme due à un champignon (penicillium glaucum, aspergillus glaucus) que l'on ingérerait avec le maïs. Elle est caractérisée par un érythème de la peau, surtout au niveau des parties en contact avec l'air, par des troubles digestifs et nerveux.

Pellagrogène, *adj.* (*pellis*, peau; *œgra*, maladie; γεννάω, j'engendre). Qui engendre la pellagre. — *Ex.:* Facteur pellagrogène.

Pellicule, *f.* (*pellicula*, peau). Syn.: *Pityriasis capitis; Pityriasis simplex*. Desquamation furfuracée du cuir che-

velu de la couche épidermique superficielle dans les squames de laquelle on trouve le bacille bouteille d'Unna.

Pelvicellulite, *f.* (*pelvis*, bassin; *cellula*, cellule, tissu cellulaire). Inflammation du tissu cellulaire du bassin.

Pelvien, *adj.* (*pelvis*, bassin). Qui a rapport au bassin. — *Ex.:* Phlegmon pelvien.

Pelvilogie, *f.* (*pelvis*, bassin; λόγος, étude). Etude anatomique, physiologique et obstétricale du bassin et de son contenu.

Pelvimétrie, *f.* (*pelvis*, bassin; μέτρον, mesure). Mensuration du bassin. Elle a son importance pour l'accouchement dans les bassins viciés.

Pelvi-péritonite, *f.* (*pelvis*, bassin; περιτείνειν, étendre au tour). Inflammation du péritoine du bassin. Elle s'observe surtout comme complication des affections annexielles chez la femme.

Pelvis obtecta, *f.* (*pelvis*, bassin; *obtecta*, couvert). *Obst.* Malformation du bassin chez la femme résultant de déformations vertébrales (Voir variétés de spondylites) qui s'avancent à l'intérieur du détroit supérieur et en diminue le diamètre.

Pelvitomie, *f.* (*pelvis*, bassin; τομή, incision). Voir Syn.: *Ischiopubiotomie*.

Pelycogène, *adj.* (πέλυξ, bassin; γεννάω, j'engendre). Qui a rapport au bassin. — *Ex.:* Cyphose pelycogène.

Pelycoscopie, *f.* (πέλυξ, bassin; σκόπεω, j'examine). Voir Syn.: *Endopelycoscopie*.

Pelycotomie, *f.* (πέλυξ, bassin; τομή, incision). Syn.: *Pelvitomie*.

Pemphigoïde, *adj.* (πέμφιξ, bulle; εἶδος, ressemblance). Qui a l'aspect du pemphigus.

— *Ex.:* Toxidermie bulbeuse pemphigoïde.

Pemphigus. *m.* πέμφιξ, bulle). Bulle arrondie ou ovalaire contenant un liquide jaune citron qui se développe dans l'épiderme et de préférence au niveau de la paume de la main et de la plante des pieds.

Pemphigus épidémique des nouveau-nés, *m.* Terme impropre. Voir SYN.: *Impétigo.*

Pemphigus foliacé. *m.* Pemphigus dont les éléments en se desséchant forment des squames. Il s'observe chez les cachectiques.

Pemphigus héréditaire. *m.* Voir SYN.: *Épidermolyse bulleuse.*

Pemphigus palmaire, *m.* Syphilide bulleuse que l'on observe chez les nouveau-nés syphilitiques à la paume des mains, dans les deux premiers mois de la naissance.

Pemphigus plantaire, *m.* Syphilide bulleuse que l'on observe chez les nouveau-nés syphilitiques à la plante des pieds, dans les deux premiers mois de la naissance.

Pendaison. *f. pendere,* être suspendu). *Méd. lég.* Constriction du cou par un lien fixé à un plan solide, qui suspend le plus souvent le corps dans le vide et qui occasionne la mort soit par inhibition (asphyxie blanche), soit par asphyxie (asphyxie rouge violacée).

Pendulaire, *adj.* (pendulum, de *pendere,* pendre). Qui a la cadence, le rythme du pendule. — *Ex.:* Rythme pendulaire du cœur fœtal.

Penicillum glaucum. *m.* SYN.: *Verdet.* Mycomycète avec spores, capable de déterminer une infection générale.

Il se retrouve dans la flore des champignons occasionnant le pied de tranchée et ne peut reproduire ces lésions chez l'animal que lorsque l'on trempe les animaux inoculés dans l'eau froide. Il s'observe dans le pus de certaines bronchites.

Pénien. *adj.* (penis, verge). Qui appartient au pénis. — *Ex.:* Ulcère pénien.

Pénitis, *f.* (penis, verge). Inflammation aiguë et totale de la verge, aboutissant le plus souvent à la gangrène.

Péno-scrotal. *adj.* (penis, verge; *scrotum,* scrotum). Qui appartient à la région du pénis et du scrotum.

Pentose, *f.* πέντε, cinq). Sucre contenant cinq atomes de carbone réduisant la liqueur de Fehling sans dévier le plan de polarisation.

Pentosurie, *f.* οὖρον, urine). Élimination de pentose dans les urines.

Pepsie, *f.* πέψις, digestion). Digestion.

Pepsine, *f.* πέψις, digestion). Ferment soluble du suc gastrique secrété par les glandes de la muqueuse de l'estomac.

Pepsinémie, *f.* πέψις, digestion; αἷμα, sang). Présence physiologique de pepsine dans le sang. Le taux normal de la pepsine sanguine est faible dans l'inanition, il s'accroît par l'alimentation: sa courbe s'élève après les repas jusqu'à la deuxième heure, pour s'abaisser ensuite au-dessous de la normale.

Pepsinurie, *f.* πέψις, digestion; οὖρον, urine). Élimination de pepsine par les urines.

Peptique. *adj.* πεπτός, digéré). Qui a rapport à la pepsine, et par extension, qui a rapport à l'estomac et à la digestion. — *Ex.:* Ulcère peptique.

Peptone, *f*. (πεπτός, digéré). Corps azoté produit par la transformation des albuminoïdes au contact des sucs gastrique et pancréatique. Absorbée par la muqueuse intestinale, elle sert à la réparation des tissus cellulaires. Albumine digestive, la peptone existe dans l'urine. Elle ne précipite pas par la chaleur. Sa recherche dans l'urine se fait par le tannin, l'alcool absolu, le réactif de Tanret, la réaction du biuret, après avoir extrait l'albumine et la mucine par l'acétate neutre de Pb (faire bouillir et filtrer).

Peptonurie, *f*. (πεπτός, digéré ; οὖρον, urine). Symptôme caractérisé par la présence de peptones dans les urines. Il s'observe dans les maladies infectieuses, les intoxications, les affections hépatiques, les suppurations. La peptonurie serait très rare ; elle serait confondue avec l'urobilinurie dont la recherche se fait comme pour la peptonurie, par la réaction du biuret.

Peracéphale, *m*. (περά, excès de; α, priv.; κεφαλή, tête). Monstre sans tête, ni bras.

Percussion, *f*. (*percutere*, frapper). Acte de frapper doucement une partie du corps pour en obtenir un son. La tonalité du son obtenu permet de limiter les organes de densités différentes, les lésions d'organes. La percussion peut être immédiate, c'est-à-dire par contact direct du doigt percuteur avec le corps, ou médiate par interposition d'un corps étranger (doigt, plessimètre) entre le corps et le doigt percuteur.

Percussion auscultée, *f*. Voir Syn.: *Phonendoscopie*.

Perforation, *f*. (*perforare*, passer à travers). État d'un organe ou d'un tissu qui a été ouvert spontanément ou traumatiquement. — *Ex.:* Perforation de l'intestin, du bras.

Perfusion, *f*. (*perfundere*, passer à travers). Passage d'un liquide à travers un tissu, un organe.

Perhéliothérapie, *f*. (per, à travers; Ἥλιος, soleil: θεραπεύω, je soigne). Héliothérapie intensive par multiplication des rayons solaires concentrés au moyen d'une grande lentille biconvexe. Elle s'emploie sur les plaies de guerre anciennes dont la cicatrisation est lente. Pour éviter les brûlures de la peau, on fait couler sur la plaie, de minute en minute, quelques gouttes de sérum ou d'eau bouillie.

Périadénite, *f*. (περί, autour; ἀδήν, glande). Inflammation du tissu cellulaire entourant un ganglion.

Périadénoïdite, *f*. (περί, autour ; ἀδήν, glande) : εἶδος, ressemblance). Inflammation du tissu cellulaire entourant les végétations adénoïdes.

Périamygdalite phlegmoneuse, *f*. (περί, autour: ἀμυγδάλη, amande).Phlegmon dont le pus se collecte dans le tissu cellulaire périamygdalien. Il est causé par le staphylocoque, le streptocoque et plus rarement par le pneumocoque, qui arrivent dans le tissu cellulaire par la circulation sanguine. Il est beaucoup plus fréquent que l'amygdalite phlegmoneuse.

Périangiocholite, *f*. (περί, autour: ἀγγεῖον, vaisseau: χολή, bile). Propagation de l'inflammation des canaux biliaires aux cellules hépatiques avoisinantes.

Périaortite, *f.* (περί, autour ; ἀορτή, chose suspendue). Inflammation autour de l'aorte thoracique pouvant provoquer un accolement entre l'aorte et le plastron sternal, empêchant les poumons de s'insinuer comme normalement entre le vaisseau et la paroi thoracique et se traduisant par un frottement synchrone avec le bruit systolique et diastolique du cœur, qui devient plus fort dans l'expiration forcée.

Périappendicite, *f.* (περί, autour ; *appendere*, qui est suspendu à). Inflammation du péritoine, le plus souvent suppurée, autour de l'appendice cæcal.

Périartérite, *f.* (περί, autour ; ἀρτηρία, artère). Inflammation artérielle débutant par le tissu contigu à l'artère, entourant ce vaisseau.

Périarthrite, *f.* (περί, autour ; ἄρθρον, articulation). Inflammation des tissus voisins d'une articulation et en particulier des bourses séreuses.

Périblepsie, *f.* (περί, autour ; βλεψεῖν, regarder). Regard tourmenté, inquiet.

Péricardiolyse, *f.* (περί, autour ; καρδία, cœur ; λύσις, dissolution). Opération ayant pour but, dans la symphyse cardiaque, de libérer le péricarde de ses adhérences.

Péricardiotomie, *f.* (περί, autour ; καρδία, cœur ; τομή, incision). Opération chirurgicale consistant à inciser le péricarde pour se créer une voie d'accès sur le cœur.

Péricardite, *f.* (περί, autour ; καρδία, cœur). Inflammation aiguë ou chronique du péricarde.

Péricholécystite, *f.* (περί, autour ; χολή, bile ; κύστις, vessie). Inflammation du tissu cellulaire entourant la vésicule biliaire.

Périchondrite, *f.* (περί, autour ; χόνδρος, cartilage). Inflammation du périchondre (membrane fibreuse qui entoure le cartilage).

Périchondrome, *m.* (περί, autour ; χόνδρος, cartilage). Tumeur cartilagineuse formée aux dépens des cellules cartilagineuses externes des épiphyses et du périoste.

Péricolite, *f.* (περί, autour ; κῶλον, côlon). Réaction péritonéale due à de la colite chronique. Elle est caractérisée par une douleur continue, sourde, réveillée par la marche, les secousses, les trajets en voiture, les mouvements spontanés de l'intestin, (à la suite d'ingestion d'aliments), le palper abdominal. Celui-ci permet de sentir un intestin dur, bosselé comme un chapelet de marrons, ou tendu comme une corde, phénomènes dus à des adhérences et des épaississements du péritoine.

Péricowpérite, *f.* (περί, autour ; Cowper, anatomiste). Inflammation du tissu cellulaire entourant les glandes de Cowper (bulbo-urétrales).

Péricystite, *f.* (περί, autour ; κύστις, vessie). Inflammation du tissu périvésical.

Périencéphalite, *f.* (περί, autour ; ἐνκεφαλή, encéphale). Inflammation de la substance corticale du cerveau.

Péri encéphalo méningite chronique diffuse, *f.* Voir Syn.: *Paralysie générale.*

Périfolliculite, *f.* (περί, autour ; *folliculum*, petit sac). Inflammation du tissu entourant les follicules (follicules pileux, follicules urétraux). — *Ex.* : Périfolliculite urétrale.

Périhépatite, *f.* (περί, autour ; ἧπαρ, foie). Inflammation du péritoine qui entoure le foie.

Périkératique, *adj.* (περί, autour ; κέρας, cornée). Qui entoure la cornée. — *Ex.* : Cercle périkératique.

Périkystite, *f.* (περί, autour ; κύστις, vessie, kyste). Inflammation de la paroi d'un kyste et du tissu qui l'entoure.

Périlymphangite, *f.* (περί, autour ; *lympha,* lymphe ; ἀγγεῖον, vaisseau). Inflammation autour des vaisseaux lymphatiques succédant au thrombus lymphatique, déterminant une traînée rougeâtre, qui aboutit le plus souvent à la suppuration.

Périmètre, *m.* (περί, autour ; μέτρον, mesure). Appareil destiné à mesurer l'étendue du champ visuel. Il est formé par un arc métallique mobile autour d'un axe horizontal, pouvant prendre toutes les positions. Un curseur mobile permet de fixer dans toutes les positions l'étendue du champ visuel.

Périmétrite, *f.* (περί, autour ; μήτρα, utérus). Inflammation partant de l'utérus, gagnant les régions voisines, pouvant s'étendre à tout le petit bassin, se compliquer ou non d'adhérences avec les organes voisins (annexes - intestin).

Périnéocèle, *f.* (περίνεος, périnée ; κήλη, tumeur). Hernie au niveau du périnée.

Périnéorraphie, *f.* (περίνεος, périnée ; ῥαφή, suture). Opération chirurgicale destinée à reconstituer un périnée déchiré. Elle est assez fréquente après l'accouchement.

Périnéo-scrotal, *adj.* (περίνεος, périnée ; *scrotum,* scrotum). Qui appartient à la région du périnée et du scrotum.

Périnéostomie, *f.* (περίνεος, périnée ; στόμα, bouche). Aboutchement de l'urètre au périnée permettant la miction urinaire.

Périnéotomie, *f.* (περίνεος, périnée ; τομή, incision). Incision du périnée.

Périnéphrite, *f.* (περί, autour ; νεφρός, rein). Inflammation de la loge cellulo-adipeuse entourant le rein.

Périnéphrétique, *adj.* (περί, autour ; νεφρός, rein). Qui a rapport à la région avoisinant le rein. — *Ex.* : Phlegmon périnéphrétique.

Périodontite, *f.* (περί, autour ; ὀδούς, ὀδόντος, dent). Inflammation des ligaments alvéolo-dentaires d'origine fibreuse, qui se trouvent entre la dent et la paroi de l'alvéole.

Périodontite expulsive, *f.* Voir Syn. : *Ostéopériostite alvéolo-dentaire.*

Périœsophagite, *f.* (περί, autour ; οἰσοφάγος, œsophage). Inflammation du tissu cellulaire entourant l'œsophage.

Périonychose, *f.* (περί, autour ; ὄνυξ, ongle). Affection des tissus entourant l'ongle.

Périorchite, *f.* (περί, autour ; ὄρχις, testicule). Syn. : *Pachyvaginalite.* Inflammation chronique de la vaginale entourant le testicule.

Périostéome, *m.* (περί, autour ; ὀστέον, os). Production d'os nouveau, d'origine périostique, au niveau d'une zone contuse, en relation directe avec l'os traumatisé.

Périostite, *f.* (περί, autour ;

ὀστέον, os). SYN. : *Périostose.* Inflammation du périoste.

Périostose, *f.* (περί, autour ; ὀστέον, os). SYN. : *Périostite.* Inflammation du périoste.

Péripachyméningite, *f.* (περί, autour ; παχύς, épais ; μήνιγξ, membrane). Inflammation du tissu conjonctif placé entre le rachis et la dure-mère, provoquant un décollement méningé de la dure-mère.

Périphlébite, *f.* (περί, autour ; φλέψ, veine). Inflammation du tissu cellulaire entourant une veine.

Péripleurite, *f.* (περί, autour ; πλευρά, plèvre). Phlegmon sous-pleural.

Péripneumonie, *f.* (περί, autour ; πνεύμων, poumon). Voir SYN. : *Pneumonie.*

Périprostatite, *f.* (περί, autour ; πρόστατης, prostate). Inflammation du tissu cellulaire entourant la prostate.

Périsalpingite, *f.* (περί, autour ; σάλπιγξ, trompe). Inflammation du péritoine entourant la trompe utérine.

Périsigmoïdite, *f.* (περί, autour ; Σ, sigma ; εἶδος, forme). Réaction péritonéale avec adhérences et épaississement du péritoine, résultant d'inflammation chronique de l'anse sigmoïde. Les irradiations douloureuses dues aux brides péritonéales se propagent tantôt vers l'hypocondre gauche, tantôt vers la vessie ou le rectum.

Périsplénite, *f.* (περί, autour ; σπλήν, rate). Inflammation du péritoine entourant la rate.

Péristaltisme, *m.* (περί, autour ; στέλλω, je serre). Mouvements physiologiques normaux de contraction de haut en bas des fibres circulaires de l'estomac et de l'intestin. — *Ex.:* Péristaltisme de l'estomac.

Périsynovite, *f.* (περί, autour ; σύν, avec ; ὠόν, œuf). Inflammation le plus souvent suppurée du tissu qui entoure la synoviale.

Péritendinite, *f.* (περί, autour ; τένων, tendon). Inflammation du tissu cellulaire entourant un tendon.

Périthéliome, *m.* (περί, autour ; θήλη, mamelon). Tumeur des vaisseaux débutant dans les cellules qui tapissent les gaines vasculaires. Elle est assez fréquente dans les néoplasmes osseux.

Péritomie, *f.* (περί, autour ; τομή, incision). SYN. : *Circoncision.*

Péritonéal, *adj.* (περί, autour ; τείνω, je tends). Qui a rapport au péritoine. — *Ex.:* Gâteau péritonéal.

Péritonéoplastie, *f.* (περί, autour ; τείνω, je tends ; πλάσσειν, faire). Voir SYN. : *Péritonisation.*

Péritonisation, *f.* SYN. : *Péritonéoplastie.* Procédé opératoire au cours d'une laparotomie consistant à refaire la séreuse péritonéale dans sa continuité.

Péritonisme, *m.* (περί, autour ; τείνω, je tends). SYN. : *Pseudopéritonite.* Etat de ballonnement douloureux du ventre avec facies tiré, simulant la péritonite, survenant chez les névro-psychopathes sans qu'il y ait inflammation du péritoine.

Péritonisme (*d'origine sympathique*), *m.* (περί, autour ; τείνω, je tends). Voir SYN. : *Syndrome péritonéal.* Il est dû à de petites hémorragies périvésicales ou intra-péritonéales déterminées par une vaso-dilatation générale abdominale sous la dépendance de troubles du sympathique, à l'occasion de lésions traumatiques de la moelle. Il faut se garder d'intervenir chirurgicalement dans ces cas particuliers.

Péritonite, *f.* (περί, autour; τείνω, je tends). Inflammation du péritoine caractérisée par des symptomes généraux : fièvre, pouls rapide, petit, filant, vomissements porracés, facies tiré caractéristique ; par des signes locaux : ballonnement du ventre, hyperesthésie cutanée abdominale.

Péritonite herniaire, *f.* Inflammation du sac de la hernie et de son contenu.

Péritoxine, *f.* (περί, autour; τόξον, poison). Toxine qui entoure le bacille qui l'a sécrétée.

Péritriche, *m.* (περί, autour; θρίξ, poil, cil vibratile). Bacille dont le corps est recouvert de cils vibratiles.

Pérityphlite, *f.* (περί, autour; τυφλός, aveugle (cœcum). Réaction péritonéale résultant d'inflammation chronique du cœcum. Les brides péritonéales déterminent des irradiations douloureuses vers l'hypocondre droit, faisant croire à une affection hépatique. Sa localisation dans la fosse iliaque droite, fait aussi songer à l'appendicite.

Périurétérite, *f.* (περί, autour; οὐρητήρ, uretère). Inflammation du tissu cellulaire qui entoure l'uretère.

Périvaginite, *f.* (περί, autour; *vagina*, gaine). Inflammation le plus souvent suppurée du tissu cellulaire entourant le vagin, pouvant se propager au tissu cellulaire du petit bassin.

Périviscérite, *f.* περί, autour; *viscera*, viscère). In-

flammation du tissu entourant un viscère.

Perlé (Crachat). Crachat ressemblant à des petites perles, à des fragments de vermicelle cuit. Il s'observe chez les asthmatiques.

Perlèche, *f.* Stomatite impétigineuse localisée à la commissure des lèvres. Elle est fréquente chez les enfants.

Permanganate (Réaction au). Voir : *Réaction de Moriz-Weisz.*

Perméabilité, *f.* (*permeare*, passer à travers). Possibilité pour un canal ou un organe canalisé de laisser passer un liquide (Exemple : *Perméabilité rénale*), pour un corps de laisser passer à travers lui un autre corps impondérable (Exemple : *Perméabilité du corps aux rayons X*).

Pernion, *m.* (*pernio*, engelure). Voir SYN. : *Engelure.*

Pérocéphalie, *f.* (πηρός, mutilé; κεφαλή, tête). Développement incomplet de l'encéphale.

Péromèle, *m.* (πηρός, mutilé; μέλος, membre). Monstre dont les membres sont incomplets ou déformés.

Peroxydase, *f.* (*per*, à travers; ὀξύς, acide). Ferment qui assure les oxydations en libérant de l'oxygène atomique, c'est-à-dire actif, contenu dans les tissus.

Per primam. Par première intention. — *Ex. :* Réunion des bords d'une plaie per primam.

Persécuté, *m.* (*persecutari*, tourmenter). Individu atteint du délire de persécution.

Persécuté-persécuteur, *m.* (*persecutari*, tourmenter). Malade atteint du délire de persécution, qui songe à se faire justice lui-même et devient par suite persécuteur. Il cherche à exercer sa vengeance par tous les moyens en son pouvoir et ne craint pas de recourir à l'homicide, à l'empoisonnement, à l'incendie. C'est de tous les aliénés le plus dangereux.

Persécution, *f.* (*persecutari*, tourmenter). Voir : *Délire de persécution*.

Persévérateur, *m.* (*perseverare*, rester dans le même état). Malade qui entretient la manifestation morbide de sa maladie soit inconsciemment par habitude (syndrome d'habitude), mais le plus souvent sciemment dans un but de lucre (indemnité dans les accidents de travail, pension ou gratifications dans les réformes militaires).

Personnalité, *f.* (*persona*, masque de théâtre). Voir : *Scission de la personnalité*.

Perspiration cutanée, *f.* (*per*, à travers ; *spirare*, respirer). Ensemble des phénomènes respiratoires s'établissant à travers la peau.

Perte, *f.* (*perdere*, perdre). Voir Syn. : *Métrorrhagie*.

Pertes blanches, *f.* Voir Syn. : *Leucorrhée*.

Pertes séminales, *f.* Voir Syn. : *Spermatorrhée*.

Perversion, *f.* (*pervertere*, corrompre). Déformation des sensations (Exemple : *Perversion de l'odorat*) ou du sens moral. *Ex.:* Perversion mentale.

Perversion sexuelle, *f.* (*pervertere*, corrompre). Toute anomalie du sens génital.

Peste, *f.* (*pestis*, calamité, peste). Maladie infectieuse due au bacille de Yersin, se localisant, suivant les épidémies, à l'appareil pulmonaire (pneumonie pesteuse) ou au système lymphatique (bubons

pesteux). L'état général toujours mauvais rappelle celui de la fièvre typhoïde. Le rat est l'agent propagateur de la maladie par ses puces qui se sont infectées en suçant le sang d'individus contaminés.

Peste noire, *f.* Voir Syn. : *Peste bubonique*.

Pesteux, *adj.* (*pestis*, peste). Qui a rapport à la peste. — *Ex.:* Bubon pesteux.

Pétéchial, *adj.* (*pestichia*, pétéchie). Qui présente des pétéchies. — *Ex.:* Fièvre pétéchiale.

Pétéchie, *f.* (*pestéchia*, pétéchie). Tache rouge vif punctiforme due à une hémorragie spontanée intra-dermique.

Petit lait, *m.* (*lac, lactis*, lait). Sérum que le lait abandonne après sa coagulation par la présure, quand le lait est pris en fromage. Il contient de la lactose et des sels qui lui donnent ses propriétés diurétiques et laxatives (lactose, 80 et 85 grammes p. 1.000 ; chlorure, 2 gr. 50 à 2 gr. 90 ; phosphate, 0 gr. 60 à 1 gramme, etc.). Par sa composititon, il peut être rapproché du sérum glyco-minéral et a été employé en injections sans succès.

Petit mal, *m.* (*malum*, mal). Manifestations de l'épilepsie : absence, hébétude, vertiges, ictus apoplectiforme, crises de sommeil, automatisme ambulatoire, tous symptômes inconscients sans que le malade ait d'accès de crises convulsives, caractéristiques de l'épilepsie.

Petite vérole, *f.* (*varius*, bigarré). Syn. : *Variole*.

Petite vérole volante, *f.* Syn. : *Varicelle*.

Pétrissage, *m.* (*pinsere*, piler le grain). Massage fait à la façon des pâtissiers qui broient la pâte. Il se fait sur la peau et l'abdomen.

Phacomalacie, *f.* (φακός, cristallin ; μαλακία, ramollissement). Ramollissement du cristallin.

Phagédénique, *adj.* (φάγω, je ronge ; ἄδην, beaucoup). Qui a rapport au phagédénisme. — *Ex.:* Chancre phagédénique.

Phagédénisme, *m.* (φάγω, ronger ; ἄδην, beaucoup). Tendance extensive anormale d'un ulcère qui conserve toute sa virulence. L'ulcère phagédénique a une surface grisâtre, pulpeuse, des bords décollés, déchiquetés couleur lie de vin.

Phagocyte, *m.* (φάγω, je mange ; κύτος, cellule). Toute cellule ayant la propriété de faire disparaître par digestion intra-cellulaire un corps étranger venant à son contact: Leucocytes du sang, cellules endothéliales des vaisseaux.

Phagocytose, *f.* (φάγω, je mange ; κύτος, cellule). Lutte entre les leucocytes et les microbes, dans laquelle ces derniers sont incorporés aux globules blancs par un procédé de digestion intra-cellulaire.

Phagolyse, *f.* (φάγω, je mange ; λύσις, dissolution). Disparition par dissolution des phagocytes du milieu humoral.

Phakolyse, *f.* (φακός, cristallin ; λύσις, suppression). Suppression opératoire du cristallin.

Phakoscopie, *f.* (φακός, lentille ; σκοπεῖν, regarder). Examen des milieux de l'œil au moyen de lentilles divergentes, en faisant fixer un point lumineux dans l'obscurité.

Phalangisation, *f.* (φάλαγξ, phalange). Néologisme employé en chirurgie pour désigner la transformation en pince d'un moignon de l'avant-bras. On sépare le radius et le cubitus en les matelassant des parties molles.

Phalline, *f.* (φαλλός, phallus). Alcaloïde super-toxique des champignons mortels qui ne peut être neutralisé ni par l'ébullition prolongée, ni par le tannin ou le café fort. La phalline passe dans le sang et y détruit, en les dissolvant, les globules rouges. Chaque amanite phalloïde, contenant 12 à 15 centigrammes de phalline, peut faire mourir quatre ou cinq personnes. En effet, 7 à 8 milligrammes de phalline neutralisent un litre de sang ; chez un adulte, 3 à 4 centigrammes suffisent à déterminer la mort, par asphyxie lente et irrémédiable, par hémolyse du sang humain.

Phanère, *m.* (φανερός, ce qui est visible, apparent). Production extérieure à la peau: poils, ongles, crins, corne.

Pharmacodynamique, *adj.* (φάρμακον, médicament ; δύναμις, force). Qui a rapport à la force, à la qualité thérapeutique d'un médicament. *Ex.:* Action pharmacodynamique de la digitale.

Pharmacologie, *f.* (φάρμακον, médicament ; λόγος, étude). Partie de la médecine qui étudie les médicaments dans leur composition, leur préparation, leur dosage, leur action.

Pharmacopée, *f.* (φάρμακον, médicament ; ποίεω, je fais). Préparation des médicaments.

Pharmacothérapie, *f.* (φάρμακον, médicament ; θεραπεύω, je soigne). Emploi des médicaments en utilisant leurs propriétés curatives.

Pharyngectomie, *f.* (φάρυγξ,

gosier ; ἐκτομή, excision). Extirpation du pharynx.

Pharyngien, *adj.* (φάρυγξ, gosier). Qui a rapport au pharynx. — *Ex. :* Exsudat pharyngien.

Pharyngisme, *m.* (φάρυγξ, gosier). Contracture spasmolique du pharynx. Elle s'observe chez les hystériques.

Pharyngite, *f.* (φάρυγξ, gosier). Inflammation aiguë et chronique du pharynx.

Pharyngite granuleuse, *f.* Voir SYN. : *Angine granuleuse.*

Pharyngo - salpingite, *f.* (φάρυγξ, gosier ; σάλπιγξ, trompe). Inflammation du pharynx et de la trompe d'Eustache.

Pharyngoscopie, *f.* (φάρυγξ, gosier ; σκοπεῖν, examiner). Examen du pharynx au moyen d'un appareil spécial : le pharyngoscope.

Pharyngotomie, *f.* (φάρυγξ, gosier ; τομή, incision). Ouverture par incision chirurgicale du pharynx.

Phénol, *m.* (φαίνειν, apparaître brillant). Produit toxique formé dans l'intestin par les microbes aux dépens des matières albuminoïdes.

Phénomène, *m.* (φαινόμενον, ce qui apparaît). Fait qui apparaît aux sens ou à l'esprit.

Phénomène d'Arthus, *m.* Réaction locale caractérisée par l'apparition d'une hématome à tendance suppurative à la suite d'une injection d'un sérum. Elle est généralement fonction de la petitesse et de la répétition des doses employées.

Phénomène de d'Hérelle, *m.* En ajoutant quelques gouttes d'un filtrat de selles d'un dysentérique en convalescence à une culture de bacilles de la dysenterie, ces derniers sont rapidement détruits, et semblent se dissoudre. Au reste, une goutte de cette culture éclaircie ajoutée à une nouvelle culture de bacilles provoque la même destruction.

Phénomène de l'inclination, *m.* Il se recherche par le courant voltaïque. Voir : *Inclination.*

Phénomène de Marcus Gunn, *m.* Mouvement associé de la paupière supérieure et de la mâchoire. Par exemple, le mouvement d'ouverture de la mâchoire provoque un relèvement de la paupière. Il serait dû à l'existence de connexions anormales entre le neurone périphérique du nerf masticateur et celui de la troisième paire (Bollach).

Phénomène de Pescher, *m.* Insufflation d'un poumon par l'autre poumon dans ses exercices intensifiés, démontrant l'existence de forces interpulmonaires, comme l'éclaircissement des sommets à la toux, vu aux rayons X, démontre les forces interlobiques d'un même poumon (Rosenthal).

Phénomène de Schultz-Charlton, *m.* Voir SYN. : *Phénomène d'extinction.*

Phénomène d'extinction, *m.* SYN. : *Phénomène de Schultz - Charlton.* Il se recherche pour faire le diagnostic de la scarlatine. Le sérum humain injecté dans le derme possède la propriété d'éteindre l'exanthème scarlatineux et reste sans effet sur les exanthèmes d'autre nature. Le sérum de scarlatineux, prélevé pendant les vingt premiers jours de la maladie et injecté dans le derme, laisse persister l'exanthème scarlatineux.

Philomimésie, *f.* (φιλέω, j'aime ; μίμησις, imitation).

Tendance qu'ont certains aliénés à imiter les attitudes des personnes qu'ils ont devant eux.

Phimateux, *adj.* (φύμα, excroissance). Syn. : *Tuberculeux.*

Phimosiectomie, *f.* (φιμὸς, bride; ἐκτομή, excision). Circoncision chirurgicale du phimosis.

Phimosis, *m.* (φιμὸς, bride). Rétrécissement du . prépuce qui empêche la sortie du gland.

Phimosis des lèvres, *m.* (φιμὸς, bride). Bride le plus souvent cicatricielle des lèvres, provoquant le rétrécissement de la bouche.

Phlébarterie, *f.* (φλὲψ, veine ; ἀρτηρία, artère). Voir Syn. : *Varice anévrysmale ; Anévrysme artérioso-veineux; Anévrysme variqueux de l'aorte.*

Phlébectasie, *f.* (φλὲψ, veine; ἔκτασις, dilatation). Dilatation des veines.

Phlébectomie, *f.* (φλὲψ, veine; ἐκτομή, excision). Résection d'une varice ou d'un paquet variqueux.

Phlébite, *f.* (φλὲψ, φλεϐὸς, veine). Inflammation d'une veine.

Phléboclyse, *f.* (φλὲψ, veine; κλύζειν, laver). Voir Syn. : *Injection intra-veineuse.*

Phlébogramme, *m.* (φλὲψ, veine; γράμμα, écriture). Enregistrement des pulsations des veines.

Phlébolithe, *f.* (φλὲψ, veine; λίθος, pierre). Concrétion calcaire des tuniques des veines.

Phlébonarcose, *f.* (φλὲψ, veine ; νάρκωσις, assoupissement). Anesthésie générale obtenue par l'injection intraveineuse d'un médicament hypnotique.

Phlébonarcose chlorofor-

mique, *f.* (φλὲψ, veine; νάρκωσις, assoupissement). Voir Syn. : *Chlorophlébonarcose.*

Phlébosclérose, *f.* (φλὲψ, veine; σκληρὸς, dur). Sclérose des veines.

Phlébotomie, *f.* (φλὲψ, veine; τομή, section). Syn. : *Saignée.* Incision d'une veine superficielle, en général au pli du coude, dans le but de soustraire à l'organisme une certaine quantité de sang dans un but thérapeutique ou de recherches cytologique ou bactériologique.

Phlegmasie, *f.* (φλεγμασία, action de brûler). Voir Syn. : *Inflammation.*

Phlegmatia alba dolens, *f.* Syn. : *Œdème blanc douloureux.* Phlébite des membres inférieurs des accouchées, due à une infection d'origine utérine, caractérisée par un œdème des jambes, œdème blanc et douloureux.

Phlegmatia cœrulea dolens, *f.* Phlébite localisée principalement aux veines superficielles des membres inférieurs qui donnent, par transparence, une coloration bleuâtre à l'œdème dont est atteint le membre.

Phlegmon, *m.* (φλεγμονή, de φλέγειν, brûler). Suppuration du tissu conjonctif. Le phlegmon peut être : circonscrit, diffus, gangréneux.

Phlegmon large de Dupuytren, *m.* Phlegmon sous-thyroïdien diffus siégeant en avant de l'aponévrose moyenne du cou. Il s'observe surtout chez les déprimés, les cachectiques.

Phlegmon ligneux, *m.* Phlegmon diffus chronique du cou, ayant la dureté du bois, de coloration rouge lie de vin; la peau adhère aux tissus sous-jacents. Il n'entraîne en général aucune douleur, ni aucun trouble de la déglutition ou de la respiration. Il évolue lentement, arrive tardivement à la suppuration. Dans les cas graves, la mort survient par œdème de la glotte.

Phlegmon périnéphrétique, *m.* Phlegmon qui se développe dans le tissu cellulo-graisseux abondant, lâche, qui entoure le rein.

Phlegmon rétro ou latéropharyngien, *m.* Abcès dont le pus se collecte en arrière ou sur les côtés du pharynx, en dehors de la loge amygdalienne.

Phlogogène, *adj.* (φλέγειν, brûler ; γεννάω, j'engendre). Qui occasionne l'inflammation.

Phlogose, *f.* (φλέγειν. brûler). Voir Syn.: *Inflammation*.

Phloroglucine vanilline, *f.* Voir Syn.: *Réactif de Gunzbourg.*

Phlorydzine, *f.* (φλόος. écorce; ρίζα, racine). Glycoside extrait de la racine du pommier que l'on fait ingérer au malade pour explorer la fonction rénale, car il provoque de la glycosurie.

Phlorydzique, *adj.* (φλόος. écorce; ρίζα. racine). Qui a rapport à la phlorydzine. — *Ex.:* Diabète phlorydzique.

Phlyctène, *f.* (φλύζειν. bouillir). Bulle contenant de la sérosité, due à un soulèvement de l'épiderme. — *Ex.:* Phlyctène de brûlure.

Phlycténoïde, *adj.* (φλύκταινα, phlyctène; είδος. ressemblance). Qui ressemble à une phlyctène. — *Ex.:* Eruption phlycténoïde.

Phlycténose récidivante des extrémités, *f.* Voir Syn.: *Acrodermite continue*

Phlycténule, *f.* (φλύκταινα, phlyctène). Petite phlyctène, s'observant principalement dans les inflammations de la cornée.

Phlycténulaire, *adj.* (φλύκταινα, phlyctène). Qui a rapport aux petites phlyctènes. — *Ex.:* Kératite phlycténulaire.

Phobie, *f.* (φόβος. crainte). Syn. : *Obsession-crainte.* Obsession caractérisée par une anxiété à forme craintive.

Phobie diffuse, *f.* Voir : *Panophobie.*

Phobie systématisée, *f.* Voir : *Monophobie.*

Phocomélie, *f.* (φώκη, phoque; μέλος. membre). Monstruosité dans laquelle le bras et l'avant-bras sont absents. Les pieds et les mains s'insèrent immédiatement sur le tronc. Ce genre de monstres rappelle l'aspect des membres des phoques.

Phonasthénie, *f.* (φωνή, voix : ἀσθενός. sans force). Faiblesse du son de la voix.

Phonendoscope, *m.* (φωνή, son; ἔνδον. en dedans : σκοπείν. examiner). Appareil composé d'une tige vibrante surmontée d'un tambour que l'on applique au niveau de l'organe à examiner et qui est relié aux oreilles de l'observateur par deux tubes en caoutchouc. Cet appareil amplifie les sensations perçues dans la percussion.

Phonendoscopie. *f.* (φωνή, voix; ἔνδον. en dedans : σκοπείν, examiner). Voir Syn. : *Percussion auscultée.* Procédé de percussion auscultatoire au moyen du phonendoscope.

Phonocinétique. *adj.* (φωνή, voix : κίνημα. mouvement). Qui a rapport aux mouvements articulés de la voix. — *Ex. :* Amnésie phonocinétique.

Phonophobie. *f.* (φωνή, voix: φόβος. crainte). Crainte

qu'éprouvent certains malades de parler à haute voix. Elle s'observe chez les aliénés, les convalescents.

Phonospasmie, *f.* φωνή, voix; σπασμός, spasme). Spasme survenant à l'occasion de l'audition ou de l'émission de la voix.

Phosphaturie, *f.* (*Phosphorus*, phosphore; οὖρον, urine). Élimination par les urines d'une quantité anormale de phosphates.

Phosphène, *m.* (φῶς, lumière; φαίνω, j'apparais). Sensation lumineuse subjective obtenue par la pression du globe oculaire, les paupières étant closes.

Phosphorisme, *m.* (φῶς, lumière; φέρω, je porte). Voir: *Intoxication par le phosphore.*

Photisme, *m.* (φῶς, lumière). Fait d'associer la perception d'une image lumineuse, colorée, à la perception d'un son.

Photogénique, *m.* (φῶς, lumière; γεννάω, j'engendre). Qui engendre la lumière.

Photographie métrique, *f.* (φῶς, lumière; γράφειν, écrire; μέτρον, mesure). *Méd. légale.* Méthode de photographie, laissant constante la valeur du tirage de la chambre photographique et obtenant la mise au point en changeant l'objectif. Elle permet de prendre les dimensions réduites, mais exactes des objets: meubles de chambre, cadavres dans une pièce bouleversée et leur position. (Procédé imaginé par Bertillon.)

Photophobie, *f.* φῶς, φωτός, lumière; φόβος, crainte). Crainte de la lumière. Le malade ferme les paupières, les cache avec un pansement et est pris de larmoiement dès

qu'il veut regarder le jour lumineux.

Photopsie, *f.* φῶς, φωτός, lumière; ὄψειν, voir). Hyperesthésie optique pour la lumière. Elle s'observe dans les encéphalites diffuses, les états d'excitation chez les aliénés.

Photaxisme, *m.* φῶς, lumière; τάξις, arrangement). SYN.: *Phototropisme.* Mouvement du protoplasme provoqué par la lumière.

Photothérapie, *f.* φῶς, φωτός, lumière; θεραπεύω, je soigne). Méthode thérapeutique consistant à employer dans la lumière les rayons lumineux et chimiques à l'exclusion des rayons calorifiques.

Photothermothérapie, *f.* φῶς, φωτός, lumière; θερμός, chaleur; θεραπεύω, je soigne). Méthode thérapeutique consistant à employer dans la lumière les rayons calorifiques.

Phototropisme, *m.* φῶς, lumière; τρέπω, je tourne). Voir SYN.: *Phototaxisme.*

Phrénésie, *f.* φρήν, esprit). Expression désuète employée pour désigner autrefois l'excitation mentale dans les différentes formes de délires aigus toxiques ou toxiniques.

Phrénique, *adj.* φρήν, diaphragme). Qui a rapport au diaphragme. — *Ex.:* Abcès sus ou sous-phrénique.

Phrénique, *adj.* φρήν, diaphragme). Qui a rapport au nerf phrénique. — *Ex.:* Névralgie phrénique.

Phrénite, *f.* φρήν, diaphragme). Inflammation du diaphragme.

Phrénitis, *m.* φρήν, centre phrénique d'Hippocrate). Délire aigu des maladies aiguës ou des psychopathies.

Phrénocardie, *f.* (φρήν, esprit; καρδία, cœur). État névropathique du cœur avec troubles du rythme (palpitations). Il s'observe dans certaines névroses.

Phrénoclonie, *f.* (φρήν, diaphragme ; κλόνος, tension, contraction). Contractions répétées du diaphragme. Elles s'observent dans le hoquet épidémique, le tétanos.

Phrénologie, *f.* (φρήν, esprit ; λογος, étude). Étude des localisations cérébrales d'après la forme des os du crâne.

Phrénonévrose, *f.* (φρήν, diaphragme ; νεῦρον, nerf). Névrose du diaphragme avec spasmes de ce muscle, simulant, dans certains cas, l'occlusion intestinale.

Phrénopathie, *f.* (φρήν, esprit ; πάθος, maladie). Maladie mentale.

Phréno-péricardite, *f.* Variété de symphyse cardiaque caractérisée par une adhérence du péricarde au diaphragme que révèle la radiographie ; le sinus cardio-diaphragmatique, normalement clair dans l'inspiration profonde, est marqué par une opacité triangulaire dont la base repose sur le diaphragme et le sommet se confond avec la région apexienne. Le symptôme fonctionnel capital est la douleur rappelant celle de l'angor pectoris ; le symptôme physique le plus important est la disparition du choc de la pointe du cœur contre la paroi thoracique à la palpation même dans le décubitus horizontal, ou tout au moins la localisation, toujours au même point, du choc apexien contre la région mamelonnaire.

Phrénoptose, *f.* (φρήν, diaphragme ; πτῶσις, chute).

Abaissement du diaphragme résultant de lésions pleuropulmonaires chroniques ou de ptoses des viscères abdominaux.

Phtiriase, *f.* (φθείρ, pou). SYN.: Maladie des vagabonds. Maladie cutanée avec excoriations, lésions de grattage, due aux parasites de la peau (poux, morpions).

Phtirius pubis, *m.* (φθείρ, pou). SYN.: *Morpion*. Hémiptère qui secrète un liquide et l'inocule en déterminant sur la peau des taches bleu-ardoisées, d'autant plus nombreuses qu'une infection intercurrente modifie la composition chimique du sang.

Phtisie, *f.* (φθίνειν, dépérir). SYN. : *Phtisie pulmonaire*. Evolution rapide de la tuberculose pulmonaire sous forme soit de granulie (phtisie aiguë granulique), soit de pneumonie caséeuse (phtisie aiguë pneumonique). Voir les mots: *Granulie*, *Pneumonie caséeuse*.

Phtisie calculeuse, *f.* Voir SYN. : *Lithiase broncho-pulmonaire*. Elle s'observe chez des individus non tuberculeux, mais peut s'observer aussi assez rarement dans la tuberculose pulmonaire.

Phtisie des meuleurs, *f.* Voir SYN.: *Chalicose*.

Phtisie des mineurs, *f.* Voir SYN.: *Anthracose*.

Phtisie dorsale, *f.* Voir SYN.: *Mal de Pott*.

Phtisie galopante, *f.* Broncho-pneumonie à forme caséeuse caractérisée par l'ulcération rapide des masses caséeuses qui se développent dans les deux poumons pour aboutir rapidement à la cachexie consomptive. Elle s'observe surtout chez les adolescents et les enfants à la suite de maladies infectieuses.

Phtisie laryngée, *f.* Syn.: *Tuberculose du larynx.*

Phtisie oculaire, *f.* Atrophie du globe oculaire par destruction des membranes à la suite de suppuration intra-oculaire. L'œil est mou par suite de l'écoulement du pus par une ouverture de la sclérotique, la perte de la vision est totale et définitive. L'œil n'a pas besoin d'être énucléé.

Phtisiophobie, *f.* (φθίσις, consomption ; φόϐος, crainte). Phobie de la tuberculose.

Phtisiothérapie, *f.* (φθίσις, consomption ; θεραπεύω, je soigne). Traitement de la tuberculose pulmonaire.

Phylactique, *adj.* φυλάσσειν, protéger). Qui défend contre l'infection. — *Ex. :* Pouvoir phylactique.

Phylaxie, *f.* (φυλάσσειν, protéger). Défense contre l'infection.

Phylogénie, *f.* (φῦλον, espèce, race ; γεννάω, j'engendre). Etude de l'évolution d'une espèce. Elle s'oppose à l'ontogénie.

Phymatose, *f.* (φῦμα, excroissance). Syn.: *Tuberculose.*

Physicothérapie, *f.* φύσις, nature ; θεραπεύω, je soigne). Syn.: *Physiothérapie.* Emploi thérapeutique des agents physiques.

Pysiogénie, *f.* φύσις, nature ; γεννάω, j'engendre). Evolution normale d'un organisme.

Physiognomonie, *f.* φύσις, nature ; γνώμων, qui connaît). Etude du caractère d'un homme par l'inspection des traits et des expressions de son visage.

Physiognomonique, *adj.*

φύσις, nature ; γνώμων, indicateur). Qui exprime par les traits du visage un acte réfléchi et voulu.

Physiologie, *f.* φύσις, nature ; λόγος, étude). Etude du fonctionnement des organes et des tissus des êtres vivants.

Physiopathique, *adj.* φύσις, nature corporelle ; πάθος, maladie). Qui appartient à une affection d'ordre physique ou physiologique. Le trouble physiopathique est un trouble de la motilité (contracture ou paralysie) caractérisé par de la surexcitabilité musculaire (surréflectivité), de la lenteur de la secousse musculaire, des troubles vaso-moteurs et thermiques. Ce trouble ne cède pas à la suggestion, à la psychothérapie, mais est améliorable par la physiothérapie. Il est, dans ce sens, synonyme de réflexe et s'oppose à psychopathique.

Physiopathologie, *f.* φύσις, nature ; πάθος, maladie ; λόγος, étude). Etude de réactions morbides de l'organisme sous l'action des causes pathogènes.

Physiophobie, *f.* φύσις, nature ; φόϐος, crainte). Crainte d'altération des fonctions physiologiques (du sommeil, de la déglutition, etc.).

Physiothérapie, *f.* φύσις, nature ; θεραπεύω, je soigne). Syn. : *Physicothérapie.* Méthode thérapeutique basée sur l'emploi scientifique des agents physiques naturels: air, eau, repos, mouvement, gymnastique, altitude, climats, électricité, chaleur, lumière.

Physocèle, *f.* (φῦσα, gaz ; κήλη, tumeur). Hernie du scrotum dilatée par des gaz intestinaux.

Physométrie, *f.* (φῦσα, exhalaison; μήτρα. matrice). Accumulation de gaz dans la
partie supérieure d'un utérus
gravide, due à la putréfaction du fœtus.

Phytobezoar, *m.* Tumeur
de l'estomac composée de
fibres végétales, de laine. Elle
s'observe chez certains malades hystériques, aliénés) et
chez les animaux.

Phytothérapie, *f.* φυτόν,
ante ; θεραπεία, traitement).
Thérapeutique par les plantes
et par les simples.

Pian, *m.* SYN. : *Boubas,
Yaws.* Lésions de la peau observées chez les nègres présentant des caractères variés :
papuleux, pityriasiformes, et
dues vraisemblablement à une
variété de syphilis chez les
noirs.

Pianique. *adj.* Qui a rapport au pian. — *Ex. :* Ostéite
pianique.

Piarrémie, *f.* πίαρ. graisse;
(ἱμα, sang). Sang dans lequel
se trouve de la graisse émul-
sionnée.

Pica, *m.* (pica, pie). SYN.:
Pirocisme. Perversion de l'appétit consistant à n'ingérer
avec délices que des aliments
acides, épicés, salés, poivrés
en quantité invraisemblable,
depuis quelques grains de sel
jusqu'à un kilog.

Picacisme, *m.* (pica, pie).
Voir SYN.: *Pica.*

Picnose, *f.* πύκνωσις. condensation). Voir SYN.: *Pycnose.*

Picote, *f.* Terme employé
dans l'ouest de la France
(Vendée). Voir SYN.: *Variole.*

Pied bot, *m.* (bot, tronqué,
arrondi). SYN. : *Stréphopodie.*
Déformation du pied due à
des anomalies osseuses de développement ou à des altéra-

tions de l'os, à des rétractions
tendineuses ou musculaires.

Pied bot équin, *m.* (æquus,
cheval). Pied bot portant sur
le sol par les orteils en raison
de l'angle obtus que fait le
pied avec la jambe.

Pied bot paralytique, *m.*
Pied bot consécutif à une paralysie infantile (poliomyélite
antérieure aiguë).

Pied bot talus, *m.* Pied bot
portant sur le sol par le talon.

Pied bot valgus. *m.* SYN.:
Stréphexopodie. Pied bot portant sur le sol par son bord
interne. Il se combine souvent
avec le pied bot talus.

Pied bot varus, *m.* SYN.:
Stréphendopodie. Pied bot portant sur le sol par son bord
externe avec déviation de la
pointe du pied en dedans. Le
plus fréquent des pieds bots.

Pied de Madura, *m.* SYN.:
Mycétome. Maladie fréquente
dans l'Inde, l'Algérie. l'Amérique, due à un phycomycète:
le streptothrix maduræ. Le
pied se tuméfie en un point,
un abcès à liquide sanieux,
fétide. s'ouvre, laissant sourdre des corps granuleux sphériques rappelant les grains de
l'actinomyces; d'autres abcès
s'ouvrent en d'autres points
du pied, qui est gonflé, ulcéré.
L'évolution est très longue.

Pied de tranchée, *m.* SYN.:
*Mycétome du pied : Gelure
des pieds : Maladie des tranchées.*

Pied en patin chinois, *m.*
Il est caractérisé par une
cambrure du pied qui ne permet à la plante de se mettre
en contact avec le sol que par
les talons antérieur et postérieur.

Pied forcé, *m.* Augmentation de volume de l'avant-pied
à hauteur des métatarsiens,

occasionnée par de l'arthrite ou même une fracture à ce niveau, résultant de fatigue à la marche. Elle s'observe cnez les adolescents en état de croissance.

Pied plat valgus douloureux, *m.* SYN.: *Tarsalgie des adolescents; Tarsoptose.* Tarsalgie des adolescents dont la croissance est rapide et qui ont une occupation debout avec obligation de porter de lourdes charges (garçons bouchers, épiciers).

Piedra, *f.* (espagnol: *piedra*, pierre). Voir SYN.: *Trichosporie.* Affection parasitaire du cheveu fréquente en Colombie, au Brésil.

Piedra nostras, *f.* Trichosporie de nos pays.

Piéride du chou, *f.* Chenille vivant sur les choux dont le corps est couvert de poils. Elle détermine, par son contact avec la peau, une action vésicante, des piqûres par ses poils qui sont l'occasion d'inoculations microbiennes.

Pierre infernale, *f.* Nom vulgaire donné au nitrate d'argent fondu en petits cylindres de couleur brune ou ardoisée qui servent à pratiquer des cautérisations.

Piézométric oscillographique, *f.* Détermination des pressions intra-artérielles maxima et minima d'après les tracés oscillographiques pris à des taux variés et connus de contre-pression pneumatique.

Pigeonneau, *m.* SYN.: *Rossignol des tanneurs; Tourtereau.* Ulcération profonde et douloureuse des doigts, due à l'action des acides employés par les ouvriers peaussiers.

Pigment, *m.* (*pingere*, peindre). Corps possédant une coloration propre qu'il donne aux tissus dans lesquels séjourne momentanément o s'incorpore définitivement.

Pigment ocre, *m.* (*pingere*, peindre). Voir SYN. *Hémosidérine; Rubigine.*

Pigment rouge-brun, *m.* SYN.: *Bilirubidine de Tissie.* Produit de l'oxydation d l'urobiline; il est un de agents de coloration des tissus dans l'ictère métapigmentaire.

Pigmentation, *f.* (*pingere*, peindre). Etat d'un tissu, d'un organe qui contient des pigments. — *Ex.:* Pigmentation anormale de la peau.

Pigmenthémie, *f.* (*pigmentum*, pigment: αἷμα, sang). Existence anormale du nombre des pigments ou des métapigments biliaires dans le sang, qui donne aux téguments une teinte ictérique. Voir: *Ictère du nouveau-né.*

Pignet, médecin français contemporain. Voir: *Indice de Pignet.*

Pilcher. Voir: Manœuvre de Pilcher (dans la réduction de la fracture de l'extrémité inférieure du radius).

Pilimiction, *f.* (*pilus*, poil; *mictio*, miction). Evacuation de poils dans les urines, provenant de kystes dermoïdes.

Pilomoteur, *adj.* (*pilus*, poil; *movere*, remuer). Qui met en action les muscles insérés à la base des poils. — *Ex.:* Réflexe oculo-pilomoteur.

Pinard, accoucheur français contemporain. Voir: Manœuvre de Pinard.

Pinguécula, *f.* (*pinguis*, gras). Elevure jaunâtre ou rosée de la conjonctive, du volume d'une tête d'épingle à celui d'une petite lentille, siégeant à une petite distance du

imbe cornéen, presque tou-
ours du côté interne. Elle est
onstituée par du tissu cellu-
aire et des fibres élastiques
vec quelques vaisseaux et un
mas de cellules épithéliales
pavimenteuses. Elle s'observe
hez les gens d'un certain
ige.

Pinta, *f.* Voir Syn.: *Caraté.*

Piorrhagie, *f.* (πύον. pus;
ήγνυμι, je romps). Syn. :
Pyorrhée. Ecoulement de pus.

Piquite, *f.* Dermatose mycosique observée à la Guade-
oupe. Voir Syn. : *Caraté.*

Piqûre anatomique, *f.* Piqûre ou petite plaie qui survient à l'occasion d'une au-
opsie chez l'opérateur. Elle
s'accompagne souvent d'acci-
lents infectieux en raison de
la virulence des microbes et
le la toxicité des sérosités
occasionnée par la putréfaction cadavérique.

Pirogoff, chirurgien de la
in du XIXe siècle. Voir : *Opération de Pirogoff.*

Piroplasmose, *f.* Syn.: *Maladie de Babes;* Maladie due
au piroplasma, variété de pro-
ozoaire.

Pithiatique, *adj.* (πείθω,
persuasion ; ἰατος, guérissa-
Qui a rapport au pithiatisme.
— *Ex.:* Accidents pithiatiques.

Pithiatisme, *m.* (πείθω, persuasion; ἰατος, guérissable).
Troubles nerveux et mentaux
guérissables par la persuasion
ou la suggestion, formant un
les deux groupes de symp-
tômes constitutifs de l'hystérie. L'autre étant formé de
symptômes où la suggestion
et la contre-suggestion n'ont
aucune influence.

Pituite, *f.* (*pituita*, mucosité). Rejet de l'estomac d'un
liquide aqueux avec ou sans
mucosités, soit par vomissement, soit par régurgitation.

Pityriasis, *m.* (πίτυρον,
son). Affection cutanée caractérisée par une fine desquamation furfuracée. Ce terme
s'applique à des affections
d'origine fort différente.

Pityriasis capitis, *m.* Voir
Syn. : *Pellicules.*

Pityriasis circiné, *m.* Pityriasis dont les bords sont
entourés d'un liséré rouge un
peu saillant, de squasmes
grasses adhérentes. Il est dû
au microsporon anomœen.

Pityriasis lingual, *m.* Expression inexacte et désuète
Voir Syn. : *Glossite exfoliatrice.*

**Pityriasis rosé (de Gi-
bert)**, *m.* Syn. : *Roséole
squameuse.* Eruption généralisée de taches roses furfu-
reuses à laquelle succède l'apparition d'éléments maculeux,
procédant par poussées au
tronc, à la racine des membres, respectant toujours le
cuir chevelu. Sa nature est
mal connue. Morphologiquement, il se rapproche des tri-
chophyties, mais sa nature tuberculeuse est admise par un
grand nombre d'auteurs.

Pityriasis rubrapilaire,
m. Syn. : *Maladie de Besnier;
Lichen ruber acuminatus.* Tuberculide périfolliculaire voisine du lichen scrofulosorum.
Elle est localisée sur les parties découvertes (mains, face),
caractérisée par une hyperkératose au niveau des orifices
piliaires, qui donne à la main
la sensation d'une râpe. Elle
rappelle certaines formes de
psoriasis.

Pityriasis stéatoïde, *m.*
Pityriasis avec croûtelles
grasses, brun sale, rappelant
les croûtes impétigineuses. Il
est souvent une cause d'alopécie.

Pityriasis versicolor, *m.*

Affection parasitaire de la peau, caractérisée par des taches petites se réunissant pour former des placards de coloration variée (café au lait, chamois, rose), à bords nets, contenant un parasite : le microsporon furfur.

Placenta, *m.* (πλαχοῦς, gâteau). Organe constitué par les villosités fœtales, greffées sur la muqueuse utérine, au niveau duquel s'opèrent les échanges nutritifs entre la mère et le fœtus.

Placenta prævia, *m.* (*præ,* en avant; *via,* route). Placenta inséré sur le segment inférieur, en avant de la voie de sortie du fœtus.

Placentaire, *adj.* (πλαχοῦς, gâteau). Qui a rapport au placenta. — *Ex.:* Hémorragie placentaire.

Placentite, *f.* (πλαχοῦς, gâteau). Inflammation du placenta.

Placentôme, *m.* (πλαχοῦς, gâteau). Tumeur qui a pour point de départ le protoplasma d'inclusions embryonnaires. Elle s'observe dans l'utérus et le testicule et souvent à l'occasion d'un traumatisme. Elle a été décrite autrefois sous le nom de sarcome angioplastique.

Plagiocéphalie, *f.* (πλάγιος, oblique; κεφαλή, tête). Tête à axe antéro-postérieur, oblique et aplati.

Plaie, *f.* (πληγη, coup). Toute solution de continuité des téguments, due à un agent extérieur; toute solution de continuité d'une muqueuse sous l'influence de troubles de nutrition. — *Ex.:* Plaie de jambe, plaie du pylore.

Plaie contuse, *f.* Déchirure de la peau avec attrition de la peau et des parties profondes sous-jacentes, occasionnée par un corps contondant.

Plaie de Jacob, *f.* Cancroïde ulcéreux de la peau.

Plaie en séton, *f.* Plaie présentant un trajet sous-cutané avec deux orifices.

Planckton, *m.* Matière vivante et fluide composée de larves, d'embryons, d'œufs, de matières végétales, qui flotte à la surface de la mer et qui sert à la nourriture des poissons.

Planckton minéral, *m.* *Médecine légale.* Dépôt des particules minérales généralement siliceuses que l'on trouve dans le sang hémolysé d'un noyé à l'examen du microscope polariseur.

Planckton sanguin, *m.* Matière vivante du sang dont les modifications sont précieuses à analyser en médecine légale et en hématologie.

Planétoscopique, *adj.* πλάνος, errant; σκοπεῖν, regarder). Qui a rapport à la perception des planètes et, par suite, des objets sphériques. — *Ex.:* Illusion planétoscopique (voir ce mot).

Plaques de Peyer, *f.* Follicules clos de l'intestin grêle, agglomérés en plaques. Ils sont le siège d'inflammation et d'ulcérations caractéristiques dans la fièvre typhoïde.

Plaques de Redlich, *f.* Voir Syn. : *Tourbillon de Redlich.*

Plaque jaune, *f.* Plaque d'étendue variable, de 1 à 3 centimètres de diamètre, de coloration jaunâtre, observée au niveau de l'écorce dans le ramollissement cérébral. La coloration jaune est due aux modifications subies par la matière colorante du sang, l'état scléreux des tissus et la

ransformation du foyer en
natière grasse.

Plaque muqueuse, *f*.
laque papuleuse syphilitique,
'observant à la période se-
ondaire de la maladie au ni-
eau des muqueuses (bouche,
angue, vulve, anus) et des
égions humides (scrotum,
.isselle).

Plaques ptérygoïdiennes
le Parrot, *f*. Voir SYN. :
Aphtes de Bednar.

Plasma, *m*. (πλάσμα, for-
nation). Partie liquide du
sang formé du sérum liquide,
et de la fibrine dissoute dans
ce liquide.

Plasmarrhexis, *f*. (πλάσμα,
plasma ; ῥῆξις, briser). Destruction du plasma cellulaire par
rupture de sa membrane en-
veloppante ; c'est la mort de
la cellule.

Plasmazelle, *f*. (πλάσμα,
plasma ; all.: *die zelle*, la cellule). Voir SYN. : *Plasmocyte*.

Plasmocyte, *m*. (πλάσμα,
plasma ; κύτος, cellule). SYN. :
Plasmazelle. Cellule pathologique, produit de l'inflammation pouvant dériver aussi
bien d'un leucocyte mononucléaire que d'une cellule conjonctive enflammée.

Plasmocytome, *m*. (πλάσμα,
plasma ; κύτος, cellule). Tumeur osseuse constituée par
des plasmocytes.

Plasmodie, *f*. (πλάσμα, plasma). Amas de cellules ami-
boïdes sans noyaux.

Plasmodium præcox, *m*.
Agent pathogène du palu-
disme, parasite de la fièvre
tierce maligne.

Plasmodium vivax, *m*.
Agent pathogène du palu-
disme de la fièvre bénigne et
la fièvre quarte. Il serait plus
résistant que le plasmodium
præcox à l'action de la quinine.

Plasmosarcome, *m*. (πλάσμα, plasma ; σάρξ, chair). Tumeur maligne osseuse constituée par des plasmocytes.

Plasmothérapie, *f*. (πλάσμα,
partie liquide du sang ; θεραπεύω, je soigne). Méthode de
traitement par les sérums.

Plastie, *f*. (πλάσσειν, former).
Restauration. — *Ex.:* Plastie
de la joue.

Plastique, *adj*. (πλάσσειν,
former). Qui sert à former, à
réparer. — *Ex.:* Rigidité plastique ; Aliment plastique.

Plastron, *m*. (ital.: *plas-
trone*, pierre plate). Zone d'induration au niveau d'un foyer
inflammatoire que l'on recherche par la percussion et
la palpation. — *Ex.:* Plastron
abdominal.

Platode, *m*. (πλατύς, large).
Ver plat (tænia).

Platycéphalie, *f*. (πλατύς,
large ; κεφαλή, tête). Aplatissement de l'occiput.

Pléiade ganglionnaire, *f*.
(πλείαδες, de πλέω, je navigue).
Adénites multiples plus ou
moins rapprochées, ayant tendance à s'accoler de place en
place.

Pléiochromique, *adj*.
(πλέως, nombreux ; χρῶμα, couleur). Dont la couleur est très
accentuée. — *Ex.:* Selle pléiochromique.

Pléiomagie, *f*. (πλεῖος,
plusieurs ; μαζίον, petite mamelle). Voir SYN.: *Polymastie*.

Pléomorphisme, *m*. (πλέως,
nombreux ; μορφή, forme).
Transformation fréquente de
la forme (d'une cellule, par
exemple).

Pléonostéose, *f*. (πλέων,
exagéré ; ὀστέον, os). Dystrophie osseuse généralisée à
l'ensemble du squelette et en
particulier aux os longs, caractérisée par une rapidité de

développement des os longs dans l'enfance avec ossification prématurée des cartilages de conjugaison, arrêt de développement qui limite la taille. Les épiphyses s'hypertrophient, présentent des butées osseuses qui limitent les mouvements articulaires. Il s'ensuit des phénomènes d'ankylose le plus souvent en flexion. Cette maladie est généralement familiale et héréditaire.

Plérose, *f.* (πληρόω, je remplis, je complète). Rétablissement d'un corps épuisé par la fatigue.

Plessimètre, *m.* (πλήσσω, je frappe ; μέτρον, mesure). Plaque d'ivoire mince, circulaire ou ovalaire, plane sur ses deux faces, que l'on applique sur l'organe à examiner, et sur lequel on frappe pour pratiquer la percussion médiate. La plaque d'ivoire est souvent remplacée par une lame de caoutchouc, ou mieux encore par le doigt ou une pièce de monnaie.

Pléthore, *f.* (πλήθειν, être plein). Syn. : *Polyphémie.* Excès de sang dans l'organisme qui se caractérise par la coloration rouge des téguments.

Pléthysmogramme, *m.* (πλήθειν, être plein ; γράμμα, écrit). Graphique enregistreur des variations de volume d'un organe, par exemple de la cuisse, sous l'influence de la circulation sanguine.

Pléthysmographie, *f.* (πλήθειν, être plein ; γράφειν, écrire). Enregistrement des graphiques des variations de volume d'un organe sous l'influence de la circulation sanguine.

Pléthysmographique, *adj.*

(πληθυσμος, augmentation ; γράφειν, écrire). Qui a rapport à l'enregistrement des mouvements d'amplitude, ou de l'augmentation d'un organe. — *Ex.:* Onde pléthysmographique respiratoire.

Pleural, *adj.* (πλευρά, plèvre). Qui a rapport à la plèvre. — *Ex.:* Épanchement pleural.

Pleurectomie, *f.* (πλευρά, plèvre ; ἐκτομή, excision). Syn. : *Décortication de la plèvre.* Opération chirurgicale consistant à pratiquer des résections plus ou moins étendues des feuillets pleuraux malades, constituant une plaque inextensible formée par une pleurésie purulente, dans le but de libérer le poumon et lui permettre de reprendre sa souplesse.

Pleurésie, *f.* (πλευρά, plèvre). Inflammation de la plèvre.

Pleurésie avec épanchement, *f.* Inflammation de la plèvre qui réagit en sécrétant un liquide jaune citron.

Pleurésie néoplasique, *f.* Pleurésie consécutive à un cancer du poumon.

Pleurésie noire, *f.* Pleurésie dans laquelle la ponction exploratrice retire un liquide épais, visqueux, noir, comparable au cirage et sans odeur, reliquat d'un hémothorax vieilli et ignoré. L'analyse chimique montre qu'en outre du sang, il existe des pigments biliaires abondants.

Pleurésie purulente, *f.* Inflammation de la plèvre avec production de pus dans la séreuse.

Pleurésie sèche, *f.* Inflammation de la plèvre, caractérisée par son dépolissement, la production d'exsudats pseudo-membraneux.

Pleurétique, *adj.* (πλευρὰ, plèvre). Qui a rapport à la plèvre. — *Ex.:* Point pleurétique.

Pleurite, *f.* (πλευρά, plèvre). Inflammation chronique et sèche de la plèvre.

Pleurocèle, *f.* (πλευρὰ, plèvre; κήλη, tumeur). Hernie de la plèvre et du poumon.

Pleurocœnadelphe, *m.* (πλεύρον, flanc; κοινὸς, commun; ἀδελφὸς, frère). Monstre double réuni par les faces latérales des troncs.

Pleurodynie, *f.* (πλεύρον, flanc; ὀδύνη, douleur). Rhumatisme des muscles de la paroi thoracique, en particulier des muscles intercostaux.

Pleuropéricardite, *f.* (πλευρὰ, plèvre; πέρικαρδία, péricarde). Inflammation de la plèvre et du péricarde.

Pleuropneumonie, *f.* (πλευρὰ, plèvre; πνεύμων, poumon). Inflammation de la plèvre et du poumon sous-jacent. Le microbe, cause de cette inflammation, est fort variable.

Pleurothotonos, *m.* (πλευρόθεν, de côté; τόνος, tension). État de contracture unilatérale des muscles du tronc qui se trouve fléchi d'un côté. Il s'observe dans le tétanos.

Pleurotomie, *f.* (πλευρὰ, plèvre; τομή, incision). SYN. : *Empyème.* Ouverture chirurgicale de la plèvre pour donner issue à son contenu, toujours d'origine pathologique. Elle peut s'accompagner de résection costale.

Pleurotyphoïde, *f.* (πλευρὰ, plèvre; τῦφος, stupeur). Pleurésie à bacille d'Eberth. Elle est souvent le premier symptôme de l'infection.

Plexus brachial, *m.* (*plectere,* entrelacer). Enchevêtrement des fibres nerveuses provenant des quatre dernières paires cervicales et de la première dorsale. Il s'épanouit en 6 branches terminales (nerfs musculo-cutané, médian, cubital, brachial, cutané interne, son accessoire et le radial) et 12 branches collatérales innervant ainsi le moignon de l'épaule, les pectoraux, le grand dorsal, le grand dentelé et les muscles du membre supérieur. Il donne la sensibilité à la peau, sauf à la partie de la face interne du bras. Voir : *Paralysie du plexus brachial.*

Plicature du rachis, *f.* (*plicare,* plier). Voir SYN. : *Camptocormie; Plicature vertébrale.*

Plicature vertébrale, *f.* Voir SYN. : *Camptocormie; Plicature du rachis.*

Plique, *f.* (πλεχεῖν, emmêler). Chevelure emmêlée ayant l'aspect frisé et laineux que l'on observe chez les individus peu soigneux, déjà atteints de piedra. — *Ex. :* Plique colombienne.

Plomb des vidangeurs, *m.* (*plombum,* plomb). Intoxication aiguë par l'hydrogène sulfuré qui s'exhale des fosses d'aisances. Voir : *Intoxication par l'hydrogène sulfuré.*

Plombage, *m.* (*plombum,* plomb). Procédé d'obturation d'une dent ou d'une cavité osseuse.

Plombé, *adj.* (*plombum,* plomb). Qui a rapport au plomb, qui a les caractères physiques du plomb. — *Ex.:* Teint plombé.

Plongeant, *m.* (*plumbicare,* tomber à plomb). Voir : *Goitre plongeant.*

Pluriloculaire, *adj.* (*plures,* plusieurs; *loculus,* loge). Qui a plusieurs loges. — *Ex.:* Kyste pluriloculaire.

Pneumatocèle du crâne, *f.* (πνεῦμα, air ; κήλη, hernie). Epanchement d'air entre les os du crâne et le périoste. Il s'observe à la suite de traumatisme des sinus frontaux, de la mastoïde ou de l'inflammation de ces régions.

Pneumatose stomacale, *f.* (πνεῦμα, gaz). Distension de l'estomac par des gaz.

Pneumatothérapie, *f.* (πνεῦμα, air ; θεραπευω, je soigne). Méthode de traitement basée sur l'emploi de l'air pur (cure d'altitude, cure maritime, etc.).

Pneumaturie, *f.* (πνεῦμα, air ; οὖρον, urine). Emission d'urine mélangée de gaz.

Pneumectomie, *f.* (πνεύμων, poumon ; ἐκτομή, excision). Excision, résection d'une partie du poumon. Elle se fait, par exemple, dans les hernies du poumon avec gangrène.

Pneumique, *adj.* (πνεῦμα, souffle). Qui contient de l'air. — *Ex.:* Ostéo-arthropathie hypertrophiante pneumique.

Pneumobacille de Friedlander, *m.* Variété de colibacille présentant une capsule d'ailleurs inconstante, agent de l'angine, de la broncho-pneumonie et de la septicémie. Ne pas le confondre avec le pneumocoque.

Pneumobacillémie, *f.* (pneumobacille ; αἷμα, sang). Septicémie due à la présence du pneumobacille de Friedlander dans le sang.

Pneumocèle, *f.* (πνεύμων, poumon ; κήλη, cavité). Hernie du poumon le plus souvent traumatique, mais aussi spontanée à la suite de déchirure ou d'écartement des muscles intercostaux.

Pneumococcémie, *f.* (πνεύμων, poumon : κόκκος, graine ; αἷμα, sang). Septicémie due à la présence de pneumocoque dans le sang.

Pneumococcie, *f.* (πνεύμων, poumon ; κόκκος, graine). Infection générale de l'organisme due au pneumocoque.

Pneumocoque, *m.* (πνεύμων, poumon : κόκκος, graine). SYN. : *Microbe de Talamon-Frankel.* Diplocoque encapsulé, agent pathogène de la pneumonie.

Pneumographie, *f.* (πνεύμων, poumon : γράφειν, écrire). Enregistrement des ampliations thoraciques pendant la respiration.

Pneumohémie putride, *f.* (πνεῦμα, air ; αἷμα, sang). Septicémie gazeuse et putride, à évolution généralement rapide et fatale.

Pneumokoniose, *f.* (πνεύμων, poumon ; κόνις, poussière). Pneumonie chronique d'origine inflammatoire bactérienne, ou d'origine professionnelle par inhalation de poussières atmosphériques. Voir : *Anthracose ; Byssinose, Chalicose, Gypsose, Sidérose.*

Pneumolithe, *m.* (πνεύμων, poumon ; λίθος, pierre). Concrétion calcaire du poumon.

Pneumologie, *f.* (πνεύμων, poumon ; λόγος, étude). Étude des maladies du poumon.

Pneumonie, *f.* (πνεύμων, poumon). SYN. : *Pneumonie franche ou lobaire.* Maladie infectieuse localisée au poumon, due au pneumocoque, dont l'évolution se fait dans neuf jours. Elle est caractérisée par une congestion aiguë d'un lobe pulmonaire avec exsudat fibrineux remplissant les alvéoles. Elle se manifeste par un point de côté, une expectoration de crachats sanguinolents et rouillés, de la fièvre.

Pneumonie caséeuse, *f.* Pneumonie tuberculeuse prenant le poumon en masse, forme de phtisie aiguë.

Pneumonie hypostatique, *f.* Pneumonie située à la base des poumons, s'observant chez les vieillards, les accidentés ou les opérés astreints à un décubitus dorsal prolongé.

Pneumonie massive, *f.* Inflammation aiguë prenant en masse un lobe pulmonaire, obstruant par l'abondance des sécrétions fibrineuses les bronches afférant à ce lobe, ce qui ne permet pas de constater par l'auscultation les signes cliniques de la pneumonie (râles fins, etc.).

Pneumonie traumatique, *f.* Pneumonie se localisant au point du thorax qui a été le siège d'un traumatisme (contusion, fracture de côtes, déchirure du parenchyme pulmonaire). Elle apparaît en général 48 heures après l'accident; après 5 jours d'intervalle, il est difficile de voir une relation de cause à effet entre la maladie et le traumatisme.

Pneumonique, *adj.* (πνεύμων, poumon). Qui a rapport à la pneumonie. — *Ex.:* Râles fins pneumoniques.

Pneumopathie, *f.* (πνεύμων, poumon; πάθος, maladie). Toute affection localisée aux poumons.

Pneumopéricarde, *m.* (πνεῦμα, air; περικάρδιον, péricarde). Péricarde contenant de l'air. Celui-ci y est généralement introduit dans un but thérapeutique.

Pneumopéritoine, *m.* (πνεῦμα, air; περιτείνειν, tendre autour). Péritoine contenant de l'air.

Pneumopéritoine artificiel, *m.* (πνεῦμα, air; περιτείνω, tendre autour). Procédé de diagnostic utilisé en gynécologie. Il consiste à insuffler de l'air dans le péritoine, ce qui permet de pratiquer une radioscopie ou une radiographie de l'utérus et de ses annexes, de constater l'existence d'une tumeur, de ses adhérences avec les organes du petit bassin. Le pneumopéritoine artificiel ne doit être tenté que si on a l'assurance qu'il n'y a pas de pus dans la cavité abdominale.

Pneumopexie, *f.* (πνεύμον, poumon; πῆξις, fixation). Opération chirurgicale consistant à accoler par fixation le poumon à la paroi thoracique par des sutures pour éviter la rétraction de cet organe.

Pneumoséreuse, *f.* (πνεῦμα, air). Introduction d'air dans une séreuse. — *Ex.:* Pneumoséreuse articulaire.

Pneumothérapie, *f.* (πνεῦμα, air; θεραπευω, je soigne). Application à la thérapeutique des gaz autres que l'air, tels que l'oxygène, l'ozone, l'acide carbonique.

Pneumothorax, *m.* (πνεῦμα, air; θώραξ, thorax). Affection caractérisée par la présence d'air ou de gaz dans la plèvre.

Pneumotomie, *f.* (πνεύμων, poumon; τομή, incision). Incision du poumon destinée à ouvrir et à drainer les collections développées dans cet organe (abcès, kystes hydatiques).

Pneumotoxine, *f.* (πνεύμων, poumon; τοξον, poison). Toxine secrétée par le pneumocoque.

Pneumotrope, *adj.* (πνεύμων, poumon; τρέπω, je tourne). Qui a de l'affinité, une attraction pour le poumon. — *Ex.:*

Bacille tuberculeux pneumotrope.

Pneumo-tympan, *m.* (πνεῦμα, air ; τύμπανον, tambour). Emmagasinement d'air comprimé dans l'oreille moyenne, se traduisant par une douleur aiguë de l'oreille en se mouchant.

Pneumotyphus, *m.* (πνεύμων, poumon ; τυφός, hébété). Infection de l'organisme par le bacille d'Eberth, qui se manifeste par les symptômes d'une pneumonie franche et par les signes cliniques de la fièvre typhoïde qui apparaissent secondairement.

Poche des eaux, *f.* Syn. : *Membranes. Obst.* Membranes de l'œuf qui contiennent le liquide amniotique où baigne le fœtus.

Poche sanguine, *f.* Poche contenant du sang qui se forme à la suite d'une contusion violente ayant rompu une artère. Le sang s'épanche dans les parties molles des muscles en dilacérant les tissus et crée une poche où s'emmagasine le sang.

Podagre, *f.* (πούς, pied ; ἄγρα, piège prenant l'animal par le pied). Goutteux dont l'accès est localisé aux pieds.

Podalique, *adj.* (πούς, pied). Qui a rapport aux pieds. — *Ex.:* Version podalique.

Podobromidrose, *f.* (πούς, pied ; βρῶμος, puanteur ; ἱδρώς, sueur). Sudation nauséabonde des pieds.

Podopathie, *f.* (πούς, πόδος, pied ; πάθος, maladie). Toute maladie localisée aux pieds.

Poikilocytose, *f.* (ποικίλος, varié, inconstant ; κύτος, cellule). Variation du nombre et de la forme des globules du sang (aspect crénelé, de poire, de raquette, etc.).

Point appendiculaire, *m.* (*punctus*, point). Voir Syn. : *Point de Mac-Burney.*

Point de Béclard, *m. Méd. légale.* Noyau d'ossification qui constitue l'épiphyse inférieure du fémur. Il apparaît en général chez le fœtus dans les quinze derniers jours de la vie intra-utérine. Il sert à déterminer l'âge du nouveau-né.

Point de côté, *m.* Douleur aiguë localisée en un point du thorax, prémonitoire le plus souvent d'une affection thoracique aiguë (pneumonie, pleuropneumonie, etc.).

Point d'Erb, *m. Elect.* Point situé au-dessus de la clavicule, servant de repère pour électriser les nerfs cervicaux (5e et 6e paires).

Point de Galliot, *m.* Lieu d'élection de l'injection intramusculaire au niveau de la région fessière, à peu près à 4 centimètres au-dessus du grand trochanter.

Point de Lanz, *m.* Point situé sur une ligne droite reliant les deux épines iliaques antéro-supérieures, au niveau du tiers droit de cette ligne. Il correspond à l'appendice cæcal et au point de Mac-Burney.

Point de Lentzmann, *m.* Point situé à 6 centimètres de l'épine iliaque antéro-supérieure droite sur une ligne transversale reliant les deux épines iliaques antérieures et supérieures. Il correspond au point de l'appendicite.

Point de Mac-Burney, *m.* Syn. : *Point appendiculaire.* Ce point siège à l'abdomen, au milieu d'une ligne tendue de l'ombilic à l'épine iliaque antérieure et supérieure. C'est à son niveau que l'on provoque la plus vive douleur de l'abdomen dans l'appendicite. Il doit être recherché avec un seul doigt, avec beaucoup de douceur. C'est un des symptômes capitaux de l'appendicite.

Point de Munro, *m.* SYN.: *Point appendiculaire.* Point situé sur une ligne joignant l'ombilic à l'épine iliaque droite antéro-supérieure, à hauteur où cette ligne rencontre le bord externe du muscle grand droit de l'abdomen.

Points de Valleix, *m.* Points d'émergence du nerf trijumeau au niveau de l'arcade orbitaire (sus-orbitaire), de la région sous-orbitaire (sous-orbitaire), du menton (mentonnier). Ces points sont douloureux à la pression, dans la névralgie faciale. Il y a d'autres points (auriculaire, gingivaux, ophtalmiques) dont la recherche est moins courante.

Poireau, *m.* (*porrum,* poireau). SYN. : *Verrue.* Expression populaire servant à désigner le papillome.

Poison, *m.* (*potio,* breuvage). Toute substance qui, absorbée par l'organisme, est l'occasion de troubles pathologiques quelquefois mortels.

Poison anaphylactisant, *m.* Substance constituée en général par une albumine toxique ou étrangère pour une espèce donnée.

Poison bactérien, *m.* Voir SYN. : *Toxine.*

Poison putride, *m.* Toute substance qui se crée du fait des agents de la putréfaction, toute variété de ptomaïne.

Poitrinaire, *m.* Terme employé dans le langage popu-laire pour désigner le tuberculeux.

Police scientifique, *f. Méd. lég.* Méthode scientifique appliquée en police pour l'identification des victimes, des inculpés, de leurs empreintes, de leurs écrits. Voir : *Bertillonnage ; Graphologie ; Graphométrie,* etc.

Polioencéphalite, *f.* (πολιός, gris ; ἐγκέφαλος, encéphale). Toxi-infection de nature encore mal déterminée, fébrile, à caractère épidémique, localisée à la substance grise du cerveau, rappelant par ses symptômes tantôt la fièvre paratyphoïde, tantôt la méningite cérébro-spinale, et pouvant déterminer des paralysies de la face, des masticateurs, de l'hémiparésie.

Polioencéphalite inférieure aiguë. *f.* SYN.: *Myélite bulbaire aiguë de Leyden.* Elle occasionne, au début, de la céphalée, des vertiges, des bourdonnements d'oreille, des frissons, auxquels symptômes succèdent les phénomènes bulbaires proprement dits : rejet des liquides par les fosses nasales, dysarthrie, paralysie de la langue, des lèvres et du cœur qui entraîne la mort.

Polioencéphalite inférieure chronique, *f.* Voir SYN. : *Paralysie labio-glosso-laryngée.*

Polioencéphalite supérieure aiguë hémorragique de Wernicke. *f.* Encéphalite hémorragique à forme cérébrale, avec ophtalmoplégie, somnolence, paralysies flasques ou spasmodiques. Il n'existe pas de troubles de la sensibilité, ni des sphincters.

Poliomésoencéphalite, *f.* (πολιός, gris ; μέσος, milieu; ἐγκέφαλος, encéphale). Inflammation aiguë de la substance grise du mésocéphale et de l'encéphale. Elle est généralement caractérisée par la paralysie bilatérale de l'oculomoteur commun et par la narcolepsie.

Poliomyélite aiguë, *f.* (πολίος, gris ; μυελός, moelle). Maladie épidémique s'observant à tout âge, mais plus fréquemment dans la première enfance, due à une inflammation localisée à la substance grise de la moelle. Le rapport de la Meningitis division of the Research Laboratory, au sujet de l'épidémie qui frappa New-York en 1916, proposa la classification suivante (*Presse médicale,* 1917) :

1° *Forme non paralytique.* — Dans ces cas, les cellules des cornes antérieures ne sont pas assez fortement touchées par le processus inflammatoire pour donner de la paralysie véritable. Il n'y a qu'une simple faiblesse musculaire;

2° *Forme ataxique.* — Il n'y a pas de lésion des cellules motrices médullaires, mais à l'autopsie on trouve une atteinte du cervelet, des colonnes de Clarke et des ganglions cérébro-spinaux. Cette forme est très rare, elle se caractérise cliniquement par des troubles de l'équilibre: incoordination, ataxie, nystagmus, etc.;

3° *Forme paralytique centrale.* — C'est ici le neurone moteur supérieur qui est atteint, d'où paralysie spasmodique. Une paralysie spasmodique absolue est plus rare; le plus souvent on n'observe comme signe d'atteinte du neurone cortical qu'une exagération très marquée des réflexes ou des convulsions gra-

ves et prolongées rappelant certaines crises épileptiques;

4° *Forme paralytique spinale ou sous-corticale.* — Cette forme, où le neurone moteur périphérique seul est atteint, est évidemment la plus commune, la première reconnue et décrite par les auteurs.

La *paralysie faciale* fut relativement commune dans cette épidémie. Dans 352 cas, il y eut 18 cas de paralysie faciale, associée 10 fois à d'autres phénomènes paralytiques.

La *cécité* est une manifestation de la poliomyélite difficile à classer. Elle tient à la névrite et à l'atrophie optique.

Poliomyélite antérieure aiguë, *f.* (πολίος, gris; μυελός, moelle). SYN. : *Paralysie infantile; Paralysie spinale aiguë.* Maladie infectieuse, due vraisemblablement et le plus souvent au staphylocoque, localisée aux cornes antérieures de la moelle. Elle se traduit chez l'enfant par de la paralysie d'un ou plusieurs membres suivie d'atrophie musculaire et d'arrêt de développement des os, chez l'adulte de paralysie avec atrophie musculaire consécutive.

Poliomyélite antérieure chronique, *f.* (πολίος, gris ; μυελός, moelle). Voir SYN. : *Atrophie musculaire progressive.*

Poliomyélitique, *adj.* (πολίος, gris; μυελός, moelle). Qui a rapport à la poliomyélite. — *Ex.:* Paralysie poliomyélitique.

Poliose, *f.* (πολίος, gris). Décoloration des poils.

Pollakicoprose, *f.* (πολλάκις, souvent ; κόπρος, matière fécale). Pseudo-diarrhée, caractérisée par de nombreuses selles dans la journée (une douzaine) sans altération grave de l'état général. Elle s'observe dans le mégarectum.

Pollakiurie, *f.* (πολλάκις, fréquent; οὖρον, urine). Syn.: *Sychnurie.* Besoin fréquent d'uriner, sans que pour cela l'émission soit abondante. La pollakiurie, au contraire, est souvent un signe d'oligurie.

Pollinosis, *m.* (*pollen*, pollen). Voir Syn. : *Fièvre des foins.*

Pollution, *f.* (*polluere*, souiller). Ecoulement involontaire des sécrétions génitales. — *Ex. :* Pollution spermatique; Pollution vaginale.

Pollutions nocturnes, *f.* Voir Syn.: *Spermatorrée.*

Polyadénome, *m.* (πολύς, plusieurs; ἀδήν, glande). Adénomes multiples. Ils s'observent dans la muqueuse de l'S iliaque.

Polyarthrite, *f.* (πολύς, plusieurs; ἄρθρον, articulation). Inflammation qui se localise à plusieurs articulations à la fois.

Polyarthrite déformante progressive, *f.* Voir Syn. : *Rhumatisme noueux.*

Polyarthrite rhumatismale, *f.* (πολύς, plusieurs ; ἄρθρον, articulation ; ῥευματισμὸς, fluxionnaire). Voir Syn.: *Rhumatisme articulaire.*

Polyblennie, *f.* (πολύς, beaucoup; βλέννα, mucosité). Exagération de la sécrétion d'une muqueuse.

Polycéphalie, *f.* (πολύς, plusieurs; κεφαλή, tête). Monstruosité qui présente plusieurs têtes.

Polychlorurie, *f.* (πολύς, beaucoup ; χλωρὸς, verdâtre (gaz) ; οὖρον, urine). Emission d'urine contenant des chlorures en excès.

Polycholie, *f.* (πολύς, beaucoup ; χολή, bile). Sécrétion exagérée de la bile.

Polychreste, *adj.* (πολύς, plusieurs; χρέστος, utile). Qui produit plusieurs effets efficaces. — *Ex.:* Médicament polychreste.

Polychromatophilie, *f.* (πολύς, plusieurs ; χρῶμα, couleur; φίλεω, j'aime). Anomalie de coloration des globules rouges qui ne prennent qu'une teinte très pâle par l'éosine; en revanche, certains d'entre eux se colorent en bleu ou bleu violet par le bleu de toluidine ou le bleu polychrome; certains gardent leur coloration habituelle. Elle s'observe dans l'anémie.

Polychrote, *adj.* (πολύς, nombreux; κρότος, battement). Qui présente de nombreux battements. — *Ex. :* Pouls polychrote.

Polyclinique, *f.* (πολύς, plusieurs; κλίνη, lit). Consultation hospitalière où l'on étudie plusieurs maladies d'organes différents.

Polycorée, *f.* (πολύς, plusieurs ; κόρη, pupille). Voir Syn.: *Polycorie.*

Polycorie, *f.* (πολύς, plusieurs ; κόρη, pupille). Syn. : *Polycorée.* Anomalie congénitale ou acquise consistant en l'existence, dans le tissu de l'iris, de petites lacunes produisant ainsi plusieurs pupilles, déterminant un cas de troubles de l'accommodation ou de la réfraction de la polyopie monoculaire.

Polycrotisme, *m.* (πολύς, plusieurs; κρότος, battement). Irrégularité des battements du pouls, observée sur les tracés sphygmographiques, dans les cas de pouls ralenti sous des influences diverses (anémie, intoxications).

Polycythémie, *f.* (πολὺς, plusieurs; κύτος, cellule; αἶμα, sang). Voir SYN. : *Polyglobulie.*

Polydactylie, *f.* (πολὺς, plusieurs ; δάκτυλος, doigt). Malformation caractérisée par la présence de doigts en surnombre. Elle est généralement familiale.

Polydipsie, *f.* (πολὺς, beaucoup; δίψω, je bois). Ingestion abondante de liquide, due au besoin impérieux de boire. Elle s'observe aussi bien le jour que la nuit : c'est un des symptômes capitaux du diabète.

Polyfibromatose neuro-cutanée, *f.* Voir SYN.: *Maladie de Recklinghausen.*

Polygalactie, *f.* (πολὺς, plusieurs; γάλα. lait). Exagération de la sécrétion lactée.

Polyglobulie, *f.* (πολὺς, plusieurs ; *globulus,* petit globe). SYN. : *Polycythémie.* Augmentation du nombre de globules rouges.

Polygnathie, *f.* (πολὺς, plusieurs ; γνάθος, mâchoire). Monstruosité caractérisée par la présence d'une mâchoire supplémentaire insérée sur une mâchoire normale.

Polyhémie, *f.* (πολὺς, beaucoup; αἶμα, sang). Voir SYN.: *Pléthore.*

Polyhidrose, *f.* (πολὺς, beaucoup; ἱδρώς, sueur). Voir SYN.: *Hyperidrose.*

Polyklepto-collectionniste, *m.* (πολὺς, plusieurs ; κλεπτω, je vole; *colligere,* rassembler). Voir SYN. : *Collectionniste.*

Polykystique, *adj.* (πολὺς, plusieurs; κύστις. poche). Qui présente plusieurs poches kystiques. — *Ex. :* Tumeur polykystique.

Polymastie, *f.* (πολὺς, plusieurs ; μαστός, mamelle). SYN. : *Pléiomazie.* Anomalie caractérisée par la présence de plusieurs mamelles surnuméraires.

Polymélien, *m.* (πολὺς, plusieurs ; μέλος, membres). Monstre présentant plusieurs membres rudimentaires.

Polymorphe, *adj.* (πολὺς, plusieurs; μορφή, forme). Qui a plusieurs formes, plusieurs aspects.

Polymorphisme, *m.* (πολὺς, plusieurs; μορφή, forme). État d'instabilité d'un être qui change d'aspect et de forme suivant des circonstances différentes.

Polynévrite, *f.* (πολὺς, plusieurs ; νεῦρον, nerf). Névrite toxi-infectieuse simultanée ou à peu près simultanée d'un plus ou moins grand nombre de nerfs périphériques.

Polynucléose, *f.* (πολὺς, beaucoup ; *nucleus,* noyau). Variété de leucocytose caractérisée par la présence de nombreux polynucléaires neutrophiles. Elle traduit la réaction défensive des centres contre une infection grave. Elle peut accompagner l'hyperleucocytose ou la leucopénie.

Polynucléaire, *adj.* (πολὺς, plusieurs; *nucleus,* noyau). Leucocyte à plusieurs noyaux.

Polyopie, *f.* (πολὺς, plusieurs; ὄψις, vue). SYN.: *Polyopsie.* Trouble de la vision dans lequel le sujet voit plus d'images qu'il n'y a d'objets.

Polyopie monoculaire, *f.* (πολὺς, plusieurs; ὄψις. vue). *D'origine anatomique.* Phénomène qui se développe dans un œil atteint de polycorie avec troubles de l'accommodation ou vice de la réfraction. — *D'origine fonctionnelle.* Dédoublement d'un objet dû à des modifications accommodatives ne correspondant pas aux déplacements de l'objet présenté. Il est dû à un spasme accommodatif et peut être suggéré par l'examinateur. Il s'observe dans l'hystérie.

Polyopsie. *f.* (πολύς, beaucoup : ὄψις, vue). Voir Syn.: *Polyopie.*

Polyorchidie, *f.* (πολύς, beaucoup : ὄρχις, testicule). Anomalie caractérisée par l'existence de plus de deux testicules.

Polyorexie. *f.* (πολύς, beaucoup : ὄρεξις, appétit). Syn.: *Boulimie.* Appétit exagéré d'ordre pathologique.

Polypage, *m.* (πολύς, plusieurs ; παγείς, réuni). Monstre à une seule tête et à deux corps soudés parallèlement.

Polype, *m.* (πολύς, plusieurs : πούς pied). Tumeur qui s'insère par un pédicule.

Polype de la conjonctive, *m.* Petite tumeur molle, pédiculée, mamelonnée, saignant facilement, formée de tissu fibro-conjonctif, siégeant le plus souvent au niveau de la caroncule ou du fornix.

Polype naso-pharyngien, *m.* Tumeur d'origine fibreuse à surface lisse et mamelonnée, de consistance dure, ligneuse, de volume variable entre celui d'une noisette à celui d'une petite mandarine pédiculée, donnant des prolongements, caractérisée par des épistaxis fréquentes, de la céphalée, de l'obstruction du naso-pharynx qui gêne la respiration, l'odorat, l'audition par compression de la trompe d'Eustache, du nasonnement de la voix. Le polype naso-pharyngien volumineux peut envahir les régions voisines par les fentes naturelles.

Polyphagie, *f.* (πολύς, beaucoup ; φάγω, je mange). Ingestion considérable d'aliments, due à la sensation impérieuse de la faim. Symptôme presque constamment observé dans le diabète.

Polypnée, *f.* (πολύς, plusieurs fois : πνεῖν, respirer). Respiration avec inspirations et expirations courtes, rapprochées, tumultueuses.

Polypodie, *f.* (πολύς, plusieurs ; πούς, ποδός, pied). Monstruosité portant des pieds surnuméraires.

Polysarcie, *f.* (πολύς, beaucoup ; σάρξ, chair). Terme étymologiquement impropre, synonyme d'obésité.

Polysialie. *f.* (πολύς, beaucoup ; σίαλον, salive). Exagération de la sécrétion salivaire.

Polyspermie, *f.* (πολύς, plusieurs : σπέρμα, sperme). Voir Syn.: *Superfécondation d'un seul ovule.*

Polythélie. *f.* (πολύς, beaucoup ; θηλή, mamelon). Anomalie du sein, caractérisée par la présence de plusieurs mamelons placés sur une même ligne longitudinale.

Polytrichie. *f.* (πολύς, beaucoup ; θρίξ, poil). Voir Syn.: *Hypertrichose.*

Polyurie, *f.* (πολύς, beaucoup : οὖρον, urine). Emission d'urine abondante, pouvant atteindre 3, 4, 5 litres en 24 heures.

Polyvalent. *adj.* (πολύς, plusieurs : *valere*, être fort). Se dit d'un vaccin préparé avec un mélange de plusieurs microbes de races différentes, mais appartenant tous à la même espèce.

Pommelé, *adj.* (*pomum*, pomme). Qui présente des pommelures. Se dit de l'aspect particulier d'un poumon vu à l'écran radioscopique.

Pommelière, *f.* (*pomum*, pomme). *Vétér.* Tuberculose pulmonaire des bovidés.

Pommelures, *f.* (*pomum*, pomme). Larges taches denses séparées par des aires transparentes que l'on observe à l'examen radioscopique de poumons atteints de tuberculose.

Pompholyx, *m.* (πομφόλυξ, vésicule). Voir Syn. : *Pemphigus*.

Poncet, chirurgien français contemporain. Voir Syn.: *Signe de Poncet*.

Ponction, *f.* (*pungere*, piquer). Opération consistant à piquer avec un instrument (aiguille de seringue, trocart, bistouri) une cavité pour en connaître ou vider le contenu.

Ponction de Quincke, *f.* Voir Syn. : *Ponction du rachis*.

Ponction du rachis, *f.* Syn.: *Ponction de Quincke*.

Ponction exploratrice, *f.* Ponction faite dans un organe (ganglion) ou une cavité virtuelle d'un organe (plèvre, vaginale, du testicule, etc.) pour reconnaître la nature de l'organe, s'il est sain, s'il contient ou non un liquide pathologique inflammatoire séreux, sanguin ou purulent, afin de prendre une détermination d'ordre thérapeutique.

Ponction lombaire, *f.* Ponction faite dans un but thérapeutique ou diagnostique au niveau de la région lombaire. *Technique :* Le pa-

tient est assis au bord du lit; avec une aiguille en platine, on ponctionne au niveau du 2e espace lombaire, à droite de la ligne médiane, en insinuant l'aiguille de dehors en dedans ; le ligament jaune intervertébral provoque de la résistance, l'aiguille entre ensuite dans l'espace sous-arachnoïdien, le liquide céphalo-rachidien coule. On adapte la seringue sur l'aiguille, on retire la quantité de liquide jugée utile, suivant le but diagnostique ou thérapeutique que l'on veut atteindre.

Pongitif, *adj.* (*pungere*, piquer). Qui pique à la façon d'une pointe. — *Ex.:* Douleur pongitive.

Ponto-cérébelleux, *adj.* (*pons*, pont; *cerebellum*, cervelet). Qui a rapport à l'encéphale et au cervelet. — *Ex. :* Syndrome ponto-cérébelleux.

Porectasie, *f.* (πόρος, cavité; ἔκτασις, dilatation). Dilatation des orifices glandulaires de la peau remplie ou non de bouchons cornés. Elle s'observe dans les dermatoses érythémato-squameuses.

Porencéphalie, *f.* (πόρος, cavité ; ἐγκέφαλος, cerveau). Encéphalopathie caractérisée par l'existence de cavités s'ouvrant à la façon de cratères, à la surface des hémisphères cérébraux. La porencéphalie *vraie* résulte d'un arrêt de développement. Le ventricule communique alors par le trajet cratériforme avec la surface de l'hémisphère. La porencéphalie *fausse*, due à des phénomènes de nécrobiose par troubles circulatoires, est superficielle, sans communication du ventricule avec la surface hémisphérique.

Porofolliculite, *f.* (πῶρος, callosité ; *folliculum*, follicule). Variété de folliculite.

Porokératose, *f.* (πῶρος, callosité ; κέρας, corne). Variété de dermatose rappelant tantôt l'ichtyose, tantôt le lupus érythémateux, caractérisée par des dépressions de 2 à 5 millimètres, correspondant aux orifices glandulaires et remplies de squames.

Porose du cerveau, *f.* (πόρος, cavité). Petites cavités de forme régulière qui se creusent dans le cerveau après la mort sous l'influence de microbes de la putréfaction. Elles rappellent les trous du fromage de gruyère.

Porphyrisation, *f.* (πορφύρητης, pierre de coloration pourpre). *Pharm.* Réduction d'un corps en une poudre impalpable sur une table ou un mortier en porphyre.

Porracé, *adj.* (*porrum*, poireau). Qui a la couleur verdâtre du poireau. — *Ex.:* Vomissements porracés.

Porrigo decalvans, *m.* (*porrigo*, dartre ; *calvus*, chauve). Pelade.

Porro, accoucheur italien de la fin du XIXᵉ siècle. Voir : *Opération de Porro.*

Porteur de germes, *m.* (*portare*, porter). Malade dont l'organisme, à la suite d'une maladie infectieuse cliniquement guérie, porte encore les germes de cette maladie. — *Ex.:* Bacilles d'Eberth dans les selles et les urines de typhiques guéris ; méningocoques dans les fosses nasales chez des méningitiques guéris, etc....

Portrait parlé, *m.* (*pro*, préf.; *trahere*, traîner). *Méd.* *lég.* Méthode d'identification judiciaire des inculpés, caractérisée par la description minutieuse, précise, méthodique du visage, avec abréviations conventionnelles des signes enregistrés et classement spécial permettant de retrouver rapidement dans les fiches l'individu cherché, s'il a déjà été examiné.

Position d'escrime, *f.* *Orthop.* La position d'escrime, l'escrimeur étant fendu, un bras en avant et la jambe postérieure en extension, est donnée au malade pour apliquer un appareil plâtré destiné à corriger les scolioses graves.

Position genu-cubitale, *f.* (*ponere*, placer). Posture du corps dont le tronc est appuyé sur les genoux et les coudes que l'on fait prendre au malade dans un but d'examen clinique.

Position genu-pectorale, *f.* Posture du corps dont le tronc est appuyé sur les genoux et la poitrine que l'on fait prendre au malade dans un but d'examen clinique.

Posologie, *f.* (ποσόν, quantité ; λόγος, étude). *Pharm.* Etude des doses médicamenteuses à donner à un malade suivant son âge.

Possédé, *m.* (*possedere*, posséder). Individu atteint de délire hallucinatoire ou interprétatif, généralement à couleur mystique, qui se croit « possédé » par une force surhumaine ou un être surnaturel qui le persécute ou lui commande ses actes.

Possession corporelle, *f.* (*possedere*, posséder). L'idée pathologique de possession corporelle s'observe chez les mystiques, les hystériques qui éprouvent des sensations génitales agréables ou désagréables suivant l'idée qu'elles se font du rapprochement avec l'être surnaturel. — *Ex.:* Idée de possession corporelle par le diable.

Postcritique, *adj.* Qui survient après la crise, après l'accès. — *Ex.* : Phénomène postcritique.

Posthectomie, *f.* (πόσθη, prépuce ; ἐκτομή, excision). Syn. : *Circoncision.* Ablation chirurgicale du prépuce.

Posthite, *f.* (πόσθη, prépuce). Inflammation du prépuce.

Post-onirique, *adj.* (*post*, après ; ὄνειρ, rêve). Qui a rapport au rêve et se manifeste après lui dans la conscience à l'état d'idée fixe. — *Ex.:* Idée post-onirique.

Postulat, *m.* (*postulare*, demander). Syn.: *Idée prévalente.* Cette idée prévalente commande la systématisation de tous les délires d'interprétation.

Postraumatique, *adj.* (*post*, après ; τραῦμα, blessure). Qui survient après une blessure traumatique. — *Ex.:* Confusion postraumatique.

Potamophobie, *f.* (ποταμός, fleuve ; φόβος, crainte). Peur morbide de traverser les fleuves, les rivières, ou tout endroit où se trouve de l'eau.

Potassisme, *m.* (all.: *pottasche*, cendre de potasse). Intoxication par les sels de potasse, aboutissant, dans les cas chroniques et graves, à la cachexie alcaline de Trousseau.

Potion, *f.* (*potare*, boire). Médicament liquide que l'on boit par doses fractionnées.

Potomanie, *f.* (πότος, action de boire ; μανία, agitation). Impulsion obsédante à ingurgiter des liquides. Elle s'observe chez les dégénérés, les aliénés.

Pott, chirurgien anglais du milieu du XVIII° siècle. Voir: *Mal de Pott.*

Pou de tête, *m. Pediculus capitis.* Hémiptère parasite.

Pou du corps, *m.* Syn. : *Pou des vêtements; Pediculus vestimenti.* Hémiptère parasite.

Pou du pubis, *m.* (*pediculus*, pou). Syn.: *Morpion.*

Poulain, *m.* (*pullus*, poulain). Voir Syn.: *Bubon chancrelleux.*

Pouls, *m.* (*pulsus*, pulsation). Syn. : *Pouls artériel.* Battement que l'on perçoit en comprimant légèrement une artère au moment de l'arrivée de l'ondée systolique sanguine au niveau de la portion comprimée.

Pouls alternant, *m.* Succession régulière d'une pulsation faible à une pulsation forte, les contractions cardiaques correspondantes demeurant équidistantes. Elle s'observe chez les cardio-rénaux.

Pouls bigéminé, *m.* (*bis*, deux ; *geminatus*, doublé). Arythmie cadencée constituée par le groupement, en un couple, de deux révolutions cardiaques, séparé du suivant par un intervalle plus ou moins long. Les deux battements cardiaques donnent deux pulsations artérielles : la première est généralement la plus forte.

Pouls capillaire, *m.* Pouls dû à la rapidité d'élévation et d'abaissement de la pression artérielle dans les vaisseaux capillaires qui se distendent ou se rétrécissent rapidement chez les sujets atteints d'in-

ffisance aortique. Il se trait par des alternatives de
ugeur et de pâleur sous les
ıgles, la peau du front préa-
blement rubéfiée, la luette.

Pouls de Corrigan, *m.*
uls brusque, bondissant,
pressible, qui s'observe chez
s sujets atteints d'insuffi-
nce aortique, au niveau de
ırtère radiale.

Pouls dicrote, *m.* (δις,
ux fois; κρότος, battement).
ir SYN. : *Dicrotisme.*

Pouls de Monneret, *m.*
uls lent s'observant entre
ux orises de congestion du
ie.

Pouls de Stokes, *m.* Pouls
faillant de l'insuffisance
ırtique.

Pouls grimpant, *m.* Pouls
ıi, par intermittence, s'ac-
lère et monte par secousses
aduelles. Phénomène dû à
résistance que rencontre le
uscle cardiaque, formée par
n obstacle (thrombose) placé
ıns la circulation sanguine.

Pouls hépatique, *m.* SYN. :
ıttements hépatiques. Batte-
ents constatés au niveau du
ie congestionné, en syn-
ıronisme avec les pulsations
e l'artère sous-clavière, un
eu en avance sur le pouls
ıdial, dus au reflux systoli-
ue du sang dans les veines
ıs-hépatiques.

Pouls lent, *m.* SYN. : *Bra-
ycardie.* Diminution du nom-
re des pulsations cardiaques
ui tombent à moins de 60
ar minute.

Pouls lent permanent, *m.*
YN. : *Maladie de Stokes-
dam.* Ralentissement du
ouls qui peut aller jusqu'à
6 pulsations à la minute
ans arythmie, d'origine myo-
ardique, par lésion du fais-
eau de His, à la suite d'in-

toxications chroniques, de lésions du système nerveux.

Pouls myure, *m.* (μῦς, rat;
οὖρα, queue). Pouls qui diminue de force à mesure que
l'onde sanguine est lancée
dans l'artère, et qui rappelle
la dimension de volume progressive de la queue de rat.

Pouls paradoxal, *m.* Affaiblissement ou disparition du
pouls pendant l'inspiration.
Il s'observe au cours des
épanchements du péricarde,
des inflammations du médiastin.

Pouls quadrigéminé, *m.*
Groupement de quatre pulsations, séparé par un intervalle plus ou moins long
d'un autre groupement de
quatre autres pulsations.

Pouls veineux, *m.* Battement que l'on observe au niveau de la veine jugulaire,
au moment de la systole cardiaque, et dont les oscillations
augmentent d'amplitude au
bout inférieur de la veine,
quand on comprime le vaisseau. C'est un signe d'insuffisance tricuspidienne.

Pourriture d'hôpital, *f.*
SYN. : *Diphtérie des plaies;
Gangrène nosocomiale.* Infection des plaies qui se recou-
vraient de membranes diphtéroïdes et que l'on observait
dans les services de chirurgie avant la découverte de
l'antisepsie.

Pouteau, chirurgien français du XVIIIᵉ siècle. Voir :
Fracture de Pouteau.

Prandial, *adj.* (*prandium,*
repas). Qui a rapport aux
repas, survient aux repas ou
tout de suite après le repas.
— *Ex.:* Diarrhée prandiale.

Précancercose, *f.* Voir
SYN. : *Dyskératose lenticulaire et en disques.*

Précarence, *f.* (*pre,* en avant; *carere,* manquer). Etat d'un organisme prédisposé qui, sous l'influence d'un régime alimentaire incomplet au point de vue biologique, fera une maladie « par carence » (scorbut, béribéri, maladie de Barlow, etc.).

Précipitine, *f.* Anticorps qui précipite l'antigène et qui se forme à la suite d'injections de sérums.

Précipito - diagnostic, *m.* Méthode de laboratoire employée pour établir un diagnostic. Elle consiste à reconnaître la présence d'un antigène quelconque en le mettant en contact avec sa précipitine.

Précritique, *adj.* Qui précède la crise, l'accès. — *Ex.:* Phénomène précritique.

Prédiastolique, *adj.* (*præ,* en avant; διαστολή, diastole). Qui précède immédiatement la diastole du cœur.

Prédisposition, *f.* (*præ,* en avant; *disponere,* disposer). Etat d'un organisme qui présente des tares pathologiques connues ou ignorées qui le mettent en état de moindre résistance vis-à-vis d'une maladie et qui le prédisposent à contracter cette maladie.

Prééclamptique, *adj.* (*præ,* en avant; ἐκλάμπειν, faire explosion). Qui précède les crises d'éclampsie, qui est prémonitoire de l'éclampsie. — *Ex.:* Période prééclamptique.

Préfet de l'aine, *m.* Ganglion volumineux qui se trouve du côté interne de la pléiade ganglionnaire iliaque, conséquence du chancre syphilitique. Expression employée par Ricord.

Prélèvement, *m.* (*præ,* en avant; *levare,* lever). Action d'enlever des mucosités, u exsudat, une fausse membrane d'une cavité naturel (nez, gorge, etc.) pour € faire l'analyse bactériologiqu ou pour cultiver les microb que ces productions path gènes peuvent contenir.

Prématuré, *m.* (*pré* avant; *maturus,* mûr). Q arrive avant la date normal *Obst.* Enfant né avant term qui présente, les premier mois et souvent les premièr années de son existence, un constitution chétive. Voir *Accouchement prématuré.*

Prémonitoire, *adj.* (*pré* avant; *monere,* avertir). Q sert d'avertissement, qui fa prévoir. — *Ex.:* Hémorragi prémonitoire.

Préparant, *adj.* (*preparar* préparer). Antigène introdu dans l'organisme pour l'étud expérimentale de l'anaphy laxie.

Prépubertaire, *adj.* (*pra* avant; *pubes,* poil). Qui oc cupe la période vitale précé dant la puberté — *Ex.:* Obé sité prépubertaire.

Presbyacousie, *f.* (πρεσβύ vieillard; ἀκούειν, entendre, Modification de l'auditio chez le vieillard dont l'ac commodation devient impar faite. La voix haute est moin bien entendue que la voi chuchotée.

Presbyophrénie, *f.* (πρεσβύ vieillard). Psychopathie de l vieillesse, caractérisée par d l'affaiblissement mental ave amnésie de fixation et déso rientation, fabulation de sup pléance, conservation du gro bon sens.

Presbyopie, *f.* (πρεσβύ vieillard; ὄψις, vue). Vo SYN.: *Presbytie.*

Presbytie, *f.* (πρεσβὺς, viei

rd). Syn.: *Presbyopie*. Diminution du pouvoir accomodateur de l'œil, ne permettant plus la vision nette ɪes objets rapprochés, tout en ɪnservant la vision nette des ɪjets éloignés.

Présclérose, *f.* (*præ*, en ɪant: σκληρός, dur). Etat qui ɪécède la sclérose.

Présentation, *f.* (*præ*, en ɪant: *esse*, être). *Obst.* Réɪon du fœtus qui est engagée ɪns l'excavation pelvienne ɪ qui tend à s'y engager, ɪ se mettant en rapport avec ɪaire du détroit supérieur ɪibemont-Dessaignes et Leɪage) pour sortir la première ɪ l'utérus. — *Ex.:* Présenɪtion de l'épaule.

Pression artérielle, *f.* ɪʏx.: *Tension artérielle; Presɪon sanguine*. Etat de tension ɪes artères dépendant de la ɪasse totale du sang, de la ɪrce contractile du cœur et ɪe la résistance qu'opposent ɪs artérioles à l'écoulement ɪu sang. La normale est de 17. ɪle se mesure au moyen ɪ'appareils (oscillomètre de ɪachon par exemple) et est ɪn élément dont il faut tenir ɪomple dans le pronostic et ɪ traitement des affections de ɪappareil circulatoire.

Pression sanguine, *f.* ɪoir Syn.: *Pression artérielle.*

Présystolique, *adj.* (*præ*, ɪn avant; συστολή, systole). ɪui précède la systole. — ɪʏ.: *Roulement présystolique.*

Prétuberculose, *f.* (*præ*, ɪn avant: *tuberculum*, petite ɪumeur). Etat de débilité de ɪorganisme, d'anémie, d'amaiɪrissement qui fait craindre ɪue le sujet soit en état de ɪéceptivité pour contracter la ɪuberculose.

Préventorium, *m.* Maison de santé pour individus atteints d'affection bacillaire atténuée, installée au plein air, où les sujets hospitalisés conservent leur activité physique et intellectuelle. Les enfants tuberculeux ainsi groupés y continuent leur instruction, si bien que le préventorium a pu être appelé l'école de plein air.

Priapisme, *m.* Πρίαπος, Priape). Erection permanente et douloureuse sans excitation de l'appétit sexuel. Elle s'observe au cours d'affections génito-urinaires, cérébro-spinales, d'excitations intellectuelles.

Primipare, *f.* (*primus*, premier; *parere*, enfanter). Femme qui accouche pour la première fois.

Procédé d'Ambard et Brissemoret. *Méd. lég.* Il s'emploie pour le diagnostic certain de la mort. Il consiste à ponctionner le foie ou la rate dont la réaction est alcaline au tournesol chez ɪe vivant, et acide après la mort et à déposer sur du papier tournesol la pulpe viscérale et le sang contenus dans la lumière de l'aiguille. Le papier tournesol vire au rose vif.

Procédé d'Arnott, *m. Chirurg.* Il consiste à sectionner le mollet à sa partie médiane pour aborder directement les vaisseaux et nerf tibial postérieur, en passant par l'intervalle des jumeaux.

Procédé de Bassini, *m.* Procédé opératoire dû à Bassini et employé par lui dans la cure radicale de la hernie inguinale.

Procédé de Fontan, *m.* Il consiste, après évacuation du pus, dans l'injection froide de vaseline iodoformée à

10 p. 100 dans les bubons chancrelleux ; on fait un pansement collodionné. Après 48 heures, on enlève le pansement, on vide a poche de la vaseline iodoformée, l'iodoforme s'est déposé contre les parois du bubon, et l'on fait un pansement légèrement compressif.

Procédé de Galippe, *m.* (Médecin français contemporain). Il s'emploie dans la recherche et le dosage de la cantharide à la suite d'intoxication par cette substance. On délaye les matières vomies ou fécales dans de l'éther acétique qui dissout la cantharide. On élimine les matières grasses par lavage avec le sulfure de carbone, et on identifie la cantharide par le bichromate de potasse après dissolution dans l'acide sulfurique. Il se forme un sulfate de chrome vert.

Procédé de Gersuny, *m.* Injection interstitielle de vaseline ou de paraffine destinée à redonner la morphologie normale à des tissus relâchés.

Procédé de Icard, *m.* Voir : *Procédés de la fluorescéine ; par la forcipressure.*

Procédé de Kocher, *m.* Syn. : *Manœuvre de Kocher.* Méthode de réduction de la luxation de l'épaule, due à Kocher. Procédé en quatre temps : *premier temps :* on porte le coude jusqu'au contact du tronc et un peu en arrière, l'avant-bras fléchi à angle droit sur le bras; *deuxième temps :* le coude étant maintenu contre le tronc par la main gauche, la main droite de l'opérateur porte le poignet en dehors jusqu'à ce que l'avant-bras soit dans le

plan transversal du thorax *troisième temps :* l'avant-bra étant maintenu dans la position du deuxième temps, c porte le coude en haut, e avant et un peu en dedar du tronc. Un ressaut, avec o sans claquement, indique qu la tête humérale a repris s place dans la cavité glénoïde *quatrième temps :* si la ré duction n'est pas effectuée o porte l'avant-bras en dedar et la main sur l'épaule oppo sée.

Procédé de la fluores céine, *m.* (*fluor*, état de c qui coule). Syn. : *Procéd d'Icard.* Il s'emploie pou vérifier la mort réelle. consiste à injecter au creu épigastrique ou au flanc 2 grammes de fluorescéine soit 10 centimètres cube d'une solution alcaline a 1/5e. La preuve de la persis tance de la vie est caractéri sée par la coloration jaune d la peau et des muqueuses e par la coloration vert pré émeraude des milieux de l'œi L'absorption de la substanc par le sang, son transport ra pide en raison de sa diffusi bilité, jusqu'aux milieux d l'œil, montre que la circula tion sanguine n'est pas in terrompue.

Procédé de « l'encre vio lette ». Syn.: *Procédé de Rou maillac.* Il se recherche pou déceler l'ictère. Avec la plum d'un stylographe chargé d'en cre violette, on trace une rai sur la peau de la paume de l main du sujet à examiner ou mieux sur la face antérieure du poignet où le tégumen est fin et richement vascula risé. Cette ligne divise l champ cutané en deux terri toires ou plages. Les bande

tes de chacun de ces deux
amps respectifs qui longent
part et d'autre la ligne
olette de séparation appa-
issent aussitôt à l'œil co-
rées en jaune ou jaune ver-
tre si l'ictère non apparent
iste. L'auteur donne de ce
iénomène une explication
ii dérive de la théorie du
ntraste des couleurs. Le
olet est le propre réflec-
ur du jaune et il augmente
ntensité de cette dernière
uleur d'autant plus que le
isinage est plus immédiat.

**Procédé de l'instillation
éther, m.** (*in*, dans; *stillare*,
égoutter). Procédé pour le
iagnostic de la mort réelle :
ielques gouttes d'éther ins-
lées dans l'œil d'un vivant
rovoque de la turgescence
es vaisseaux superficiels, du
iémosis et du larmoiement.
ir le cadavre, aucun de ces
iénomènes n'apparaît.

Procédé de Mothe, m.
YN. : *Manœuvre de Mothe*.
éthode de réduction de la
ixation de l'épaule, due à
othe. *Premier temps :* il
insiste à tirer sur le bras
evé en abduction en faisant
e la contre-extension avec
ne alèze. Arrivé dans le pro-
ngement de l'épine de l'omo-
late, la réduction peut se
iire; si elle ne s'opère pas,
euxième temps : le bras est
iaissé brusquement en bas
, en dedans au-devant de la
oitrine.

Procédé de Rémy, m.
oir SYN. : *Expérience du
trou dans la main* ».

Procédé de Terson, m.
s'emploie pour reconnaître
i mort réelle. Il consiste à
rojeter de la poudre de dio-
ine dans l'œil. Sur le vivant,
lle provoque une rubéfac-
tion violente avec chémosis
conjonctival sans aucun péril
oculaire.

**Procédé de Ziehl-Neelsen,
m.** Pour colorer le bacille de
Koch on recouvre le frottis
avec la solution de Ziehl, puis
on chauffe à trois reprises
successives; cela fait, on rejette le colorant qu'on remplace par de l'acide azotique
dilué au tiers. Quand celui-ci
ne se colore plus en jaune,
on lave au robinet, puis on
verse sur le frottis devenu
d'une teinte générale violacée
pâle de l'alcool que l'on remplace tant qu'il se colore en
rose. On laisse ensuite sous
le robinet, puis on fait agir
une solution picrique ou une
solution de bleu de méthylène, puis on lave et on sèche.

**Procédé par la forci-
pressure, m.** SYN. : *Procédé
d'Icard*. Il s'emploie pour rechercher si la mort est réelle.
Il est basé sur la persistance
définitive de l'ischémie de la
peau par la compression de
la pince à forcipressure en
cas de mort par comparaison
avec la durée transitoire de
l'ischémie sur le vivant.

Processif, m. (*procedere*,
s'avancer). Variété de persécuté-persécuteur, qui a la
manie des querelles, de faire
des procès et de ne jamais
en accepter la solution juri-
dique. Il peut se livrer à des
voies de fait et recourir à
l'homicide contre le magistrat
et le fonctionnaire qu'il rend
responsables de ses déboires
judiciaires.

Processus, m. (*processum*,
marche). Développement normal d'un phénomène.

Procidence, f. (*procidere*,
tomber). Toute chute ou
abaissement d'un organe.

Procidence, *f.* (*procidere*, tomber). *Obst.* Chute intempestive d'une petite partie fœtale n'appartenant pas à la présentation, précédant ou accompagnant celle-ci lorsqu'elle tend à s'engager ou s'engage dans la filière pelvienne (Pinard). — *Ex.:* Procidence du cordon ombilical.

Procolis, *m.* (*pro*, en avant; *collis*, cou). Torticolis avec projection de la tête en avant.

Procréation, *f.* (*procreare*, procréer). Acte d'engendrer un être.

Proctalgie, *f.* (πρωκτός, anus; ἄλγος, douleur). Douleur névralgique de l'anus.

Proctectomie, *f.* (πρωκτός, anus; ἐκτομή, excision). Résection partielle du rectum en cas de prolapsus.

Proctite, *f.* (πρωκτός, anus). SYN.: *Rectite*.

Proctocèle, *f.* (πρωκτός, anus, rectum; κήλη, hernie). SYN. : *Proctoptose*. Prolapsus du rectum.

Proctoclyse, *f.* (πρωκτός, rectum; κλύζω, je lave). Lavage du rectum.

Proctologie, *f.* (πρωκτός, anus; λόγος, étude). Etude des maladies du rectum et de l'anus.

Proctoplastie, *f.* (πρωκτός, anus; πλάσσειν, faire). Opération chirurgicale consistant à créer un anus périnéal.

Proctopexie, *f.* (πρωκτός, rectum; πήγνυμι, je couds). Suture du rectum au sacrum pour le fixer et remédier au prolapsus rectal.

Proctoptose, *f.* (πρωκτός, anus; πτῶσις, chute). SYN. : *Proctocèle*. Prolapsus du rectum.

Proctorrhagie, *f.* (πρωκτός, anus; ῥήγνυμι, je romps). Hémorragie de l'anus.

Proctorrhée, *f.* (πρωκτός anus; ῥέω, je coule). Ecoulement de sécrétions intestinales muqueuses par l'anus.

Procubitus, *m.* (*pro*, en avant; *cubitare*, être couché). *Obst.* Procidence du cordon ombilical en avant de la partie fœtale qui se présente. Certains auteurs disent qu'il y a *présentation du cordon*.

Prodrome, *m.* πρό, en avant; δρόμος, course). Symptôme qui précède l'éclosion d'une maladie et qui peut ou non la faire prévoir.

Prodromique, *adj.* πρό, en avant; δρόμος, course). Qui a rapport aux prodromes. — *Ex.:* Vomissement prodromique.

Proferment, *m.* (*pro*, préfixe; *fervere*, bouillir). Ferment du suc pancréatique n'existant qu'en puissance. Il ne devient actif qu'au contact de l'entérokinase contenue dans le suc intestinal.

Profeta, médecin du milieu du XIXᵉ siècle, qui a formulé, en 1865, la loi relative à l'immunité syphilitique d'origine conceptionnelle. Voir *Loi de Profeta*.

Profus, *adj.* (*profusus*, répandu). Répandu en abondance. — *Ex.:* Sueur profuse.

Profusion phonatorielle de Ziemssen, *f.* Impossibilité pour un malade aphonique atteint de paralysie complète des récurrents, de tousser fortement ou d'expectorer, en raison de la béance de la glotte à chaque expiration forcée.

Progérie, *f.* (πρό, préfixe; γεραιός, vieux). Aspect vieillot des insuffisants endocriniens. Elle s'observe chez certains crétins.

Prognathisme, *m.* (πρό, avant: γνάθος, mâchoire). éminence des mâchoires. e est souvent plus accusée la mâchoire inférieure qu'à mâchoire supérieure.

Prognose, *f.* (πρό, d'avance; γνώσκω, je connais). Voir N.: *Pronostic*.

Prolabé, *adj.* (prolabi, sser en avant). Qui est en at de prolapsus. — *Ex.:* testin prolabé.

Prolapsus, *m.* (prolabi, sser en avant). Abaisse-ent d'un organe au-dessous niveau qu'il doit occuper rmalement. — *Ex.:* Prolap-s de l'utérus.

Promontoire, *m.* (promon-rium, promontoire). Déno-ination obstétricale de l'arête us ou moins saillante que rme l'angle sacro-vertébral.

Pronation, *f.* (pronus, nché en avant). Position de main et de l'avant-bras, ns laquelle la face dorsale garde en avant.

Pronostic, *m.* (πρό, en ant, d'avance; γίγνωσκω, je nnais). SYN.: *Prognose*. évision sur la marche et ssue de la maladie.

Propédeutique, *f.* (πρό, élixe: παιδεύω, j'enseigne). nseignement médical prépa-toire permettant d'aborder mplétement la médecine.

Propeptone, *f.* πρό, pré-ze: πέψις, digestion). SYN.: lbumose. Substance intermé-aire aux peptones et albu-ines. Elle précipite par le lfate d'ammoniaque à sa-ration. Les propeptones se visent en hétéro, proto et utéroalbumoses.

Propeptonurie, *f.* (pro-eptone; οὖρεω, uriner). SYN.: lbumosurie. Emission d'u-rine contenant des propep-tones.

Prophylaxie, *f.* (προφύλαξις, de προφυλάσσειν, préserver). Etude des conditions et des précautions propres à éviter les maladies.

Propionique, *adj.* Voir SYN.: *Acéto-butyrique*.

Propulsion, *f.* (pro, en avant; pellere, pousser). Mou-vement en avant d'un mem-bre ou du corps tout entier. — *Ex.:* Propulsion du bras.

Prorospermies, *f.* Groupe d'animalcules parasites de la classe des sporozoaires com-prenant les coccidies, les myxosporidies, les sarcospo-ridies, les microsporidies que l'on rencontre chez l'homme et les animaux.

Prosopalgie, *f.* (πρόσωπον, visage: ἄλγος, douleur). SYN.: *Névralgie du trijumeau*. Dou-leur de la face.

Prosphysectomie, *f.* (πρόσ-φυσις, appendice: ἐκτομή, ex-cision). SYN.: *Appendicecto-mie*.

Prostatectomie, *f.* (pros-tare, se tenir devant: ἐκτομή, excision). Ablation de la pros-tate.

Prostatique, *adj.* (pros-tare, se tenir devant). Qui a rapport à la prostate. — *Ex.:* Phlegmon prostatique.

Prostatite, *f.* (prostare, se tenir devant). Inflammation aiguë ou chronique de la prostate.

Prostatorrhée, *f.* (pro, de-vant; stare, se tenir; ῥέω, je coule). Ecoulement du liquide prostatique par l'urètre, en dehors de l'acte sexuel.

Prostatotomie, *f.* (pros-tare, se tenir devant: τομή, in-cision). Incision de la pros-tate.

Prostitution, *f.* (*prostituere*, exposer devant). Débauche caractérisée par l'abandon volontaire, par la femme, de sa dignité et l'acceptation de pratiquer le coït moyennant salaire.

Prostration, *f.* (*prosternere*, renverser). État d'abattement physique ou psychique.

Protéasique, *adj.* (πρῶτος, premier). Qui a rapport aux protéases.

Protection de l'enfance, *f.* (*pro*, devant; *tegere*, couvrir). Ensemble des moyens propres à assurer, par une surveillance éclairée, l'application des principes de physiologie et d'hygiène nécessaires au développement normal de l'enfant (*Loi du 23 décembre 1874*).

Protéiforme *adj.* (πρῶτος, premier; *forma*, forme). Qui est de forme variable.

Protéinothérapie, *f.* (πρῶτος, premier; θεραπευω, je soigne). Emploi thérapeutique des protéines, dans la cachexie, par exemple.

Protéolyse, *f.* (πρῶτος, premier; λύσις, dissolution). Digestion des protéines.

Protéolytique, *adj.* (πρῶτος, premier; λύσις, dissolution). Qui dissout les matières protéiques.

Protéopexique, *adj.* (πρῶτος, premier; πήγνυμι, je fixe). Qui fixe, qui arrête les substances protéiques. — *Ex.:* Fonction protéopexique du foie.

Protéose, *f.* (πρῶτος, premier). Produit de la digestion des albuminoïdes absorbé dans la muqueuse intestinale par les vaisseaux capillaires veineux, origine des veines mésentériques.

Protéosothérapie, *f.* πρ[ῶτος], premier). Emploi thérapeutique des protéoses.

Proteus vulgaris, *m.* *proteus vulgaris* présente l[es] caractères suivants : Baci[lle] à bouts arrondis, de taille tr[ès] variable, ne possédant pas [de] spores, doué de vifs mouv[e]ments de translation, muni [de] nombreux cils péritriches, [ne] prenant pas le Gram. Aérob[ie] facultatif; donnant sur géla[t]ine des colonies grouillant[es] à prolongements tortueu[x] irradiés; donnant sur gélo[se] une culture envahissant[e] grimpante; coagulant le la[it] sans acidification, puis redi[s]solvant le coagulum. Ne fe[r]mentant pas le lactose, [la] mannite et la dulcite; fe[r]mentant le glucose, le lévu[?]lose, la glycérine et souve[nt] aussi le maltose et le sacch[a]rose avec production de ga[z]. Réduisant le rouge neutre[;] produisant de l'hydrogè[ne] sulfuré; produisant ordina[i]rement de l'indol dans le[s] cultures en eau peptonée.

Au *Bacillus proteus* ain[si] caractérisé on doit rapporte[r] le *Bacillus vulgaris* (Macé), l[e] *Bacterium vulgare* (Lehman[n] et Neumann), le *Bacillus pro*[?]*teus vulgaris* (Kruse), le *Pro*[?]*teus Hauseri*, le *Bacillus albu*[?]*cadaveris* (Strecker et Strass[?]mann), l'*Urobacillus liquefa*[?]*ciens septicus* (Krögius). (Bes[?]son et Ehringer).

Prothèse, *f.* προσθ[...], mettre en place). Partie d[e] la thérapeutique chirurgical[e] ayant pour but de remplace[r] par des appareils tout ou par[?]tie d'un organe enlevé chi[?]rurgicalement ou à la suit[e] d'un traumatisme. Elle tend à suppléer, par ses perfec[?]tionnements mécaniques, le[s]

nctions normales qui ont
sparu avec l'ablation de
rgane.

Protopathique, *adj.* πρῶ-
:. qui vient en premier;
θος, maladie). Affection qui
t la première en date, affec-
n primitive.

Protoplasma, *m.* πρῶτος,
emier; πλάσμα, substance).
bstance vivante constitu-
e de la cellule.

Protosystolique, *adj.* πρῶ-
:. premier; συστολή, systole).
ii prend naissance tout à
it au début de la systole
ntriculaire. — *Ex.:* Souffle
otosystolique.

Protozoaire, *m.* πρῶτος,
emier; ζῶον, animal). Pre-
er échelon de la série ani-
ale, être infiniment petit,
ritable microbe animal par
position aux bactéries, mi-
obes végétaux.

Protrusion. *f.* (*pro,* en
ant; *trudere,* pousser). Ac-
n de pousser anormale-
ent un organe en avant. —
.: Protrusion de la langue.

Proxénétisme, *m.* προξέ-
της, entremetteur). Corrup-
n de la jeunesse avec exci-
tion habituelle des mineurs
se livrer à la prostitution.
unie par les articles 334 et
5 du Code pénal.)

Prurigineux, *adj.* (*pru-*
re, démanger). Qui se carac-
rise par des démangeaisons.
· *Ex.:* Eruption prurigi-
use.

Prurigo, *m.* (*prurire,* dé-
anger). Syn.: *Prurigo de*
illan ; Prurigo de Hébra.
ermatose qui occasionne des
émangeaisons, caractérisée
r des papules ortiées qui
ffaissent en formant des
oûtelles.

Prurigo de Besnier, *m.*
urigo chronique caractérisé

par un prurit intense, rémittent, à paroxymes nocturnes
et exacerbations saisonnières,
survenant sur des lésions cutanées variées.

Prurigo d'Hébra, *m.* Prurigo chronique dans lequel, à
l'éruption papuleuse succède
une pigmentation croissante
avec lichénification .

Prurigo de Hutchinson,
m. Prurigo de la face chez
l'enfant au moment de la dentition.

Prurigo de Willan, *m.*
Voir : *Prurigo.*

Prurit, *m.* (*pruritus,* démangeaison). Besoin impé-
rieux de se gratter sous l'influence d'une démangeaison
de la peau ou des muqueuses,
due à une inflammation des
nerfs cutanés.

Prurit anal, *m.* (*pruritus,*
démangeaison). Maladie ne se
traduisant que par ce seul
symptôme de démangeaison à
l'anus, quelquefois sans cause
appréciable. Il s'observe chez
les arthritiques, les rhumatisants, goutteux, névropathes.
Il s'observe aussi dans les affections de la région anale :
hémorroïdes, eczéma, vers intestinaux, écoulements du rectum et du vagin.

Psammome, *m.* ψάμμος,
sable). Tumeur cérébrale
adhérente à la dure-mère, caractérisée par des nodules
gras et de l'infiltration calcaire, rappelant le sable. A ne
pas confondre avec le sarcome angiolithique, bien qu'ils
soient tous deux d'origine endothéliale.

Psammothérapie, *f.* ψάμμος, sable; θεραπεύω, je soigne). Emploi thérapeutique
du sable chaud sous forme de
bains, de sachets.

Psellisme, *m.* (ψελλισμός, bégaiement). Bégaiement.

Pseudarthrose, *f.* (ψευδής, faux; ἄρθρον, articulation). Absence de soudure entre les deux fragments osseux d'une fracture, au niveau desquels s'établissent des mouvements plus ou moins étendus.

Pseudencéphale, *m.* (ψευδής, faux; ἐνκεφαλή, encéphale). Monstre dont le cerveau inexistant est remplacé par une tumeur vasculaire.

Pseudo... (ψευδής, faux). Préfixe très communément employé pour désigner un état pathologique qui en rappelle un autre déjà connu par la ressemblance de ses symptômes.

Pseudo - actinomycose, *f.* Maladie mycosique simulant l'actinomycose vraie par l'existence de grains jaunes, mais due à un champignon voisin de l'actinomyces : un oospora.

Pseudo-arthrite, *f.* Nom donné à une arthrite non inflammatoire, d'origine nerveuse (arthrite des hémiplégies).

Pseudo-asthme aortique, *m.* Accès nocturnes ou matinaux d'oppression, observés chez les aortiques chroniques, consistant dans une orthopnée paroxystique avec inspiration longue et difficile.

Pseudo-blepsie, *f.* Illusion de la vue.

Pseudo - chorée, *f.* Voir Syn. : *Myoclonie.*

Pseudo - contracture, *f.* Etat de rigidité involontaire d'un muscle, résultant d'un trouble fonctionnel du tissu musculaire sans troubles des réactions électriques des nerfs. Elle paraît devoir être rangée, d'après les théories les plus

récentes, dans les contra tures d'ordre réflexe.

Pseudo-démence, *f.* (*d mentia,* démence). Dénomin tion donnée quelquefois à confusion mentale où l'obt sion intellectuelle est si ma quée qu'elle ressemble à l'a faiblissement psychique de démence, sans en avoir le c ractère définitif et progress

Pseudo - éléphantiasi neuro-arthritique, *m.* Vo Syn. : *Trophœdème familial*

Pseudo - exophtalmie, Voir Syn. : *Pseudo-exorb tisme.*

Pseudo - exorbitisme, *f* Syn. : *Pseudo - exophtalmi* Apparence de saillie des yeu hors de l'orbite, due à un atrophie des muscles orbicu laires qui arrondissent fente palpébrale et dégage le globe oculaire. Il s'observ dans le facies myopathique

Pseudo-hermaphrodisme *m.* Faux hermaphrodisme ca ractérisé par un développe ment plus complet d'un sex que l'autre avec les appa rences générales du sexe co traire. Il y a le pseudo-her maphrodite, type mâle, ave pénis rudimentaire, testiculé dans les grandes lèvres, ab sence complète d'organes gé nitaux internes féminins, et type femelle, qui a l'aspe de l'adolescent masculin.

Pseudo-lipome, *m.* Tumé faction œdémateuse ayant consistance du lipome, n laissant pas de godet à pression, siégeant presqu toujours au lieu d'élection de lipomes (région sus-clavicu laire).

Pseudo - membrane, *m* Plaque ou membrane d'or gine exsudatrice, fibrineus qui ne s'organise jamais

suile, non vasculaire. —
.: Pseudo-membrane de la
dhtérie.

Pseudo-mucine, *f*. Voir
s.: *Nucléo-albumine*.

Pseudo-mucinurie, *f*.
mptôme caractérisé par la
ésence de la pseudo-mu-
e dans les urines. Il existe
ns l'urine normale, en par-
ulier chez la femme par
te de la présence du mu-
s des sécrétions vaginales
ayées par la miction.

Pseudo - ozène, *m*. (ψευδὴς.
JX: ὄζω, je sens mauvais).
ryza infectieux banal ou
écifique dégageant une
eur nauséabonde rappelant
le de l'ozène vraie.

Pseudo - paralysie dou-
1reuse des membres in-
rieurs, *f*. SYN.: *Paralysie*
Parrot. Impotence fonc-
nnelle des membres infé-
urs due aux hématomes
as-périostés dans le scor-
t infantile (Voir ce mot).

Pseudo - paralysie géné-
le arthritique, *f*. Troubles
ralytiques consécutifs à des
us apoplectiformes accom-
gnés de démence qui évo-
e rapidement, rappelant la
ralysie générale. Elle s'ob-
rve chez les vieillards athé-
mateux.

Pseudo - paralysie géné-
le de surmenage, *f*. Ma-
lie caractérisée par tous les
gnes cliniques de la para-
sie générale, seules les
reuves positives de labora-
re sont absentes : réaction
Bordet-Wassermann néga-
e dans le sang, dans le
uide céphalo-rachidien. Au
ut de quelques semaines de
pos, les symptômes dispa-
issent.

Pseudo - tabès, *f*. SYN.:
Méningo-myélite à localisa-

tion postérieure, aux symptômes de laquelle s'ajoutent de
l'incoordination motrice, le signe de Romberg et le signe
de Westphal : 2° Polynévrite
toxique (saturnine, alcoolique).

Pseudo - tuberculose, *f*.
Toute affection rappelant, par
ses symptômes, la tuberculose
pulmonaire. — *Ex.:* Pseudo-
tuberculose de nature psychopathique.

Pseudo - tumeur blanche
syphilitique, *f*. SYN.: *Infil-*
tration gommeuse périsyno-
viale de Lancereaux. Hydarthrose indolore que l'on observe chez les hérédo-syphilitiques.

Pseudo-tympanite abdo-
minale, *f*. Gros ventre dû à
une contracture du diaphragme en position basse inspiratoire. Elle s'observe chez
les hystériques.

Psittacose, *f*. (ψιττάκος,
perroquet). Maladie infectieuse des perruches et perroquets transmissible à
l'homme, due à un bacille
spécial se rapprochant du
coli-bacille, se traduisant par
des broncho - pneumonies le
plus souvent mortelles.

Psodyme, *m*. (ψόαι, lombes ;
δίδυμος, jumeaux). Monstre
double soudé au niveau de la
région lombaire, présentant
deux têtes, deux corps, mais
seulement deux membres inférieurs.

Psoïte, *f*. (ψόαι, lombes,
muscle psoas). Voir SYN. :
Psoïtis.

Psoïtis, *m*. (ψόας, muscle
psoas). SYN.: *Psoïte*. Inflammation aiguë, le plus souvent
suppurée, du muscle psoas,
qui détermine une attitude
spéciale du membre : flexion

de la cuisse sur le bassin avec rotation externe.

Psorentérie, *f*. (ψώρα, gale, bouton ; ἔντερον, intestin). Tuméfaction des follicules clos de l'intestin.

Psoriasiforme, *adj*. (ψώρα, bouton ; *forma*, forme). Qui a la forme, l'aspect du psoriasis. — *Ex.: Dermite psoriasiforme*.

Psoriasis, *m*. (ψώρα, gale), étymologie erronée pour notre époque). Affection cutanée caractérisée au début par une poussée éruptive de dix à cent taches rouges, rondes, squameuses, à la surface desquelles une squame croûteuse grisâtre reste adhérente, mais qu'on émiette facilement en lamelles plus blanches, douces au toucher et comme savonneuses. La squame-croûte, enlevée d'une pièce, laisse à nu une surface rouge sur laquelle apparaît une rosée sanguine à peine perceptible. A son niveau, la peau est épaissie et infiltrée. Maladie chronique ou récidivante.

Psoriasis buccal, *m*. Voir SYN.: *Leucoplasie*.

Psoriasis lingual, *m*. Voir SYN.: *Leucoplasie*.

Psorospermie, *f*. (ψώρα, gale ; σπερμα, semence). Voir SYN.: *Coccidie*.

Psorospermose, *f*. (ψώρα, gale ; σπέρμα, semence). Affection de la peau due à une coccidie, caractérisée par l'épaississement de l'épiderme et la prolifération des papilles.

Psorospermose végétante, *f*. Voir SYN. : *Maladie de Darier*.

Psychasthénie, *f*. (ψυχή, esprit ; ἀσθενος, sans force). Infirmité psychique constituée par un ensemble de petits symptômes intellectuels mentaux qui rendent le malade obsédé, sans goût au travail, indolent.

Psychiâtrie, *f*. (ψυχή, âme, ἰατρον, guérison). SYN.: *Médecine mentale*. Partie de la médecine qui étudie les manifestations psycho-pathologiques des sensations, des représentations, des idées, des émotions, des passions et des actes morbides.

Psychiatrique, *adj*. (ψυχή, esprit ; ἰατρεία, médecine). Qui a rapport à la médecine mentale.

Psychique, *adj*. (ψυχή, esprit). Qui a rapport au fonctionnement cérébral, à l'état mental. — *Ex.: Troubles psychiques*.

Psychogénèse, *f*. (ψυχή, esprit ; γεννάω, j'engendre). Etude du processus qui aboutit à un état mental particulier. — *Ex. : Psychogénèse d'idées ambitieuses*.

Psychographe *m*. Appareil servant pour la mesure des temps de réaction et des actes psychiques de l'homme soit valide, soit invalide ; permet le classement professionnel de l'individu d'après ses capacités physiologiques et l'analyse de ses fonctions cérébrales. Appareil dont le mécanisme permet la mesure des réactions visuelles, auditives et tactiles des sujets examinés. Les éléments essentiels de l'appareil comprennent un obturateur instantané avec diaphragme-iris, un timbre avec un marteau et des capsules manométriques (Amar).

Psychographique, *adj*. (ψυχή, esprit ; γράφειν, écrire). Qui a rapport à l'ordonnance, à la netteté des lignes, à l grammaire, à l'orthographe des mots tels que le comprend un cerveau sain. — *Ex. :* Troubles psychographiques de la paralysie générale.

Psycholalique, *adj.* (ψυχή, esprit; λαλεῖν, parler). Qui a rapport à la traduction parlée de la pensée. — *Ex. :* Troubles psycholaliques.

Psychologie, *f.* (ψυχή, âme; λόγος, étude). Étude des facultés de l'âme. Elle intéresse le médecin plus particulièrement par la comparaison nécessaire qu'il est obligé de faire constamment entre le fonctionnement normal de la pensée et les troubles mentaux.

Psychonévrose, *f.* (ψυχή, esprit; νεῦρον, nerf). Névrose à laquelle se surajoutent des troubles psychiques pouvant aller jusqu'à la forme confusionnelle ou délirante.

Psycho-névrose traumatique, *f.* Psycho-névrose survenant à la suite d'un accident (accident de chemin de fer, accident de travail), d'une catastrophe (explosion), d'un fait violent, soudain, imprévu, surprenant l'individu au cours de sa vie normale. Deux facteurs sont à la base de cette psycho-névrose ; ils peuvent jouer un rôle indépendant ou associé: facteur émotionnel et facteur commotionnel.

Psychopathie, *f.* (ψυχή, esprit; πάθος, maladie). Maladie mentale.

Psycho-pathologie, *f.* (ψυχή, esprit; πάθος, maladie; λόγος, étude). Étude des maladies mentales.

Psychopathophobie, *f.* (ψυχή, esprit; πάθος, maladie; φόβος, crainte). Syn. : *Maniphobie.* Crainte de devenir fou.

Psycho - physiologique,

adj. (ψυχή, esprit; φύσις, nature; λόγος, étude). Qui a rapport aux fonctions du cerveau et des différents appareils de l'organisme.

Psychopolynévrite alcoolique, *f.* Voir Syn.: *Polynévrite de Korsakoff.*

Psychoscopie, *f.* (ψυχή, âme; σκοπεῖν, examiner). Examen d'un état mental.

Psychose, *f.* (ψυχή, âme). Syn. : *Psychopathie:* Maladie mentale qui trouble l'organisme dans son fonctionnement.

Psychose cardiaque, *f.* Psychose affectant le plus souvent la forme mélancolique, rémittente, se reproduisant au moment des accès hyposystolique ou asystolique, occasionnée par « une véritable intoxication asphyxique des cellules cérébrales » (Régis) à l'occasion de l'insuffisance cardiaque, associée le plus souvent à l'insuffisance hépatique.

Psychose discordante, *f.* Voir Syn.: *Schizophrénie.*

Psychose hallucinatoire chronique, *f.* Maladie mentale chronique dans laquelle un syndrome d'interprétations délirantes se surajoute aux hallucinations.

Psychose maniaque dépressive, *f.* Voir Syn. : *Dysthénie périodique.*

Psychose périodique, *f.* Voir Syn. : *Dysthénie périodique.*

Psychose polynévritique, *f.* Voir Syn.: *Polynévrite de Korsakoff.*

Psychose puerpérale, *f.* État psychopathique généralement passager qui survient à l'occasion de la grossesse ou de l'accouchement.

Psychose systématisée

progressive, *f.* Voir : *Délire systématisé.*

Psycho - sensoriel, *adj.* (ψυχή, esprit ; *sensus*, sens). Qui est constitué à la fois par un élément psychique et un élément sensoriel.

Psychothérapie, *f.* (ψυχή, esprit ; θεραπεία, traitement). Méthode thérapeutique consistant à montrer au malade la déficience de sa volonté et le bon usage qu'il peut faire de ce qui lui en reste.

Psychrothérapie, *f.* (ψυχρός, froid ; θεραπευω, je soigne). Emploi thérapeutique du froid sous toutes ses formes : bains, lotions, lavements, etc.

Psydracium, *m.* (ψυδράκιον, petite pustule). Eruption impétigineuse.

Pternalgie, *f.* (πτέρνα, talon ; ἄλγος, douleur). Douleur du talon due à l'inflammation de la bourse séreuse souscalcanéenne.

Ptérocercoïde, *f.* (πτερόν, plume ; κερκός, queue ; εἶδος, forme). Larve du ver bothriocéphale, ayant l'aspect d'un petit ver plat et logée dans le tissu conjonctif d'un poisson d'eau douce (hôte intermédiaire).

Ptérygion, *m.* (πτερύγιον, petite aile). SYN. : *Onglet.* Epaississement partiel de la conjective de forme sensiblement triangulaire dont l'un des sommets se dirige vers la cornée et peut aller jusqu'à son centre.

Ptérygéal, *adj.* Qui a rapport au ptérygion. — *Ex. :* Conjonctivite ptérygéale.

Ptomaïne, *f.* (πτῶμα, cadavre). Alcaloïde provenant de la putréfaction des matières albuminoïdes.

Ptomaphagie, *f.* (πτῶμα, cadavre ; φαγεῖν, manger). Perversion du goût de certains aliénés qui mangent des cadavres.

Ptomatine, *f.* (πτῶμα, πτώματος, cadavre). Voir SYN. : *Ptomaïne.*

Ptose, *f.* (πτῶσις, chute). Tout abaissement, toute chute d'un organe qui a quitté sa situation normale. — *Ex. :* Ptose intestinale.

Ptosis, *f.* (πτῶσις, chute). Chute de la paupière supérieure qui recouvre en parties le globe oculaire.

Ptyalisme, *m.* (πτύαλον, crachat). Sécrétion exagérée de la salive.

Pubertaire, *adj.* (*pubes*, poil). Qui a rapport à la puberté. — *Ex. :* Obésité pubertaire.

Puberté, *f.* (*pubes*, poil). Apparition du sens génésique chez les deux sexes. Elle peut être l'occasion du développement de psychoses.

Pubiotomie, *f.* (*pubis*, pubis ; τομή, incision). Incision de l'articulation du pubis dans la symphyséotomie.

Puce, *f.* (*pulex*, puce). SYN. : *Pulex irritans.* Insecte diptère suceur, déterminant une tache avec élevure ponctuée en son centre et un point plus foncé, hémorragique, lieu d'implantation de l'appareil de succion du parasite. Voir : *Peste.*

Puce pénétrante, *f.* Voir SYN. : *Chique.*

Puériculture, *f.* (*puer*, enfant ; *colere*, cultiver). Manière d'élever physiologiquement et hygiéniquement les enfants pour leur permettre d'atteindre le maximum de développement.

Puérilisme, *m.* (*puer*, enfant). Régression de la mentalité chez l'adulte qui reprend les caractères, les

goûts, les expressions verba-
es et mimiques de l'enfant.
.e puérilisme peut n'être,
dans certains cas de démences
précoces, qu'une variété de
maniérisme.

Puerpéral, *adj.* (*puerpera,*
accouchée). Qui a rapport à
la puerpéralité, à l'enfantement. — *Ex.:* Infection puerpérale.

Puerpéralité, *f.* (*puerpera,*
accouchée). Etat de la femme
depuis sa fécondation jusqu'à
la fin de son involution utérine.

Pulicaire, *f.* (*pulex*, puce).
Eruption au niveau de la peau
rappelant par sa morphologie
les piqûres de puces.

Pulmonaire, *adj.* (*pulmo,*
poumon). Qui a rapport aux
poumons. — *Ex.:* Congestion
pulmonaire.

Pulpite, *f.* (*pulpa*, pulpe).
Inflammation de la pulpe den-
aire.

Pulsatile, *adj.* (*pulsare,*
pousser, battre). Qui est animé de battements. — *Ex.:*
Anévrysme pulsatile

Pultacé, *adj.* (*puls, pultis,*
bouillir). Qui a la coloration
et l'aspect d'une bouillie blanchâtre. — *Ex.:* Angine pultacée.

Punaise, *f.* (v. franç.: *put,*
punais, puant). Insecte parasite, vivant dans la literie et
les tentures; il vient, pendant
le sommeil, piquer la peau de
l'homme, déterminant une petite tache rouge, dure, élevée,
ayant en son centre un point
hémorragique plus foncé,
siège de pénétration de l'appareil de succion du parasite.
Agent de transmission de certaines maladies infectieuses.

Punaisie, *f.* (v. franç.: *put,*
punais, puant). Voir Syn.:
Ozène.

Pupillaire, *adj.* (*pupilla,*
pupille). Qui a rapport à la
pupille. — *Ex.:* Réaction pupillaire.

Purgatif, *m.* (*purgare*, pur-
ger). Médicament qui, par
son absorption, détermine une
exonération de l'intestin.

Puriforme, *adj.* (πῦον, pus;
forma, forme). Qui a les caractères, l'aspect du pus. —
Ex.: Expectoration puriforme.

Purpura, *m.* (*purpura,*
pourpre). Eruption de taches
rouges, d'abord pourprées ou
rouge-noirâtres, dont la coloration s'atténue avec le temps
et qui deviennent couleur café
au lait avant de disparaître.
Elles sont occasionnées par
une hémorragie intra-dermique. Elles s'observent chez les
hémophiles, à la suite de
choc, dans les maladies par
carence. Dans les maladies infectieuses, le purpura est une
preuve d'embolisation microbienne.

Purpura fulminans, *m.*
Forme de purpura infectieux
avec larges ecchymoses, sans
hémorragie des muqueuses,
fièvre intense et mort rapide.

Purpura hémorragique,
m. Purpura avec hémorragie
des muqueuses (nasale, gingivale, stomacale, intestinale),
le plus souvent lié à une maladie infectieuse. Voir aussi :
Maladie de Werlhof.

Purpura myélopathique,
m. Purpura localisé sur le
trajet des nerfs.

Purpurine, *f.* (*purpura,*
pourpre). Voir Syn.: *Uro-*
érythrine.

Purulent, *adj.* (πῦον, pus).
Qui est formé de pus. — *Ex.:*
Pleurésie purulente.

Pus, *m.* (πῦον, pus). Liquide
plus ou moins consistant,
composé de sérosités, de mu-

cosités, surtout de leucocytes, généralement altérés, et de bactéries. Sa coloration varie suivant la nature des microbes et son origine; elle est le plus communément blanc-jaunâtre.

Pus bleu, *m.* Pus coloré en bleu par la pyocyanine, matière colorante produite par le bacille pyocyanique.

Pustule, *f.* (*pustula*, pustule). Petit abcès intra-épidermique contenant un liquide purulent.

Pustule maligne, *f.* (*pustula*, pustule ; *mala*, mauvaise). Réaction locale et primitive, sous forme de pustule de l'inoculation de la bactérie charbonneuse. Elle est fréquente chez les mégissiers, les tourneurs de cornes de bœufs.

Pustuleux, *adj.* Qui est formé de pustules. — *Ex. :* Visage pustuleux de la variole.

Putréfaction, *f.* (*putridus*, putride ; *facere*, faire). Etat d'un tissu mort qui se décompose sous l'influence des bactéries qui s'y développent.

Putride, *adj.* (*putridus*, putride). Qui est en voie de putréfaction et par suite qui a une odeur de pourriture. *Ex.:* Crachat putride.

Putrilage, *m.* (*putris*, corrompu). Bouillie épaisse formée de tissus sphacélés et nécrosés au cours de la gangrène.

Pyarthrose, *f.* (πῦον, pus ; ἄρθρον, articulation). Arthrite aiguë purulente.

Pycnose, *f.* (πύκνωσις, condensation). SYN.: *Picnose*. Destruction des noyaux cellulaires passant par les stades de disparition de la structure nucléaire, de fragmentation

et enfin de disparition complète de ces noyaux.

Pyélite, *f.* (πύελος, bassinet). Inflammation du bassinet.

Pyélographie, *f.* (πύελος, bassinet ; γράφειν, écrire, enregistrer). Enregistrement de la forme du bassinet par la radiographie après cathétérisme de l'uretère.

Pyélo-néphrite, *f.* (πύελος, bassinet ; νεφρός, rein). Infection suppurée du rein et du bassinet avec émission d'urine purulente.

Pyélostomie, *f.* (πύελος, bassinet ; στόμα, bouche). Abouchement du bassinet rénal à la peau.

Pyélotomie, *f.* (πύελος, bassinet ; τομή, incision). Incision du bassinet.

Pyémie, *f.* (πῦον, pus ; αἷμα, sang). Voir SYN. : *Pyohémie*.

Pygopage, *m.* (πυγή, fesse ; παγείς, réuni). Monstre double réuni au niveau de la région fessière.

Pyléphlébite, *f.* (πύλη, porte ; φλέψ, veine). Phlébite de la veine porte ou de ses branches mésaraïques, splénique, déterminant le plus souvent de l'ascite avec circulation supplémentaire des veines cutanées de l'abdomen.

Pylorectomie, *f.* (πυλωρός, pylore ; ἐκτομή, excision). Résection du pylore.

Pylorisme, *m.* (πυλωρός, pylore). Etat de contraction spasmodique du sphincter pylorique. Il s'observe dans l'ulcération de l'estomac, les stases iléo-cæcales.

Pyloroplastie, *f.* (πυλωρός, porte, pylore ; πλάσσειν, façonner). Opération destinée à rendre au pylore rétréci ses dimensions normales (Hartmann).

Pylorospasme, *m.* (πυλωρός, pylore ; σπασμός, contracture). Spasme du pylore.

Pyocéphalie, *f.* (πύον, pus ; κεφαλή, tête). Inflammation aiguë du cerveau avec réaction purulente. Elle s'observe dans certains cas de ventriculites et de méningites aiguës.

Pyocolpos, *m.* (πύον, pus ; κόλπος, vagin). Collection purulente du vagin.

Pyoctanine, *f.* Matière colorante dérivée de l'aniline, à pouvoir antiseptique, dont un des corps composés le plus commun est le bleu de méthylène.

Pyocyanine, *f.* (πύον, pus ; κυανός, bleu). Produit de sécrétion du bacille pyocyanique, de coloration bleu-verdâtre.

Pyocyanique, *adj.* (πύον, pus ; κυανός, bleu). Qui a rapport à la pyocyanine. — *Ex. :* Bacille pyocyanique.

Pyocyte, *m.* (πύον, pus ; κύτος, cellule). Cellule du pus.

Pyodermie, *f.* (πύον, pus ; δέρμα, peau). Voir SYN. : *Pyodermite.*

Pyodermite, *f.* (πύον, pus ; δέρμα, peau). SYN. : *Pyodermie.* Infection purulente de la peau, se présentant le plus souvent, au début, sous forme de vésicules suppurées qui peuvent dans la suite se grouper et former de véritables placards purulents.

Pyogène, *adj.* (πύον, pus ; γεννάω, j'engendre). Qui produit du pus. — *Ex. :* Microbe pyogène.

Pyogénie, *f.* (πύον, pus ; γεννάω, j'engendre). Production de pus.

Pyohémie, *f.* (πύον, pus ; αἷμα, sang). SYN. : *Infection purulente.* Infection du sang, qui transporte les bactéries

pyogènes dans différents organes déterminant des abcès multiples.

Pyolabyrinthite, *f.* (πύον, pus). Infection purulente du labyrinthe de l'oreille. Elle survient au cours d'une otorrhée et s'annonce par un vertige continu.

Pyomètre, *f.* (πύον, pus ; μήτρα, matrice). SYN. : *Pyométrie.* Rétention de pus dans la cavité utérine.

Pyométrie, *f.* (πύον, pus ; μήτρα, matrice). Voir SYN. : *Pyomètre.*

Pyonéphrose, *f.* (πύον, pus ; νεφρός, rein). Abcès distendant le bassinet et le rein avec rétention purulente.

Pyopneumohydatide, *f.* (πύον, pus ; πνεῦμα, air ; ὕδωρ, eau). Kyste hydatique suppuré et gazeux.

Pyopneumopéricardite, *f.* (πύον, pus ; πνεῦμα, air ; περικαρδία, péricarde). Péricardite suppurée et gazeuse.

Pyopneumothorax, *f.* (πύον, pus ; πνεῦμα, air ; θώραξ, poitrine). Affection caractérisée par la présence de pus et d'air dans la cavité pleurale.

Pyorrhée, *f.* (πύον, pus ; ῥέω, je coule). SYN. : *Piorrhagie.* Ecoulement de pus.

Pyorrhée alvéolaire, *f.* SYN. : *Maladie de Fauchard ; Pyorrhée alvéolo-dentaire ; Gingivite expulsive.* Ecoulement purulent se produisant au niveau d'une ou de plusieurs alvéoles dentaires infectées par les diplostreptocoques de la bouche, des spirochètes. Le pus a le plus souvent une odeur fétide. Le tartre dentaire est une des causes occasionnelles et récidivantes de l'affection.

Pyosalpinx, *m.* (πύον, pus ; σάλπιγξ, trompe). Abcès kystique suppuré de la trompe.

Pyostérine, *f.* (πῦον, pus). Substance qui empêche le pus de se former.

Pyothérapie, *f.* (πῦον. pus; θεραπευω, je soigne). SYN. : *Transfusion blanche.* Injection à un malade des leucocytes du pus d'un abcès de fixation, recueilli aseptiquement sur un homme sain.

Pyothorax, *m.* (πῦον. pus; θώραξ, thorax). Présence de pus dans la cavité pleurale. Elle est due soit à une perforation pulmonaire, soit à une infection locale (piqûre septique au cours d'une ponction exploratrice, rupture d'abcès froid dans la cavité pleurale), soit à une infection générale se localisant par voie sanguine ou lymphatique à la plèvre.

Pyrétique, *adj.* (πυρετός, fièvre). Qui a rapport à la fièvre : fébrile. — *Ex.:* Etat pyrétique.

Pyrétogène, *adj.* (πῦρ, πυρός, feu, fièvre; γεννάω, engendrer). SYN. : *Pyrogène.* Qui engendre la fièvre.

Pyrétologie, *f.* (πυρετός. fièvre; λόγος, traité). Etude des fièvres.

Pyrétothérapie, *f.* (πῦρ, feu; θεραπευω. je soigne). Méthode thérapeutique em-ployant des médicaments qui élèvent la température et créent la fièvre.

Pyrexie, *f.* πῦρ, feu; πυρεσσώ, j'ai la fièvre). Fièvre (voir ce mot).

Pyrgocéphalie, *f.* πύργος. tour; κεφαλή, tête). SYN.: *Acrocéphalie.* Crâne en forme de tour.

Pyrogène, *adj.* πῦρ, feu. fièvre; γεννάω, j'engendre). SYN. : *Pyrétogène.* Qui engendre la fièvre.

Pyromanie, *f.* πῦρ, feu; μανία, agitation). Impulsion obsédante de provoquer les incendies, de mettre le feu.

Pyrophobie, *f.* πῦρ, feu φόβος. crainte). Peur du feu. ou pour un soldat : peur de retourner au feu.

Pyrosis, *m.* πυρόω, je brûle). Sensation de brûlure partant de l'estomac, s'étendant le long de l'œsophage et arrivant jusqu'au pharynx. déterminée par la régurgitation de liquide stomacal chargé d'acide, soit de fermentation, soit d'acide chlorhydrique. Elle s'observe chez les dyspeptiques hyper ou hypochlorhydriques.

Pyurie, *f.* (πῦον, pus; οὐρέω. je pisse). Emission d'urine chargée de pus.

Quadrilatère de Celse, *m.* (*quatuor*, quatre ; *latus*, côté). Il constitue les quatre points cardinaux de l'inflammation : rougeur, tuméfaction, chaleur, douleur.

Quadrilobé, *m.* (*quatuor*, quatre ; *lobus*, lobe). Qui présente quatre lobes.

Quadriloculaire, *adj.* (*quatuor*, quatre ; *loculus*, loge). Qui présente quatre loges.

Quadriplégie, *f.* (*quatuor*, quatre ; πλήσσειν, frapper). Paralysie des quatre membres, due à une lésion haute de la moelle, au niveau de la région cervicale.

Qualitométrie, *f.* (*qualitas*, qualité ; μέτρον, mesure). *Radio.* Mesure de la qualité d'un rayonnement issu d'une ampoule radiogène. Elle est donnée par la longueur d'onde ou les longueurs d'onde de ses composantes s'il s'agit d'un rayonnement hétérogène. La qualitométrie se fait par la spectrométrie et la mesure du voltage secondaire (Solomon).

Quantitométrie, *f.* (*quantitas*, quantité ; μέτρον, mesure). *Radio.* Mesure de la quantité de rayons de Roentgen émis par une ampoule de Crokes. Elle se fait au moyen d'appareils spéciaux basés sur l'influence exercée par les rayons X sur certains corps bien définis. Ces appareils sont : le fluoromètre de Guilleminot, ionomètre radiologique de Solomon.

Quarantaine, *f.* (*quadraginta*, quarante). Période d'isolement de quarante jours, souvent réduite à moins, imposée à des voyageurs soupçonnés d'être porteurs de maladies transmissibles et provenant de pays contaminés.

Quarte. *adj.* (*quatuor*, quatre). Voir : *Fièvre quarte*.

Quatrième maladie, *f.* Voir Syn. : *Maladie de Dukes*.

Quatrième maladie vénérienne, *f.* Voir Syn. : *Ulcère vénérien adénogène*.

Quérulant, *adj.* (*queror*, se plaindre). Qui cherche des querelles. *Path. ment.* Syn. de *Processif* (voir ce mot). — *Ex.:* Manie quérulante.

Quincke, médecin allemand contemporain. Voir : *Ponction de Quincke; Maladie de Quincke.*

Quininisme, *m.* (*chinium*, quinine). Intoxication par la quinine.

Quinique, *adj.* (*chinium*, quinine). Qui est dû, qui a rapport à la quinine. — *Ex.:* Abcès quinique.

Quintane, *adj.* (*quintus*, cinq). Qui revient le cinquième jour. — *Ex.:* Fièvre quintane.

Quinte de toux, *f.* (*quintus*, cinq). Accès de toux courts, mais répétés.

Quinteux, *adj.* (*quintus*, cinq). Qui a les caractères des accès de toux courts et répétés.

R

Rabiéique, *adj.* (*rabies*, rage). Terme peu employé. Voir Syn. : *Rabique*.

Rabique, *adj.* (*rabies*, rage). Qui a rapport à la rage. — *Ex.:* Virus rabique.

Raccourcissement apparent, *m.* Il s'observe chez les coxalgiques dont la cuisse est en flexion, adduction avec rotation interne ; dans ce cas, le bassin s'élève du côté malade pour compenser l'attitude vicieuse. A la simple vue, il se produit une erreur d'appréciation, le membre paraît raccourci. A la mensuration, en raison du déplacement de l'épine iliaque antéro-supérieure, la distance entre ce point de repère et l'interligne articulaire du genou paraît augmenté, il y a alors un allongement de la cuisse qui n'est qu'apparent.

Racémeux, *adj.* (*racemus*, grappe). Qui présente l'aspect d'une grappe.

Rachialgie, *f.* (ῥάχις, colonne vertébrale ; ἄλγος, douleur). Douleur au niveau du rachis et plus spécialement au niveau de la région lombo-sacrée, douleur profonde qui est peu influencée par les contractions musculaires, et réveillée par la pression. Elle s'observe dans les maladies infectieuses et en particulier dans la variole.

Rachianalgésie, *f.* Syn. : *Rachianesthésie ; Anesthésie rachidienne.*

Rachianesthésie, *f.* Voir Syn. : *Anesthésie rachidienne ; Rachianalgésie.*

Rachicentèse, *f.* (ῥάχις, épine du dos ; κεντέω, je pique). Trépanation de la colonne vertébrale, ponction lombaire.

Rachicocaïnisation, *f.* (ῥάχις, rachis ; *cocaïne*). Anesthésie rachidienne faite au moyen de la cocaïne.

Rachidien, *adj.* (ῥάχις, rachis). Qui a rapport au rachis. — *Ex.:* Sérothérapie rachidienne.

Rachischisis, *m.* (ῥάχις, colonne vertébrale ; σχίσις, fente). Fissure congénitale de la colonne vertébrale.

Rachi-stovaïnisation, *f.* (ῥάχις, rachis ; *stovaïne*, médicament). Anesthésie rachidienne faite au moyen de la stovaïne. Ce procédé remonte à 1904. Il faut procéder à une véritable ponction lombaire (voir la technique à ce mot).

Rachisyncaïnisation, *f.* (ῥάχις, rachis ; *syncaïne*, nom de médicament). Procédé d'anesthésie rachidienne au moyen de la syncaïne.

Rachitisme, *m.* (ῥάχις, colonne vertébrale). Maladie de la nutrition osseuse, caractérisée par des déformations osseuses (nouures) de tout le squelette, plus ou moins accentuées suivant les sujets, surtout localisées aux membres et au tronc. Elle s'observe et débute dans l'enfance.

Rachitisme cérébral, *m.*

Il est caractérisé le plus souvent par une augmentation de volume du cerveau, avec symptômes d'arriération mentale allant depuis la débilité mentale jusqu'à l'idiotie complète. Il s'accompagne toujours de déformation du squelette et en particulier du crâne.

Rachitisme des vieillards, m. Terme impropre employé quelquefois pour désigner la maladie de Paget (voir ce mot).

Rachitisme hémorragique. m. SYN. : *Maladie de Barlow.* Maladie ayant les allures cliniques du scorbut infantile, mais évoluant chez les nourrissons rachitiques.

Rachitomie, f. (ῥάχις, rachis; τομή, incision). Section de la colonne vertébrale. Elle se fait sur le fœtus au cours d'un accouchement laborieux.

Radial, adj. (radius, radius). Qui a rapport à la région du radius ou au nerf radial. — *Ex.:* Paralysie radiale.

Radicotomie. f. (radix, racine; τομή, incision). SYN. : *Rhizotomie.* Opération consistant à sectionner les racines de la moelle.

Radiculaire, adj. (radix, racine). Qui appartient à une ou des racines. — *Ex.:* Lymphangite radiculaire; Névrite radiculaire.

Radiculalgie, f. (radicula, petite racine; ἄλγος, douleur). Douleur avec exacerbations violentes au niveau des racines des nerfs.

Radiculite, f. (radix, racine). Inflammation de la ou les racines d'un nerf. — *Ex.:* Radiculite typhique.

Radioactif, adj. (radius, rayon; agere, agir). Qui a les caractères de la radioactivité. — *Ex.:* Eau minérale radioactive.

Radioactivité, f. (radius, rayon; agere, agir). Propriété que présentent certains corps d'émettre des effluves qui traversent les corps opaques.

Radioanaphylaxie, f. (radius, rayon; ἄνα, face contraire; φυλάσσειν, protéger). Dermite radiographique survenant chez des malades ayant déjà subi une première irradiation sans phénomènes pathologiques et possédant une sensibilité spéciale aux rayons Roentgen.

Radiodermite, f. (radius, rayon; δέρμα, peau). Dermite occasionnée par l'emploi des rayons X. Le contact prolongé avec l'ampoule de Crokes peut déterminer des lésions des nerfs périphériques, du sphacèle, des lésions qui s'aggravent lentement, au point de nécessiter l'amputation des doigts et même du membre atteints.

Radiodiagnostic, m. (radius, rayon; διαγνώσκω, je connais). Examen du corps sous l'écran radioscopique ou par l'emploi de la radiographie à l'effet d'établir ou de contrôler un diagnostic.

Radiogramme, m. (radius, rayon; γράμμα, écrit). Epreuve radiographique.

Radiographie, f. (radius, rayon; γράφειν, écrire). Photographie à travers les corps opaques au moyen des rayons de Roentgen. — *Ex.:* Radiographie d'un os fracturé.

Radiographie stéréoscopique. f. Radiographie double qui, examinée au moyen d'un dispositif stéréoscopique, donne une sensation de relief des images.

Radiologie, *f.* (*radius*, rayon ; λόγος, étude). Partie de la physique qui traite des rayons Roentgen et de leurs applications à la physiologie et à la pathologie.

Radiopathie, *f.* (*radius*, rayon ; πάθος, maladie). Toute maladie occasionnée par le contact des rayons X.

Radiopelvimétrie, *f.* (*radius*, rayon ; *pelvis*, bassin ; μέτρον, mesure). *Obst.* Mensuration des diamètres du bassin au moyen de la radiographie.

Radiorésistant, *adj.* (*radius*, rayon ; *resistare*, résister). Qui ne réagit pas ou peu à l'action des rayons de Rœntgen, qui n'est pas influencé par eux. — *Ex.:* Cellule radiorésistante.

Radioscopie, *f.* (*radius*, rayon ; σκοπεῖν, examiner). SYN. : *Fluoroscopie.* Méthode d'examen des différentes parties du corps au moyen des rayons Roentgen avec projection de l'image sur un écran dépoli fluorescent. — *Ex.:* Radioscopie du poumon.

Radiosensibilité, *f.* (*radius*, rayon ; *sensibilis*, sensible). *Radio.* Propriété de réaction que possède un corps vis-à-vis des rayons de Rœntgen. — *Ex.:* Radiosensibilité de la cellule cancéreuse.

Radiosensible, *adj.* (*radius*, rayon ; *sensibilis*, sensible). Qui réagit nettement à l'action des rayons de Rœntgen. — *Ex.:* Cellule radiosensible.

Radiostéréomètre, *m.* (*radius*, rayon ; στέρεος, solide ; μέτρον, mesure). Appareil destiné à déterminer la profondeur d'un corps étranger inclus dans l'organisme au moyen de radiographies stéréoscopiques.

Radiostéréoscope, *m.* (*radius*, rayon ; στέρεος, solide ; σκοπεῖν, examiner). Appareil servant à l'examen des clichés radiographiques stéréoscopiques (vision en relief).

Radiothérapie, *f.* (*radius*, rayon ; θεραπεύω, je soigne). Emploi thérapeutique des rayons X.

Radiumdermite, *f.* (*radium*, radium ; δέρμα, peau). Dermite occasionnée par les émanations du radium. Elle présente cliniquement les mêmes lésions irritatives de la peau que celles observées dans la radiodermite.

Radiumpathie, *f.* (*radium*, radium ; πάθος, maladie). Toute maladie occasionnée par le contact du radium.

Radiumthérapie, *f.* (*radium*, radium ; θεραπεύω, je soigne). Emploi thérapeutique du radium.

Radius curvus, *m.* Voir SYN. : *Corpus curvus.*

Rage, *f.* (*rabies*, rage). Maladie infectieuse, due à un virus filtrant, transmissible par la morsure ou le léchage des animaux enragés, caractérisée par des troubles nerveux d'aspect variable qui se traduisent soit par la rage furieuse avec hydrophobie (voir ce mot) ou par la rage paralytique dite aussi rage mue.

Rage mue, *f.* SYN. : *Rage paralytique.* Rage muette dans laquelle le malade ne peut parler par suite de paralysie.

Rage paralytique, *f.* SYN.: *Rage mue.*

Raie de Trousseau, *f.* (*radius*, rayon). Voir SYN. : *Raie méningitique.*

Raie méningitique, *f.* SYN. : *Raie de Trousseau.* Raie rouge qui apparaît sur la peau des malades atteints de méningite et d'un grand nombre de nerveux par la rayure de la peau avec l'ongle.

Raie scarlatineuse, *f.* Raie blanche au milieu de laquelle se développe une raie rosée que l'on fait apparaître en frottant légèrement avec l'ongle ou une aiguille mousse, sur la peau d'un scarlatineux.

Râle, *m.* (angl. : *rattle*, faire du bruit). Bruit que fait naître le passage de l'air dans les voies aériennes tapissées ou obstruées par des mucosités. Il peut prendre les caractères de sifflement, de ronflement, de bulle qui éclate, suivant l'état des bronches et de leur contenu.

Râle caverneux, *m.* SYN. : *Gargouillement*. Râle humide, bulleux, perçu à l'inspiration et à l'expiration, constitué par de grosses bulles inégales, rappelant le gros râle sous-crépitant, mêlées de respiration caverneuse. Il peut être entendu à distance. Il est produit par le passage de l'air à travers le liquide muco-purulent et les gaz emplissant la caverne. Il s'observe dans la tuberculose pulmonaire et la dilatation des bronches.

Râle crépitant, *m.* Râle humide, bulleux, perçu exclusivement dans l'inspiration et à chaque inspiration, rappelant le bruit des cheveux que l'on frotte entre les doigts, venant par bouffées de bulles très fines, s'accompagnant ou non de souffle tubaire. Il est produit par le passage de l'air inspiré à travers les liquides exsudatifs contenus dans les vésicules pulmonaires. C'est le râle pathognomonique de la pneumonie, de la congestion pulmonaire. Il peut aussi s'observer dans

l'œdème et l'apoplexie du poumon, variétés de congestions (Rilliet et Barthez).

Râle ronflant, *m.* Râle bronchique, sonore, caractérisé par un ronflement de tonalité plus ou moins grave, rappelant celui d'un homme endormi. Quand il est fort; il peut être entendu à distance. Il alterne très souvent avec le râle sibilant. Il est occasionné par le passage de l'air dans les bronches rétrécies par les sécrétions de la muqueuse bronchique ou par du spasme. Il s'observe dans la bronchite aiguë (Rilliet et Barthez).

Râle crépitant de retour, *m.* Râle crépitant observé au déclin de la pneumonie, alors que l'engouement pulmonaire a cédé, fait place à la respiration bronchique au moment de l'hépatisation et que le poumon repasse par une période d'engouement pour arriver vers la résolution. A ce moment, le râle crépitant réapparaît, mais les bulles sont plus grosses et plus humides qu'à la période d'engouement primitif (Rilliet et Barthez).

Râle muqueux, *m.* SYN. : *Râle sous-crépitant*. Rhonchus humide qui se produit dans les ramifications des bronches.

Râle sibilant, *m.* Râle bronchique, sonore, caractérisé par un sifflement musical plus ou moins aigu, plus ou moins long, rappelant le bruit du vent à travers les volets. Suivant son intensité, il masque plus ou moins le murmure vésiculaire. Il a les mêmes causes que le râle ronflant avec lequel il alterne le plus souvent (Rilliet et Barthez).

Râle sous-crépitant, *m.*

SYN. : *Râle muqueux; Râle bronchique humide.* Râle humide, bulleux, perçu à l'inspiration et à l'expiration, mais d'autant plus à l'inspiration qu'il est plus fin. Il rappelle le bruit que l'on fait en soufflant avec un chalumeau dans de l'eau de savon. Il est produit par le passage de l'air à travers les mucosités, le pus ou le sang qui obstrue les bronches. Il peut être fin, moyen ou gros, rappelant le râle crépitant (râle sous-crépitant fin) ou le gargouillement (gros râle). Il s'observe à la deuxième période de la bronchite aiguë, dans la bronchite chronique, la dilatation des bronches et la tuberculose pulmonaire (Rilliet et Barthez).

Râle trachéal, m. SYN. : *Râle des mourants.* Il est déterminé par l'accumulation, dans les voies respiratoires supérieures (larynx, trachée), de mucosités que le malade affaibli ne peut expectorer.

Ramollissement, m. (*mollire*, rendre mou). Perte de consistance d'un tissu qui devient mou et tend à se désagréger par mortification. — *Ex.:* Ramollissement du poumon.

Ramollissement cérébral, m. (*mollire*, rendre mou). Mortification du tissu cérébral par infarctus avec oblitération artérielle, d'origine thrombosique ou embolique.

Ramsay Hudt, neurologiste contemporain. Voir : *Syndrome de Ramsay Hudt.*

Ranule, f. (*rana*, grenouille). Voir SYN. : *Grenouillette.*

Raphanie. f. (*rafana*, ergotisme). Voir SYN. : *Ergotisme.*

Raptus. m. (*rapere*, enlever). *Méd. ment.* Réaction violente chez un délirant, un obsédé, un mélancolique.

Raptus hémorragique, m. Afflux de sang dans une région, suivi d'hémorragie.

Rash, m. (anglais : *rash*, éruption). Éruption cutanée. Ce terme s'emploie pour désigner une éruption cutanée qui a les caractères morphologiques d'une maladie bien caractérisée (scarlatine, rougeole, etc.) sans cependant appartenir à cette maladie même. — *Ex.:* Rash morbilliforme (apparaissant à la suite d'une injection de sérum).

Rasmussen, médecin danois du milieu du XIXᵉ siècle. Voir : *Anévrysme de Rasmüssen.*

Rat-bite fever, f. Voir SYN. : *Sodoku.*

Raucité, f. (*raucus*, rauque). Accent grave, rauque, que prend le timbre de la voix à la suite d'inflammation des cordes vocales ou de troubles nerveux (hystérie).

Raymond. neurologiste français de la fin du XIXᵉ et du commencement du XXᵉ siècles. Voir: *Syndrome de Raymond.*

Raynaud, médecin français de la fin du XIXᵉ siècle. Voir : *Maladie de Raynaud.*

Rayons X, m. SYN. : *Rayons cathodiques; Rayons de Röntgen.*

Réactif de Bottu, m. Il s'emploie pour la recherche du sucre, caractérisé par la formation de bleu d'indigo par mation de bleu d'indigo par action du sucre sur l'orthonitrophénylpropiolate de soude à chaud.

Réactif de Bremer, m. (*re*, préfixe; *agere*, agir). Solution alcoolique d'éosine et de bleu de méthylène que l'on dilue dans l'eau au moment de la mélanger au sang. Le sang normal devient violacé, le sang diabétique et leucémique prend une coloration verdâtre.

Réactif de Dénigès, *m.* Réactif au sulfate acide de mercure employé dans l'analyse des fèces pour la recherche de la stercobiline.

Réactif de Florence, *m.* Florence, médecin français contemporain.

Composition :

Iode de potassium. 1 gr. 65
Iode .... 2 gr. 54
Eau distillée ..... 30 gr.

Le réactif s'emploie pour la recherche du sperme (Voir : *Réaction de Florence*).

Réactif de Gunzbourg, *m.* SYN. : *Phloroglucine - vanilline.* Réactif employé pour déceler l'acide chlorhydrique dans le suc gastrique. Il prend une coloration rouge intense en présence de HCl en chauffant le suc gastrique.

Réactif de Lécorché et Talamon, *m.* Composé d'une solution concentrée d'acide citrique donnant un anneau blanchâtre avec un liquide à mucine superposé. Il s'emploie dans la recherche de l'albumine.

Réactif de Nylander, *m.* Composé de sous-nitrate de bismuth et de soude caustique, il s'emploie pour la recherche du sucre.

Réactif d'Uffelmann. *m.* Il sert à rechercher l'acide lactique dans le suc gastrique. Il se prépare en mélangeant 3 gouttes d'une solution phéniquée avec 20 cc. d'eau distillée et une goutte de perchlorure de fer, qui donne un mélange couleur bleue améthyste. En ajoutant l'acide lactique, le réactif vire au jaune citron ou au jaune serin.

Réaction, *f.* (*re,* préf. ; *agere,* agir). Phénomène qui se produit par l'action d'un corps sur un autre.

Réaction agglutinante, *f.* Voir SYN. : *Séro-réaction.*

Réaction à l'élixir parégorique. *f.* Réaction spécifique de la syphilis. A 5 gouttes d'eau distillée on ajoute 15 gouttes de liquide céphalorachidien extrait par ponction lombaire, puis 25 gouttes d'élixir parégorique. On agite. Après 12 à 14 heures, il se produit avec le liquide syphilitique une précipitation plus ou moins abondante.

Réaction au chlorure de zinc ammoniacal, *f.* Voir SYN. : *Réaction de Riva.* Elle s'utilise dans la recherche de l'urobiline dans l'urine.

Réaction au tanin, *f. Méd. lég.* Elle s'emploie à 2 gr. 50 p. 100 pour la recherche de l'oxyde de carbone dans l'exsudat putride des plèvres. Quatre centimètres cubes d'exsudat traités par la solution de tanin donnent un coagulum qui se colore en quelques heures en rose franc. Le sang normal mis en contact avec la même solution forme un coagulum marron qui tourne ensuite au gris.

Réaction d'Abderhalden, *f. Obst.* Le sérum du sang des femmes enceintes. dès le huitième jour de la fécondation, contient des ferments capables de décomposer l'albumine du placenta; ces ferments ne disparaissent que 15 à 20 jours après l'expulsion du placenta et de ses débris. Par contre, le sérum des femmes normales non enceintes n'est pas doué de propriétés cytolytiques envers l'albumine placentaire. C'est la recherche positive de ces ferments protéolytiques qui constitue la réaction.

Réaction d'Adler, *f. Méd. lég.* Elle s'emploie dans la recherche des taches de sang : une solution saturée de benzidine dans l'acide acétique, additionnée d'eau oxygénée mise en présence d'une quantité infinitésimale de sang, donne une coloration bleu de Prusse intense.

Réaction d'Ambard et Brissemoret, *f.* SYN.: *Réaction acide de la pulpe splénique.*

Réaction d'Arneth, *f.* Arneth divise les leucocytes neutrophiles en 5 classes suivant que leur noyau contient de 1 à 5 lobes. Dans les maladies infectieuses, il y a généralement « progression vers la gauche », c'est-à-dire augmentation du nombre des leucocytes des types 1 et 2. Dans la tuberculose pulmonaire, la progression à gauche est proportionnée à la gravité de la maladie. La progression à droite s'observe plutôt dans la syphilis, la dysenterie, la lèpre.

Réaction d'Arnold, *f.* Recherche dans l'urine de l'acide acétylacétique. On ajoute à l'urine une solution de para-amido-acétophénone dans de l'eau acidulée avec HCl, puis on verse du nitrite de sodium; on obtient une coloration brune.

Réaction de Barberio, *f. Méd. lég.* Elle se recherche pour identifier le sperme humain. Elle consiste à traiter une goutte de sperme frais ou ancien par une solution aqueuse d'acide picrique saturée: il se produit des cristaux fortement réfringents, caractéristiques et colorés en jaune.

Réaction de Bordet-Wassermann, *f.* Réaction basée sur les phénomènes d'hémolyse dus au complément et à la sensibilisatrice du sérum humain (Voir ces mots). Le sérum d'homme est naturellement sensible aux globules de lapin et de mouton. Il l'est artificiellement aux microbes lorsqu'ils ont développé une maladie. Le sang d'un typhique détruit les bacilles d'Eberth, le sang d'un syphilitique détruit les spirochètes. L'application de ces principes constitue la réaction de Bordet-Wassermann.

Réaction de Bremer, *f.* (Bremer, médecin américain). Elle se recherche chez les diabétiques. Elle consiste à mélanger le sang du malade avec le réactif de Bremer (Voir ce mot).

Réaction de Cevidalli, *f. Méd. lég.* Elle se recherche pour identifier le sperme humain. Elle consiste à traiter une goutte de sperme frais ou putréfié par une solution glycéro-alcoolique d'acide picrique. Elle n'est qu'une simple modification du réactif de Barberio dans la préparation de la solution picrique.

Réaction de dégénérescence, *f.* Elle s'applique à un muscle et est caractérisée quand elle est *complète* par: 1° l'abolition des excitabilités faradique et galvanique du nerf; 2° l'abolition de l'excitabilité faradique du muscle; 3° la conservation ou l'hyperexcitabilité galvanique du muscle; 4° la réaction d'Erb (inversion de la formule polaire normale) ; 5° la lenteur de la secousse. Quand elle est *partielle*, c'est le cas le plus fréquent, le pronostic est meilleur, la réaction de dégénérescence ne diffère de la réaction totale que par l'excitabilité faradique du nerf et du muscle qui n'est que diminuée au lieu d'être abolie.

Réaction de Desplats, *f.* *Electr.* Lorsque l'on excite le nerf avec le courant faradique, en se plaçant au-dessus de la lésion, on obtient, dans certains cas, une contraction très nette des muscles situés au-dessous de la blessure, tandis qu'en excitant le nerf ou les muscles au-dessous de ce point, on n'obtient aucune excitation. Ce phénomène démontrerait que le nerf n'est pas sectionné. L absence de cette contraction n'implique pas nécessairement une section nerveuse.

Réaction de Dominicis, *f.* *Méd. lég.* Elle se recherche pour identifier le sperme humain. Elle consiste à traiter une goutte de sperme par une solution aqueuse saturée de bromure ou de tribromure d'or. Les cristaux ne sont pas caractéristiques : les uns sont en forme de losanges, les autres en forme de croix ou de rectangles. Ils sont colorés en rouge grenat pour les formes quadrangulaires ; les formes élargies sont une coloration jaune rosée.

Réaction d'Erb, *f.* C'est l'inversion polaire, ou inversion de la formule normale de la contractilité d'un muscle. La formule normale est la suivante :

$$NF > PF \geqslant PO > NO$$

Elle peut, en cas d'inversion partielle, être :

$$PF > NF \geqslant PO > NO$$

ou, en cas d'inversion complète :

$$NO > PO > PF > NF$$

N = pôle négatif ;
F = fermeture ;
P = pôle positif ;
O = ouverture.

Elle est symptomatique d'une lésion du nerf, du cylindre-axe, du tube à myéline ou du tissu interstitiel.

Réaction d'Erlich, *f.* Voir : *Diazoréaction.*

Réaction de fixation de complément, *f.* Syn.: *Réaction de Weinberg-Parvu.* Le fait d'ajouter un sérum frais à un mélange contenant déjà un antigène et sa sensibilisatrice spécifique provoque la fixation du complément contenu dans le sérum frais sur l'antigène.

Réaction de fixation tuberculeuse, *f.* Réaction copiée sur la réaction de Bordet-Wassermann qui se prétend spécifique, puisqu'elle use d'un antigène spécifique et se fonde sur l'union de cet antigène avec un anticorps (A. Hanns). On l'applique à la confirmation du diagnostic.

Réaction de Florence, *f.* *Méd. lég.* Elle s'emploie dans la recherche du sperme. Le réactif de Florence (voir ce mot) ajouté par II gouttes à une goutte de la solution aqueuse de sperme extrait d'une tache de linge suspecte, forme des cristaux bruns, rappelant l'aspect des cristaux d'hémine. La réaction de Florence a besoin d'être contrôlée par la recherche des spermatozoïdes pour être concluante, car elle produit des mêmes cristaux avec des taches albuminoïdes ne contenant pas de sperme.

Réaction de Gerhardt, *f.* Recherche dans l'urine de l'acide acétylacétique. On verse le long d'un tube contenant de l'urine du perchlorure de fer. Par suite de sa densité, le réactif tombe au fond et, en cas positif, prend une coloration rouge vineux. Par ce procédé, l'acétone ne peut être décelée.

Réaction de Gmelin, *f.* Après avoir recueilli quelques centimètres cubes de sang, on le laisse se coaguler, on recueille le sérum que l'on place dans le fond d'un tube plat à essai. Avec une pipette on dépose au fond du tube la moitié du sérum en volume d'acide nitrique, faiblement nitreux. L'albumine du sérum coagule. Le caillot jaunit et directement au-dessus apparaît un liseré bleuâtre avec reflet verdâtre, caractéristique de la bilirubine.

Réaction de Gœtsch, *f.* (Gœtsch, médecin américain contemporain). L'injection d'une petite quantité d'adrénaline provoque de la tachycardie dans les cas d'hyperthyroïdisme. Elle est sans effet chez les sujets normaux à même dose.

Réaction de Halluin, *f.* *Méd. lég.* Elle se recherche pour s'assurer de la mort réelle. Elle consiste à instiller quelques gouttes d'éther dans l'œil, qui provoquent une rubéfaction conjonctivale si l'individu est vivant. En cas de mort, la conjonctive ne réagit pas.

Réaction de Hay, *f.* Elle s'obtient dans la recherche des acides et pigments biliaires. En projetant de la fleur de soufre à la surface d'une urine ictérique, il se produit une chute instantanée et pulvérulente du soufre au fond du verre; il se forme ensuite une pellicule soufrée à la surface de l'urine en quelques minutes (au maximum un quart d'heure), et si l'on agite l'urine, cette pellicule soufrée tombe au fond du liquide. Causes d'erreur: injection de térébenthine, chloroforme, phénol, qui précipitent aussi le soufre.

Réaction de Hecht. *f.* Elle se recherche dans la syphilis, et n'est qu'une variante de la réaction de Bordet-Wassermann. Elle serait plus sensible que cette dernière. Son principe consiste à utiliser : 1° le sérum humain (du malade) avec son complément naturel, c'est-à-dire du sérum non chauffé pour détruire le complément, d'où suppression du sérum de cobaye qui, dans le Wassermann, fournit le complément; 2° les hémolysines antimouton naturelles contenues dans le sérum du malade, d'où suppression également du sérum de lapin antimouton dans la deuxième partie de la réaction.

Réaction d'Herxheimer, *f.* Elle s'applique à l'emploi de la quinine chez le paludéen. La prise d'une dose de quinine chez un paludéen ancien, ne présentant pas d'accès à cette période, provoque instantanément un accès de paludisme qui est d'autant plus fort que la dose de quinine est plus élevée. Il se produit là un véritable phénomène de réactivation qui, chez d'autres individus, s'obtient avec l'emploi des médicaments iodés.

Réaction de Jacquemet, *f.* Moyen de recherche de l'albuminosurie. Les urines étant mises en présence d'éther, celui-ci forme un précipité qui gagne lentement la surface libre du liquide. Pour que la réaction s'opère, des urines doivent avoir été extraits préalablement les phosphates et l'albumine.

Réaction de la miostagmine, *f.* (μειῶν, moindre ; στάγμα, goutte). *Micr.* Réaction basée sur le plus ou moins grand nombre de gouttes contenues dans un même volume d'un sérum spécifique auquel on ajoute son antigène correspondant.

Réaction de Landau, *f.* Réaction spécifique pour la recherche de la syphilis. On emploie comme réactif une solution d'iode à 1 p. 100 dans du tétrachlorure de carbone, qui a une constitution chimique constante. Dans une éprouvette large de 1 centimètre carré, on verse 20 centimètres cubes de sérum qui doit être frais et absolument limpide, et ne contenir ni lipoïdes, ni hémoglobine, puis on ajoute 0,10 centimètre cube de réactif qui doit être aussi limpide et de préparation récente. On laisse le mélange au repos pendant quatre à cinq heures, sans l'agiter, à la température ambiante, puis on lit les résultats : les sérums syphilitiques prennent une teinte jaune claire transparente, tandis que les sérums normaux donnent une coloration gris bleu opaque.

Réaction de Lange, *f.* Syn. : *Réaction de l'or colloïdal.*

Réaction de Lecha-Marzo, *f. Méd. légale.* Elle se recherche pour identifier le sperme humain. Elle consiste à traiter une goutte de sperme ou une goutte de macération aqueuse d'un tissu ayant pu être souillé par du sperme par une solution d'acide phosphomolibdique. Il se produit des cristaux hexagonaux isolés ou agglomérés. Leur coloration varie du jaune au jaune verdâtre. Ils résistent bien à l'action du chloroforme. La potasse les vire en azur-clair.

Réaction de Lecha-Marzo, *f.* Elle se recherche pour identifier les taches de sang. Après dissolution de la tache à chaud dans quelques gouttes de pyridine, on ajoute une goutte de solution iodo-iodurée. On évapore. On ajoute ensuite une goutte de pyridine et une goutte de sulfhydrate d'ammoniaque. Des cristaux d'hémochromogène, de forme rhombiques, rectangulaires, de coloration rouge brun, se forment nombreux, visibles au microscope. La présence d'hémochromogène peut encore être contrôlée au spectroscope. Les bandes d'absorption : l'une, étroite et foncée, apparaît entre les raies D et E ; l'autre, plus pâle, apparaît plus tardivement à droite de la raie E.

Réaction de Legal, *f.* Recherche, dans l'urine, de l'acétone. Après avoir distillé 100 centimètres cubes d'urine et les avoir additionnés de X gouttes de solution normale d'acide phosphorique, on prélève 5 centimètres cubes de la partie distillée, on verse V gouttes d'une solution de nitro-prussiate de soude à 10 p. 100 et X gouttes de lessive de soude. On agite et on ajoute X gouttes d'acide acétique cristallisable : on obtient une coloration rouge plus ou moins foncée.

Réaction de l'hématoporphyrine, *f. Méd. légale.* Elle s'emploie dans l'identification des taches de sang. En ajoutant de l'acide sulfurique au sang, l'hémoglobine se transforme en hématoporphyrine dont on vérifie la présence au spectroscope. Les bandes d'absorption sont : l'une, étroite et pâle, près de la raie D ; l'autre, plus large et plus foncée, entre les raies D et E.

Réaction de l'iodoforme, *f.* Recherche dans l'urine de l'acétone. Après avoir distillé l'urine, on en prélève 5 centimètres cubes auxquels on ajoute 1 centimètre cube d'une solution de KI à 10 p. 100 et X gouttes d'ammoniaque. Puis on verse, goutte à goutte, une solution concentrée d'hypochlorite de soude. S'il y a de l'acétone, chaque goutte en tombant donne un précipité noir d'iodure d'azote qui se transforme aussitôt par agitation en iodoforme.

Réaction de l'or colloïdal, *f.* Syn. : *Réaction de Lange.* Elle s'emploie pour établir le diagnostic de la syphilis nerveuse. Elle consiste dans la précipitation du mélange, à des taux différents, de la solution d'or colloïdal et de liquide céphalorachidien ; on obtient des courbes de précipitations que l'on a pu ranger en trois types : parétique, méningitique, syphilitique. Cette réaction est plus précoce que la réaction de Bordet-Wassermann, elle est actuellement la dernière à devenir négative

sous l'influence du traitement spécifique.

Réaction de Maréchal, *f.* Elle s'emploie dans la recherche des pigments biliaires dans l'urine. En versant quelques gouttes de teinture d'iode dans de l'urine, elle se colore en vert émeraude quand la réaction est positive.

Réaction de Meyer, *f. Méd. lég.* Syn. : *Réaction de l'hémoglobine.* Réaction pour la recherche des taches de sang. Une solution de phénolphtaléine à laquelle on ajoute quelques gouttes d'eau oxygénée, mise en présence de sang, prend une coloration rouge, rappelant celle de la fuchsine.

Réaction de Moriz-Weisz, *f.* Elle est employée dans la recherche de la tuberculose pulmonaire. Verser dans un tube à essai 10 centimètres cubes d'urine, ajouter une quantité d'eau suffisante pour obtenir une coloration jaune pâle. A la surface du mélange verser quelques gouttes de permanganate au 1/1000. Dans la réaction positive, un anneau jaune apparaît et persiste pendant plusieurs heures ; dans la réaction négative, l'anneau se colore mal ou se décolore peu à peu.

Réaction de murexide, *f.* (*murex,* coquillage rouge pourpre). Elle s'emploie pour la recherche de l'acide urique. On évapore à sec, on ajoute deux gouttes d'acide azotique, on chauffe jusqu'à évaporation, on traite le résidu sec jaune brun par une goutte d'ammoniaque et l'on obtient un liseré rouge pourpre.

Réaction de Noguchi, *f.* Syn. : *Luétine-réaction.* L'injection intra-dermique de lué-

...ne détermine chez un syphi-
...ique, ne présentant pas d'acidents en évolution, l'appari-
ion d'une papule qui dispa-
...ait au bout d'une semaine.

Réaction de Paudy, *f.*
...lle permet de distinguer les
...néningites organiques des
...éactions méningées fonction-
...elles. Elle est des plus pré-
...ieuses pour porter un pro-
...ostic chez les nourrissons et
...es enfants. La technique est
...a suivante : On prend une
...olution de 10 grammes
...l'acide phénique pur dans
...50 centimètres cubes d'eau
...istillée. On en verse 1 cen-
...imètre cube dans un tube à
...émolyse et l'on fait tomber
...essus une goutte du liquide
...éphalo-rachidien à examiner.
...i la réaction est négative, on
...e remarque rien. Si elle est
...ositive, il se produit dans le
...ube un liquide louche, blanc
...leuâtre, qui descend en ser-
...pentant vers le fond et finit
...par troubler tout le milieu
...Weill, Dufourt, Chakowitz).
...ette réaction est d'ordre
...quantitatif et due à la préci-
...pitation des albumines du li-
...quide céphalo-rachidien. La
...précipitation paraît se faire à
...l'état colloïdal, car on ne par-
...vient pas à clarifier le milieu
...par centrifugation.

Réaction de Pettenkoffer,
f. Elle s'emploie dans la recherche des acides biliaires
contenus dans les pigments.
Après avoir précipité l'albumine, s'il en existe dans l'u-
rine, on obtient une coloration
groseille, puis violet pourpre,
due à la production de furfu-
rol, en ajoutant à l'urine quelques gouttes de sirop de sucre
et 3 à 4 centimètres cubes
d'acide sulfurique pur. On ne
doit pas cesser d'agiter le liquide pendant la réaction.

**Réaction de précipitation
du benjoin colloïdal,** *f.* On
met en présence une suspension aqueuse de résine de benjoin préalablement traitée par
l'alcool avec des dilutions
croissantes de liquide céphalo-
rachidien. Chez les paralytiques généraux, au bout de
12 à 24 heures, on observe
une précipitation complète.
Le benjoin est déposé sous
forme de sédiment au fond du
tube ; le liquide est limpide.

Réaction de Renault, *f.*
Elle s'utilise dans la recherche
de l'indican. Après avoir mêlé
parties égales d'urine et d'a-
cide chlorhydrique, on laisse
tomber au fond du tube 1 centimètre cube de chloroforme ;
on ajoute 1 ou 2 gouttes
d'eau de Javel (hypochlorite
de chaux), on agite. L'indican
se décompose en indigo, qui
se dissout dans le chloroforme et forme par le repos
un culot bleu au fond du
tube à essai, d'autant plus
foncé que la quantité d'indican est plus grande.

Réaction de Rich, *f. Electr.*
Forme d'inversion électrique
spéciale où la secousse de
fermeture négative égale la
secousse de fermeture positive NFS = POS. Cette réaction électrique indique une
irritation du nerf ou de
muscle.

Réaction de Riva, *f.* SYN. :
*Réaction du chlorure de zinc
ammoniacal.* Elle s'utilise pour
la recherche de l'urobiline
dans l'urine On lave l'urine
avec de l'alcool amylique très
pur, sans agiter ; on laisse
reposer, puis on fait couler
le long des parois du tube à
essai une goutte d'ammo-
niaque, puis 2 ou 3 gouttes
d'une solution de chlorure de

zinc. On constate alors une fluorescence nette : le liquide rose par transparence, est vert par réflexion.

Réaction de Rivalta, *f*. Elle permet de connaître la nature exsudative ou transsudative de beaucoup de liquides pathologiques. Elle se recherche surtout dans les épanchements pleuraux et péritonéaux. Elle consiste à verser dans une éprouvette une certaine quantité d'eau distillée, à l'aciduler avec une goutte d'une solution aqueuse d'acide acétique ou de vinaigre dilué par moitié et à laisser enfin tomber le plus près possible de la surface du liquide une goutte de l'épanchement à étudier.

Si le liquide est un *exsudat* : on voit descendre au fond du verre, sous forme d'un anneau se résolvant en trainées spiralées ou plus souvent sous forme de traînées immédiates, un précipité de teinte bleutée, objectivement comparable à la fumée de cigarette. Le procédé se dissout-il dans un excès d'acide acétique, la réaction de Rivalta est positive ; si le précipité ne se dissout pas, on est en présence d'un précipité de mucine. Si le liquide est un *transsudat*, il n'y a pas de réaction Rivalta.

Réaction de Rothera, *f*. Recherche, dans l'urine, de l'acétone. A 5 centimètres cubes d'urine on ajoute 5 centimètres cubes d'une solution saturée de sulfate d'ammoniaque, 2 centimètres cubes d'ammoniaque et quelques gouttes de la solution à 5 p. 100 de nitro-prussiate de soude. On obtient une coloration rouge pourpre déjà ma-

nifeste quand la proportion d'acétone est de 1 à 2 p. 20.000.

Réaction de Schick, *f*. Syn. : *Diphtérino-réaction*.

Réaction de Schultz-Charlton, *f*. Elle se fait pour établir le diagnostic de la scarlatine et est précieuse pour la différencier des rash scarlatiniformes. Le sérum humain normal, ainsi que celui des scarlatineux dont la maladie date de plus de trois semaines, jouissent du pouvoir d'éteindre l'exanthème scarlatineux dans la région où ils ont été injectés, tandis qu'ils restent sans action sur tout exanthème qui n'est pas d'origine scarlatineuse. Seul de tous les sérums humains, le sérum des scarlatineux en pleine maladie, c'est-à-dire les quinze à vingt premiers jours qui suivent les symptômes de début, est incapable de provoquer l'extinction. Les sérums d'origine animale sont dénués de toute influence sur l'exanthème de la scarlatine (P.-L. Marie). Il faut bien remarquer que la disparition de l'exanthème ne se fait que dans une zone d'une pièce de cinq francs, correspondant au scorbut infecté.

Réaction de Silvestri, *f*. Syn. : *Urodiagnostic de la fièvre typhoïde*. En versant du perchlorure de fer, puis de l'acide sulfurique dans une éprouvette et en y introduisant lentement de l'urine, il se produit une coloration marron qui diffuse rapidement vers la partie supérieure quand la réaction est positive. Elle s'observe non seulement dans la fièvre typhoïde, mais dans les paratyphoïdes.

Réaction de Teichmann, *f*. *Méd. légale*. Elle s'emploie dans la recherche des taches de sang : une goutte d'une solution de chlorure de sodium à 1 p. 100, mise en présence d'une solution aqueuse de sang, est portée à l'ébullition jusqu'à évaporation. Il se forme des cristaux nombreux de chlorhydrate d'hémine, de coloration brunâtre, de forme caractéristique, tout autour de la tache sanguine.

Réaction de Trommer, *f.* Précipité jaune, puis rouge de protoxyde de cuivre que forme le glycose avec le sulfate de cuivre ou la liqueur cupro-potassique de Fehling.

Réaction de Wassermann, *f.* Voir Syn. : *Réaction de Bordet-Wassermann.*

Réaction de Weil et Kafka, *f.* Elle sert à déceler dans la cavité sous-arachnoïdienne la présence des hémolysines et du complément qu'on trouve normalement dans le sang et qui ont filtré à travers des méninges altérés.

Réaction de Weinberg-Parvu, *f.* Voir Syn. : *Réaction de fixation de complément.*

Réaction de Weisz, *f.* Réaction de l'urochromogène au permanganate.

Réaction du biuret, *f.* Elle s'emploie pour la recherche des peptones. En versant dans quelques centimètres de suc gastrique filtré de la liqueur de Fehling goutte à goutte, il se produit une réaction rouge violacée.

Réaction du choléraroth, *f.* Réaction produite par l'addition d'acide nitrique à une culture de vibrion cholérique en eau peptonée, chargée d'indol. Cette réaction est rouge violacée. Voir : *Bacille cholérique.*

Réactions électriques, *f.* Les différences quantitatives se notent en milliampères avec le courant galvanique. Le seuil de la contraction d'un muscle normal étant de 3 à 4 milliampères, il y a hyperexcitabilité à 6, 7, 8, 9 et au-dessus. Les différences qualitatives comprennent l'inversion à ses différents signes et les modifications de la secousse.

Formule d'un muscle normal :

$$NFS > PFS > NOS > POS$$

N = négatif.
F = fermeture.
S = secousse.
O = ouverture.
P = positif.

Réaction longitudinale, *f.* Syn. : *Réaction à distance; Réaction de déplacement du point moteur.* En plaçant l'électrode active sur le bout inférieur ou le tendon du muscle, de façon que le courant traverse le muscle dans toute sa longueur, on observe une secousse toujours lente à la NF. Cette réaction est la dernière à se manifester après la disparition des excitabilités galvanique et faradique du muscle.

Réaction myasthénique de Jolly, *f.* Phénomène d'épuisement musculaire observé par exemple dans la paralysie bulbaire asthénique: chaque excitation faradique détermine une contraction de plus en plus faible et qui finit par devenir complètement nulle, tandis que, à l'état normal, le courant faradique provoque une tétanisation qui se répète avec la même intensité à chaque excitation.

Réaction myotonique de Thomsen, *f.* Phénomène de tétanisation musculaire : la faradisation détermine un tétanos musculaire qui persiste quand on cesse l'excitation.

Réactivation, *f.* (*re*, à nouveau ; *activare*, activer). Période où une réaction hématique devient à nouveau sensible, alors qu'elle était négative ou suspecte. Par exemple : La réaction de Wassermann redevient positive, active (se réactive sous l'influence d'un traitement mercuriel.

Récalcification, *f.* (*re*, à nouveau ; *calx*, chaux ; *facere*, faire). Production nouvelle de tissu osseux sain qui se régénère sous l'influence d'une médication calcique ou spontanément sous l'influence de l'état local ou général.

Rechute, *f.* (*re*, à nouveau ; *cadere*, tomber). Réapparition précoce d'une maladie au cours de la convalescence.

Récidive, *f.* (*re*, à nouveau ; *cadere*, tomber). Réapparition tardive d'une maladie, alors que la convalescence est terminée et le malade revenu à l'état de santé normale.

Recklinghausen, médecin allemand contemporain. Voir : *Maladie de Recklinghausen.*

Reclus, chirurgien français de la fin du xixᵉ et commencement du xxᵉ siècle. Voir : *Maladie de Reclus.*

Recrudescence, *f.* (*re*, à nouveau ; *crudescere*, devenir plus cruel). Poussée aiguë nouvelle survenant au cours d'une maladie en voie d'amélioration.

Rectal, *adj.* (*rectum*, rectum). Qui appartient ou a rapport au rectum. — *Ex. :* Fistule rectale.

Rectite, *f.* (*rectum*, rectum). Inflammation aiguë ou chronique de la muqueuse rectale.

Rectocèle, *f.* (*rectum*, rectum ; κήλη, tumeur). SYN. : *Colpocèle postérieure.* Elle s'observe chez la femme. Hernie du rectum dans le vagin, qui, au moment de l'effort, peut apparaître à la vulve.

Recto-colite, *f.* (*rectum*, rectum ; κῶλον, côlon). Inflammation du rectum et du côlon descendant.

Rectococcypexie, *f.* (*rectum*, rectum ; *coccyx*, coccyx ; πήγνυμι, je couds). Opération chirurgicale consistant à fixer le rectum prolabé à la face antérieure du coccyx.

Rectopérinéorrhapie, *f.* (*rectum*, rectum ; περίναον, périnée ; ῥαφή, suture). Opération chirurgicale caractérisée par l'ablation d'une portion de la muqueuse rectale et de la peau pour lutter contre le prolapsus rectal.

Rectopexie, *f.* (*rectum*, rectum ; πήγνυμι, je couds). Fixation du rectum pour combattre son prolapsus.

Rectoscope, *m.* (*rectum*, rectum ; σκοπεῖν, examiner). Appareil à lumière réfléchie s'introduisant dans le rectum et en permettant l'examen visuel direct.

Rectoscopie, *f.* (*rectum*, rectum ; σκοπεῖν, regarder). Méthode d'examen directe du rectum à l'aide du rectoscope.

Recto - sigmoïdoscopie, *f.* (*rectum*, rectum ; Σ, sigma ; εἶδος, ressemblance ; σκοπεῖν, regarder). Méthode d'examen direct du rectum et de l'anse sigmoïde à l'aide du rectoscope.

Rectotomie, *f.* (*rectum*, rectum ; τομή, incision). Incision du rectum.

Rédie, *f.* Premier stade de ansformation de l'embryon a la douve du foie pendant n passage dans la limnœa, ôte intermédiaire.

Redlich. Voir : *Tourbil-ns de Redlich.*

Redoublement du pre-ier bruit du cœur, *m.* YN. : *Galop systolique.* Il observe, dans l'aortite chro-ique. Le premier bruit in-nse coïncide, comme à l'état ormal, avec la chute des val-iles auriculo - ventriculaires, est-à-dire avec la systole ntriculaire ; un deuxième uit surajouté, moins in-nse, lui succède immédiate-ient dans ce premier silence: scrait dû à la distension rusque de la paroi rigide de aorte. Ne pas confondre avec bruit de galop présystoli-ue de la néphrite intersti-elle.

Réducteur, *adj. (reducere,* éduire). *Chim.* Qui a la fa-ulté de réduire. — *Ex.:* Pou-oir réducteur du glucose.

Réductible, *adj. (reducere,* éduire). En parlant d'une ernie, on dit qu'elle est ré-uctible, quand après l'avoir ait sortir par la toux, on la ait rentrer dans l'abdomen ar une simple pression.

Réduction, *f. (reducere,* éduire). Mise à leur place ormale des fragments osseux 'une fracture, des surfaces rticulaires luxées, d'organes ortis de leur cavité naturelle.

Rééducation, *f. (re,* à nou-eau ; *educare,* enseigner). nseignement nouveau d'une onction dont l'usage est aboli ar suite d'une maladie. — x.: Rééducation des paraly-iques, des mentaux.

Réflectif, *adj. (reflectere,* éfléchir). Qui a rapport aux réflexes. — *Ex.:* Modification réflective.

Réflectivité, *f. (reflectere,* réfléchir). Etat fonctionnel des réflexes. — *Ex. :* Réflectivité exagérée.

Réflexe, *m. (reflectere,* ré-fléchir). Excitation périphéri-que (peau, œil, tendon) trans-mise au centre nerveux (moel-le ou cerveau) par la voie cen-tripète (sensitive) et qui re-vient à la périphérie par la voie centrifuge (motrice) sous forme de mouvements.

Réflexe abdominal, *m.* Il consiste à exciter la peau du ventre avec une épingle parex, il se produit une contraction des muscles abdominaux. Re-cherché dans l'appendicite ai-guë ou chronique, il porte le nom de signe de Sicard.

Réflexe achilléen, *m.* SYN.: *Réflexe du tendon d'Achille.* Il se recherche, les muscles du mollet étant relâchés, par la percussion du tendon d'A-chille qui détermine une flexion du pied sur la jambe.

Réflexe anal, *m.* L'excita-tion de la peau de la marge de l'anus provoque la con-traction du sphincter anal.

Réflexe bicipital, *m.* La percussion du tendon du bi-ceps, au pli du coude, provo-que une flexion de l'avant-bras.

Réflexe bulbo-caverneux, *m.* Le pincement du gland provoque la contraction des muscles bulbo-caverneux avec rétraction de la verge.

Réflexe consensuel, *m.* La contraction pupillaire d'un œil obtenue par son exposition à un foyer lumineux, provoque le même phénomène de con-traction pupillaire de l'autre œil non soumis à cette im-pression lumineuse.

Réflexe contro-latéral, *m*. Réflexe qui se produit du côté opposé à celui où l'on provoque une excitation.

Réflexe controlatéral des adducteurs, *m*. Il consiste dans la contraction des adducteurs, provoquée par la percussion du tendon rotulien du côté opposé. Il n'est bien manifeste que lorsqu'il est exagéré.

Réflexe cornéen, *m*. L'excitation de la cornée détermine une contraction des paupières avec occlusion de la fente palpébrale.

Réflexe crémastérien, *m*. Il se recherche en excitant avec une épingle, la peau de la face interne de la cuisse. Il se produit alors une contraction du crémaster avec élévation du testicule du côté excité.

Réflexe cubito-pronateur, *f*. (Pierre Marie et Barré). La percussion périostée de l'extrémité inférieure du cubitus provoque la pronation de la main. L'inversion de ce réflexe est la flexion de la main (Lévy-Valensi).

Réflexe cutané, *m*. Réflexe dont le point de départ est une excitation au niveau de la peau.

Réflexe cutanéo - gastrique, *m*. Contraction gastrique provoquée par la friction de la peau de la base du thorax.

Réflexe d'Abrams, *m*. L'excitation de la peau au niveau du thorax et en particulier de la région précordiale provoque une dilatation du poumon correspondant et une constriction du muscle cardiaque.

Réflexe d'adduction du pied, *m*. SYN.: *Signe de Hirschberg*. Il s'observe dans la paralysie organique et est plus ou moins constant. Il est obtenu par l'excitation cutanée du bord interne du pied. Le centre médullaire du jambier postérieur (muscle dont la contraction produit l'adduction du pied, et que l'on peut interroger aussi par la percussion de son tendon) siège au niveau du cinquième segment lombaire et du premier segment sacré.

Réflexe d'allongement, *m*. SYN.: *Réflexe ostéo-périosté*. Réflexe obtenu en percutant un os et dû à un allongement musculo - tendineux initial et non à un réflexe ostéo-périosté comme on le disait autrefois.

Réflexe dartoïque, *m*. L'excitation de la peau de la cuisse détermine une contraction du dartos, muscle lisse de la peau du scrotum, par réflexe du sympathique.

Réflexe de Brudzinski, *m*. Il y a deux réflexes portant le nom de l'auteur. Ils se recherchent dans la méningite cérébro-spinale : 1° *Signe de la nuque :* la flexion de la tête amène une flexion des membres inférieurs; 2° *Signe de la cuisse*, qui est alors *un contro-latéral:* la flexion de la cuisse sur le bassin produit une flexion symétrique de la cuisse du côté opposé.

Réflexe de Dagnini, *m*. Voir SYN.: *Réflexe oculo-cardiaque*.

Réflexe de Galassi, *m*. Voir SYN.: *Réflexe de Westphal-Piltz*.

Réflexes de Holmgren - Kratschmer, *m*. Voir SYN.: *Réflexes pnéo-pnéique et pnéo-cardiaque*.

Réflexe de Mendel-Bechterew, *m*. SYN.: *Réflexe dorso-cuboïdien*. La percussion au dos du pied, à la région cuboïdienne, provoque l'extension des quatre derniers orteils; chez les spasmodiques, il y a inversion, donc flexion des orteils (Lévy-Valensi).

Réflexe des adducteurs. *m.* La percussion périostée du condyle interne du fémur ou de la face interne du tibia provoque l'adduction de la cuisse. C'est le réflexe des deuxième, troisième et quatrième segments lombaires (Lévy-Valensi).

Réflexe de Westphal-Piltz, *m.* SYN.: *Réflexe de Galassi.* Absence de la contraction pupillaire après un effort d'occlusion des paupières. Il s'observe dans le tabes.

Réflexe dorso-cuboïdien, *m.* SYN.: *Réflexe dorsal de Mendel-Bechterew.* Lié à la surréflectivité tendineuse dans les cas de paralysie, il est constitué par la flexion des orteils provoquée par la percussion de la face latéro-dorsale du cuboïde, mouvement inverse de celui qui se produit à l'état normal.

Réflexe du fascia lata, *m.* Il coïncide le plus souvent avec le signe de Babinski: il se manifeste par la production d'une dépression d'une fossette comprise entre le bord antérieur du fascia lata, le bord externe du couturier et dont le sommet se trouve au niveau de l'épine iliaque antéro-supérieure.

Réflexe fessier. *m.* Voir SYN.: *Réflexe glutéal.*

Réflexe glutéal, *m.* SYN.: *Réflexe fessier.* Il se recherche en percutant la partie inférieure du sacrum: il se produit alors une contraction des muscles fessiers.

Réflexe lumineux. *m.* SYN.: *Réflexe photomoteur.* Contraction de la pupille quand on approche de l'œil une lumière plus vive que celle à laquelle se trouve déjà soumise le globe oculaire. Son absence constitue une des parties du signe d'Argyll Robertson.

Réflexe masséterin, *m.* Il se recherche en faisant entr'ouvrir la bouche du patient, en appliquant sur les arcades dentaires un coupe-papier et en percutant avec un marteau ce coupe-papier, il se produit un abaissement de la mâchoire suivie d'une contraction du muscle masséter.

Réflexe naso-cardiaque, *m.* Voir: *Réflexe sympathique naso-cardio-facial.*

Réflexe naso-facial, *m.* Voir SYN.: *Réflexe sympathique naso-cardio-facial.* Le réflexe manque dans le cas de paralysie faciale périphérique; il existe quand il s'agit d'une paralysie faciale centrale. L'arc réflexe étant constitué dans sa voie centripète par le nerf trijumeau, dans son centre par le bulbe, dans sa voie centrifuge par les filets sympathiques du facial.

Réflexe naso-palpébral, *m.* SYN.: *Réflexe trijumeau facial.* Il obtient par la percussion de l'espace intersourcilier qui provoque la contraction symétrique des muscles orbiculaires des paupières. Il est aboli du côté malade dans les paralysies faciales périphériques: il est conservé, parfois même exagéré, dans les paralysies faciales d'origine centrale.

Réflexe oculo-albuminurique. *m.* L'excitation du globe oculaire par compression détermine la production d'albumine dans les urines.

Réflexe oculo-cardiaque, *m.* SYN.: *Réflexe de Dagnini; Réflexes trijumeau-vague, tri-*

gemino-vago-sympathique. Il consiste à déterminer une excitation sur le globe oculaire en le comprimant, laquelle se traduit par une variante dans le rythme du cœur. Le nombre de pulsations augmente ou diminue suivant l'état pathologique du sujet; à l'état normal il diminue de 5 à 12. Les voies empruntées par ce réflexe sont les nerfs encéphaliques et bulbaires (trijumeau, vague, sympathique). La recherche du réflexe oculo-cardiaque renseigne sur l'état de ces nerfs et des centres supérieurs avoisinant leur trajet.

Réflexe oculo-glycosurique, *m*. L'excitation du globe oculaire occasionne la production de sucre dans les urines.

Réflexe oculo-moteur, *m*. La pression sur le globe oculaire détermine des réactions dans le domaine de la motricité générale.

Réflexe oculo-phrénique, *m*. Voir Syn.: *Réflexe oculo-respiratoire*.

Réflexe oculo-polyurique, *m*. L'excitation du globe oculaire occasionne une réaction sur l'appareil rénal qui se traduit par la polyurie.

Réflexe oculo-respiratoire, *m*. Syn.: *Réflexe oculo-phrénique*. La pression du globe oculaire détermine de la bradypnée dans le type le plus fréquent.

Réflexe olécranien, *m*. Il se manifeste par la percussion du tendon du triceps brachial; il se produit alors un mouvement d'extension de l'avant-bras sur le bras.

Réflexe palpébral, *m*. L'excitateur du bord palpébral détermine l'occlusion des paupières.

Réflexe patellaire, *m*. Voir Syn.: *Réflexe rotulien*.

Réflexe pendulaire d'André Thomas, *m*. Prolongation des oscillations musculaires provoquées par la recherche d'un réflexe, résultant de la diminution ou de l'abolition de la contraction des muscles antagonistes qui ne frène pas la contraction réflexe. Ce résultat peut faire croire à une exagération des réflexes. Il s'observe chez les cérébelleux.

Réflexe péronéo-fémoral postérieur, *m*. Il se recherche dans la sciatique. Il consiste à percuter le tendon du biceps fémoral, au-dessus de la tête du péroné, et à provoquer une contraction du muscle. Il paraît conservé dans la sciatique trunculaire et aboli dans la sciatique radiculaire.

Réflexe pharyngé, *m*. L'excitation de la muqueuse du pharynx détermine des contractions qui peuvent aller jusqu'aux nausées et aux vomissements.

Réflexe pilo-moteur, *m*. Réflexe qui emprunte la voie sympathique pour aboutir aux muscles lisses de la peau et qui est mis en jeu par l'excitation des poils.

Réflexe plantaire, *m*. Le chatouillement de la plante des pieds provoque la flexion des orteils. Une excitation plantaire transmise par une voie centripète intacte atteint la moelle au niveau du cinquième segment lombaire, des premier et deuxième segments sacrés (centres médullaires du réflexe plantaire) ; dans les cas d'irritation pyramidale, elle provoque, par l'intermédiaire de l'extenseur propre du gros orteil, l'extension de celui-ci (Voir : *Signe de Babinski*). Il faut citer une=

cause d'erreur: si la voie centrifuge de l'arc réflexe (nerf sciatique poplité externe) est interrompue, l'extension du gros orteil n'est plus possible, le réflexe ne se produit pas.

Réflexes pnéo-cardiaques, *m.* Ralentissement ou même arrêt du cœur par irritation des voies respiratoires supérieures au niveau de la pituitaire au moyen d'excitations électriques ou chimiques (vapeurs irritantes, ammoniaque, chloroforme, fumée de tabac).

Réflexes pnéo - pnéiques, *m.* Modification du rythme respiratoire par irritation des voies respiratoires supérieures au niveau de la pituitaire.

Réflexe photomoteur, *f.* Voir Syn.: *Réflexe lumineux.*

Réflexe pupillaire, *m.* Réflexe de la pupille de l'œil. Il se recherche soit par la lumière, soit par l'accommodation et a dans chacun des cas une valeur diagnostique différente. Voir: *Réflexe accommodateur et réflexe lumineux.*

Réflexe pyélo-vésical, *m.* Il se recherche dans la pyélite. La pression de l'abdomen à un ou deux travers de doigt de la ligne médiane occasionne une douleur de la vessie avec besoin d'uriner.

Réflexe rétro-malléolaire, *m.* Il se recherche dans la sciatique et les troubles de ce réflexe précédant ceux du réflexe achilléen. On met le malade dans la position à genoux, les muscles du mollet relâchés, on percute alors la face externe du calcanéum, à mi-distance entre le bord postérieur de la malléole externe et le bord externe du tendon d'Achille et la percussion provoque normalement une contraction nette des muscles gastro-cnémiens et la flexion plantaire du pied.

Réflexe rotulien, *m.* Syn.: *Réflexe patellaire; Réflexe de Westphall.* Il se recherche en percutant le tendon rotulien, le membre étant mis dans la position de repos flasque. Le réflexe se manifeste par un mouvement de propulsion du pied et de la jambe, avec contraction du triceps. L'inversion consiste dans la flexion de la jambe.

Réflexe stylo - radial, *m.* La percussion périostée de l'extrémité inférieure du radius provoque la flexion de l'avant-bras sur le bras et des doigts dans la main (Lévy-Valensi). L'inversion, ou mieux la dissociation de ce réflexe, quand son centre est détruit, se traduit par la flexion isolée des doigts (Babinski, Souques).

Réflexe sympathique naso - cardio - facial, *m.* Phénomène produit par l'excitation de la muqueuse pituitaire (nerf trijumeau) qui provoque en même temps que des modifications du rythme cardiaque, des réactions congestives bilatérales de la face (rougeur de la face, prédominant aux paupières, au front, aux joues, vascularisation des conjonctives) et des réactions sécrétoires (sécrétion des larmes).

Réflexe tendineux, *m.* Réflexe dont le point de départ est une excitation (percussion en général) au niveau d'un tendon.

Réflexe tibio-fémoral postérieur, *m.* Il se recherche dans la sciatique et les radiculites lombo-sacrées.

Réflexe tricipital, *m.* La percussion du tendon olécranien du triceps provoque l'extension de l'avant-bras. L'inversion (flexion de l'avant-bras) serait due à l'action du centre bicipital antagoniste demeuré sain. Dejerine croit que ce réflexe en flexion est souvent le réflexe périosté olécranien normal, masqué, à l'état physiologique, par le réflexe tendineux tricipital (Lévy-Valensi).

Réflexe trigémino-vago-sympathique, m. Voir Syn. : *Réflexe oculo-cardiaque.*

Réflexe trijumeau-facial, m. Voir Syn. : *Réflexe nasopalpébral.*

Réflexe trijumeau-vague, m. Voir Syn. : *Réflexe oculocardiaque.*

Réfraction, f. (*refractere,* briser). Changement de direction d'un rayon lumineux qui passe à travers une lentille.

Refroidissement, m. (*re,* préfixe; *frigidus,* froid). Etat de prendre froid. Terme populaire servant à caractériser les affections pleurales ou pulmonaires aiguës.

Regard «éclatant», m. (*re,* all. : *warten,* garder). Il s'observe chez les basedowiens en dehors de l'exophtalmie, par suite de l'élargissement de la fente palpébrale et la rareté du clignement.

Régénération, f. (*regenerare,* régénérer). Etat d'un tissu ou d'un organe malade dont on obtient une nouvelle vitalité par un traitement approprié. — *Ex.:* Régénération d'un os.

Régénérescence, f. (*regenerare,* régénérer). Etat d'un tissu ou d'un organe malade qui spontanément ou longtemps après une intervention thérapeutique reprend ses fonctions physiologiques normales. — *Ex.:* Régénérescence d'un nerf.

Régicide, m. (*rex,* roi; *cædere,* tuer). Dégénéré, le plus souvent persécuteur politique, théomane, revendicateur que tue ou essaie de tuer les chefs d'Etat : roi, empereur, président de la République, croyant agir en justicier ou en martyr.

Régime, m. (*regere,* gouverner). Réglementation des fonctions physiologiques dans un but thérapeutique, basée sur des principes bien définis. — *Ex.:* Régime alimentaire.

Règles, f. (*regula,* règle). Voir Syn.: *Menstrues.*

Régression, f. (*regressio,* acte de revenir en arrière). Retour d'un organe modifié par des circonstances physiologiques ou pathologiques à son état normal. — *Ex.:* Régression de l'utérus après l'accouchement.

Régression de l'utérus, f. Retour lent de l'utérus à son volume normal à la suite de l'accouchement.

Régurgitation, f. (*regurgitare,* regorger). Rejet sans effort, hors de la bouche, de matières alimentaires provenant de l'estomac.

Réhabitation osseuse, f. (*re,* préf.: *habitare,* habiter). Phénomène par lequel les canaux de Havers d'un os mortifié, déshabités à la suite d'une fracture ouverte de l'os, se remplissent, se réhabitent avec du tissu conjonctif et des capillaires sanguins qui ont bourgeonné à partir de la zone restée vivante de l'os.

Reichmann, médecin allemand contemporain. Voir : *Maladie de Reichmann.*

Réinfection, f. (*re,* à nouveau ; *inficere,* infecter). Infection qui se produit à nouveau. — *Ex.:* Réinfection oculaire.

Rein flottant, *m.* Syn.: *Néphroptose.* Rein dont la suspension est devenue lâche et qui flotte dans l'abdomen.

Rein mobile, *m.* Syn.: *Rein flottant; Néphroptose.*

Rémission, *f.* (*remissio,* de *remittere,* relâcher, ralentir). Syn. : *Rémittence.* Stade pendant lequel une maladie s'atténue en attendant le retour d'une crise nouvelle.

Rémittence, *f.* (*remittere,* ralentir). Voir Syn. : *Rémission.*

Rémy, ophtalmologiste français contemporain. Voir : *Expérience du « trou dans la main ».*

Rénal, *adj.* (*ren,* rein). Qui a rapport au rein. — *Ex. :* Calcul rénal.

Réniforme, *adj.* (*ren,* rein; *forma,* forme). Qui a la forme d'un rein. — *Ex. :* Tumeur réniforme.

Rénitence, *f.* (*renitens,* résistant). Résistance élastique. Elle s'observe dans certaines tumeurs abdominales à contenu liquide.

Rénitence, *f.* (*renitens,* résistant). Qui a les caractères de la rénitence. — *Ex. :* Tumeur rénitente.

Repas d'épreuve, *m.* Syn.: *Repas d'Ewald.* Destiné à faire un dosage chimique du liquide gastrique, il se compose d'un quart de litre de thé léger sans sucre ni lait et de 60 grammes de pain blanc rassis. Une heure après la prise de ces aliments, on recueille le suc gastrique par aspiration ou par la méthode d'expression d'Ewald, on pratique la recherche du chlore total, de l'acide chlorhydrique libre, du chlore à l'état de chlorures fixes et combiné aux matières albuminoïdes, enfin de l'acidité totale.

Repas d'Ewald, *m.* Voir Syn.: *Repas d'épreuve.*

Replétion, *f.* (*repletum,* rempli). Etat de plénitude, de surcharge d'un organe. — *Ex.:* Replétion de l'estomac.

Répercussivité, *f.* (*re, percutere,* donner un coup). Réaction à distance d'un organe sur un autre, d'une fonction physiologique sur une autre. — *Ex.:* Répercussivité sympathique.

Reprise, *f.* (*reprehendere,* reprendre). Particularité de la quinte de toux de la coqueluche qui, convulsive et spasmodique, s'arrête tout à coup, « reprend » en faisant entendre un bruit laryngé, analogue au chant du coq.

Reproduction, *f.* (*re,* à nouveau ; *producere,* produire). Faculté d'engendrer.

Résection, *f.* (*resecare,* retrancher). Opération chirurgicale consistant à faire l'excision d'un lambeau cutané ou musculaire, d'une partie ou de la totalité d'un organe interne, ou d'une extrémité osseuse.

Résiduel, *adj.* (*residuum,* résiduel). Qui reste comme reliquat d'une lésion primitivement plus importante. — *Ex.:* Monoplégie brachiale résiduelle (sous-entendu d'une hémiplégie).

Résine, *f.* Principe toxique des champignons vénéneux et suspects, ayant des propriétés purgatives et vomitives.

Résolutif, *adj.* (*resolvere,* résoudre). Qui permet aux phénomènes de résolution de se produire. — *Ex. :* Médication résolutive.

Résolution, *f.* (*resolvere,* résoudre). Terminaison de l'inflammation d'un tissu.

Résorbption, *f.* (*resorbere,* absorber). Absorption par la circulation sanguine d'un liquide pathologique (pus d'un abcès, etc.).

Respiration, *f.* (*re,* préf.; *spirare,* souffler). Introduction dans les poumons d'air chargé d'oxygène, suivie de l'expulsion d'air vicié et contenant de l'acide carbonique, de la vapeur d'eau, de l'azote et de l'oxygène non absorbé.

Respiration amphorique, *f.* Respiration à timbre creux et retentissant produite par l'entrée et la sortie de l'air dans une caverne pulmonaire.

Respiration bronchique, *f.* Voir SYN.: *Respiration tubaire.*

Respiration de Cheyne-Stokes, *f.* SYN.: *Respiration intermittente.* Modification du rythme respiratoire caractérisé par l'alternance de périodes d'apnée et de polypnée, le malade étant endormi ou dans un état comateux. Au réveil, le malade s'agite, est angoissé par la crainte de la mort.

Respiration de Kussmaul, *f.* Respiration à quatre temps, caractérisée par une inspiration brusque, une pause, une expiration brusque, une pause. Ce symptôme s'observe chez les diabétiques, dans l'état de coma et est dû à la diacéturie.

Respiration expiratrice de Bouchut, *f.* Modification de la respiration normale caractérisée par une expiration brusque suivie immédiatement d'une inspiration et d'un repos, alors que normalement le repos suit l'expiration. Elle s'observe chez les enfants, en

particulier dans la broncho-pneumonie.

Respiration puérile, *f.* Respiration bruyante exagérée dont les deux temps sont d'égale importance, comparable au murmure vésiculaire du poumon de l'enfant.

Respiration rude, *f.* Perte du caractère moelleux normal de la respiration, et par suite rudesse du bruit respiratoire survenant quand le poumon a perdu de sa souplesse par suite de lésions sclérosantes ou de présence de tubercules dans le parenchyme pulmonaire.

Respiration saccadée, *f.* Pénétration et sortie alternatives de l'air respiré accomplies en plusieurs reprises, en saccades, au lieu de s'effectuer d'une manière continue.

Respiration tubaire, *f.* La respiration est dite tubaire quand le parenchyme pulmonaire est dense, que ses cellules sont oblitérées et que les bronches, seules perméables à l'air, forment des tubes à parois résistantes où l'air résonne comme si l'on soufflait dans un tube.

Restitutio ad integrum, *f.* Retour à l'état normal.

Rétention, *f.* (*retinere,* retenir). Fait, pour un organe, de retenir le produit de sa sécrétion. — *Ex.:* Rétention chlorurée.

Rétention chlorurée, *f.* La rétention des chlorures s'observe dans les néphrites chroniques et est l'occasion de la production d'œdème. Elle s'observe surtout dans le mal de Bright.

Rétention d'urine, *f.* Impossibilité d'émettre des urines. Elle est d'origine mécanique (compression par une tumeur, rétrécissement) ou inflammatoire (urétrite aiguë).

Rétention intra-utérine, *f.* État d'un utérus qui n'a pas expulsé ou expulsé incomplètement les produits de la conception.

Réticence, *f.* (*re*, préfixe ; *tacere*, taire). Défiance obstinée d'un malade qui se renferme en lui-même et ne laisse percer au dehors rien de sa pensée, de ses hallucinations et de son délire. Elle s'observe surtout chez les persécutés.

Réticent, *m.* Psychopathe dont on ne peut obtenir aucune réponse et qui peut prendre un air provocateur malveillant, quand on insiste pour percer ses intentions.

Rétinocytome, *m.* (*rete*, réseau ; κύτος, cellule). Tumeur spéciale d'origine embryonnaire, rappelant l'aspect du gliome du système nerveux central ou périphérique (Mawas). — *Ex.:* Rétinocytome dysembryoplastique.

Réticulaire, *adj.* (*reticulum*, réseau). Qui a rapport à un réseau vasculaire. — *Ex.:* Lymphangite réticulaire.

Rétinite, *f.* (*rete*, filet). Dégénérescence de la rétine, de cause variable (albuminurie, diabète, grossesse, syphilis, etc.), le plus souvent progressive et qui aboutit à la cécité. L'examen du fond de l'œil montre l'existence d'hémorragies le long des vaisseaux, avec des taches blanches ou du décollement.

Rétinite ponctuée albescente, *f.* SYN. : *Héméralopie congénitale ; Atrophie choroïdienne.* Congénitale ou apparaissant dans l'enfance, cette affection est caractérisée par d'innombrables petites taches blanches minuscules répandues sur toute l'étendue de la rétine. Elle s'observe dans les mariages consanguins.

Retour d'âge, *m.* Voir SYN. : *Ménopause.*

Rétraction, *f.* (*retrahere,* tirer, en arrière). Raccourcissement d'un tissu, d'un organe.

Rétraction de l'aponévrose palmaire, *f.* SYN. : *Maladie de Dupuytren.* Déformation de la main, caractérisée par une flexion légère du médius, une flexion plus marquée de l'annulaire et de l'auriculaire, qui va sans cesse en s'accentuant, due à une rétraction avec épaississement de l'aponévrose palmaire. La flexion plus complète des doigts est possible, l'extension est impossible. Pour certains auteurs, la maladie de Dupuytren n'est probablement qu'une névrite légère du cubital ou des racines cervicales qui le constituent. Longtemps cette maladie a été mise sur le compte de l'arthritisme.

Rétractilité, *f.* (*re,* préfixe ; *trahere,* tirer). Possibilité pour un tissu ou un organe de se raccourcir momentanément et de revenir ensuite à sa longueur primitive.

Rétrécissement, *m.* Diminution du calibre d'un orifice, d'un conduit.

Rétrécissement aortique, *m.* Affection rare ; souvent congénitale, elle siège alors sur l'aorte, elle peut siéger sur les valvules sigmoïdes qui s'accolent à la suite d'endocardite. Le rétrécissement de l'orifice aortique oblige le ventricule à se contracter plus énergiquement pour envoyer le sang dans l'aorte. Il en résulte une vibration de la colonne sanguine au sortir de l'orifice rétréci, qui se traduit à la palpation par un *frémissement cataire systolique*, à l'auscultation par un *souffle systolique*, rude, râpeux, strident ou grave, sonore, piaulant. Le foyer d'auscultation est à la base du cœur, au niveau du deuxième espace intercostal droit, le long du bord du sternum. Le souffle se propage par l'aorte vers la clavicule droite et dans les carotides. Le pouls est petit, dur, et la tension artérielle élevée. Le ventricule gauche est hypertrophié par excès de travail et la pointe bat dans le cinquième ou sixième espace intercostal.

Rétrécissement du champ visuel, m. Trouble visuel sensoriel caractérisé par une diminution de l'étendue concentrique du champ visuel. Il se constate avec le périmètre. Il varie suivant les couleurs présentées dans le champ visuel et s'associe alors à la dyschromatopsie. Il était considéré autrefois comme un stigmate de l'hystérie.

Rétrécissement mitral, m. SYN. : *Maladie de Duroziez*. Rétrécissement de l'orifice mitral du cœur par des adhérences des valvules ou la rétraction des cordages tendineux qui donnent à cet orifice l'aspect d'un entonnoir. Ce rétrécissement empêche l'écoulement du sang de l'oreillette vers le ventricule, d'où une dilatation secondaire de l'oreillette et par contre-coup une dilatation de l'orifice tricuspidien. Il est souvent héréditaire. Il s'observe dans l'enfance, et à l'âge adulte est le résultat d'une maladie infectieuse (du rhumatisme le plus souvent). Il est caractérisé à la palpation par du frémissement cataire, à l'aus-

cultation par un roulement présystolique, un dédoublement du deuxième temps et un roulement diastolique que l'on traduit par l'onomatopée (ffou-ta-ta-rrou) et que l'on entend à la pointe du cœur.

Rétrécissement pulmonaire avec communication interventriculaire, m. Voir SYN. : *Maladie bleue*.

Rétrocession, f. *retro*, en arrière; *cedere*, céder). Disparition d'un symptôme ou d'une maladie qui sont remplacés par un autre symptôme ou une maladie dans le même organe ou dans un organe différent.

Rétrocolis, m. (*retro*, en arrière; *collum*, cou). Forme de torticolis en extension, la tête se trouvant rejetée en arrière. Il s'observe dans le torticolis mental.

Rétrodéviation utérine, f. Toute modification de l'utérus rejeté en arrière.

Rétroflexion utérine, f. *retro*, en arrière; *flectere*, fléchir). Flexion du corps de l'utérus en arrière sur le col.

Rétrograde, adj. *retro*, en arrière; *gradus*, pas). Relatif au passé. — *Ex.:* Amnésie rétrograde.

Rétrospectif, adj. (*retro*, en arrière : *spectare*, regarder). Qui a rapport à des faits anciens. — *Ex.:* Délire rétrospectif.

Rétropulsion, f. (*retro*, en arrière ; *pellere*, pousser). Mouvement d'aller en arrière. — *Ex.:* Rétropulsion du bras.

Rétroversion, f. (*retro*, en arrière; *vertere*, tourner). Anomalie de direction d'un organe qui est tourné en arrière de sa position normale. — *Ex.:* Rétroversion utérine.

Réunion par première intention, f. Accolement immédiat des bords d'une plaie sans suppuration.

Réunion primitive, *f.* La réunion primitive des lèvres d'une plaie est la suture qui se fait tout de suite après la désinfection de la plaie qui vient d'être faite. Le mot primitif s'oppose au mot secondaire.

Réunion secondaire, *f.* Cette expression s'applique à la suture des plaies qui se fait secondairement, c'est-à-dire après avoir attendu le temps suffisant pour s'assurer que la plaie n'est pas ou n'est plus infectée. Le mot secondaire s'oppose au mot primitif.

Revaccination, *f.* (*re*, indique la répétition ; *vacca*, vache). Inoculation nouvelle de vaccin sur un individu vacciné antérieurement contre la même maladie.

Rêve, *m.* Voir : *Délire de rêve; Délire onirique.*

Revendication, *f.* (*re,* à nouveau ; *vindicare*, réclamer). Demande d'obtenir justice. Quand elle est injustifiée, elle devient pathologique. Elle s'observe chez les dégénérés. Elle se traduit par le délire de revendication dont sont atteints la plupart des régicides et certains persécutés-persécuteurs.

Reversion, *f.* (*revertere*, retourner). Retour à un état antérieur.

Réversion de la personnalité, *f.* (*revertere*, retourner). Régression de la mentalité au stade de l'enfance par exemple, mais ne s'accompagnant pas d'affaiblissement intellectuel.

Réviviscence, *f.* (*reviviscere*, revivre). *a*) Etat d'un tissu, d'un organe en état de mort apparente qui revit sous une action nouvelle. *Ex.:* Ré-viviscence du cœur; *b*) Etat d'une maladie qui réapparaît soit à l'occasion d'une rechute ou d'une réinfection. *Ex.:* Réviviscence de la méningite cérébro-spinale.

Révulsion, *f.* (*revellere*, ôter avec effort). Irritation locale provoquée par un agent physique (ventouse) ou chimique (vésicatoire) dans le but de décongestionner un organe profond.

Rhabdomyôme, *m.* (ῥάβδος, strie; μῦς, muscle). Tumeur formée par du tissu musculaire strié.

Rhagade, *f.* (*rhagas*, fissure). Fissure.

Rhinalgie, *f.* (ῥίν, nez; ἄλγος, douleur). Douleur du nez.

Rhinelcose, *f.* (ῥίν, nez; ἕλκος, ulcère). Ulcération du nez.

Rhinite, *f.* (ῥίν, nez). Inflammation aiguë ou chronique de la muqueuse nasale.

Rhinocéphale, *m.* (ῥίν, nez; κεφαλή, tête). Monstre dont le nez situé au-dessus des yeux se prolonge à la façon d'une trompe. L'œil peut être unique, il peut aussi être complètement absent.

Rhinogène, *adj.* (ῥίν, nez; γεννάω, j'engendre). Qui a pour origine le nez, qui est occasionné par des lésions nasales. — *Ex.:* Surdité rhinogène.

Rhinohydrorrhée, *f.* (ῥίν, nez; ὕδωρ, eau; ῥέω, je coule). Ecoulement nasal par inflammation de la muqueuse du nez.

Rhinolalie, *f.* (ῥίν, nez; λαλεῖν, parler). Nasillement, nasonnement.

Rhinolithe, *m.* (ῥίν, nez; λίθος, pierre). Calcul du nez.

Rhinologie, *f.* (ῥίν, nez; λόγος, étude). Etude anatomique, physiologique et pathologique des fosses nasales.

Rhinométrie, *f.* (ῥίν, nez; μέτρον. mesure). Mensuration des fosses nasales pour en connaître la perméabilité.

Rhinophonie, *f.* (ῥίν, nez; φωνή, voix). Résonnance de la voix dans l'appareil nasal; nasillement.

Rhinophyma, *m.* (ῥίν, nez; φῦμα, excroissance). Augmentation du nez pouvant atteindre le volume du poing. L'organe est mamelonné, froid, violacé, contient des kystes de magmas caséeux, gélatineux, ou de pus que l'on fait sourdre à la pression. Il est le type le plus grave de l'acné hypertrophique.

Rhinoplastie, *f.* (ῥίν. nez; πλάσσειν, faire). Réparation du nez par des moyens de plastie chirurgicale.

Rhinopsie, *f.* (ῥίν, nez; ὄψις, vue). Strabisme de l'œil convergeant vers le nez.

Rhino-réaction, *f.* (ῥίν, nez; *re-agere*, réagir). Application sur la muqueuse nasale d'une solution de tuberculine à 1/1000 dans le but de diagnostic.

Rhinorrhagie, *f.* (ῥίν, nez; ῥήγνυμι, je romps). SYN. : *Epistaxis*. Hémorragie de la muqueuse nasale.

Rhinorrhaphie, *f.* (ῥίν, nez; ῥαφή, suture). Suture du nez.

Rhinorrhée, *f.* (ῥίν, nez; ῥέω, je coule). Écoulement nasal de mucosités plus ou moins fluides.

Rhinosalpingite, *f.* (ῥίν, nez ; σάλπιγξ, trompe). Inflammation de la trompe d'Eustache consécutive à une rhinite.

Rhinosclérome, *m.* (ῥίν, nez; σκληρός, dur). Plaque dure, ligneuse, indolente, à bord net, sans réaction péri-

phérique, ayant tendance à progresser au niveau des différentes parties du nez.

Rhinoscopie, *f.* (ῥίν, nez; σκοπεῖν, regarder). Méthode d'examen des fosses nasales permettant de regarder les cavités naturelles et les lésions qu'elles peuvent présenter.

Rhinotomie, *f.* (ῥίν. nez; τομή, incision). Incision des fosses nasales.

Rhizomélique, *adj.* (ῥίζα, racine; μέλος, membre). Qui a rapport à la racine d'un membre. — *Ex.:* Spondylose rhizomélique.

Rhizomucor parasiticus, *m.* Champignon de la famille des mucorinées que l'on a trouvé comme agent pathogène dans certaines affections pulmonaires avec crachats hémoptoïques, simulant la tuberculose.

Rhizotomie, *f.* (ῥίζα, racine; τομή, incision). SYN. : *Radicotomie*. Section d'une ou plusieurs racines de la moelle.

Rhonchus, *m.* (ῥόγχος, ronflement). SYN. : *Râle*.

Rhotacisme, *m.* (ρ, lettre *r*). Prononciation défectueuse de la lettre R.

Rhumatismal, *adj.* (ῥεῦμα. fluxion). Qui a rapport au rhumatisme. — *Ex.:* Endocardite rhumatismale.

Rhumatisme, *m.* (ῥεῦμα, fluxion). Terme général employé pour toute affection douloureuse avec gonflement.

Rhumatisme articulaire, *m.* SYN. : *Polyarthrite rhumatismale*. Maladie infectieuse, de caractère le plus souvent indéterminé, se localisant à une et le plus souvent à plusieurs articulations et y déterminant de la rougeur, de la chaleur, du gonflement et de la douleur. Le rhumatisme articulaire peut être aigu ou subaigu, il détermine des symptômes généraux d'importance et de gravité proportionnels au degré de l'infection. Il peut se compliquer de localisations viscérales dont les plus fréquentes siègent sur le cœur.

Rhumatisme blennorragique, *m.* Arthropathie généralement monoarticulaire (poignet, genou), due au gonocoque ou survenant au cours d'une blennorragie et occasionnée par des microbes associés ayant pénétré au niveau de l'urètre infecté.

Rhumatisme chronique, *m.* Toute arthrite chronique atteignant une ou plusieurs articulations et dont l'origine n'est ni goutteuse, ni syphilitique.

Rhumatisme chronique fibreux, *m.* Rhumatisme des tendons, caractérisé par la production de nodosités fibreuses qui déterminent des attitudes vicieuses. Il s'observe en particulier aux mains. Voir : *Maladie de Dupuytren; Camptodactylie.*

Rhumatisme coxo-fémoral, *m.* SYN. : *Morbus coxæ senilis.* Localisation du rhumatisme chronique qui s'observe chez le vieillard et détermine assez souvent de la névrite sciatique secondaire.

Rhumatisme d'Eberden, *m.* Arthrite sèche déformante localisée aux phalanges.

Rhumatisme noueux, *m.* SYN. : *Polyarthrite déformante progressive.* Arthrite sèche déformante localisée à plusieurs articulations des mains et des pieds, à caractère progressif.

Rhumatisme typhoïde, *m.* Rhumatisme qui, de par son évolution, présente les caractères généraux de la fièvre typhoïde, mais n'est pas occasionné par le bacille d'Eberth.

Rhume, *m.* (*rheuma,* rhume). Inflammation légère des premières parties des voies respiratoires, des muqueuses nasale et trachéale.

Rhume de cerveau, *m.* Voir SYN. : *Coryza.*

Rhume des foins, *m.* Voir SYN. : *Fièvre des foins.*

Rhytidosis, *m.* (ῥύτις, ride). Apparition prématurée des rides de la face.

Ricard, chirurgien français contemporain. Voir : *Amputation de Ricard.*

Richettsia Prowazeki, *m.* Protozoaire, parasite humain, inoculé par le pou et en particulier par le pou de vêtement, agent du typhus exanthématique. Le pou est un hôte intermédiaire nécessaire où les richettsia subissent une transformation vraisemblablement du même ordre que l'hématozoaire du paludisme dans l'anophèle.

Rictus, *m.* (*rictus,* contour de la bouche). SYN. : *Rire forcé.* Contracture involontaire des muscles de la face simulant le rire, sans participation de l'expression de l'œil.

Riegel, médecin allemand de la fin du XIXe siècle. Voir : *Syndrome de Riegel.*

Riga, médecin italien contemporain. Voir : *Maladie de Riga.*

Rigidité cadavérique, *f.* (*rigiditas,* rigidité). État de rigidité musculaire du corps commençant par les muscles de vésicules séminales, s'étendant aux muscles de la mâchoire, du cou, des membres, du corps entier. Elle débute quelques heures après la mort, varie d'intensité suivant la température. Elle est due à une opacité des fibres musculaires par suite de l'action de l'acide lactique sur le phosphate bipotassique qui crée un acide coagulant, le myosigène du muscle.

Rigor, *m.* (*rigor*, froid). Frisson.

Rinne, otologiste allemand contemporain. Voir: *Signe de Rinne.*

Rire forcé, *m.* (*risus*, rire). Voir Syn. : *Rictus.*

Rire sardonique, *m.* Expression de rire avec rétrécissement des paupières à demi-fermées, des commissures labiales relevées. Elle s'observe dans le tétanos pendant les périodes de contractures des muscles de la face.

Rire spasmodique, *m.* Rire morbide explosif, forcé, incoercible, éclatant sans motif, véritable attaque convulsive qui se termine par une crise de larmes (Régis) : Il s'observe dans la démence précoce.

Rissolage, *m.* (vieux français : *risser*, rôtir). Syn. : *Thermo-effleurage; Thermo-rissolage.* Méthode de traitement se servant de thermocautérisation superficielle, le thermocautère étant entretenu au rouge sombre, ce qui produit au contact des tissus une fumée plus ou moins abondante.

Rivalta, médecin italien contemporain. Voir : *Réaction de Rivalta ; Maladie de Rivalta.*

Riziforme. *adj.* (*oriza*, riz; *forma*, forme). Qui a l'aspect de grains de riz. — *Ex. :* Selles riziformes.

Roborant. *adj.* (*robur*, force). Fortifiant.

Rocked Mountain spotted fever. Voir Syn. : *Fièvre pourprée des Montagnes Rocheuses.*

Roger, médecin français de la fin du XIXe siècle. Voir : *Maladie de Roger.*

Rolando. Voir : *Fracture de Rolando.*

Romberg, médecin allemand du commencement et du milieu du XIXe siècle. Voir: *Signe de Romberg.*

Rœntgenthérapie, *f.* (Rœntgen, physicien allemand; θεραπεύω, je soigne). Voir Syn. : *Radiothérapie.*

Roque, médecin français de la fin du XIXe siècle. Voir : *Signe de Roque.*

Rosacique (acide). Voir Syn. : *Uroérythrine.*

Roséole. *f.* (*roseus*, rosé). Toute éruption rosée des téguments, caractérisée par un érythème à petites taches rose pâle, rondes ou ovales. Ce mot employé seul est synonyme de roséole d'origine syphilitique. Quand l'éruption a une autre origine on fait suivre ce terme du nom de la maladie causale. — *Ex.:* Roséole vaccinale, blennorragique, typhique, médicamenteuse.

Roséole, *f.* Syn. : *Roséole syphilitique.* Exanthème maculeux qui s'observe au début de la deuxième période de la syphilis et débute par les flancs, le thorax, gagne tout le corps, plus visible sur les faces de flexion, elle respecte en général la face et les extrémités. Couleur « fleur de pêcher » au début, les taches, rondes ou ovalaires, foncent et deviennent brun-jaunâtre.

Roséole de retour, *f.* Roséole qui récidive au cours de la syphilis. Elle s'observe surtout pendant les trois premières années de l'infection. Elle prend le plus souvent l'aspect de la roséole circi-

éc avec taches larges peu
ombreuses et décolorées au
entre.

Roséole épidémique, *f.*
Voir Syn. : *Rubéole.*

Roséole squameuse, *f.*
Voir Syn.: *Pityriasis rosé de
Gibert.*

Rossignol des tanneurs,
m. Dermatite professionnelle
ulcéreuse des doigts. Voir
Syn.: *Pigeonneau.*

Rotation, *f.* (*rotare*, tourner).*Electr.* Dans la recherche
du vertige voltaïque, si l'on
place le pôle négatif immédiatement au-dessous du lobule
de l'oreille, le pôle positif restant dans la position précé-
dente, on obtient un mouvement de rotation vers le positif. C'est le phénomène dit
de la *Rotation.*

Rotulectomie, *f.* (*rotula,*
de *rota,* roue). Opération chirurgicale consistant à faire
ablation de la rotule.

Rotulien, *adj.* (*rotula,* rotule). Syn. : *Patellaire.* Qui
appartient ou qui a rapport
à la région de la rotule. —
Ex.: Réflexe rotulien.

Rouge des salaisons, *m.*
Altération des aliments conservés dans les saumures,
caractérisée par un enduit
fluant et visqueux, de coloration variant du rose au
rouge lie de vin, occasionnée
par la pullulation du micrococcus rubrovicosus. Ce microbe n'est pas nocif par lui-
même, mais il est l'indice du
commencement de la putré-
faction alimentaire accomplie
par d'autres bactéries. Le
rouge s'observe surtout sur
les morues conservées, qui
doivent subir, dès l'apparition
du rouge, la décoloration par
le bisulfite de soude.

Rougeole, *f.* (*rubeus,*
rouge). Maladie infectieuse,
contagieuse, épidémique, spécifique, dont l'agent est encore
inconnu, s'observant dans
l'enfance et l'adolescence, caractérisée par du catarrhe
oculo-nasal, de l'exanthème,
débutant par la face et le plus
souvent au niveau de la région mastoïdienne et un enanthème surtout accusé sur les
muqueuses des yeux, du nez
et de la bouche. Voir: *Signes
de Comby, de Koplik.* L'incubation ne dépasse pas 14 jours.
La période éruptive dure de
3 à 8 jours, l'énanthème précédant l'exanthème qui s'accompagne de fièvre (39° à
40°) et descend de la face, au
tronc, puis aux membres inférieurs sous forme de taches
roses ou rouges, plus ou
moins saillantes, plus ou
moins confluentes (rougeoles
ecchymotique, boutonneuse,
miliaire). La maladie se termine par une légère desquamation épidémique, généralement furfuracée. La complication la plus fréquente est
la bronchopneumonie.

Rougeole noire de Willan,
f. Rougeole hémorragique.

Rouget, *m.* Syn. : *Aoutât.*
Parasite de la peau, de la
classe des dermatozoaires.
Larve hexapode d'un acarien :
le trombidium holosericeum,
petite araignée rouge qui se
trouve dans les herbes au
mois d'août. Elle s'accroche à
la base des poils, enfonce ses
mâchoires tranchantes dans
l'épiderme, se gorge du produit élaboré par les glandes
sébacées et inocule un venin
qui produit des démangeaisons cuisantes. Il s'ensuit la
plupart du temps des lésions
de grattage.

Rouget du porc, *m.* (*ru-
beum,* rouge). Maladie infectieuse du porc, contagieuse,

due à un micrococcus, caractérisée par une éruption cutanée, des ulcérations du tube digestif, de la péritonite et quelquefois de la pleurésie. Elle s'observe exceptionnellement chez l'homme.

Roulement diastolique, *m.* Roulement que l'on entend à l'auscultation pendant la diastole cardiaque et qui se continue avec le souffle présystolique dans le rétrécissement mitral.

Roulement présystolique, *m.* Roulement précédant la systole, que l'on entend à l'auscultation du cœur, dans le rétrécissement mitral.

Ruault, médecin français contemporain. Voir : *Signe de Ruault.*

Rubéfaction, *f.* (*ruber,* rouge : *facere,* faire). Rougeur de la peau.

Rubéfiant, *adj.* (*rubefacio,* rendre rouge). Qui fait rougir la peau et, par suite, fait de la révulsion. — *Ex.:* Topique rubéfiant.

Rubéole, *f.* (*ruber,* rouge). Syn. : *Roséole épidémique.* Fièvre éruptive, rappelant l'aspect morphologique de la rougeole, d'évolution courte, de pronostic bénin. Elle s'accompagne assez souvent d'adénites.

Rubéoleux, *adj.* (*ruber,* rouge). Qui a rapport à la rougeole ou à la rubéole. Ce terme devrait être réservé à la rubéole, celui de morbilleux s'appliquant à la rougeole.

Rubéolique, *adj.* (*ruber,* rouge). Qui a l'aspect de la rubéole. — *Ex.:* Rash rubéolique.

Rubéole scarlatiniforme, *f.* Voir : *Maladie de Dukes.*

Rubigine, *f.* (*ruber,* rouge). Syn. : *Pigment ocre.* Matière de couleur ocre qui se trouve dans les cellules du foie par suite de dégénérescence pigmentaire. Elle devient noire en présence de sulfhydrate d'ammoniaque et bleue par l'adjonction de ferro-cyanure de potassium et d'acide chlorhydrique dilué.

Ruge-Simon. Voir : *Signe de Ruge-Simon.*

Ruine (Idée de), *f.* (*ruina,* ruine, désastre). *Psych.* Idée triste, hypochondriaque, délirante, qui s'observe chez les mélancoliques.

Rumination, *f.* (*ruminare,* ruminer). Régurgitation volontaire, dans la bouche, des aliments déglutis une première fois, régurgitation toujours suivie d'une nouvelle déglutition des substances régurgitées. Elle s'observe chez certains aliénés.

Rupia, *m.* (ῥύπος, crasse). Croûte épaisse, généralement noirâtre ou ambrée, qui recouvre une ulcération consécutive à un soulèvement bulleux. Elle s'observe par exemple dans la syphilis. — *Ex.:* Rupia syphilitique.

Rupophobie, *f.* (ῥύπος, crasse ; φόβος, crainte). Phobie de la saleté. Elle entraîne ces malades à exagérer les soins de propreté et leur occasionne souvent aux mains des dermites d'origine caustique par l'emploi excessif de savon à base de soude et de potasse.

Rythme couplé, *m.* (*rythmum,* rythme). Syn.: *Arthymie cadencée.* Irrégularité du rythme cardiaque revenant à intervalles réguliers.

Saburral, *adj.* (*saburra*, gravier). Qui a rapport à la saburre. — *Ex.:* Etat saburral de la langue.

Saburre, *f.* (*saburra*, gravier). Produit banc jaunâtre épais, recouvrant la face dorsale de la langue. Il s'observe dans l'embarras gastrique.

Saccharimétrie, *f.* (σάχχαρον, sucre ; μέτρον, mesure). Dosage du sucre.

Saccharomyces albicans, *m.* Voir Syn.: *Oïdium albicans.*

Saccharomyces kéfir, *m.* Levure, agent de fermentation du kéfir, vivant en symbiose avec le bacillus caucacicus.

Saccharomycose, *f.* (σάχχαρον,' sucre ; μύχης, champignon). Infection due à un champignon du genre saccharomyces ou à une de ses variétés : l'atelo-saccharomyces, le para-saccharomyces.

Saccharose, *f.* (σάχχαρον, sucre). Syn.: *Sucre de canne.* Sucre appartenant au groupe des dissaccharides ($C^{12}H^{22}O^{12}$).

Sacciforme, *adj.* (*saccus*, sac; *forma*, forme). En forme de sac. — *Ex.:* Anévrysme artériel sacciforme.

Sacralisation, *f.* (*sacrum*, sacrum). Développement anormal d'une ou des deux apophyses transverses de la dernière vertèbre lombaire qui vient heurter le sacrum, occasionnant des phénomènes douloureux et une déformation osseuse que l'examen radiographique révèle avec plus de précision que le simple palper. Cette affection est souvent confondue avec la sacro-coxalgie, le mal de Pott lombaire, les névralgies sciatique, ischiatique, coccygienne.

Sacré, *adj.* (*sacrum*, objet sacré). Voir: *Mal sacré; Epilepsie.*

Sacro-coccygien, *adj.* (*sacrum*, os sacrum ; *coccys*, os coccys). Qui a rapport au sacrum et au coccys. — *Ex.:* Tumeur sacro-coccygienne.

Sacro-coxalgie, *f.* (*sacrum*, os sacrum ; *coxa*, os coxal). Ostéo-arthrite tuberculeuse de l'articulation sacro-iliaque.

Sadisme, *m.* (*Marquis de Sade*, inverti). Syn. : *Tyrannisme.* Perversion du sens génital dans laquelle le perverti ne peut entrer en érection qu'au moment où l'objet de sa passion est mis par lui en état de souffrance, ce qui peut aller jusqu'à la torture.

Sæmisch. Voir: *Ulcère de Sæmisch.*

Sagittal, *adj.* (*sagitta*, flèche). Qui est dans un plan antéro-postérieur. — *Ex.:* Suture sagittale du crâne.

Sagittocline, *adj.* (*sagitta*, flèche ; *clinere*, remuer). Qui détermine des mouvements de nutation ou d'inclination antéro-postérieure de la tête et des mouvements verticaux des yeux. — *Ex.:* Appareil sagittocline.

Saignée, *f.* (*sanguis*, sang). Emission de sang soit locale (ventouses scarifiées, sang-sues), soit générale (incision d'une veine). Voir : *Phlébotomie.*

Salivaire, *adj.* (*saliva*, salive). Qui a rapport aux glandes sécrétrices de la salive. — *Ex.:* Lithiase salivaire.

Salivation, *f.* (*saliva*, salive). Acte de sécréter de la salive.

Salmonellose, *f.* (*Salmon*, nom de bactériologue). Groupe de bacilles paratyphiques (b. de Gœrtner, paratyphique B; bacille du Hog choléra), encore mal caractérisé et à limites imprécises.

Salpingectomie, *f.* (σάλπιγξ, trompe ; ἐκτομή, excision). Ablation d'une trompe en respectant l'ovaire contigu.

Salpingite, *f.* (σάλπιγξ, trompe). Inflammation aiguë ou chronique de la trompe utérine ou de la trompe d'Eustache.

Salpingo - ovario - pexie, *f.* (σάλπιγξ, trompe; ὠάριον, petit œuf; πήγνυμι, je couds). Suture de l'ovaire à la trompe pour le fixer.

Salpingo - ovarite, *f.* (σάλπιγξ, trompe ; ὠάριον, petit œuf). SYN.: *Tubo-ovarite.* Inflammation aiguë ou chronique simultanée de la trompe et de l'ovaire.

Salpingo-ovarite kystique, *f.* Voir SYN.: *Hydrosalpinx.*

Salpingorrhaphie, *f.* (σάλπιγξ, trompe ; ῥαφή, suture). Suture de la trompe.

Salpingoscopie, *f.* (σάλπιγξ, trompe ; σκοπεῖν, examiner). Examen direct de l'orifice de la trompe d'Eustache au moyen d'un salpingoscope.

Salpingotomie, *f.* (σάλπιγξ, trompe; τομή, incision). Inci-sion du pavillon de la trompe utérine le plus souvent kystique.

Saltatoire, *adj.* (*saltare* sauter). Qui saute, qui rappelle les mouvements du saut — *Ex.:* Mouvements saltatoires de la chorée.

Sanatorium, *m.* (*sanator* guérisseur). Maison de repos où l'on traite la tuberculose pulmonaire ou osseuse. Suivant les cas, le sanatorium est installé dans la montagne (station d'altitude) ou au bord de la mer (cure marine), ou dans une région chaude (station hivernale).

Sanders, médecin anglais de la première moitié du XIXe siècle. Voir : *Signe de Sanders.*

Sang de rate, *m.* (*sanguis*, sang). Nom donné au charbon chez les animaux et en particulier chez le mouton.

Sang meurtri, *m.* Expression populaire. Voir SYN.: *Ecchymose.*

Sang volage, *m.* Expression populaire. Voir SYN.: *Purpura.*

Sanguin, *adj.* (*sanguis*, sanguin). Qui a pour cause le sang, qui est formé de sang. — *Crépitation sanguine.*

Sanie, *f.* (*sanies*, pus). Liquide purulent avec stries sanglantes, le plus souvent à odeur fétide.

Sanieux, *adj.* (*sanies*, pus). Qui est purulent avec stries de sang et odeur nauséabonde. — *Ex.:* Liquide sanieux.

Santé, *f.* (*sanus*, sain). Etat d'équilibre des fonctions physiologiques du corps.

Saphénectomie, *f.* (σάφην. veine saphène : ἐκτομή, excision). Résection de la veine saphène, atteinte de varices ampullaires.

Saphisme, *m.* (*Sapho*, poétesse). Homosexualité entre femmes, sous forme d'onanisme buccal.

Saponification, *f.* (*sapo*, savon ; *facere*, faire). Transformation d'une substance en corps de la série grasse.

Saprogène, *adj.* (σαπρός, pourri ; γεννάω, j'engendre). Qui engendre la putréfaction.

Saprophyte, *m.* (σαπρός, pourri ; φυτόν, plante). Bactérie qui vit aux dépens de matières corrompues.

Saprophytique, *adj.* (σαπρός, pourri ; φυτικόν, qui pousse dans). Qui pousse et vit aux dépens de matières corrompues.

Sapropyre, *f.* (σαπρός, putride ; πῦρ, feu, fièvre). Fièvre putride.

Saprozoïte, *m.* (σαπρός, pourri ; ζῶον, animal). Animalcule de la classe de protozoaire vivant aux dépens des matières en putréfaction.

Sarcine, *f.* (*sarcina*, paquet d'objets cousus ensemble). Microcoque se présentant sous l'aspect de petits cubes ayant 4 coques sur chaque côté et divisé dans tous les plans.

Sarcocèle, *m.* (σάρξ, chair ; κήλη, tumeur). Cancer du testicule.

Sarcoïde, *f.* (σάρξ, chair ; εἶδος, forme). SYN. : *Lupoïde miliaire*. Affection cutanée d'origine vraisemblablement tuberculeuse, caractérisée par des élevures hémisphériques, demi-molles, roses, puis livides et enfin brunâtres, variant du volume d'un grain de millet à celui d'un petit pois. Elle siège à la face, aux épaules, à la face postérieure des membres supérieurs Elle s'observe le plus souvent chez la

femme et est rangée parmi les tuberculides.

Sarcolemme, *m.* (σάρξ, chair ; λέμμα, enveloppe). Voir SYN. : *Myolemme*.

Sarcomatose, *f.* (σάρξ, chair). Affection de la peau caractérisée par la présence de petits noyaux sarcomateux intra-dermiques. — *Ex.* : Sarcomatose de Kaposi.

Sarcome, *m.* σάρξ, chair). Tumeur du tissu conjonctif ayant tendance à proliférer abondamment.

Sarcome angiolithique, *m.* (σάρξ, chair ; ἀγγεῖον, vaisseau ; λίθος, pierre). Tumeur méningo-cérébrale, d'origine endothéliale, localisée aux feuillets de l'arachnoïde, au niveau des corpuscules de Pacchioni, caractérisée par l'abondance des vaisseaux et les hémorragies secondaires.

Sarcome du cerveau, *m.* (σάρξ, chair). Tumeur cérébrale secondaire, ayant pour point de départ le crâne ou la dure-mère. Son siège le plus fréquent est la base du cerveau.

Sarcoplasme, *m.* (σάρξ, chair ; πλασμός, plasma). Un des deux éléments fondamentaux du muscle strié (l'autre étant la myofibrille). Il paraît être l'organe du raccourcissement tonique du muscle.

Sarcoptes notoèdres, *m.* (σάρξ, chair ; κόπτειν, couper). Sarcopte présentant plusieurs variétés, observées, l'une chez le chat, l'autre chez le lapin, et des sous-variétés, hôtes du rat, de la souris. La gale de ces animaux est transmissible à l'homme.

Sarcoptes scabici, *m.* (σάρξ, chair ; κόπτειν, couper). Acare, agent de la gale humaine.

Sarcoptique, *adj.* (σάρξ,

chair; χόπτειν, couper). Qui a rapport au sarcopte, qui est occasionné par le sarcopte. — *Ex.:* Gale sarcoptique.

Sarcosome, *m.* (σάρξ, chair). Granulation du sarcoplasme.

Sarcosporidie, *f.* (σάρξ, chair ; σπορά, graine ; εἶδος, forme). Parasite de la famille des sporozoaires que l'on trouve dans les muscles des mammifères. On en aurait trouvé dans le myocarde d'une femme de 40 ans.

Sarcosporidiose, *f.* (σάρξ, chair ; σπορά, graine ; εἶδος, Maladie parasitaire due à une sarcosporidie.

Sarcotripsie, *f.* (σάρξ chair ; τρίψις, broiement). SYN.: *Histotripsie.* Ecrasement chirurgical linéaire d'une muqueuse, d'un muscle.

Satisfaction, *f.* (*satisfacere,* satisfaire à). Idée délirante de satisfaction : délire se caractérisant par une exaltation du moi avec idées de force, de supériorité, de puissance. Elle est fréquente dans la paralysie générale.

Saturnin, *m.* (*saturnis,* plomb). Individu atteint de saturnisme.

Saturnisme, *m.* (*saturnis,* plomb). Intoxication aiguë ou chronique par le plomb.

Satyre, *m.* (σάτυρος, satyre). Individu atteint de perversion du sens génital, le plus souvent de sadisme. Cette anomalie sexuelle entraîne le perverti à commettre des agressions, le plus souvent nocturnes, sur des femmes isolées dans la rue.

Satyriasis, *m.* (σάτυρος, satyre). Anomalie sexuelle dans laquelle le sujet éprouve une impulsion violente à pratiquer le coït qu'il doit satisfaire instantanément, impul-

sion à caractère fréquen Le satyriasis s'accompagn souvent d'autres anomalie sexuelles : exhibitionnisme sadisme, bestialité, sodomi et peut arriver jusqu'au vio

Sauriasis, *m.* (σαύρα, saurien). Ichtyose à larges écaille aplaties polygonales, rappe lant la carapace des saurien (lézard, crocodile).

Sayre, chirurgien améri cain de la fin du xixᵉ siècle Voir : *Corset de Sayre.*

Scabieux, *adj.* (*scabies* gale). Qui a rapport à la gale qui est de nature galeuse. — *Ex.:* Eruption scabieuse.

Scævolisme, *m.* (Muciu Scævola, de l'antique Rome) Automutilation par expositio d'un membre au feu ave combustion volontaire d'u segment de membre : doigt avant-bras, pied. Elle s'ob serve dans les états mélanco liques.

Scansion, *f.* (*scandere* scander). Trouble de l'articu lation du langage, caractéris par l'appui prolongé sur cer taines syllabes d'un mot, rap pelant celui de l'accent to nique en scandant des ver latins.

Scaphocéphalie, *f.* (σκάφη barque ; κεφαλή, crâne). SYN.: *Sphénocéphalie.* Tête allongée dans le sens antéro-postérieur avec aplatissement latéral.

Scaphoïdite, *f.* (σκάφη barque ; εἶδος, forme). Inflammation de l'os scaphoïde. (carpien ou tarsien).

Scaphoïdite tarsienne, *f.* SYN. : *Maladie de Köhler.* Dystrophie osseuse spéciale aux jeunes enfants entre 5 et 10 ans, caractérisée par un gonflement de la région scaphoïdienne. A la radiographie le scaphoïde est aplati d'avant en arrière, à la façon d'une

lette, condensé, calcifié plus
e normalement. Cette affec-
n guérit par le repos.

Scapulum alatum, *f.* (*sca-*
lum, épaule ; *alatum*, ailé).
collement du scapulum du
brax, résultant d'atrophie
usculaire de l'épaule.

Scapulalgie, *f.* (*scapulum*,
oplate ; ἄλγος, douleur).
uleur au niveau de l'articu-
ion de l'épaule. Certains au-
rs décrivent sous ce terme
tuberculose de l'articula-
n scapulo-humérale.

Scapulectomie, *f.* (*scapu-*
m, omoplate ; ἐκτομή, exci-
on). Ablation partielle ou tole de l'épaule.

Scarification, *f.* (*scarifica-*
, scarification). Procédé thé-
peutique consistant à faire
ir la peau de petites inci-
ons linéaires superficielles.
le s'emploie dans le traite-
ent du lupus et dans le but
faire une saignée locale
entouse scarifiée).

Scarlatine, *f.* (*scarlat*, écarte). Maladie infectieuse, con-
gieuse, épidémique dont
agent spécifique est encore
connu, s'observant surtout
ans l'enfance et l'adoles-
nce, caractérisée par un
nanthème buccal, un exan-
ème à début thoracique et
ne desquamation caractéris-
que. L'incubation est géné-
alement rapide. Elle dure de
uelques heures à deux ou
ois jours. La période d'état
annonce par une fièvre in-
ense (40°) avec phénomènes
énéraux (vomissements) et
ne angine caractéristique qui
es amygdales s'étend sous
orme d'enanthème à la lan-
ue, au voile du palais et
ccasionne des adénites sous-
naxillaires. L'éruption à la
peau, de coloration variable,
du rose au rouge écarlate, est

discrète ou confluente, elle a
l'aspect d'un granité ou d'un
pointillé. Voir : *Raie scarlati-*
neuse. Elle dure 3 à 5 heures. La période de desquamation est fort longue : elle
dure un mois en moyenne,
soit 40 jours depuis l'apparition de l'éruption. L'épiderme
s'enlève sous forme de longues bandes, ou d'écailles,
la semelle plantaire peut partir en une seule pièce. Les
complications les plus fréquentes et les plus graves
sont : la néphrite avec albuminurie, le rhumatisme scar-
latin avec endocardite, les angines associées (streptodiphté-
riques) avec adénites, les otites
suppurées.

Scarlatine rhumatismale,
f. Voir Syn. : *Dengue*.

Scarlatinéole, *f.* (νέος, nouveau). Voir Syn. : *Maladie de*
Dukes.

Scarlatineux, *adj.* Qui a
rapport à la scarlatine. — *Ex.* :
Néphrite scarlatineuse.

Scarlatiniforme. Qui a
l'aspect de la scarlatine. —
Ex. : Rash scarlatiniforme.

Scatol, *m.* Produit toxique
formé dans l'intestin par les
microbes aux dépens des matières albuminoïdes.

Scatologie, *f.* (σκατός, matière fécale). Syn. : *Coprolo-*
gie. Etude microscopique et
clinique des matières fécales
dans un but diagnostique et
thérapeutique.

Scatome, *m.* (σκατός, matière
fécale). Tumeur abdominale
constituée par un amas bien
circonscrit de matières fécales
dans l'intestin.

Scatophagie, *f.* (σκατός, matière fécale ; φαγεῖν, manger).
Mastication et déglutition de
matières fécales. Elle s'observe chez certains aliénés.

Scatophilie, f (σχατός, matière fécale ; φίλεω, j'aime). Désir obsédant de manger des matières fécales. Elle s'observe chez certains aliénés.

Scansion, f. (*scandere,* scander). *Psych.* Action de scander, d'appuyer plus ou moins fortement certaines syllabes ou certains mots. — *Ex.:* Scansion de la parole.

Schaudinn, médecin allemand contemporain, connu par sa découverte du microbe de la syphilis : spirochète pallida de Schaudinn.

Schistosomum hœmatobium. SYN. : *Distomum hœmatobium ; Bilharzia hœmatobia.* Ver trématode, parasite de la bilharziose, à sexe séparé. Ce ver vit dans le sang et est inoffensif ; ses œufs, ovoïdes, assez gros (de 6 à 15 μ) sont munis à leur prolongement de véritables épines qui perforent les capillaires où ils sont arrêtés, provoquant, en particulier au niveau de la vessie, des hémorragies répétées qui offrent de la gravité.

Schizogonique, *adj.* (σχίζειν, diviser ; γεννάω, j'engendre). Qui produit des schizontes. — *Ex.:* Cycle schizogonique.

Schizoïdie, f. (σχίζω, je romps ; εἶδος, ressemblance). *Psych.:* Impossibilité de vibrer à l'unisson avec l'ambiance : Perte de contact avec celle-ci (Bleuler).

Schizonte, m. (σχίζειν, séparer). Élément du plasmodium vivax qui se rencontre dans le sang des paludéens.

Schizontolyse, f. (σχίζειν, séparer ; λύσις, dissolution). Destruction des schizontes dans le sang par dissolution de ces éléments.

Schizophrénie, f. (σχίζω, je romps ; φρήν, esprit). Psychose discordante dans laquelle le malade présente une perte de contact avec l'ambiance, des idées délirantes sur un thème en opposition avec la vie du sujet.

Schizosome, m. (σχίζω, diviser ; σῶμα, corps). Monstre dont l'abdomen présente une solution de continuité.

Schizoprosopie, f. (σχίζειν, diviser ; προσωπον, face). Division de la face par une fente médiane (gueule de loup avec division de la voûte palatine).

Schmidt, médecin allemand. Voir : *Syndrome de Schmidt.*

Sciatique, f. (ischias, maladie ischiatique). Inflammation aiguë ou chronique du nerf sciatique, caractérisée par la douleur, l'abolition du réflexe achilléen, les signes de Laségue, de Néri, de Bonnet (voir ces mots).

Scission de la personnalité. f. SYN. : *Scission du moi.* État d'objectivité de son propre moi. Il s'observe chez des psychopathes (dégénérés, débiles, hypocondriaques, délirants alcooliques).

Scissural, *adj.* (*scindere,* fendre). Qui a rapport à une scissure. — *Ex.:* Tuberculose pulmonaire à localisation scissurale.

Sclérectomie, f. (σκληρός, dur ; ἐκτομή, excision). Excision de la sclérotique de l'œil.

Sclérème ano-vulvaire, m. SYN. : *Esthiomène.* Inflammation hypertrophique des tissus sous l'influence d'une cause irritative d'ordre divers, aboutissant à la sclérose et aux cicatrices rétractiles après être passé par un stade ulcéreux.

Sclérème des nouveaunés, m. (σκληρός, dur). Maladie de la peau des nouveau-nés,

ractérisée par une indura-
on rigide de la peau des
xtrémités ou de la totalité du
rps.

Sclérémie, *f.* (σκληρὸς. dur).
ontraction de sclérodermie
oir ce mot).

Sclérite, *f.* (σκληρὸς. dur).
SYN.: *Sclérotite.* Inflammation
e la sclérotique le plus sou-
nt d'origine rhumatismale.
lle s'observe dans la syphi-
s, la tuberculose oculaire.

Sclérochoroïdite, *f.* (σκλη-
ς, dur). Sclérose de la cho-
ïde avec amincissement de
tte membrane.

Sclérodactylie, *f.* (σκληρὸς,
ur; δάκτυλος, doigt). Scléro-
ermie progressive débutant
ar les extrémités et aboutis-
nt à une mutilation des
oigts avec perte des pha-
nges terminales.

Sclérodermie, *f.* (σκληρὸς,
ur; δέρμα, peau). SYN.: *Sclé-
mie.* Maladie caractérisée
ar un épaississement sclé-
eux de la peau avec altéra-
ons sclérotiques de tous les
rganes internes.

Scléroedème, *m.* (σκληρὸς,
ur; οἴδημα, gonflement).
Edème dur.

Sclérogène, *adj.* (σκληρὸς,
ur; γεννάω, j'engendre). Qui
étermine la sclérose d'un
ssu, l'ankylose d'une articu-
tion. — *Ex. :* Méthode sclé-
ogène.

Sclérolipomatose, *f.* (σκλη-
ς, dur; λίπος, gras). Déve-
ppement exagéré des cel-
les adipeuses d'un tissu
vec sclérose atrophique des
éments nobles constitutifs
e ce tissu.

Sclérolysant, *adj.* (σκληρὸς,
ur; λύσις, dissolution). Qui
ait disparaître la sclérose ou
s productions d'origine sclé-
euse. — *Ex.:* Action scléroly-
ante des rayons X.

Scléronychie, *f.* (σκληρὸς,
dur; ὄνυξ, ongle). Epaississement dur des ongles.

Sclérosarcome, *m.* (χχληρὸς,
dur; σάρξ, chair). Tumeur indurée du tissu cellulaire.

Sclérose, *f.* (σκληρὸς, dur).
Altération d'un tissu ou
d'un organe, caractérisée par
la formation de productions
fibreuses remplaçant les éléments anatomiques constitutionnels normaux de ce tissu
ou de cet organe.

**Sclérose atrophique de la
vésicule biliaire**, *f.* Elle résulte en général d'une obstruction de la vésicule par un
ou plusieurs calculs empêchant la bile d'arriver à la
vésicule. Il s'établit des adhérences de voisinage avec empâtement douloureux, réalisant de la péritonite sous-hépatique localisée. L'ictère fait
souvent défaut.

Sclérose en plaques, *f.*
(σκληρὸς, dur). Sclérose en
forme de plaques, superficielle
ou profonde, de la substance
blanche et plus rarement
de la substance grise de la
moelle, du bulbe ou de l'encéphale, due à une cause infectieuse ou toxique. La symptomatologie varie suivant la
localisation de la sclérose. Elle
est caractérisée par du tremblement intentionnel, de la
démarche spasmodique, des
troubles de la parole qui est
monotone et scandée, des
troubles des réflexes qui sont
exagérés, des vertiges, du
nystagmus, des troubles mentaux (puérilisme, rires et
pleurs spasmodiques). L'évolution se fait par poussées.

**Sclérose latérale amyotro-
phique**, *f.* SYN. : *Maladie de
Charcot.* Maladie due à une
atrophie des cellules des cornes antérieures de la moelle,

avec sclérose des cordons antéro-latéraux et dégénérescence de certains noyaux moteurs du bulbe. Elle est caractérisée par une atrophie musculaire progressive débutant généralement par les membres supérieurs (main de squelette), par de la paralysie spasmodique avec exagération des réflexes, clonus du pied, des troubles de la parole, de la déglutition, semblables à ceux de la paralysie labio-glosso-pharyngée (voir ce mot) quand la localisation bulbaire prédomine.

Sclérose miliaire sous-corticale, *f.* Syn.: *Tourbillons de Redlich ; Maladie d'Alzheimer.*

Scléroticonyxis, *m.* (σκλη-ρός, dur; ὄνυξ, ongle). Voir Syn. : *Kératonyxis.*

Scléroticotomie, *f.* (σκλη-ρός, dur; τομή, incision). Voir Syn. : *Sclérotomie.*

Sclérotite, *f.* (σκληρός, dur). Inflammation de la sclérotique (membrane de l'œil).

Sclérotomie, *f.* (σκληρός, dur; τομή, incision). Syn. : *Scléroticotomie.* Section de la sclérotique.

Sclérotrichie, *f.* (σκληρός, dur; θρίξ, poil). Durcissement des poils ou des cheveux qui se tiennent rigides.

Scolex, *m.* (σκώληξ, ver). Tête du tænia armé (de crochets) ou inerme (ventouses sans crochets).

Scoliose, *f.* (σκολιός, tortueux). Déformation du rachis avec inclinaison latérale de la colonne vertébrale. Elle s'énonce en précisant la localisation de la convexité : droite ou gauche.

Scoliose pélycogène, *f.* (σκολιός, tortueux; πέλυξ, bassin; γεννάω, j'engendre). Scoliose très basse de la région

sacrée ou lombo-sacrée entraînant une malformation du bassin, redoutable chez la femme au moment de l'accouchement.

Scopasthénique, *adj.* (σκοπεῖν, regarder; ἀσθένεια, faiblesse). *Trouble scopasthénique.* Trouble oculaire associé au vertige labyrinthique par suite des rapports du noyau de Deiters avec les centres oculomoteurs.

Scopulariopsis Koningi Oudemans, *m.* Champignon isolé en 1912 par Jannin, paraissant provenir de la litière du fumier, de la paille. On le trouve dans les phlyctènes des gelures des pieds contractées dans les tranchées. Il se développe au mieux à la température de 20 à 30°.

Scorbut, *m.* (en danois, crobut, scorbut). Maladie par carence, caractérisée par les hémorragies cutanées (purpura), de la stomatite gingivite hémorragique). Elle s'observait fréquemment autrefois chez les marins au long cours, dont l'alimentation ne contenait pas de fruits et de légumes frais, mais était composée presque exclusivement de produits de conserve.

Scorbut infantile, *m.* Syn. : *Maladie de Barlow.* Il s'observe chez les nourrissons de 5 à 18 mois. Caractérisé par de l'anémie marquée, de fortes douleurs, de la pseudo-paralysie des membres, des ecchymoses de la peau et des muqueuses, en particulier des gencives, de la vessie avec hémorragies, des hématomes sous-périostés des os longs, sous-épicraniens orbitaires, avec quelquefois exophtalmie.

Scorbutigène, *adj.* (dan.: crobut, scorbut; γεννάω, j'en-

endre).Qui engendre le scorbut. — *Ex.:* Aliment scorbugène.

Scorbutique, *adj.* (dan. : *robut*, scorbut). Qui a rapport au scorbut. — *Ex.:* Hémorragie scorbutique.

Scotodinie, *f.* (σκότος, obscurité; δίνω, je tourne). État d'éblouissement suivi d'abolition momentanée et très courte de la vision au cours de vertiges.

Scotome, *m.* (σκότος, obscurité). Lacune dans le champ visuel sous forme de tache plus ou moins étendue pouvant siéger au centre ou à la périphérie.

Scotome scintillant, *m.* (σκότος, obscurité). Forme de cécité passagère d'origine centrale, caractérisée par la sensation d'une tache qui s'étend rapidement et paraît bordée d'une ligne lumineuse en zigzag. Elle disparaît après 15 ou 30 minutes; elle s'accompagne ou non de perte de connaissance, d'attaques épileptiformes, de phénomènes paralytiques et aphasiques. Le scotome scintillant s'observe dans la migraine ophtalmique simple des névropathes, chez les surmenés par le travail intellectuel.

Scribomanie, *f.* (*scribere*, écrire; μανία, agitation). Besoin pathologique d'écrire sans motif et sans arrêt.

Scrofule, *f.* (*scrofula*, de *scrofa*, truie). SYN.: *Lymphatisme; Scrofulisme.* État d'un organisme affaibli et prédisposé par des antécédents plus spécialement tuberculeux ou syphilitiques, qui se traduit par une aptitude spéciale à produire des adénites cervicales (écrouelles), des lésions cutanées (tuberculides, lupus), des lésions osseuses et arti-

culaires (spina ventosa, coxalgie), des affections viscérales tuberculeuses.

Scrofulide érythémateuse, *f.* Décrite par Bazin. Voir SYN.: *Lupus érythémateux.*

Scrofulisme, *m.* (*scrofula*, scrofule). Voir SYN. : *Scrofule.*

Scrofulome, *m.* (*scrofula*, scrofule). Tumeur d'origine scrofuleuse.

Scrofulose, *f.* (*scrofa*, truie). Adénopathie tuberculeuse chronique, se localisant de préférence au cou.

Scrotal, *adj.* (*scrotum*, scrotum). Qui appartient au scrotum. — *Ex.:* Lymphangite scrotale.

Scrotal, *adj.* Qui rappelle l'aspect extérieur fendillé du scrotum. Voir.: *Langue scrotale.*

Scrupule, *m.* (*scrupulus*, petite pierre, scrupule). Voir: *Maladie du scrupule.*

Scultet (Appareil de), *m.* Il s'emploie dans la contention des fractures de jambe. Il se compose d'attelles de bois, de coussins, d'un drap fanon et de bandes. Il permet de surveiller le foyer de fracture.

Scybales, *f.* (σκύβαλα, excréments). Matières fécales dures et divisées en fragments arrondis.

Sébacé, *adj.* (*sebum*, suif). Qui a rapport à une glande sébacée. — *Ex.:* Kyste sébacé.

Séborrhée, *f.* (*sebum*, suif, sebum; ῥέω, je coule). Sécrétion grasse de la peau, provenant des glandes sébacées hypertrophiées, qui détermine la chute des poils et produit, par exemple au cuir chevelu, la calvitie.

Séborrhéide, *f.* (*sebum*, sebum; ῥέω, je coule). Affection cutanée qui est à l'origine une séborrhée ou qui se développe à l'occasion de la séborrhée.

Séborrhéique, *adj.* (*sebum*, sebum ; ῥέω, je coule). Qui a l'aspect gras ; qui rappelle la séborrhée.

Sebum, *m.* (*sebum*, suif, matière sébacée). Matière sébacée.

Secondaire, *adj.* (*secundus*, deuxième). Qui apparaît dans l'organisme et survient à la suite d'un fait pathologique déjà connu. — *Ex. :* Périnéphrite tuberculeuse secondaire.

Secondipare, *f.* (*secundum*, deuxième fois ; *parere*, enfanter). Femme qui accouche pour la deuxième fois.

Secousse électrique, *m.* (*sucussus*, agitation). Elle consiste dans le fait que le muscle se contracte plus ou moins violemment suivant l'intensité du courant au moment de la fermeture. Elle revêt quatre formes : très brève, normale, légèrement lente, traînante.

Secret médical, *m.* (*secretum*, secret). Obligation pour le médecin de conserver pour lui seul avec interdiction absolue de les confier à d'autres personnes, tous les faits qu'il peut connaître pendant l'exercice de sa profession, faits relatifs au malade, à ses ascendants, qu'il perçoit lui-même ou qu'il apprend d'eux (Application de l'article 378 du Code pénal).

Secréta, *m.* (*secreta*, choses sécrétées). Produits de la sécrétion d'une glande, d'un groupe de glandes ou d'un organe

Sécrétage, *m.* (*secretum*, secret). Procédé de préparation des peaux de lapins au moyen de nitrate acide de mercure, appelé secret. Ce produit mercuriel provoque chez les ouvriers coupeurs de poils l'hydrargyrisme chronique.

Sécrétine, *f.* (*secretio*, de *secernere*, mettre de côté) Substance prenant naissance dans le duodénum à l'arrivée du chyme acide au contact de la muqueuse intestinale Elle provoque la mise en action du pancréas et la sécrétion du suc pancréatique

Sécrétion, *f.* (*secretio*, de *secernere*, mettre de côté) Produit du fonctionnement physiologique d'une glande Quand la sécrétion élaborée est rejetée par un canal excrétoire dans un autre organe, la sécrétion est dite *externe* ; elle est dite *interne* quand le produit de sécrétion est versé dans la circulation sanguine ou lymphatique.

Sécrétion rénale, *f.* Processus régi par les lois des constantes sécrétoires (Ambard) dont l'acte le plus apparent est la concentration, phénomène qui consiste à puiser dans le sang une substance à un certain taux et à la rejeter dans l'urine à un taux plus élevé. La sécrétion rénale est régie par deux éléments essentiels : les constantes sécrétoires et les seuils (Voir ces mots).

Section, *f.* (*secare*, couper). Solution de continuité d'un tissu ou d'un organe par un instrument tranchant.

Sédation, *f.* (*sedare*, calmer). Etablissement du calme, du repos ; diminution d'intensité d'un symptôme. — *Ex. :* Sédation de la fièvre.

Sédiment, *m.* (*sedere*, s'affaisser). Dépôt de substances contenues en dissolution dans un liquide. — *Ex. :* Sédiment urinaire.

Segment, *m.* (*segmentum*, coupure). Portion comprise entre la périphérie du corps et la partie médiane. — *Ex.:* Segment d'un membre.

Séjonction, *f.* (*se*, préf. d'exclusion; *jungere*, joindre). Interruption passagère ou définitive des voies suivies normalement par l'influx nerveux. Celui-ci, ne pouvant s'écouler librement, s'accumule au-dessus du point lésé comme l'eau d'une rivière en amont d'un barrage. Quand l'accumulation porte sur un centre de projection psycho-sensoriel elle y détermine un état d'excitation anormale dont l'hallucination est l'expression clinique (Roques de Fursac).

Seméiologie, *f.* (σημεῖον, symptôme ; λόγος, étude). SYN.: *Sémiologie; Sémiotique.* Partie de la médecine qui étudie les symptômes des maladies.

Semi-aliéné, *m.* (*semi*, à demi; *alienus*, étranger). Dégénéré qui commet de temps en temps des actes antisociaux et peut arriver aux actes délictueux. Il a besoin d'une direction mentale et devrait être l'hôte des établissements spéciaux établis sous forme de no restraint et d'open-door.

Séminal, *adj.* (*semen*, semence). Qui a rapport aux glandes génitales mâles. — *Ex.:* Pertes séminales.

Séminome, *m.* (*semen*, semence). SYN.: *Epithélioma séminal.* Tumeur du testicule pouvant atteindre le volume du poing, ayant à la coupe un aspect gris rosé avec interposition de zones irrégulières de couleur jaunâtre dont l'origine histologique est souvent difficile à déterminer. Il commence souvent par l'épithélium des tubes séminifères; d'où le nom d'épithéliome séminal qui lui est quelquefois donné.

Sémiologie, *f.* (σημεῖον, symptôme; λόγος, étude). Voir SYN.: *Séméiologie.*

Sémiotique, *f.* (σημειωτίκη, de σεμεῖον, signe, symptôme). Etude des signes, des symptômes des maladies.

Semis, *m.* (*seminare*, épandre du grain). Résultat de l'ensemencement de microbes dans un terrain spécialement préparé (bouillon, gélose, etc.).

Sencert, médecin français contemporain. Voir: *Signe de Sencert.*

Senestrogyre, *adj.* (*sinister*, gauche; *girare*, tourner). SYN.: *Lévogyre.* Qui tourne à gauche. — *Ex.:* Polarisation senestrogyre.

Sénilité, *f.* (*senes*, vieux). Vieillesse : Etat déficient de l'organisme résultant de l'usure anatomique et fonctionnelle des tissus organiques.

Sens chromatique, *m.* (*sensus*, sens ; χρῶμα, couleur). Faculté que possède la rétine de distinguer les différentes couleurs.

Sensibilisation, *f.* (*sensibilis*, sensible). Etat particulier conféré à un organisme chez lequel on a injecté une matière albuminoïde étrangère à cet organisme. Il s'observe chez tous les êtres vivants (homme, animaux, plantes).

Sensibilisatrice, *f.* (*sensibilis*, sensible). *Bact.* SYN. : *Ambocepteur.* Substance du sérum humain que ne détruit pas le chauffage à 56° pendant une demi-heure, mais qui seule n'a pas le pouvoir hémolytique dévolu au complément.

Sensibilisé, *adj.* (*sensibilis,* sensible). Un organisme est dit sensibilisé à l'égard d'une infection quand on lui a inoculé un vaccin destiné à provoquer l'immunité complète et qu'il se trouve dans la période précédant cette immunité. Quand l'organisme est déjà en voie d'infection et qu'on le vaccine, cette sensibilisation de l'organisme peut provoquer des phénomènes d'anaphylaxie microbienne, quelquefois mortels.

Sensibilisine, *f.* Voir SYN.: *Toxogénine.*

Sensibilité, *f.* (*sensibilis,* qui est touché). Fonction d'enregistrer les sensations par l'intermédiaire du système nerveux et de les porter jusqu'au cerveau qui les perçoit.

Sensitif, *adj.* Qui a le pouvoir de sentir. Qui a rapport à la sensibilité générale. — *Ex.:* Phénomène sensitif.

Sensitivo - sensoriel, *adj.* Qui se rapporte à la sensibilité générale et à la sensibilité spéciale, c'est-à-dire à celle des organes des sens.

Sensoriel, *adj.* (*sensorium,* sens). Qui a rapport aux cinq sens: ouïe, vue, odorat, goût, toucher, ou à l'un de ces sens. — *Ex. :* Hallucinations sensorielles.

Sensorio-motrice, *adj.* Qui appartient aux sens et aux mouvements du corps. Voir : *Hallucinations sensorielles et motrices.*

Septane, *adj.* (*septanus,* septième). Qui revient tous les sept jours. — *Ex.:* Fièvre septane.

Septicémie, *f.* (σήπτειν, putréfier; αἷμα, sang). Infection générale de l'organisme avec circulation des germes pathogènes dans le sang. — *Ex.:*

Septicémie méningococcique ; Septicémie éberthienne.

Septicémie chirurgicale, *f.* Septicémie qui survient à l'occasion d'une intervention chirurgicale.

Septicémie éberthienne, *f.* SYN.: *Fièvre typhoïde.*

Septicémie gazeuse, *f.* Septicémie avec gangrène localisée et production de gaz à son niveau.

Septicémie hémorragique, *f.* Septicémie au cours de laquelle se produisent de nombreuses hémorragies.

Septicémie puerpérale, *f.* Septicémie ayant débuté par l'infection de l'utérus après l'accouchement.

Septicémie veineuse subaiguë, *f.* Variété de phlébite subaiguë, généralement localisée aux veines superficielles, survenant chez les variqueux et succédant à des érosions des téguments. Par cette solution de continuité de la peau, des germes infectieux pénètrent jusqu'à la veine dont les tissus déjà altérés sont un bon terrain de développement. Cette septicémie veineuse a une marche lente, procède par poussées inflammatoires successives, se propage de proche en proche et n'est généralement pas grave pour l'état général, bien qu'immobilisant fréquemment le malade. Une complication grave peut s'observer, c'est une poussée phlébito - thrombosique avec présence d'infarctus dans le poumon, qui se traduit par des crachats hémoptoïques ou des hémoptysies.

Septicité, *f.* (σηπτικός, putréfié). Forme infectieuse que présente une maladie.

Septico-pyohémie, *f.* (σηπτικός, putréfié; πῦον, pus; αἷμα, sang). Septicémie dans laquelle il se produit des foyers métastatiques, purulents, généralisés.

Septie, *f.* (σηπτικός, putréfié). Infection par des microbes.

Septique, *adj.* σηπτικός, putréfié). Qui est virulent, infecté par des microbes pathogènes. — *Ex.:* Plaie septique.

Septotomie, *f.* (*septum*, septum; τομή, incision). Incision de l'auvent nasal cartilagineux dans un but de prothèse et de restauration du nez.

Séquelles, *f.* (*sequor*, je suis`. Phénomènes morbides qui surviennent à la suite d'une maladie et qui en sont la continuation.

Séquestre, *m.* (*sequestrare*, séparer). Fragment d'os ayant perdu sa vitalité propre, détaché de la portion principale d'un os à la suite d'une fracture ou d'une maladie de cet os, agissant comme un véritable corps étranger, déterminant souvent de la douleur et la plupart du temps une suppuration qui ne se termine qu'avec l'ablation du séquestre lui-même.

Sérapie, *f.* Contraction de sérothérapie. Voir SYN. : *Sérothérapie*.

Séreux, *adj.* (*serum*, sérum). Qui a rapport au sérum, qui a l'aspect liquide du sérum. En général, cet adjectif est accolé à un substantif désignant une maladie, et sert à marquer un appauvrissement du sérum sanguin. — *Ex.* : Cachexie séreuse.

Sérine, *f.* (*serum*, sérum). Albumine du sérum sanguin.

Sérinurie, *f.* (*serum*, sérum). Emission d'urine contenant de la sérine.

Sérique, *adj.* (*serum*, sérum). Qui a rapport au sérum, qui est ooccasionné par le sérum. — *Ex.:* Accident sérique.

Sérite, *f.* Inflammation d'une séreuse. — *Ex.:* Sérite arachnoïdienne.

Séro-appendicite, *f.* (*serum*, sérum; *appendere*, pendre à). Appendicite séreuse caractérisée par un gonflement œdémateux de l'appendice.

Séro-diagnostic, *m.* SYN. : *Séro-réaction*. Moyen de diagnostic employé au laboratoire. Il consiste à mettre en présence une goutte de sang humain avec le sérum d'un animal inoculé pour la maladie que l'on recherche. L'animal inoculé présente un sérum qui agglutine les microbes libres et causes de l'infection primitive. — *Ex.* : Séro-diagnostic de la fièvre typhoïde.

Séro-diagnostic de Widal, *m.* Séro-diagnostic de la fièvre typhoïde.

Sérologie, *f.* (*serum*, sérum; λόγος, étude). Etude des sérums, de leurs applications physiologiques et thérapeutiques.

Séro-muqueux, *adj.* (*serum*, petit lait; *mucus*, de *mungere*, moucher. Qui est mélangé de sérosité et de mucus. — *Ex.* : Crachat séro-muqueux.

Sérophytique, *adj.* (*serum*, sérum; φυτικόν, qui pousse dans). Qui peut se développer en sérum inaltéré. — *Ex.:* Microbe sérophytique.

Séro-pronostic, *m.* (*serum*, sérum; πρό, avant; γίγνωσκω, connaître). Pronostic fait d'après le résultat d'un séro-diagnostic.

Séro-réaction, *f.* Voir SYN. : *Séro-diagnostic*.

Séro-saprophyte, *adj.* (*serum*, sérum ; σαπρός, pourri ; φυτόν, plante). Qui peut se développer dans le sérum inaltéré et dans le sérum corrompu — *Ex.:* Microbe séro-saprophyte.

Sérosité, *f.* (*scrum*, petit lait). Liquide clair, citrin, rappelant le sérum, qui se produit à la suite d'inflammation d'une séreuse, qui traverse les capillaires, produisant de l'œdème, ou qui suinte par une plaie congestionnée.

Sérothérapie, *f.* (*serum*, sérum ; θεραπεύειν, soigner). Méthode de traitement ne faisant usage que de sérums en injections sous-cutanées, intra-musculaires ou intra-veineuses.

Séro-toxique, *adj.* (*serum*, sérum ; τόξον, poison). Dont la toxicité est occasionnée par le sérum.

Séro-vaccination, *f.* (*serum*, sérum ; *vacca*, vache). Association de sérum et de vaccin dans un but thérapeutique.

Serpigineux, *adj.* (*serpere*, ramper ; γεννάω, engendrer). Qui trace à la manière d'un serpent. — *Ex.:* Ulcère serpigineux.

Serratique, *adj.* (*serra*, scie). Qui a les caractères du bruit de la scie.

Serre-fine, *f.* Petit crochet à deux branches que l'on rapproche pour mettre en contact les deux lèvres d'une plaie que l'on ne suture pas.

Sérum, *m.* (ὀρρός, petit lait). Partie du sang qui reste liquide après formation du caillot.

Sérum antimicrobien, *m.* Sérum d'un animal immunisé contre un microbe donné et qui contient des anticorps, substances capables de neu-traliser les effets de ce microbe. Le sérum antistreptococcique est un sérum antimicrobien.

Sérum antitoxique, *m.* Sérum d'un animal immunisé contre une toxi-infection donnée et qui contient des anticorps neutralisant les effets de cette toxi-infection. Le sérum antidiphtérique est un sérum antitoxique.

Sérum d'attaque, *m.* Quand le sang d'un malade, porté sur une culture microbienne obtenue d'avance, attaque la culture, le sérum du sang est dit sérum d'attaque.

Sérum de Hédon, *m.* Sérum artificiel complexe, hypertonique, auquel on a mélangé quelques centimètres cubes d'extraits solubles de thyroïde, d'hypophyse, de surrénales, de testicules, de rate et enfin un peu de strychnine et de digitale. Il est employé dans le traitement du shock par hémorragie ou intoxication.

Sérum d'Enriquez, *m.* Sérum glycosé à 30 p. 100.

Sérum glyco-médicamenteux, *m.* Sérum à base de glycose et de médicaments. — *Ex.:* Caféine, 0 gr. 50 ; glucose cristallisé pur, 20 gr. ; eau distillée gsp, 500 cm³. Il s'emploie en injection sous-cutanée.

Sérum glyco-minéral, *m.* Sérum à base de glucose et de sel. — *Ex.:* Glycose, 15 gr. ; bromure de sodium, 10 gr. ; eau distillée gsp, 1.000 gr. Il s'emploie en injection sous-cutanée ou intra-veineuse.

Sérum mixte, *m.* Sérum formé d'un sérum antimicrobien et d'un sérum antitoxique.

Sérum polyvalent, *m.* Sérum qui immunise contre plusieurs maladies de la même espèce. — *Ex.* : Sérum polyvalent T. A. B.

Sérum salé, *m.* Sérum dans lequel est dissous un sel. Le prototype est le sérum chloruré à 7 gr. 50 p. 1.000 (solution isotonique). Les sérums salés sont diurétiques, antitoxiques ; mais ils augmentent la rétention chlorurée, provoquent de la chlorurémie et en particulier des accidents pulmonaires (œdème du poumon). Contre-indication : Néphrites.

Sérum sucré, *m.* Sérum dans lequel est dissous un sucre. Il s'emploie en thérapeutique à la place du sérum salé. Il ne présente pas d'action nuisible sur le rein. Il est en plus nutritif. Il n'est efficace qu'employé en injections sous-cutanées ou intra-veineuses ou intra-rectales. Il est contre-indiqué chez les hypertendus, les scléreux, brightiques, chez lesquels il peut provoquer de l'œdème pulmonaire. *Sérum sucré isotonique* : glycose, 47 p. 1.000 ; lactose, 92 gr. 5 p. 1.000 ; saccharose, 92 gr. 5 p. 1.000. *Sérum sucré hypertonique :* quel que soit le sucre employé, 300 gr. p. 1.000.

Sérumthérapie, *f.* (*serum*, sérum ; θεραπεύω, je soigne). Syn. : *Sérothérapie.* Emploi thérapeutique des sérums.

Séton, *m.* (*seta,* soie). Corps étranger (fil de soie, crin de Florence, mèche de coton) que l'on passe sous un pli de la peau dans le but de provoquer une légère suppuration ou de vider un abcès déjà constitué et adhérent à la peau (adénite suppurée).

Seuil, *m.* (*solium*, seuil). Terme employé en électrothérapie. Quantité d'électricité la plus minime, nécessaire pour faire apparaître la contraction musculaire. Elle se note en milliampères qui s'écrivent comme un index à côté du chiffre. — *Ex.:* $5^{m}A = $ cinq milliampères.

Seuil, *m.* (*solium*, seuil). En physiologie rénale, le seuil est le taux de la concentration d'une substance contenue dans le sang, taux auquel cette substance commence à franchir le rein. — *Ex.:* Le seuil du glucose dans le sang c'est une glycémie de 3 p. 100, celui du chlore, exprimé en chlorure de sodium, oscille entre 5,20 et 5,80. Toutes les substances n'ont pas un seuil. Par exemple : l'urine, AzH^3, l'iode, le bleu de méthylène, l'acide salicylique. Le facteur sécrétoire pour les substances à seuil est déterminé par la différence entre le seuil et le taux de la concentration de cette substance dans l'urine.

Sévices, *f.* (*sævitia,* sévices). Mauvais traitements pouvant aller jusqu'aux coups et blessures, exercés par des parents sur leurs enfants (sévices les plus fréquents) ou par des enfants sur leurs parents âgés et généralement invalides.

Sevrage, *m.* (*separare*, séparer). Moment où l'enfant est séparé de sa nourrice qui l'allaite. Par extension : moment où l'enfant cesse l'alimentation exclusivement lactée.

Sexdigitisme, *m.* (*sex*, six ; *digitus*, doigt). Malformation congénitale des doigts, souvent héréditaire, paraissant plus fréquente au pied qu'à la main, caractérisée par la présence d'un sixième doigt ou orteil.

Sextane, *f.* (*sextum*, sixième). Qui revient tous les six jours. — *Ex.:* Fièvre sextane.

Sexuel, *adj.* (*sexus*, sexe). Qui a rapport au sexe et par extension aux organes génitaux. — *Ex.:* Malformation sexuelle; Perversion sexuelle.

Shock, *m.* (angl.: *shock*, choc). État de dépression générale, caractérisé par la chute de la pression sanguine, la faiblesse de réaction des centres nerveux aux divers stimulants, la rapidité et la faiblesse du pouls, une respiration suspirieuse, une diminution des réflexes cutanés, une transpiration accrue avec peau moite et froide, un état de faiblesse générale, d'asthénie avec persistance souvent de la conscience. Voir : *Théorie de Crile; Théorie d'Henderson*.

Sialagogue, *adj.* (σίαλον, salive; ἀγωγός, qui sert à exciter). Qui provoque la sécrétion de la salive. — *Ex.:* Médicament sialalogue.

Sialisme, *m.* (σίαλον, salive). Syn. : *Ptyalisme*. Salivation exagérée.

Sialogène, *adj.* (σίαλον, salive; γεννάω, j'engendre). Qui engendre ou augmente la sécrétion de la salive. — *Ex.:* Médicament sialogène.

Sialagogue, *adj.* σίαλον, salive; ἄγω, j'actionne). Qui actionne la sécrétion salivaire. — *Ex.:* Médicament sialagogue.

Sialolithe, *m.* (σίαλον, salive; λίθος, pierre). Calcul salivaire.

Sialophagie, *f.* (σίαλον, salive; φάγω, je mange). Déglutition de salive. Elle s'accompagne souvent de déglutition simultanée d'air et contribue à créer l'aérophagie.

Sialorragie, *f.* σίαλον, salive; ῥήγνυμι, je romps). Écoulement abondant de salive teintée de sang.

Sialorrhée, *f.* σίαλον, salive; ῥέω, je coule. Écoulement abondant de salive hors de la bouche. — *Ex.:* Sialorrhée dans la paralysie générale.

Sibilance, *f.* (*sibilare*, siffler). État pathologique du poumon présentant des râles sibilants.

Sibilant, *adj.* (*sibilare*, siffler). Qui siffle. *Ex.:* Râle sibilant.

Sicard, médecin neurologue français contemporain. Voir : *Signe de Sicard*.

Sidération, *f.* *siderare*, frapper d'effroi. État d'arrêt subit et presque complet des fonctions générales de l'organisme, surtout accentué sur le système nerveux, caractérisé par un état de dépression physique et psychique avec pâleur des téguments, refroidissement de la peau, petitesse et rapidité du pouls, survenant généralement à la suite d'un shock nerveux traumatique.

Sidérodermie, *f.* σίδηρος, fer; δέρμα, peau). Coloration bronzée de la peau, due à un trouble de l'évolution des composés ferrugineux provenant de la dégradation de l'hémoglobine. Elle s'observe dans la cirrhose bronzée.

Sidérodromophobie, *f.* σίδηρος, fer; δρόμος, course; φόβος, crainte). Peur de voyager en chemin de fer.

Sidérose, *f.* σίδηρος, fer). Inflammation chronique du poumon (pneumokoniose), due à l'inhalation des poussières de fer chez les métallurgistes.

Siège complet, *m.* *Obst.* Présentation du siège fœtal

les bras étant fléchis sur le tronc, les jambes fléchies sur les cuisses et les cuisses sur le tronc, de telle manière que les fesses et les pieds se présentent ensemble à l'orifice du col utérin.

Siège décomplété, *m. Obst.* Présentation du siège fœtal dans laquelle les membres n'apparaissent pas directement à l'orifice du col utérin et ne sont pas en flexion normale : ils sont ou relevés sur la face antérieure du tronc (mode des fesses) ou défléchis jusqu'aux genoux (mode des genoux) ou défléchis jusqu'aux pieds (mode des pieds).

Sigmatisme, *m.* (Σ, sigma). Prononciation défectueuse de la lettre S.

Sigmoïdite, *f.* (Σ, sigma; εἶδος, forme). Côlite plus spécialement localisée à l'anse sigmoïde de l'intestin, c'est une forme grave de côlite. Elle se traduit par de la fausse diarrhée (voir ce mot) et des symptômes douloureux localisés.

Sigmoïdostomie, *f.* (Σ, anse sigmoïde; στόμα, bouche). Abouchement de l'anse sigmoïde à la paroi abdominale dans l'anus contre nature.

Signe, *m.* (*signum,* indice). Signe est souvent employé comme synonyme de symptôme. Son sens est différent quand il est employé en même temps que le mot symptôme, il est l'aboutissant, la conclusion dérivant des symptômes observés.

Signe clinique de la forcipressure, *m.* Syn. : *Signe de Icard.* Il se recherche pour vérifier la mort réelle. Apparition constante de gouttelettes de sérosité qui viennent sourdre de chaque côté des

mors de la pince au moment de la compression et qui ont des réactions chimiques différentes suivant qu'il s'agit d'un vivant ou d'un cadavre. Cette sérosité, en effet, serait *alcaline durant la vie* et deviendrait *franchement acide 5 à 7 heures après la mort.*

Signe d'Abrahams, *m.* Il s'observe dans la lithiase biliaire : le malade étant en décubitus dorsal, on détermine le point situé à mi-distance de l'ombilic et du neuvième cartilage costal. On y enfonce brusquement l'index et le médius de la main droite. Le patient accuse aussitôt une souffrance très vive comme s'il avait été touché par un instrument piquant. Cette douleur se reproduit d'ailleurs à chaque nouvelle pression.

Signe d'Argyll, *m.* Voir : *Signe d'Argyll-Robertson.*

Signe d'Argyll-Robertson, *m.* Syn. : *Signe d'Argyll.* Il est caractérisé par l'abolition du réflexe lumineux de l'iris qui a perdu sa contractilité, à la lumière, bien que la pupille subisse des variations de dimension correspondant aux efforts de l'accommodation. Il s'observe dans les affections du système nerveux central.

Signe de Babinski, *m.* Altération du réflexe plantaire qui, provoqué par la piqûre ou le chatouillement de la plante du pied, produit l'extension des orteils et en particulier du gros orteil. Il dénote des lésions de la profondeur du cerveau et des conducteurs médullaires.

Signe de Bacelli-Kuthy, *m.* Il se recherche dans la tuberculose pulmonaire des sommets. Il est caractérisé par une diminution de l'amplitude du thorax pendant la respiration au niveau de l'angle supéro-interne du scapulum du côté malade.

Signe de Bamberger, *m.* Pouls du bulbe de la jugulaire, perceptible derrière la clavicule chez les sujets atteints d'insuffisance tricuspidienne.

Signe de Bell, *m.* Il se recherche dans la paralysie faciale et permet de différencier la paralysie faciale périphérique de la paralysie faciale centrale. Dans le premier cas, si l'on commande au malade de fermer les yeux du côté paralysé, le globe oculaire se porte en haut et en dehors.

Signe de Berger, *m.* Déformation de la pupille à grand diamètre transversal ou oblique. Elle s'observe dans la paralysie générale, le tabes, la paralysie de la troisième paire cervicale.

Signe de Biernacki, *m.* Anesthésie du nerf cubital dans le tabes.

Signe de Boisson, *m.* Voir : *Signe de l'ongle.*

Signe de Bonnet, *m.* Il s'observe dans la sciatique. Douleur provoquée par l'adduction de la cuisse.

Signe de Borsieri, *m.* Voir Syn. : *Raie scarlatineuse.*

Signe de Burton, *m.* Il s'observe aux gencives dans le saturnisme. Voir : *Liséré de Burton.*

Signe de Cazin, *m.* Il s'observe au début de la coxalgie ; en pratiquant le toucher rectal et en explorant le fond de la cavité cotyloïde, la pression du doigt provoque une douleur vive à ce niveau.

Signe de Charcot, *m.* Syn. : *Démarche tabéto-cérébelleuse.* Démarche spasmodique et titubante que l'on observe dans la maladie de Friederich.

Signe de Chaussier, *m.* Syn. : *Aréole vésiculaire de Chaussier.* Bourrelet dur, rouge, œdémateux, qui entoure l'eschare centrale de la pustule maligne. Dès le deuxième jour, le bourrelet est parsemé de plusieurs rangs de petites vésicules d'un liquide citrin, d'où le nom d'aréole vésiculaire.

Signe de Chvostek-Weiss, *m.* Syn. : *Signe du facial.* Il consiste dans une contraction partielle ou totale des muscles de la commissure labiale, du nez et de la partie médiane du frontal, obtenue en percutant au niveau du milieu de la ligne unissant l'apophyse zygomatique à la commissure labiale. Il s'observe dans la tétanie.

Signe de Comby, *m.* Stomatite érythémateuse avec enduit blanchâtre, opalin très mince, recouvrant les gencives enflammées. Il s'observe dans la rougeole.

Signe de de Graefe, *m.* Il consiste dans une absence de synergie entre les mouvements de la paupière supérieure et ceux du globe oculaire qui est en avance sur la paupière dans le regard en haut. Il s'observe dans le goitre exophtalmique.

Signe de Duguet, *m.* Il s'observe dans la fièvre typhoïde où le voile du palais à sa partie antérieure présente des ulcérations.

Signe de Duroziez, *m.* Voir Syn. : *Double souffle intermittent crural.* Il s'observe dans l'insuffisance aortique.

Signe de Erb, *m.* État d'hyperexcitabilité galvanique et faradique (l'hyperexcitabilité galvanique est constante, la faradique peut faire défaut) des muscles et des nerfs dans la tétanie.

Signe d'Erichsen, *m*. Il se recherche dans la sacro-coxalgie. Le fait de comprimer en même temps le bassin en appuyant sur les épines antérieures et supérieures détermine de la douleur au niveau de l'articulation sacro-iliaque.

Signe d'Espine, *m*. Voir : *Bronchophonie aphone*.

Signe de Falconer, *m*. Double névrite optique toxique qui s'observe au cours de l'endocardite maligne à évolution lente.

Signe de Filipovicz, *m*. Coloration jaunâtre le plus souvent suivie de desquamation que prennent la paume des mains et la plante des pieds dans la convalescence des maladies aiguës graves.

Signe de Flindt, *m*. Voir Syn. : *Signe de Koplik*.

Signe de Frœnkel, *m*. Caractéristique de la sinusite du maxillaire supérieur. Par l'examen rhinoscopique antérieur, après nettoyage des croûtes noirâtres encombrant le méat moyen, on voit sourdre du pus jaunâtre, quand on fait pencher en avant la tête du malade.

Signe de Flint, *m*. Souffle présystolique observé à la pointe du cœur dans l'insuffisance aortique. Signe assez rare.

Signe de Gordon, *m*. Il consiste à exercer une pression profonde sur les muscles du mollet et spécialement sur les fléchisseurs des orteils, ce qui détermine une extension du gros orteil. Indice d'une lésion du faisceau pyramidal.

Signe de Guyon, *m*. Ptose du rein avec ballottement.

Signe de Hall, *m*. Impulsion, au moment de la diastole, de la tumeur anévrysmale de l'aorte contre la trachée.

Signe de Hampelmann, *m*. Hyperexcitabilité des racines spinales, consistant dans la production de contractions en éclair dans les deux bras, en faisant passer le courant le pôle négatif appliqué sur la colonne vertébrale, au niveau des 5e, 6e, 7e vertèbres cervicales.

Signe de Hégar, *m*. Signe précoce de la grossesse basé sur le ramollissement du muscle utérin. Il se recherche par la palpation abdominale, combinée au toucher vaginal.

Signe de Heryng, *m*. Caractéristique de la sinusite du maxillaire supérieur. Pendant l'éclairage électrique de la cavité buccale, dans une chambre noire, la région du sinus reste opaque dans le cas d'inflammation du sinus.

Signe de Hirschberg, *m*. Syn.: *Réflexe d'adduction du pied*. Il consiste dans une adduction brusque du pied par irritation de la partie médio-basale de la plante du pied. C'est un bon signe des lésions corticales des zones motrices.

Signe de Hoffmann, *m*. Production de phénomènes spasmodiques au cours de la tétanie par la simple percussion des nerfs malades.

Signe de Icard, *m*. Voir : *Signe chimique de la forcipressure*.

Signe de Jaccoud, *m*. Roulement systolique qui se produit dans certains cas de symphyse cardiaque.

Signe de Jacquemin, *m*. Coloration violacée de la muqueuse du vagin pendant la grossesse.

Signe de Jellineck, *m.* Caractérisé par une coloration bistrée des téguments de l'orbite, en particulier des paupières et des téguments périorbitaire. Il s'observe chez les névropathes basedowiens et est dû vraisemblablement à des troubles endocriniens.

Signe de Joffroy, *m.* Il se recherche dans la chorée électrique et est caractérisé par l'abolition des phénomènes spasmodiques de la face, par suite de la compression du nerf facial.

Signe de Kéraudel, *m.* SYN.: *Signe de la clef.* Douleur violente que détermine dans la main le fait de tourner une clef dans une serrure, résultant d'une hypersensibilité musculaire. Il s'observe au début de la maladie du sommeil.

Signe de Kernig, *m.* Contracture de flexion. Elle s'observe dans l'irritation des méninges spinales, dans la méningite cérébro-spinale, la fièvre typhoïde. Si l'on place le malade dans la position assise, les cuisses fléchies sur le bassin, et que l'on veuille obtenir l'extension des jambes sur les cuisses, on se heurte à une résistance musculaire qui maintient les jambes à moitié fléchies sur les cuisses; il y a irréductibilité de la flexion de la jambe sur la cuisse.

Signe de Kienbœck, *m.* Elévation du diaphragme dans l'hydropneumothorax du côté malade au moment de l'inspiration. Ce phénomène s'observe par la radioscopie.

Signe de Kirmisson, *m.* Ecchymose transversale du pli du coude déterminée dans la fracture de l'extrémité inférieure de l'humérus par le bord du fragment supérieur déplacé en avant.

Signe de Klippel et Weil, *m.* SYN.: *Signe du pouce.* Il s'observe dans la paralysie du membre supérieur à la période de contracture; il consiste en une flexion involontaire du pouce accompagnant le redressement passif des doigts fléchis (à la période de contracture) (Babinski et Froment).

Signe de Koplik, *m.* Pathognomonique de la rougeole. Il est constitué par la présence exclusivement à la face interne des joues et dans le sillon gingivo-jugal d'un nombre variable de petits points blanc-grisâtre, blanc-bleuâtre, variant de 2 à 6/10 de millimètres. Ces petits points sont en saillie sur la muqueuse. Leur apparition précède l'exanthème morbilliforme de un à quatre jours.

Signe de l'adduction associée, *m.* Il s'observe dans l'hémiplégie organique à la période de flaccidité. Il est caractérisé par la production d'un mouvement d'adduction de la jambe paralysée, au commandement, alors que le médecin s'oppose en même temps à l'exécution de ce mouvement du côté sain. Ce même phénomène se passe pour l'abduction.

Signe de la bretelle, *m.* Douleur occasionnée par l'inflammation de la glande mammaire (mammite paludéenne), qui oblige le malade à déplacer la bretelle qui appuie sur le sein.

Signe de la chute des bras, *m. Path. ment.* Il se recherche dans le diagnostic différentiel de la catatonie. Le vrai catatonique laisse les bras dans la position où le

médecin les met ; le faux catatonique les laisse tomber
dans l'attitude du repos, le
long du corps.

Signe de la clef, *m*. Voir :
Signe de Kéraudel.

**Signe de la griffe de la
main**, *m*. Il s'observe dans
l'hémiplégie organique. Quand
le médecin a glissé sa main
entre les doigts et la paume
de la main du malade et qu'il
veut étendre les doigts du
malade, il constate une résistance élastique et trépidante
et les doigts du malade se flé-
chissent encore plus de façon
à venir serrer la main du médecin.

Signe de la langue, *m*.
Tremblement très accusé de
la langue qui s'observe au
cours du typhus exanthématique dès les premiers jours
de la maladie.

Signe de la lèvre de tapir,
m. La ressemblance morphologique avec la lèvre du tapir
peut s'observer : *a*) dans l'hypertrophie de la lèvre antérieure du col de l'utérus qui
avance en avant ; *b*) dans le
facies myopathique où la lèvre
supérieure est proéminente
(Voir : *Facies myopathique*).

Signe de la mort, *m*. Signe
ou procédé physique ou chimique capable d'affirmer la
mort réelle. Voir : *Procédé
par la forcipressure ; Procédé par la fluorescéine ;
Recherche de l'acidité des
larmes*.

Signe de la nuque, *m*. *a*)
Il se recherche dans la méningite : le fait de fléchir la
nuque détermine la flexion
des membres inférieurs ;
b) La raideur de la nuque est
un signe de méningite.

Signe de la pointe, *m*. Il
se recherche dans la sciatique.
Il est constant dans les cas de

sciatique d'une certaine intensité. Il est caractérisé par l'impossibilité pour le patient de
s'élever sur la pointe du pied
malade, ou, s'il parvient à s'y
élever momentanément, à ne
s'y maintenir que quelque
temps.

Signe de l'argent, *m*. Voir
Syn. : *Signe de Poncet*.

Signe de la pronation, *m*.
Il s'observe dans l'hémiplégie
organique. Quand les deux
membres supérieurs étant à
l'état de repos, les avant-bras
en supination, on leur im-
prime des secousses successives, la main du côté paralysé
se met en pronation.

Signe de la temporale, *m*.
Dilatation flexueuse des vaisseaux temporaux plus ou
moins indurée. Elle s'observe
dans l'artériosclérose, la maladie de Bright.

Signe de la toux, *m*. Il
s'observe dans la sciatique.
La toux, l'éternuement exas-
père brusquement la douleur
de la sciatique.

Signe de la thyroïde, *m*.
L'injection d'extrait de thyroïde provoque chez les hy-
perthyroïdiens un ralentissement marqué du pouls et ac-
cessoirement une chute de la
pression artérielle maxima et
une persistance ou une exagération du réflexe oculo-cardiaque.

Signe de la vitropression,
m. Procédé de mise en évidence du nodule lupique en
anémiant la peau par la pression avec une lame de verre.
Il s'emploie dans le diagnostic de la tuberculose cutanée
et le diagnostic différentiel de
la syphilis et de la mycose
cutanées.

Signe de Lasègue, *m*. Il
s'observe dans la sciatique.
Douleur provoquée par la

flexion de la cuisse sur le bassin, combinée à l'extension de la jambe sur la cuisse.

Signe de Laugier, *m*. Il s'observe dans la fracture de l'extrémité inférieure du radius. Il est constitué par l'ascension de l'apophyse styloïde..

Signe de Lecha-Marzo, *m*. Syn.: *Recherche de l'acidité des larmes*. Procédé pour reconnaître la mort réelle. Il consiste à placer sous les paupières une bandelette de papier de tournesol neutre qui se colore en rouge en quelques minutes si le sujet est mort, et en bleu s'il est vivant.

Signe de l'écartement des doigts, *m*. Il se recherche dans les parésies et paralysies du membre supérieur dues à une lésion du neurone central. Tout sujet normal écarte les doigts de chaque main avec une amplitude et une force sensiblement égales. La diminution de force et d'amplitude constatée à l'un des côtés constitue le signe de l'écartement des doigts. Ce signe ne doit pas être confondu avec le signe de Souques.

Signe de l'équerre, *m*. Il se recherche dans la sciatique. Attitude spéciale du pied « en équerre », à angle droit sur la jambe du côté atteint quand le malade est placé à genoux sur une chaise. Du côté sain, le pied est en légère extension sur la jambe par suite de la tonicité normale des muscles gastro-cnémiens qui est diminuée du côté atteint de sciatique.

Signe de l'éventail, *m*. Il s'observe dans la paralysie organique du membre inférieur. L'excitation de la plante du pied par un chatouillement léger détermine l'abduction des orteils qui se mettent en éventail.

Signe de Lichtheim, *m*. Possibilité pour un aphasique d'indiquer, à l'aide de ses doigts, le nombre des syllabes du mot qu'il est dans l'impossibilité d'articuler. Elle s'observe dans le cas de lésion sous-corticale.

Signe de Litten, *m*. Diminution de l'amplitude des mouvements du diaphragme du côté d'un poumon malade.

Signe de Liviércto, *m*. Il s'observe dans l'insuffisance du myocarde. Il est caractérisé par une sensation d'oppression thoracique, spécialement vers la région sternale, survenant après les repas. Ces phénomènes disparaissent si le sujet fait un léger effort musculaire. Il est dû à l'excitation, par l'ingestion d'aliments, des nerfs abdominaux, spécialement du sympathique, qui détermine une vaso-constriction pulmonaire et par conséquent une augmentation de la résistance qui réclame automatiquement une plus grande énergie de la part du myocarde.

Signe de Lœwi, *m*. L'introduction de trois gouttes d'adrénaline du commerce dans le sac conjonctival ne détermine aucun changement de la pupille chez un individu normal. Chez le sympathicotonique, il se produit une dilatation de la pupille.

Signe de l'ongle, *m*. Syn.: *Signe de Boisson*. Cyanose sous-unguéal précédant l'accès paludéen.

Signe de Lorain, *m*. Procédé pour reconnaître la mort réelle. Il consiste à exposer le bras ou la cuisse à une flamme quelconque. Il se forme une vésicule pleine d'air qui éclate avec bruit, laissant le derme sec, si l'individu est mort. Si la mort n'est qu'apparente, le vésicule se remplit de sérosité, il se forme une véritable phlyctène.

Signe de Macewen, *m.* Il consiste à percuter chez l'enfant le crâne à l'union de la base de l'os frontal et du pariétal, le malade tenant la tête droite. Normalement, on perçoit une zone de sonorité, qui augmente en même temps que l'hydropisie du ventricule latéral au cours de la méningite tuberculeuse.

Signe de Magnan, *m.* SYN. : *Mouvement de trombone de Magnan.* Mouvement de va-et-vient de la langue, rappelant le mouvement du trombone à coulisse. Il s'observe dans la paralysie générale progressive.

Signe de Mahler, *m.* Il se recherche dans la phlébite utérine consécutive le plus souvent à l'accouchement. Voir : *Pouls grimpant.*

Signe de Mannkopf, *m.* Hyperexcitabilité du pouls provoquée par la compression au niveau des points d'émergence des nerfs atteints de névralgies.

Signe de Mendelsohn, *m.* Se trouve dans la myocardite. Le cœur, après un travail prolongé ou exagéré provoquant de la tachycardie, ne reprend que lentement son rythme régulier normal.

Signe de Mœbius, *m.* Difficulté de la convergence des globes oculaires pour fixer un point particulier déterminé. Il s'observe dans le goitre exophtalmique.

Signe de Mœller-Barlow, *m.* Hématome sous-périosté.

Signe de Moutard-Martin, *m.* Recherche de la douleur contro-latérale dans la sciatique.

Signe de Müller, *m.* Pouls capillaire de la luette et quelquefois des amygdales dans l'insuffisance aortique.

Signe de Murphy, *m.* Il s'observe dans la lithiase biliaire. Le malade est dans l'impossibilité de faire une inspiration profonde complète quand les doigts du médecin sont enfoncés profondément sous le rebord costal droit, au-dessus du foie, jusqu'à ce que la vésicule sensible atteigne les doigts explorateurs et l'inspiration cesse subitement comme si elle avait été interdite.

Signe de Musset, *m.* Balancements rythmiques de la tête dans l'insuffisance aortique.

Signe de Negri, *m.* Crépitation due au chevauchement des os du crâne d'un fœtus mort depuis au moins une semaine.

Signe de Néri, *m.* Il s'observe dans la sciatique et consiste en une flexion légère du genou du côté malade, au moment où le sujet étant debout on lui fait fléchir le tronc en avant.

Signe de Nikolsky, *m.* Il s'observe dans le pemphigus chronique, la dermite de Duhring. En pressant fortement la peau avec la pulpe du doigt on détermine l'apparition d'une bulle, ou l'on décolle et fait glisser la couche cornée de la peau.

Signe d'Oliver, *m.* SYN.: *Signe d'Oliver - Cardarelli.* Mouvements rythmiques de bas en haut du larynx dans l'anévrysme de la crosse de l'aorte et la médiastinite syphilitique.

Signe d'Osler, *m.* Constitué par des nodosités érythémateuses éphémères et douloureuses, apparaissant par poussées au nombre de 4 ou 5 à la fois avec une sensation particulière de douleur, de chatouillement et de chaleur locale. Les éléments ont 1 centimètre environ de diamètre, sont surélevés, rouges, quelquefois avec une tache blanchâtre au centre. Ils donnent au palper une sensation de nodosité intra-cutanée et disparaissent au bout de trois à quatre jours. Leur siège électif et caractéristique est la pulpe des orteils, qui fait croire à un faux panaris. Il s'observe dans l'endocardite maligne à évolution lente.

Signe de Perroncito, *m.* Il se recherche dans l'ankylostomiase. La palpation de l'intestin, déjà sensible, provoque au niveau du duodénum une douleur qu'augmente la pression.

Signe de Poncet, *m.* SYN.: *Signe de l'argent.* En cas d'intoxication iodoformique, la présence d'un objet en argent dans la bouche provoque une odeur alliacée de carbure de calcium et la formation d'iodure d'argent.

Signe de Pfuhl, *m.* Il se recherche dans les épanchements purulents sus et sous-diaphragmatiques. On place un manomètre sur l'aiguille employée pour faire une ponction : la pression augmente pendant l'inspiration si l'épanchement purulent est au-dessus du diaphragme ; elle diminue, au contraire, si l'épanchement est sous-phrénique.

Signe de Raimiste, *m.* Il s'observe dans la paralysie organique du membre supérieur à la période de flaccidité. Il est ainsi constitué : Si après avoir placé l'avant-bras et la main paralysés en position verticale, le coude appuyé sur une table, on abandonne la main à elle-même, elle se fléchit brusquement en même temps qu'elle se met en pronation (Babinski et Froment).

Signe de Rehn, *m.* Tuméfaction de la région sous-sternale apparaissant chez l'enfant à l'expiration forcée, signe d'hypertrophie du thymus.

Signe de Remak, *m.* Perception de plusieurs sensations successives, alors qu'il n'y a eu qu'une seule excitation. Elle s'observe dans le tabès.

Signe de Rodet, *m.* Voir SYN. : *Nyggmatomanie.*

Signe de Romberg, *m.* Impossibilité de se tenir debout, les pieds joints, les yeux fermés, avec production d'oscillations pouvant aller jusqu'à la chute. Elle s'observe dans le tabès.

Signe de Roque, *m.* Inégalité pupillaire s'observant dans la tuberculose pulmonaire d'origine pleuro-pneumo-médiastinale. Elle résulte d'une altération ou d'une perturbation du système sympathique exclusivement (excitation, parésie ou paralysie). La dilatation plus grande de la pupille s'observe au début, du côté de la lésion (mydriase homonyme), par excitation du sympathique oculaire ; plus tard il s'établit du myosis homonyme par destruction du sympathique oculaire, qui ne contre-balance plus l'action de la troisième paire.

Signe de Rosenbach, *m*. Absence du réflexe abdominal chez l'hémiplégique organique, présence du réflexe chez l'hystérique, même en cas d'anesthésie cutanée.

Signe de Ruault, *m*. Retard d'un sommet dans l'inspiration, constaté en appliquant les deux mains sur les sommets de la poitrine. Il s'observe dans la tuberculose pulmonaire.

Signe de Ruge-Simon, *m*. Position plus ou moins verticale de l'utérus. Elle s'observe au cours de la grossesse interstitielle.

Signe de Sanders, *m*. Il s'observe dans la symphyse cardiaque. Il est caractérisé par une ondulation thoracique aux battements du cœur.

Signe de Schaeffer, *m*. Il consiste à exercer une pression du tendon d'Achille dans le but de provoquer l'extension du gros orteil (signe de Babinski).

Signe de Sencert, *m*. Apparition rapide de la réaction de dégénérescence, par suite d'abolition de l'excitabilité et de la conductibilité des nerfs, quand ils sont séparés de leur cellule d'origine, comme dans les sections de la moelle, par exemple.

Signe de Sicard, *m*. Recherche du réflexe cutané abdominal droit dans l'appendicite aiguë ou chronique. Quand il est affaibli ou aboli, il y a présomption d'appendicite.

Signe de Skoda, *m*. Voir SYN. : *Skodisme*.

Signe de Smith, *m*. Signe précoce de l'adénopathie trachéo-bronchique, caractérisé par l'apparition au niveau du manubrium du sternum d'un murmure veineux que l'on entend à l'auscultation avec le stéthoscope, en plaçant le malade, la tête renversée en arrière, de façon à tendre le cou et à provoquer la compression des vaisseaux du médiastin par les ganglions hypertrophiés.

Signe de Souques, *m*. Voir : *Signe des interosseux*.

Signe de Stellwag, *m*. Allongement de la fente palpébrale et occlusion incomplète des paupières, conséquence de l'exophtalmie. Il s'observe dans le goitre exophtalmique.

Signe de Stewart, *m*. Flexion spasmodique des orteils.

Signe de Strumpell, *m*. Il se recherche dans l'hémiplégie et est un signe de son origine organique. Le malade étant couché sur un plan horizontal et dur, on lui demande de fléchir la jambe sur la cuisse, en s'opposant à ce mouvement par une pression sur la cuisse, il se produit alors un mouvement d'élévation du bord interne du pied et de rotation en dedans.

Signe de Tatti, *m*. Pulsation du pied.

Signe de Thornton, *m*. Point de côté dans la lithiase rénale.

Signe de Trélat, *m*. Petits tubercules formant des points jaunâtres disséminés au voisinage des ulcérations tuberculeuses de la bouche.

Signe de Trousseau, *m*. Il consiste à comprimer le paquet vasculo-nerveux du bras ou de la cuisse pour faire réapparaître les contractures du membre dans la tétanie.

Signe de Uhthoff, *m*. Secousses nystagniformes observées dans la sclérose en plaques.

Signe de Vidaillet, *m.* Anneau blanchâtre qui se forme dans l'urine des individus atteints de fièvre jaune, par l'adjonction d'acide azotique versé le long de la paroi du verre contenant l'urine à examiner.

Signe de Von Wahl, *m.* Au début de l'étranglement intestinal, le ventre présente une voussure avec tonalité plus élevée à la percussion, due à l'immobilisation de l'anse intestinale distendue. Il y a météorisme local.

Signe de Weiss, *m.* Il s'observe dans la tétanie. Le frottement d'un muscle suffit pour en provoquer la contracture. Voir aussi : *Signe de Chvostek-Weiss.*

Signe de Wenchebach, *m.* Il s'observe dans la médiastinite syphilitique. Il est caractérisé par la disparition du déplacement de l'extrémité inférieure du sternum à chaque inspiration.

Signe de Wetsphal, *m.* Abolition du réflexe patellaire. Il s'observe toujours dans le tabes et dans certaines paralysies flasques.

Signe de Williams, *m.* Diminution de l'ampliation thoracique gauche au moment de l'inspiration, dans la symphyse cardiaque.

Signe de Zaufal, *m.* Nez en selle.

Signe des adducteurs, *m.* Ce signe se recherche dans la sciatique. Il consiste à comprimer fortement entre le pouce et les doigts le bord interne de la masse des adducteurs du côté sain et du côté malade; la douleur est très vive et beaucoup plus marquée du côté de la sciatique.

Signe des doigts, *m.* Voir SYN. : *Signe d'Osler.*

Signe des interosseux, *m.* SYN. : *Signe de Souques.* Il s'observe dans la paralysie du membre supérieur. Il consiste en un mouvement d'extension et d'abduction des doigts se produisant lorsque le sujet lève le bras malade (Babinski et Froment).

Signe d'Oppenheim, *m.* Il consiste à exercer une forte friction de la face antéro-interne du tibia dans le but de provoquer l'extension du gros orteil (Signe de Babinsky).

Signe du ballon. *m.* SYN.: *Ballon-symptôme.* Il se recherche dans le volvulus intestinal. Il existe une différence de tonalité dans la sonorité des anses intestinales distendues de gaz et de matières et dans celle d'un anse tordue surdistendue par les gaz, différence comparable au son tympanique que l'on obtient par la percussion des joues, la bouche fermée, les joues flasques, et au bruit métallique perçu à la percussion des joues quand elles sont gonflées, la bouche fermée.

Signe du biceps. *m.* Voir SYN.: *Myoïdème.*

Signe du facial. *m.* Voir SYN. : *Signe de Chvostek-Weiss.*

Signe du fessier, *m.* L'exagération du réflexe fessier est un signe d'atteinte du sciatique (névralgie). Il se recherche en faisant mettre le malade sur le ventre, les muscles fessiers en résolution. On frappe avec un marteau sur les insertions du grand fessier au niveau du bord des 2ᵉ, 3ᵉ, 4ᵉ pièces sacrées; il s'ensuit une contraction fasciculaire du muscle, différente de la contraction volontaire de la fesse, qui est globale.

Signe de Jambier antérieur, *m.* Il s'observe dans la paralysie du membre inférieur; il consiste dans un mouvement associé de flexion dorsale et d'adduction du pied, provoqué par la flexion volontaire de la jambe malade (Babinski et Froment).

Signe du larynx, *m.* Il se recherche pour dépister la coqueluche. Pour provoquer la toux, on comprime légèrement le larynx. Dans le cas de coqueluche, la toux est rauque, sèche et persistante; dans le cas contraire, la toux n'a aucun des caractères précédents. Ce symptôme est dû à l'hypersensibilité de la muqueuse hypermiée du larynx.

Signe du maquignon, *m.* (Par analogie avec la démarche déhanchée des maquignons.) Inégalité de la cadence du pas et du bruit que fait le malade atteint de coxalgie, en posant son membre malade à terre et en restant plus longtemps sur le membre sain; perceptible à la vue et à l'oreille.

Signe du peaucier, *m.* Il s'observe dans l'hémiplégie. La contraction du muscle peaucier est plus énergique du côté sain que du coté malade. Cette contraction est bien mise en évidence quand le sujet ouvre largement la bouche, qu'il siffle, ou déglutit avec force; quand la tête fléchie, il résiste à un mouvement d'extension de la tête que l'on cherche à lui imprimer.

Signe du pédieux, *m.* Il s'observe dans la sciatique. Le muscle pédieux est un des premiers qui s'atrophient et perdent leur tonicité musculaire. Quand on demande au malade de redresser ses orteils des deux pieds, on remarque par comparaison que le pédieux sain se contracte et devient dur, que, par contre, le pédieux, du côté de la sciatique, reste mou.

Signe du pied, *m.* SYN. : *Manœuvre du pied. Neurol.* Il se recherche dans l'hémiparésie (par légère atteinte du faisceau pyramidal). Il consiste dans une extension moindre du pied sur la jambe et une déflexion plus facile des orteils d'un côté par rapport à l'autre, le sujet étant à genoux comme pour la recherche des réflexes achilléens (Juster).

Signe du pouce, *m.* Il s'observe dans l'hémiplégie organique à la période de contracture. Il est caractérisé par la flexion spontanée du pouce lorsque les autres doigts sont passivement redressés.

Signe du serment, *m.* SYN. : *Manœuvre du serment. Neurol.* Il se recherche dans l'hémiparésie (par légère atteinte du faisceau pyramidal). Il consiste dans une résistance moindre de la main, placée dans la position du serment et serrée entre le pouce et l'index au niveau des articulations métacarpophalangiennes, par comparaison avec le côté sain (Juster).

Signe du sillon interfessier, *m.* Il s'observe dans la sciatique. Il est dû à l'hypotonicité des muscles fessiers du côté malade. Les muscles fessiers du côté sain débordent les muscles du côté de la sciatique. Quand ils se contractent, le sillon interfessier est dévié du côté malade.

Signe du talon, *m.* Il se recherche dans la sciatique. Quand on fait mettre à genoux sur une chaise le malade et que l'on se place de façon à avoir les yeux à la hauteur des talons, on s'aperçoit que le talon, du côté de la sciatique, est abaissé par rapport au talon du côté sain. Ce phénomène est dû à l'hypotonicité des muscles postérieurs de la cuisse qui normalement dans cette position soulèvent légèrement la jambe et par suite le talon.

Signe du tapotage, *m.* Il s'observe à la percussion d'une caverne pulmonaire superficielle. En frappant avec le manche en bois d'un couteau actionné par l'extrémité de sa lame métallique sur la paroi thoracique, à hauteur d'une caverne pulmonaire, on détermine à chaque choc de la toux avec un peu d'expectoration purulente.

Signe du tonneau, *m.* Il se recherche dans la pleurésie avec épanchement. Quand après avoir mouillé le doigt on le promène sur la paroi thoracique, on éprouve une sensation spéciale en arrivant au niveau de l'épanchement.

Signe du trapèze, *m.* Atrophie du muscle trapèze du côté où se trouve une lésion pulmonaire chronique.

Signe du trombone, *m.* Instabilité motrice de la langue qui présente un mouvement de va-et-vient irrégulier, saccadé, analogue à celui du trombone, quand le sujet veut tenir la langue hors de la bouche. Il s'observe dans la paralysie générale, les états infectieux aigus.

Signe turcique, *m.* Agrandissement de la selle turcique visible à la radiographie. Il s'observe dans les tumeurs de l'hypophyse, dans l'hypertension intra-cranienne qui entraîne elle-même de l'hypertension céphalo-rachidienne.

Simon, chirurgien allemand de la moitié du XIX⁰ siècle. Voir : *Opération de Simon.*

Simple, *f.* (*simplex,* simple). Substance végétale poussant dans nos régions, employée dans sa totalité ou sous forme de suc, d'extrait de teinture ou d'alcoolature. Les simples s'opposent aux médicaments, généralement des alcaloïdes, isolés de ces simples.

Simulation, *f.* (*simulare,* frauder). Trouble subjectif ou objectif imaginé par le sujet dans le but d'induire volontairement et consciemment l'observateur en erreur (G. Ballet).

Simulie, *f.* Voir Syn. : *Simulium.*

Simulium, *m.* Syn. : *Simulie.* Insecte diptère, agent propagateur de l'onchocerca cœcutiens. qui produit l'érysipèle de la Cordillière. Il y a deux diptères hématophages du genre simulium : simulium Samboni et simulium Divelli.

Sincipital, *adj.* (*sinciput,* tête). Qui a rapport au sommet de la tête. — *Ex.:* Plaie sincipitale.

Singultueux, *adj.* (*singultus,* sanglot). Qui a rapport au singultus, au hoquet. — *Ex.:* Fièvre singultueuse.

Singultus, *m.* (*singultus,* sanglot). Syn. : *Hoquet.* Le singultus résulte d'une double contraction synchrone du diaphragme d'une part, et des constricteurs glottiques, d'autre part. Au moment même où se produit l'appel d'air provoqué par la contraction clonique du diaphragme, le courant d'air inspiratoire est étranglé par la stenose spasmodique glottique. C'est à la vibration des lèvres de la glotte qu'est dû ce bruit guttural spécial, pathognomonique du hoquet dont l'intensité peut être excessive et qui ressemble parfois à un sanglot ou à un aboiement (Eloy). — *Ex. :* Singultus épidémique.

Sinistrocardie, *f. (sinister,* gauche; καρδία, cœur). Déplacement exagéré du cœur du côté gauche du thorax.

Sinistrose, *f. (sinister,* gauche). SYN. : *Névrose de rente.* Etat psychique avec idée de revendication et d'indemnisation que l'on observe chez les accidentés du travail qui accusent de l'asthénie physique, des douleurs, le plus souvent localisées au niveau du point traumatisé, sans qu'il y ait de lésions objectives, de la céphalée et de l'insomnie. Cet état disparaît quand le blessé a touché son indemnisation, sa rente.

Sinusite, *f. (sinus,* poche). Inflammation d'un sinus.

Sinusite frontale, *f.* Inflammation du sinus frontal, caractérisée par un écoulement nasal purulent moins abondant que celui de la sinusite maxillaire, moins odorant, s'accompagnant de céphalée frontale intense avec névralgie sus-orbitaire et quelquefois d'abcès intra-orbitaires. Elle survient à la suite de la grippe, de rhinites, d'infection secondaire.

Sinusite maxillaire, *f.*

SYN. : *Antrite d'Higmore.* Inflammation du sinus maxillaire, caractérisée par la présence de pus jaune ambré, d'odeur quelquefois repoussante, avec des grumeaux caséeux, qui s'écoule par le nez, accompagnant un œdème de la joue. Elle s'observe dans la grippe, les rhinites, par propagation de périodontite et à la suite de traumatisme. Elle se reconnaît par la recherche des signes de Frœnkel et de Heryng (voir ces mots).

Sinusite sphénoïdale, *f.* Inflammation du sinus du sphénoïde. Le diagnostic s'établit par exclusion des sinusites maxillaire et frontale.

Siphonage, *m. (sipho,* tuyau d'eau). Moyen de traitement des douleurs et en particulier de la névrite sciatique, par le dépôt sur les téguments des médicaments volatils et placés sous pression dans un siphon. — *Ex.:* Siphonage au chlorure de méthyle.

Sirénomèle, *m.* (σιρήν, sirène; μέλος, membre). Monstre dont les deux membres inférieurs soudés forment une pointe, rappelant la queue des sirènes.

Sismothérapie, *f.* (σεισμός, tremblement; θεραπευω, je soigne). SYN. : *Trémulothérapie; Massage vibratoire.* Méthode de massage par des vibrations faites avec la main, des instruments spéciaux ou le courant électrique (vibrations électriques).

Sitieirgie, *f.* (σιτίον, aliment; εΐργω, je refuse). Refus absolu et systématique de s'alimenter. Il s'observe chez les aliénés, les détenus.

Sitiologie, *f.* (σιτίον, aliment; λόγος, étude). Etude des propriétés physiques, chimiques, physiologiques des aliments.

Sitiomanie, *f.* (σιτίον, aliment; μανία, agitation). Obsession de manger avec avidité que présentent par accès certains aliénés.

Sitiophobie, *f.* (σιτίον, aliment; φόβος, peur). Crainte obsédante d'avaler des aliments, aboutissant à un refus plus ou moins complet de se nourrir. Elle s'observe principalement chez les aliénés, chez les détenus.

Skélalgie, *f.* (σκέλος, jambe; ἄλγος, douleur). Douleur de la jambe.

Skeptophylaxie, *f.* (σκηπτός, foudre; φυλάσσειν, protéger). Immunisation rapide

Skiagramme, *m.* (σκία, ombre; γράμμα, écrit). Epreuve radiographique.

Skiagraphie, *f.* (σκία, ombre; γράφειν, écrire). Voir SYN. : *Radiographie.*

Skiascopie, *f.* (σκία, ombre; σκοπεῖν, examiner). Examen de l'ombre de la rétine.

Skiathérapie, *f.* (σκία, ombre; θεραπεύω, je soigne). Traitement par les rayons X.

Skodisme, *m.* (Skoda, médecin autrichien du milieu et de la fin du XIXᵉ siècle.) Signe recherché par la percussion dans la pleurésie avec épanchement, caractérisé par un bruit tympanique sous la clavicule.

Smegma, *m.* (σμῆγμα, savon). Produit de sécrétion et de desquamation épidermique du sillon balano-préputial chez l'homme et du pli formé par des grandes et petites lèvres chez la femme.

Sodoku, *m.* (japonais : *so*, rat; *doku*, poison). SYN. : *Rat-bite fever.* Maladie toxi-infectieuse consécutive à la morsure du rat, caractérisée par une période d'incubation de une à trois semaines entre la morsure et les phénomènes généraux constitués par: une éruption papuleuse généralisée rouge sombre avec fièvre, des douleurs articulaires et le réveil inflammatoire lymphangitique de la plaie déjà cicatrisée. La maladie présente des rechutes avec poussées fébriles pendant quelquefois plusieurs mois. L'agent spécifique n'a pas encore été déterminé.

Sodomie. *f.* Sodome, ville de l'antiquité.) Perversion du sens génital, caractérisée par le coït anal.

Soluté. *m.* solvere, dissoudre). Voir SYN. : *Solution.*

Solution. *f.* (solvere, dissoudre). Dissolution d'un produit médicamenteux dans un liquide (eau, alcool, etc). — *Ex.:* Solution aqueuse.

Solution de Lugol. *f.* SYN. : *Solution iodo-iodurée.* Elle est employée en bactériologie. Sa formule est la suivante :

Iode métallique.   1 gr.
Iodure de potas-
    sium ....   2 gr.
Eau ....   300 gr.

Dissoudre l'iodure de potassium dans quelques centimètres cubes d'eau seulement: dissoudre l'iode dans cette solution, alors ajouter le reste de l'eau en agitant.

Solution de continuité. *f.* (solvere, rompre). Séparation de deux parties contiguës.

Solution de Ziehl, *f.* Solution colorante employée pour la recherche du bacille de Koch. Sa formule est la suivante :

Fuchsine ......   1 gr.
Acide phénique..   5 gr.
Alcool ....   10 gr.

Faire dissoudre en agitant, puis ajouter au bout de vingt-quatre heures : eau, 90 centi-mètres cubes. Filtrer.

Solution iodo-iodurée, *f.* Elle est employée en bactério-logie. Voir Syn. : *Solution de Lugol.*

Soma, *m.* (σῶμα, corps). Corps (opposé à l'intelli-gence).

Somatique, *adj.* (σῶμα, corps). Qui a rapport au corps. — *Ex.:* Examen somatique.

Sommeil, *m.* (*somnus*, sommeil). Voir : *Maladie du sommeil.*

Sommet, *m.* (*summitas*, sommet). Partie qui termine un organe. Se dit en parlant: 1° du sommet d'un poumon (*Ex. :* Sclérose du sommet) ; 2° du sommet de la tête fœ-tale (*Ex. :* Présentation du sommet).

Somnambulisme, *f.* (*som-nus*, sommeil; *ambulare*, mar-cher). Promenade au cours du rêve. Etat de délire de rêve, formé par la mise en jeu d'un état subconscient ou inconscient, cessant par une sorte de réveil souvent brus-que, s'accompagnant ou non d'actes automatiques ambu-latoires.

Somnambulique, *adj.* (*somnus*, sommeil; *ambulare*, se promener). Qui a rapport au somnambulisme. — *Ex. :* Etat somnambulique.

Somnifère, *adj.* (*somnus*, sommeil; *fero*, je porte). Qui provoque le sommeil.

Somnolence, *f.* (*somnus*, sommeil). Tendance à l'assou-pissement avec diminution de la conscience, due à un état d'auto-intoxication passager ou léger. Elle s'observe dans l'insuffisance hépatique, les psychoses infectieuses et toxi-ques.

Somnose, *f.* (*somnus*, som-meil). Voir Syn.: *Maladie du sommeil.*

Sonde, *f.* Instrument en métal, en caoutchouc ou en ébonite, servant à l'explora-tion d'un canal ou à l'éva-cuation du contenu liquide d'un organe.

Soporifique, *adj.* (*sopor*, sommeil profond). Syn.: *Hyp-notique.* Qui provoque le som-meil.

Sorroche, *f.* Voir Syn. : *Mareo.*

Soudanite, *f.* (*Soudan*, ré-gion d'Afrique). Syn. : *Neu-rasthénie tropicale.* Troubles nerveux et psychiques variés, pouvant se traduire par des impulsions même délictueu-ses ou criminelles que l'on observe chez les prédisposés vivant sous les climats tropi-caux et qui le plus souvent sont intoxiqués par le palu-disme, la dysenterie, l'alcool ou l'opium.

Souffle, *m.* (*sufflare*, faire du vent). Bruit anormal perçu à l'auscultation, soit dans l'ap-pareil pulmonaire, soit dans l'appareil cardio-vasculaire, et qui rappelle celui que fait la projection avec la bouche de l'air contenu dans un tuyau.

Souffle anémo-spasmodi-que de l'artère pulmonaire, *m.* Souffle systolique doux, quelquefois rude et intense, que l'on entend au niveau de l'artère pulmonaire en l'ab-sence de toute lésion organi-que. Il s'observe chez les ané-miques et surtout chez les chlorotiques.

Souffle anorganique, *m.* Souffle ne provenant pas d'une lésion de l'organe aus-culté, mais d'un trouble fonc-tionnel de cet organe.

Souffle apexien, *m.* (*apex*, sommet). Souffle cardiaque ayant son maximum d'intensité au niveau de la pointe du cœur.

Souffle cardiaque, *m.* SYN.: *Bruit de soufflet.* Murmure anormal du cœur accompagnant ou remplaçant le premier ou le second bruit physiologique normal de cet organe ou quelquefois ces deux bruits. Le caractère du souffle est fort variable, il peut être doux, rude, frémissant, musical. Il est occasionné en général par une lésion orificielle et est dit organique, mais il peut être déterminé à un trouble dynamique du muscle cardiaque, à une densité plus ou moins grande du liquide sanguin, il est dit alors inorganique.

Souffle de Duroziez, *m.* SYN. : *Double souffle intermittent de Duroziez.* Voir : *Double souffle intermittent crural.*

Souffle extra - cardiaque, *m.* Souffle doux, siégeant en général au niveau du 3ᵉ espace intercostal, intermittent, s'exagérant au moment des palpitations du cœur. Son maximum d'intensité est à la fin de l'inspiration et au commencement de l'expiration; il diminue ou disparaît quand le malade cesse de respirer, quand il prend la position debout. Ce souffle est la résultante de la compression d'une lame pulmonaire entre le cœur et la paroi thoracique au moment de la systole et à la chasse de l'air du parenchyme pulmonaire vers les bronches du fait de la compresion même.

Souffle de Roger, *m.* Souffle systolique, rude, intense, perçu à l'auscultation au niveau de la partie interne du 3ᵉ espace intercostal gauche,

dû au passage d'une certaine quantité du sang du ventricule gauche dans le ventricule droit au moment de la systole.

Souffle placentaire, *m.* Voir SYN.: *Souffle utérin.*

Souffle pleurétique, *m.* Souffle tubaire doux, voilé, perçu par l'auscultation, quand la plèvre contient du liquide.

Souffle utérin, *m.* SYN.: *Souffle placentaire; Bruit utérin; Bruit placentaire.* Souffle synchrome au pouls radial de la mère, très variable dans sa force et sa tonalité, sans siège exclusif, s'entendant au niveau de tout l'utérus gravide, dont le maximum d'intensité est le plus souvent vers les régions inguinales. Il apparaît vers le 4ᵉ mois de la grossesse et va en augmentant jusqu'au 7ᵉ mois. Ce souffle est dû à la circulation utérine et à la compression des artères du bassin par la matrice gravide.

Soupçon maladif, *m.* État mental particulier caractérisé par un état vague de doute sur la droiture des actes exécutés. Il s'observe dans les psychoses d'auto-intoxication.

Sourd-muet, *m.* (*surdus,* sourd: *mutus,* muet). Qui est atteint de surdité et de mutité. — *Ex.:* Sourd-muet androgynoïde.

Sous-crépitant, *adj.* (*sub,* sous : *crepitare,* crépiter). Voir : *Râle sous-crépitant.*

Sous - périosté, *adj.* (*sub,* sous; περιοστέος, périoste). Qui est situé sous le périoste de l'os. — *Ex.:* Hématome sous-périosté.

Sous - trochantérien, *m.* (*sub,* sous; *trochanter,* saillie du fémur). Qui est placé au-dessous de la région du trochanter du fémur.

Spanopnée, *f*. (σπανός, ralenti; πνέω, je respire). Respiration ralentie.

Sparganose, *f*. σπαργάνον, bandage qui entourait les seins des nourrices). État de plénitude des mamelles en voie de sécrétion lactée.

Spasme, *m*. (σπασμός, tiraillement). Trouble moteur dépendant d'une irritation siégeant sur un point quelconque d'un arc réflexe, spinal ou bulbo-spinal, caractérisé par des convulsions cloniques ou toniques (Brissaud).

Spasme accommodatif, *m*. Voir Syn. : *Myopie spasmodique*.

Spasme de Bell, *m*. Tic de la face.

Spasme de la face, *m*. Phénomène réflexe d'irritation du nerf facial, soit au niveau des noyaux d'origine de la 5ᵉ paire, soit sur le trajet du nerf ou de ses branches, dû au froid, à un traumatisme, survenant chez des neuro-arthritiques, caractérisé par des contractions musculaires croissantes arrivant jusqu'à la tétanisation de toute la musculature d'une moitié de la face, indolores, persistant souvent pendant le sommeil.

Spasme de la glotte, *m*. σπασμός, de σπάω, tirailler). Contraction tonique des muscles constricteurs de la glotte. Elle est capable de produire une suffocation mortelle chez les petits enfants. Elle est due le plus souvent à une lésion centrale du noyau du spinal, ou des centres bulbaires inférieurs, d'origine probablement syphilitique. Chez l'adulte, les accès de suffocation peuvent être dus à une irritation du nerf récurrent par compression de voisinage (anévrysme).

Spasme nutant, *m*. (σπασμός, contraction; *nutare*, remuer la tête). Syn. : *Tic de Salaam*. Accès de mouvements saccadés de la tête dans le sens antéro-postérieur ou latéral. Ils s'observent chez les enfants nerveux.

Spasmodicité, *f*. σπασμός, contraction). État d'un muscle qui, sous l'influence d'une excitation, se contracture « en éclair », est soumis à une série de contractions rythmées qui trouve son objectivation la plus nette dans le clonus (Lévy-Valensi).

Spasmodique, *adj*. (σπασμός, contraction). Syn. : *Spastique*. Qui se traduit par des contractures frémissantes, par des spasmes successifs et répétés. — *Ex.*: Démarche spasmodique.

Spasmophilie, *f*. σπασμός, contraction; φίλος, ami). État constitutif que l'on observe chez les neuro-arthritiques et qui se manifeste par une tendance à la production de contractures, de spasmes, à l'occasion d'émotions ou de troubles physiologiques.

Spasmotoxine, *f*. (σπασμός, contraction ; τόξον, poison). Une des bases convulsivantes, isolée de la toxine tétanique.

Spastique, *adj*. (σπασμός, contraction). Voir Syn.: *Spasmodique*.

Spécifique, *adj*. (*species*, espèce: *facere*, faire). *a*) Terme synonyme de syphilitique et employé le plus souvent pour laisser l'entourage du malade dans l'ignorance de la maladie du patient; *b*) Qui présente des caractères spéciaux, bien définis, propres à une maladie déterminée. — *Ex.*: Agent spécifique du choléra.

Spectroscopie, *f.* (*spectrum*, vision ; σκοπεῖν, examiner). Moyen d'identification des corps en analyse chimique et en médecine légale, au moyen des raies d'absorption du spectre.

Spélonque, *f.* (*spelunca*, caverne, grotte). Voir SYN. : *Caverne*.

Spencer Wells, chirurgien anglais de fin du XIXe siècle. Voir : *Facies ovarien de Spencer Wells*.

Spermatocèle, *f.* (σπέρμα, sperme ; κήλη, tumeur). Gonflement douloureux du testicule.

Spermatocystectomie , *f.* (σπέρμα, sperme ; κύστις, vésicule ; ἐκτομή, excision). SYN. : *Vaso-vésiculectomie*. Ablation des vésicules séminales.

Spermatocystite, *f.* (σπέρμα, sperme ; κύστις, vessie). Inflammation des vésicules séminales.

Spermatogénèse, *f.* (σπέρμα, sperme ; γεννάω, j'engendre). Formation du sperme.

Spermatorrhée, *f.* (σπέρμα, sperme ; ῥέω, je coule). SYN. : *Pertes séminales ; Pollutions nocturnes*. Ecoulement du sperme par le canal de l'urètre en dehors du coït.

Spermatorrhéophobie, *f.* (σπέρμα, sperme ; ῥέω, je coule ; φόβος, crainte). Phobie de la spermatorrhée.

Spermolithe, *m.* (σπέρμα, sperme ; λίθος, pierre) Calcul des vésicules séminales.

Spermoloropexie, *f.* σπέρμα, sperme ; λῶρον, cordon ; πήγνυμι, je couds). Fixation du cordon spermatique à la symphyse pubienne dans la cryptorchidie. Ce procédé chirurgical laisse le testicule libre dans le scrotum.

Sphacèle, *m.* (σφάκελος, gangrène). SYN. : *Gangrène sèche*. Mortification de tissus qui se détachent du milieu auquel ils appartenaient histologiquement à la suite de gangrène d'origine microbienne.

Sphacèle aseptique, *m.* (σφάκελος, gangrène). SYN. : *Nécrobiose*. Mortification aseptique d'un tissu, résultant de l'ischémie de ce tissu, due soit à l'augmentation rapide de ce tissu dans une gaine trop étroite, soit à une thrombose des veines de ce tissu. — *Ex.* : Sphacèle aseptique d'un fibrome utérin.

Sphœrogyna ventricosa, *f.* Acarien parasite du blé et de l'orge occasionnant la gale des céréales chez les meuniers, les déchargeurs de navires.

Sphénocéphalie, *m.* (σφήν, coin ; κεφαλή, tête). SYN. : *Scaphocéphalie*. Tête allongée dans le sens antéro-postérieur avec aplatissement latéral.

Sphénoïdite, *f.* (σφήν, coin). Inflammation du sinus sphénoïdal.

Sphénotrésie, *f.* σφήν, coin ; τρίβω, je perce). Voir SYN. : *Sphénotripsie*.

Sphénotripsie, *f.* σφήν, coin ; τρίψις, broiement). *Obst.* Broiement du crâne avec le sphénotribe au cours d'une embryotomie.

Sphinctéralgie, *f.* (σφίγγεω, je serre). Douleur du sphincter anal.

Sphinctéralgique, *adj.* (σφίγγεω, je serre ; ἄλγος, douleur). Qui occasionne de la douleur au niveau du sphincter. — *Ex.*: Fissure sphinctéralgique.

Sphinctérien, *adj.* (σφίγγεω, je serre). Qui a rapport à un ou à des sphincters. — *Ex.*: Troubles sphinctériens.

Sphygmique, *adj.* (σφυγμός, pouls). Qui a rapport au

pouls. — *Ex. :* Battements sphygmiques.

Sphygmogramme, *m.* (σφυγμός, pouls ; γράμμα, écrit). Tracé enregistreur des battements artériels du pouls.

Sphygmographe, *m.* (σφυγμός, pouls ; γράφω, j'écris). Appareil enregistreur du pouls.

Sphygmomanométrie, *m.* (σφυγμός, pouls ; μανός, rare ; μέτρον, mesure). Voir SYN. : *Sphygmotensiomètre.*

Sphygmométrographe, *m.* (σφυγμός, pouls ; μέτρον, mesure ; γράφειν, écrire). Appareil enregistreur du pouls avec lequel on peut exercer sur l'artère une pression fixée à l'avance.

Sphygmophone, *m.* (σφυγμός, pouls ; φωνή, son). Appareil destiné spécialement à l'étude des bruits vasculaires qui, appliqué sur une artère, en augmente l'amplitude.

Sphygmotensiomètre, *m.* (σφυγμός, pouls ; *tensio*, tension) ; μέτρον, mesure). SYN. : *Sphygmomanomètre.* Appareil destiné à mesurer la pression artérielle.

Sphygmotensiophone, *m.* (σφυγμός, pouls ; *tensio*, tension ; φωνή, voix). Appareil servant à la mesure de la pression artérielle. Il est la combinaison du sphygmotensiomètre et du sphygmophone.

Spica, *m.* (*spica*, épi). Pansement avec des bandes enroulées en huit de chiffres. — *Ex. :* Spica de l'aine.

Spina - bifida, *m.* (*spina*, épine ; *bifida*, double). Tumeur au niveau de la colonne vertébrale, due à une ouverture anormale du canal rachidien, par laquelle la moelle et ses enveloppes font hernie.

Spina - bifida occulta, *m.* (*spina*, épine ; *bifida*, double ; *occulta*, cachée). Spina-bifida sans signes cliniques positifs, révélé par la radiographie. Il peut être la cause insoupçonnée de cas d'incontinence d'urine dite essentielle ou de certaines atrophies génitales.

Spinal, *adj.* (*spina*, épine). Qui a rapport à la moelle épinière ou à la colonne vertébrale. — *Ex. :* Méningite spinale.

Spinalgie, *f.* (*spina*, épine ; ἄλγος, douleur). Douleur au niveau de la colonne vertébrale.

Spina - ventosa, *m.* (*spina*, épine ; *ventosa*, pleine de vent). Tuberculose osseuse des doigts caractérisée par une déformation fusiforme de la phalange renflée en son centre, qui paraît soufflée, présentant tous les caractères des abcès osseux bacillaires avec fongosités, nécrose. La terminaison se fait par ankylose ou bien l'extrémité du doigt reste ballante.

Spirales de Curshmann, *f.* (*spira*, spire). Filaments spirales semblant formés par du mucus concrété que l'on trouve, à l'examen microscopique, dans les expectorations des asthmatiques.

Spirille, *m.* (*spirilla*, petite spire). Agent pathogène très fin, pourvu de spires à tours nombreux, lui permettant de se déplacer très vite dans la salive, où il vit. Il contribue avec le bacille fusiforme à engendrer les ulcérations des muqueuses (angines, stomatites ulcéreuses). Il se colore bien, mais faiblement par les couleurs d'aniline ; il se décolore par le Gram. Il n'a pas encore pu être cultivé.

Spirille de la fièvre récurrente, *m.* Découvert par Obermeier en 1898, il se présente sous la forme d'éléments très mobiles ayant 15 à 20 tours de spire et 15 à 50 μ de long.

Spirille d'Obermeier, *m.* Voir Syn.: *Spirille de la fièvre récurrente.*

Spirillicide, *adj.* (*spirilla*, petite spire ; *cædere*, tuer). Qui détruit les spirilles, les spirochètes. — *Ex.:* Instillations spirillicides.

Spirillose, *f.* (*spirilla*, petite spire). Toute maladie due à des spirilles. — *Ex.:* Spirillose intestinale.

Spiritisme, *m.* (*spiritus*, esprit). Conception charlatanesque qui prétend faire entrer en communication la pensée avec les esprits de l'au-delà. Les dégénérés ou crédules qui s'adonnent au spiritisme en arrivent à commettre des actes contraires à leurs intérêts et parfois délictueux.

Spirochète, *m.* (*spira*, spire). Bactérie ayant l'aspect d'un filament enroulé long et flexible.

Spirochœta bronchialis, *m.* Spirochète que l'on trouve dans les crachats rouge-groseille de la bronchite sanglante, agent pathogène vraisemblable de cette maladie.

Spirochœta ictero-hemorragiæ, *m.* Découvert par les Japonais Inada et Ito en novembre 1914, assez polymorphe, long généralement de 6 à 9 μ, il peut osciller entre 4 et 25 μ; il est constitué par un filament spiralé assez fréquemment recourbé à ses extrémités; ses ondulations varient entre 2 et 5; il n'a que 2 ou 3 spires et affecte la forme d'un C ou d'un S. Difficile à examiner au microscope ordinaire, on observe avantageusement le spirochète

à l'ultra-microscope. Il détermine la spirochétose ictéro-hémorragique.

Spirochœta nodosa, *m.* Voir Syn.: *Spirochœta ictero-hemorragiæ.*

Spirochœta pallida, *m.* Syn. : *Treponema pallidum.* Filament clair, long de à 15 μ, en forme de spires de tire-bouchon fines et serrées, affilé à ses extrémités qui se prolongent chacune par un flagellum très fin. Il se rapproche plus des tréponèmes que des spirilles. Il est l'agent pathogène de la syphilis découvert par Schaudinn en 1905.

Spirochétophore, *m.* (*spirochœta*, spirochète; φέρω, je porte). Porteur de sphirochètes.

Spirochétose, *f.* (*spirochœta*, spirochète). Toute maladie due à un spirochète.

Spirochétose broncho-pulmonaire de Castellani, *f.* Maladie due au spirochœta bronchialis, caractérisée par une courte incubation, 24 à 48 heures, une toux rauque, pénible, nocturne, avec crachats sanglants, homogènes, rosés, comparables à de la gelée de groseille. L'expectoration abondante devient muco-purulente, puis verdâtre. De nouvelles poussées surviennent avec nouvelle expectoration sanglante, puis tout rentre dans l'ordre. L'état général reste bon: pas de fièvre, appétit conservé, céphalée assez fréquente. Cette maladie est apparue en France en décembre 1917, chez des Asiatiques. Elle fut observée aux Indes pour la première fois par Castellani.

Spirochétose ictéro-hémorragique, *f.* Maladie due à un spirochète, caractérisée par des symptômes d'hépatite et de néphrite aiguës avec rechutes fréquentes. Elle se développe plus spécialement dans les milieux à boue, à eaux stagnantes (égouts-tranchées), et se rapproche du typhus récurrent, dû aussi à un spirochète. Elle présente trois périodes : une période fébrile (6 à 7 jours), une période avec ictère (du 8ᵉ au 12ᵉ jour) et une période de convalescence (13ᵉ au 16ᵉ jour).

Spiromètre, *m.* (*spirare*, respirer ; μέτρον, mesure). Appareil destiné à mesurer le degré de l'ampliation thoracique.

Spirophore, *m.* (*spirare*, respirer ; φέρω, je porte). Appareil destiné à porter de l'air aux poumons. Il s'emploie pour pratiquer la respiration artificielle.

Spiroscope, *m.* (*spirare*, respirer ; σκοπεῖν, examiner). Appareil composé d'un réservoir, d'un flacon de trois litres et d'un tube insufflateur muni d'un robinet étrangleur gradué. Il permet, en soufflant dans le tube, de déplacer dans le flacon un volume d'eau égal au volume d'air insufflé. L'eau déplacée tombe dans le réservoir et fait dans le flacon gradué un vide qui mesure la capacité respiratoire du sujet.

Spiroscopie, *f.* (*spirare*, respirer ; σκοπεῖν, examiner). Méthode d'examen et de traitement basée sur l'emploi du spiroscope. Elle permet d'apprécier la capacité respiratoire des poumons et sert à l'entraînement de ces organes chez les enfants respirant mal ou insuffisants chez les emphysémateux, les anhématosiques divers, les pleurétiques thoracotomisés ou non.

Splanchnique, *adj.* (σπλάγχνον, viscères). Qui a rapport aux viscères. — *Ex. :* Déformation splanchnique.

Splanchnologie, *f.* (σπλάγχνον, viscères ; λόγος, étude). Partie de l'anatomie descriptive qui étudie les viscères : organes de la respiration, de la digestion, de l'appareil génito-urinaire et sensoriel.

Splanchnoptose, *f.* (σπλάγχνον, viscères; πτῶσις, chute). Déplacement avec relâchement et mobilité des viscères abdominaux.

Splénalgie, *f.* (σπλήν, rate; ἄλγος, douleur). Douleur au niveau de la rate.

Splénectomie, (σπλήν, rate; ἐκτομή, excision). Ablation de la rate.

Splénique, *adj.* (σπλήν, rate). 1° Qui a rapport à la rate ; 2° Qui ressemble morphologiquement à la rate ou au tissu parenchymateux de cet organe.

Splénisation, *f.* (σπλήν, rate). État du parenchyme pulmonaire caractérisé par de la mollesse et de la flaccidité qui le fait ressembler au tissu de la rate.

Splénite, *f.* (σπλήν, rate). Syn.: *Liénite.* Inflammation de la rate.

Splénocléisis, *m.* (σπλήν, rate; κλείω, j'enferme). Procédé chirurgical destiné à enfermer la rate dans un tissu de réaction fibro-conjonctif, créé artificiellement pour en amener la compression. Cette opération se fait assez rarement, dans la splénomégalie.

Splénodiagnostic, *m.* (σλπήν, rate ; διάγνωσις, diagnostic). Méthode de diagnostic de la fièvre typhoïde basée sur l'augmentation rapide du volume de la rate que l'on obtient expérimentalement en injectant une quantité supplémentaire d'antigène.

Splénome, *m.* (σπλήν, rate).
Tumeur maligne de la rate.

Splénomégalie, *f.* σπλήν,
rate ; μέγας, grand). Hypertrophie considérable de la rate.
Elle s'observe dans de nombreuses maladies : paludisme,
leucémie, cirrhose, fièvre typhoïde, etc....

Splénomégalie primitive,
f. (σπλήν, rate : μέγας, grand).
Hypertrophie douloureuse de
la rate dont on ne fait plus
une entité morbide.

Splénomégalique, *adj.*
(σπλήν, rate ; μέγας, grand).
Qui a rapport à la splénomégalie. — *Ex.:* Anémie splénomégalique.

Splénopathie, *f.* (σπλήν,
rate ; πάθος, maladie). Toute
affection localisée à la rate.

Splénopexie, *f.* (σπλήν, rate ;
πήγνυμι, je couds). Fixation de
la rate prolabée.

Splénophlébite, *f.* (σπλήν,
rate ; φλέψ, veine). Phlébite des
veines de la rate.

Splénopneumonie, *f.* (σπλήν,
rate ; πνεύμων, poumon). SYN. :
Maladie de Grancher. Congestion pulmonaire avec réaction
de la plèvre, sans épanchement pleural, qui en impose
pour de la pleurésie par sa
matité à la percussion.

Splénoptose, *f.* (σπλήν, rate ;
πτῶσις, chute). Déplacement
de la rate avec mobilité de cet
organe.

Splénorraphie, *f.* σπλήν,
rate ; ῥαφή, suture). Suture
chirurgicale de la rate.

Splénotomie, *f.* σπλήν,
rate ; τομή, incision). Incision
de la rate.

Splénotyphus, *f.* σπλήν,
rate ; τῦφος, stupeur). Variété
de fièvre typhoïde caractérisée
par une hyper-splénomégalie,
avec troubles intestinaux peu
apparents et fièvre ressemblant à celle du type récurrent.

Spondylalgie, *f.* σπόνδυλος,
vertèbre ; ἄλγος, douleur). Douleur de la colonne vertébrale.

Spondylarthrite, *f.* σπόν-
δυλος, vertèbre ; ἄρθρον, articulation). Arthrite de la colonne
vertébrale.

Spondylarthrocace, *m.*
σπόνδυλος, vertèbre : ἄρθρον,
articulation ; κάκος, mauvais).
Voir SYN. : *Mal de Pott.*

Spondylite, *f.* σπόνδυλος,
vertèbre). Inflammation des
disques intervétébraux, des
ligaments périarticulaires, des
articulations vertébrales avec
ou sans propagation au tissu
ostéo - périostique, entraînant
une attitude vicieuse du tronc
plicature vertébrale). - *Ex.:*
Spondylite typhique.

Spondylizème, *m.* σπόνδυλος,
vertèbre ; ἵζημα, affaissement .
Affaissement du corps d'une
vertèbre cariée. Quand il se
produit au niveau de la colonne lombaire, il peut aller
jusqu'à recouvrir le détroit
supérieur et empêcher chez la
femme enceinte le fœtus de
s'engager.

Spondylocléisis, *m.* σπόν-
δυλος, vertèbre ; κλείω, j'enferme). Glissement d'un segment de la colonne lombaire
en avant avec tendance à fermer le détroit antérieur du
bassin.

Spondylolysthésis, *m.* σπόν-
δυλος, vertèbre ; ὀλίσθησις,
glissement). Glissement d'un
segment de la colonne vertébrale sur le segment inférieur.
Quand cette affection survient
au niveau de la dernière lombaire, il s'en suit une déformation importante au niveau
de l'excavation pelvienne, et le
bassin est dit alors vicié au
point de vue obstétrical.

Spondyloptosis, *m.* (σπόν-δυλος, vertèbre ; πτῶσις, chute). Chute de la colonne lombaire par glissement vertébral dans le bassin. Elle occasionne un rétrécissement de la cavité pelvienne, cause de dystocie.

Spondyloschise, *f.* (σπόν-δυλος, vertèbre ; σχίσις, fente, scissure). Scissure d'origine congénitale entre le corps de la vertébrale et l'apophyse épineuse par suite d'absence de soudure entre les noyaux osseux embryonnaires des apophyses et du corps vertébral. Quand la spondyloschise se produit au niveau de la 5ᵉ lombaire, elle détermine un glissement du corps vertébral qui détermine, chez la femme, un bassin vicié par spondylolysthésis.

Spondylose, *f.* (σπόνδυλος, vertèbre). Ankylose vertébrale en général.

Spondylose de Bechte-rew, *f.* Voir Syn. : *Cyphose hérédo-traumatique.*

Spondylose de Pierre Marie, *f.* Voir Syn.: *Cyphose hérédo-traumatique.*

Spondylose rhizomélique, *f.* (σπόνδυλος, vertèbre ; ρίζα, racine; μέλος, membre). Ankylose de la colonne vertébrale et de la racine des quatre membres. Elle s'observe le plus souvent chez les hommes et commence en général avant 40 ans.

Spondylothérapie, *f.* (σπόν-δυλος, vertèbre; θεραπευω, je soigne). Thérapeutique relative au traitement des spondyloses.

Sporadique, *adj.* (σπείρεω, je disperse). Qui n'atteint qu'un ou plusieurs individus. — *Ex.:* Maladie sporadique. Elle s'oppose à maladie épidémique.

Spore de Malassez, *f.* (σπορά, graine). Syn.: *Bacille bouteille de Unna.* Parasite cryptogamique (2 à 7 μ) polymorphe (sphérique, en gourde, en bouteille), qui existe en abondance sans les squames du pityriasis capitis.

Sporisorium, *m.* Syn. : *Ustilago carbo.* Champignon parasite du maïs occasionnant une sporomycose caractérisée par des troubles gastriques et cérébraux.

Sporo - agglutination, *f.* (σπορά, graine ; *agglutinare,* agglutiner). Recherche et mesure des propriétés agglutinantes du sérum sanguin vis-à-vis des spores du sporotrichum et par suite des spores de tous les champignons.

Sporotrichose, *f.* (σπορά, graine ; θρίξ, cheveu). Toute infection, qu'elle qu'en soit la localisation, due à une des variétés de sporotrichum.

Sporotrichose cutanée, *f.* Cette mycose se présente soit sous forme de gommes, qui s'abcèdent en donnant un pus homogène, épais, gommeux, de couleur brun jaunâtre, souvent mêlé de sang, puis s'ulcèrent, sous forme de chancre.

Sporotrichose pulmonaire, *f.* Due au sporotrichum Beurmanni, cette maladie est caractérisée par des symptômes pulmonaires simulant la tuberculose. Elle s'en distingue par l'absence de bacilles de Koch dans les crachats et la présence du sporotrichum.

Sporotrichosique, *adj.* (σπορά, graine; θρίξ. poil). Qui a rapport à la sporotrichose. — *Ex.:* Ostéomyélite sporotrichosique.

Sporotrichum, *m.* Champignon présentant de nombreuses variétés portant le nom des auteurs qui les ont découvertes : sporotrichum de Gougerot, de Jeanselme, de Dor, de Schenk ; le plus connu est le sporotrichum Beurmanni (de Beurmann), déterminant des infections à localisations fort variables, mais surtout cutanées.

Sporotrichum Beurmanni, *m.* Champignon de la famille des mucédinées déterminant des maladies cutanées (sporotrichose cutanée) et organiques (sporotrichose pulmonaire).

Sporozoaire, *m.* (σπορὰ, graine ; ζῶον, animal). Animalcule de la classe de protozoaire, vivant en parasite chez les animaux et chez l'homme. L'hématozoaire est le sporozoaire le plus connu.

Sporozoïte, *m.* (σπορὰ, graine ; ζῶον, animal). Une des phases de développement de l'hématozoaire. Elément fusiforme né de la division d'une zygote, qui s'est déversée dans la cavité générale pour gagner les glandes salivaires de l'anophèle. L'inoculation des sporozoïtes par piqûre les fait passer dans le sang et les sporozoïtes vont alors se fixer dans les hématies pour donner naissance à l'accès de paludisme.

Sporozoose, *f.* (σπορὰ, graine ; ζῶον, animal). Toute maladie occasionnée par un sporozoaire.

Sprue, *m.* Diarrhée chronique des pays chauds avec anémie et amaigrissement.

Spumeux, *adj.* (*spuma,* écume). Qui a l'aspect de l'écume. — *Ex.:* Crachat spumeux.

Sputation, *f.* (*spuo,* je crache). Crachotement. Besoin de cracher.

Squame, *f.* (*squama,* écaille). Exfoliation cutanée dans laquelle l'épiderme se soulève sous forme de petites lamelles écailleuses.

Squameux, *adj.* (*squama,* écaille). Qui présente des squames. — *Ex.:* Epiderme squameux.

Squarreux, *adj.* (*squarrosus*). Voir : *Favus squarreux.*

Squirrhe, *m.* (σκίῤῥος, dur). Tumeur d'origine épithéliomateuse dont la consistance est très dure, l'évolution généralement lente. — *Ex.:* Squirrhe du sein.

Squirrhe atrophique, *m.* Squirrhe dont le tissu interstitiel contient des fibres élastiques qui amènent une rétractation de la tumeur.

Stade, *m.* (στάδιον, unité de distance). Période.

Stade amphibole, *m.* (στάδιον, unité de distance ; αμφίβολος, équivoque). Période où la fièvre fait de grandes oscillations autour du chiffre normal (37°). Elle s'observe à la fin de la fièvre typhoïde, avant la défervescence.

Staphylectomie, *f.* (σταφυλὴ, graine de raisin ; εκτομή, excision). Ablation d'un staphylôme.

Staphylématome, *m.* (σταφυλὴ, luette ; αἱματοῦν, emplir de sang). Epanchement de sang dans la luette.

Staphylite, *f.* (σταφυλὴ, luette). Inflammation de la luette.

Staphylococcémie, *f* (σταφυλὴ, grappe de raisin ; κόκκος, graine ; αἱμα, sang). SYN. : *Staphylococcie.* Infection due au staphylocoque.

Staphylococcie, *f.* (σταφυλὴ, grappe de raisin ; κόκκος, graine). SYN. : *Staphylococcémie.* Infection due au staphylocoque.

Staphylococcique, *adj.* (σταφυλή, grappe de raisin ; κόκκος, graine). Qui a rapport au staphylocoque). *Ex. :* Ostéo-myélite staphylococcique.

Staphylocoque, *m.* (σταφυλή, grappe de raisin ; κόκκος, graine). Microcoques réunis en zooglée et se présentant sous l'aspect d'une grappe de raisin, non spécifiques ; Un des microbes les plus répandus dans la nature. Il se présente, suivant les cultures, en trois variétés, qui peuvent se transformer : staphylocoque doré (staphylococcus aureus), staphylocoque citrin (staphylococcus citrinus), staphylocoque blanc (staphylococcus albus).

Staphylôme, *m.* (σταφυλή, grappe de raisin). Saillie plus ou moins sphéro-conique de la cornée.

Staphylôme opaque, *m.* (σταφυλή, grappe de raisin). Procidence de l'iris avec formation de tissu cornéen cicatriciel, d'origine traumatique, à la suite de perforation de la cornée.

Staphylôme pellucide, *m.* (σταφυλή, raisin). Voir SYN. : *Kératectasies* (Kératocone et Kératoglobe).

Staphylôme postérieur, *m.* (σταφυλή, grappe de raisin). Choroïdite postérieure myopique présentant l'aspect d'un croissant péripapillaire externe unique ou à plusieurs zones qui marquent les étapes de l'évolution de la lésion.

Staphyloplastie, *f.* (σταφυλή, voile du palais ; πλάσσειν, faire). SYN. : *Palatoplastie.* Restauration du voile du palais par autoplastie.

Staphylorraphie, *f.* (σταφυλή, luette ; ραφή, suture). Restauration du voile du pa-

lais divisé par suite de malformation congénitale.

Staphylotomie, *f.* (σταφυλή, grain de raisin ; τομή, incision). Excision du staphylome.

Stase, *f.* (στάω, se tenir debout). Tout arrêt de progression dans un organe du contenu de cet organe. — *Ex. :* Stase intestinale.

Stase intestinale chronique, *f.* Voir SYN. : *Maladie d'Arbuthnot-Lane ; Maladie de Lane.*

Stase papillaire, *f.* Voir SYN. : *Névrite optique œdémateuse.*

Stasobasophobie, *f.* (στάσις, état de repos ; βάσις, marche ; φόβος, crainte). SYN. : *Astasie, Abasie émotive.* Crainte obsédante de ne pouvoir se tenir debout ou marcher, accompagnée d'anxiété, de tremblements, de respiration haletante avec tendance aux lipothymies et à la syncope.

Stasophobie, *f.* (στάσις, état de repos étant debout ; φόβος, crainte). SYN. : *Astasie émotive.* Crainte obsédante de ne pouvoir rester debout immobile, accompagnée d'anxiété, de lipothymies.

Statisthénique, *adj.* (στάω, se tenir debout ; σθένος, force). Qui a la force de maintenir la station debout. — *Ex. :* Fonction statisthénique du labyrinthe.

Stauroplégie, *f.* (σταῦρος, croix ; πλήσσειν, frapper). Hémiplégie en croix, formée de la paralysie, soit du membre supérieur droit et du membre inférieur gauche ou réciproquement.

Stéarrhée, *f.* (στέαρ, graisse ; ρέω, je coule). Voir SYN. : *Stéatorrhée.*

Stéatidrose, *f.* (στεατειν, transformer en graisse ; ιδρώς, sueur). Sécrétion de sueur grasse provenant des glandes sébacées.

Stéatoïde, *adj.* (στέαρ, graisse ; εἶδος, forme). Qui a l'aspect ou qui est de même nature que la stéatose.

Stéatolyse, *f.* (στέαρ, graisse ; λύσις, dissolution). Dissolution de la graisse.

Stéatome, *m.* (στέαρ, στέατος, graisse). Kyste sébacé de consistance molle dont le contenu graisseux est plus ou moins fluidifié.

Stéatopygie, *f.* (στέαρ, graisse ; πυγή, fesse). Développement anormal de tissu adipeux au niveau des fesses. Il s'observe chez les négresses de certaines contrées africaines.

Stéatorrhée, *f.* (στέαρ, στέατος, graisse ; ῥέω, je coule). SYN. : *Stéarrhée.* Apparition d'un excès de graisse dans les selles par suite de leur défaut d'absorption, résultant le plus souvent de l'absence du suc pancréatique dans l'intestin. Les selles contiennent des petites boules blanches visibles à l'œil nu, rappelant l'aspect du suif.

Stéatose, *f.* (στεατόω, je transforme en graisse). Dégénérescence graisseuse (d'un organe). — *Ex.:* Stéatose du foie.

Stegomia fasciata, *m.* Moustique agent de propagation de la fièvre jaune.

Sténocardie, *f.* (στενός, resserré ; καρδία, cœur). Angoisse avec sensation de resserrement du cœur.

Sténocéphalie, *f.* (στενός, resserré ; κεφαλή, tête). Rétrécissement du crâne.

Sténose, *f.* (στένωσις, resserrement). Rétrécissement (d'un organe). — *Ex.: Sténose du pylore.*

Steppage, *m.* (*stipes,* bran-

chage). Démarche vicieuse caractérisée par la chute de la pointe du pied, qui traîne sur le sol, l'abolition de l'extension du genou qui met le sujet dans l'obligation de fléchir fortement la cuisse sur le bassin. Elle s'observe dans la paralysie des extenseurs, dans les polynévrites périphériques.

Stercobiline, *f.* (*stercus,* matière fécale ; *bilis,* bile). SYN. : *Urobiline fécale.* Pigment normal dans les matières fécales, dû à la transformation de la bilirubine qui a été déversée par le cholédoque dans l'intestin. Il est identique à l'urobiline.

Stercobilinogène, *m.* (*stercus,* matière fécale ; *bilis,* bile ; γεννάω, j'engendre). Pigment chromogène de la stercobiline qui se trouve dans les fèces.

Stercoraire, *adj.* (*stercus,* excréments). Voir SYN.: *Stercoral.*

Stercoral, *adj.* (*stercus,* fumier, excréments). SYN.: *Stercoraire.* Qui concerne les excréments. — *Ex.:* Fistule stercorale.

Stercorémie, *f.* (*stercus,* excréments ; αἷμα, sang). Intoxication avec passage dans le sang des toxines résorbées par l'intestin par suite de coprostase. Elle est caractérisée par des troubles généraux de la nutrition avec oligurie, rétention d'urée, élévation du coefficient d'imperfection uréogénique, traces d'urobiline.

Stercorémique, *adj.* (*stercus,* matière fécale ; αἷμα, sang). Qui a rapport à la stercorémie. — *Ex. :* Mammite stercorémique (mammite chronique résultant d'auto-intoxication par stase intestinale).

Stercorome, *m*. (*stercus*, matière fécale). Voir SYN. : *Fécalome*.

Stéréoagnosie, *f*. (στερεὸς, solide ; α. privat ; γνῶσις, connaissance). Perte de la reconnaissance des objets par le toucher.

Stéréognosie, *f*. (στερεὸς, solide, en terme de géométrie ; γνῶσις, connaissance). Reconnaissance des objets par le toucher.

Stéréognostique, *adj*. (στερεὸς, solide, en terme de géométrie ; γνῶσις, connaissance). Qui a rapport à la connaissance du toucher et du tact associés, à la reconnaissance des reliefs, des contours. — *Ex.*: Sens stéréognostique.

Stéréotypé, *adj*. (στερεὸς, solide). Qui a les caractères de la stéréotypie. — *Ex.*: Attitude stéréotypée.

Stéréotypie, *f*. (στερεὸς, solide ; *typus*, figure). Répétition des mêmes gestes, des mêmes attitudes parfois bizarres et des mêmes mouvements, d'une manière inconsciente. Elle s'observe chez les aliénés.

Sterigmatocystis versicolor, *m*. Champignon trouvé associé au scopulariopsis dans les gelures des pieds.

Stérilisation, *f*. (στέρεω, je dépouille). Fait de rendre un objet stérile, de le rendre aseptique (gaze, instruments, etc.) au moyen d'appareils spéciaux (autoclave, étuve, stérilisateur).

Stérilité, *f*. (*sterilitas*, stérilité). Impossibilité de procréer chez la femme ou chez l'homme, résultant soit d'une malformation congénitale, soit d'un mauvais état général, troublant les fonctions physiologiques des organes générateurs.

Stérilité, *f*. (στέρεω, je dépouille). Etat d'un objet qui a été rendu stérile, aseptique. — *Ex.*: Stérilité du catgut.

Sternalgie, *f*. (στέρνον, sternum ; ἄλγος, douleur). Douleur au niveau du sternum et par extension névralgie intercostale.

Sternopage, *m*. (στέρνον, sternum ; παγείς, réunis). Monstre double soudé au niveau du sternum jusqu'à l'ombilic, qui est unique.

Sternoschisis, *m*. (στέρνον, sternum ; σχίσις, fente). Anomalie congénitale caractérisée par une fissure du sternum.

Sternotomie, *f*. (*sternum*, sternum ; τομή, incision). Incision chirurgicale de l'os sternum, premier temps d'une opération sur les organes intra-thoraciques, de la suture d'une plaie du cœur, par exemple.

Sternutation, *f*. (*sternutare*, éternuer). Eternuement.

Sternutatoire, *adj*. (*sternutare*, éternuer). Qui a rapport à l'éternuement, qui le provoque. — *Ex.* : Poudre sternutatoire.

Stertor, *m*. (*stertere*, ronfler). Ronflement bruyant accompagné de râles dus à des mucosités pharyngées et trachéales, résultant de la parésie ou de l'hypotonicité du voile du palais, la respiration se faisant la bouche entr'ouverte. Il s'observe dans l'agonie, le coma ou les paralysies du voile du palais.

Stertoreux, *adj*. (*stertere*, ronfler). Qui a les caractères du ronflement. — *Ex.*: Respiration stertoreuse dans l'hémorragie cérébrale.

Stéthacoustique, *adj*. (στῆθος, poitrine ; ἀκούω, j'entends). Qui appartient à l'auscultation médiate. —

Ex. : Signe stéthacoustique : signe d'auscultation.

Stéthographe, *m.* (στῆθος, poitrine ; γράφειν, inscrire). Appareil enregistreur des mouvements d'ampliation du thorax.

Stéthophonomètre, *m.* (στῆθος, poitrine : φωνή, voix ; μέτρον, mesure). Appareil servant à mesurer l'intensité des bruits perceptibles à l'auscultation.

Stéthoscope, *m.* (στῆθος, poitrine ; σκοπεῖν, examiner). Instrument que l'on applique sur la poitrine pour pratiquer l'auscultation du cœur, des vaisseaux, des poumons, sur l'abdomen pour rechercher le bruit du cœur fœtal dans l'utérus gravide.

Sthénique, *adj.* (σθένος, force. Fortifiant, tonique. — *Ex.:* Médication sthénique.

Sthénomètre, *m.* (σθένος, force ; μέτρον, mesure). SYN. : *Dynamomètre.* Appareil enregistreur de la force musculaire.

Stigmate, *m.* (στίγμα, trace). Trace d'anomalie somatique ou psychique congénitale ou acquise. — *Ex.:* Stigmate de dégénérescence.

Stimuline, *f.* (*stimulare,* aiguillonner). Substance douée d'une propriété active favorisant la phagocytose des leucocytes.

Stock-vaccin, *m.* (*vacca,* vache). Vaccin que l'on obtient avec des microbes d'espèces connues, mais de sources variées, étrangers à l'organisme à vacciner.

Stokes, médecin irlandais du milieu du xixe siècle. Voir : *Maladie de Stokes-Adams ; Loi de Stokes ; Pouls de Stokes.*

Stomacace, *f.* (στόμα, bouche ; κακός, mauvais). Haleine fétide, due le plus souvent à de la stomatite ulcéreuse.

Stomalgie, *f.* (στόμα, bouche ; ἄλγος douleur). Douleur au niveau de la bouche.

Stomatite, *f.* (στόμα, bouche). Inflammation de la bouche au niveau de sa muqueuse.

Stomatite aphteuse, *f.* Inflammation de la bouche, caractérisée par la présence d'aphtes sur la muqueuse buccale au cours de la fièvre aphteuse.

Stomatite crémeuse, *f.* Voir SYN. : *Muguet.*

Stomatite herpétique, *f.* Inflammation de la muqueuse buccale, caractérisée par des éruptions de vésicules d'herpès au cours d'un mouvement fébrile (fièvre herpétique). Elle est fréquente chez les enfants.

Stomatite impétigineuse, *f.* Inflammation pseudo-membraneuse de la muqueuse buccale, due à une localisation de l'impétigo cutané.

Stomatite mercurielle, *f.* Inflammation de la muqueuse buccale, due à l'élimination du mercure par la salive. Elle s'observe dans l'hydrargyrisme professionnel, les intoxications médicamenteuses par le mercure.

Stomatite nacrée commissuraire, *f.* Leucokératose propre aux commissures, s'observant le plus souvent chez les fumeurs, présentant une forme triangulaire à sommet postérieur, se prolongeant parfois un peu sur la muqueuse de la joue. Sa couleur est blanc terne, tirant parfois sur la pelure d'oignon. Cette plaque leucoplasique est d'une grande minceur.

Stomatite pseudo-membraneuse, *f.* Inflammation de la muqueuse buccale, caractérisée par la présence de fausses membranes à caractère diphtéroïde.

Stomatite ulcéro - membraneuse épidémique, *f.* Syn. : *Angine de Vincent.*

Stomatitogène, *adj.* (στόμα, bouche ; γεννάω, j'engendre). Syn. : *Stomatogène.* Qui produit la stomatite. — *Ex.:* Mercure stomatitogène.

Stomatogène, *adj.* (στόμα, bouche ; γεννάω, j'engendre). Contraction du Syn. *Stomatitogène.* Qui occasionne de la stomatite. — *Ex. :* Mercure stomatogène.

Stomatologie, *f.* (στόμα. bouche ; λόγος, étude. Partie de la médecine qui traite de l'anatomie, de la physiologie et de la thérapeutique de la bouche et des dents. Ce terme est le plus souvent synonyme d'art dentaire.

Stomatoplastie, *f.* (στόμα. bouche ; πλάσσειν, faire). Syn.: *Opération de Pozzi.* Opération consistant à détruire la sténose du col de l'utérus.

Stomatorragie, *f.* (στόμα, bouche ; ῥαγή, rupture). Hémorragie de la muqueuse buccale.

Stomocéphale, *m.* (στόμα, bouche ; κεφαλή, tête). Monstre dont la caractéristique est la déformation de la bouche en forme de trompe avec l'existence d'un seul œil.

Strabisme, *m.* (στραβός, louche). Déviation d'un ou des yeux, telle que les deux yeux ne regardent pas le même point dans l'espace. Quand le strabisme n'est pas dû à la paralysie d'un ou plusieurs muscles du globe oculaire, il est d'origine cérébrale. Dans ce dernier cas, il existe une asthénie de la faculté de fusionnement des images oculaires, léguée le plus souvent héréditairement. Tout strabisme équivaut à vision cérébrale monolatérale. « Tout strabique est un borgne cérébral » (Sauvineau).

Strabisme convergent, *m.* Strabisme dévié en dedans.

Strabisme deorsum, *m.* Strabisme dans lequel l'un des deux yeux est dévié vers le bas.

Strabisme divergent, *m.* Strabisme dévié en dehors.

Strabisme sursum, *m.* Strabisme dans lequel l'un des deux yeux est dévié en haut.

Strabotomie, *f.* (στραβός, louche ; τομή. incision). Opération consistant à guérir le strabisme.

Strangulation, *f.* (*strangulare,* étrangler). Constriction violente du cou par les mains ou par un lien capable de s'opposer au passage de l'air dans la trachée, d'arrêter brusquement la respiration, de diminuer ou d'arrêter la circulation sanguine de l'encéphale et d'amener la mort.

Strangurie, *f.* (στράγξ, goutte ; οὖρον, urine). Emission goutte à goutte de l'urine avec douleur au niveau du sphincter vésical.

Stratifié, *adj.* (*stratum,* couche). Qui présente plusieurs couches superposées. — *Ex.:* Tissu stratifié.

Stréphendopodie, *f.* (στρέφω, je tourne ; ἔνδον, en dedans ; πούς, pied). Syn. : *Pied bot varus.* Déviation du pied en dedans.

Stréphexopodie, *f.* (στρέφω, je tourne ; ἔξον, en dehors ; πούς, pied). Syn. : *Pied bot valgus.* Déviation du pied en dehors.

Stréphopodie, *f.* (στρέφω, je tourne ; πούς, pied). Voir Syn.: *Pied bot.*

Strepto-bacille de Ducrey, *m.* (στρέπτος, tortillé ; *bacillus*, bacille). Agent infectieux spécifique du chancre mou.

Streptococcémie, *f.* (στρέπτος, tortillé ; κόκκος, graine ; αἷμα, sang). Syn. : *Streptococcie.* Infection générale du sang par le streptocoque.

Streptococcie, *f.* (στρέπτος, tortillé ; κόκκος, graine). Infection par le streptocoque.

Streptococcique, *adj.* (στρέπτος, tortillé ; κόκκος, graine). Qui a rapport au streptocoque, à l'infection streptococcique. — *Ex. :* Angine streptococcique.

Streptocoque, *m.* (στρέπτος, tortillé ; κόκκος. graine). Microcoque formé de coques réunis en chaînettes, de longueur fort variable, de 3 à 50 grains, comparable à un collier de perles

Strepto-diphtérie, *f.* (στρέπτος, tortillé ; δίφθερα, membrane). Angine dans laquelle le streptocoque et le bacille de Löffler sont associés, infection généralement très grave.

Streptothricose, *f.* (στρέπτος, tortillé ; θρίξ, cheveu). Toute maladie occasionnée par un streptothrix.

Streptothrix, *m.* (στρέπτος, tortillé ; θρίξ, cheveu). Champignon parasite de la famille des Phycomycètes.

Streptothrix astéroïdes, *m.* Champignon parasite de la famille des phycomycètes, que l'on trouve dans les abcès du cerveau, des méninges, des reins.

Streptothrix bovis, *m.* Champignon parasite de la famille des phycomycètes, déterminant l'actinomycose.

Streptothrix farcinosa, *m.* Champignon parasite déterminant chez le bœuf le farcin,

dénomination impropre. Le farcin du bœuf n'ayant rien de commun avec le farcin du cheval ou de l'homme.

Streptothrix Fœrsteri, *m.* Parasite de la famille des phycomycètes, trouvé sous forme de filaments agglomérés dans les concrétions calcaires du canal lacrymal.

Streptothrix Maduræ, *m.* Champignon parasite de la famille des phycomycètes, déterminant le pied de madura.

Stricturotomie, *f.* (*strictura*, resserrement ; τομή, incision). Incision d'un canal étranglé. — *Ex.:* Stricturotomie du canal lacrymal.

Stridor laryngé, *m.* (*stridor*, sifflement). Sifflement provenant du larynx par suite de la constriction des muscles de cet organe. Il s'observe surtout chez l'enfant au cours des crises de laryngite striduleuse.

Stridulation, *f.* (*stridor*, sifflement). Sifflement.

Striduleux, *adj.* (*stridor*, sifflement). Qui a les caractères du sifflement. — *Ex. :* Laryngite striduleuse.

Strié, *adj.* (*stria*, filet. strie). *a)* Qui présente des stries ; *b)* Qui a rapport au corps strié.

Strigilation, *f.* (*strigilis*, brosse). Massage fait au moyen d'une brosse.

Strio-pallidal, *adj.* Qui a rapport au striatum de Vogt (putamen, noyau caudé) et au globus pallidus du noyau lenticulaire.

Stroboscopie, *f.* (στρόβειν. tourner ; σκοπεῖν, examiner). Méthode d'examen des cordes vocales avec un appareil spécial.

Stroma, *m.* (στρῶμα, tapis). *Histol.* Trame d'un tissu.

Strongillose, *f.* (στρογγύλος, rond). Maladie parasitaire, due à un strongle, plus fréquente chez les animaux (chien) que chez l'homme.

Strongle, *m.* (*Eustrongylus visceralis*). Nématode géant long de 15 à 40 centimètres, parasite fréquent chez les animaux, très rare chez l'homme. Il habite le rein où il provoque des hémorragies, du pus et peut cheminer dans l'uretère.

Strongylose, *f.* (στρογγύλος, rond). Voir Syn. : *Strongillose.*

Strophulus, *m.* (στροφός, bande). Prurigo aigu de l'enfant.

Strume, *f.* (*struma*, amoncellement). Voir Syn. : *Scrofule.*

Strumectomie, *f.* (*struma,* amoncellement ; ἐκτομή, excision). Ablation chirurgicale du goitre.

Strumeux, *adj.* (*struma,* amoncellement). Qui a rapport à la strume, à la scrofule. — *Ex.:* Ganglions strumeux.

Strumiprive, *adj.* (*struma,* goitre ; *privere*, enlever). Qui survient après l'ablation d'un goitre. — *Ex.:* Cachexie strumiprive.

Strumite, *f.* (*struma,* amoncellement, goitre). Inflammation d'un goitre.

Strumpell. Voir : *Phénomène de Strumpell* (dans l'hémiplégie organique).

Strychnisme, *m.* (στρύχνος, champignon morille). Intoxication par la strychnine, alcaloïde de la noix vomique. Poison médullaire.

Stupéfiant, *adj.* (*stupor,* engourdissement). Syn. : *Narcotique.* Qui engourdit, qui endort. — *Ex.:* Médicament stupéfiant.

Stupeur, *f.* (*stupor,* engourdissement). Suspension complète de toute manifestation extérieure d'activité (Régis). Le malade en état de stupeur est un être passif ; il ne remue pas ; il ne mange pas ; il est hypothermique, analgésique, anesthésique ; il gâte sous lui. S'il a un mouvement réactionnel, il retombe tout de suite dans son état d'inertie. Elle s'observe dans les états mélancoliques.

Stupeur artérielle, *f.* Etat caractérisé par l'arrêt complet, momentané ou définitif de la circulation dans une grosse artère, survenant à la suite d'un traumatisme de la région et sans qu'il y ait des lésions macroscopiquement appréciables du vaisseau. Elle est due à une contracture passagère d'origine sympathique, à la suite d'excitation des filets périartériels.

Stupeur épidémique, *f.* Voir Syn. : *Encéphalite léthargique.*

Stupeur maniaque, *f.* *Path. ment.* Hyperthymie avec aboulie et stupeur.

Stupidité, *f.* (*stupiditas,* pesanteur d'esprit). Suspension complète de l'activité intellectuelle avec désorientation de l'esprit, hébétude, mais conservation des fonctions de la nutrition. Elle s'observe dans la confusion mentale.

Stupre, *m.* (*stuprum,* stupre). Commerce charnel avec une fille ou une femme veuve, séduite par l'espérance du mariage.

Stypage, *m.* (στύπη, étoupe). Révulsion sur la peau par l'émission de chlorure de méthyle en vapeurs au moyen d'un syphon.

Styptique, *adj.* (στυπτικός, excitant). Astringent, excitant. — *Ex.:* Médication styptique.

Subaigu, *adj.* (*sub*, sous; *acutus*, aigu). Qui n'a pas les caractères d'acuité généralement observés. — *Ex.:* Rhumatisme subaigu.

Subconscient, *m.* (*sub*, sous: *conscientia*, conscience). Etat dans lequel se trouve un sujet placé dans l'état second (hystérie) ou dans l'état de rêve pathologique (délire onirique d'intoxication).

Subcontinu, *adj.* (*sub*, sous; *continuere*, continuer). Continu avec rémissions.

Subdélirium, *m.* (*sub*, au-dessous: *delirium*, délire). Etat de délire intermittent avec conservation de la conscience en dehors de l'accès délirant.

Subglossite diphtérique, *f.* (*sub*, sous: γλῶσσα, langue). SYN. : *Maladie de Cardarelli*.

Subglossite diphtéroïde, *f.* SYN. : *Maladie de Riga; Maladie de Fède.* Glossite du dessous de la langue avec enduits diphtéroïdes, aboutissant à des ulcérations, le plus souvent au niveau du frein sublingual.

Subictère, *m.* (*sub*, en dessous; ἴκτερος. jaunisse). Coloration jaunâtre (jaune paille) des téguments, moins prononcée que dans l'ictère. — *Ex.:* Subictère conjonctival.

Subintrant, *adj.* (*subintrare*, entrer). Qui revient de suite. — *Ex.:* Accès subintrant.

Subinvolution, *f.* (*sub*, au-dessous; involvere, retourner dans). Retour incomplet d'un organe à son stade normal. — *Ex.:* Subinvolution utérine.

Subjectif, *adj.* Qui n'est perçu que par le sujet lui-même et par suite est incontrôlable pour l'observateur. Cet adjectif s'oppose à objectif. — *Ex.:* Symptôme subjectif.

Subluxation, *f.* (*sub*, au-dessous; *luxare*, luxer). Luxation incomplète.

Submatité, *f.* (*sub*, au-dessous: *matitus*, mat). Matité incomplète. — *Ex.:* Submatité thoracique.

Submersion, *f.* (*submergere*, plonger). Immersion de la face ou du corps entier dans un liquide qui pénètre dans les poumons, en chasse l'air respirable et provoque une asphyxie mortelle. – *Ex.:* Submersion dans un fleuve (noyade), dans une cuve, un tonneau.

Subréflectivité, *f.* (*sub*, au-dessous: *reflectare*, réfléchir). Diminution des réflexes.

Subtotal, *adj.* (*sub*, au-dessous: *totus*, entier). Partiel avec idée de totalité presque complète. *Ex.:* Ablation subtotale.

Succédané, *m.* (*succedere*, remplacer). Médicament ayant les mêmes effets thérapeutiques qu'un autre médicament et pouvant le remplacer à cet égard.

Succulence, *f.* (*succulentus*, qui a beaucoup de suc). Infiltration œdémateuse de la peau. — *Ex.:* Succulence de la face.

Succulent, *adj.* (*succulentus*, qui a beaucoup de suc). Qui a l'aspect gras, dodu, bien en chair, et qui souvent n'est dû qu'à de l'infiltration ou de l'œdème d'origine trophique. *Ex.:* Main succulente.

Succussion, *f.* (*succutere*, secouer). Action de remuer latéralement le tronc, le malade étant assis. — *Ex.:* Succussion vertébrale dans la recherche de la douleur chez les pottiques.

Succussion hippocratique, *f.* Méthode d'examen employé dans la recherche de l'hydropneumothorax. Elle consiste, le malade étant assis, à secouer le tronc pendant qu'on l'ausculte. On entend un bruit de flot analogue à celui d'une bouteille à demi-remplie que l'on agite. On appelle encore ce son : bruit de fluctuation thoracique.

Sudamina, *m.* (*sudere*, suer). Fines vésicules transparentes de la grosseur d'une tête d'épingle, survenant à la suite de sueurs abondantes au niveau du bas-ventre, des côtés latérales de l'abdomen, du thorax et de la face interne des bras chez les grands malades atteints de maladies infectieuses.

Sudation, *f.* (*sudo*, suer). Action de suer, d'activer la sécrétion sudorale.

Sudoral, *adj.* (*sudor*, sueur). *a)* Qui a rapport aux phénomènes de la sueur; *b)* Qui occasionne la sueur.

Sudorifique, *adj.* (*sudor*, sueur; *facere*, faire). Qui produit la sueur. — *Ex.:* Tisane sudorifique.

Sudoripare, *adj.* (*sudor*, sueur; *parere*, produire). Qui produit la sueur. — *Ex.:* Glande sudoripare.

Suette miliaire, *f.* (*sudo*, suer). Maladie infectieuse, endémique dans certaines régions, épidémique, caractérisée par des sueurs abondantes, une éruption avec démangeaisons, picotements, exanthème et miliaire blanche ou rouge suivie de desquamation furfuracée. La fièvre os-

cille autour de 39 ou 40° avec phénomènes nerveux quelquefois marqués.

Suffocation, *f.* (*suffocare*, suffoquer). *Path.* Asphyxie progressive, intermittente ou persistante, déterminée par des lésions du cœur ou des poumons, susceptibles, dans certains cas, de provoquer la mort. — *Méd. lég.* Asphyxie rapide déterminée par l'application violente sur la face (bouche et nez) ou dans le pharynx, d'un obstacle mécanique s'opposant à l'arrivée de l'air dans l'appareil pulmonaire.

Suffusion, *f.* (*suffundere*, épancher en dessous). Epanchement dans le tissu cellulaire lâche.

Suggestibilité, *f.* (*suggerere*). Tendance générale permanente et instinctive à adopter toute sollicitation venue de l'extérieur, quelle qu'en soit la nature (Deny et Roy).

Suggestion, *f.* (*suggerere*, suggérer). Action de la volonté d'un individu sur celle d'un autre individu dans le but d'influencer ses actes ou ses idées. Employée dans un but thérapeutique, elle cherche à modifier les sentiments, les idées pathologiques (phobie), la personnalité du malade. Elle s'exerce avec efficacité sur les hystériques, les dégénérés abouliques.

Suggilation, *f.* (*suggilare*, meurtrir). SYN. : *Lividité.* Ecchymose de la peau soit traumatique, soit par stase sanguine. — *Ex.:* Suggillation cadavérique.

Suicide, *f.* (*suus*, soi même; *cœdere*, tuer). Homicide volontaire. — *Ex.:* Suicide par pendaison.

Sulciforme, *adj.* (*sulcus*, sillon ; *forma*, forme). En forme de sillon. — *Ex.:* Erosion dentaire sulciforme.

Sulfhydrisme, *m.* Intoxication aiguë (plomb des vidangeurs) ou chronique par les composés du soufre.

Sulfitation, *f.* (*sulfur,* soufre). Syn.: *Sulfuration.* Moyen de traitement contre la gale chez les animaux, consistant à envoyer de l'anhydre sulfureux liquide dans une chambre close où l'on enferme l'animal, ne lui laissant sortir extérieurement que la tête.

Sulfuration. *f.* (*sulfur,* soufre). Syn. : *Sulfitation.* Moyen de traitement contre la gale chez les animaux, consistant à envoyer dans une chambre close où l'on enferme l'animal en lui laissant sortir extérieurement la tête, les gaz produits par la combustion du soufre.

Sulfocarbonisme, *m.* Voir Syn.: Intoxication par le sulfure de carbone.

Sulfo-conjugaison. *f.* (*sulfur,* soufre; *conjungere,* joindre). Un des mécanismes de la fonction antitoxique du foie. Le soufre mis en liberté par la désintégration des matières albuminoïdes s'oxyde en forte proportion et se transforme en acide sulfurique, lequel ne trouve pas assez d'alcalins pour se saturer. Physiologiquement, l'excès d'acide sulfurique se neutralise par des combinaisons avec des corps aromatiques, eux-mêmes toxiques, dérivés des putréfactions intestinales: ce sont surtout les phénols et l'indol. Et il y a ainsi réciprocité antitoxique dans une même réaction de biologie, la conjugaison (Lœper et Marchal).

Superfécondation, *f.* (*super,* au-dessus : *fecondatio,* fécondation). Syn. : *Polysperme.* Fécondation d'un ovule par plusieurs spermatozoïdes. Elle s'observe par l'absence de sécrétion d'une mince membrane muqueuse par l'ovule dès qu'il a été fécondé par un spermatozoïde, membrane qui le protège contre la pénétration d'autres cellules mâles. Fécondation de deux ou plusieurs œufs provenant de la même ovulation.

Superfécondation. *f.* Superimprégnation de deux ovules de même ponte dans des coïts différents.

Superfétation, *f.* (*super.* au-dessus : *fœtare,* engendrer). Fécondation à des époques éloignées de deux ou plusieurs œufs n'appartenant pas à la même ponte ovulaire. Ce phénomène peut se produire pendant les quatre premiers mois de la grossesse pour certains auteurs, pour d'autres la superfétation est un phénomène impossible à réaliser.

Superimprégnation. *f.* (*super.* au-dessus : *impregnare,* imprégner). Fécondation de deux ou plusieurs ovules par des spermatozoïdes provenant de coïts répétés et rapprochés.

Superinvolution, *f.* (*super.* au delà: *involvere,* retourner dans). Exagération du retour d'un organe à son stade normal, amenant une diminution de volume et souvent une atrophie de dégénérescence. — *Ex.:* Superinvolution utérine.

Supersécrétion. *f.* (*super,* au delà: *secretare,* sécréter). Exagération de la sécrétion d'une glande, d'un organe.

Superstition, *f.* (*super,* au-dessus ; *stare,* se tenir).

Croyance absurde à des pratiques imaginaires, à des dates fatidiques (sorcellerie, influence du chiffre 13, du vendredi, etc.). Elle joue un rôle dans l'étiologie des psychopathies à forme hallucinatoire.

Supination, *f.* (*supinus,* couché à la renverse). Position de la main et de l'avant-bras dans laquelle la face palmaire de la main et la face antérieure de l'avant-bras sont en avant. — *Ex.:* Mouvement de supination.

Suppuration, *f.* (*suppurare,* suppurer). Formation de pus dans un tissu infecté par un microbe.

Suralimentation, *f.* (*sus,* au-dessus). Alimentation supérieure aux besoins de l'organisme. Elle s'emploie à la suite des maladies infectieuses qui ont mis l'individu dans un état voisin de la cachexie, dans les maladies chroniques chez les tuberculeux.

Surcharge graisseuse, *f.* Excès de graisse contenue dans un organe. — *Ex.:* Surcharge graisseuse du cœur.

Surdi-mutité, *f.* (*surdus,* sourd; *mutus,* muet). Absence de la fonction auditive et du langage parlé résultant d'une surdité congénitale ou acquise dans la toute première enfance.

Surdité, *f.* (*surdus,* sourd). Perte ou diminution notable de l'audition.

Surdité paradoxale, *f.* Voir Syn. : *Paracousie de Willis.*

Surdité verbale, *f.* (*surditas,* de *surdus,* sourd). Syn.: *Logocophose.* Aphasie sensorielle ou de réception. Le sujet ne présente pas de troubles de l'audition, il perçoit les bruits et leur attribue leur signification réelle, il entend la voix et les paroles comme des bruits vagues; il n'interprète plus les mots avec leur sens véritable. La surdité verbale est plus ou moins complète. Un mot essentiel reconnu dans un membre de phrase peut leur faire deviner le sens général de cette phrase. Les lésions qui produisent la surdité verbale ont pour siège la première circonvolution temporale gauche.

Surfloculance, *f.* État d'un sérum sanguin dont la floculation se manifeste nettement dans le sens positif et est l'indice de l'infection syphilitique.

Surmenage, *m.* Travail exagéré d'un organisme qui dépense plus de calories et d'énergie nerveuse qu'il n'en dispose.

Surpalite, *f.* Voir : *Palite.* Intoxication suraiguë par l'oxychlorure de carbone ou un gaz suffocant similaire.

Surra, *m.* Maladie du sommeil chez les équidés de l'Inde.

Surréflectivité, *f.* (*sur,* préf.; *reflectare,* réfléchir). Exagération des réflexes. Elle peut quelquefois être masquée par la contracture d'un muscle antagoniste, cause d'erreur dans la recherche de ce symptôme.

Surrénalite aiguë, *f.* (*sus,* au-dessus; *ren,* rein). Insuffisance de la fonction surrénale au cours d'une infection. Elle peut déterminer la mort, le coma avec abaissement de la tension artérielle (hypotension) et hypothermie. Affection assez fréquente dans le paludisme.

Surrénalome, *m.* (*sus,* au-dessus ; *ren,* rein). Tumeur des capsules surrénales.

Sursimulation, *f.* (*sus,* au-dessus ; *simulare,* simuler). Exagération des troubles mentaux par des psychopathes avérés (Laignel-Lavastine).

Survie, *f.* (*sus,* au delà ; *vita,* vie). Action de vivre plus longtemps qu'une autre. personne nominativement désignée, ou un certain temps après un traumatisme forcément mortel.

Sus-acromiotomie, *f. Obst.* Opération consistant à sectionner les muscles de l'épaule dans la région sus-acromiale du fœtus mort pour rendre son extraction plus facile.

Suspect, *m.* Individu que l'on suppose être atteint d'une maladie nominativement désignée. — *Ex. :* Suspect de diphtérie.

Suspension, *f.* (*sus,* au-dessus ; *pendere,* pendre). Procédé de traitement chirurgical dans lequel le corps est suspendu dans le vide. — *Ex.:* Suspension dans le mal de Pott, dans le tabes.

Suspirieux, *adj.* (*suspirium,* soupir). Qui a les caractères du soupir et qui se traduit dans la respiration suspirieuse, par une diminution des mouvements d'amplitude du thorax et de l'abdomen qui se soulèvent et s'abaissent très faiblement à chaque inspiration et expiration. — *Ex.:* Respiration suspirieuse.

Susseyement, *m.* Défaut de prononciation par suite du placement de la langue entre les dents en prononçant les consonnes *j, s, z.*

Susurrer (*susurrare,* parler à voix basse). Parler à voix basse.

Suture, *f.* (*suo,* je couds). Rapprochement des bords d'une plaie pour en hâter la fermeture. Les procédés de suture sont variés.

Syanthème, *m.* (σύν, avec ; ἄνθημα, efflorescence). Forme élémentaire composée de l'eczéma, d'après Unna.

Sycéphalie, *f.* (σύν, avec ; κεφαλή, tête). Monstruosité caractérisée par la soudure des deux têtes d'un monstre double.

Sychnosphygmie, *f.* (συχνός, fréquent ; σφυγμός, pouls). Fréquence du pouls.

Sychnurie, *f.* (συχνός, fréquent ; οὖρον, urine). SYN. : *Pollakiurie.* Fréquence des mictions urinaires.

Sycosis, *m.* (σῦκον, figue). Trichophytie suppurée folliculaire de la barbe et de la moustache. Très rebelle au traitement, elle laisse souvent de l'alopécie, se complique d'adénites sous-maxillaires.

Sydenham, médecin anglais du milieu du XVIIᵉ siècle. Voir : *Chorée de Sydenham.*

Symbiose, *f.* (σύν, avec ; βίος, vie). Etat d'un être vivant qui vit avec un autre être vivant en lui empruntant les éléments nécessaires à son développement sans nuire à son hôte.

Symbiote, *f.* (σύν, avec ; βίος, vie). 1° Etat particulier encore mal connu des bactéries existant normalement dans les tissus animaux, jouant le rôle de la vitamine et la remplaçant quand cette substance n'existe pas dans les aliments ; 2° Plus généralement, être qui vit avec un autre être dans son milieu sans gêner son développement.

Symbiotique, *adj.* (σύν, avec ; βίος, vie). Qui a rapport à la symbiote. — *Ex. :* Méthode symbiotique.

Symblépharon, *m.* (σύν, avec ; βλέφαρον, paupière).

Adhérence cicatricielle de la conjonctivite palpébrale et de la conjonctive oculaire.

Symbolisme verbal, *m.* (σύμβαλλω, je compare). Délire de symbolisme verbal : délire par association de mots, à caractère cinématographique. Il s'observe dans les états maniaques.

Symèle, *m.* (σὺν, avec ; μέλος, membre). Monstre dont les deux membres inférieurs sont soudés en un seul, les orteils étant cependant en nombre normaux, mais soudés entre eux.

Sympathalgie, *f.* (σὺν, avec ; πάθος, maladie : ἄλγος, douleur). Douleur localisée au niveau du nerf sympathique et de ses ramifications. — *Ex.:* Sympathalgie de la périphérie des membres.

Sympathectomie, *f.* (σὺν, avec ; πάθος, maladie ; τομή, incision). Section des troncs ou des filets du système sympathique, faite autour des artères des membres dans le cas de parésie ou de contracture musculaire réflexe ; au bout de 24 ou 36 heures, elle est suivie de retour de certains mouvements volontaires. — — *Ex.:* Sympathectomie périartérielle, péricarotidienne.

Sympathicopathie, *f.* (σὺν, avec ; πάθος, maladie). Maladie ayant pour localisation le système sympathique.

Sympathicotonie, *f.* (σὺν, avec ; πάθος, maladie ; τόνος, tension). Excitation anormale du sympathique ; hyperesthésie sympathique, s'accusant par exemple par de la tachycardie.

Sympathicotonisme, *m.* (σὺν, avec ; πάθος, maladie ; τόνος. tension). Etat des réactions plus ou moins fortes d'origine réflexe sympathique,

déterminées par une excitation périphérique.

Sympathicotripsie, *f.* (σὺν, avec ; πάθος, maladie ; τρίψις, écrasement). Ecrasement des ganglions du système sympathique. Il se fait sur le ganglion cervical supérieur.

Sympathicotropisme, *m.* (σὺν, avec ; πάθος, maladie ; τρέπω, je tourne). Syndrome ayant pour origine le système nerveux sympathique.

Sympathose, *f.* (σὺν, avec ; πάθος, maladie). Trouble fonctionnel du sympathique

Sympexion, *m.* (σύμπηξις, concrétion). Concrétion du sperme des vésicules séminales.

Symphyse, *f.* (σὺν, avec ; φύειν, croître). Adhérence des feuillets d'une séreuse. — *Ex.:* Symphyse pleurale (de la plèvre), cardiaque (du péricarde).

Symphyséotomie, *f.* (σύμφυσις, symphyse ; τομή. incision). SYN. : *Synchondrotomie.* Section des ligaments articulaires de la symphyse pubienne, nécessitée le plus souvent par un accouchement laborieux dans un bassin vicié.

Symptomatologie, *f.* (σὺν, avec ; πίπτειν, tomber ; λόγος, étude). Etude des signes cliniques constatés chez un individu au cours d'une maladie.

Symptôme, *m.* (σὺν, avec ; πίπτειν, tomber). Tout signe clinique, tout phénomène pathologique constaté chez un individu.

Symptôme objectif, *m.* Symptôme dont l'observateur peut rechercher l'existence par ses constatations sensorielles et qu'il peut, par suite, contrôler, par exemple : la mobilité des fragments d'une fracture.

Symptôme subjectif, *m.* Symptôme accusé par le malade, qui ne tombe pas sous le sens de l'observateur et qui par suite est incontrôlable, par exemple : la céphalalgie.

Sympus apus, *m.* Monstre, mourant quelques instants après la naissance, caractérisé par un développement incomplet du bassin, des organes pelviens, la fusion des deux membres inférieurs qui s'amincissent progressivement avec une tendance à se recourber en arrière.

Synalgie, *f.* (σύν, avec ; ἄλγος, douleur). Douleur qui accompagne une maladie sans que la localisation en soit correspondante.

Synarthrophyse, *f.* (σύν, ἄρθρον, articulation ; φύσις, disposition). Ankylose progressive s'étendant à tous les membres et à la colonne vertébrale.

Synarthrose, *f.* (σύν, avec; ἄρθρον, articulation). Ankylose d'une articulation.

Syncheilie, *f.* (σύν, avec ; χεῖλος, lèvre). Rétrécissement cicatriciel des lèvres.

Synchisis, *m.* (σύγχυσις, confusion). Ramollissement du corps vitré, accompagné, le plus souvent, de corps flottants.

Synchisis scintillant, *m.* Ramollissement du corps vitré dans lequel flottent de nombreuses paillettes constituées par des cristaux de cholestérine, de tyrosine, de margarine, de phosphates qui reflètent la lumière et qui se déplacent sous l'influence des mouvements de l'œil, semblables à une poussière d'or. Il ne s'observe que chez le vieillard.

Synchondrotomie, *f.* (σύν, avec; χόνδρος, cartilage ; τομή,

incision). Voir SYN. : *Symphyséotomie.*

Syncinésie, *f.* (σύν, avec ; κίνησις, action de se mettre en mouvement). SYN. : *Mouvements associés.* Action de mettre en mouvement un membre en même temps que le membre opposé par une sorte de coordination inconsciente, indice d'une atteinte plus ou moins accentuée du système pyramidal.

Syncinétique, *adj.* (σύν, avec ; κίνησις, mouvement). Qui a rapport à la syncinésie. — *Ex.:* Commandement syncinétique.

Synclitisme, *m.* (σύν, avec; κλυτός, inclinaison). Progression dans un même plan des deux bosses pariétales au moment de la descente de la tête dans l'excavation pelvienne.

Syncope, *f.* (σύν, avec ; κόπτειν, couper). Perte de connaissance avec arrêt du cœur et de la respiration.

Syncope locale, *f.* (σύν, avec ; κόπτειν, couper). Arrêt de la circulation sanguine au niveau d'un segment de membre avec pâleur, insensibilité, refroidissement des téguments, abolition des mouvements. Il s'observe par exemple dans la gangrène symétrique des extrémités.

Syndactylie, *f.* (σύν, avec; δάκτυλος, doigt). SYN.: *Aschistodactylie; Palmature.* Malformation congénitale caractérisée par la soudure des doigts ou des orteils par une membrane.

Syndosmologie, *f.* (σύνδεσμος, ligament ; λόγος, étude). Voir SYN.: *Arthrologie.*

Syndesmotomie, *f.* (σύνδεσμος, ligament ; τομή, incision). Incision d'un ou des ligaments d'une articulation.

Syndrome, *m.* (σὺν, avec; δρόμος, course). Ensemble de symptômes se rapportant en général à un même groupe de maladies, mais insuffisants pour établir le diagnostic d'une maladie.

Syndrome addisonien, *m.* Il est caractérisé par un état d'asthénie générale avec coloration bronzée de la peau et des muqueuses. Voir : *Maladie bronzée.*

Syndrome adiposo-génital, *m.* Il est caractérisé par de l'obésité avec arrêt de développement et même régression de l'appareil génital. Il s'observe par suite de lésion hypophysaire (hypopituitarisme) et de troubles endocriniens pluriglandulaires (corps thyroïde, testicule, ovaire).

Syndrome cérébelleux, *m.* Il est caractérisé par, de la titubation, rappelant la titubation ébrieuse, due au défaut d'association des actes musculaires nécessaires au maintien de l'équilibre (Voir *Asynergie cérébelleuse*) et aussi par de la céphalalgie, des vertiges, des vomissements, de l'amaurose, symptômes que l'on retrouve aussi dans les lésions purement encéphaliques.

Syndrome commotionnel, *m.* Il est caractérisé à la période d'état par de la surdité fonctionnelle, un état de mélancolie anxieuse, pouvant aller jusqu'à la psychose maniaque dépressive. La ponction lombaire, pratiquée de suite après la commotion, montre la coloration rougeâtre du liquide céphalorachidien, d'origine hémorragique.

Syndrome confusionnel, *m.* Syndrome observé au cours de la confusion mentale.

Il est caractérisé par des troubles de l'orientation dans le temps et dans l'espace, de l'obtusion, du ralentissement des processus intellectuels avec diminution ou absence de l'attention, imprécision et inexactitude dans l'évocation des souvenirs, troubles du jugement, dus à la difficulté de l'effort et de l'attention.

Syndrome d'Avellis, *m.* Il est constitué par la paralysie unilatérale du voile du palais et du larynx (corde vocale du côté malade en position cadavérique), déterminant des troubles de la déglutition et de la voix. Il est dû à une lésion du noyau commun au pneumogastrique et au spinal bulbaire. Il s'observe dans les affections bulbaires et la syringomyélie.

Syndrome de Babinski-Nageotte, *m.* Syndrome de paralysie alterne, caractérisé par de l'hémiasynergie avec latéropulsion et myosis d'un côté, de l'hémianesthésie avec hémiplégie de l'autre. Ce syndrome est attribuable à une lésion latérale du bulbe, due sans doute à l'oblitération de l'artère cérébelleuse postérieure et inférieure. Les cas purs et complets de ce syndrome sont très rares.

Syndrome de Bastian, *m.* Il est caractérisé par une paralysie flasque totale, l'anesthésie absolue, l'abolition complète des réflexes tendineux et osseux, de la rétention d'urine, de l'incontinence des matières fécales. Il s'observe à la suite de lésions traumatiques de la moelle.

Syndrome de Bénédikt, *m.* Il est caractérisé par la paralysie d'un moteur oculaire commun avec hémiparésie et tremblement du côté opposé, due à une compression et une simple excitation sur les fibres pyramidales.

Syndrome de Bechterew et Brissaud, *m.* Il est caractérisé par des lésions de la région capsulo-thalamique et striée qui préside aux fonctions de la mimique ; il se traduit par des troubles spasmodiques de la face avec rires et pleurs, de la raideur musculaire de la face (masque figé) qui s'étend à la nuque.

Syndrome de Bonnier, *m.* SYN. : *Syndrome du noyau de Deiters.* Vertige avec troubles auditifs, oculo-moteurs, troubles du trijumeau, du glossopharyngien et du pneumogastrique, résultant d'irritation du noyau de Deiters situé dans le bulbe.

Syndrome de Brown-Séquard, *m.* Il s'observe dans l'hémiplégie spinale. Il consiste en une hémiplégie des membres d'un côté avec hémianesthésie du côté opposé, occasionnée par une lésion traumatique ou spontanée siégeant dans la région cervicale de la moelle ; la lésion siégeant au-dessous n'entraînerait que de l'hémiparésie.

Syndrome de Cécile Vogt, *m.* SYN. : *Syndrome strié.* Il est dû à une lésion du corps strié. Il est caractérisé par une rigidité simple congénitale, régressive, de type Little. La rigidité générale s'accompagne de mouvements volontaires athétosiques et s'atténue par la suite.

Syndrome de Claude Bernard-Horner, *m.* Voir SYN. : *Syndrome oculo-sympathique.*

Syndrome de Claude et Lhermitte, *m.* Voir SYN. : *Syndrome infundibulaire.*

Syndrome de Cotard, *m.* Il s'observe dans la mélancolie anxieuse, aux symptômes de laquelle vient s'ajouter le délire systématisé de négation, lequel, par une marche toute naturelle de délire de grandeurs à rebours, peut aboutir à un délire d'énormité.

Syndrome du noyau de Deiters, *m.* SYN. : *Syndrome de Bonnier.* Il est caractérisé par du vertige auquel s'associent des troubles auriculaires (bourdonnements), oculaires (inégalité pupillaire, nystagmus, paralysie du droit externe) et un état nauséeux avec dérobement des jambes. Il est dû à une irritation du noyau de Deiters.

Syndrome de Dubini, *m.* Il est caractérisé par des symptômes myo-cloniques à décharge électrique de fausse chorée.

Syndrome de Erb-Goldflam, *m.* Voir : *Paralysie bulbaire asthénique.*

Syndrome de Foville, *m.* Il est caractérisé par la déviation de chaque œil, indépendante de l'ouverture ou de la fermeture de la paupière opposée par suite de paralysie de l'oculogyre, dont le point de départ est pédonculaire.

Syndrome de Frœlich, *m.* Voir SYN. : *Syndrome de Launois.*

Syndrome de Ganser, *m.* Etat crépusculaire subconscient relevant de l'hystérie, caractérisé par un trouble profond de la conscience allant de la torpeur jusqu'à la stupeur complète, un trouble de la mémoire (amnésie, dysmnésie), des signes divers d'hystérie et un symptôme dit de réponses absurdes (le malade bien qu'ayant compris la question posée, fait une réponse absurde, équivoque) :

c'est la particularité principale du syndrome de Ganser
(Régis).

Syndrome de Gradenigo,
m. Il s'observe dans la méningite aiguë otogène. Il est composé : 1° d'une paralysie faciale survenant spontanément
au cours d'une otite aiguë;
2° d'une paralysie du moteur
oculaire externe; 3° de douleurs temporo-pariétales fixes.

Syndrome de Hertoghe,
m. Hypothyroïdie bénigne, caractérisée par les petits signes
de l'insuffisance thyroïdienne.

Syndrome de Jackson, *m.*
Paralysie unilatérale du voile
du palais, de la langue et du
larynx, due à une lésion unilatérale des noyaux de l'hypoglosse et du vago-spinal.

**Syndrome de Kojewni-
kow,** *m.* SYN. : *Épilepsie partielle continue.* Syndrome constitué par une myoclonie continue siégeant dans un segment du corps, avec crises
d'épilepsie intermittente.

**Syndrome de l'angle occi-
pito-vertébral,** *m.* Il est caractérisé par une parésie du
nerf spinal externe, associée
à une hypoesthésie dans le
territoire du nerf sous-occipital et souvent de signes cérébelleux. Il s'observe par
suite de compression cérébrale (gomme).

Syndrome de Launois, *m.*
SYN. : *Syndrome hypophy-
saire adiposo-génital.* Ce syndrome est caractérisé par de
l'adipose généralisée non douloureuse avec symptômes
d'atrophie génitale chez les
enfants, de frigidité chez les
adultes. Il est le plus souvent
associé en raison des lésions
de l'hypophyse à l'acromégalie et au gigantisme.

**Syndrome de l'artère cé-
rébelleuse postéro-infé-**
rieure de **Wallenberg,** *m.*
Il est occasionné par le ramollissement du pédoncule
cérébelleux inférieur, caractérisé par une impossibilité de
la marche et de la station
sans aide, bien qu'il n'existe
aucune trace de paralysie, de
la dysmétrie du côté atteint,
de la diminution du tonus
musculaire, des vertiges accompagnés de sensation de
rotation suivant l'axe longitu-
dinal du corps.

**Syndrome de l'espace
rétro-parotidien postérieur,**
m. Il s'observe dans les blessures de la région mastoïdienne, atteignant à la fois
le nerf grand hypoglosse (hémiatrophie et paralysie linguales), le nerf grand sympathique (enophtalmie, rétrécissement de la fente palpébrale,
myosis), le nerf pneumogastrique ou la branche interne
du spinal (paralysie d'une
corde vocale, enrouement,
dysphonie) et le nerf glosso-
pharyngien (troubles du goût).

**Syndrome de Marie et
Robinson,** *m.* Il est caractérisé par de la dépression mélancolique avec lévulosurie.

Syndrome de Menière, *m.*
SYN. : *Vertige de Menière.*
Triade symptomatique composée de vertige brusque, de
surdité et de bourdonne-
ments; association des troubles de l'équilibration avec les
troubles d'audition, malaise
traînant, rétablissement lent.

**Syndrome de Millard-
Gubler,** *m.* SYN. : *Hémiplégie
alterne; Syndrome protubérantiel inférieur; Paralysie
alterne inférieure.* Il consiste
en une paralysie de la septième paire cervicale (facial)
avec hémiplégie du côté opposé; paralysie alterne inférieure.

Syndrome de Ramsay Hudt, *m.* Voir Syn. : *Syndrome pallidal.*

Syndrome de Raymond, *m.* Manque de liaison dans les idées, bizarrerie dans les actes, amnésie souvent topographique, modification du caractère, symptômes précédés ou non d'ictus, dus à un ramollissement du corps calleux, qui est la grande voie d'association interhémisphérique et qui, par suite de ses lésions, se traduit par les troubles de l'intelligence.

Syndrome de Riegel, *m.* Tachycardie associée avec des troubles respiratoires simulant l'asthme.

Syndrome de Rosenbach, *m.* Il s'observe dans une variété de tachycardie paroxystique. Il est caractérisé par des troubles gastriques, cardiaques respiratoires associés.

Syndrome de Roussy, *m.* Syn. : *Syndrome thalamique.* Il est caractérisé par des lésions du thalamus, du faisceau cortico-thalamique et du ruban de Reil. Il se traduit par de l'hémi-ataxie de forme choréo-athétosique, de l'hémiplégie avec douleurs, de l'hémianesthésie.

Syndrome de Schmidt, *m.* Il est caractérisé par une paralysie du sterno-cléido-mastoïdien et du trapèze, muscles innervés par la branche externe du nerf spinal, et une hémiparalysie du voile du palais et du larynx par lésion du nerf pneumogastrique et de la branche interne du nerf spinal (vago-spinal).

Syndrome de Tapia, *m.* Il est caractérisé par une hémiparésie linguale et laryngée avec intégrité du voile du palais (la lésion siégeant au-dessous de l'émergence des nerfs palatins, c'est-à-dire au delà du ganglion plexiforme), avec ou sans paralysie du sterno-cleido-mastoïdien.

Syndrome de Weber, *m.* Syn. : *Syndrome pédonculaire; Paralysie alterne supérieure.* Il consiste en une paralysie du muscle oculo-moteur commun, associée à une hémiplégie du côté opposé (hémiplégie croisée). Il s'observe dans les lésions pédonculo-cérébrales et de la troisième paire cervicale. Il est généralement dû à une gomme syphilitique.

Syndrome de Wilson, *m.* Il est caractérisé par des lésions de la région striée, plus spécialement du putamen et du globus pallidus, qui président à la coordination des mouvements. Il se traduit par des tremblements, des mouvements athétosiques et choréiformes, des spasmes toniques, des troubles de la déglutition, de la dysarthrie, une attitude parkinsonienne avec rire narquois.

Syndrome d'habitude, *m.* Ensemble de symptômes d'origine organique, physiologique ou psychique que le malade prend l'habitude consciemment ou inconsciemment d'exposer au médecin ou de se répéter à lui-même et que seule la rééducation médicale permet de faire disparaître.

Syndrome du carrefour condylo déchiré postérieur, *m.* Il est caractérisé par une paralysie des quatre derniers nerfs crâniens. Il est dû à une lésion strictement localisée à un carrefour de la base du crâne, le carrefour immédiatement sous-jacent au trou déchiré postérieur et au trou condylien antérieur. Il se traduit par une hémiplégie glosso-laryngo-scapulo-pha-ryngée.

Syndrome douloureux du filum terminale, *m.* SYN. : *Névralgie coccygienne.* Douleur s'étendant du coccyx à la colonne lombaire par la flexion du tronc en avant, ce qui détermine un allongement du filum terminale des nerfs coccygiens. La pression et les mouvements imprimés au coccyx ne sont pas douloureux.

Syndrome du ganglion cervical inférieur du grand sympathique, *m.* Il s'observe dans les cas de blessure du sympathique cervical, est caractérisé par le syndrome oculo-pupillaire : énophtalmie, rétrécissement de la fente palpébrale, myosis et des troubles circulatoires (différence de température et rougeur du côté atteint), des troubles thermiques (hyperthermie non uniforme du côté lésé), des troubles sudoraux (absence de sécrétion sudorale du côté atteint, sécheresse de la peau).

Syndrome du noyau de Deiters, *m.* Voir SYN. : *Syndrome de Bonnier.*

Syndrome d'utilisation vicieuse, *m.* Voir SYN. : *Syndrome dyskinétique.*

Syndrome du trou déchiré postérieur, *m.* Une lésion au niveau du trou déchiré postérieur détermine des paralysies du glosso-pharyngien, du pneumo-gastrique, du spinal.

Syndrome dyskinétique, *m.* SYN. : *Syndrome d'utilisation vicieuse.* Il s'observe chez des psychonévrosiques victimes de traumatisme (guerre ou accident de travail). Il est formé par des acro-contractures, qualifiées par certains auteurs de réflexes ou physiopathiques, avec troubles circulatoires, caloriques, tro-

phiques. L'éclosion de ce syndrome nécessite, d'après Roussy, Boisseau et d'OElsnitz, des éléments de prédisposition et, parmi ceux-ci, des troubles circulatoires (microsphygmie), de l'immobilisation postraumatique ou utilisation vicieuse, indice d'un état mental spécial.

Syndrome hypophysaire, *m.* Il est caractérisé par des troubles de croissance du squelette (acromégalie, gigantisme, nanisme, soudure tardive des épiphyses), de l'infantilisme, des troubles dus au métabolisme alimentaire (glycosurie, diabète insipide, obésité, cachexie), des troubles oculaires (hémianopsie), des signes d'hypertension cranienne et des modifications de la selle turcique, décelables à la radiographie (Moryon).

Syndrome hypophysaire adiposo-génital, *m.* Voir SYN. : *Syndrome de Launois.*

Syndrome infundibulaire, *m.* SYN. : *Syndrome de Claude et Lhermitte.* Il est caractérisé par des lésions au niveau du troisième ventricule de l'infundibulum. Il s'observe dans la narcolepsie avec troubles vasculo-cardiaques.

Syndrome myoclonique, *m.* Il est caractérisé par des lésions diffuses de l'encéphale et plus particulièrement du mésocéphale. Il se traduit par des contractions fibrillaires de forme électrique pouvant s'étendre au muscle du diaphragme, de la langue (dysarthrie).

Syndrome narco-ophtalmoplégique, *m.* Il est caractérisé par des lésions des troisième, quatrième et sixième paires, du thalamus, du locus niger, de l'infundibulum. Il se traduit par des symptômes d'ophtalmoplégie avec narco-lepsie et fièvre.

Syndrome néostriatum, *m.* Il est caractérisé par des lésions du noyau caudé et de la zone externe du noyau lenticulaire (putamen). Il se traduit par des troubles du langage (dysarthrie), de la déglutition, des pleurs spasmodiques et la marche à petits pas.

Syndrome oculo-pupillaire, *m.* Il est caractérisé par l'énophtalmie, le rétrécissement de la fente palpébrale, le myosis. Il s'observe dans les lésions du sympathique cervical.

Syndrome oculo-sympathique, *m.* SYN. : *Syndrome de Claude Bernard.*

Syndrome paléostriatum, *m.* Voir SYN. : *Syndrome pallidal.*

Syndrome pallidal, *m.* SYN. : *Syndrome paléostriatum.* Syndrome d'ordre parkinsonien avec de la rigidité musculaire, se localisant surtout à la racine des membres, à la tête et au tronc, et des mouvements involontaires choréo-athétosiques, caractérisé au point de vue anatomopathologique par des lésions du globus pallidus (segment interne du noyau lenticulaire), du noyau rouge et du locus niger.

Syndrome paralytique, *m.* Syndrome caractérisé par les symptômes somatiques et psychiques de la paralysie générale.

Syndrome pédonculaire, *m.* Voir SYN. : *Syndrome de Weber.*

Syndrome péritonéal, *m.* Ensemble de symptômes caractérisant la réaction du péritoine d'origine inflammatoire ou d'origine sympathique (plaies de la moelle, météorisme, arrêt des gaz et des matières fécales, douleurs, hoquet, nausées et vomissements verdâtres). Voir : *Péritonisme d'origine sympathique.*

Syndrome protubérantiel inférieur, *m.* Voir SYN. : *Syndrome de Millard-Gubler.*

Syndrome pseudo-bulbaire, *m.* Voir : *Paralysie labio-glosso-laryngée.*

Syndrome pseudo-Paget, *m.* SYN. : *Ostéoporose sénile,* Ostéoporose du vieillard, dans laquelle l'amaigrissement fait apparaître la forme des os qui s'incurvent et présentent l'aspect arqué des membres inférieurs, comme dans la maladie de Paget. Mais, dans l'ostéoporose, il n'y a ni épaississement osseux (au contraire), ni phénomènes douloureux.

Syndrome strié, *m.* Il s'observe dans les lésions du corps strié. Il est caractérisé par le syndrome de Cécile Vogt (voir ce mot) et la chorée chronique progressive d'Huntington (voir ce mot).

Syndrome strio-pallidal, *m.* Il comprend la dégénération lenticulaire progressive (maladie de Kinnier-Wilson) (voir ce mot) due à une nécrose du corps strié, de la paralysie pseudo-bulbaire due à des foyers lacunaires symétriques de désintégration du corps strié, des contractures passagères de la dysarthrie, de la dysphagie dues à des altérations préséniles du corps putamen-caudé et du pallidum.

Syndrome thalamique, *m.* SYN. : *Syndrome de Roussy.* Il est constitué par une hémianesthésie durable, une hémiplégie légère homo-latérale, avec ataxie, astéréognosie et douleurs vives du côté atteint.

Il est occasionné par un foyer hémorragique ou de ramollissement au niveau du thalamus et de la capsule interne.

Syndrome utérin, *m.* Il est caractérisé par la douleur abdominale, la dysménorrhée, la leucorrhée, la métrorragie, accompagnées ou non de troubles généraux du tube digestif et du système nerveux.

Synéchie, *f.* (σύν, avec ; ἔχειν, être). Adhérence de l'iris avec la cornée (synéchie antérieure) ou avec la capsule du cristallin (synéchie postérieure).

Synencéphalocèle, *f.* (σύν, avec ; ἐγκεφαλός, encéphale ; κήλη, hernie). Hernie de l'encéphale, chez le fœtus, avec adhérences aux membranes de l'œuf.

Synergie, *f.* (σύν, avec ; ἔργον, travail). Action combinée et simultanée de deux ou plusieurs facteurs différents pour un travail commun. — *Ex.:* Synergie musculaire.

Synesthésalgie, *f.* (σύν, avec ; αἴσθησις, sensibilité ; ἄλγος, douleur). Possibilité de provoquer de la douleur dans le territoire d'un nerf malade en excitant un territoire sain. Elle s'observe dans la causalgie.

Synesthésie, *f.* (σύν, avec ; αἴσθησις, sensibilité). Trouble de la perception des sensations.

Synopsie, *f.* (σύν, avec ; ὤψις, vue). Association des perceptions visuelles et des perceptions d'autres sens.

Synoque, *adj.* (σύνοχος, continu). Qui continue sans rémission. Se dit de la fièvre. — *Ex.:* Fièvre synoque.

Synorchidie, *f.* (σύν, avec ; ὄρχις, testicule). Agglomération des deux testicules en un seul.

Synostose, *f.* (σύν, avec ; ὀστέον, os). Soudure de deux os longs, qui entrave la plupart du temps les mouvements physiologiques normaux du segment de membre atteint. — *Ex.:* Synostose radio-cubitale.

Synovectomie, *f.* (σύν, avec ; ὠόν, œuf ; ἐκτομή, excision). Excision totale d'une synoviale avec sa paroi.

Synovite, *f.* (σύν, avec ; ὠόν, œuf). Inflammation aiguë ou chronique d'une synoviale.

Synovite à grains riziformes, *f.* Forme de la tuberculose au niveau d'une synoviale, caractérisée par la présence de grains riziformes d'une coloration blanc-jaunâtre, d'une grosseur variant entre celle du grain de millet et celle du grain de courge.

Synovite crépitante, *f.* Voir Syn.: *Synovite sèche.*

Synovite fongueuse, *f.* Tuberculose d'une synoviale qui aboutit à la suppuration avec fongosités.

Synovite plastique, *f.* Inflammation d'une synoviale tendineuse qui réagit en produisant des exsudats inflammatoires Ceux-ci s'organisent, forment des néo-membranes et occasionnent ainsi des attitudes vicieuses.

Synovite sèche, *f.* SYN. : *Synovite crépitante.* Inflammation d'une synoviale qui se congestionne légèrement, perd son épithélium ; elle s'accompagne souvent de crépitations aux mouvements et de douleur.

Synovite séreuse, *f.* SYN.: *Hydropisie de la synoviale.* Inflammation d'une synoviale qui réagit en produisant de la sérosité.

Synthétique, *adj.* (σύν, avec; τίθημι, je place). Qui réunit toutes les parties, et par suite est complet. Voir : *Aliment synthétique.*

Syntonie, *f.* (σύν, avec; τόνος, tension). *Psych.* Faculté de vibrer à l'unisson avec l'ambiance (Blenler).

Syphilide, *f.* (σύν, avec ; φιλεῖν, aimer). Eruption de la deuxième période de la syphilis. Elle affecte une morphologie variée depuis la roséole jusqu'aux syphilides papuleuses, papulo-squameuses, papulo-croûteuses, psoriosiformes, papulo-bulleuses, ulcéreuses, etc. Elle se manifeste sur la peau et les muqueuses.

Syphilide pigmentaire, *f.* Syn.: *Collier de Vénus; Leucodermie syphilitique ; Vitiligo syphilitique.* Taches de couleur bistre plus ou moins claire, souvent peu visibles, que l'on voit mieux à jour frisant, localisées au cou et plus spécialement sur les faces latérales, formant un véritable collier. Plus fréquent chez la femme, qui a la peau fine, le collier de Vénus s'observe aussi chez l'homme ; il apparaît la première année de l'infection et persiste souvent très longtemps.

Syphiligraphie, *f.* (σύν, avec ; φιλεω, j'aime ; γράφειν, écrire). Ensemble des travaux d'ordre anatomo-pathologique, physiologique, micrographique ayant rapport à la syphilis.

Syphilimétrie. *f.* σύν, avec; φιλεω, j'aime; μέτρον, mesure). Mesure du degré de l'infection syphilitique basée sur la surfloculance. Elle se fait avec un appareil de mesure photométrique en lu-mière monochromatique qui permet d'apprécier les degrés de floculation en centième de milligrammes (appareil de Vernes et Bricq).

Syphilis, *f.* σύν, avec : φιλεω, j'aime). Syn. : *Vérole.* Maladie infectieuse, contagieuse, spécifique, se transmettant par contact; elle est chronique d'emblée et procède par poussées successives auxquelles correspondent les trois périodes de la maladie qui sont chacune d'elles caractérisées par des accidents généraux et locaux. Elle est due au spirochœta pallida. L'accident initial est le chancre; il est presque toujours localisé aux organes génitaux dans les deux sexes. Elle peut être héréditaire, mais son évolution est alors différente.

Syphilis ano-rectale, *f.* Les accidents de toutes les périodes de la syphilis peuvent s'observer à la région ano-rectale: 1° Accident primitif: le chancre peut siéger à la marge de l'anus, entre les plis radiés de l'anus, dans le rectum. Il est le fait de la pédérastie; 2° Accidents secondaires caractérisés par les plaques muqueuses (voir ce mot); 3° Accidents tertiaires, rares, caractérisés par des gommes de l'anus et du rectum et par le rétrécissement syphilitique du rectum : 4° Accidents héréditaires: les nourrissons présentent un érythème cuivré avec fissures sèches pouvant se transformer en ulcérations syphilitiques.

Syphilis cérébrale. *f.* σύν, avec; φιλεῖν aimer). Elle apparaît généralement à la période tertiaire. Elle se localise soit sur les artères (artérite syphilitique avec ramollissement ou hémorragie), soit sur le cerveau et les méninges, sous forme de gommes (méningite gommeuse, gommes isolées) de la superficie et de la profondeur du cerveau.

Syphilis conceptionnelle, *f.* Syphilis inoculée *in utero* par les vaisseaux placentaires à la mère indemne par un fœtus syphilitique. Voir : *Loi de Diday.*

Syphilis décapitée, *f.* Syphilis conceptionnelle de la mère chez laquelle l'accident initial (chancre) n'existe pas, l'infection ne se manifestant tout d'abord que par les accidents de la période secondaire.

Syphilis héréditaire, *f.* Maladie transmise en nature des parents aux enfants (Gastou). Ne pas confondre la syphilis héréditaire avec l'hérédité syphilitique (voir ce mot).

Syphilis quaternaire, *f.* (σὺν, avec ; φίλεω, j'aime ; *quater*, quatre). Syphilis d'une quatrième période clinique. Voir Syn.: *Parasyphilis.*

Syphilis vaccinale, *f.* Syphilis inoculée à un sujet en pratiquant la vaccination avec du vaccin pris sur un autre sujet syphilitique. Elle s'observait surtout autrefois dans la vaccination de bras à bras.

Syphilisation, *f.* (σὺν, avec ; φίλεω, j'aime). Infiltration de la syphilis dans un organisme ou une collectivité.

Syphilisé, *m.* (σὺν, avec ; φίλεω, j'aime). Individu qui, à la suite d'un traitement approprié, a vu disparaître les signes de sa syphilis et peut être considéré comme guéri.

Syphilithérapie, *f.* (σὺν, avec ; φίλεω, j'aime ; θεραπευω, je soigne). Traitement de la syphilis.

Syphilitique, *adj.* (σὺν, avec ; φίλεω, j'aime). Qui a rapport à la syphilis. — *Ex.:* Aortite syphilitique.

Syphiloïde, *adj.* (σὺν, avec ; φίλεω, j'aime ; εἶδος, ressemblance). Qui rappelle la syphilis par ses caractères morphologiques sans être occasionné par le tréponème.

Syphilomanie, *f.* (σὺν, avec ; φίλεω, j'aime ; μανία, agitation). Crainte morbide de contracter ou d'avoir la syphilis.

Syphilôme, *m.* (σὺν, avec ; φίλεω, j'aime). Lésion anatomique de l'infection syphilitique, s'observant à la période initiale et à la période tertiaire. Les caractères en sont tout différents.

Syphilôme diffus, *m.* Il s'observe à la lèvre inférieure, à la période tertiaire, et est constitué par une hypertrophie de la lèvre par prolifération embryonnaire sous-muqueuse et intra-musculaire avec ou sans exulcération. Les ganglions restent généralement indemnes. A la longue, il s'établit de la sclérose avec atrophie de la lèvre et aspect mamelonné.

Syphilophobie, *f.* (σὺν, avec ; φίλεω, j'aime ; φόβος, crainte). Crainte obsédante de contracter la syphilis.

Syringomyélie, *f.* (σύριγξ, lacune ; ἰγγὸς, roseau [dont la tige est creuse] ; μυελός, moelle). Maladie de la moelle due à un gliome ou à toute cavité pathologique intra-médullaire, caractérisée par des troubles de la sensibilité avec thermo-anesthésie et conservation du sens du toucher, des troubles de la motilité avec atrophies musculaires surtout des membres supérieurs (main de prédicateur, main succulente), des troubles trophiques de la peau (glossy skin), des os (atrophie ou hypertrophie, pseudo-acromégalie, chiromégalie, cyphoscoliose, thorax en bateau, etc.).

Sysomien, *adj.* (σύν, avec ; σῶμα, corps). Monstre double accolé par le tronc.

Systématisé, *adj.* (σύστημα, assemblage). Qui évolue suivant une manière particulière, dans un cadre déterminé, autour d'une même idée. — *Ex.:* Délire systématisé de persécution.

Systole, *f.* (συστολή, systole). Contraction du muscle cardiaque se faisant séparément pour les oreillettes et pour les ventricules et mettant en mouvement la circulation sanguine.

Systolique, *adj.* (συστολή, systole). Qui a rapport à la systole cardiaque. — *Ex.:* Troubles systoliques.

Tabacosis, *m*. (Tabaco, île des Antilles). Pneumokoniose des ouvriers qui travaillent dans les fabriques de tabac.

Tabagisme, *m*. (Tabaco, île des Antilles). Syn. : *Nicotinisme*. Intoxication lente que l'on observe chez les fumeurs et plus rarement chez les priseurs, chiqueurs et manipulateurs de tabac. La susceptibilité individuelle est fort variable et l'intoxication dépend souvent de lésions organiques antérieures prédisposantes. L'appareil circulatoire est le plus fréquemment atteint (artériosclérose, athérome), puis le système nerveux (dysmnésie), les voies respiratoires (pharyngite, laryngite).

Tabes, *m*. (*tabes*, liquéfaction). Syn. : *Ataxie locomotrice progressive; Tabes dorsalis*. Maladie de la moelle épinière due à une atrophie des racines postérieures dans les cordons de Goll et de Burdach, évoluant, dans la plupart des cas (90 p. 100) chez des syphilitiques. Elle est caractérisée par de l'anesthésie suivant le trajet des troncs nerveux, des douleurs fulgurantes, de l'anesthésie de la sensibilité profonde, de l'abolition des réflexes (signes de Argyll-Robertson, de Westphal), des troubles de la motilité (incoordination, signe de Romberg), des troubles oculaires (myosis, quelquefois mydriase), des troubles tro-

phiques des viscères (paralysie) et des articulations (arthropathie).

Tabes conjugal, *m*. Tabes qui s'observe chez le mari et la femme. Les cas sont rares.

Tabes dorsal spasmodique, *m*. Syn. : *Maladie de Little*.

Tabes incipiens, *m*. Tabes à la période de début.

Tabes labyrinthique, *m*. Localisation du tabes sur le nerf labyrinthique, aux branches des racines spinales postérieures. Elle entraîne la surdité, les vertiges, le décollement des membres, les troubles de la sustentation (signe de Romberg). Cette localisation n'est jamais unique, elle s'ajoute aux autres symptômes du tabes.

Tabes oculaire, *m*. Tabes dont les symptômes les plus importants s'observent au niveau des yeux. Paralysie de la 3e paire, de la 6e paire, avec ptosis unilatéral ou bilatéral, inégalité pupillaire, signe d'Argyll-Robertson.

Tabes périphérique, *m*. Syn. : *Nervotabes*. Tabes dont les lésions nerveuses sont localisées aux nerfs périphériques sans atteindre la moelle. La symptomatologie est la même que celle du tabes dorsal pour les symptômes capitaux.

Tabescence, *f*. (*tabescere*, dépérir). Marasme.

Tabétique, adj. (*tabes*, liquéfaction). Qui a rapport au tabes. — *Ex. :* Arthropathie tabétique.

Tables de Corrado, f. (*tabula*, table). *Méd. lég.* Tables où l'auteur a mentionné la longueur des os longs de 500 fœtus. Elles servent à établir la taille et l'âge des fœtus dans les cas d'infanticide et dans les études anthropologiques.

Tables de Lacassagne, f. (Lacassagne, médecin légiste français contemporain). *Méd. lég.* Tables mentionnant l'âge, la taille et le poids du fœtus de 1 jour à 280 jours et du nouveau-né à terme, ainsi que le poids du placenta moyen jusqu'à la naissance de l'enfant. Ces tables sont des plus intéressantes à consulter pour déterminer l'âge d'un fœtus.

Tables de Quételet, f. (Quételet, médecin français contemporain). *Méd. lég.* Tables mentionnant l'âge, la taille et le poids respectifs des garçons et des filles depuis la naissance jusqu'à 14 ans. Elles peuvent servir d'indication dans l'identification des enfants et des adolescents.

Tache bleue, f. Petites taches de coloration ardoisée-bleuâtre, déterminées par les piqûres d'un parasite, le pou du pubis, vulgairement dénommé morpion.

Tache bleue mongolique, f. Tache bleuâtre à contours imprécis que l'on observe chez les enfants de la race jaune au niveau des lombes, du sacrum ou des fesses. Cette tache disparaît avec l'âge.

Taches bronzées, f. Syn. : *Taches hépatiques; Ephélides hépatiques ; Chloasma hépatique*. Taches brunâtres, arrondies ou légèrement ovales,

ne disparaissant pas à la pression du doigt, rappelant plus ou moins les taches de rousseur. Elles s'observent chez les cirrhotiques biliaires et leur donnent un masque spécial.

Tache de méconium, f. *Méd. lég.* La recherche du méconium sur les linges se fait après dissolution de la tache dans de l'eau pure. L'examen microscopique montre de grosses granulations ovoïdes ou polyédriques, à contours arrondis, de coloration jaune et verdâtre due à la matière colorante de la bile. On trouve en outre des cellules épithéliales de la muqueuse de l'intestin, des cristaux de cholestérine, des granulations graisseuses.

Taches de rousseur, f. Voir Syn. : *Ephélides*.

Tache de sang, f. *Méd. lég.* Recherche des taches de sang. Voir : *Réactions d'Adler, de Lecha-Marzo, de Meyer, de Teichmann, de l'hématoporphyrine*.

Tache de sperme, f. *Méd. lég.* Recherche des taches de sperme. Voir : *Réaction de Barberio, de Florence*.

Taches de Tardieu, f. *Méd. lég.* Taches arrondies ou elliptiques à contour nettement tracé, véritables petites ecchymoses siégeant sous la plèvre et le péricarde, de coloration rougeâtre, dues à des ruptures de petits vaisseaux. Elles se trouvent dans les morts par asphyxie (suffocation, strangulation), dans l'intoxication par l'oxyde de carbone.

Tache de vin, f. Voir Syn. : *Nævus*.

Tache endémique des Cordillères, f. Voir Syn. : *Caraté*.

Taches rosées, f. Eruption maculo-papuleuse de la dimension d'une petite lentille, rappelant la piqûre de puce sans le point central de succion. La tache disparaît sous la pression du doigt. Elle est due à une embolisation microbienne. Elle s'observe surtout dans la fièvre typhoïde, dont elle est un des symptômes caractéristiques vers le dixième jour. Elle peut aussi s'observer, mais plus rarement, dans certaines formes de grippe et de méningites à méningocoques.

Tachy-arythmie, *f.* (ταχύς, vite; α, priv; ῥυθμός, rythme). Syn. : *Arythmie perpétuelle ; Delirium cordis.* Irrégularité et inégalité des contractions du cœur avec accélération du rythme des battements cardiaques. Elle s'observe dans la myocardite.

Tachycardie, *f.* (ταχύς, vite; καρδία, cœur). Augmentation du nombre des battements cardiaques qui, par leur rapprochement, donnent au rythme du cœur une cadence rapide, caractéristique. A la tachycardie peut s'associer l'arthymie.

Tachycardie paroxystique, *f.* Tachycardie intermittente qui se renouvelle par accès.

Tachycardie paroxystique essentielle, *f.* Trouble fonctionnel avec tachycardie, diminution de la tension sanguine, sans lésion anatomique du muscle cardiaque ou de ses orifices.

Tachyphagie, *f.* (ταχύς, rapide; φαγεῖν, manger). Ingurgitation rapide des aliments avec insuffisance de mastication du bol alimentaire.

Tachyphémie, *f.* (ταχύς, rapide; φήμι, je parle). Trouble de l'élocution qui commence correctement, lentement, puis s'accélère de plus en plus, au point que le malade «mange» deux mots sur quatre. Il s'observe chez les individus atteints de lésions encéphaliques (encéphalopathie d'origine syphilitique ou autre).

Tachyphylaxie, *f.* (ταχύς, rapide ; φύλασσειν, protéger). Immunisation rapide.

Tachypnée, *f.* (ταχύς, rapide; πνέω, je respire). Augmentation du nombre des mouvements respiratoires qui, par leur rapprochement, donnent à la respiration une cadence rapide caractéristique.

Tachysynéthie, *f.* (ταχύς, rapide; συνήθεία, accoutumance). Accoutumance rapide.

Tachysystolie, *f.* (ταχύς, rapide; συστολή, systole). Rapidité des contractions systoliques qui fournissent un travail mécanique effectif, mais anormal qui se traduit par de l'arythmie. — *Ex. :* Tachysystolie auriculaire.

Tachyurie, *f.* (ταχύς, rapide; οὖρον, urine). Elimination rapide des urines après ingestion de liquide.

Tact, *m.* (*tactus,* sens du toucher). Syn.: *Toucher.* Un des cinq sens. — Ex.: *Hallucinations du tact ou du toucher:* Sensation sur l'épiderme ou sous le derme de chaleur, de froid, de piqûre, d'arrachement, etc., que le malade rapporte, suivant les cas, à des effluves électriques, à des épingles, au contact manuel.

Tænia, *m.* (ταινία, ruban). Ver cestode dont le corps, aplati, rappelle la forme d'un ruban. Parasite du tube digestif.

Tænia bothriocéphale, *m.* Voir Syn.: *Bothriocéphale.*

Tænia canina, *m*. Syn. :
Dipylidium caninum. Tænia
long de 4 centimètres, parasite du chien et du chat.
Il s'observe rarement chez
l'homme, quelquefois chez les
enfants.

Tænia echinococcus, *m*.
Tænia qui vit dans l'intestin
grêle du chien à l'état adulte.
Sa larve ou échinocoque se
trouve chez la plupart des
mammifères et chez l'homme.
L'œuf de tænia echinococcus
avalé par l'homme, est digéré
dans l'estomac qui met ainsi
en liberté les embryons hexa-
canthes. Ceux-ci traversent les
parois du tube digestif et empruntant soit la voie veineuse,
soit la voie lymphatique,
arrivent au foie ou au poumon
où ils se fixent, donnant naissance à l'hydatide. Voir :
Kyste hydatique.

Tænia nana, *m*. Syn : *Hymenolepis murina*. Petit ver
long de 15 millimètres, composé de 250 anneaux. Parasite
des rongeurs, il s'observe
quelquefois chez l'homme.

Tænia saginata, *m*. Syn. :
Tænia inerme. Ver plat parasite de l'intestin, formant une
chaîne longue de 3 à 8 mètres. La tête, de forme presque cubique, est large de
1 mm 50 à 2 millimètres : elle
porte quatre ventouses, mais
les crochets font défaut. Il vit
en un seul exemplaire dans
l'intestin grêle de l'homme.
L'hôte intermédiaire est le
bœuf. Voir : *Tænia solium*,
pour la migration de l'embryon et du cysticerque qui
est identique.

Tænia solium, *m*. Syn. :
Tænia armé : Ver solitaire. Ver
plat parasite de l'intestin,
formant une chaîne longue de
deux à trois mètres. La tête
arrondie, très petite, a une

dimension de 0 mm 6 à 1 millimètre, elle possède quatre
ventouses et une double couronne de 22 à 32 crochets. Elle
s'insère dans le tiers antérieur
de l'intestin grêle. On ne
trouve qu'un tænia par intestin. L'hôte intermédiaire est
le porc. Celui-ci absorbe des
anneaux de tænia sur un fumier, les embryons sont mis
en liberté dans l'estomac du
porc, vont se loger dans tous
les points du corps, s'enkystent, forment des cysticerques, constituant la ladrerie
du porc. L'ingestion de viande
ladre par un homme, détermine l'accroissement de l'embryon et le tænia est recons-
titué.

Tænifuge, *adj*. ταινία, ruban : *fuga*, fuite). Qui expulse
les tænias du tube digestif. -
Ex. : Chocolat tænifuge.

Taie, *f*. (*tega*, taie). Syn. :
Leucome. Opacité de la cornée résultant de kératite, diminuant la surface du champ
visuel au prorata de sa dimension.

Taille, *f*. (*talia*, branche
coupée). Voir Syn. : *Cystotomie*. La taille, suivant le lieu
de l'incision, peut être : hypogastrique, périnéale ou vaginale. La taille hypogastrique
est actuellement presque exclusivement la seule em-
ployée.

Talalgie, *f*. (*talus*, talon :
ἄλγος, douleur). Douleur persistante s'exacerbant à la marche, localisée au talon. Elle
s'observe chez les individus
dont la profession est d'être
debout (sergent de ville, gar-
çon de café). Elle est due le
plus souvent à une inflammation chronique de la bourse
sous - calcanéenne : le plus
souvent elle est d'origine
blennorragique.

Talamon, médecin français contemporain. Voir : *Pneumocoque* (microbe de Talamon).

Talus, *adj.* (*talus*, talon). Qui porte sur le talon. — *Ex.:* Pied bot talus, marche en talus.

Tamponnement, *m.* (*celt*, tampon, bouchon). Application de tampons ou de gaze formant tampon au niveau d'une cavité naturelle (vagin) ou d'une plaie, dans un but thérapeutique.

Tanatophobie, *f.* θάνατος, mort ; φόβος, crainte). SYN. : *Thanatophobie*. Crainte morbide de la mort.

Tanne, *f.* (*tannum*, poudre d'écorce de chêne). Comédon géant, véritable kyste graisseux, de la grosseur d'un pois chiche, amicrobien.

Taphéphobie, *f.* ΄τάφος, tombeau ; φόβος, crainte). Crainte morbide d'être enterré vivant.

Tapia, *m.* Voir : *Syndrome de Tapia*.

Tapotement, *m.* (esp. : *tapa*, couvercle). Forme de massage qui consiste à frapper à petits coups répétés avec la main ouverte, l'extrémité des doigts, le bord cubital de la main ou le poing, la partie à masser, dans le but d'activer la circulation.

Tarentisme, *m.* (Tarente, ville d'Italie). Chorée épidémique observée chez les hystériques.

Tarsalgie, *f.* τάρσος, tarse ; ἄλγος, douleur). Affection douloureuse du pied avec affaissement de la voûte plantaire, déviation de la plante du pied en dehors et contracture musculaire (pied plat valgus).

Tarsalgie des adolescents, *f.* SYN.: *Pied plat valgus douloureux.*

Tarsectomie, *f.* (τάρσος, tarse ; ἐκτομή, excision). Ablation partielle ou totale des os du tarse.

Tarsite, *f.* (τάρσος, tarse). Inflammation du cartilage tarse des paupières. Elle est le plus souvent d'origine syphilitique (gomme du tarse) ou tuberculeuse.

Tarsoptose, *f.* (τάρσος, tarse ; πτῶσις, chute). Voir SYN. : *Pied plat valgus douloureux.*

Tarsorraphie, *f.* (τάρσος, tarse ; ῥαφή, suture). SYN. : *Blépharorraphie*. *Opht.* Opération ayant pour but le raccourcissement de la fente palpébrale par suture des bords des paupières.

Tarsostrophie, *f.* (τάρσος, tarse ; στροφή, renversement). *Opht.* Opération consistant à retourner, après dissection, une portion du cartilage tarse. Elle se fait dans le traitement du trachome.

Tarsotomie, *f.* (τάρσος, tarse ; τομή, incision). *Opht.* Incision du cartilage tarse.

Tatouage, *m.* a) Introduction de matières colorantes (encres) dans l'épaisseur de la peau en suivant un dessin tracé à l'avance. Il s'ensuit une marque indélébile ; b) Projection intra-dermique de grains de poudre provenant d'une cartouche tirée à bout portant. La coloration du tatouage varie avec la poudre employée, l'étendue du tatouage et la répartition des grains de poudre suivant la distance parcourue par le projectile.

Taxie, *f.* (τάξις, arrangement). Voir SYN.: *Tropisme*.

Taxinomique, *adj.* (τάξις,

arrangement; νομὸς, loi). SYN.:
Biotaxique. Qui a rapport aux
lois normales de l'évolution.

Taxis, *m.* (τάξις, arrangement). Méthode de compression manuelle pour faire rentrer une hernie dans l'abdomen. La réduction de la
hernie s'annonce par un gargouillement caractéristique et
la disparition de la tumeur
herniaire.

Taylor. Voir : *Empreintes
de Taylor* (méd. lég.).

Teichmann, médecin allemand du milieu du XIXe s.
Voir : *Cristaux de Teichmann*
ou d'*Hémine*.

Teichopsie, *f.* (τεῖχος, rempart, forme de rempart;
ὤψεῖν, voir). Vision qui paraît
bordée, en forme de zig-zag,
par une ligne plus ou moins
brisée, lumineuse, vibrante,
rappelant la forme des rem-
parts « à la Vauban ». Voir
SYN. : *Scotome scintillant*.

Teigne, *f.* (*tinea*, teigne).
Maladie parasitaire, contagieuse, due au trichophyton,
qui affecte une morphologie
différente suivant que ce
cryptogame cultive sur le
cuir chevelu, la barbe, la
peau glabre ou les ongles.

**Teigne tondante à grosses
spores**, *f.* SYN. : *Trichophytie
du cuir chevelu*. Maladie du
cuir chevelu, contagieuse, épidémique. Elle s'observe dans
la deuxième enfance, de 4 à
15 ans. Elle se caractérise par
de petites taches nombreuses
et disséminées où une quin-
zaine de cheveux sont contaminés. Il y a plusieurs variétés de teignes tondantes,
suivant l'espèce du trichophyton (acuminatum, violaceum).

**Teigne tondante à petites
spores**, *f.* SYN. : *Microsporie*.
Maladie de la deuxième enfance, de 3 à 15 ans, caracté-

risée par des plaques alopé-
ciques pouvant se fusionner,
des cheveux très courts, cas-
sés à quelques millimètres de
leur base, décolorés et enve-
loppés de spores blanches petites, dues au microsporum
Audouini.

Télangiectasie, *f.* (τῆλε.
loin; ἀγγεῖον, vaisseau; ἐκτασις,
dilatation). SYN. : *Angiotélectasie*. Dilatation des vaisseaux
capillaires.

Télédiastolique, *adj.* (τῆλε,
loin; διαστολή, diastole). Qui
appartient à la fin de la diastole.

Télégonie, *f.* (τῆλε, loin;
γονή, génération). Imprégnation que peut laisser le premier géniteur sur les produits
de la femelle qu'il a fécondée
primitivement, bien que ces
produits soient dus à d'autres
mâles.

Télékinésie, *f.* (τῆλε, loin;
κίνησις, mouvement). Action
mécanique différente des forces mécaniques connues, qui
s'exerce sans contact, à distance, dans des conditions déterminées, sur des objets ou
des personnes (Richet). Elle
s'observe en métapsychie.

Télentéromanométrie, *f.*
(τῆλε, loin;, par suite, extrémité; ἔντερον, intestin; μάνος,
peu dense; μέτρον, mesure).
Mensuration de la pression
du gros intestin.

Téléradiographie, *f.* (τῆλε.
au loin; *radius*, rayon; γράφειν,
écrire). Radiographie à longue
distance, à 2 mètres environ
du corps à radiographier. Ce
procédé permet de donner une
dimension sensiblement exacte
de l'organe examiné. — *Ex.*:
Téléradiographie du cœur.

Télésystolique, *adj.* (τῆλε,
loin; συστολή, systole). Qui
appartient à la fin de la systole.

Télotisme, *m.* (τέλεω, j'achève). Rigidité des organes de l'érection.

Témoin bactériologique, *m.* (*testimonium,* témoin). Pièce que l'on place comme témoin dans les boîtes d'instruments ou d'objets de pansements soumis à la stérilisation, pour vérifier l'exactitude de l'opération.

Tempérament, *m.* (*temperamentum,* de *tempero,* allier dans de justes proportions). Etat dynamique d'un individu par rapport à sa constitution. C'est l'expression de l'activité physiologique, de l'activité nutritive.

Température, *f.* (*temperies,* état du temps). Degré d'élévation de la chaleur du corps, constatée au thermomètre. Par extension : état fébrile, quand la température dépasse 37°5.

Ténalgie, *f.* (τένων, tendon : ἄλγος, douleur). Douleur au niveau des tendons.

Tendinite, *f.* (τένων, tendon) SYN.: *Ténosite.* Inflammation d'un tendon.

Ténesme, *m.* (τεινεσμός, ténesme). Sensation de constriction douloureuse, localisée aux sphincters de la vessie ou de l'anus, après la miction ou la défécation. Elle s'observe dans le cas d'inflammation vésicale ou anale.

Téniasis, *m.* (ταινία, ruban). Helminthiase par tœnia.

Ténonite, *f.* Tenon, chirurgien français). SYN. : *Capsulite.* Inflammation de la capsule de Tenon, caractérisée par une hydropisie ou une suppuration de la capsule, avec ophtalmie, œdème des paupières, chémosis, à la suite de maladies infectieuses

Ténopexie, *f.* (τένων, tendon ; πῆξις, fixation). *Opht.* Fixation du tendon d'un muscle de l'œil dans l'opération du strabisme.

Ténoplastie, *f.* (τένων, tendon ; πλάσσειν, faire). SYN. : *Ténontoplastie.* Restauration d'un tendon musculaire sectionné, par l'interposition d'un greffon tendineux pris sur un animal.

Ténorrhapie, *f.* τένων, tendon ; ῥαφή, suture). SYN. : *Ténontorrhapie.* Suture d'un ou de plusieurs tendons.

Ténosite, *f.* (τένων, tendon). SYN.: *Synovite; Tendinite.* Inflammation des tendons et de leurs gaines.

Ténosite ossifiante, *f.* (τένων, tendon ; ὀστέον, os). Ossification d'un tendon qui s'observe à la suite d'un traumatisme à son niveau ou qui est l'aboutissant d'une ténosite syphilitique par calcification.

Ténosynovite, *f.* (τένων, tendon ; σύν, avec ; ὠόν, œuf). Inflammation de la synoviale et des tendons, se traduisant par de la crépitation douloureuse.

Ténotomie, *f.* τένων, tendon ; τομή, incision). Section chirurgicale d'un tendon dans un but thérapeutique. — *Ex.:* Ténotomie du tendon d'Achille

Tension artérielle, *f.* (*tensio,* tension). Voir SYN.: *Pression artérielle.*

Téphro-myélite, *f.* τεφρός, gris ; μυελός, moelle). Inflammation de la substance grise des cornes antérieures de la moelle.

Tératogénie, *f.* τέρας, monstre ; γεννάω, j'engendre). Etude des causes qui produisent les malformations congénitales, par suite les monstres

Tératoïde, *adj.* (τέρας, monstre ; εἶδος, ressemblance).

a) Qui a l'aspect morphologique d'un monstre; *b)* Qui, par ses caractères anormaux, rentre dans les monstruosités biologiques.

Tératologie, *f.* τέρας, monstre; λόγος, étude). Étude des malformations congénitales et plus spécialement des monstruosités.

Tératome, *m.* τέρας, monstre). Tumeur qui se développe sur du tissu embryonnaire inclus dans un organe. — *Ex.:* Tératome intra-thoracique

Tératopage, *m.* τέρας, monstre; παχεῖς, unis). Tout monstre double.

Térébrant, *adj.* (*terebrare*, percer, creuser). Qui creuse, qui ronge, qui détruit les tissus en profondeur. — *Ex.:* Ulcère térébrant.

Térébration, *f.* (*terebrare*, percer). Perforation.

Testicule irritable, *m.* (*testiculus*, testicule). Névralgie du testicule, très douloureuse, pouvant occasionner des syncopes, due à une lésion du sympathique dont les filets sont accolés aux nerfs spermatiques. Cette douleur peut aussi avoir pour cause une névralgie de la branche iléo-scrotale du plexus lombaire.

Tétanie, *f.* τείνω, je tends). État caractérisé par des contractures intermittentes plus ou moins douloureuses, atteignant surtout les extrémités, d'origine très variée (grossesse, intoxication, maladies infectieuses, hystérie).

Tétanine, *f.* τείνω, je tends). Une des bases convulsivantes isolée de la toxine tétanique

Tétanie, *f.* τείνω, je tends). Voir Syn. : *Tétanisme.*

Tétanique, *subst.* et *adj.* (τείνω, je tends). *a)* Malade atteint de tétanos; *b)* Qui a les caractères du tétanos. — *Ex.:* Contractures tétaniques.

Tétanisme, *m.* τείνω, je tends). Syn. : *Tétanie.* État d'hyperexcitabilité réflexe des muscles qui les fait se contracter dans le sens des fléchisseurs au moindre contact ou mouvement (Régis). Il s'observe dans les maladies infectieuses et endotoxiques.

Tétanophobie, *f.* τείνω, je tends; φόβος, crainte). Crainte obsédante de contracter le tétanos.

Tétanos, *m.* τείνω, je tends). Maladie infectieuse déterminée par le bacille de Nicolaier, qui se localise au point d'inoculation Le bacille sécrète une toxine qui agit plus spécialement sur les centres nerveux et provoque des phénomènes de contracture caractéristiques de la maladie (trismus, orthotonos, opisthotonos).

Tétanos en boule, *m.* Voir Syn. : *Emprosthotonos.*

Tétanos localisé, *m.* Tétanos survenant sur un ou plusieurs membres traumatisés, manifestation d'une imprégnation locale. Ces formes de tétanos ne s'observent que sur les sujets ayant reçu au moment de leur blessure une injection préventive de sérum antitétanique insuffisante Quand un membre est envahi, le tétanos est dit monoplégique; quand les deux membres inférieurs sont atteints, le tétanos est dit paraplégique.

Tétanos post-opératoire, *m.* Tétanos survenant à la suite d'une intervention chirurgicale. En éliminant la cause d'ensemencement direct de la plaie opératoire par le bacille de Nicolaier, le tétanos apparaît par suite du réveil, par le traumatisme opératoire, de bacilles enkystés et mis en liberté ou insuffisamment détruits par l'injection de sérum antitétanique.

Tétanos post-sérique, *m.* Tétanos survenant après l'injection de sérum antitétanique.

Tétanos tardif, *m.* Tétanos localisé ou généralisé, survenant un mois, deux mois, et quelquefois plus, après une blessure. Ce retard dans l'apparition des symptômes tétaniques est dû soit au retard apporté à l'injection de sérum antitétanique après la blessure (30 ou 40 heures), soit à l'insuffisance des doses de sérum injectées.

Tétanotoxine, *f.* (τείνω, je tends; τόξον, poison). Une des bases convulsivantes isolée de la toxine tétanique.

Tête de méduse, *f.* (*testa*, tête) *Circulation en tête de méduse* : Aspect semblable à celui d'une tête de méduse que prend le réseau veineux superficiel dilaté de la paroi abdominale dans l'ascite. Ce réseau s'abouche en haut avec les veines épigastriques et mammaires internes, en bas avec les veines iliaques et saphènes.

Tête en pain de sucre, *f.* Voir SYN. : *Acrocéphalie.*

Tétracoque, *m.* (τέτρα, quatre; κόκκος, graine) SYN : *Tétragène.* Microcoque formé de quatre coques accolées et se présentant dans le même plan.

Tétragène, *m.* (τέτρα, quatre; γεννάω, j'engendre). Voir SYN. : *Tétracoque.*

Tétraplégie, *f.* (τέτρα, quatre; πλήσσειν, frapper). Paralysie atteignant les quatre membres.

Thalasie, *f.* (θάλασσα, mer) Voir SYN. : *Mal de mer.*

Thalassophobie, *f.* (θάλασσα, mer; φόβος, crainte). Crainte obsédante d'aller sur mer.

Thalassothérapie, *f.* (θάλασσα, mer; θεραπεύω, je soigne). Méthode de traitement par les bains de mer et l'air salin.

Thanatologie, *f.* (θάνατος, mort; λόγος, étude). Etude des signes pathognomoniques du genre de mort.

Thanatophobie, *f.* (θάνατος, mort; φόβος, crainte). Crainte obsédante de mourir.

Thébaïque, *adj.* (Θήβη, fille d'Asope). Qui a rapport à l'opium. — *Ex.* : Ivresse thébaïque.

Thébaïsme, *m.* Intoxication aiguë par l'opium.

Théisme, *m.* (*thé*, thé). Intoxication aiguë due à une ingestion trop grande d'infusion de thé trop fort, provoquant des troubles fonctionnels du cœur, de l'insomnie et de l'agitation.

Thélalgie, *f.* (θηλή, mamelon; ἄλγος, douleur). Hypersensibilité douloureuse du mamelon du sein au toucher.

Thélite, *f.* (θηλή, mamelon). Inflammation du mamelon du sein.

Thélorrhagie, *f.* (θηλή, mamelon; ῥήγνυμι, couler). Hémorragie par le mamelon du sein.

Thélotisme, *m.* (θηλή, mamelon) Erection du mamelon du sein.

Théomane, *adj.* (θεός, Dieu; μανία, folie). Individu atteint de théomanie.

Théomanie, *f.* (θεός, Dieu; μανία, folie). Délire religieux d'orgueil dans lequel le sujet se considère comme un personnage religieux très important, ou Dieu lui-même.

Théorie cinétique, *f.* (θεωρέω, je contemple; κίνημα, mouvement). Théorie relative à l'épuisement nerveux, d'après laquelle les cellules nerveuses sont chargées d'énergie potentielle limitée. La disparition plus ou moins complète de cette énergie, par suite d'excitation physique ou psychique, occasionnerait la « fatigue passive » (Crile).

Théorie de Crile, *f*. Théorie américaine sur les causes du shock nerveux, qui serait dû à l'épuisement des centres vaso-moteurs de la moelle. La suppression du système régulateur artériel qui en résulte, détermine un afflux du sang dans le grand réservoir que constituent les viscères abdominaux, et provoque une chute de la pression sanguine, avec chute générale de la température; les respirations deviennent faibles, par épuisement secondaire du centre respiratoire insuffisamment irrigué, le sang et les tissus ne sont plus alors convenablement oxygénés. Cette privation d'oxygène, si l'on n'y met bon ordre, entraîne vite la perte de conscience, puis la suppression des différentes fonctions vitales et la mort.

Théorie de Henderson, *f*. Voir : *Acapnie*. Théorie américaine sur les causes du shock nerveux. Elle s'oppose à la théorie de Crile (voir ce mot). Pour cet auteur, le shock serait dû non à une paralysie vaso-motrice et à une désoxygénation des tissus, mais au contraire à une hyperactivité des centres vaso-moteurs, provoquée par le déficit cellulaire en acide carbonique; cette hyperactivité traduirait l'effort fait par l'organisme pour compenser cette perte; on connaît en effet le rôle primordial joué par l'acide carbonique dans l'entretien des fonctions vitales, dont il est le meilleur excitant.

Théorie de l'inclusion, *f*. SYN. : *Diplogénèse*. Théorie expliquant la formation des kystes dermoïdes. Un même œuf donne naissance à deux embryons, dont l'un se développe normalement et dont l'autre s'arrête dans son évolution. Les bourgeons germinatifs de ce deuxième embryon restent dans les tissus de l'embryon qui se développe normalement et, sous une influence variable, se développent à leur tour à un certain moment.

Thérapeutique, *f*. (θεραπευω, je soigne). Partie de l'art médical qui étudie les propriétés des médicaments et leurs applications aux différentes maladies.

Thermique, *adj*. (θερμὸς, chaud). *a*) Qui a rapport aux phénomènes de chaleur; *b*) Qui occasionne la chaleur.

Thermo-anesthésie, *f*. (θερμὸς, chaud; α, priv.; αἰσθησις sensibilité). Trouble de la sensibilité, caractérisé par une perte de la sensibilité à la chaleur et au froid, l'absence de douleur, mais le plus souvent la sensibilité tactile persiste, comme dans la syringomyélie par exemple (dissociation de la sensibilité). Ce trouble est l'occasion de brûlures fréquentes pour les sujets qui en sont atteints.

Thermocapnisation, *f*. (θερμὸς, chaud). Thermocautérisation faite au rouge sombre de façon à produire une fumée plus ou moins abondante, quand le thermocautère entre en contact avec les tissus.

Thermo - cautérisation, *f*. (θερμὸς, chaud; καίω, je brûle).

Cautérisation d'une plaie au moyen de la chaleur et plus spécialement par l'emploi du thermocautère.

Thermochimie, *f*. (θερμός, chaud; χυμία, chimie). Etude des réactions endo et exothermiques des tissus animaux.

Thermo-effleurage, *f*. (θερμός, chaud; *efflorescere*, effleurir). Voir SYN. : *Rissolage*.

Thermo-esthésie, *f*. (θερμός, chaud; αἴσθησις, sensibilité). Sensibilité à la chaleur.

Thermogénèse, *f*. (θέρμη, chaleur; γεννάω, j'engendre). Production de chaleur, de caloriques.

Thermolabile, *adj*. (θερμός, chaud; *labilis*, changeant). Qui a la propriété d'être totalement détruit par le chauffage. — *Ex.*: Précipitine thermolabile.

Thermophobie, *f*. (θερμός, chaud; φόβος, crainte). Crainte morbide d'être en contact avec un corps dégageant de la chaleur (foyer de cheminée, couvertures de laine, etc.).

Thermo-radiothérapie, *f*. (θερμός, chaud; *radius*, rayon; θεραπεύω, je soigne). Traitement par les rayons X en s'inspirant de la chaleur dégagée par ceux-ci.

Thermo-rissolage, *f*. (θερμός, chaud; *risser*, rôtir). Voir SYN. : *Rissolage*.

Thermostabile, *adj*. (θερμός, chaud; *stabilis*, stable). Qui a la propriété de conserver ses qualités malgré son chauffage à une température donnée. — *Ex.*: Sensibilatrice thermostabile.

Thermothérapie, *f*. (θερμός, chaud; θεραπεύω, je soigne). Traitement des maladies par la chaleur (bains chauds, de vapeur, à l'air chaud, à l'électricité).

Thermotropisme, *m*. (θερμός, chaud; τρέπω, je tourne). Réaction que présente un corps en présence de la chaleur.

Thiersch, chirurgien allemand du milieu et de la fin du XIXe siècle). Voir : *Greffe de Thiersch*.

Thiroloix, médecin français contemporain. Voir : *Bacille de Thiroloix*.

Thomsen, médecin danois du milieu du XIXe siècle. Voir : *Réaction myotonique de Thomsen; Maladie de Thomsen*.

Thoracectomie, *f*. (θώραξ, thorax; ἐκτομή, excision). Résection partielle du thorax portant sur une ou plusieurs côtes.

Thoracentèse, *f*. (θώραξ, thorax; κεντεω, je perce). SYN. : *Thoracocentèse*. Ponction de la plèvre, dans le but d'évacuer le liquide inflammatoire contenu dans cette séreuse.

Thoraco-abdominal, *adj*. (θώραξ, thorax; *abdomen*, abdomen). Qui appartient à la région inférieure du thorax et à la région supérieure de l'abdomen.

Thoracocentèse, *f*. (θώραξ, thorax; κεντεω, je perce). Voir SYN. : *Thoracentèse*.

Thoracogramme, *m*. (θώραξ, thorax; γράμμα, écrit). Graphique enregistreur des mouvements rythmiques de l'amplification thoracique.

Thoracopage, *m*. (θώραξ, thorax; παγεῖν, unir). Monstre à deux corps dont le plus petit s'insère sur le thorax.

Thoracoplastie, *f*. (θώραξ, thorax; πλάσσειν, faire). Réfection partielle de la cage thoracique à la suite d'un traumatisme, d'une pleurésie purulente.

Thoraco-pneumotomie, *f.* (θώραξ, thorax ; πνεύμων, poumon ; τομή, incision). Opération caractérisée par une résection costale avec incision du poumon, dans le but de faire l'extraction d'un corps étranger inclus dans le hile ou le parenchyme pulmonaire.

Thoracoscopie, *f.* θώραξ. thorax ; σκοπεῖν, examiner). Examen avec un instrument spécial de la cavité pleurale dans les cas de pleurésies avec épanchement ou de pneumo-thorax.

Thoracostomie, *f.* θώραξ, thorax ; στόμα, bouche). Opération chirurgicale consistant à ouvrir un volet thoracique au niveau de la région précordiale, pour supprimer la fatigue du cœur résultant de compression intrathoracique par excès de volume des organes (tumeurs médiastinales, hypertrophie du cœur).

Thoracotomie. θώραξ. thorax ; τομή, incision). Opération consistant à pratiquer, par une incision, une ouverture de la cage thoracique.

Thoradelphe, *m.* θώραξ, thorax ; ἀδελφός, frère). Monstre double uni au niveau de la cage thoracique, ne possédant qu'une tête et deux bras, mais se divisant au-dessous du thorax et présentant deux abdomens et quatre membres inférieurs.

Thorax en carène, *m.* (θώραξ, thorax). Thorax rappelant la forme de la carène de vaisseau, caractérisé par la saillie en avant du sternum et l'aplatissement des côtes. Il s'observe dans le rachitisme.

Thorax paradoxal. *m.* θώραξ, thorax). Il s'observe dans la pleurésie avec épanchement où le thorax est, contrairement à la normale, plus saillant du côté sain que du côté malade.

Thrill, *m.* (angl. : *thrill*, thrill). Syn. : *Thrill-murmur*. Bruissement analogue à celui du fer rouge que l'on trempe dans l'eau, ou au roulement de la lettre R. Il s'observe dans l'anévrysme artérioso-veineux où il est stable et s'accompagne toujours d'un souffle continu à renforcement systolique. Le thrill d'origine artérielle est variable et tient à la disparition de l'élément compresseur ou de l'élément spasmodique.

Thrombine, *f.* θρόμβος. grumeau). Syn. : *Fibrine-ferment*. Elle est un des facteurs indispensables à la coagulation du sang.

Thrombo-angéite oblitérante, *f.* θρόμβος. thrombose ; ἀγγεῖον, vaisseau). Syn. : *Non syphilitic arteritis obliterans of Hebrews*. Affection chronique, à début inflammatoire aigu, très vraisemblablement toxi-infectieuse, des artères et veines des extrémités distales des membres, frappant presque exclusivement les Israélites russes ou polonais, et caractérisée par une série de symptômes d'ordre clinique et humoral, aboutissant tôt ou tard, presque inévitablement, à la gangrène (Gilbert et Courcy).

Thromboplastique, *adj.* θρόμβος, caillot, grumeau : πλάσσειν, former). Qui forme un coagulum, un caillot. — *Ex.* : Choc thromboplastique dans l'anaphylaxie.

Thrombo-phlébite, *f.* θρόμβωσις, thrombose ; φλέψ, veine). Thrombose d'une varice enflammée.

Thrombose, *f.* (θρόμβωσις, action de coaguler). Oblitération d'un vaisseau par un caillot sanguin.—*Ex.:* Thrombose veineuse.

Thrombose cardiaque, *f.* (θρόμβωσις, action de cailler ; de θρόμβος. grumeau). Complication d'une endocardite ; elle se forme par l'accumulation, sur l'endocarde, de petites masses grisâtres de fibrine qui se déposent les unes sur les autres et adhèrent fortement à la séreuse, principalement au niveau des auricules et à la pointe des ventricules. Le détachement de ces néo-formations détermine des embolies pulmonaires ou cérébrales, qui peuvent guérir ou amener l'asphyxie ou des syncopes mortelles.

Thrombus de la vulve et du vagin, *m.* SYN.: *Hématocèle de la vulve et du vagin.* Epanchement sanguin localisé dans le tissu cellulaire de la vulve et du vagin. Il s'observe dans l'accouchement, chez les variqueuses, à la suite de traumatismes même légers, chez les hémophiles.

Thrombus lymphatique, *m.* (θρόμβος, grumeau). Oblitération d'un vaisseau lymphatique par suite de la desquamation de l'endothélium infiltré de leucocytes, desquamation secondaire à une infection du vaisseau qui présente alors l'aspect d'un cordon injecté à la craie.

Thymectomie, *f.* (θύμος, glande ; ἐκτομή, excision). Extirpation chirurgicale du thymus.

Thymique, *adj.* (θυμός, glande, loupe). Qui a rapport au thymus ou à la glande thyroïde. — *Ex.:* Mort thymique.

Thymo - lymphatisme, *f.* (θύμος, glande ; *lympha,* lymphe). Lymphocytose sanguine due à un trouble fonctionnel des glandes du thymus ou du corps thyroïde. Elle s'observe chez les basedowiens.

Thymopsyche, *f.* (θύμος, passion ; ψυχή, âme). Désordre de la sphère sentimentale avec affaiblissement du ton affectif.

Thyréocèle, *f.* (θύρεος, bouclier ; κήλη, tumeur). SYN. : *Goître.* Tumeur du corps thyroïde.

Thyréoptose, *f.* (θύρεος, bouclier; πτῶσις, chute). Abaissement de la glande thyroïde qui plonge le plus souvent dans le creux sus-claviculaire et le thorax.

Thyréotoxicose, *f.* (θύρεος, bouclier; εἶδος, forme ; τόξον, poison). Auto-intoxication d'origine thyroïdienne par insuffisance ou exagération de la fonction glandulaire. Elle s'observe surtout dans le goitre exophtalmique.

Thyroïdectomie, *f.* (θύρεος, bouclier ; εἶδος, ressemblance ; ἐκτομή, excision). Opération consistant à faire l'ablation du corps thyroïde.

Thyroïdien, *adj.* (θύρεος. bouclier; εἶδος, forme) Qui a rapport au corps thyroïdien. — *Ex.:* Traitement thyroïdien.

Thyroïdine, *f.* (θύρεος, bouclier ; εἶδος, forme). Produit de la sécrétion interne de la glande thyroïde.

Thyroïdisme, *m.* (θύρεος. bouclier). Trouble fonctionnel de la glande thyroïde se caractérisant suivant son degré par des symptômes fort variables, depuis les troubles frustes de l'insuffisance thyroïdienne jusqu'au goitre exophtalmique.

Thyroïdite, *f.* (θύρεος, bouclier). Inflammation aiguë ou chronique du corps thyroïde.

Thyroïdo-crinose, *f.* (θύρεος, bouclier ; κρίνειν, secréter). Troubles dans la sécrétion des glandes internes et en particulier de la glande thyroïde.

Thyroïdolepsie, *f.* (θύρεος, bouclier ; λαμβάνω, je suspens). Instabilité thyroïdienne.

Thyroïdothérapie, *f.* (θύρεος, bouclier ; θεραπευω, je soigne). Emploi thérapeutique des sucs de la glande thyroïde.

Thyrotomie, *f.* (θύρεος, bouclier ; τομή, incision). Incision du cartilage thyroïde dans la laryngotomie.

Tibia de Lannelongue, *m.* (*tibia*, flûte, tibia). Tibia syphilitique.

Tibia en fourreau de sabre, *m.* SYN.: *Tibia en lame de sabre.* Tibia aplati et arqué dont la forme rappelle celle du fourreau de sabre de cavalerie, dû à un épaississement du périoste néoformé. Il s'observe dans la syphilis héréditaire.

Tibia en lame de sabre, *m.* Voir SYN. : *Tibia en fourreau de sabre.*

Tibialgie, *f.* (*tibia*, tibia ; ἄλγος, douleur). Douleur osseuse du ou des tibias.

Tic, *m.* (*tik*, tic). Répétition de la contraction involontaire d'un ou plusieurs muscles due à une mauvaise habitude motrice.

Tic de Salaam, *m.* Il consiste dans un mouvement paroxystique de salutations, se répétant 20 à 30 fois par minute. Fréquent chez les enfants, il est considéré comme une manifestation épileptique. Il s'observe dans l'idiotie.

Tic douloureux de la face, *m.* Voir SYN. : *Névralgie du trijumeau.*

Tillaux, chirurgien français de la fin du XIXᵉ siècle.

Voir : *Maladie noueuse de Tillaux.*

Timétique, *adj.* (τιμήσις ; contrôle). Qui a rapport au contrôle, et plus spécialement, en psychiâtrie, au contrôle cérébral. — *Ex.:* Pouvoir timétique.

Tintement métallique, *m.* (*tinnitus*, tintement). Petit bruit éclatant, à timbre argentin, qui se produit dans l'intérieur de la poitrine quand le malade respire, parle et tousse (Barth et Roger). Il coïncide le plus souvent avec le bruit d'airain que révèle la percussion. Il s'observe dans le pneumothorax et l'hydro-pneumothorax.

Tirage, *m.* (*trahere*, tirer). Bruit produit par une inspiration prolongée et difficultueuse, accompagnée de dépression des régions sus ou sous-sternales, résultant d'obstruction mécanique du larynx, de la trachée ou des bronches par fausses membranes (diphtérie) ou sécrétion épaisse des alvéoles pulmonaires et des bronchioles (broncho-pneumonie).

Tissier, médecin français contemporain. Voir: *Ictère bilurubinique de Tissier.* SYN. : *Ictère métapigmentaire.*

Tissu adénoïde, *m.* (*texere*, tisser ; ἀδήν, glande ; εἶδος, ressemblance). Tissu composé de follicules clos abondants, pouvant s'agglomérer en masse ganglionnaire, par exemple au pharynx, où il constitue l'amygdale pharyngée ou de Luschka.

Tissu conjonctif fasciculé, *m.* Tissu caractérisé par la disposition des faisceaux conjonctifs qui sont tous parallèles entre eux.

Tissu élastique, *m.* Variété de tissu conjonctif fasciculé composé de fibres et membranes élastiques. Il constitue les ligaments jaunes intervertébraux, l'appareil suspenseur de la verge et la tunique élastique des artères.

Tissu fibreux, *m.* Variété de tissu conjonctif fasciculé, presque exclusivement formé de faisceaux conjonctifs et de cellules conjonctives ; les faisceaux, de forme arrondie, constituent les tendons et ligaments, ceux de forme membraneuse, les aponévroses.

Tissu nodal, *m.* Tissu formé de cellules qui, par leur aspect, se rapprochent du tissu musculaire avec des fonctions semblables à celles du tissu nerveux et qui est capable de pourvoir à une activité locale d'un tissu ou d'un organe. — *Ex. :* Tissu nodal du cœur.

Tissulaire, *adj.* (*texere*, tisser). Qui a rapport à un tissu (cellulaire, musculaire, nerveux). — *Ex.:* Traumatisme tissulaire.

Titillation, *f.* (*titillare*, chatouiller). Chatouillement. — *Ex. :* Titillation du voile du palais.

Titillomanie, *f.* (*titillare*, chatouiller ; μανία, folie). Besoin impérieux, obsédant de se gratter.

Tocologie, *f.* (τόκος, accouchement ; λόγος, étude). Partie de l'art médical traitant des accouchements.

Toile glaireuse, *f.* (*tela*, toile ; *clarum ovi*, clair de l'œuf). Enduit blanchâtre qui se forme sur la conjonctive par l'accumulation des mucosités et des poussières que ne balaie plus le clignement des paupières. Elle se forme au moment de l'agonie, et s'observe aussi chez certains grands malades adynamiques.

Tokelau, *m.* (Tokelau, île du Pacifique). Teigne imbriquée des parties glabres, observée chez les habitants des îles du Pacifique, due au lépidophyton concentricum, du genre aspergillus.

Tomenteux, *adj.* (*tomentum*, duvet). Qui est recouvert de duvet, de villosités : velouté. — *Ex. :* Membrane tomenteuse.

Tomotocie, *f.* (τομή, incision ; τόκος, accouchement). Voir Syn. : *Opération césarienne.*

Tonaphasie, *f.* (τονός, ton ; α, privatif ; φάσις, parole). Trouble de la mémoire musicale, caractérisé par la compréhension des notes sans possibilité d'affecter à la note le son musical qui y correspond.

Tonicité, *f.* (τόνος, tension). Voir Syn. : *Tonus.*

Tonique, *adj.* (τόνος, tension) *a) Mouvement tonique :* Mouvement dû à une contraction musculaire lente et persistante. Elle s'accompagne d'abaissement thermique. Le muscle a une résistance indéfinie, ne se fatigue pas. Ce fonctionnement tonique est dû à une innervation du sympathique. *b)* Qui donne le tonus vital, et par suite engendre de la force. — *Ex. :* Médicament tonique.

Tonisme, *m.* (τόνος, tension). Terme tombé en désuétude ; employé autrefois par certains auteurs pour désigner le tétanos.

Tonolyse, *f.* (τόνος, tension ; λύσις, libération). Dissolution du sang d'ordre physique, osmotique, résultant de l'action d'un liquide de concentration moléculaire faible ou inférieure à celle de l'hématie.

Tonomètre, *m.* τόνος, tension ; μέτρον, mesure). Appareil destiné à mesurer la pression intra-oculaire.

Tonostatique, *adj.* (τόνος, ton ; *stare*, se tenir debout). Qui est en rapport avec le tonus des muscles squelettiques, qui permettent la station debout.— *Ex.:* Régulation tonostatique.

Tonsillectomie, *f.* (*tonsilla*, amygdale ; ἐκτομή, incision). Ablation des amygdales.

Tonsillite, *f.* (*tonsilla*, amygdale). SYN. : *Amygdalite.* Inflammation des amygdales.

Tonus, *m.* τόνος, tension). SYN. : *Tonicité.* Etat de contractilité propre aux différents tissus musculaires qui composent des organes divers (muscles, artères), sous la dépendance du système nerveux cérébro-spinal et sympathique.

Tonus musculaire, *m.* Contraction des muscles lisses, permanente, inconsciente, exempte de fatigue et de production de chaleur, déterminée par l'innervation sympathique. Par exemple : Muscles sphinctériens, muscles paravertébraux (permettant la statique). Le tonus des muscles striés est dû à l'action d'un élément fondamental du muscle, le sarcoplasme (voir ce mot) et correspond aussi à un métabolisme chimique où interviennent les substances albuminoïdes. Au tonus musculaire dépendant du système sympathique s'ajoute le tonus musculaire dépendant du système cérébro-spinal (moelle, cerveau, cervelet). Ainsi, c'est dans le cervelet que se trouve l'organe essentiel de la régulation tonique des muscles du squelette qui assurent l'équilibre. Des excitations du labyrinthe provoquent une série de réflexes toniques par les fibres vestibulaires qui arrivent au noyau du toit et aux noyaux cérébelleux en passant par les noyaux de Deiters, rouge et de la calotte. Mais il est vraisemblable que l'autonomie de ces deux systèmes nerveux n'est pas parfaite et il existe une série d'influences corticales indéniables sur les actions sympathiques.

Tophacé, *adj.* (τόφος, pierre poreuse). Qui a rapport au tophus. — *Ex. :* Concrétion tophacée.

Tophus, *m.* τόφος, pierre poreuse). Concrétion, sous forme d'urate de soude, d'urate et de phosphate de chaux, se développant dans le tissu cellulaire sous-cutané, au niveau des articulations des orteils, des doigts et au niveau des oreilles, dans la goutte chronique.

Topique, *m.* τόπος, lieu). Médicament qui s'applique sur la peau (pommade, emplâtre, cataplasme).

Topo-agnosie, *f.* τόπος, lieu ; ἀγνοέω, ne pas reconnaître) Perte de la notion topographique. Le malade ne sait plus retrouver son chemin, ni s'orienter même dans un milieu très familier.

Topoalgie, *f.* τόπος, lieu ; ἄλγος, douleur). Douleur que le malade localise toujours à la même région sans qu'il y ait lésion organique périphérique ou centrale correspondante. Elle est fréquente dans les psychopathies, la neurasthénie.

Topophobie, *f.* (τόπος, lieu ; φόβος, crainte). Phobie de lieux rappelant des souvenirs désagréables.

Tormineux, *adj.* (τορευῶ, je tourne). Qui occasionne des torsions et par suite des coliques.

Torpeur, *f.* (*torpor*, engourdissement). État de somnolence, d'apathie des facultés intellectuelles.

Torpide, *adj.* (*torpor*, engourdissement). Qui reste sans progresser. — *Ex.:* Plaie torpide.

Torsion, *f.* (*tordere*, tordre). Action de tordre, d'enrouler sur lui-même. — *Ex.:* Torsion d'un pédicule.

Torticolis, *m.* (*tortum*, tordre; *collum*, cou). Attitude vicieuse de la tête, quelles qu'en soient l'origine et la durée.

Torticolis congénital, *m.* Torticolis dû soit à un arrêt de développement du muscle sterno-cléido-mastoïdien, soit à une lésion nerveuse congénitale. Certains auteurs donnent le nom de torticolis congénital au torticolis obstétrical.

Torticolis mental, *m.* SYN.: *Torticolis-tic.* Obsession motrice que l'on observe chez certains psychopathes.

Torticolis obstétrical, *m.* Torticolis permanent dû à une lésion du sterno-cleido-mastoïdien à la suite du traumatisme obstétrical de l'accouchement.

Torticolis - tic, *m.* Voir SYN.: *Torticolis mental.*

Toucher, *m.* (*toccare*, toucher). Moyen employé en clinique pour faire un diagnostic au niveau des cavités naturelles. Il consiste à introduire l'index ou le médius (toucher digital), la main (toucher manuel) pour apprécier l'état anatomique d'un organe. Le toucher digital se fait dans les affections vagi-no-utérines, rectales, pharyngées, le toucher manuel dans les accouchements.

Tourbillons de Redlich, *m.* (*turbo*, tourbillon). SYN.: *Plaques de Redlich; Sclérose miliaire sous-corticale.* Fibres entre - croisées, fragmentées, très épaisses et très courtes, auxquelles se trouvent mêlées des granulations de volume et de coloration variables et des débris de noyaux plus ou moins reconnaissables. Elles prédominent dans certaines zones du cerveau (lobe temporo-occipital, corne d'Ammon). Elles s'observent dans la maladie d'Alzheimer.

Tour de reins, *m.* (τόρνος, tour). Voir SYN.: *Lumbago traumatique.*

Tourniole, *f.* (τόρευῶ tourner). SYN.: *Panaris péri - unguéal.* Inflammation phlycténoïde suppurée, qui entoure l'ongle, qui en altère la nutrition et quelquefois en provoque la chute.

Tourtereau, *m.* (*turtur*, tourterelle). Dermatite professionnelle des mégissiers au niveau des doigts. Voir SYN.: *Pigeonneau.*

Toux, *f.* (*tussis*, toux). Expiration avec rétrécissement de la glotte. Elle est précédée d'une élévation de la pression dans la trachée et les bronches. Au moment de la toux, l'air comprimé dans le poumon est chassé avec violence vers le pharynx pour expulser les mucosités bronchiques, et produit un bruit caractéristique.

Toux coqueluchoïde, *f.* Toux par quintes simulant les quintes de la coqueluche, mais en différant par l'absence de la reprise, d'expectoration, et quelquefois de vomissements. Elle est due à une compression du nerf pneumogastrique. Elle s'observe dans l'adénopathie trachéo-bronchique.

Toux émétisante, *f.* (*tussis*, toux; ἐμέω, je vomis). Toux survenant à la suite de l'ingestion des aliments et qui en provoque le vomissement. Elle s'observe chez les tuberculeux pulmonaires.

Toux férine, *f.* (*tussis*, toux). Toux rauque, bruyante, creuse, opiniâtre. Elle s'observe dans certaines inflammations du larynx, au cours de la rougeole, par exemple.

Toux utérine, *f.* Toux sèche que l'on observe chez les femmes nerveuses, atteintes de lésions de l'utérus.

Toxalbumine, *f.* (τόξον, poison ; *albumen*, blanc d'œuf). Albumine toxique.

Toxalbumose, *f.* τόξον, poison ; *albumen*, blanc d'œuf). Albumose toxique.

Toxémie, *f.* (τόξον, poison ; αἷμα, sang). Empoisonnement général du sang par les toxines.

Toxémie appendiculaire, *f.* (τοξικόν, poison ; αἷμα, sang). Empoisonnement général du sang par suite de la production de toxines virulentes au niveau d'un appendice malade, dont les signes d'inflammation locale sont quelquefois peu accusés.

Toxémie gravidique, *f.* (τόξον, poison ; αἷμα, sang). Syn.: *Hépato-toxémie gravidique.* Insuffisance hépatique que l'on observe spécialement chez les femmes enceintes envers les toxines produites par l'organisme et en particulier envers celles d'origine alimentaire. Cette insuffisance hépatique est liée vraisemblablement à un trouble de la fonction ovarienne pendant la grossesse. Elle se caractérise

diversement, suivant les prédispositions constitutionnelles du sujet, par des éruptions, de la gingivite, du ptyalisme, des vomissements, des hématémèses, des troubles cardiaques, de l'albuminurie, de l'hydropisie, de l'anémie quelquefois pernicieuse, des convulsions, des psychoses.

Toxicité, *f.* τόξον, poison). Propriété de contenir des poisons qui peuvent être nocifs pour l'organisme.

Toxicologie, *f.* τοξικόν, poison ; λόγος, étude). Étude des poisons qui peuvent se trouver normalement, ou accidentellement, ou criminellement dans l'organisme.

Toxicomanie, *f.* τόξον, poison ; μανία, folie). Tendance impulsive à ingérer des toxiques (éther, morphine, cocaïne, opium, etc.), et créant à la longue un besoin auquel le toxicomane ne peut se soustraire.

Toxicophobie, *f.* τόξον, poison ; φόβος, crainte). Syn.: *Toxophobie.* Crainte obsédante d'être empoisonné.

Toxidermie, *f.* τόξον, poison ; δέρμα, peau). Dermite d'origine toxique. — *Ex.:* Toxidermie bulleuse pemphigoïde (par ingestion d'antipyrine par exemple).

Toxi-infectieux, *adj.* τόξον, poison ; *inficere*, infester). Qui a rapport à l'intoxication et à l'infection de l'organisme. — *Ex.:* Paralysie générale toxi-infectieuse.

Toxine, *f.* (τόξον, poison). Produit de sécrétion des bactéries, déterminant de l'intoxication, de l'empoisonnement de l'organisme avec quelquefois plus de virulence que le microbe lui-même.

Toxinicide, *adj.* (τόξον, poison ; *cædere*, tuer). Qui a la propriété de contre-balancer, de détruire l'effet d'une toxine. — *Ex.:* Sérum toxinicide.

Toxique, *m.* (τοξικὸν, poison). Substance qui par sa composition chimique agit sur les tissus pour en détruire l'organisation anatomique et le fonctionnement physiologique.

Toxithérapie, *f.* (τόξον, poison ; θεραπευω, je soigne). Moyen de thérapeutique dans lequel on emploie certaines toxines.

Toxi-tuberculide, *f.* Voir SYN.: *Tuberculide.*

Toxogénine, *f.* (τόξον, poison ; γεννάω, j'engendre). SYN.: *Sensibilisine.* Modification humorale à la suite d'injection d'une première toxine, encore appelée injection préparante.

Toxoïde, *f.* (τόξον, poison). Produit dérivant de la toxine que l'on obtient à la filtration d'une culture en bouillon vieillie et qui est dépourvu de toute action nocive.

Toxolyse, *f.* (τόξον, poison ; λύσις, libération). Dissolution du sang d'ordre toxique, résultant d'une action véritablement chimique, toxique ou digérante d'un liquide quelconque sur le globule rouge. Par exemple : La phalline en dissolution.

Toxone, *f.* (τόξον, poison). Produit secondaire de sécrétion des bacilles, de peu de virulence, que l'on obtient à la filtration d'une toxine. Il serait la cause des paralysies tardives peu graves.

Toxophobie, *f.* (τόξον, poison ; φόβος, crainte). Voir SYN.: *Toxicophobie.*

Toxoplasma pyrogenes, *m.* Protozoaire, décrit par Castellani, isolé dans le sang de l'homme et du chien, sur le littoral de la mer Noire, et déterminant des crises périodiques de fièvre.

Toxurie, *f.* (τόξον, poison ; οὖρον, urine). *a)* Élimination des toxines par l'urine ; *b)* Ce terme est quelquefois employé comme synonyme d'urémie.

Tracé de Wunderlich, *m.* (*tractus,* trait). Tracé de la courbe typique de la fièvre typhoïde caractérisé : 1° par une période d'oscillations ascendantes ; 2° une période d'oscillations en plateau ; 3° une période d'oscillations descendantes.

Trachéal, *adj.* (τραχεῖα, trachée). Qui a rapport à la trachée. — *Ex.:* Inflammation trachéale.

Trachéite, *f.* (τραχεῖα, trachée). Inflammation aiguë ou chronique de la trachée.

Trachelhématome, *m.* (τράχηλος, cou ; αἷμα, sang). Hématome du cou dans le sterno-cleido-mastoïdien, survenant chez le nouveau-né par suite de manœuvres obstétricales au moment de l'accouchement.

Trachélisme, *m.* (τράχηλος, cou). Contraction spasmodique des muscles du cou (grand et petit complexus).

Trachelopexie ligamentaire, *f.* (τράχηλος, col de l'utérus ; πήγνυμι, coudre). Fixation du col de l'utérus, après résection du corps, aux ligaments larges restants.

Trachélorraphie, *f.* (τράχηλος, col de l'utérus ; ῥαφή, suture). SYN.: *Opération d'Emmet.* Opération consistant à remédier à la déchirure du col après l'accouchement ou aux lésions du museau de tanche, dans la métrite chronique, par l'avivement et la suture des lèvres du col utérin.

Trachéo-bronchite, *f.* (τραχεῖα, trachée ; βρόγχος, bronche). Inflammation de la trachée et des grosses bronches.

Trachéocèle, *f.* (τραχεῖα, trachée ; κήλη, tumeur). SYN.: *Aérocèle ; Goitre aérien ; Goitre vésiculaire ; Bronchocèle.* Hernie de la trachée - poche aérienne en communication avec la trachée. Elle s'observe à la suite de la rupture d'un ou de plusieurs anneaux cartilagineux avec ou sans plaie. A l'état de repos, comme lors de l'examen trachéoscopique, où la respiration est large, la hernie se fait en dedans par l'envahissement des masses musculaires voisines sur la lumière même de la trachée, mais quand le malade fait un effort, la hernie se fait en sens inverse, c'est-à-dire vers le cou, d'où le nom quelquefois donné de goitre aérien.

Trachéofistulisation, *f.* Fistulisation de la trachée pour le traitement des affections des voies respiratoires.

Trachéo - fistulisation, *f.* Introduction dans la trachée, généralement dans la région subcricoïdienne, d'aiguilles courbes ou de canules de tout petit diamètre (2 à 4 millimètres), montées sur plaques, qui sont laissées à demeure (J. Rosenthal) dans le but de déposer dans la trachée et les bronches des médicaments sous forme liquide (huile), gazeuse (oxygène) ou pulvérulente (carbonate de gaïacol).

Trachéoscopie, *f.* (τραχεῖα, trachée ; σκοπεῖν, examiner). Examen direct de la trachée, le plus souvent fait en même temps que celui des grosses bronches, au moyen d'un appareil spécial.

Trachéotomie, *f.* (τραχεῖα, de τραχὺς, rude, épais ; τομή,

section). Opération consistant à inciser la trachée et à introduire par l'orifice une canule métallique, à l'effet de rétablir le cours de la respiration, supprimée par une cause mécanique (fausses membranes laryngées dans le croup, corps étranger).

Trachome, *m.* (τραχύμα, de τραχὺς, rude). SYN.: *Conjonctivite granuleuse.* Conjonctivite chronique, rebelle, des pays chauds. Elle débute dans l'enfance et est caractérisée par des excroissances papillomateuses, des granulations grises, d'aspect gélatiniforme, envahissant la conjonctive des culs-de-sac et du tarse, qui s'épaissit et devient rugueuse. La conjonctive bulbaire est indemne, mais assez souvent le trachome se complique de lésions de la cornée. Quand il guérit, la cicatrisation des granulations trachomateuses détermine de la déformation des paupières avec entropion, ectropion ou symblépharon.

Traitement, *m.* (*tractare*, manier, toucher). Ensemble des soins et des remèdes qu'on emploie pour obtenir la guérison d'une maladie.

Tranchées utérines, *f.* (*transcindere*, couper en travers). Contractions violentes et douloureuses de l'utérus au moment de l'accouchement et après l'expulsion du fœtus, lors de la régression utérine.

Trans (*trans*, à travers). Préfixe qui placé devant le nom d'un organe ou d'une région indique l'idée de traverser cet organe. — *Ex.:* Transpleural : qui traverse la plèvre.

Transfixion, *f.* (*transfixere*, traverser). Procédé de chirurgie opératoire consistant à traverser de part en part les parties molles avec un couteau long d'amputation et à sectionner les tissus de dedans en dehors.

Transforation, *f.* (*transforare*, transpercer). Pénétration, au moyen d'un instrument appelé transforateur, du crâne du fœtus, pour en faire l'extraction avec le basiotribe.

Transfusion, *f.* (*transfundere*, transvaser). Passage d'un liquide d'un organisme dans un autre. — *Ex.:* Transfusion du sang, transfusion de sérum physiologique.

Transfusion blanche, *f.* (*transfundere*, transvaser). Syn. : *Leucothérapie; Pyothérapie.* Transfusion de leucocytes avec leurs ferments pour lutter contre un état infectieux. Par exemple : Injection hypodermique à un septicémique du contenu d'un abcès de fixation fait à un sujet sain et recueilli aseptiquement.

Transfusion du sang, *f.* (*transfundere*, transvaser). Syn.: *Transfusion rouge.* Etat de passage du sang d'un organisme dans un autre organisme en mettant en communication par un dispositif spécial les systèmes vasculaires de ces deux organismes. Depuis 1917, date à laquelle on a trouvé le moyen pratique d'éviter la coaguabilité du sang, sans en modifier les propriétés, ajoutant du citrate, la transfusion ne se fait plus de bras à bras, mais par le procédé ordinaire de l'injection intra-veineuse.

Transfusion rouge, *f.* Voir Syn. : *Transfusion du sang.*

Transitivisme, *m.* Attribution à autrui des phénomènes ressentis par un individu avec projection au dehors de ses propres troubles. Ce phénomène s'observe chez les délirants hallucinatoires.

Transmissibilité, *f.* (*trans*, à travers ; *mittere*, envoyer). Possibilité, pour une maladie, d'être contractée par un sujet sain sous l'influence du contage, de l'ingestion ou de l'inoculation de l'agent cause de la maladie. — *Ex.:* Transmissibilité de la syphilis.

Transpiration, *f.* (*trans*, au delà; *spirare*, exhaler). Sécrétion exagérée de la sueur.

Transplant, *m.* (*trans*, au delà; *plantare*, planter). Voir Syn.: *Greffon.*

Transposition viscérale, *f.* (*transponere*, mettre de l'autre côté). Syn.: *Inversion viscérale.* Situation d'un viscère qui se trouve, par rapport au plan médian du corps, du côté opposé à celui où il devrait se trouver placé normalement. Par exemple: la dextrocardie.

Transsudat, *m.* (*trans*, au delà; *sudare*, suer). Sérosité résultant d'une cause mécanique et qui transsude à travers les vaisseaux.

Transsudation, *f.* (*trans*, au delà; *sudare*, suer). Phénomène physiologique dans lequel de la sérosité passe à travers les vaisseaux.

Transthermie, *f.* (*trans*, à travers ; θερμος, chaleur). Syn.: *Diathermie.* Emploi de la chaleur dégagée par les appareils électriques dans l'intérieur des tissus, en vue d'une action thérapeutique.

Traube (Loi de), *f.* La néphrite interstitielle provoque lentement la dilatation ventriculaire du cœur gauche.

Traube, médecin allemand du milieu du xixe siècle. Voir: *Epreuve de Traube ; Loi de Traube.*

Trauma, *m.* (τραῦμα, blessure). Toute lésion due à l'action d'un agent extérieur.

Traumatique, *adj.* (τραῦμα, blessure). Qui a rapport au trauma ou au traumatisme. — *Ex.:* Lésion traumatique.

Traumatisme, *m.* (τραῦμα, blessure). Réactions locales et générales déterminées par un trauma.

Traumatopnée, *f.* (τραῦμα, blessure ; πνέω, je respire). Dyspnée d'origine traumatique, dans le cas de pénétration d'air libre dans la cavité pleurale, à la suite de plaie thoracique.

Travail, *m.* (*trabs*, poutre). *Obst.* Ensemble des phénomènes que l'on observe du côté de la mère, du côté du fœtus et de ses annexes et qui aboutissent à l'expulsion du fœtus (Ribemont - Dessaignes et Lepage).

Trélat, chirurgien français du milieu et de la fin du XIXe siècle. Voir : *Crachats rectaux de Trélat.*

Tremblement, *m.* (*tremere*, trembler). Oscillations uniformes, rythmiques, de faible amplitude, qui déplacent involontairement un ou plusieurs segments du corps (Meige). Le tremblement peut porter sur les fibrilles musculaires et porter le nom de trémulations ; quand il s'exerce sur un segment du corps, on le désigne sous le nom d'instabilité musculaire.

Tremblement intentionnel, *m.* SYN. : *Tremblement de la sclérose en plaques.* Tremblement qui s'exagère à l'idée de l'exécution d'un acte. Il s'observe dans la sclérose en plaques.

Tremblement paludéen, *m.* Tremblement symétrique, quelquefois plus accentué d'un côté que de l'autre, caractérisé dans les formes atténuées par une trémulation verticale des doigts et dans les formes intenses par une trémulation du poignet, de l'avant-bras, du bras et même de la langue, du thorax et de la tête. Ce tremblement dont l'intensité est variable, suivant les jours, présente en moyenne 8 ou 10 oscillations à la seconde, s'exagère dans les mouvements intentionnels. Il paraît dû à une toxi-infection paludique, il diminue après l'accès. Il ne doit pas être confondu avec le tremblement provoqué par l'absorption de la quinine.

Tremblement vibratoire, *m.* Tremblement généralisé à tout le corps, menu et rapide, persistant au repos. Il s'observe mieux au palper qu'à la vue. C'est le tremblement de la maladie de Basedow.

Trémophobie, *f.* (τρέμω, je tremble ; φόβος, effroi, peur). Crainte obsédante de trembler. Elle s'observe chez les névropathes atteints de tremblements essentiels.

Trémulation, *f.* (*tremulare*, trembler). Tremblement à caractère fin, de peu d'amplitude, ne déplaçant pas les segments de membres, ne s'exerçant que dans les fibrilles musculaires. — *Ex.:* Trémulations fibrillaires de la langue.

Trémulothérapie, *f.* (*tremulus*, tremblement; θεραπεία, traitement). Voir SYN.: *Massage vibratoire.*

Trépanation, *f.* (τρύπανον, trépan). Opération chirurgicale consistant à réséquer les tables de la boîte crânienne ou à enlever un segment d'os au moyen de fraises, de couronnes de trépan, de ciseaux ou de gouges.

Trépané, *subst.* et *adj.* (τρύπανον, trépan). Qui a subi une trépanation. — *Ex.:* *a)* Individu trépané; *b)* Os trépané.

Trépidation épileptique, *f.* (*trepidus,* agité). Syn. : *Epilepsie spinale; Clonus du pied.* Série de secousses répétées des muscles de la jambe que l'on provoque par le redressement brusque de la plante du pied qui oscille à chaque contraction musculaire d'une façon saccadée et rythmique.

Trépied vital, *m.* (τρεῖς, trois; πούς pied; *vita,* vie). Le cerveau, le cœur, les poumons sont, d'après Bichat, les trois organes essentiels à la vie.

Tréponema mucosum, *m.* Un des tréponèmes trouvés dans le pus de la pyorrhée alvéolaire, auquel on attribue un certain rôle dans la production de la fétidité du pus.

Tréponema pallidum, *m.* Agent pathogène de la syphilis. Voir Syn. : *Spirochæta pallida.*

Tréponème, *m.* (*treponema,* tréponème). Ce terme employé seul est synonyme de tréponema pallidum.

Tréponémique, *adj.* Qui a rapport au tréponème. — *Ex. :* Poussée tréponémique cérébrale.

Triade de Hammond, *f.* Voir: *Athétose.*

Triade d'Hutchinson, *f.* Ensemble des symptômes oculaires, dentaires et auditifs observés dans l'hérédo-syphilis. Elle comprend: 1° la kératite interstitielle ; 2° des malformations dentaires (Voir *Dent de Hutchinson*) ; 3° la surdité. On peut y ajouter un quatrième symptôme: l'hydarthrose indolore (Voir *Pseudotumeur blanche syphilitique*).

Tribadisme, *m.* (τρίβω, je frotte) Syn. : *Onanisme féminin.* Inversion sexuelle chez la femme, homosexualité par frottement mutuel des organes génitaux externes.

Tricéphale, *adj.* (τρεῖς, trois; κεφαλή, tête). Qui présente trois têtes.

Trichauxis, *m.* (θρίξ, poil; αὔξις, augmentation). Syn. : *Hypertrichose.* Développement exagéré du système pileux.

Trichiasis, *m.* (θρίξ, poil). Syn.: *Trichosis.* Direction vicieuse des cils qui vont en arrière et irritent la conjonctive et la cornée.

Trichiasis caronculaire, *m.* (θρίξ, poil). Développement anormal des poils de la caroncule oculaire.

Trichine, *f.* (τρίχινος, mince comme un cheveu). *Trichina spirales.* Petit ver de la famille des nématodes, cylindroconique; la femelle, longue de 3 à 4 millimètres, est ovovivipare. Il vit à l'état larvaire, sous forme enkystée, dans la viande de porc. Mis en liberté sous l'influence du suc gastrique de l'estomac de l'homme, il occasionne la trichinose.

Trichinose, *f.* (τρίχινος, mince comme un cheveu). Maladie de l'homme occasionnée par la pénétration de nombreuses trichines dans les muscles striés (diaphragme, muscles du cou, de l'œil, cœur, bras, jambes). La trichinose se contracte par l'ingestion de viande de porc mal cuite, contenant des trichines (voir ce mot).

Trichobezoar, *m.* (θρίξ, poil). Tumeur pileuse de l'estomac. Voir Syn.: *Egagropile.*

Trichocéphale, *m.* (θρίξ, poil ; κεφαλή, tête). Petit ver nématode, parasite de la dernière partie de l'intestin grêle et du cæcum, où il enfonce sa tête dans la muqueuse, occasionnant de la diarrhée jaunâtre avec ou sans poussées fébriles.

Trichocéphalose, *f.* (θρίξ, poil ; κεφαλή, tête). Variété d'entérite due au trichocéphale.

Trichoclastie, *f.* θρίξ. poil ; κλάζω, je casse). Tic consistant à casser les poils de la barbe, des cheveux ou des sourcils avec les ongles.

Trichoglossie, *f.* θρίξ, poil ; γλῶσσα, langue). Hypertrophie des papilles linguales donnant à la langue un aspect hérissé.

Tricholoma tigrineux, *m.* Champignon toxique.

Trichoma, *f.* θρίξ, poil). Voir Syn.: *Plique*.

Trichomanie, *f.* θρίξ, poil ; μανία, excitation). Voir Syn. : *Trichotillomanie*.

Trichomonas intestinalis, *m.* Protozoaire flagellé plus ou moins piriforme, long de 10 à 15 μ, présentant trois flagelles à l'avant, une à l'arrière. Le protoplasme contient de nombreuses vacuoles alimentaires avec présence de bactéries. Il habite généralement le gros intestin, mais on l'a trouvé dans l'intestin grêle, l'estomac, les poumons et la bouche. Il vit aussi en parasite dans l'intestin de nombreux animaux.

Trichomonase intestinale. *f.* Colo-rectite muqueuse, dysentériforme ou hémorragique, déterminée par le trichomonas intestinalis. Elle a tendance à devenir chronique. Elle s'observe associée souvent à la dysenterie amibienne.

Trichomycose noueuse, *f.* (θρίξ, poil ; μύκης, champignon). Syn.: *Piedra*. Mycose caractérisée par des nouures au niveau des poils, formées par les spores des champignons parasites.

Trichophobie, *f.* θρίξ, poil ; φόβος, crainte). Phobie des poils.

Trichophytie circinée noire, *f.* Trichophytie des parties glabres de la peau, observée chez les gens de couleur.

Trichophytie, *f.* θρίξ. poil ; φυτόν, plante). Maladie cutanée parasitaire due à un trichophyton.

Trichophytie cutanée, *f.* Syn.: *Herpès circiné*. Maladie parasitaire due à un trichophyton et localisée aux parties glabres de la peau : elle a le plus souvent l'aspect en cocarde, circiné.

Trichophytoïde, *adj.* θρίξ. poil ; φυτόν, plante ; εἶδος, ressemblance). Qui a l'aspect ou qui est de même nature que la trichophytie.

Trichophyton, *m.* θρίξ. poil ; φυτόν, plante). Champignon parasite dont les variétés sont nombreuses : T. endothorax, néoendothorax, ectothrix, à petites et grosses spores, agent des teignes.

Trichoptilose, *f.* θρίξ. poil ; πτίλον, plume). Maladie de la barbe et des cheveux due à un petit bacille sporulé dans laquelle le poil sec se fend à son extrémité sur une étendue plus ou moins grande.

Trichorrexie noueuse, *f.* θρίξ, poil ; ῥήγνυσθαι, rompre). Syn. : *Trichorrhexis*. Maladie du cheveu et des poils de la barbe, de nature bactérienne, caractérisée par des petits renflements grisâtres au niveau desquels le poil se casse à la moindre traction. A la cassure, le poil se divise et forme comme un pinceau.

Trichorrexis, *m.* (θρίξ, poil; ῥήγνυσθαι, rompre). Voir SYN.: *Trichorrexie.*

Trichosis, *m.* θρίξ, τρίχός, poil). SYN.: *Trichiasis.* Implantation vicieuse des cils qui poussent en dedans et irritent continuellement la conjonctive.

Trichosporie, *f.* poil; (θρίξ, σπορά. spore). SYN.: *Piedra.* Maladie du cheveu, caractérisée par une série de petites nodosités dures, pierreuses, étagées le·long du cheveu, formées par une agglomération de champignons parasites du genre trichosporum.

Trichosporum, *m.* Champignon parasite du poil, dont les variétés (T. giganteum, T. Hortai) déterminent les piedras.

Trichotillomanie, *f.* (θρίξ. poil; τίλλομαι, j'arrache; μανία, excitation). SYN.: *Trichomanie.* Obsession morbide consistant à s'arracher les poils sur une partie du corps.

Tricipital, *adj.* (tres, trois; caput, chef). Qui a trois chefs, qui a rapport au triceps. — *Ex.:* Atrophie tricipitale.

Tricrote, *adj.* (τρεῖς, trois; κρότος, battement). Qui a trois battements. — *Ex.:* Pouls tricrote.

Tricuspide, *adj.* (tres, trois; cuspis, pointe). Qui a trois pointes comme un triangle.— *Ex.:* Orifice tricuspide.

Tricuspidien, *adj.* (tres, trois; cuspis, pointe). Qui a rapport à l'orifice tricuspide du cœur. — *Ex.:* Insuffisance tricuspidienne.

Trigéminé, *adj.* (tri, trois; geminatus, double). *Pouls trigéminé:* Pouls présentant trois battements séparés de trois autres battements par un intervalle assez long et revenant périodiquement.

Trigémino - occipital, *adj.* Qui a rapport à la région du nerf trijumeau et à celle de l'occiput. — *Ex. :* Irritation trigémino - occipitale (voir ce mot).

Trijumeau, *m.* Voir : *Névralgie du trijumeau.*

Trilobé, *adj.* (tres, trois; lobus, lobe). Qui a trois lobes. — *Ex.:* Poumon trilobé.

Triorchide, *m.* (tres, trois; ὄρχις, testicule). Individu porteur de trois testicules.

Triplégie, *f.* (τρεῖς, trois; πλήσσειν, frapper). Paralysie de trois membres.

Trismus, *m.* (τρίζω, je grince des dents). Contracture des muscles masticateurs de cause fort variable (abcès dentaire, arthrite. temporo - maxillaire, tétanos, méningite).

Trismus mental, *m.* (τρίζω, je grince des dents; mens, esprit). Tic des muscles masticateurs, en particulier des masséters, qui se contractent à l'occasion de certains actes. Par exemple : L'impossibilité de parler avec possibilité de chanter.

Trochantérite, *f.* Ostéite du grand trochanter. — *Ex.:* Trochantérite tuberculeuse.

Trochocéphalie, *f.* (τροχός, rond ; κεφαλή, tête). Forme ronde de la boîte cranienne.

Troisier, médecin français contemporain. Voir: *Ganglion de Troisier.*

Trombidium holosericum, *m.* SYN.: *Aoûtat; Rouget.* Acare donnant une larve rouge, connue sous le nom de rouget ou de lepte automnal, qui se fixe sous la peau et produit de petites papules extrêmement prurigineuses, guérissant en une semaine. Parasite de l'homme et des animaux.

Trombidiose, *f.* Dermatose déterminée par le thrombidium holosericum ou rouget (voir ce mot).

Tronculaire, *adj.* (*troncus*, tronc). Qui a rapport au tronc d'un organe, d'un vaisseau. — *Ex.* : Lymphangite tronculaire.

Trophique, *adj.* (τροφή, nourriture). Qui a rapport à la nutrition. — *Ex.* : Troubles trophiques.

Trophœdème, *m.* (τροφή, nourriture ; οἴδημα, gonflement). SYN. : *OEdème nerveux; Maladie de Quincke*. OEdème blanc, dur, indolore, segmentaire ; il peut être aigu ou chronique. Dans ce dernier cas, il est souvent héréditaire, familial.

Trophœdème familial, *m.* SYN. : *Eléphantiasis nostras ; Pseudo-éléphantiasis neuro-arthritique ; OEdème rhumatismal chronique*. OEdème segmentaire, le plus souvent chronique, survenant chez les membres d'une même famille de souche arthritique.

Trophonévrose, *f.* (τροφή, nourriture ; νεῦρον, nerf). Atrophie consécutive à une lésion d'un nerf.

Trophonévrose faciale ou **de Romberg**, *f.* (τροφή, nourriture). Voir SYN. : *Hémiatrophie faciale*.

Trophonévrotique, *adj.* (τροφή, nourriture ; νεῦρον, nerf). SYN. : *Névrotrophique*. Qui a rapport à des troubles de la nutrition d'origine nerveuse.

Trophonose, *f.* (τροφή, nourriture). Toute maladie occasionnée par des troubles de la nutrition.

Tropisme, *m.* (τρέπω, je tourne). Propriété que possède un corps de réagir en présence d'un autre corps dans le sens de l'affinité ou de la répulsivité, suivant les influences attractives ou répulsives que possèdent les corps mis en présence.

Tropique, *adj.* (τρέπω, je tourne). Qui a de l'affinité ou de la répulsivité, une attraction spécifique pour... — *Ex.* : Pouvoir tropique d'un germe, d'un bacille.

Trou déchiré postérieur, *m.* Voir : *Syndrome du trou déchiré postérieur*.

Trousseau, médecin français du milieu du XIXᵉ siècle. Voir : *Signe de Trousseau ; Raie de Trousseau*.

Trypanosome, *m.* (τρύπανον, filière ; σῶμα, corps). Protozoaire flagellé, qui lui permet de se mouvoir rapidement dans le liquide céphalo-rachidien des individus contaminés. Agent de la maladie du sommeil.

Trypanosomiase, *f.* (τρύπανον, filière ; σῶμα, corps). Voir SYN. : *Maladie du sommeil*.

Trypsine, *f.* Ferment digestif pancréatique dont l'action se fait sentir au niveau de l'intestin grêle. Il dissout l'albumine, est soluble dans l'eau, insoluble dans l'alcool.

Trypsique, *adj.* Qui contient, qui est à base de trypsine.

Tryptoplane, *f.* Acide aminé indispensable pour l'accomplissement des fonctions vitales; produit de décomposition des matières azotées apportées à l'organisme par les aliments.

Tsé-tsé, *f.* SYN. : *Glossina palpalis*. Mouche de l'Afrique équatoriale qui inocule le trypanosome à l'homme, occasionnant la maladie du sommeil.

Tubage, *m.* (*tubus*, tube). Opération consistant à introduire un tube métallique dans le larynx, afin de permettre le cours de la respiration chez un enfant atteint de croup, à la période d'asphyxie.

Tubage, *m.* (*tubus*, tuyau). Opération consistant à introduire dans l'estomac, par la bouche et l'œsophage, un tube en caoutchouc, destiné soit à vider l'estomac (tubage évacuateur), soit à alimenter le malade (tubo-gavage).

Tubaire, *adj.* (*tuba*, trompe). 1° Qui sonne à la façon d'une trompe. — *Ex.:* Respiration tubaire. 2° Qui rappelle la forme d'une trompe. — *Ex.:* Grossesse tubaire : grossesse existant dans la trompe, organe annexe de l'utérus.

Tubercule anatomique, *m.* (*tuberculum*, petite tumeur). Petite lésion tuberculeuse au niveau de la peau, à la suite d'une inoculation directe, le plus souvent par un bistouri, au cours d'une autopsie. Le siège le plus fréquent est la main gauche.

Tubercule de Carabelli, *m.* (*tuberculum*, petite saillie). Cuspide surnuméraire située sur la face palatine de la première molaire permanente supérieure. Ce tubercule est placé au-dessous du collet de la dent et reste appendu dans le vide. Il s'observe chez les membres d'une même famille. Certains auteurs ont voulu en faire, à tort, un signe d'hérédo-syphilis.

Tubercule de Willan, *m.* Nodule de 1 à 4 millimètres profondément enchâssé dans le derme, apparaissant sous l'épiderme aminci comme un grain de mil jaune-rougeâtre, rappelant le sucre d'orge et contenant le bacille de Koch. Il est bien mis en évidence par le signe de la vitropression (voir ce mot).

Tubercule lupique, *m.* Voir SYN.: *Tubercule de Willan*.

Tubercule miliaire, *m.* Petite granulation de nature tuberculeuse de 1 à 3 millimètres (grosseur d'un grain de mil), dure, qui se transforme en substance caséeuse au cours de son évolution.

Tuberculeux, *adj.* Qui est atteint de tuberculose, qui a rapport à la tuberculose. — *Ex.:* Synovite tuberculeuse.

Tuberculide, *f.* Tuberculose cutanée atténuée dont les réactions à la tuberculine sont inconstantes, qui ne présente pas la structure folliculaire typique, qui, inoculée au cobaye, ne le tuberculise pas toujours. Le type de la tuberculide est le lupus erythémateux.

Tuberculine, *f.* Préparation thérapeutique obtenue par divers procédés variant suivant les auteurs dont le principe général consiste à cultiver le bacille de Koch dans un milieu approprié (bouillon), à stériliser et à conserver dans un extrait glycériné.

Tuberculine, *f.* Poison sécrété par le bacille de Koch et qui se répand dans l'organisme (poison diffusible). Il existe aussi un autre poison adhérent au corps bacillaire et qui, pour certains auteurs, serait la cause de l'action locale pathologique.

Tuberculinisation, *f.* Etat d'un organisme subissant l'intoxication par les toxines du bacille de Koch.

Tuberculino - diagnostic, *m.* Diagnostic de la tuberculose au moyen de procédés de laboratoire : cuti-réaction, intra - dermo - réaction, rhino - réaction, ophtalmo - réaction, auriculo - réaction (voir ces mots).

Tuberculino - thérapie. *f.* Procédé qui consiste à injecter des tuberculines atténuées par des procédés de laboratoire, dans un but thérapeutique.

Tuberculisant. *adj.* Qui occasionne, prédispose à contracter la tuberculose. — *Ex.:* Grippe tuberculisante.

Tuberculisation, *f.* État d'un organe ou d'un tissu en voie de subir l'infection tuberculeuse. — *Ex.:* Tuberculisation du rein.

Tuberculome. *m.* Tumeur déterminée par un tubercule. Elle varie de la grosseur d'un petit pois à celle d'un œuf de poule, se développe aux dépens des tissus qui la contiennent, où elle se forme une cavité. Elle s'énuclée en général facilement. Son contenu est de coloration et de consistance fort variables. — *Ex.:* Tuberculome du cerveau, du myocarde.

Tuberculose, *f.* Maladie occasionnée par le bacille de Koch, pouvant affecter tous les organes isolément ou simultanément. — *Ex.:* *Tuberculose pulmonaire.*

Tuberculose aiguë, *f.* Voir SYN.: *Phtisie aiguë; Granulie.*

Tuberculose ano - rectale. *f.* Elle se manifeste sous plusieurs formes : 1° Lupus de l'anus, caractérisé par des ulcérations serpigineuses à bords minces, à fond granuleux, atone; 2° Ulcérations tuberculeuses (voir ce mot) à bords décollés ou à forme verruqueuse avec croûtes et sillons suintants et ulcérés.

Tuberculose chronique, *f.* Forme habituelle de tuberculose qui évolue lentement. Ce terme s'oppose à celui de tuberculose aiguë.

Tuberculose cutanée. *f.* Localisation du bacille de Koch dans la peau. Voir : *Lupus; Tubercule de Willan.*

Tuberculose fibreuse, *f.* Forme de tuberculose évoluant vers la transformation fibreuse, scléreuse des tissus, pouvant aboutir à la guérison.

Tuberculose miliaire aiguë. *f.* Voir SYN.: *Granulie.*

Tuberculose pleuro - pulmonaire, *f.* Tuberculose localisée à la plèvre et au poumon sous-jacent.

Tubéreux. *adj. tuberosus,* qui est renflé. Qui est renflé uniformément ou parsemé de petits renflements. *Ex.:* Choroïdite tubéreuse.

Tubo - ovarite. *f.* *tuba,* trompe : ὠόρον, petit œuf. SYN.: *Salpingo-ovarite.* Inflammation de la trompe et de l'ovaire.

Tubo-tympanite. *f.* *tuba,* trompe : τύμπανον, tambour. Inflammation de la trompe d'Eustache et du tympan.

Tubulhématie. *f. tubulus,* αἷμα, sang. SYN.: *Ictère noir; Maladie bronzée hémotique; Maladie de Winckel.* Maladie du nouveau-né caractérisée par un ictère foncé avec hématurie, convulsions, diarrhée bilieuse. Le sang est poisseux, couleur sépia ; les globules rouges diminués et altérés. Le rein présente des foyers hémorragiques. La mort est rapide (cinq jours en moyenne) dans l'hypothermie et le coma. Cette infection est souvent en relation avec l'infection puerpérale.

Tuméfaction. *f. tumor,* tumeur : *facere,* faire. Gonflement d'un tissu, d'un organe. *Ex.:* Tuméfaction osseuse.

Tuméfaction trouble, *f.* Gonflement séreux ou albumineux de la cellule, premier stade de sa dégénérescence.

Tuméfié, *adj.* Qui a rapport à la tuméfaction. — *Ex.*: Œil tuméfié.

Tumescence, *f.* (*tumescere*, s'enfler). Gonflement, enflure.

Tumescent, *adj.* (*tumescere*, s'enfler). Qui se gonfle, qui s'enfle. — *Ex.*: Organe tumescent.

Tumeur, *f.* (*tumor*, tumeur). Toute grosseur anormale d'un organe déterminée par une prolifération pathologique du tissu ou d'une partie des tissus qui le compose.

Tumeur blanche, *f.* (*tumor*, de *tumescere*, s'enfler). Tuberculose ostéo-articulaire. Dénomination impropre.

Tumeur de l'ombilic d'origine diverticulaire, *f.* Voir SYN.: *Omphalome*.

Tumeur de Gubler, *f.* Expression impropre. Elle sert à désigner la forme que prend le poignet au cours de la paralysie saturnine.

Tumeur embryoïde, *f.* Tumeur d'origine embryonnaire, développée aux dépens des feuillets blastodermiques. Elle se trouve le plus souvent incluse dans les glandes génitales (ovaire, testicule).

Tumeur érectile, *f.* Voir SYN.: *Angiome*.

Tumeur érectile pulsatile, *f.* Voir SYN.: *Anévrysme cirsoïde*.

Tumeur perlée de Cruveilhier, *f.* Petite tumeur localisée dans les ventricules cérébraux et le canal médullaire, donnant lieu à des symptômes différents suivant leur localisation.

Turgescent, *adj.* (*turgescere*, gonfler). SYN.: *Turgide*. Qui augmente de volume par

stase veineuse. — *Ex.*: Organe turgescent.

Turgide, *adj.* (*turgidus*, enflé). SYN.: *Turgescent*.

Tussiculation, *f.* (*tussis*, toux, avec diminutif *culus*). Petite toux sèche.

Tylosis, *m.* (τύλος, durillon, callosité). Déformation du bord libre des paupières qui, dans la blépharite chronique, se durcit en s'éversant, formant ectropion.

Tympanisme, *m.* (τύμπανον, tambour). Etat de l'abdomen distendu par des gaz, qui donne une sonorité exagérée à la percussion du ventre.

Tympanite, *f.* (τύμπανον, tambour). Ballonnement du ventre avec sonorité de l'abdomen à la percussion, dû à l'accumulation des gaz dans l'intestin.

Tympanite, *f.* (τύμπανον, tambour). Inflammation du tympan et par suite de la caisse du tympan (otite moyenne).

Tympanite hystérique, *f.* (τύμπανον, tambour). Distension et sonorité de l'estomac et de l'intestin reconnues à la vue et à la percussion chez les hystériques ou tiqueurs aérophages.

Typhique, *adj.* (τῦφος, stupeur). Qui a rapport au typhus, à la fièvre typhoïde. — *Ex.*: Infection typhique.

Typhlectasie, *f.* (τυφλὸς, aveugle, cæcum ; ἔκτασις, dilatation). Dilatation du cæcum.

Typhlite, *f.* (τυφλὸς, aveugle). Inflammation chronique du cæcum, caractérisée par de la fièvre, des douleurs localisées, le « boudin cæcal » (voir ce mot), pouvant déterminer de la stercorémie et des accidents toxiques graves, de l'obstruction intestinale ou simuler l'appendicite. La constipation et la diarrhée, dans l'intervalle des crises, alternent le plus souvent.

Typhlocolite, *f.* (τυφλὸς, cæcum ; κῶλον, côlon). Inflammation du cæcum et du côlon.

Typhlographie, *f.* (τυφλὸς, aveugle ; γράφειν, écrire). Écriture d'aveugles.

Typhlomégalie, *f.* (τυφλὸς, cæcum ; μέγας, grand). Dilatation du cæcum, le plus souvent d'origine alimentaire.

Typhlostomie, *f.* (τυφλὸς, cæcum ; στόμα, bouche). Entérostomie latérale, anus artificiel qui ne doit être que temporaire, au niveau du cæcum.

Typhobacillose, *f.* (τῦφος, stupeur ; *bacillus*, bâtonnet, bacille). Bacillose évoluant rapidement avec les symptômes aigus de la fièvre typhoïde qui restent au premier plan et font croire à une infection éberthienne.

Typhoïde, *adj.* (τῦφος, stupeur ; εἶδος, ressemblance). Qui ressemble au typhus par certains caractères cliniques. — *Ex.:* Fièvre typhoïde.

Typhoïdique, *adj.* (τῦφος, stupeur ; εἶδος, ressemblance). Qui a rapport à la fièvre typhoïde. — *Ex.:* Symptômes typhoïdiques.

Typho - malaria, *f.* (τῦφος, stupeur ; *malaria*, malaria). Paludisme réveillé à l'occasion d'une affection typhoïde.

Typhomanie, *f.* (τῦφος, stupeur ; μανία, agitation). Délire avec stupeur et agitation au cours de la fièvre typhoïde.

Typho - psychose, *f.* (τῦφος, hébété ; ψυχή, esprit). Voir SYN. : *Cérébro-typhus ; Méningite typhique.*

Typho - uro - réaction, *f.* (τῦφος, stupeur ; οὖρον, urine ; *reagere*, réagir). Réaction au point d'inoculation avec de l'urine contenant des bacilles d'Eberth.

Typhovaccination, *f.* (τῦφος, stupeur ; *vacca*, vache). Vaccination contre la fièvre typhoïde.

Typhus, *m.* (τῦφος, stupeur). Terme employé dans des maladies dont l'étiologie est fort différente mais dont l'un des symptômes les plus importants est l'état de prostration, d'abattement, de stupeur.

Typhus abdominal, *m.* (τῦφος, stupeur). Voir SYN. : *Fièvre typhoïde.*

Typhus amaril, *m.* Voir SYN. : *Fièvre jaune.*

Typhus ambulatoire, *m.* (τῦφος, stupeur ; *ambulare*, se promener). Forme ambulatoire de la fièvre typhoïde : celle où le malade, au début, sort, vaque à ses affaires, dans l'ignorance de sa maladie, dont les symptômes sont très atténués, ne se traduisant le plus souvent que par un peu de lassitude.

Typhus cérébro - spinal, *m.* Terme impropre employé par quelques auteurs pour désigner la méningite cérébrospinale épidémique.

Typhus des armées, *m.* Voir SYN. : *Typhus exanthématique.*

Typhus des camps, *m.* Voir SYN. : *Typhus exanthématique.*

Typhus de famine, *m.* Voir SYN. : *Typhus exanthématique.* Ainsi nommé parce qu'il s'observe dans la population pauvre, malpropre, atteinte de vermine et anémiée par la famine ou les privations.

Typhus exanthématique, *m.* SYN.: *Typhus des armées; Typhus des camps ; Typhus de famine; Typhus de Hildenbrand.* Maladie infectieuse à virus invisible, sévissant le plus habituellement pendant l'hiver, transmise par le pou de corps (pediculus vestimenti) (voir ce mot), caractérisée par la brusquerie du début avec fièvre à 40°, 40°,5 sans rémission matinale sensible, petitesse et faiblesse du pouls à 110 ou 120, congestion de toutes les muqueuses : conjonctivale, buccale (énanthème) avec présence de 5 à 15 taches rouges de 1 à 3 centimètres de diamètre, irrégulières, sur la muqueuse du palais. L'exanthème pétéchial apparaît du 2e au 5e jour. Les phénomènes cérébraux (stupeur, anxiété, hébétude) sont intenses dès le début. Les phénomènes nerveux (tremblements aux mains, à la langue, aux lèvres, aux mâchoires) sont accusés. Les réflexes cutanés (abdominal, crémastérien) sont abolis. Dans les formes frustes, le diagnostic se fait par l'inoculation au cobaye.

Typhus hépatique, *m.* SYN. : *Maladie de Mathieu.* Terme impropre dont certains auteurs se sont servi pour désigner l'ictère grave fébrile à rechute.

Typhus ictéroïde, *m.* Voir SYN. : *Fièvre jaune.*

Typhus pétéchial, *m.* Voir SYN. : *Typhus.*

Typhus récurrent, *m.* SYN. : *Fièvre récurrente.* Maladie contagieuse, endémique, dans l'Inde et la Chine, due au spirille d'Obermeier, caractérisée par un début avec accès de fièvre intense, splénomégalie, ictère vers le 3e jour, albumine dans les urines. La fin de l'accès, qui dure 5 à 7 jours, s'annonce par une sécrétion sudorale intense. En général, au bout de 5 à 14 jours, survient un deuxième accès, quelquefois un troisième. Il est souvent confondu avec le paludisme ou la fièvre jaune.

Typhus traumatique, *m.* Voir SYN. : *Pourriture d'hôpital.*

Tyrannisme, *m.* (τύραννος, tyran). Voir SYN : *Sadisme.*

Tyrosino-réaction, *f.* La tyrosino - réaction appliquée aux crachats est le plus souvent positive dans la tuberculose pulmonaire et les bronchites chroniques avec dilatation bronchique, à cause de la stagnation du pus dans les bronches et le peu de mucus des sécrétions. Elle est négative dans les bronchites aiguës et certaines bronchites chroniques.

Tyrotoxine, *f.* (τυρός, fromage ; τόξον, poison). Poison étudié par Vaughan et rencontré dans le lait et les fromages pourris.

U

Uhthoff (médecin autrichien contemporain). Voir : *Signe de Uhthoff*.

Ulcération, *f.* (*ulcus*, ulcère). Plaie qui n'a pas de tendance à la cicatrisation et qui, au contraire, s'accroît sur ses bords et en profondeur.

Ulcère, *m.* (*ulcus*, ulcère). Toute perte de substance consécutive à une plaie qui n'a aucune tendance à la cicatrisation. — *Ex.:* Ulcère du pylore; Ulcère de la jambe.

Ulcère calleux, *m.* Variété d'ulcère que l'on observe à l'estomac.

Ulcère de l'estomac, *m.* SYN. : *Ulcère rond de l'estomas; Maladie de Cruveilhier.* Ulcère siégeant au niveau de la muqueuse gastrique, caractérisé par une perte de substance, de forme généralement ronde, avec douleurs vives, hématémèses et une hypersécrétion de suc gastrique.

Ulcère lymphogranulomateux de la peau. *m.* SYN. : *Maladie de Hogdkin.*

Ulcère rond (de l'estomac). *m.* SYN. : *Ulcus rotundum; Maladie de Cruveilhier; Ulcère de l'estomac.*

Ulcère traumatique. *m.* Ulcère survenant à la suite d'une blessure perforante ou d'une contusion du tube digestif. L'ulcère traumatique survenant au cours du travail, du fait d'une simple contusion, donne lieu à des procès, en raison de son apparition souvent tardive. — *Ex.:* Ulcère traumatique de l'estomac.

Ulcère de Soemish. *m.* Ulcère infectieux de la cornée.

Ulcère variqueux. *m.* Ulcère de jambe, occasionné et entretenu par le mauvais état des vaisseaux et, en particulier, par les varices du membre ulcéré.

Ulcère vénérien adénogène. *m.* SYN. : *Quatrième maladie vénérienne; Lymphogranulome.* Petite ulcération arrondie des organes génitaux, de nature encore indéterminée, qui n'est ni tuberculeuse, ni syphilitique, ni chancrelleuse, et qui provoque une adénite inguinale inflammatoire, torpide. Cette inflammation ganglionnaire peut se propager à la peau qui devient épaisse, infiltrée, adhérente aux plans profonds. La suppuration peut s'établir et la peau se perce de plusieurs pertuis et se troue comme une écumoire.

Ulcéré, *adj.* (*ulcus*, ulcère). Qui appartient à l'ulcère, qui a les caractères spécifiques de l'ulcère. — *Ex.:* Plaie ulcérée.

Ulcéreux, *adj.* (*ulcus*, ulcère). Qui a rapport à l'ulcération. — *Ex.:* Plaie ulcéreuse.

Ulcéro-cancer. *m.* Cancer succédant à une ulcération.

Il s'observe fréquemment à l'estomac.

Ulcus, *m.* (*ulcus*, ulcère). Voir SYN. : *Ulcère*. — *Ex.:* Ulcus gastrique.

Ulcus rotundum, *m.* Voir SYN. : *Ulcère de l'estomac*.

Ulérythème centrifuge, *m.* (οὐλή, cicatrice; ἐρύθημα, rougeur). Décrit par Kaposi et Unna. Voir SYN. : *Lupus érythémateux*.

Ulérythème ophryogène, *m.* (οὐλή, cicatrice; ἐρύθημα, rougeur; ὀφρύς, sourcil). Kératose pilaire de la face.

Uligineux, *adj.* (*uligo*, humidité de la terre). Humide.

Ultimum moriens. Qui meurt en dernier. Ce terme s'applique à l'oreillette droite qui serait la dernière partie du cœur à mourir, le cœur étant le dernier organe à cesser de fonctionner avant la mort complète.

Ultra-microscope, *m.* Appareil condensateur parabolique à fond noir, dont les combinaisons optiques permettent de voir, non seulement les éléments microscopiques, mais encore les objets ou particules ultra-microscopiques, avec leur forme et leurs mouvements propres, tels qu'ils sont dans la nature, c'est-à-dire vivants (Gastou). Les grossissements microscopiques se mesurent par $\mu\mu$ ou millionième de millimètre.

Unciforme, *adj.* (*uncus*, crochu; *forma*, forme). Qui a la forme d'un crochet, qui est crochu.

Uncinariose, *f.* Voir SYN.: *Ankylostomiase*. Maladie due à l'uncinaria duodenalis.

Unguéal, *adj.* (*unguis*, ongle). Qui a rapport à l'ongle.

Unipolaire, *adj.* (*unus*, un; πόλος, pôle). *Elect.* Qui a rapport à un seul pôle. Voir : *Méthode unipolaire*.

Univitellin, *adj.* (*unus*, un; *vitellus*, œuf). Qui appartient à un seul œuf. — *Ex.:* Jumeaux univitellins.

Unna, médecin allemand contemporain. Voir : *Dermatose de Unna*.

Unverricht. Voir : *Maladie de Unverricht ou Myoclonie familiale*.

Uranisme, *m.* (οὐρανός, ciel). SYN. : *Homosexualité*. Perversion sexuelle caractérisée par une inversion du penchant sexuel, une inclination amoureuse pour les personnes du même sexe. C'est une anomalie plus psychique qu'impulsive. Elle s'associe au fétichisme, au sadisme.

Uraniste, *m.* (οὐρανός, ciel). Individu atteint d'uranisme.

Uranoplastie, *f.* (οὐρανός, palais; πλάσσειν, faire). Restauration chirurgicale des malformations de la voûte palatine.

Urano-staphylorraphie, *f.* (οὐρανός, palais; σταφύλη, luette; ῥαφή, suture). Variété d'uranoplastie.

Uréique, *adj.* (οὖρ, urée). Qui a rapport à l'urée. — *Ex.:* Constante uréique.

Urémie, *f.* (οὖρον, urine; αἷμα, sang). Auto-intoxication par suite de l'insuffisance ou de l'arrêt de la fonction rénale.

Uréogénique, *adj.* (οὖρ, urée; γεννάω, j'engendre). Qui a rapport à l'urée sécrétée. — *Ex.:* Coefficient uréogénique.

Uréomètre, *m.* (οὖρ, urée; μέτρον, mesure). Appareil destiné à mesurer la quantité d'urée contenue dans l'urine.

Uréopoiétique, *adj.* (οὖρ,

urée ; ποίειν, faire). Qui a rapport à la fabrication de l'urée. — *Ex.:* Fonction uréopoiétique.

Urétérectomie, *f.* (οὐρητήρ, uretère ; ἐκτομή, excision). Résection de l'uretère.

Urétérite, *f.* (οὐρητήρ, uretère). Inflammation aiguë ou chronique de l'uretère.

Urétéro-colostomie, *f.* (οὐρητήρ, uretère ; κῶλον, côlon ; στόμα, bouche). Abouchement de l'uretère dans le côlon transverse.

Urétéro-cysto-néostomie, *f.* (οὐρητήρ, uretère ; κύστις, vessie ; νέος, nouveau ; στόμα, bouche). Opération chirurgicale consistant à aboucher l'uretère dans la vessie en un autre point que l'abouchement normal.

Urétéro - entérostomie, *f.* (οὐρητήρ, uretère ; ἔντερον, intestin ; στόμα, bouche). Abouchement de l'uretère dans l'intestin.

Urétéro-pyélo-néostomie, *f.* (οὐρητήρ, uretère ; πύελος, bassinet ; νέος, nouveau ; στόμα, bouche). Opération chirurgicale consistant à aboucher l'uretère dans le bassinet.

Urétéro-pyélo-néphrite, *f.* (οὐρητήρ, uretère ; πύελος, bassinet ; νεφρός, rein). Inflammation du rein, du bassinet et de l'uretère.

Urétéroraphie, *f.* (οὐρητήρ, uretère ; ῥαφή, suture). Suture d'un uretère.

Urétéro - sigmoïdostomie, *f.* (οὐρητήρ, uretère ; Σ, anse sigmoïde ; στόμα, bouche). Abouchement de l'uretère dans l'anse sigmoïde du côlon.

Urétérostomie, *f.* (οὐρητήρ, uretère ; στόμα, bouche). *Chir.* Établissement d'une fistule permanente sur un uretère que l'on amène à la peau.

Urétérotomie, *f.* (οὐρητήρ, uretère ; τομή, incision). Incision d'un uretère.

Urétralgie, *f.* (οὐρήθρα, urètre ; ἄλγος, douleur). Douleur au niveau du canal de l'urètre.

Urétrectomie, *f.* (οὐρήθρα, urètre ; ἐκτομή, excision). Résection de l'urètre.

Urétrite, *f.* (οὐρήθρα, urètre). Inflammation aiguë ou chronique de la muqueuse du canal de l'urètre. — *Ex.:* Urétrite blennorragique.

Urétrocèle, *f.* (οὐρήθρα, urètre ; κήλη, hernie). Hernie de l'urètre par dilatation du canal, formant une tumeur d'un volume variant d'un pois à un œuf de pigeon, qui plonge dans le vagin.

Urétrocystite, *f.* (οὐρήθρα, urètre ; κύστις, vessie). Inflammation de la portion postérieure de l'urètre et du col de la vessie.

Urétroplastie, *f.* (οὐρήθρα, urètre ; πλάσσειν, faire). Opération de restauration de l'urètre, à la suite de déchirure traumatique ou de malformation congénitale (épispadias, hypospadias).

Urétrorragie, *f.* (οὐρήθρα, urètre ; ῥήγνυμι, je romps). Hémorragie du canal de l'urètre.

Urétrorrhaphie, *f.* (οὐρήθρα, urètre ; ῥαφή, suture). Suture du canal de l'urètre.

Urétroscope, *f.* (οὐρήθρα, urètre ; σκοπεῖν, regarder). Appareil à lumière réfléchie qui permet d'examiner la muqueuse de l'urètre et celle de la vessie.

Urétroscopie, *f.* (οὐρήθρα, urètre ; σκοπεῖν, examiner). Mode d'examen de l'urètre au moyen d'appareil à lumière réfléchie ou urétroscope.

Urétrosténie, *f.* (οὐρήθρα, urètre ; στενῶσις, resserrement). Rétrécissement du canal de l'urètre.

Urétrostomie, *f.* (οὐρήθρα, urètre ; στόμα, bouche). *Chir.* Etablissement d'une fistule permanente sur le canal de l'urètre.

Urétrotomie, *f.* (οὐρήθρα, urètre ; τομή, incision). Section de l'urètre. Elle se fait à la suite de rétrécissement de ce canal, soit par la voie interne (urétrotomie interne), soit par la voie externe, de dehors en dedans (urétrotomie externe).

Uricémie, *f.* (οὖρον, urine ; αἶμα, sang). Présence d'acide urique en excès dans le sang.

Uridrose, *f.* (οὖρον, urine ; ἱδρώς, sueur). Sueur jaunâtre visqueuse, caractérisée par l'apparition, après son évaporation, de petits cristaux blanchâtres, poussiéreux, placés au niveau des pores de la peau et de la base des poils, principalement à la face, qui rappelle l'aspect du givre ou de la poussière de farine. Elle s'observe chez les urémiques, à la période agonique.

Urinaire, *adj.* (οὖρον, urine). SYN. : *Urineuse*. Qui a rapport aux urines ou à l'appareil urinaire. — *Ex.* : Infection urinaire.

Urine, *f.* (οὖρον, urine). Voir : *Incontinence d'urine ; Rétention d'urine ; Infiltration d'urine.*

Urine jumenteuse, *f.* Urine qui a l'aspect trouble de l'urine du cheval.

Urinémie, *f.* (οὖρον, urine ; αἶμα, sang). Rétention dans le sang de certains éléments de l'urine, qui ne s'éliminent plus par les reins, déterminant l'urémie.

Urineux, *adj.* (οὖρον, urine). SYN. : *Urinaire*. Qui a rapport aux urines. — *Ex.* : Fièvre urineuse.

Urinophobie, *f.* (οὐρεῖν, uriner ; φόβος, crainte). Phobie de la miction.

Urino-réaction, *f.* (οὖρον, urine ; *reagere*, réagir). Procédé employé dans la sémiologie d'une maladie, consistant à injecter de l'urine d'un sujet dans le derme pour voir si elle détermine une réaction. — *Ex.* : Urino-réaction de la syphilis.

Urobiline, *f.* (οὖρον, urine ; *bila*, bile). Poudre rouge-foncée, amorphe, soluble dans l'eau et l'alcool, qui est extraite de l'urine. C'est une transformation de l'hémoglobine, due au mauvais fonctionnement de la cellule hépatique. On la décèle dans l'urine par le procédé de Riva au chlorure de zinc commercial. Voir : *Réaction de Riva*.

Urobiline fécale, *f.* Voir SYN. : *Stercobiline*.

Urobilinogène, *m.* (urobiline ; γεννάω, j'engendre). Pigment très voisin de l'urobiline, qui n'existe que dans l'urine très fraîche et qui se transforme rapidement en urobiline.

Urobilinurie, *f.* (urobiline ; οὐρεῖν, uriner). Emission d'urine contenant de l'urobiline. Elle s'observe dans les cas de dyshépatie, l'urobiline étant le pigment du foie malade.

Urocèle, *f.* (οὖρον, urine ; κήλη, hernie). Infiltration de l'urine dans les bourses et le scrotum.

Urochrome, *m.* (οὖρον, urine ; χρῶμα, couleur). SYN. : *Uroxanthine ; Urophréine*.

Pigment jaune caractéristique de l'urine.

Uroculture, *f.* (οὖρον, urine ; *colere*, cultiver). Culture des bacilles contenus dans l'urine. Elle se fait surtout dans les maladies typhoïdes. Un procédé fort simple consiste à déposer au fond d'un verre stérile où urinera le malade, 0,5 à 0,8 centimètres cubes de solution de vert malachite au 1/200. Cette quantité est calculée pour une miction ordinaire. L'urine est ensuite mise à l'étuve à 37° ; à part le pyocyanique qui s'y développe quelquefois, les B. typhiques et paratyphiques A et B y poussent à l'état de pureté et seuls.

Urodiérétère, *m.* (οὖρον, urine ; διαιρεω, je sépare). Appareil destiné à recueillir séparément l'urine sécrétée par chaque rein.

Uroérythrine, *f.* (οὖρον, urine ; ἐρυθρός, rouge). SYN. : *Urosacine ; Acide rosacique ; Urohématine ; Uroroséine ; Purpurine.* Substance rouge brique qui colore souvent les sédiments d'urates chez les arthritiques et les cirrhotiques. Produit d'oxydation de l'urobiline, son apparition précède souvent dans l'urine celle de l'urobiline et des pigments biliaires.

Uroglaucine, *f.* (οὖρον, urine ; γλαυκὸς, glauque). Bleu d'indigo, résultant de l'oxydation de l'indican.

Urohématine, *f.* (οὖρον, urine ; αἷμα, sang). Voir SYN.: *Uroérythrine.*

Uro-intradermo-réaction, *f.* (οὖρον, urine ; *intra*, en dedans ; δέρμα, peau). Injection d'urine dans le derme, déterminant, si le sujet est malade, une réaction locale. Elle se recherche dans la tuberculose.

Urologie, *f.* (οὖρον, urine ; λόγος, étude). Étude des affections des voies urinaires.

Uromèle, *m.* (οὖρα, queue ; μέλος, membre). Monstre dont les deux membres inférieurs sont soudés et rappellent plus ou moins la forme de la queue d'une sirène. Ils peuvent être terminés par un pied généralement difforme.

Uromètre, *m.* (οὖρον, urine ; μέτρον, mesure). Appareil servant à mesurer la densité de l'urine.

Uronéphrose, *f.* (οὖρον, urine ; νεφρός, rein) SYN. : *Hydronéphrose.* Rétention d'urine au niveau du bassinet et du rein. Elle s'observe dans le rein mobile, la lithiase rénale, les traumatismes lombaires.

Urophréine, *f.* Voir SYN. : *Urochrome.*

Uropoièse, *f.* (οὖρον, urine ; ποίησις, production). Sécrétion urinaire.

Uropoiétique, *adj.* (οὖρον, urine ; ποιητικος, qui produit). Qui produit la sécrétion de l'urine. — *Ex.:* Médicament uropoiétique.

Uropyonéphrose, *f.* (οὖρον, urine ; πύον, pus ; νεφρός, rein). Dilatation du bassinet par de l'urine contenant du pus.

Uroroséine, *f.* Voir SYN. : *Uroérythrine.*

Urosacine, *f.* Voir SYN. : *Uroérythrine.*

Uroscopie, *f.* (οὖρον, urine ; σκοπεῖν, regarder). Examen des urines dans un but de diagnostic.

Urothérapie, *f.* (οὖρον, urine ; θεραπευω, je soigne). Traitement des maladies des voies urinaires.

Urotoxie, *f.* (οὖρον, urine ; τόξον, poison). Rapport entre la quantité d'urine injectée à un animal et le poids de cet animal, pour amener la mort : d'où l'on déduit la dose mortelle pour un kilogramme.

Urotoxique, *adj.* (οὖρον, urine ; τόξον, poison). Qui a rapport à l'urotoxie. — *Ex.:* Coefficient urotoxique.

Uroxanthine, *f.* (οὖρον, urine ; ξανθός, jaune). Voir SYN. : *Urochrome*.

Urrhodine, *f.* Rouge d'indigo, résultant de l'oxydation de l'indican.

Urticaire, *f.* (*urtica*, ortie ; au figuré, démangeaison). Eruption caractérisée par la production plus ou moins rapide d'élevures rosées, parfois blanches, analogues aux piqûres d'orties, s'accompagnant de démangeaisons. L'urticaire d'origine alimentaire, d'après les conceptions pathogéniques les plus récentes, représente une forme d'accidents anaphylactiques, et est due à des troubles vaso-moteurs accompagnés d'infiltration œdémateuse.

Urticarien, *adj.* (*urtica*, ortie). Qui a rapport à l'urticaire. — *Ex.:* Eruption urticarienne.

Ururosacine, *f.* Voir SYN. : *Uroérythrine*.

Utéralgie, *f.* (*uterus*, utérus ; ἄλγος, douleur). Douleur névralgique de l'utérus.

Utérin, *f.* (*uterus*, utérus). Qui a trait à l'utérus. — *Ex.:* Syndrome utérin.

Utérus, *m.* (*uterus*, utérus). Voir : *Antéflexion; Antéversion; Inversion; Latéroflexion; Latéro-version; Prolapsus; Régression; Rétroflexion de l'utérus.*

Uvéite, *f.* (*uva*, raisin). Inflammation de la membrane de l'œil : l'uvée.

Vaccin, *m.* (*vacca*, vache). Préparation de laboratoire dont le principe actif essentiel est constitué par des microbes accompagnés de leurs toxines ou par ces toxines seules. Pour obtenir un vaccin, on prend des cultures microbiennes pures dont on détruit la vitalité en les stérilisant par différents procédés. On met les microbes tués ou atténués dans un liquide (eau, huile, glycérine). Le vaccin a surtout un but préventif.

Vaccin antityphique, *m.* Vaccin préparé avec des bacilles d'Eberth, tués préalablement par la chaleur, d'après des techniques différentes suivant les auteurs (Vincent, Chantemesse), il est destiné à immuniser contre la fièvre typhoïde l'individu qui reçoit le vaccin.

Vaccin de Delbet, *m.* Vaccin employé dans la thérapeutique des infections à bacilles pyogènes.

Vaccin de Wright, *m.* Emulsion préparée avec les microbes tués préalablement par la chaleur.

Vaccin mixte, *m.* Vaccin formé de plusieurs vaccins soit de la même espèce (vaccin mixte polyvalent, vaccin T A B), soit d'espèces différentes (vaccins mixtes monovalents, antityphique et anticholérique).

Vaccin polyvalent, *m.* Vaccin préparé avec plusieurs variétés de microbes pathogènes de même espèce et qui immunise en même temps contre plusieurs maladies différentes occasionnées par les microbes entrant dans le vaccin. — *Ex.:* Vaccin polyvalent T A B.

Vaccin sensibilisé, *m.* Vaccin dont les microbes sont mis en contact pendant un certain temps avec le sérum d'un animal immunisé antérieurement contre ce même microbe.

Vaccin T A B, *m.* Abréviation désignant un vaccin polyvalent qui s'emploie contre T = la fièvre typhoïde, A = la fièvre paratyphoïde A, et B = la fièvre paratyphoïde B.

Vaccinal, *adj.* (*vacca*, vache). Qui a rapport à la vaccination. — *Ex.:* Eruption vaccinale.

Vaccination, *f.* (*vacca*, vache). Inoculation sous-cutanée d'un vaccin. Son siège varie suivant le vaccin injecté, au bras ou à la cuisse pour la vaccination antivariolique, dans la région sus-épineuse pour la vaccination antityphoïdique.

Vaccine, *f.* (*vacca*, vache). Maladie contagieuse de la vache, localisée le plus souvent au pis de cet animal, qui se transmet à l'homme et à certains animaux (cheval) par inoculation au niveau d'une érosion de la peau.

Vaccinelle, *f.* (*vacca*, vache). Fausse vaccine.

Vaccinide, *f.* (*vacca*, vache). Éruption de pustules ou de simples placards rougeâtres à la suite de la vaccination jennerienne. L'éruption peut être généralisée sur tout le corps ou localisée au point d'inoculation.

Vaccinoïde, *f.* (*vacca*, vache; εἶδος, forme). Fausse vaccine, caractérisée par une éruption presque semblable à celle de la vaccine. Elle s'observe chez les sujets déjà vaccinés antérieurement.

Vaccinophylaxie, *f.* (*vacca*, vache; φύλασσειν, protéger). Prophylaxie d'une maladie contagieuse par l'inoculation d'un vaccin. — *Ex.:* Vaccinophylaxie antityphoïdique.

Vaccinothérapie, *f.* (*vacca*, vache; θεραπευω, je soigne). Syn. : *Bactériothérapie*. Méthode thérapeutique consistant à traiter une infection par l'injection de microbes atténués, causes de cette infection, ce qui permet à l'organisme de produire des anticorps.

Vagabondage, *m.* (*vagari*, errer). Forme de dromomanie ayant pour caractère d'être un état habituel, permanent, et pouvant s'accompagner ou non de troubles parallèles de la personnalité. Elle s'observe chez les dégénérés.

Vaginal, *adj.* (*vagina*, gaine, fourreau). 1° Qui a rapport au vagin. — *Ex.:* Injection vaginale. 2° Qui a la forme d'une gaine. — *Ex.* : Tunique vaginale du testicule.

Vaginalite, *f.* (*vagina*, gaine). Syn. : *Hydrocèle; Hydrocèle vaginale*. Inflammation aiguë ou chronique de la séreuse vaginale du testicule.

Vaginisme, *m.* (*vagina*, vagin). Hyperesthésie réflexe douloureuse de la muqueuse vaginale qui se traduit par une contracture du sphincter vulvaire à l'entrée du vagin et par une contracture du constricteur du vagin et du releveur de l'anus à sa partie moyenne et supérieure. Le vaginisme rend le coït très douloureux, souvent impossible. Il est souvent occasionné par une lésion locale: fissure, vulvo-vaginite, déchirure de l'hymen.

Vaginite, *f.* (*vagina*, vagin). Inflammation aiguë ou chronique du vagin. Elle s'observe le plus souvent dans la blennorragie.

Vaginite granuleuse, *f.* Inflammation de la muqueuse vaginale caractérisée par des granulations plus ou moins saillantes, rugueuses, dues en général à la blennorragie. Elle s'accompagne d'écoulement épais, abondant, qui irrite l'épiderme vulvaire et même celui des cuisses.

Vaginodynie, *f.* (*vagina*, vagin; ὀδύνη, douleur). Douleur avec paroxysmes fréquents au cours du vaginisme.

Vagino-fixation, *f.* (*vagina*, vagin; *fixare*, fixer). Fixation de l'utérus au vagin.

Vagino-réaction, *f.* Application sur la muqueuse vaginale d'une solution de tuberculine dans un but de diagnostic.

Vaginoscope, *m.* (*vagina*, vagin; σκοπεῖν, examiner). Syn.: *Métroscope*. Stéthoscope avec tube à caoutchouc que l'on introduit dans le vagin pour ausculter le segment inférieur de l'utérus gravide.

Vagissement, *m.* Premiers cris poussés par l'enfant qui vient de naître.

Vago - sympathique, *adj.* (*vagus*, de *viagor*, je pousse avec force; σύν, avec; πάθειν, souffrir). Qui est sous la dépendance du nerf pneumogastrique et du système sympathique. — *Ex.:* Excitation vago-sympathique.

Vagotomie, *f.* (*vagus*, vague; τομή, section). Section du nerf pneumogastrique ou nerf vague.

Vagotonie, *f.* (*vagus*, vague; τόνος, tension). Hyperexcitation du nerf pneumogastrique.

Vairon, *adj.* (*varius*, varié). Qui est de coloration différente. — *Ex.:* OEil vairon.

Valgus, *adj.* Qui est dévié en dehors. — *Ex.:* Hallux valgus.

Valleix, médecin français du milieu du XIXᵉ siècle. Voir : *Points de Valleix.*

Valsava, médecin italien de la fin du XVIIᵉ et commencement du XVIIIᵉ siècle. Voir : *Epreuve de Valsava.*

Valvulaire, *adj.* (*valva*, valve). Qui a rapport aux valvules du cœur. — *Ex.:* Affection valvulaire.

Valvulite, *f.* (*valvula*, petite valve). Inflammation des valvules du cœur.

Vampirisme, *m.* Voir SYN.: *Nécrophilie.*

Van Huevel, accoucheur belge du milieu du XIXᵉ siècle. Voir : *Manœuvre de Van Huevel.*

Vanillisme, *m.* (*vanilla*, vanille). Intoxication par l'ingestion de vanille, caractérisée par du prurit, une éruption papuleuse, de la céphalée, des vertiges.

Varice, *f.* (*varix*, varice). Dilatation permanente des veines dont les tuniques sont atteintes de lésions anatomopathologiques.

Varice anévrysmale, *f.* Voir SYN.: *Phlébartérie; Anévrysme artérioso-veineux.*

Varice artérielle, *f.* Voir SYN.: *Anévrysme cirsoïde.*

Varice lymphatique, *f.* Voir SYN.: *Lymphangiectasie.*

Varicelle, *f.* SYN. : *Petite vérole volante; Vérolette.* Maladie infectieuse, contagieuse, caractérisée par une éruption par poussées de petites bulles, contenant un liquide transparent. Ces bulles s'ombiliquent, le liquide devient purulent, les éléments se dessèchent en formant des croûtelles brunâtres qui tombent sans laisser de trace cicatricielle, à moins qu'elles ne soient arrachées violemment. La maladie s'observe plus exclusivement chez les enfants; elle est presque toujours bénigne. Parfois on observe de l'albuminurie passagère.

Varicocèle, *m.* (*varix*, varice; κήλη, tumeur). Dilatation de veines variqueuses formant des paquets vasculaires de formes et de dimensions variables. Ce terme employé seul s'applique généralement au varicocèle funiculaire du cordon spermatique.

Varicocèle funiculaire, *m.* (*varix*, varice; κήλη, tumeur; *funiculum*, cordon). Varices du cordon spermatique.

Varicocèle orbitaire, *m.* (*varix*, varice; κήλη, tumeur; *orbita*, orbite). Dilatation des veines de l'orbite déterminant de l'exophtalmie intermittente, qui apparaît quand le malade baisse la tête. Généralement unilatéral, le varicocèle peut être congénital, mais le plus souvent il s'observe chez la femme, à la suite de la grossesse, de troubles utérins, et chez l'homme, à la suite de traumatisme ou d'effort.

Variole des moutons, *f.* (*varius*, tacheté). Voir Syn. : *Clavelée*.

Variole, *f.* (*varius*, tacheté). Syn. : *Petite vérole ; Picote.* Maladie infectieuse, contagieuse, épidémique, dont l'incubation varie de 7 à 15 jours. Elle est caractérisée au début par de la fièvre (41°), des fissures, de la rachialgie, de la céphalalgie, des rashs passagers de formes variables (morbilleux, ortiés, érysipélateux). La période éruptive est caractérisée par la chute de la fièvre et la cessation des phénomènes généraux avec l'apparition de l'exanthème à la face, autour des cavités naturelles, pour gagner le tronc et se terminer aux membres inférieurs. L'éruption apparaît d'abord sous forme de macules, puis de pustules, de vésicules, et enfin de pustules qui se troublent, s'ombiliquent avant de se dessécher. L'éruption cutanée est accompagnée d'un énanthème des muqueuses du nez, de la bouche, du pharynx, du larynx. Sa durée est de 5 jours. Les pustules suppurent, la fièvre remonte à 39° ou 40°, les phénomènes généraux se manifestent à nouveau pendant 4 ou 5 jours. Apparaît la période de dessiccation, qui dure 15 ou 20 jours. Les pustules s'ombiliquent, se recouvrent d'une croûte jaune-noirâtre, épaisse, qui laissent, si on les arrache, une cicatrice indélébile.

Variolique, *adj.* (*varius*, tacheté). Qui a rapport à la variole. — *Ex.:* Pustule variolique.

Varioliforme, *adj.* (*varius*, tacheté; *forma*, forme). Qui a l'aspect de la variole.

Variolisation, *f.* (*varius*, tacheté). Inoculation du virus de la variole, de façon à provoquer cette maladie atténuée qui immunise par la suite le sujet inoculé.

Varioloïde, *f.* (*varius*, tacheté ; εἶδος, forme, ressemblance). Variole bénigne dont les vésicules n'arrivent pas jusqu'à la suppuration et dont la fièvre n'est que passagère. La varioloïde peut occasionner par contagion une variole grave. Elle évolue entre 10 et 15 jours.

Variolo-vaccin, *m* (*varius*, tacheté; *vacca*, vache). Vaccin préparé avec le contenu des pustules d'un varioleux et qu'on inocule à des sujets sains dans un but préventif.

Variot, médecin français contemporain. Voir : *Maladie de Variot.*

Variqueux, *adj.* (*varix*, varice). Qui a rapport aux varices. — *Ex.:* Eczéma variqueux.

Varus, *adj.* Qui est dévié en dedans. — *Ex.:* Pied bot varus.

Vascularisation, *f.* (*vasculum*, petit vaisseau). Développement normal ou exagéré des vaisseaux d'un organe.

Vascularite, *f.* (*vasculum*, vaisseau). Inflammation des vaisseaux d'un organe.

Vasectomie, *f.* (*vas*, canal; ἐκτομή, excision). Résection des canaux déférents.

Vaselinome, *m.* (vaseline). Tumeur du tissu sous-cutané consécutive à des injections d'huile camphrée ou de tout autre corps gras.

Vaso-constricteur, *adj.* (*vas*, vaisseau; *constrictare*, resserre). Qui resserre le calibre des vaisseaux. — *Ex.:* Médicament vaso-constricteur.

Vaso-dilatateur, *adj.* (*vas*, vaisseau ; *dilatare*, dilater). Qui produit la dilatation du calibre des vaisseaux. — *Ex.:* Médicament vaso-dilatateur.

Vaso-moteur, *adj.* (*vas*, vaisseau ; *movere*, mouvoir). Qui produit des mouvements de dilatation ou de constriction du calibre des vaisseaux. — *Ex. :* Troubles vaso-moteurs.

Vaso-paralytique, *adj.* (*vas*, vaisseau ; παραλύειν, relâcher). Qui produit la paralysie des vaisseaux. — *Ex.:* Troubles paralytiques.

Vasotripsie, *f.* (*vas*, vaisseau ; τρίβω, j'écrase). Voir Syn.: *Angiotripsie*.

Vaso-vésiculectomie, *f.* (*vas*, vaisseau ; *vesicula*, vésicule ; ἐκτομή, excision). Voir Syn.: *Spermatocystectomie*.

Vectation, *f.* (*vehere*, porter). Fait d'être porté (en voiture, en chemin de fer, en automobile, à cheval). — *Ex. :* Exercices de vectation.

Végétarisme, *m.* (*vegetare*, donner de la vigueur). Méthode alimentaire basée sur l'emploi des seuls végétaux.

Végétation, *f.* (*vegetare*, donner de la vigueur). Toute production anormale de l'épiderme ou d'une muqueuse qui fait saillie sur les tissus voisins.

Végétations anales, *f.* Papillomes formant de petites masses de forme irrégulière, grenues, pédiculées, développées aux dépens du derme. Elles apparaissent à la suite d'écoulements ano-rectal, vaginal, ou chez certains individus porteurs de verrues aux mains qui se contaminent par grattage.

Végétations adénoïdes, *f.* (*vegetare*, croître ; ὀδήν, glande). Hypertrophie du tissu adénoïde du pharynx et de l'arrière-nez formant d'énormes granulations ou végétations capables d'obstruer l'arrière cavité des fosses nasales et d'arrêter la respiration. Affection des enfants lymphatiques avec ou sans scrofule. Rare chez l'adulte.

Vélamenteux, *adj.* (*velamen*, voile ; par extension, membrane). Qui a rapport aux membranes, aux enveloppes. — *Ex. :* Insertion vélamenteuse.

Vélo-palatin, *adj.* (*velum*, voile ; *palatus*, palais). Qui a rapport au voile du palais. — *Ex. :* Brièveté vélo-palatine congénitale.

Velvétique, *adj.* (*velvet*, en anglais: velours). Velouté, qui a l'aspect du velours — Voir: *État velvétique de Redfern*.

Vénéneux, *adj.* (*venenum*, venin). Qui contient du poison. — *Ex.:* Plante vénéneuse.

Vénénosité, *f.* (*venenum*, venin). Accumulation de poison dans une substance. — *Ex.:* Vénénosité d'une plante.

Vénéréologie, *f.* (*Venus*, Vénus ; λόγος, étude). Étude des maladies de l'appareil génital.

Vénérien, *adj.* (*Venus*, *Veneris*, Vénus). Qui a rapport aux organes génitaux; le plus souvent synonyme de syphilitique. — *Ex.:* Maladie vénérienne.

Venimeux, *adj.* (*venenum*, poison). Qui contient du venin. — *Ex. :* Morsure venimeuse.

Vent d'obus, *m.* Syn.: *Vent de boulet*. Déplacement de l'air sous l'influence d'un obus, produisant des phénomènes de compression et de décompression atmosphérique capables de déterminer de la commotion cérébrale avec ou sans hémorragie corticale, ou de la commotion labyrinthique avec lésions de l'oreille interne, amenant la surdité plus ou moins complète.

Venter pendulus, *m.* Voir Syn.: *Ventre en besace.*

Ventilation, *f.* (*ventilare,* exposer au vent). Syn.: *Aération.* Action de renouveler l'air.

Ventre (Gros) (*venter,* ventre). Voir: *Gros ventre.*

Ventre de batracien, *m.* Forme que prend le ventre d'un malade atteint d'ascite non cloisonnée, et qui se modifie, comme celui du batracien, suivant la position que prend le malade, par déplacement du liquide abdominal.

Ventre de bois, *m.* Ventre météorisé, dur (rappelant la dureté du bois), hyperesthésique (la peau ne supporte pas le moindre effleurage). Il s'observe dans la péritonite.

Ventre en bateau, *m.* Ventre présentant la concavité de la coque d'un bateau, les bords étant figurés par les côtes et les os iliaques, le centre, au niveau de l'ombilic, étant très déprimé. Il s'observe dans les affections méningées (méningite tuberculeuse) et intestinales (coliques de plomb).

Ventre en besace, *m.* Syn.: *Venter pendulus.* Ventre d'une femme enceinte dont l'utérus gravide antéversé vient buter contre la paroi abdominale relâchée, basculer sur la symphyse pubienne pour tomber sur les cuisses.

Ventre en obusier, *m.* Ventre d'une femme enceinte dont l'utérus gravide vient buter contre la paroi abdominale résistante et lui donner une forme rappelant celle de l'obus.

Ventre en tablier, *m.* Ventre dont la paroi abdominale flasque, relâchée et chargée d'une couche adipeuse exagérée, retombe sur la face antérieure des cuisses à la façon d'un tablier.

Ventriculite, *f.* (*ventriculum,* petit ventre). Syn.: *Méningite partielle.* Inflammation aiguë d'un ventricule du cerveau. Elle s'observe dans la méningite cérébro-spinale cloisonnée.

Ventriculographie, *f.* (*ventriculum,* petit ventre; γράφειν, écrire). Examen des ventricules du cerveau permettant la localisation des tumeurs cérébrales au moyen de la radiographie du crâne après injection d'air dans les ventricules.

Ventro-fixation, *f.* (*venter,* ventre ; *fixare,* fixer). Voir Syn. : *Hysteropexie abdominale.*

Ventroscopie, *f.* (*venter,* ventre ; σκοπεῖν, examiner). Examen direct de la cavité abdominale au moyen d'une ampoule électrique, au cours de la laparotomie.

Ver de Cayor, *m.* (*vermis,* ver). Larve de l'ochromyor anthropophaga de la famille des muscides, insectes diptères cuticoles. Elle se rencontre au Sénégal et est inoculée sous la peau par la femelle de la mouche dont l'organe génital est pourvu d'un perforateur. Cette larve, longue d'un centimètre, blanchâtre, est formée de neuf anneaux : elle entraîne la production d'un bouton furonculeux.

Ver de Guinée, *m.* Voir Syn.: *Filaire de Médine.*

Ver macaque, *m.* Larve de la dermatobia noxalis, de la famille des Œstrides, insectes diptères cuticoles. Elle se rencontre dans l'Amérique centrale et est inoculée sous la peau par la mouche femelle. Cette larve, longue de 2 à 3 centimètres, blanchâtre, est piriforme. Elle détermine une petite tumeur sous la peau, qui s'ouvre spontanément au bout de quelques mois, quand la larve se métamorphose.

Ver vésiculaire, *m.* Voir Syn.: *Echinocoque.*

Verbigération. *f.* (*verbum,* verbe ; *gerere,* porter). Flot de paroles plus ou moins incohérentes, débité par un aliéné au cours d'une période d'excitation.

Verdet, *m.* Syn. : *Penicillum glaucum.* Champignon parasite du maïs, susceptible d'occasionner des troubles gastriques et cérébraux. Il se trouve dans la farine de maïs que l'on mélange assez souvent à la farine de froment.

Verge palmée, *f.* (*virga,* petite baguette, verge). Malformation de la verge, dans laquelle la face inférieure du pénis est soudée au scrotum par une bande cutanée.

Vergeture, *f.* (*verga,* verge ; qui est occasionné par des coups de verge). Plaque blanc-nacrée indélébile de la peau, de dimension fort variable, due à la rupture du tissu élastique du derme à la suite de distension de ce tissu, par suite d'une croissance anormale (suite de fièvre typhoïde), d'un embonpoint exagéré rapide (suite de grossesse), de tractions cutanées anormalement intenses et répétées, comme elles s'observent dans certaines professions (boulanger, forgeron).

Vermien, *adj.* (*vermis,* ver). Qui a rapport au vermis du cervelet. — *Ex.:* Atrophie vermienne.

Vermiforme, *adj.* (*vermis,* ver : *forma,* forme). Qui a la forme d'un ver. — *Ex.:* Caillot vermiforme.

Vermifuge, *adj.* (*vermis,* ver : *fuga,* fuite). Qui provoque l'expulsion des vers parasites de l'intestin. — *Ex. :* Poudre vermifuge.

Vermineux, *adj.* (*vermis,* ver). Qui est dû à la présence de vers, ou qui contient des vers. — *Ex.:* Maladie vermineuse, ulcère vermineux.

Vermiotte, *f.* (*vermis,* ver). Filament vermicellé que l'on fait sourdre par la pression des ulcérations du cancroïde de la face et qui est constitué par des productions cornées.

Vernix caseosa, *m.* Enduit gras formé de sécrétion sébacée et de cellules épithéliales, recouvrant la peau du fœtus à la naissance.

Vérole, *f.* (*varius,* varié, corruption de variole). Voir Syn.: *Syphilis.*

Vérole volante, *f.* Syn. : *Varicelle.*

Vérolette, *f.* Syn.: *Varicelle.*

Verrue, *f.* (*verruca,* verrue). Syn.: *Poireau* (terme populaire). Petite tumeur cutanée, papillomateuse, saillante, sensiblement ronde, siégeant en particulier à la face dorsale des doigts, de la main et du poignet, contagieuse, inoculable.

Verruga, *f.* (esp.: *verruga,* verrue). Syn.: *Maladie de Carrion ; Fièvre de la Oroya.* Maladie infectieuse localisée aux Andes péruviennes, caractérisée au début par des symptômes généraux : fièvre, douleurs articulaires, anémie avec souffles cardiaques et vasculaires, hypertrophie de la rate, du foie, des ganglions lymphatiques. Puis apparaît une éruption de verrues miliaires et nucléaires d'aspect varié (bulles, vésicules, productions cornées) constituées par du tissu érectile, qui suppurent et se gangrènent; elles se localisent sur l'épiderme et les muqueuses (bronches, les séreuses, les parenchymes (foie, rate). L'agent pathogène n'est pas encore connu.

Version, *f.* (*vertere*, tourner). Manœuvre obstétricale qui a pour but de faire évoluer le fœtus dans la cavité utérine, de façon à ramener soit l'occiput, soit les fesses au niveau du détroit supérieur. Elle se fait dans les présentations du siège et de l'épaule.

Version podalique, *f.* (*vertere*, tourner; ποῦς, pied). Manœuvre obstétricale intense consistant à ramener les pieds du fœtus au niveau de l'orifice de l'utérus.

Version «séparée», *f.* Version obstétricale par manœuvres internes sans extraction immédiate du fœtus. La version est «séparée» de l'extraction.

Vertige, *m.* (*vertigo*, de *vertere*, tourner). Sensation de tournoiement dans la tête accompagnée de perte de l'équilibre, n'arrivant que rarement à la chute. Dans d'autres formes, ce sont les objets extérieurs qui semblent tourner, se déplacer ou s'enfoncer dans le sol; le malade est obligé de chercher un point d'appui pour ne pas tomber. Le vertige survient et disparaît brusquement. L'intelligence reste intacte pendant l'accès; le malade peut parler.

Vertige de Ménière, *m.* Syn. : *Syndrome de Ménière*. Dû à une lésion hémorragique du labyrinthe, il se caractérise par le bourdonnement, le vertige et la surdité brusque, persistante. Le vertige est brusque, apoplectiforme, paroxystique et récidivant. Il éclate en pleine santé. La crise passée, le malade s'aperçoit qu'il est sourd.

Vertige labyrinthique, *m.* Trouble de l'équilibration dû à une irritation du nerf vestibulaire qui entraîne une douleur se traduisant par le vertige brusque.

Vertige laryngé de Charcot, *m.* Syn. : *Ictus laryngé de Charcot*. Vertige précédé d'une sensation de picotement, de chatouillement du larynx avec toux quinteuse. Le vertige peut aller jusqu'à la chute et la perte de connaissance. Il s'observe dans certaines formes de tabes.

Vertige paralysant, *m.* Syn. : *Maladie de Gerlier*. Vertige s'accompagnant de ptosis et de paralysie des muscles de la nuque. Il survient par accès qui ne dépassent pas dix minutes, mais qui peuvent se reproduire par séries.

Vertige voltaïque, *m.* Il consiste à faire passer un courant continu à travers la tête, les électrodes étant placées de chaque côté sur la convexité mastoïdienne; le courant, à partir du pôle positif, passe par le canal vertico-latéral en se dirigeant vers l'ampoule (sens ampullipète), et de l'autre côté, passe par le vestibule et l'ampoule du canal vertico-latéral, se dirigeant vers le corps du canal (sens ampullifuge); il se produit une inclination du côté positif par sommation des effets réflexes des deux canaux (inclination du côté excité par courant ampullipète, à l'opposé du côté excité par courant ampullifuge (Piéron).

Vertige stomacal, *m.* Vertige occasionné par des troubles dyspepsiques, s'accompagnant le plus souvent de nausées et de vomissements.

Vésanie, *f.* (*vesanus,* fou). Folie pure, survenant généralement par hérédité ou chez des prédisposés, enfants d'alcooliques, de syphilitiques, due à un trouble d'auto-conduction des fonctions mentales, sans lésion macroscopique ou microscopique actuellement connue.

Vésical, *adj.* (*vesica,* vessie). Qui a rapport à la vessie). — *Ex.:* Lithiase vésicale.

Vésicant, *adj.* (*vesica,* vessie). Qui provoque une réaction locale par l'emploi de substances irritatives comme le vésicatoire. — *Ex.:* Thératique vésicante.

Vésication, *f.* (*vesica,* vésicule). a) Méthode de traitement par des vésicatoires ; b) Production de petites vésicules sur la peau par application de substances irritatives (brûlures, caustiques).

Vésiculation, *f.* (*vesicula,* vésicule). Apparition de nombreuses vésicules au niveau de l'épiderme. Elle peut être spontanée ou provoquée.

Vésicule, *f.* (*vesicula,* vésicule). Soulèvement de l'épiderme de forme acuminée par suite de développement de sérosité.

Vésiculectomie, *f.* (*vesicula,* vésicule ; ἐκτομή. incision). Ablation d'une vésicule. Ce terme employé seul désigne l'ablation des vésicules séminales.

Vésiculite, *f.* (*vesicula,* vésicule). Inflammation aiguë ou chronique d'une vésicule (vésicule biliaire, vésicules séminales).

Vésiculotomie, *f.* (*vesicula,* vésicule ; τομή, incision). Incision des vésicules séminales.

Vésiqué, *adj.* et *subst.* (*vesicare,* irriter). a) Qui a subi l'action d'une substance vésicante ; b) Individu intoxiqué par un des gaz employés dans la dernière guerre (gaz, ypérite, arsine).

Vespertilio, *m.* (*vespertilio,* chauve-souris). Séborrhée de la face avec congestion qui détermine sur les deux pommettes une poussée congestive rougeâtre dont la forme rappelle les ailes d'une chauve-souris ou d'un papillon.

Viabilité, *f.* (*viabilis,* apte à vivre). Aptitude pour l'enfant à vivre et à continuer à vivre hors de l'utérus. La loi fixe la viabilité à 180 jours.

Vibice, *f.* (*vibix,* coup de fouet). Ecchymose linéaire : hémorragie en forme de stries.

Vibrion, *m.* (*vibrare,* vibrer). Bactérie courbe.

Vibrion cholérique, *m.* Syn. : *Vibrion de Massouah : Vibrion de Koch ; Bacille cholérique.*

Vibrion septique, *m.* Syn.: *Bacille de la gangrène gazeuse.* Découvert par Pasteur en 1855, anaérobie. Il se présente sous la forme de petits bâtonnets mobiles, isolés ou accouplés, de 3 à 5 μ, renfermant souvent une spore terminale ou médiane, tantôt sous l'aspect de filaments ayant 25 à 40 μ et ne contenant jamais de spore. Il se trouve dans la terre, la vase, le fumier, et agit par les toxines qu'il sécrète pour déterminer une intoxication redoutable.

Vibro-thérapie, *f.* (*vibrare,* vibrer ; θεραπεύω, je soigne). Voir Syn.: *Massage vibratoire.*

Vicariant, *adj.* (*vicarius,*

qui tient la place d'un autre). Synonyme de remplaçant. — *Ex.:* Règles vicariantes.

Vidaillet, médecin français contemporain. Voir : *Signe de Vidaillet.*

Vigilambulisme, *m.* (*vigilia*, veille; *ambulare*, se promener). État de somnambulisme avec dédoublement de la personnalité (état second) faisant croire que cet état de veille est l'état normal.

Vigile, *adj.* (*vigilia*, veille de fête). Qui est en état de veille et par extension en état de délire. — *Ex.:* Coma vigile.

Vincent, médecin français contemporain. Voir : *Angine de Vincent; Bacille de Vincent.*

Villotoxémie, *f.* (*villus*, poil; τόξον, poison; αἷμα, sang). Intoxication générale, chez la femme enceinte, par les produits sécrétés par les villosités choriales.

Viol, *m.* (*vis*, force). *Méd. lég.* Introduction de la verge dans les organes génitaux d'une femme vierge ou déflorée, sans son consentement. Cet acte est visé par l'article 332 du Code pénal.

Virago, *f.* (*vir*, homme; *ago*, je fais). Femme à l'aspect hommasse avec absence de développement des seins, étroitesse des hanches, système pileux abondant, voix grave. Elle se rencontre assez souvent chez les inverties sexuelles.

Vireux, *adj.* (*virus*, poison). Qui a une odeur nauséabonde et le plus souvent des qualités malfaisantes. — *Ex.:* Plante vireuse.

Virginité, *f.* (*virgo*, vierge). État d'une femme dont la membrane hymen est intacte.

Virilisme, *m.* (*vir*, homme). Aspect masculin de la femme, caractérisé par l'absence de seins, le développement du système pileux (hirsutisme), et le plus souvent l'aménorrhée.

Virulence, *f.* (*virus*, poison). Degré de l'état infectieux qu'occasionne le microbe introduit dans l'organisme. — *Ex.:* Virulence du streptocoque.

Virus, *m.* (*virus*, suc, poison). Tout liquide toxique dépourvu ou non de microbe ; par extension, le germe infectieux microbien lui-même.

Virus des rues, *m.* SYN. : *Virus rabique.*

Virus rabique, *m.* SYN. : *Virus des rues.* Virus de la rage dont la durée d'incubation est de quinze jours environ.

Viscéral, *adj.* (*viscera*, viscères). Qui a rapport aux viscères. — *Ex.:* Hémorragie viscérale.

Viscérite, *f.* (*viscera*, viscères). Inflammation d'un viscère.

Viscéroptose, *f.* (*viscera*, viscères; πτῶσις, chute). Chute avec déplacement d'un viscère.

Vision, *f.* (*visio*, vision). Sensation produite par les rayons lumineux sur les membranes de l'œil et plus spécialement sur la rétine.

Vision binoculaire, *f.* Vision avec les deux yeux. Elle donne des indications sur la position des objets dans l'espace. Son contrôle se fait par « l'expérience du trou dans la main » (voir ce mot).

Visuel, *adj.* (*videre*, voir). Qui a rapport à la vue. — *Ex.:* Hallucination visuelle.

Vitamine, *f.* (*vita*, vie). Voir SYN. : *Orizanine.* Principe qui se trouve dans la cuticule des graines alimentaires (riz) dont l'absence produit les maladies par carence (Voir : *Beriberi, Pellagre, Scorbut, Xérophtalmie*). On a différencié deux sortes de vitamines d'après leur solubilité et d'après les manifestations pathologiques observées quand on supprime l'une ou l'autre du régime alimentaire :

Vitamine A : soluble dans les matières grasses, la benzine et l'alcool; se trouve dans le beurre, les graisses, les huiles, dans la plupart des feuilles vertes.

Vitamine B : soluble dans l'eau et l'alcool; se trouve dans tous les produits d'origine animale ou végétale : lait, jaune d'œuf, glandes, viscères; autour du germe des céréales.

Vitamine C : se trouve dans les fruits acides, en particulier dans les citrons et les oranges.

Vitellin, *adj.* (*vitellus,* jaune d'œuf). Qui a rapport au vitellus de l'œuf. — *Ex.:* Membrane vitelline.

Vitiligo, *m.* (*vitiligo,* tache blanche). Décoloration de la peau caractérisée par des taches blanches, à bords bien limités et entourées d'une zone de couleur plus ou moins brunâtre. Les poils implantés sur les plaques de vitiligo sont décolorés, blanchâtres; ils ne tombent jamais.

Vitiligo syphilitique, *m.* Voir SYN. : *Syphilide pigmentaire; Collier de Vénus.*

Vitiligoidea, *m.* (*vitiligo,* tache blanche ; εἶδος, ressemblance, forme). Voir SYN. : *Xanthome.*

Vitreux, *adj.* (*vitrum,* verre). Qui a l'aspect du verre. — *Ex.:* OEil vitreux.

Vitriolage, *m. Méd. lég.* Projection, le plus souvent criminelle, de vitriol (acide sulfurique ou acide nitrique) sur le visage et les parties découvertes du corps. Elle détermine des brûlures profondes, des eschares qui guérissent avec des cicatrices rétractiles déformantes. La projection sur le globe oculaire amène des eschares de la cornée avec perte de l'œil.

Vitro-pression, *f.* Voir : *Signe de la vitro-pression.*

Vivisection, *f.* (*vivus,* vivant; *secare,* couper). Expérience faite sur des animaux vivants dans un but physiologique.

Vogt (Mme), médecin neurologiste contemporain. Voir : *Signe de Cécile Vogt.*

Voix amphorique, *f.* (*vox,* voix). Retentissement de la voix à caractère caverneux et métallique, rappelant le bruit que l'on fait en parlant dans l'ouverture d'une cruche. Elle est due aux vibrations que la résonance vocale détermine dans une vaste cavité remplie d'air et communiquant avec les bronches. Elle s'observe dans le pneumothorax, les grandes cavernes tuberculeuses.

Voix bitonale, *f.* Voix à deux tons par inégalité de tension des cordes vocales. Elle s'observe soit par irritation, soit par paralysie du nerf récurrent. Par exemple, par compression du nerf récurrent dans l'anévrysme de l'aorte.

Voix bourdonnante, *f.* Voir SYN. : *Bronchophonie.*

Voix bronchique, *f.* Voir SYN. : *Bronchophonie.*

Voix caverneuse, *f.* Voir SYN. : *Pectoriloquie.*

Voix chevrotante, *f*. Voir SYN. : *Egophonie*.

Voix de polichinelle, *f*. Voir SYN. : *Egophonie*.

Voix tubaire, *f*. Voir SYN. : *Bronchophonie*.

Voix sénile, *f*. Voir SYN. : *Egophonie*. Terme peu usité.

Vol de la pensée, *f*. (*vola*, paume de la main). Hallucination auditive dans laquelle le sujet entend des voix qui répètent sa propre pensée avant qu'il n'ait eu le temps de l'exprimer à haute voix.

Volhard. Voir : *Glomérulonéphrite parcellaire de Volhard*.

Voltaïsation, *f*. (*volta*, Volta, physicien). Méthode de traitement employant le courant continu.

Volvulose, *f*. (*volvulus*, qui s'enroule). SYN. : *Filariose*. Maladie parasitaire due à des filaires (onchocerca volvulus, filaria bancrofti) qui déterminent des kystes filariens, de l'éléphantiasis. La volvulose n'est-elle pas contagieuse en Europe par suite de l'absence d'insecte servant d'hôte de passage à l'embryon pour se développer ? Ce point de pathogénie n'est pas encore élucidé.

Volvulus, *m*. (*volvere*, tordre, enrouler). Toute torsion ou rotation d'un organe déterminant un arrêt de la circulation sanguine au niveau de l'organe et par suite de la gangrène. — *Ex.:* Volvulus du testicule.

Volvulus, *m*. (*volvere*, tordre, enrouler). SYN. : *Entérélésie*. Ce terme, employé sans désignation d'organe, s'applique au volvulus de l'intestin. Torsion d'une anse intestinale ayant comme axe le mésocôlon ou le mésentère.

Vomique, *f*. (*vomere*, vomir). Rejet brusque dans un vomissement, hors des bronches, d'une collection purulente qui s'y était ouverte (abcès du médiastin, kyste hydatique du poumon, pleurésie purulente, abcès du foie, abcès par congestion).

Vomissement, *m*. (*vomere*, vomir). Rejet brusque par la bouche, avec plus ou moins d'effort, du contenu de l'estomac et de l'œsophage.

Vomissements fécaloïdes, *m*. Vomissements de matières fécales par la bouche. Elles peuvent être moulées, sont toujours d'odeur nauséabonde. Elles s'observent quand le tube digestif est obstrué (Voir : *Obstruction intestinale*) le plus souvent chez les vieillards et les malades atteints de cancer intestinal.

Vomissement incoercible, *m*. Vomissement qu'on ne peut arrêter malgré les médications les plus agissantes. Il s'observe le plus souvent au cours de la grossesse.

Vomitif, *adj*. (*vomere*, vomir). Qui occasionne les vomissements. — *Ex.:* Sirop vomitif.

Vomito Négro, *m*. (esp. : *vomito*, vomissement; *negro*, noir). Vomissement couleur noir-de-suie. Il est observé au cours de la fièvre jaune. La coloration est due à l'action du suc gastrique sur le sang de l'hématémèse.

Vomiturition, *f*. (*vomere*, vomir). Vomissement sans effort, peu abondant, ne ramenant que des glaires.

Von Wahl, médecin russe du milieu du XIXᵉ siècle. Voir: *Signe de Von Wahl*.

Voussure, *f*. (*voluta*, voûte). Courbure anormale d'une région qui par suite est augmentée de volume. — *Ex. :* Voussure thoracique.

Vulpian, médecin français du milieu du XIXe siècle. Voir : *Loi de Vulpian; Atrophie de Vulpian.*

Vultueux, *adj* (*vultus*, visage). Qui est enflé et de coloration rouge-vif. — *Ex. :* Visage vultueux.

Vulvite, *f.* (*vulva*, vulve). Inflammation aiguë ou chronique de la vulve.

Vulvo-vaginite, *f.* (*vulva*, vulve; *vagina*, vagin). Inflammation simultanée de la vulve et du vagin. Elle s'observe dans la blennorragie aiguë.

Vulvo - vaginite traumatique, *f.* Inflammation de la vulve et du vagin, due le plus souvent au gonocoque, après déchirure de l'hymen.

W

Waller, médecin anglais du milieu du XIXe siècle. Voir : *Dégénérescence wallerienne.*

Wardrop, chirurgien anglais du commencement et du milieu du XIXe siècle. Voir : *Maladie de Wardrop.*

Wassermann, médecin allemand contemporain. Voir : *Réaction de Bordet-Wassermann.*

Weber, médecin allemand du milieu du XIXe siècle. Voir : *Syndrome de Weber.*

Wecks, médecin américain contemporain. Voir : *Bacille de Wecks.*

Wehrloff, médecin allemand du milieu du XVIIIe s. Voir : *Maladie de Wehrloff.*

Weichselbaum, médecin autrichien contemporain. Voir : *Méningocoque de Weichselbaum.*

Weir - Mitchell, médecin américain contemporain. Voir : *Maladie de Weir - Mitchell.* SYN. : *Causalgie.*

Weiss, médecin allemand contemporain. Voir : *Signe de Weiss ; Signe de Chvostek-Weiss.*

Wernicke, médecin allemand contemporain. Voir : *Poliencéphalite supérieure aiguë hémorragique de Wernicke.*

Westphal, médecin allemand du milieu du XIXe siècle. Voir : *Signe de Westphal; Réflexe de Westphal-Piltz.*

Widal, médecin français contemporain. Voir : *Séro-diagnostic de Widal; Maladie de Widal-Brocq.*

Willan, médecin anglais de la fin du XVIIIe et du commencement du XIXe siècle. Voir : *Tubercule de Willan ; Rougeole noire ; Maladie de Willan; Prurigo de Willan.*

Willis, anatomiste anglais du milieu du XVIIe siècle. Voir : *Paracousie de Willis.*

Wilson, médecin anglais contemporain. Voir : *Maladie de Wilson.*

Winckel, médecin allemand du milieu du XIXe siècle. Voir : *Maladie de Winckel.*

Woillez, médecin français du milieu du XIXe siècle. Voir : *Maladie de Woillez.*

Wunderlich, médecin allemand du milieu du XIXe siècle. Voir : *Tracé de Wunderlich dans la fièvre typhoïde.*

Xanthélasma, *m.* (ξανθός, jaune; ἔλασμα, plaque). Affection cutanée localisée au bord libre des paupières et aux plis de flexion du corps, caractérisée par des plaques ovalaires de dimension variable. de coloration jaune foncée.

Xanthélasma palpébral, *m.* Syn. : *Xanthoma des diabétiques*. Petites taches ou petites nodosités, dures, jaunebrunâtres, siégeant aux paupières, caractéristiques des insuffisances hépatiques, qui s'ajoute souvent aux taches biliaires de la face.

Xanthisme, *m.* ξανθός, jaune). Syn. : *Xanto-chromie*. Coloration jaune.

Xantho-chromie, *f.* (ξανθός, jaune; χρῶμα, couleur). Syn.: *Xanthisme*. Coloration jaunâtre.

Xanthodermie, *f.* ξανθός. jaune; δέρμα, peau). Coloration de la peau, due à son imprégnation par une matière colorante : acide picrique, urobiline.

Xanthoma, *m.* Voir Syn. : *Xanthélasma; Xanthome*.

Xanthome, *m.* Syn. : *l'itiligoidea*. Xanthélasma papuleux localisé aux fesses, au scrotum et aux articulations.

Xanthopsie, *f.* ξανθός, jaune; ὄψις, vue). Trouble de la vision des objets qui apparaissent colorés en jaune. Il s'observe quelquefois dans l'ictère.

Xénoparasitisme, *m.* ξένος, étranger ; παρά, à côté ; σῖτος, nourriture). Etat d'un corps étranger qui s'enkyste dans un organe, y déterminant ou non des réactions inflammatoires.

Xénophonie, *f.* ξένος. étranger; φωνή, voix). Trouble de la voix qui a perdu son timbre propre et rappelle celui d'un étranger.

Xérasie, *f.* (ξηρός, sec). Sécheresse des poils, en particulier des cheveux et des cils.

Xeroderma pigmentosum, *m.* (ξηρός. sec; δέρμα, peau: *pigmentosum*, pigmenté). Syn. : *Maladie de Kaposi*. Taches pigmentaires apparaissant dès l'enfance, associées à des télangiectasies et à de l'atrophie cutanée. Elles donnent naissance à des tumeurs malignes de la peau.

Xeroderma pigmentosum roentgenologicum. *m.* Radiodermite chronique occasionnée par une action irritative prolongée des rayons de Rœntgen.

Xérodermie, *f.* (ξηρός, sec; δέρμα. peau). Sécheresse de la peau dont les glandes sudoripares et sébacées fonctionnent mal. Elle s'observe dans l'ichthyose, certaines kératoses.

Xérodermie pilaire, *f.* Voir Syn. : *Kératose pilaire*.

Xérophtalmie, *f.* (ξηρός, sec; ὀφθαλμός, œil). Maladie

par carence, due à l'insuffisance des vitamines, caractérisée par du dessèchement et la cutisation de la cornée.

Xérosis, *m.* (ξήροσις, dessèchement). Dessèchement et cutisation de la cornée, provenant soit de causes locales (ectropion, lagophtalmos, trachome, brûlure), soit d'insuffisance de nutrition.

Xérostomie, *f.* (ξηρός, dur ; στόμα, bouche). Suppression de la sécrétion salivaire qui occasionne de la sécheresse de la bouche avec sensation de dureté.

Xiphodyme, *m.* (ξίφος, épée, appendice xiphoïde ; δίδυμος, jumeau). Monstre double dont les troncs sont partiellement soudés et fusionnés sur la face antérieure, mais dont le dos présente deux colonnes vertébrales.

Xiphopage, *m.* (ξίφος, épée ; παγείς, réuni). Monstre double dont les troncs sont partiellement soudés de l'appendice xiphoïde jusqu'à l'ombilic.

Y

Yaws, *m.* (nom donné au pian, en Guinée). Voir Syn.: *Pian*.

Yendrassik. Voir : Manœuvre de Yendrassik.

Yersin, médecin français contemporain. Voir : *Bacille de Yersin*.

Yoghourt (bulgare : *yoghourt*, nom du lait caillé). Lait caillé sous l'influence d'un ferment lactique : la maya.

Ypérite, *f.* (Ypres, ville des Flandres, où ce gaz a été émis pour la première fois par les troupes allemandes pendant la guerre 1914). Syn. : *Gaz moutarde*. Intoxication par le sulfure d'éthyle dichloré, gaz jaune-verdâtre quand il est en couches épaisses, peu désagréable à l'odeur. Sur la peau et les muqueuses, le contact avec ce gaz détermine des brûlures qui se couvrent d'un enduit diphtéroïde et s'ulcèrent si on ne neutralise pas leur action. L'œil est atteint de conjonctivite. L'appareil pulmonaire présente de la bronchite avec toux quinteuse, l'appareil digestif surtout des vomissements. Tout aliment ou objet qui a été en contact avec ce gaz peut, après plusieurs jours, soit par ingestion, soit par contact, déterminer des phénomènes morbides.

Ypérité, *m.* Individu qui a été soumis à l'intoxication du gaz ypérite.

Z

Zézaiement, *m*. Défaut de prononciation consistant à remplacer le *ch* et le *j* par le *z*.

Ziemssen, médecin allemand du milieu du XIXᵉ siècle. Voir : *Profusion phonatorielle de Ziemssen*.

Ziennussen. Voir: *Bain de Ziennussen*.

Zimmerlin. Voir : *Maladie de Zimmerlin*.

Zoanthropie, *f*. (ζῶον, animal; ἄνθρωπος, homme). Idée délirante dans laquelle l'individu se croit transformé en un animal.

Zomothérapie, *f*. (ζωμὸς, jus animal; θεραπευω, je soigne). Traitement par le jus de viande crue, obtenu par macération ou par expression.

Zona, *m*. (ζώνη, ceinture). SYN. : *Herpès zoster; Ceinturon de feu*. Trophonévrose vraisemblablement de nature toxi - infectieuse, caractérisée par une éruption vésiculeuse, formant des amas de 5 à 15 vésicules entourées d'une bordure rougeâtre, et localisées au niveau des filets nerveux de la peau. Le plus fréquent est le zona intercostal, en ceinturon complet ou affectant le plus souvent l'hémithorax. La douleur est persistante avec périodes d'exacerbation le plus souvent nocturnes.

Zona ophtalmique, *m*. (ζώνη, ceinture; ὀφθαλμός, œil). Localisation du zona au niveau de la cinquième paire de nerfs craniens. Il est caractérisé par des douleurs dans la zone du trijumeau, de la migraine, de l'herpès, des lésions de la cornée (ces vésicules cornéennes aboutissent souvent au leucome), quelquefois de l'atrophie optique.

Zones de Head, *f*. Modifications de la sensibilité qui se présentent en diverses régions de la surface cutanée en relation avec des douleurs ou des maladies des viscères, dans les psychoses gastro-intestinales avec délire de possession (Régis).

Zoniforme, *adj*. (ζώνη, ceinture; *forma*, forme). Qui affecte la forme du zona. — *Ex.:* Syphilides zoniformes.

Zonulaire, *adj*. (ζώνη, ceinture). Qui n'a rapport qu'à une zone, à une portion. Voir: *Cataracte zonulaire*.

Zooblaste, *m*. (ζῶον, animal; βλαστὸς, germe). Cellule animale.

Zooglée, *f*. (ζῶον, animal; γλοίος, colle). Amas de microcoques réunis par une sorte de gelée.

Zoogréffe, *f*. (ζῶον, animal; κάρφυον, tige). Greffe épidermique.

Zoomanie, *f*. (ζῶον, animal; μανία, folie). Affection exagérée, morbide, de certains individus pour une espèce d'animaux.

Zoonose, *f*. (ζῶον, animal; νόσος, maladie). Toute maladie survenant chez un animal.

Zoopathie, *f.* (ζῶον, animal; πάθος, maladie). *Psych.* Forme de délire de possession corporelle par des animaux ayant souvent pour point de départ des troubles cénesthésiques ou des tumeurs abdominales.

Zoophobie, *f.* (ζῶον, animal; φόβος, crainte). Crainte obsédante de se trouver en contact avec des animaux.

Zooprophylaxie, *f.* (ζῶον, animal; προφυλάσσειν, protéger). Prophylaxie par le moyen des animaux. Par exemple : le culex pupiens (cousin) se nourrit, dans 75 p. 100 des cas, sur les oiseaux, 23 p. 100 sur les mammifères et 2 p. 100 sur l'homme.

Zoopsie, *f.* (ζῶον, animal; ὄψις, vue). *Psych.* Hallucination visuelle caractérisée par l'apparition d'animaux à caractère plus ou moins effrayant. Elle s'observe chez les alcooliques, chez certains toxicomanes (cocaïnomanes).

Zoospore, *f.* (ζῶον, animal; σπόρα, spore). Spore munie de cils vibratiles.

Zoster, *adj.* (ζωστήρ, ceinture). Qui a rapport au zona. — *Ex.:* Fièvre zoster.

Zostérien, *adj.* (ζωστήρ, ceinture). Qui a rapport au zona. — *Ex.:* Névralgie zostérienne.

Zostéroïde, *adj.* (ζωστήρ, ceinture; εἶδος, apparence). Qui a l'aspect du zona. — *Ex.:* Eruption zostéroïde.

Zygote, *f.* Une des phases de développement de l'hématozoaire. Corps résultant du rapprochant d'une macrogamète et d'une microgamète qui s'enkyste et vient faire saillie à la face externe de l'estomac de l'anophèle, pour se diviser en sporozoïtes.

Zymase, *f.* (ζύμη, levain, ferment). Ferment soluble. — *Ex.:* Zymase du lait.

Zymodiagnostic, *m.* (ζύμη, ferment; διάγνωσις, diagnostic). *Bact.* Diagnostic basé sur la connaissance des ferments qui se trouvent dans un exsudat.

Zymogène, *adj.* (ζύμη, ferment; γεννάω, j'engendre). Qui engendre des ferments. — *Ex.:* Bacille zymogène.

Zymonema, *m.* Syn. : *Zymonema Gilchristi; Crytococcus: Oïdium mycès.* Champignon de la famille des exoascées, présentant un mélange de formes arrondies (levures) et de filaments rappelant ceux de l'oïdium. Il provoque la zymonématose.

Zymonématose, *f.* (*zymonema,* champignon). Variété de mycose, due au zymonema; la plus connue est la mycose de Gilchrist (voir ce mot).

Zymonématose de Gilchrist, *f.* Voir Syn. : *Mycose de Gilchrist.*

Zymose, *f.* (ζύμη, ferment). Maladie due à des ferments.

Zymosthénique, *adj.* (ζύμη, ferment; σθένος, force). Qui fermente avec force. — *Ex.:* Action zymosthénique.

Zymothérapie, *f.* (ζύμη, ferment; θεραπεία, thérapeutique). Méthode de traitement caractérisée par l'emploi des ferments (ferments figurés : microbes, levures; ferments solubles : enzymes).

Zymotique, *adj.* (ζύμη, ferment). Qui a rapport au ferment. — *Ex.:* Maladie zymotique.